Tscherne Unfallchirurgie Trauma-Management

H. Tscherne · G. Regel (Hrsg.)

Springer-Verlag Berlin Heidelberg GmbH

Tscherne Unfallchirurgie in 13 Bänden

Trauma-Management H. Tscherne, G. Regel

Kopf und Körperhöhlen O. Trentz

Wirbelsäule H. Tscherne, M. Blauth

Becken und Acetabulum H. Tscherne, T. Pohlemann

Schulter, Oberarm N. Südkamp

Ellenbogen, Unterarm, Hand
K.-P. Schmit-Neuerburg, R. Letsch, H. Towfigh

Hüfte, Oberschenkel N. Haas

Knie L. Gotzen

Unterschenkel R. Szyszkowitz

Fuß H. Zwipp

Knochen- und Gelenkverletzungen G. Muhr

Weichteilverletzungen und Infektionen
M. Nerlich, A. Berger

Unfallchirurgie im Kindesalter G. Muhr

H. Tscherne · G. Regel (Hrsg.)

Tscherne Unfallchirurgie **Trauma-Management**

Unter Mitarbeit von
Th. Becker · W. Bischoff · U. Bosch
M. Grotz · T. Hüfner · P. Kalbe · W. Kasperczyk
U. Lehmann · Ph. Lobenhoffer · H. J. Oestern
H. C. Pape · T. Pohlemann · U. Schmidt
H.-E. Schratt · A. Seekamp · M. Stalp
B. Wippermann

Mit 225 Abbildungen und 138 Tabellen

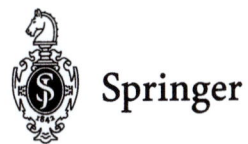
Springer

Prof. Dr. med. HARALD TSCHERNE
Direktor der Unfallchirurgischen Klinik
Medizinische Hochschule Hannover
30623 Hannover

Prof. Dr. med. GERD REGEL
Unfallchirurgische Klinik
Medizinische Hochschule Hannover
30623 Hannover

ISBN 978-3-642-63901-2

Die Deutsche Bibliothek – CIP-Einheitsaufnahme
[Unfallchirurgie]
Tscherne Unfallchirurgie : in 13 Bänden. – Berlin ; Heidelberg ; New York ; Barcelona ; Budapest ; Hongkong ; London ; Mailand ; Paris ; Santa Clara ; Singapur ; Tokio : Springer
NE: Tscherne, Harald [Hrsg.]; AST
Trauma-Management : mit 138 Tabellen / H. Tscherne ; G. Regel (Hrsg.). Unter Mitarb. von Th. Becker ... – 1997
ISBN 978-3-642-63901-2   ISBN 978-3-642-59215-7 (eBook)
DOI 10.1007/978-3-642-59215-7
NE: Becker, Th.

Dieses Werk ist urheberrechtlich geschützt. Die dadurch begründeten Rechte, insbesondere die der Übersetzung, des Nachdrucks, des Vortrags, der Entnahme von Abbildungen und Tabellen, der Funksendung, der Mikroverfilmung oder der Vervielfältigung auf anderen Wegen und der Speicherung in Datenverarbeitungsanlagen, bleiben, auch bei nur auszugsweiser Verwertung, vorbehalten. Eine Vervielfältigung dieses Werkes oder von Teilen dieses Werkes ist auch im Einzelfall nur in den Grenzen der gesetzlichen Bestimmungen des Urheberrechtsgesetzes der Bundesrepublik Deutschland vom 9. September 1965 in der jeweils geltenden Fassung zulässig. Sie ist grundsätzlich vergütungspflichtig. Zuwiderhandlungen unterliegen den Strafbestimmungen des Urheberrechtsgesetzes.

© Springer-Verlag Berlin Heidelberg 1997
Ursprünglich erschienin bei Springer-Verlag Berlin Heidelberg New York 1997
Softcover reprint of the hardcover 1st edition 1997
Die Wiedergabe von Gebrauchsnamen, Handelsnamen, Warenbezeichnungen usw. in diesem Werk berechtigt auch ohne besondere Kennzeichnung nicht zu der Annahme, daß solche Namen im Sinne der Warenzeichen- und Markenschutz-Gesetzgebung als frei zu betrachten wären und daher von jedermann benutzt werden dürften.

Produkthaftung: Für Angaben über Dosierungsanweisungen und Applikationsformen kann vom Verlag keine Gewähr übernommen werden. Derartige Angaben müssen vom jeweiligen Anwender im Einzelfall anhand anderer Literaturstellen auf ihre Richtigkeit überprüft werden.

Lektorat: U. K. Lindner, E. Wieland
Einband: de'blik, Berlin

SPIN 10538330   24/3135 – 5 4 3 2 1 0
Gedruckt auf säurefreiem Papier

Vorwort

ὅσων ὄψις ἀκοὴ μάθησις, ταῦτα ἐγὼ προτιμέω.

Dem, was ich geschaut, gehört, gelernt habe,
gebe ich den Vorrang.   HERAKLIT

Seit langem ist der Bedarf an einem unfallchirurgischen Gesamtwerk gegeben, welches das vollständige und gesicherte Wissen über traumatologische Krankheitsbilder und Therapieverfahren zum Inhalt hat. Die Entwicklung und die zunehmende Spezialisierung der Medizin sind heute so weit fortgeschritten, das deutsche und internationale Schrifttum so sehr angewachsen, daß der Einzelne das Gebiet nicht mehr zu überblicken vermag. Ein Chirurgenleben würde nicht ausreichen, um auch nur die Mehrzahl der in den letzten Jahren angegebenen unfallchirurgischen Operationsverfahren selbst ausreichend und kritisch zu prüfen.

Von vielen Kollegen bedrängt und ermuntert zugleich, hat sich die Hannoversche Unfallchirurgische Schule entschlossen, ein umfassendes Gesamtwerk der Unfallchirurgie zu schaffen. Wir wollen den in der Unfallchirurgie Tätigen für alle Probleme eine unmittelbar rasche, nützliche und verbindliche Hilfe in die Hand geben. So ermöglicht eine klare Strukturierung den schnellen Zugriff auf die wesentlichen Informationen ebenso wie auf Detailfragen.

Die problemorientierte, aktuelle und wissenschaftlich fundierte Darstellung bietet neben standardisierten und natürlich subjektiven Anleitungen auch Alternativen für Diagnostik, Indikation, Therapie und Komplikationsmanagement.

Durch die Aufteilung in 13 Einzelbände wurde das Auflagenkonzept flexibel gestaltet. Es orientiert sich an der unterschiedlichen Halbwertszeit der Einzelthemen, wobei kurze Erscheinungszyklen für höchste Aktualität sorgen sollen. Die Herausgeber der einzelnen Bände sind selbst in Klinik und Wissenschaft gleichermaßen ausgewiesene Spezialisten.

Nur wer selbst an der Herstellung eines solchen Werkes beteiligt war, kann sich eine Vorstellung von dem Umfang der geleisteten Arbeit machen. Daß aufwendige Farbabbildungen und instruktive Schemazeichnungen unsere Aussagen auf den Punkt bringen, verdanken wir Herrn KÜHN und seinem Team. Dem Springer-Verlag, vor allem Herrn Dr. UDO SCHILLER, haben wir für seine vielfältige Hilfe und die solide Ausstattung des Werkes zu danken. Herausgeber und Autoren hoffen, mit diesem Werk einen Beitrag zur produktiven und dynamischen Entwicklung der Unfallchirurgie leisten zu können.

HARALD TSCHERNE

Danksagung

Dieser erste Band des Lehrbuches »Unfallchirurgie – Trauma-Management« wäre ohne die Kooperation vieler Mitarbeiter der Unfallchirurgischen Klinik nicht in dieser Form möglich gewesen.

Somit gilt unser besonderer Dank neben den Autoren und Co-Autoren dieses Werkes vor allem den u. g. Mitarbeitern für ihre bereitwillige Zusammenarbeit. Hier sind besonders für die Kapitel 4, 5, 6 und 7 die Schwestern und Pfleger in alphabetischer Reihenfolge zu nennen: D. Aschemann, R. Duschek, S. Droll, G. Hilscher, R. Horstmeyer, A. Lehr, L. Quindt und St. Wagner.

Weiterhin möchten wir Frau A. Abrahamczyk, Frau K. Krumm, Frau S. Naasner sowie allen Sekretärinnen der Unfallchirurgischen Klinik für ihre redaktionelle Mithilfe danken.

Darüber hinaus gilt der Photoabteilung der Unfallchirurgischen Klinik, insbesondere Frau R. Grube, Herrn R. Beck, Herrn H. Wesche und für seine Photoassistenz Herrn R. Bertram unser besonderer Dank.

Zuletzt möchten wir auch den Mitarbeitern des Springer-Verlages für ihre Kooperation danken. Diese gilt insbesondere den Lektoren Herrn U. Lindner, Frau E. Wieland, Frau L. Prodehl vom Copy-Editing sowie Herrn B. Wieland von der Produktion.

Herausgeber- und Autorenverzeichnis

Prof. Dr. H. Tscherne
Unfallchirurgische Klinik
Medizinische Hochschule Hannover
30623 Hannover

Prof. Dr. G. Regel
Unfallchirurgische Klinik
Medizinische Hochschule Hannover
30623 Hannover

Dr. L. Bastian
Unfallchirurgische Klinik
Medizinische Hochschule Hannover
30623 Hannover

Dr. Th. Becker
Unfallchirurgische Klinik
Medizinische Hochschule Hannover
30623 Hannover

PD Dr. U. Bosch
Unfallchirurgische Klinik
Medizinische Hochschule Hannover
30623 Hannover

Prof. Dr. M. Galanski
Diagnostische Radiologie I
Medizinische Hochschule Hannover
30623 Hannover

Dr. M. Grotz
Unfallchirurgische Klinik
Medizinische Hochschule Hannover
30623 Hannover

Dr. T. Hüfner
Unfallchirurgische Klinik
Medizinische Hochschule Hannover
30623 Hannover

Dr. P. Kalbe
Josua-Stegmann-Wall 7
31737 Rinteln

PD Dr. Kasperczyk
Unfallchirurgische Klinik
Medizinische Hochschule Hannover
30623 Hannover

Dipl.-Ing. H. Klimpel
TÜV Hannover/Sachsen-Anhalt e.V.
Am TÜV 1
30519 Hannover

G. Kraus
Röntgen- u. Medizin-Technik
Am Schafbrinke 60 B
30519 Hannover

Dipl.-Ing. H. Kreienfeld
TÜV Hannover/Sachsen-Anhalt e.V.
Am TÜV 1
30519 Hannover

Dr. U. Lehmann
Unfallchirurgische Klinik
Medizinische Hochschule Hannover
30623 Hannover

Prof. Dr. Ph. Lobenhoffer
Unfallchirurgische Klinik
Medizinische Hochschule Hannover
30623 Hannover

J. Lotz
Diagnostische Radiologie I
Medizinische Hochschule Hannover
30623 Hannover

Prof. Dr. H.-J. Oestern
Klinik für Unfall- u. Wiederherstellungschirurgie
Allgemeines Krankenhaus Celle
Siemensplatz 4
29223 Celle

PD Dr. H. C. Pape
Unfallchirurgische Klinik
Medizinische Hochschule Hannover
30623 Hannover

PD Dr. T. Pohlemann
Unfallchirurgische Klinik
Medizinische Hochschule Hannover
30623 Hannover

F. Reppschläger
Beta-Testung medizinischer Artikel u. Geräte
Blücherstr. 20
31303 Burgdorf

PD Dr. E. Rickels
Neurochirurgische Klinik
Medizinische Hochschule Hannover
30623 Hannover

Dr. U. Schmidt
Unfallchirurgische Klinik
Medizinische Hochschule Hannover
30623 Hannover

Dr. H.-E. Schratt
Unfallchirurgische Klinik
Medizinische Hochschule Hannover
30623 Hannover

Dr. A. Seekamp
Unfallchirurgische Klinik
Medizinische Hochschule Hannover
30623 Hannover

Dr. M. Stalp
Unfallchirurgische Klinik
Medizinische Hochschule Hannover
30623 Hannover

PD Dr. A. Weimann
Klinik für Abdominal- und Transplantationschirurgie
Medizinische Hochschule Hannover
30623 Hannover

G. Wesche
Ehemaliger Leiter der Geschäftsstelle des
Landesverbands Nordwestdeutschland
der gewerblichen Berufsgenossenschaften
Hildesheimer Str. 309
30519 Hannover

PD Dr. B. Wippermann
Unfallchirurgische Klinik
Medizinische Hochschule Hannover
30623 Hannover

Inhaltsverzeichnis

Teil I Infrastruktur zur Behandlung Unfallverletzter

Kapitel 1 Allgemeine Aspekte
G. REGEL, U. SCHMIDT und H. TSCHERNE 3

1.1	Einfluß der Infrastruktur auf die Prognose des Traumapatienten	5
1.1.1	Vermeidbarer Todesfall	6
1.1.2	Traumazentrum	6
1.2	Versorgungskette – eine Strukturanalyse .	7
1.2.1	Rettungswesen	9
1.2.2	Klinische Versorgung	9
1.2.3	Rehabilitation	12
	Literatur	13

Kapitel 2 Struktur der präklinischen Versorgung
A. SEEKAMP, P. KALBE und H. TSCHERNE 15

2.1	Organisation der Rettung	15
2.1.1	Notarztsystem und Prognose	15
2.1.2	Rettungssysteme	15
2.1.3	Notarzt	17
2.1.4	Alarmierung	17
2.2	Triage	18
2.2.1	Prognoseabschätzung – Feldtriage	19
2.2.2	Unfallort und regionales Zentrum	21
2.2.3	»Catch and Carry«	21
2.2.4	Verlegungskriterien	22
	Literatur	22

Kapitel 3 Struktur der klinischen Versorgung
G. REGEL und H. TSCHERNE 23

3.1	Institutionelle Voraussetzungen	23
3.2	Personelle Voraussetzungen	26

Kapitel 4 Notfallaufnahme
G. REGEL, B. WIPPERMANN und T. HÜFNER 29

4.1	Personelle Voraussetzungen	29
4.1.1	Ärztliches Personal	29
4.1.2	Pflegepersonal	32
4.2	Dienstleistungen	32
4.2.1	Labor	32
4.2.2	Blutbank	32
4.2.3	Krankentransport	32
4.3	Administration	34
4.3.1	Zentrale Patientenaufnahme	34
4.3.2	Dokumentation	35
4.4	Durchgangsarzt – Aufgaben und Verfahren (G. WESCHE)	44
4.4.1	Untersuchung des Verletzten	45
4.4.2	Fachärztliche Erstversorgung	45
4.4.3	Art der Behandlung	45
4.4.4	Berichterstattung	49
4.5	Ambulanter Behandlungsbereich	50
4.5.1	Voraussetzungen für Weichteilverletzungen	50
4.5.2	Voraussetzungen für knöcherne Verletzungen	52
4.6	Ambulantes Operieren	59
4.6.1	Stellenwert und Statistik	60
4.6.2	Strukturelle und personelle Anforderungen	62
4.6.3	Operationsverlauf	63
4.7	Stationäre Patienten	66
4.7.1	Eingangsdiagnostik	66
4.7.2	Präoperative Vorbereitung	67
4.8	Schockraum	68
4.8.1	Vitalfunktionen	69
4.8.2	Instrumente für Erstdiagnostik	69
4.8.3	Instrumente für lebenserhaltende Soforteingriffe	71
4.9	Röntgen und CT (J. LOTZ und M. GALANSKI)	72
4.9.1	Organisation der Patientenversorgung ...	72
4.9.2	Räumliche Struktur	73
4.9.3	Geräteausstattung	74
4.9.4	Dokumentation und Archiv	76
	Literatur	77

Kapitel 5 Intensivstation
H. C. PAPE und W. BISCHOFF 79

5.1	Personalstruktur	80
5.1.1	Ärztliches Personal	80
5.1.2	Intensivpflegekraft, Beschreibung der pflegerischen Tätigkeit	80
5.1.3	Sonstiges Personal	81
5.2	Raumkonzept	82
5.2.1	Haupträume	83
5.2.2	Nebenräume	86
5.3	Apparative Ausstattung	87
5.3.1	Diagnostik	87
5.3.2	Monitoring – EDV (J. KAMPMANN)	90
5.3.3	Beatmung (F. REPPSCHLÄGER)	92
5.3.4	Betten und Lagerung (F. REPPSCHLÄGER)	94
	Literatur	100

Kapitel 6 Operationsbereich
G. REGEL, W. KASPERCZYK und H.-E. SCHRATT 101

6.1	Personal	101
6.1.1	Aufgaben	101
6.1.2	Weiterbildung	102
6.2	Raumstruktur	104
6.2.1	Personalräume	104
6.2.2	Operationsbereich	104
6.2.3	Sonstige Räume	107
6.3	Knochenbank	108
6.3.1	Strukturelle Voraussetzungen	108
6.3.2	Konservierungsarten	108
6.3.3	Organisation	109
6.4	Technische Ausstattung	111
6.4.1	Operationstische	111
6.4.2	Geräte für den intraoperativen Gebrauch	116
6.4.3	Instrumente, Implantate, Materialien . . .	119
6.5	Operationsablauf	125
6.5.1	Patientenvorbereitung	125
6.5.2	Standardlagerungen	127
6.6	Strahlenschutz und Röntgendiagnostik (H. KLIMPEL, H. KREIENFELD und G. KRAUS)	130
6.6.1	Gesetzliche Grundlagen	130
6.6.2	Chirurgische Bildverstärkersysteme (G. KRAUS)	137
6.7	Hygienische Aspekte	143
6.7.1	Richtlinien	143
6.7.2	Kleidung	143
6.7.3	Händereinigung und -desinfektion	144
6.7.4	Patientenvorbereitung	145
	Literatur	146

Kapitel 7 Normalstation
G. REGEL, U. BOSCH und M. STALP 149

7.1	Personal	149
7.1.1	Ärztliches Personal	149
7.1.2	Pflegepersonal	150
7.2	Räumliche und technische Infrastruktur	155
7.2.1	Raumaufteilung	155
7.2.2	Ausrüstung	157
7.3	Organisation	162
7.3.1	Management des Patienten	163
7.3.2	Belegung	166
7.3.3	Versorgung und Entsorgung	167
7.4	Perioperative Grundprinzipien	170
7.4.1	Infektionsvermeidung und -bekämpfung	170
7.4.2	Wund- und Drainagenpflege	174
7.4.3	Thromboembolien- und Thromboseprophylaxe	175
7.4.4	Dekubitusprophylaxe	179
7.4.5	Mobilisierung und Krankengymnastik . .	180
	Literatur	184

Teil II Präklinische Behandlung des Verletzten

Kapitel 8 Erstmaßnahmen des Notarztes
P. KALBE, A. SEEKAMP und H. TSCHERNE 189

8.1	Eintreffen am Unfallort	189
8.2	Beurteilung der Vitalfunktion	189
8.3	Sicherung der Vitalfunktion beim Erwachsenen	194
8.3.1	Kreislaufstabilisierung	194
8.3.2	Atmung	196
8.3.3	Analgesie und Sedierung	201
8.4	Sicherung der Vitalfunktion beim Kind	201
8.5	Behandlung der Einzelverletzungen	202
8.5.1	Schädel-Hirn-Trauma	202
8.5.2	Wirbelsäule	204
8.5.3	Thorax	205
8.5.4	Abdomen und Becken	209
8.5.5	Extremitäten	210
8.6	Polytrauma und spezielle Verletzungen . .	213
8.6.1	Polytrauma	213
8.6.2	Gefäßverletzungen	213
8.6.3	Schuß- und Stichverletzungen	215
8.6.4	Brandverletzungen	215
8.6.5	Starkstromverletzungen	217
8.7	Patiententransport	217
8.8	Dokumentation und rechtliche Aspekte .	218
	Literatur	218

Teil III Klinische Behandlung des Schwerverletzten

Kapitel 9 Allgemeine Aspekte
H. J. OESTERN und G. REGEL 225

9.1	Epidemiologie	225
9.2	Verletzungsmuster	226
9.3	Scoringsysteme	227
9.3.1	Anatomische Scores	228
9.3.2	Physiologische Scores	230
9.3.3	Biochemische Scores (D. NAST-KOLB) . . .	231
9.4	Klinischer Verlauf	233
9.4.1	Phaseneinteilung	236
9.4.2	Todesursachen	237
	Literatur	238

Kapitel 10 Pathophysiologie
G. REGEL, M. GROTZ und A. SEEKAMP 239

10.1	Traumatisch-hämorrhagischer Schock . . .	239
10.1.1	Hämodynamische und respiratorische Störungen	239
10.1.2	Periphere Mikrozirkulationsstörungen . .	241
10.1.3	Intestinale Mikrozirkulationsstörungen . .	243
10.1.4	Weichteil- und Knochenschaden	244
10.1.5	Direktes Organtrauma	245
10.2	Interaktion humoraler und zellulärer Mechanismen	246
10.2.1	Humorale Plasmakaskadensysteme	246
10.2.2	Zelluläre Systeme	247
10.2.3	Zelluläre Produkte	248
10.2.4	Zeitlicher Verlauf der Aktivierung	249
10.3	Multiorgandysfunktionssyndrom	250
	Literatur	253

Kapitel 11 Akutversorgung
G. REGEL, PH. LOBENHOFFER und H. TSCHERNE . 257

11.1	Grundprinzipien	257
11.2	Akutperiode	261
11.2.1	»Der erste Blick«	261
11.2.2	Schockbehandlung	266
11.2.3	Der Check-up	269
11.2.4	Lebensrettende Sofortoperationen	282
11.2.5	Reevaluierung	295
	Literatur	296

Kapitel 12 Verzögerte Primärversorgung
G. REGEL, T. POHLEMANN und H. TSCHERNE 299

12.1	Primärperiode	299
12.1.1	Erweiterte Diagnostik	299
12.1.2	Primäroperationen	299
12.2	Versorgung des Bewegungsapparates	305
12.2.1	Frakturen mit begleitender Gefäßverletzung	305
12.2.2	Frakturen mit Kompartmentsyndrom . . .	307
12.2.3	Offene Frakturen	308
12.2.4	Intraartikuläre offene Frakturen	315
12.2.5	Geschlossene Frakturen	315
12.2.6	Instabile Beckenverletzungen	325
12.2.7	Instabile Verletzungen der Wirbelsäule . .	330
12.3	Sekundärperiode	330
12.3.1	Sekundärer Wundverschluß	330
12.3.2	Weichteilrekonstruktion	331
	Literatur	331

Kapitel 13 Intensivmedizinische Versorgung
G. REGEL und TH. BECKER 335

13.1	Aufnahme (TH. BECKER und M. BREHMER)	335
13.1.1	Ärztliche Aufnahme	335
13.1.2	Pflegerische Aufnahme	340
13.2	Standardisierte Maßnahmen (TH. BECKER und G. REGEL)	341
13.2.1	Grundlagen zum Sauerstofftransport . . .	341
13.2.2	Katecholamine	343
13.2.3	Volumentherapie	345
13.3	Respiratorische Aspekte (G. REGEL und TH. BECKER)	347
13.3.1	Beatmungsformen	347
13.3.2	Beatmungsstrategien	350
13.3.3	Weaning	354
13.3.4	Intubation oder Tracheotomie	356
13.3.5	Bronchoskopie und bronchoalveoläre Lavage	359
13.3.6	Lagerung	361
13.4	Gastrointestinale Aspekte (L. BASTIAN und A. WEIMANN)	364
13.4.1	Ernährung	364
13.4.2	Selektive Darmdekontamination (SDD)	367
13.4.3	Abdominelle Komplikationen bei schwerem Trauma	368
13.5	Erweitertes Monitoring und Therapie beim SHT (E. RICKELS und U. LEHMANN)	369
13.5.1	Primäre und sekundäre Läsionen	369
13.5.2	Monitoring des schweren SHT	370
13.5.3	Monitoringgesteuerte Therapie beim SHT (R. RICKELS und U. LEHMANN)	374
13.6	Infektionsprophylaxe und -therapie (W. BISCHOFF)	375
13.6.1	Antibiotikaprophylaxe	375
13.6.2	Antibiotikatherapie vor Erregernachweis .	375
13.7	Pflegerische Maßnahmen (E. WIETHAKE) .	381
	Literatur	383

Kapitel 14 Posttraumatisches Management
H. C. PAPE, U. LEHMANN und M. GROTZ   391

14.1	Risikostratifizierung	391
14.1.1	Der »Borderlinepatient«	392
14.1.2	Scoring	393
14.1.3	Perioperative Einflußgrößen	395
14.1.4	Sekundäroperationen	396
14.2	Posttraumatisches Organversagen	397
14.2.1	Kausale, präventive und supportive Maßnahmen beim MOV	397
	Literatur	402

Sachverzeichnis   403

Abkürzungsverzeichnis

AC	Akromioklavikular(gelenk)	FFP	Fresh Frozen Plasma
ACS	American College of Surgeons		
ADR	Automatische Dosisleistungsregelung	GCS	Glasgow Coma Score
AF	Atemfrequenz	GISI	Departmentsystem für die rechnergestützte Intensivpflege
AHA	American Heart Association		
AI	Axonal Injury	GSG	Gesundheitsstrukturgesetz
APRV	Airway Pressure Release Ventilation		
ASB	Assisted Spontaneous Breathing	HF	Hochfrequenz
ASH	Antischockhose	HIV	Human Immunodeficiency Virus
ATLS	Advanced Trauma Life Support	HK	Hämatokrit
		HWS	Halswirbelsäule
BGA	Blutgasanalyse	HZV	Herzzeitvolumen
BIPAP	Biphasic Positive Airway Pressure		
BKS	Blutkörperchensenkung	ICP	Intrakranieller Druck
BLS	Basic Life Support	ICRP	Internationale Strahlenschutzkommission
BRD	Bundesrepublik Deutschland	IE	Internationale Einheit
BV	Bildverstärker	Il-2	Interleukin 2
BV-TV	Bildverstärker-Fernseh(kette)	ILV	Independent Lung Ventilation
BWS	Brustwirbelsäule	IMV	Intermittent Mandatory Ventilation
		IPPV	Intermittent Positive Pressure Ventilation
CAVH	Kramer-Filtration		
CBF	Cerebral Blood Flow	IRV	Inversed Ratio Ventilation
CCT	Kranielle Computertomographie	ISS	Injury Severity Score
CMV	Continuous Mandatory Ventilation		
COLD	Chronisch obstruktive Lungenerkrankung	KTW	Krankentransportwagen
CPAP	Continuous Positive Airway Pressure		
CPM	Passive kontinuierliche Bewegung	LAL	Low Air Loss
CPP	Cerebral Perfusion Pressure	LWS	Lendenwirbelsäule
CPPV	Continuous Positive Pressure Ventilation		
		MAP	Mittlerer arterieller Druck
CPR	Kardiopulmonale Reanimation	MdE	Minderung der Erwerbsfähigkeit
CRAMS	Zirkulation-Respiration-Abdomen-Motorik-Sprache(-Skala)	MIB	Medical Information Bus
		MOV	Multiorganversagen
CRP	C-reaktives Protein	MPG	Medizinproduktegesetz
CT	Computertomographie (-gramm)	MRT	Magnetresonanztomographie
		MTA	Medizinisch-technische Assistenz
D-Arzt	Durchgangsarzt	MV	Mandatorische Ventilation
DGU	Deutsche Gesellschaft für Unfallchirurgie		
DHA	Docosahexaensäure	NAW	Notarztwagen
DHE	Dihydroergotamin	NEF	Notarzteinsatzfahrzeug
DSA	Digitale Subtraktionsangiographie	NMR	Kernspintomographie
EPA	Eikopentaensäure	OIS	Organ Injury Score
EPP	Equal Pressure Point	OSG	Oberes Sprunggelenk

PACS	Picture Archive and Communication System	**SDD**	Selektive Darmdekontamination
PAP	Positive Airway Pressure	**SHT**	Schädel-Hirn-Trauma
PCR	Polymerase Chain Reaction	**SIMV**	Synchronized Intermittent Mandatory Ventilation
PD	Peridural(filter)		
PDM	Patientendatenmanagement	**SIRS**	Systemic Inflammatory Response Syndrome
PDMS	Patientendatenmanagementsystem	**SV**	Spontane maschinelle Ventilation
PDS	Polydioxanon	**SVR**	Schlagvolumenwiderstand
PEEP	Positive Endexpiratory Pressure		
PLV	Pressure Limited Ventilation	**TCS**	Trauma Score System
PMN	Polymorphkernige neutrophile Leukozyten	**TNF**	Tumornekrosefaktor
PTS	Polytraumaschlüssel Hannover	**TNS**	Transkutane elektrische Nervenstimulation
PTT	Partielle Thromboplastinzeit	**Tx**	Transplantation, Transplantat
RBV	Röntgenbildverstärker	**USG**	Unteres Sprunggelenk
RES	Retikuloendotheliales System		
RHS	Rettungshubschrauber	**ZAP**	Zero Airway Pressure
RIS	Radiologisches Informationssystem	**ZMK**	Zahn-Mund-Kiefer(-Chirurgie)
ROM	Range of Motion	**ZNA**	Zentrale Notaufnahme
RöV	Röntgenverordnung	**ZNS**	Zentrales Nervensystem
RTS	Revidierter Traumascore	**ZVD**	Zentraler Venendruck
RTW	Rettungswagen		

Teil I Infrastruktur zur Behandlung Unfallverletzter

Allgemeine Aspekte

G. REGEL, U. SCHMIDT und H. TSCHERNE

1.1	Einfluß der Infrastruktur auf die Prognose des Traumapatienten	5
1.1.1	Vermeidbarer Todesfall	6
1.1.2	Traumazentrum	6
1.2	Versorgungskette – eine Strukturanalyse	7
1.2.1	Rettungswesen	9
1.2.2	Klinische Versorgung	9
1.2.3	Rehabilitation	12
	Literatur	13

Trauma ist ein vorrangiges Problem in unserer Gesellschaft, und ihre adäquate Behandlung muß in Zukunft eine zentrale Rolle in dem Gesundheitssystem der Bundesrepublik Deutschland darstellen. Ziel der Versorgung muß die Verringerung der Letalität und eine Verbesserung der körperlichen und sozialen Rehabilitation von Unfallverletzten sein.

Trauma ist heute in den Industriestaaten eine der führenden Todesursachen bis zum 40. Lebensjahr (McMurtry et al. 1989; Nelson u. Anderson 1989). So starben z. B. in der Bundesrepublik Deutschland (BRD) 1994 an den Folgen eines Verkehrsunfalles allein 9896 Menschen (Statistisches Bundesamt). Die Darstellung der Häufigkeit der Todesfälle nach Verletzungen und Unfällen im Vergleich zu anderen Krankheiten in diesem Alter (Abb. 1.1) macht deutlich, daß Trauma ein ernstzunehmendes Problem unserer Gesellschaft darstellt. Daß Trauma so wenig Beachtung im Bewußtsein der Menschen, der politisch Verantwortlichen und der Medien erfährt, kann nur dadurch erklärt werden, daß der Unfalltod längst etwas Alltägliches geworden ist. Die Tatsache, daß hauptsächlich junge Menschen verletzt werden (mehr als 50 % der Verunfallten sind jünger als 40 Jahre), führt neben erheblichen medizinischen und psychosozialen Problemen (Behinderung, »Integritätskonflikte«) zu enormen volkswirtschaftlichen Verlusten (Abb. 1.2). Die Kosten für verlorene Produktivität durch vorzeitigen Tod oder Behinderung sind hoch. In der Bundesrepublik werden die gesamtwirtschaftlichen Kosten von Personenschäden nach Verkehrsunfällen auf 23,1 Mrd. DM pro Jahr geschätzt. In den USA wurden 1985 die jährlichen Krankenhauskosten auf 11 Mrd. Dollar geschätzt (MacKenzie et al. 1990). Die Hälfte dieser Kosten und ca. $^3/_4$ der Krankenhausaufenthalte gingen zu Lasten isolierter Verletzungen. 25 % der Kosten fielen auf schwerere Verletzungen, die eine Behandlung in einem speziellen Traumazentrum erforderten. Der volkswirtschaftliche Verlust wird auch deutlich, wenn man die geschätzte An-

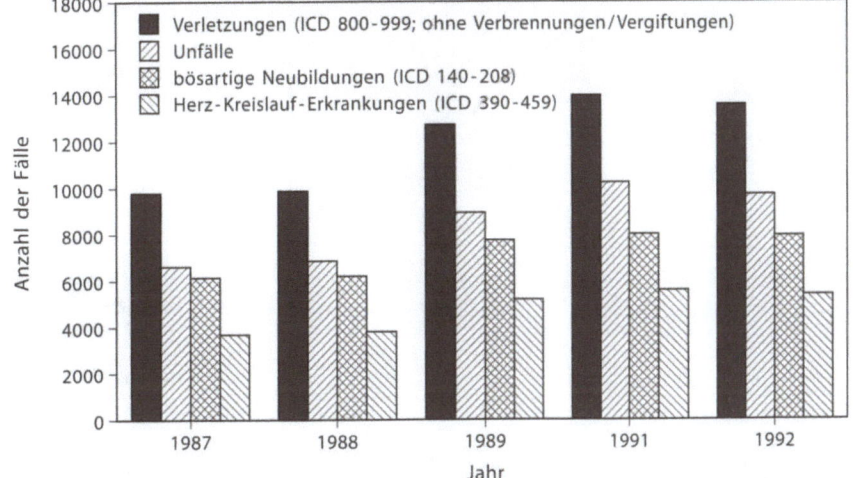

Abb. 1.1. Todesfälle nach Verletzungen und Verkehrsunfällen in der Altersgruppe bis 45 Jahre im Vergleich zu Krebs und Herz-Kreislauf-Erkrankungen

KAPITEL 1 Allgemeine Aspekte

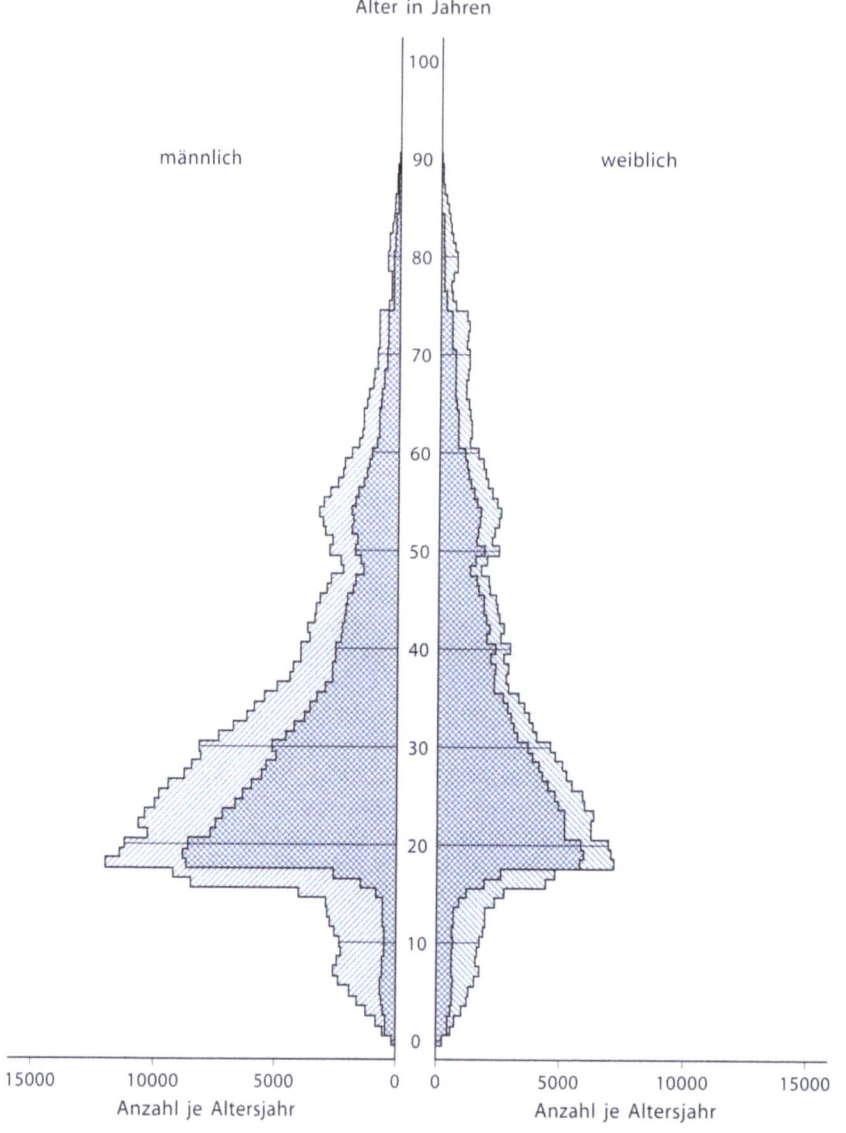

Abb. 1.2. Vergleich der männlichen und weiblichen Verunglückten verschiedener Altersgruppen bei Straßenverkehrsunfällen im Jahre 1994

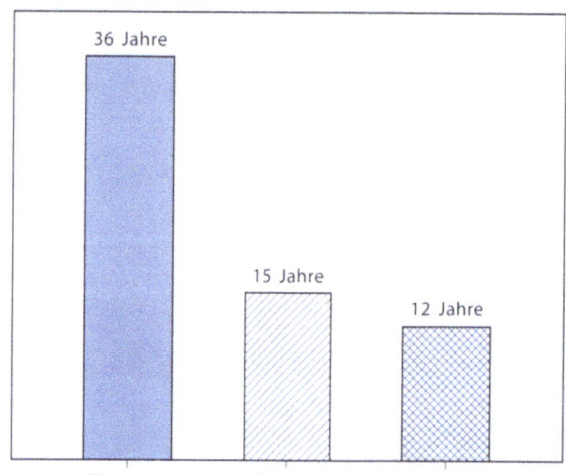

Abb. 1.3. Kalkulierter Verlust an Lebensjahren durch tödlichen Unfall verglichen mit Tumoren und Herz-Kreislauf-Erkrankungen

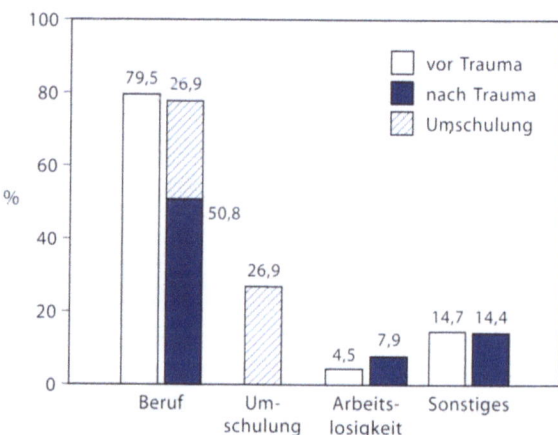

Abb. 1.4. Berufliche Rehabilitation bei polytraumatisierten Patienten

zahl der durch tödliche Unfälle verlorenen Lebensjahre kalkuliert. Dies wurde in den USA mit 769 221 Lebensjahren und einem damit verbundenen Produktionsverlust von rund 6 Mrd. Dollar eingeschätzt (Abb. 1.3).

Hierbei ist noch nicht der Ausfall durch Behinderung oder vorübergehende Arbeitsunfähigkeit berücksichtigt.

Diese hohen Kosten lassen die Wichtigkeit einer optimalen medizinischen Rehabilitation und sozialen Reintegration von Traumapatienten erkennen. Die Rehabilitationsfähigkeit eines jungen Patienten nach schwerer Verletzung im Vergleich zu anderen Krankheiten ist offensichtlich. An unserer Klinik konnte im Rahmen einer Nachuntersuchung an 104 schwerstverletzten Patienten gezeigt werden, daß nur 7,9 % dieser Patienten nach Abschluß der Behandlung arbeitslos oder berentet waren (Regel et al. 1993) (Abb. 1.4). 26,9 % der Patienten mußten für die berufliche Rehabilitation den Betrieb wechseln oder eine Umschulung vornehmen.

1.1
Einfluß der Infrastruktur auf die Prognose des Traumapatienten

Seit ca. 1970 existiert in der BRD ein komplexes, noch heute den modernen Ansprüchen gerecht werdendes Rettungssystem für Unfallverletzte. In der BRD galten von Anfang an die Universitätskliniken durch ihre exzellente Geräteausstattung, Konzentration verschiedenster medizinischer Fachrichtungen und durch den häufigen Hubschrauberstandort, als bevorzugter Ort für die Versorgung schwerstverletzter Patienten. Durch die Einführung der Weiterbildung zum Arzt für Unfallchirurgie wurde eine international einmalige Ausbildung und Spezialisierung in der Traumaversorgung gewährleistet. So konnte nachweislich in dem Zeitraum zwischen 1970 und 1994 in den früheren Bundesländern die Letalitätsrate nach Verkehrsunfällen um 50 % gesenkt werden (Abb. 1.5). In anderen Ländern, beispielsweise in den USA oder Großbritannien, existierte zu diesem Zeitpunkt ein derartiges System nicht oder nur teilweise. Der positive Einfluß des deutschen Systems einer strukturierten Traumaversorgung wurde in verschiedenen amerikanischen und englischen Fachkreisen zitiert.

Bereits 1966 beschreibt das National Research Council große Defizite in der Versorgung von Unfallverletzten in den USA. In diesem Bericht wurden erste Vorschläge zur Einrichtung von sog. Traumazentren gemacht, die sowohl materiell als auch personell für die Versorgung von Schwerstverletzten ausgerichtet sein sollten.

In der Folge zeigte eine ganze Reihe von Untersuchungen, daß 30–40 % der Todesfälle nach Trauma in den USA als sog. »preventable deaths« einzuschätzen waren (Van Wagoner 1961; Frey et al. 1969; Gertner et al. 1972; Moylan et al. 1976; Detmer et al. 1977). Dies bedeutet, daß 30–40 % der Todesfälle vermeidbar wären, wenn eine effizientere Traumaversorgung bestanden hätte. In einigen Bundesstaaten der USA wurden danach Traumazentren etabliert und es entstand zu dieser Zeit eine offizielle Richtlinie der American College of Surgeons.

West et al. verglichen 1979 in einer retrospektiven Studie die Ergebnisse der Behandlung von Traumapatienten in den Bezirken von San Francisco und dem Be-

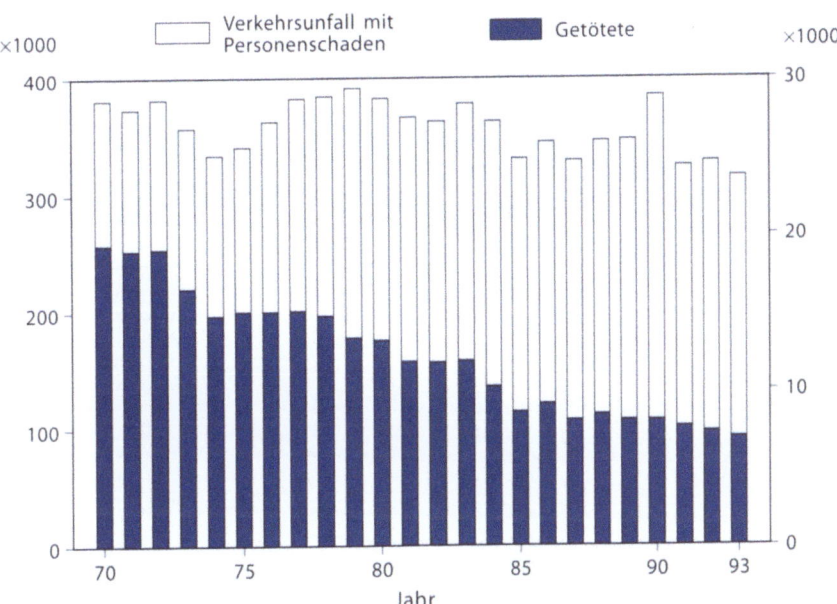

Abb. 1.5. Letalitätssenkung zwischen 1970 und 1982 durch Organisation der Traumabehandlung

zirk von Orange County. Der Unterschied zwischen beiden Bezirken lag darin, daß San Francisco ein Traumazentrum besaß und Orange County nicht. Die Ergebnisse zeigten, daß Orange County eine höhere Rate von vermeidbaren Todesfällen aufwies als San Francisco.

1.1.1
Vermeidbarer Todesfall

Diese Studie wurde wegen ihres retrospektiven Ansatzes und der relativ willkürlichen Definition des »vermeidbaren Todesfalls« stark kritisiert (Sukoff 1979; Mosberg 1980). 1982 beauftragte das Hospital »Council of San Diego and Imperial Counties« eine national anerkannte medizinische Beratungsfirma, eine Studie zur Notwendigkeit eines Traumasystems durchzuführen. Das Ergebnis dieser Studie zeigte, daß 16,9 % der Traumapatienten bei Behandlung in einem regionalen Krankenhaus, d. h. nicht in einem Traumazentrum, eines theoretisch vermeidbaren Todes starben. In der Folge wurde in San Diego County ein regionales Traumasystem mit 5 Traumazentren für Erwachsene und einem Zentrum für Kinder eingeführt. 1986 verglich Shackford die Ergebnisse der Traumabehandlung vor und nach Einführung des neuen Systems in diesem Bezirk (Shackford et al. 1986). Die Autoren beurteilten die Behandlung von 32 % der Patienten vor der Einführung als »suboptimal« im Gegensatz zu 4,2 % nach der Einführung des Systems. Die »vermeidbare Todesrate« lag bei 13,6 % vor und 2,7 % nach der Regionalisierung des Traumasystems. In dieser Zeit entstand in den USA eine Reihe von weiteren Studien, die unterschiedlich hohe Raten eines »vermeidbaren« Todes nachwiesen (Tabelle 1.1).

Die Verbesserungen der Erstversorgung, des Transports und die Einrichtung von Traumazentren sind jedoch nur die ersten Schritte zur Optimierung der Versorgung traumatisierter Patienten. Auch nach Einlieferung des Patienten in ein Krankenhaus ist eine strukturierte, effiziente Versorgung des Patienten für das spätere Ergebnis ausschlaggebend. Der erhebliche Einfluß der Zeitdauer, die für diagnostische und therapeutische Erstmaßnahmen notwendig ist, wurde von Cowley bereits 1971 erkannt und als »Golden Hour in Shock« bezeichnet. Die Primärdiagnostik sowie die Stabilisierung der Vitalfunktionen als initiale Maßnahmen sollten in diesen Zeitraum von 1 h fallen, um einen prolongierten Schock und damit spätere Komplikationen zu vermeiden. Dies kann nur durch die Zusammenarbeit in einem effizienten Team und durch kürzeste Behandlungszeiten erreicht werden.

Driscoll u. Vincent führten zu diesem Themenkomplex eine Reihe von Untersuchungen durch (Driscoll u. Vincent 1992). Die Autoren verglichen das initiale Management der Traumabehandlung ähnlich strukturierter Traumateams in 4 Traumazentren: 2 in Nord-Amerika und 2 in Südafrika.

1.1.2
Traumazentrum

Alle 4 Zentren erfüllten die Bedingungen des sog. »Level-I-Trauma-Zentrum« entsprechend der Richtlinien der *American College of Surgeons* von 1986. In der ersten Untersuchung stellten die Autoren eine signifikante Korrelation der Zeit für die Durchführung der ersten lebenserhaltenden Maßnahmen durch das Traumateam, mit dem späteren Ergebnis der Gesamtbehandlung (anhand des systolischen Blutdrucks, des »Revised Trauma-Score« und der Überlebenswahrscheinlichkeit) fest. Hierbei wies ein Zentrum besonders lange Zeiten auf. Der zeitliche Unterschied zwischen den

Tabelle 1.1. Der »vermeidbare Tod« in verschiedenen anglo-amerikanischen Studien

Tödliche Verletzungsfolgen nach Trauma – Krankenhaustodesfälle			
Quelle	Todesfälle (n)	Vermeidbare Todesfälle (%)	Verletzungsart
Van Wagoner (1961)	606	200 (33)	Alle
Perry u. McLellan (1964)	12	10 (83)	VU, Bauchtrauma
Frey et al. (1969)	60	12 (20)	VU, alle
Gertner et al. (1972)	33	17 (52)	VU, Bauchtrauma
Trunkey u. Lim (1974)	155	19 (12)	Alle
Foley et al. (1977)	43	11 (26)	VU, Bauchtrauma
West et al. (1979)			VU, alle
Orange County	90	39 (43)	
San Francisco County	92	1 (1)	
Certo et al. (1983)	45	10 (22)	VU, nicht ZNS
Lowe et al. (1983)	135	34 (25)	VU, alle
Cales (1984)			VU, alle
vor TCS	58	20 (34)	
mit TCS	60	9 (15)	
vor TCS	31	10 (32)	
mit TCS	20	3 (15)	

Tabelle 1.2. Bedeutung des Zeitfaktors für die Überlebenswahrscheinlichkeit nach Trauma. (Nähere Erläuterung siehe Text)

Organisation des Teams vor und nach der Intervention		
	Standard	Nach Neuorganisation
Horizontale Arbeitsweise	(%)	(%)
Ja	3,8	91,6
Partiell	7,7	8,4
Nein	88,5	0,0
Aufgabenverteilung		
Ja	19,2	100,0
Nein	80,8	0,0

Versorgungszeiten vor und nach der Intervention			
	Standard (min)	Nach Neuorganisation (min)	F ratio (min)
$T_{Aufzeichnung}$	9,1	4,9	9,22*
$T_{Untersuchung}$	16,3	13,1	0,907 NS
TLSP	27,4	11,6	8,74*
$T_{Diagnostik}$	69,5	26,6	71,38**
Gesamt	122,3	56,2	77,98**

* $P < 0.001$; ** $P < 0.0001$; TLSP = $T_{Atemwegssicherung}$

Zentren konnte nicht auf die Art der Patienten oder deren Verletzungsschwere zurückgeführt werden. Auch der Teamaufbau und die Teamgröße konnten diese zeitlichen Unterschiede nicht erklären. Es war der Ausbildungsstand, der in diesem Fall die Geschwindigkeit und die Effizienz des Traumateams bestimmte (Tabelle 1.2). In weiteren Untersuchungen stellten die Autoren fest, daß in den Zentren mit relativ kurzen Zeiten für die lebenserhaltenden Maßnahmen eine sog. »horizontale« Arbeitsweise vorherrschte. Dies bedeutet, daß jedem Teammitglied bestimmte Aufgaben zugeteilt waren und diese eigenverantwortlich betrieben wurden, während gleichzeitig andere Aufgaben von den anderen Teammitgliedern übernommen wurden. Diese Arbeitsweise ist höchst effektiv und offensichtlich noch nicht in jedem Traumateam in allerletzter Konsequenz verwirklicht (Hallam u. Stammers 1981). Hierbei ist eine gleichmäßige Verteilung der Aufgaben auf die Teammitglieder wichtig, ohne daß ein Mitglied überfordert wird (Hallam u. Stammers 1985). In dem Traumateam mit den langsamsten Zeiten war diese horizontal ausgerichtete Arbeitsweise am wenigsten verwirklicht. Nach Einführung dieser Organisationsform konnte die Zeit zur Durchführung lebenserhaltender Maßnahmen und der Primärdiagnostik um die Hälfte von 122 min auf 56 min reduziert werden. Dieses Beispiel zeigt, wie wichtig die Organisation und Strukturierung eines Traumateams für eine optimale Behandlung traumatisierter Patienten sein kann.

1992 veröffentlichten Davis und Mitarbeiter eine Analyse von Behandlungsfehlern in 5 Traumazentren, die einen Einfluß auf Morbidität und Letalität hatten (Davis et al. 1992) (Tabelle 1.3). Die häufigsten Fehler traten in der initialen Versorgung und der Primärdiagnostik auf. Diese Fehler führten allein zu 36 % der vermeidbaren Todesfälle. Die häufigsten Fehler in dieser Phase betrafen zum großen Teil die Diagnostik von Schädelverletzungen und abdominellen Verletzungen, sowie die Schocktherapie. Aber auch die Verzögerung der Durchführung von diagnostischen Maßnahmen hatte hierbei einen wesentlichen Anteil. In der operativen Phase traten am zweithäufigsten Fehler auf, die jedoch den geringsten Anteil an der vermeidbaren Todesrate innehatten (14 %). Am seltensten traten Fehler in der Intensivphase auf, die jedoch den größten Anteil an der vermeidbaren Todesrate hatten (50 %). Nicht erkannte intraabdominelle Sepsis, Fehler in der Beatmung, der Behandlung von Patienten mit Schädel-Hirn-Trauma (SHT) und Fehler durch falsches hämodynamisches Monitoring führten allein zu 74 % der vermeidbaren Todesfälle während des Intensivaufenthalts. In einer weiteren Studie zeigte dieselbe Arbeitsgruppe (Hoyt et al. 1992), daß ca. 21 % der Komplikationen, die auf Fehler der behandelnden Ärzte zurückzuführen sind, vermeidbar gewesen wären.

Die genannten Studien machen indirekt aber auch auf die Notwendigkeit einer optimalen Raum- und Geräteausstattung aufmerksam. Voraussetzung zur effektiven Durchführung der initialen lebenserhaltenden Maßnahmen und der Primärdiagnostik sind beispielsweise die rasche Verfügbarkeit von Blutkonserven (Blutbank), die Einrichtung eines Notfallabors und das Vorhandensein optimaler diagnostischer (insbesondere bildgebender) Geräte, die nicht zu weit räumlich voneinander getrennt sein dürfen. Gerade die Einführung der Computertomographie (CT) und der Sonographie in den vergangenen 20 Jahren hat eine wesentlich schnellere und exaktere Diagnosestellung in der Unfallchirurgie ermöglicht (McCort 1987).

1.2 Versorgungskette – eine Strukturanalyse

Unbestreitbar ist die Letalität nach Polytrauma in den letzten Jahrzehnten deutlich rückläufig. Eine verbesserte Verkehrssicherheit und eine Verbesserung der präklinischen und klinischen Versorgung haben ihren wesentlichen Anteil daran. Trotzdem ist die Letalität dieses Patientengutes hoch, derzeit im eigenen Kollektiv bei 14 %. 28 % dieser Patienten werden Opfer einer späteren Organkomplikation.

Nachweislich sind diese späten Todesfälle pathognomonisch auf Störungen in der Frühphase nach Trauma zurückzuführen. Eine genaue Analyse der Bedeutung von präklinischen und klinischen Behandlungsstrategien sowie des Managements vom Zeitpunkt des Unfalles bis zur Rehabilitation (Versorgungskette) wurde in einer Vielzahl von Arbeiten ge-

Tabelle 1.3. Einfluß unterschiedlicher Behandlungsfehler auf Morbidität und Letalität

Fehler	Zahl (n)	Vermeidbare Todesfälle (n)
Fehler bei der Primärbehandlung		
Evaluation Abdomen	196	3
keine Evaluation (DPL oder CT)	120	1
instabiler Zustand beim CT	15	2
falsch +/− CT-Befund	33	0
Komplikationen bei der DPL	28	0
Verzögerungen bei der Diagnostik	114	6
Aorta/Gefäße	22	4
Hämato-/Pneumothorax	25	1
HWS-Fraktur	23	0
Axiale WS-Verletzung	17	0
Andere	27	1
Verzögerungen bis zur operativen Versorgung	97	2
Laparotomie, Thorakotomie, Kraniotomie etc.	58	2
Frakturstabilisierung	21	0
Andere	18	0
Neurologische Diagnostik	64	9
Verzögerung/CT	47	6
Inadäquate Diagnostik	17	3
Inadäquate Erstversorgung (lebenserhaltende Maßnahmen)	33	7
Andere	47	0
Iatrogener Pneumothorax	43	0
Gesamt	551	27
%	53,4	36
Fehler bei der operativen Versorgung		
Beurteilung	114	10
Anästhesie/Atemweg	12	10
Nicht erkannte Verletzung	26	2
Gefäßverletzung	22	2
Thorakaler/abdominaler Zugang	16	0
Abdominalchirurgie	20	3
Infizierte Wunde	10	0
Orthopädie/Neurochirurgie	8	0
Technischer Fehler	149	1
Wundinfektion	63	0
Orthopädie	25	0
Dehiszenzen	16	0
Mangelnde Blutstillung	12	0
Anus praeter, Anastomose Enterostoma	17	0
Thoraxverletzungen	5	1
Andere	11	0
Gesamt	263	11
%	25,5	14
Fehler bei der intensivmedizinischen Behandlung		
Managementfehler	115	25
Respiratorische Therapie	35	7
Thrombose/Embolie	27	5
Sepsis	17	10
Neurologische Therapie	14	3
Nichtoperative Versorgung	12	0
Inadäquate Verlegung	10	0
Monitoring	16	8
Neurologisch	10	3
Hämodynamisch	6	5
Medikamente/Elektrolyte	21	3
Medikamente	11	1
Volumentherapie	10	2
Technische Fehler	66	2
Iatrogener Pneumothorax	28	0
i. v.-Katheterkomplikation	20	2
Pneumothorax nach Drainagenentfernung	18	0
Gesamt	218	38
%	21,1	50

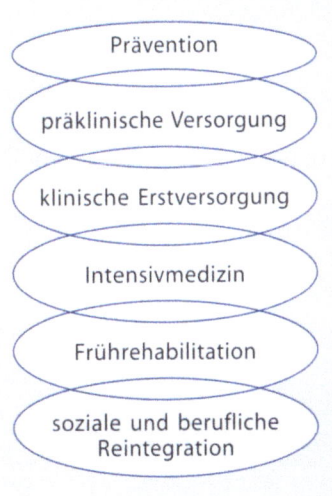

Abb. 1.6. Die Versorgungskette bei Trauma

zeigt (Abb. 1.6) (McMurtry et al. 1989). Fortschritte der letzten Jahre sollen im folgenden erläutert und eine genaue Kostenanalyse unter medizinischen und ökonomischen Gesichtspunkten vorgenommen werden.

1.2.1
Rettungswesen

Um eine suffiziente und organisierte Versorgung des Verunfallten zu gewährleisten, wurde in den 60er und 70er Jahren mit dem Aufbau eines arztbesetzten luft- und bodengebundenen Rettungssystems begonnen. Heute besitzt die BRD ein organisiertes Luftrettungssystem mit mehr als 50 Rettungshubschraubern, welche nahezu 90% der Landesoberfläche abdecken (Abb. 1.7). Diese sind nach einsatztaktischen Gesichtspunkten stationiert. Dabei ist nicht jede Station mit einem unfallchirurgischen Schwerpunktzentrum verbunden. Diese Rettungshubschrauber führen im Jahr mehr als 40 000 Einsätze durch. Die Betriebskosten eines Rettungshubschraubers pro Jahr können mit 2,5 Mio. DM veranschlagt werden (ADAC, persönliche Mitteilung). Die Kosten pro Flugminute liegt z. Z. je nach Betreiber zwischen 45 und 90 DM, die mittlere Betriebszeit je nach Standort zwischen 20 und 30 min pro Primäreinsatz.

Weiterhin werden in der BRD mehr als 840 000 Einsätze mit bodengebundenen arztbesetzten Rettungsmitteln durchgeführt; 22,5% von diesen zur Primärversorgung Verunfallter (UVB 1991). Insgesamt handelt es sich hierbei um mehr als 1000 Notarzteinsatzfahrzeuge bzw. Notarztwagen. Die Betriebskosten belaufen sich hier, am Beispiel des eigenen Notarzteinsatzfahrzeuges, auf 600 000 DM pro Jahr. Nach dieser Kalkulation können die Betriebskosten der luft- und bodengebundenen arztbesetzten Rettungsmittel auf 720 Mio. DM pro Jahr berechnet werden.

Die Leistung dieser Rettungsmittel in Bezug auf die Überlebensrate des Polytraumas wird, gerade unter dem Aspekt eines so aufwendigen und kostenintensiven arztbesetzten Rettungssystems, in der Welt kontrovers diskutiert (Schwartz et al. 1989). Eigene Studien im internationalen Vergleich konnten den Einfluß der Primärversorgung eines Rettungshubschraubers mit Anbindung an ein unfallchirurgisches Schwerpunktzentrum auf die Überlebensrate von Schwerverletzten demonstrieren (Schmidt et al. 1992). Es konnte gezeigt werden, daß pro 100 behandelten Polytraumen 1,35 Patienten mehr überlebten, verglichen mit dem Standard der Versorgung amerikanischer Schwerpunktzentren (Major trauma outcome study, MTOS). Betrachtet man den sicherlich nicht unumstrittenen hohen Standard und insbesondere die Gesamtkosten unseres Rettungswesens, so wird die Frage nach ökonomischen Erfolgs- und Bewertungsanalysen zwingend. Baum erstellte 1989 eine Nutzen-Kosten-Analyse, in der er berechnete, daß ein Nutzenüberschuß für Rettungshubschrauber bestünde, solange mindestens 6% aller »reanimierten« Patienten wieder vollständig in den Arbeitsprozeß integriert würden. Geht man davon aus, daß pro Patient mit Vitalgefährdung die Intensivbehandlungsdauer um 7 Tage nach Rettungshubschrauberversorgung gekürzt werden kann, so ergibt sich auch selbst bei nur 4% medizinisch rehabilitierten Patienten ein positives Kosten-Nutzen-Verhältnis (Baum 1989).

Präzise wissenschaftliche Zahlen zum Kosten- und Nutzenverhältnis unserer boden- und luftgebundenen Rettungsmittel in bezug auf die Polytraumaversorgung liegen bisher nicht vor.

1.2.2
Klinische Versorgung

Zur klinischen Versorgung Unfallverletzter stehen z. Z. in der BRD 805 Kliniken zur Verfügung, die eine Zulassung nach § 6 des Verletzungsartenverfahrens der Berufsgenossenschaften haben (Abb. 1.8). Dabei handelt es sich bei 62% aller Kliniken um Krankenhäuser der Regelversorgung, bei 38% um Schwerpunktzentren (Landesverband der Berufsgenossenschaften). Bei 88% der Schwerpunktzentren ist eine unfallchirurgische Abteilung vorhanden, bei den Kliniken der Regelversorgung in 33%. Nur 35 der 805 Zentren zur Schwerverletztenversorgung sind medizinische Fakultäten mit einer Abteilung für Unfallchirurgie. Zur Versorgung von Querschnittsgelähmten und Schwerbrand-

10　Kapitel 1　Allgemeine Aspekte

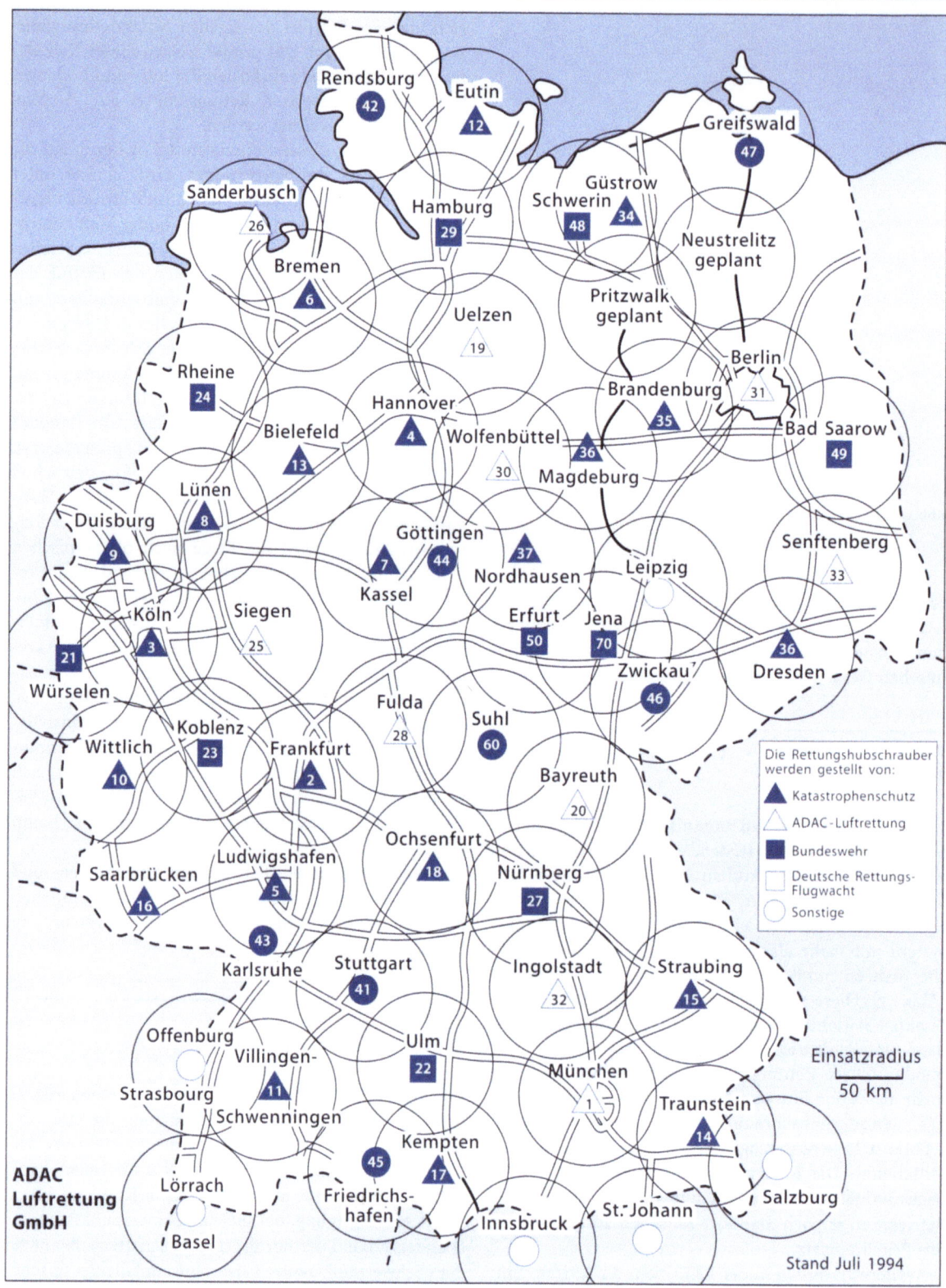

Abb. 1.7. Hubschrauberstationen in der BRD (1994)

Abb.1.8. 863 Traumaabteilungen (mit § 6-Zulassung) sind auf insgesamt 6 berufsgenossenschaftliche Landesverbände in der BRD verteilt (Stand 1995). Nur bei 33% der Kliniken der Regelversorgung existiert eine unfallchirurgische Abteilung. Bei den Schwerpunktzentren (insgesamt 38%) haben 88% eine Unfallchirurgie

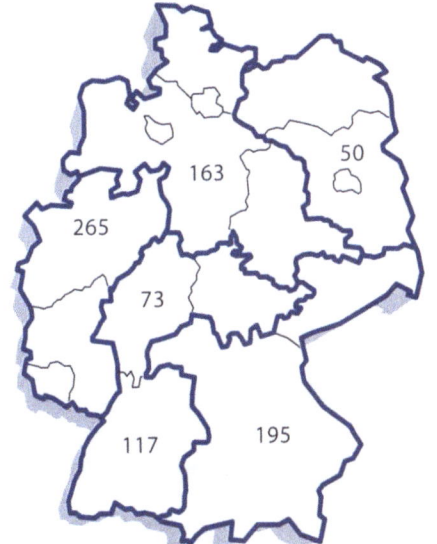
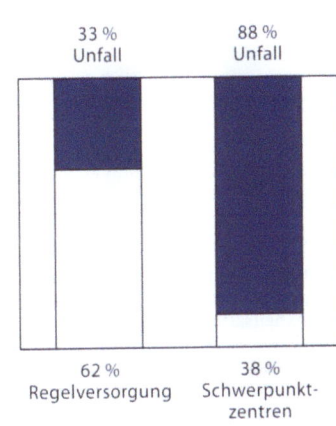

Abb.1.9. Zentren für Schwerbrandverletzte und zur Erstbehandlung von Querschnittslähmungen

Zentren für Schwerbrandverletzte

Zentren zur Erstbehandlung von Querschnittslähmungen

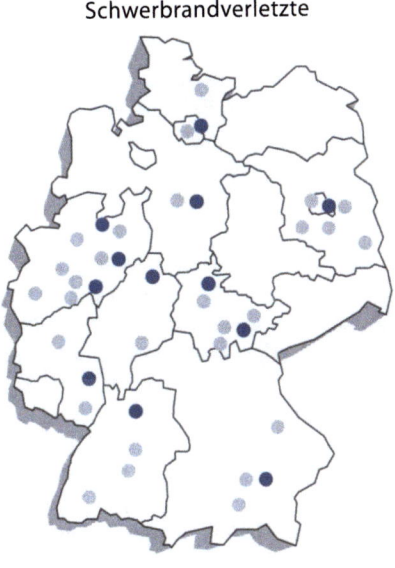
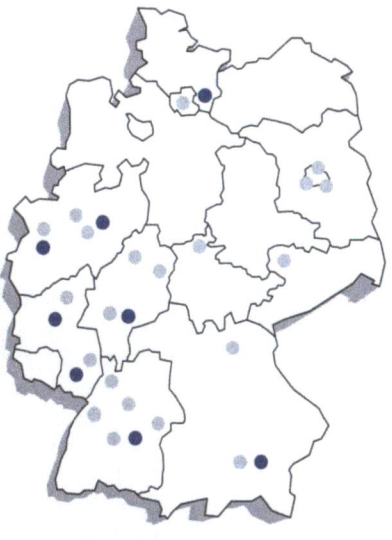

● Erwachsenenbetten   ● Kinderbetten

verletzten stehen in der Bundesrepublik gesonderte Zentren zur Erstversorgung, stationärer Therapie und Rehabilitation zur Verfügung (Abb. 1.9).

Die Behandlung von Verletzungsfolgen macht in der BRD nach Erkrankungen des Herz-Kreislauf-Systems den höchsten Anteil der Krankenhausfälle aus (AOK 1990) (Abb. 1.10). *Verletzungsfolgekosten* setzen sich aus den Kosten für die präklinische und klinische Behandlung sowie die ambulante Nachbehandlung zusammen, den Kosten für die berufliche und soziale Rehabilitation, den Kosten für den Ausfall der Arbeitskraft und einer ggf. befristeten oder dauerhaften Minderung der Erwerbsfähigkeit (MdE).

■ **Verletzungsfolgekosten.** Die Verletzungsfolgekosten der stationären Behandlung beim Verunfallten können je nach Verletzungsmuster bis zu 250 000 DM veranschlagt werden. Die gesamten volkswirtschaftlichen Kosten je Unfall mit Personenschaden werden mit 84 000 DM beziffert. Die Gesamtkosten eines polytraumatisierten Patienten (Alter < 40 Jahre) nach Arbeitsunfall mit rentenberechtigter MdE können sich auf

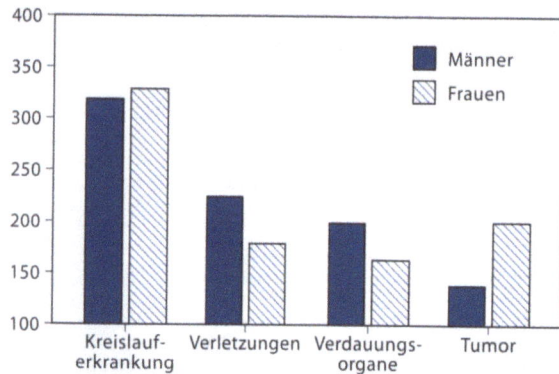

Abb. 1.10. Krankenhausfälle (1990) bei unterschiedlichen Erkrankungen je 10000 Männer und Frauen der Versicherten (AOK-BV, Krankheitsartenstatistik 1990)

über 1 Mio. DM belaufen. Betrachtet man bei Verunfallten im Straßenverkehr die Häufigkeit und die Kosten der einzelnen Verletzungen, so ist bei den Mehrfachverletzten das Vorliegen eines schweren SHT oder einer Oberschenkelfraktur als kostenintensivste Verletzung bisher registriert (VFB 1988).

1.2.3 Rehabilitation

Die Rehabilitation von polytraumatisierten Patienten hat das Ziel, mittels medizinischer, beruflicher und sozialer Maßnahmen die Wiedereingliederung von Unfallopfern durchzusetzen. Sie ist für den weiteren Lebensweg des einzelnen Schwerstverletzten von besonderer Wichtigkeit und steht eindeutig vor der Entschädigung durch Geldleistungen. So gilt der Grundsatz »Rehabilitation vor Rente« nach § 7 des Gesetzes über die Angleichung der Leistungen zur Rehabilitation (Reha Ang.1G). Damit ist für jeden polytraumatisierten Patienten eine Rehabilitationsmaßnahme gesichert. Als Träger der Rehabilitation werden nach § 2 Abschnitt 1 und 2, REHA Ang 1 G die Körperschaften, Anstalten und Behörden für folgende Bereiche festgelegt:

- Gesetzliche Krankenversicherungen
- Gesetzliche Unfallversicherungen
- Gesetzliche Rentenversicherung
- Altershilfe für Landwirte
- Kriegsopferversorgung einschließlich der Versorgung nach Gesetzen, die das Bundesversorgungsgesetz für anwendbar erklären

Medizinische Rehabilitation

Medizinische Rehabilitationsmaßnahmen sollten noch während der akut stationären Behandlung von polytraumatisierten Patienten einsetzen und im direkten Anschluß an die stationäre Behandlung fortgesetzt werden. Hier ist die Weiterbehandlung des Patienten in 3 unterschiedliche Rehabilitationszentren zu unterscheiden:

- Rehabilitationszentren für Hirngeschädigte
- Rehabilitationszentren für Verletzungen des Bewegungsapparates
- Rehabilitationszentren für Querschnittsverletzte

Die Analyse der Rehabilitationsergebnisse muß gesondert in jeder der dargestellten Patientengruppen erfolgen. Eigene Nachuntersuchungen zeigen, daß insbesondere Verletzungen des zentralen und peripheren Nervensystems sowie der Unterschenkel und der Füße Schwierigkeiten in der Rehabilitation bereiten können (Regel et al. 1993).

Bereits Studien aus den 70er Jahren zeigten, daß die meisten Behinderungen und Berentungen bei polytraumatisierten Patienten nach Beckenverletzungen und Verletzungen der unteren Extremitäten entstehen (Mac Kenzie et al. 1988; Zangger 1989). Obwohl sich viele Arbeiten auf die Folgen von Verletzungen des zentralen Nervensystems ZNS konzentriert haben, demonstrierten auch neuere Analysen, daß Verletzungen des Beckens und der unteren Extremitäten selbst auch geringerer Verletzungsschwere den größten Stellenwert bei der Entstehung von Berentung und Folgekosten besitzen (Kivioja et al. 1990; Mac Kenzie et al. 1988).

Berufliche Rehabilitation

Noch während der medizinischen Rehabilitation setzt die berufliche Rehabilitation ein. So wird der Einstieg in die Berufstätigkeit sowohl durch Arbeitsversuche als auch durch Einschaltung eines Berufshelfers erleichtert. Der Erfolg der beruflichen Rehabilitation läßt sich anhand der »Return-to-work«-Rate beschreiben. Je nach Beobachtungszeitraum lag diese zwischen 56 und 82% (Kivioja et al. 1990; Mac Kenzie 1988; Glinz u. Affentranger 1975; Regel et al. 1993). Patienten mit SHT waren am schwierigsten wieder in den Arbeitsprozeß einzugliedern (Glinz und Affentranger 1975; Zangger 1989).

Nach Analysen des Verbandes Deutscher Rentenversicherungsträger sind 77,7% aller Verunfallten nach Behandlung und Rehabilitation wieder berufstätig, 50,8% wieder in ihrem ehemaligen Beruf, 26,9% nach Umschulung (VDR 1991).

Soziale Rehabilitation

Maßnahmen der sozialen Rehabilitation sollten ebenfalls mit der stationären Behandlung des unfallverletzten Patienten beginnen. Die Rehabilitation des Patienten in seine Familie, aber auch in sein altes soziales Umfeld hat hier eine besondere Bedeutung. Die psychosoziale Betreuung von traumatisierten Patienten wird oft vernachlässigt. Sie hat für die Rehabilitation eine herausragende Bedeutung. So können dem Patienten schon während der stationären Behandlung die Möglichkeiten einer Rehabilitation nahegebracht werden. Die Erwartungen werden dann realistisch, mit einer möglichen Behinderung umzugehen.

Das Ziel der Rehabilitation ist nur im Zusammenwirken von allen für die entsprechenden Maßnahmen zuständigen Sachverständigen, den Trägern der Rehabilitation und nicht zuletzt dem Rehabilitanten selbst zu erreichen.

Literatur

American College of Surgeons (1986) Hospital and prehospital resources for optimal care of the injured patient. (Abstract)

Anonymous (1966) The neglected disease of modern society. (Abstract)

Anonymous (1976) Optimal hospital resources for care of the seriously injured. Bull Am Coll Surg 61: 15-22

Baum H (1989) Wirtschaftliche Erfolgsmessung der Luftrettung. Tagungsbericht der 10. RTH-Fachtagung, Garmisch-Partenkirchen, 11-13 Oktober 1989. (Abstract)

Bundesanstalt für Straßenwesen (1995) Amtliche Mitteilungen der Bundesanstalt für Strassenwesen. (Abstract)

Cales RH (1984) Trauma mortality in Orange County: the effect of implementation of a regional trauma system. Ann Emerg Med 13: 1-13

Certo TF, Rogers FB, Pilcher DB (1983) Review of care of fatally injured patients in a rural state: 5-year followup. J Trauma 23: 559-565

Commission on the Provision of Surgical Services (1988) Report of the working party on the management of patients with major injuries, November 1988. (Abstract)

Davis JW, Hoyt DB, McArdle MS et al. (1992) An analysis of errors causing morbidity and mortality in a trauma system: a guide for quality improvement. J Trauma 32: 660-665

Detmer DE, Moylan JA, Rose J, Schulz R, Wallace R, Daly R (1977) Regional categorization and quality of care in major trauma. J Trauma 17: 592-599

Driscoll PA, Vincent CA (1992a) Variation in trauma resuscitation and its effect on patient outcome. Injury 23: 111-115

Driscoll PA, Vincent CA (1992b) Organizing an efficient trauma team. Injury 23: 107-110

Foley RW, Harris LS, Pilcher DB (1977) Abdominal injuries in automobile accidents: review of care of fatally injured patients. J Trauma 17: 611-615

Frey CF, Huelke DF, Gikas PW (1969) Resuscitation and survival in motor vehicle accidents. J Trauma 9: 292-310

Gertner HR Jr Baker SP, Rutherford RB, Spitz WU (1972) Evaluation of the management of vehicular fatalities secondary to abdominal injury. J Trauma 12: 425-431

Glinz W, Affentranger T (1975) The fate of patients with severe multiple injuries, 5 years after intensive care. Bull Soc Int Chir 34: 545-548

Hallam J, Stammers RB (1981) The effects of task characteristics on the organization of the team. Proc Hum Soc 546

Hallam J, Stammers RB (1985) Task allocation and the balancing of task demands in the multiman-machine system: some case studies. Appl Ergonomics 16: 251-257

Hoyt DB, Hollingsworth Fridlund P, Fortlage D, Davis JW, Mackersie RC (1992) An evaluation of provider-related and disease-related morbidity in a level I university trauma service: directions for quality improvement. J Trauma 33: 586-601

Kivioja AH, Myllynen PJ, Rokkanen PU (1990) Is the treatment of the most severe multiply injured patients worth the effort? A follow-up examination 5 to 20 years after severe multiple injury. J Trauma 30: 480-483

Law DK, Law JK, Brennan R, Cleveland HC (1982) Trauma operating room in conjunction with an air ambulance system: indications, interventions, and outcomes. J Trauma 22: 759-765

Lowe DK, Gately HL, Goss JR, Frey CL, Peterson CG (1983) Patterns of death, complication, and error in the management of motor vehicle accident victims: implications for a regional system of trauma care. J Trauma 23: 503-509

MacKenzie EJ, Siegel JH, Shapiro S, Moody M, Smith RT (1988) Functional recovery and medical costs of trauma: an analysis by type and severity of injury. J Trauma 28: 281-297

MacKenzie EJ, Morris JA Jr, Smith GS, Fahey M (1990) Acute hospital costs of trauma in the United States: implications for regionalized systems of care. J Trauma 30: 1096-1101

McCort JJ (1987) Caring for the major trauma victim: the role for radiology. Radiology 163: 1-9

McMurtry RY, Nelson WR, de la Roche MR (1989) Current concepts in trauma: 1. Principles and directions for development [see comments]. Can Med Assoc J 141: 529-533

Mosberg WH (1980) Trauma centers and truth in advertising. Neurosurgery 7: 191-194

Moylan JA, Detmer DE, Rose J, Schulz R (1976) Evaluation of the quality of hospital care for major trauma. J Trauma 16: 517-523

Nelson LD, Anderson HB (1989) Physiologic effects of steep positioning in the surgical intensive care unit. Arch Surg 124: 352-355

Perry JF, McClellan RJ (1964) Autopsy findings in 127 patients following fatal traffic accidents. Surg Ganecol Obstet 119: 586-590

Regel G, Seekamp A, Takacs J, Bauch S, Sturm JA, Tscherne H (1993) [Rehabilitation and reintegration of polytraumatized patients] Rehabilitation and Reintegration polytraumatisierter Patienten. Unfallchirurg 96: 341-349

Schmidt U, Frame SB, Nerlich ML, Rowe DW, Enderson BL, Maull KI, Tscherne H (1992) On-scene helicopter transport of patients with multiple injuries - comparison of a German and an American system [See comments]. J Trauma 33: 548-553

Schwab CW, Peclet M, Zackowski SW, Holmes EM 3d, Forrester JC, Hensleigh CN (1985) The impact of an air ambulance system on an established trauma center. J Trauma 25: 580-586

Schwartz RJ, Jacobs LM, Yaezel D (1989) Impact of pre-trauma center care on length of stay and hospital charges [see comments]. J Trauma 29: 1611-1615

Shackford SR, Hollingworth Fridlund P, Cooper CF, Eastman AB (1986) The effect of regionalization upon the quality of trauma care as assessed by concurrent audit before and after institution of a trauma system: a preliminary report. J Trauma 26: 812-820

Sukoff MH (1979) Letter to the editor. Bull Orange County Med Assoc 6: 31-33

Trunkey DD (1982) Society of University Surgeons. Presidential address: on the nature of things that go bang in the night. Surgery 92: 123-132

Trunkey DD, Lim RC (1974) Analysis of 425 consecutive trauma fatalities: An autopsy study. JACEP 3: 368-371

UVB (1991) Der Bundesminister für Verkehr (ed) Unfallverhütungsbericht Strassenverkehr 1991

Van Wagoner FH (1961) Died in hospital: A three year study of deaths following trauma. J Trauma 1: 401-408

VDR (1991) Verband Deutscher Rentenversicherungsträger. VDR Statistik 99: 122-127

VFB (1988) Verletzungsfolgekosten nach Strassenverkehrsunfällen. Schriftenreihe der gewerblichen Berufsgenossenschaften e. V. (Abstract)

West JG, Trunkey DD, Lim RC (1979) Systems of trauma care. A study of two counties. Arch Surg 114: 455-460

Zangger P (1989) Die Rehabilitation von polytraumatisierten hirnverletzten Patienten. Ther Umsch 46: 455-459

Struktur der präklinischen Versorgung

A. Seekamp, P. Kalbe und H. Tscherne

2.1	Organisation der Rettung	15
2.1.1	Notarztsystem und Prognose	15
2.1.2	Rettungssysteme	15
2.1.3	Notarzt	17
2.1.4	Alarmierung	17
2.2	Triage	18
2.2.1	Prognoseabschätzung – Feldtriage	19
2.2.2	Unfallort und regionales Zentrum	21
2.2.3	»Catch and Carry«	21
2.2.4	Verlegungskriterien	22
	Literatur	22

2.1 Organisation der Rettung

2.1.1 Notarztsystem und Prognose

Die Notwendigkeit, einen Arzt am Notfallort einzusetzen und die primäre Rettung nicht nur auf Rettungssanitätern zu begründen, ist international noch umstritten. Insbesondere in den USA wird in der Regel kein Arzt am Notfallort eingesetzt und die Primärversorgung erfolgt durch eine direkte Konsultation der vor Ort tätigen Rettungssanitäter mit dem in der Rettungsleitstelle tätigen Arzt. Eine Studie, in welcher das deutsche Rettungssystem mit dem amerikanischen verglichen wurde, zeigte recht eindeutig, daß die Versorgung insbesondere von Unfallopfern bei Präsenz eines Notarztes zielgerechter durchgeführt werden kann. Dies spiegelt sich in den endgültigen Behandlungsergebnissen, insbesondere in der Überlebensrate, deutlich wider (Schmidt et al. 1992; Lechleuthner et al. 1994).

2.1.2 Rettungssysteme

Rettung und Bergung
Zum besseren Verständnis der Tätigkeit des Rettungsdienstes seien hier zunächst zwei Begriffe definiert. Unter Rettung ist das Abwenden eines lebensbedrohlichen Zustandes durch lebensrettende Maßnahmen und/oder durch Befreien aus einer lebensbedrohlichen Zwangslage zu verstehen. Es handelt sich hierbei um lebensrettende oder lebenserhaltende Maßnahmen am Lebenden. Hingegen bezeichnet der Begriff des Bergens das Sicherstellen von tödlich Verunglückten. Ausnahme ist hier das Katastrophenschutzgesetz und das Genfer Abkommen vom 12.08.94, in dem unter dem Begriff Bergen auch das Befreien von Menschen und Tieren aus einer Gefahrenlage im Sinne von Retten verstanden wird.

Innerhalb der letzten 40 Jahre hat sich im wesentlichen aufgrund technischer Fortentwicklung die Notfallmedizin von einer reinen Ersten Hilfe zu einer umfassenden außerklinischen Intensivtherapie des Unfallverletzten entwickelt. Während zu früheren Zeiten ausschließlich der rasche Transport des Patienten in das nächstgelegene Krankenhaus im Vordergrund stand, wird die Aufgabe des Rettungsdienstes heute komplexer definiert (z.B. § 2, Abs.1, Nr.1, Rettungsdienstgesetz der Landes Baden-Württemberg):

> »Aufgabe des Rettungsdienstes ist es, bei Notfallpatienten Maßnahmen zur Erhaltung des Lebens oder zur Vermeidung gesundheitlicher Schäden einzuleiten, sie transportfähig zu machen und unter sachgerechter Betreuung in ein für die Weiterbehandlung geeignetes Krankenhaus zu befördern.«

Entsprechend dieser Maßgabe, welche gesetzlich mittlerweile in allen Bundesländern festgehalten ist, wurde bundesweit ein mehr oder weniger einheitliches Rettungssystem etabliert. Eine Reihe von Studien belegt, daß durch den präklinischen Beginn einer konsequenten Behandlung gerade des schwerverletzten Patienten die Überlebenschancen deutlich verbessert sind und die Komplikationen verringert werden (Driscoll 1992; McNicholl 1994).

Technische Ausstattung und Personal
Die moderne Rettungsmedizin stützt sich auf zwei Pfeiler. Zum einen auf eine standardisierte technische Ausstattung medizinischen Gerätes und entsprechende

Transportfahrzeuge. Zum anderen auf Personal, welches speziell für den Rettungsdienst ausgebildet ist (Rettungsassistenten). Koordiniert wird der Rettungsdienst von regionalen Rettungsleitstellen.

Die **Rettungsleitstelle** ist eine ständig besetzte Einrichtung zur Entgegennahme von Notfallmeldungen, sowie zum Alarmieren, Koordinieren und Lenken von Einsatzkräften des Rettungsdienstes und gelegentlich auch anderer erforderlicher Einrichtungen, wie z. B. von Spezialfahrzeugen der Feuerwehr, des Katastrophenschutzes oder der Polizei.

Rettungswagen. Das wichtigste Fahrzeug des Rettungsdienstes ist der Rettungswagen. Es handelt sich hierbei um einen Kleintransporter, welcher mit allen medizinischen Geräten ausgerüstet ist, die zu einer Sicherung der Vitalfunktionen und deren weiterer Überwachung erforderlich sind. Definition und normierte Ausrüstung dieser Fahrzeuge sind in der DIN 75080 festgelegt (Tabelle 2.1). In der Regel ist der Rettungswagen mit 2 im Rettungsdienst ausgebildeten Rettungsassistenten besetzt. Ist dieser Rettungswagen zusätzlich mit einem Notarzt besetzt, handelt es sich um einen *Notarztwagen* (NAW).

Stationäres Notarztsystem. Der Notarzt ist ein Arzt, der besondere Kenntnisse und Fertigkeiten in der Notfallmedizin besitzt und im Rettungsdienst tätig wird. Erst in jüngster Zeit wurde eine gesetzlich verankerte Ausbildungsordnung für den im Rettungsdienst tätigen Arzt erstellt und in das Rettungsdienstgesetz

Tabelle 2.1. DIN-Normen im Rettungsdienst

DIN	Bereich
75 080 Teil 1	Krankenkraftwagen (allgemeine Anforderung)
75 080 Teil 2[a]	Rettungswagen (RTW)
75 080 Teil 3	Krankentransportwagen (KTW)
75 079	Notarzteinsatzfahrzeug
13 230 Teil 1 und 2	Rettungshubschrauber
14 011 Teil 4	Begriffe aus dem Feuerwehrwesen

[a] Bei Mitfahren eines Notarztes = Notarztwagen (NAW), Begriff nicht genormt.

Tabelle 2.2. Ausstattung mit Rettungsmittel (+ meist vorhanden (+) gelegentlich vorhanden – meist nicht vorhanden)

Besatzung und Ausstattung der Rettungsmittel				
Besatzung	RTW 2 Sanitäter	NEF 1 Sanitäter 1 Arzt	NAW 2 Sanitäter 1 Arzt	RTH 1–2 Piloten 1 Sanitäter
Ausstattung				
Basisausrüstung zum Freimachen und Freihalten der Atemwege[a]	+	+	+	+
Tragbares Beatmungsgerät	(+)	+	+	+
Koniotomiebesteck	–	+	+	+
Pulsoxymeter	+	+	+	+
Thoraxdrainagen	–	+	+	+
Chirurgisches Notfallbesteck	–	+	+	+
Basisausrüstung zur Schockbekämpfung[b]	+	+	+	+
Venae-sectio-Besteck	–	+	+	+
Basisausrüstung zur kardialen Reanimation[c]	(+)[d]	+	+	+
EKG-Monitoring beim Transport	(+)	–	+	+
Unblutiges Blutdruckmonitoring beim Transport	–	–	(+)	(+)
Perfusor	–	(+)	(+)	(+)
Notfallmedikamente	+	+	+	+
Antidota für Intoxikationen	–	+	+	+
Magenheber und Zubehör	–	(+)	(+)	(+)[d]
Basisausrüstung zur Frakturversorgung[e]	+	+[f]	+	+
Schaufeltrage	(+)	–	+	+
Universalrettungswerkzeug	+	+	+	+
Spezialverbände für Brandverletzte	+[d]	+	+	+
Replantatbeutel	+[d]	+	+	+
Spezielles Instrumentarium für Notfälle bei Kindern und Neugeborenen	(+)[d]	+	+	+

[a] Intubationsausrüstung, Atembeutel, Absaugpumpe, O_2 med.
[b] Punktionsbestecke für periphere und zentrale Zugänge, kristalloide und kolloidale Infusionslösungen.
[c] EKG/Defibrillator/Schrittmacher (tragbar), Notfallmedikamente.
[d] In der DIN 75080, Teil 2 gefordert, jedoch nicht regelmäßig vorhanden.
[e] Verbandmaterial, Schienen zur Stabilisierung, Vakuummatratze.
[f] Keine Vakuummatratze.

mehrerer Bundesländer aufgenommen. Notarzt darf sich danach nur noch derjenige nennen, der einen Fachkundenachweis für den im Rettungsdienst tätigen Arzt vorlegen kann. Bei dem NAW handelt es sich um ein sog. *stationäres Notarztsystem*.

Rendezvoussystem. Im Gegensatz zu diesem gibt es ein weiteres System, das sog. *Rendezvoussystem*, in dem der Notarzt nicht mit dem Rettungswagen selbst zum Notfallort fährt, sondern mit einem separaten Fahrzeug, in dem sämtliche notfallmedizinische Ausstattung ebenfalls vorhanden ist, jedoch kein Patiententransport vorgenommen werden kann. Die Ausrüstung dieses Notarzteinsatzfahrzeuges (NEF) ist ebenfalls normiert. Das Rendezvoussystem hat nach bisherigen Erfahrungen gegenüber dem stationären System den Vorteil, daß der Notarzt wieder einsatzbereit ist, falls er den Patienten nicht in ein Krankenhaus begleiten muß, sondern ihn vor Ort derart stabilisieren kann, daß er mit dem Rettungswagen nur mit Begleitung der Rettungssanitäter transportiert werden kann. Im Bundesgebiet ist mittlerweile ein flächendeckendes Netz von Rettungswagen und NAW-Stationen eingerichtet worden. Im Durchschnitt steht etwa ein NAW pro 200 000 Einwohner zur Verfügung. In ländlichen Gebieten wurden die Stationen nicht nur nach der Einwohnerzahl errichtet, sondern auch nach dem Gesichtspunkt der Anfahrtszeiten, welche maximal zwischen 15 und 20 min liegen sollten.

Rettungshubschrauber. Ein weiterer wesentlicher Bestandteil des Rettungssystems in der Bundesrepublik ist der *Rettungshubschrauber* (RHS). Auch hier ist mittlerweile einschließlich der neuen deutschen Bundesländer ein flächendeckendes Netz von RHS-Stationen eingerichtet worden, wobei jeder Rettungshubschrauber einen Einsatzradius von 50 km abdeckt. Die Ausstattung der Rettungshubschrauber ist ebenfalls standardisiert. Eine Übersicht über die Standardausrüstung, welche mindestens in den einzelnen Rettungsmitteln vorhanden sein sollten, gibt die Tabelle 2.2.

2.1.3
Notarzt

Die Ausbildung zum Notarzt ist eine interdisziplinäre Aufgabe, an der sich im wesentlichen die Abteilungen der Chirurgie, der inneren Medizin und der Anästhesie in den jeweiligen Krankenhäusern beteiligen. Nachdem die Qualifikation des Notarztes nunmehr gesetzlich geregelt ist, wurden entsprechend strenge Richtlinien für die Ausbildung erarbeitet. Diese beinhalten, daß der im Rettungsdienst tätige Arzt mindestens eine 2 jährige klinische Tätigkeit nachweisen muß. Innerhalb dieser 2 Jahre sollte sich der Arzt mindestens 1 Jahr mit der Intensivmedizin auseinandergesetzt haben. Des weiteren sind derzeit theoretische Fortbildungskurse von einer Mindestzahl von 80 h zu absolvieren, sowie mindestens 25 Notarzteinsätze, in denen der auszubildende Arzt unter Aufsicht, jedoch selbstverantwortlich zu handeln hat. In der überwiegenden Zahl der Notfälle wird ein Notarzt alleiniger Arzt vor Ort sein und die gesamte Verantwortung für den Einsatz tragen.

In Fällen, in denen gleichzeitig mehrere Notärzte an einem Notfallort eingesetzt werden müssen, hat der zuerst eintreffende Notarzt die Koordination aller Kräfte und die Gesamtverantwortung zu übernehmen, da er bereits eine Einschätzung der Situation vorgenommen hat und nachkommende Kräfte einweisen kann. In den letzten Jahren hat sich für diese übergeordnete Koordinationsaufgabe die Funktion eines »*leitenden Notarztes*« etabliert. Die Ausbildung zum leitenden Notarzt ist noch nicht einheitlich geregelt, es sollte sich aber um einen aktiv tätigen Notarzt mit langjähriger Erfahrung handeln. Zudem sollte dieser Kenntnisse über das Management von Großunfällen besitzen. Hierzu werden bereits spezielle Fortbildungskurse angeboten. Vor Ort wird der leitende Notarzt dann die Einsatzleitung übernehmen, sobald er vom zuerst eingetroffenen Notarzt eingewiesen wurde.

2.1.4
Alarmierung

Die Alarmierung und Koordination der Rettungsmittel erfolgt durch regionale Rettungsleitstellen oder in Gebieten, wo diese noch nicht eingerichtet sind, direkt durch die Polizeileitstellen. Eine Alarmierung von Rettungsmitteln kann über den Zentralen Notruf 112 oder 110 erfolgen. Seit kurzem ist auch die direkte Anwahl der Rettungsleitstellen möglich, hierfür ist nunmehr bundesweit die einheitliche Nummer 1 92 22 gültig. Nachdem eine Alarmierung in der Rettungsleitstelle aufgenommen ist, entscheidet diese, oder aber die Polizei, welches Rettungsmittel zum Notfallort geschickt wird. Schon zu diesem Zeitpunkt erfolgt die erste Triage. Da die Angaben von seiten der Alarmierung oft sehr ungenau sein können und andererseits kein ärztlicher Mitarbeiter auf dieser Entscheidungsebene eingebunden ist, wird die Indikation für den Einsatz eines Rettungswagens oder eines NAW entsprechend weit gestellt. Entscheidungshilfe bietet hier eine sog. *Triageliste* (Abb. 2.1). Diese ist in 3 Stufen eingeteilt. Es wird zunächst nach den Vitalfunktionen gefragt. Ergibt sich hier kein Anhalt für Störungen, wird nach äußeren Verletzungszeichen gefragt (Lipp 1993). Ergibt sich hier wiederum kein Anhalt, wird als letztes nach dem Unfallhergang gefragt. So ist z.B. ein Sturz aus einer großen Höhe selbst Anlaß genug, einen NAW zu

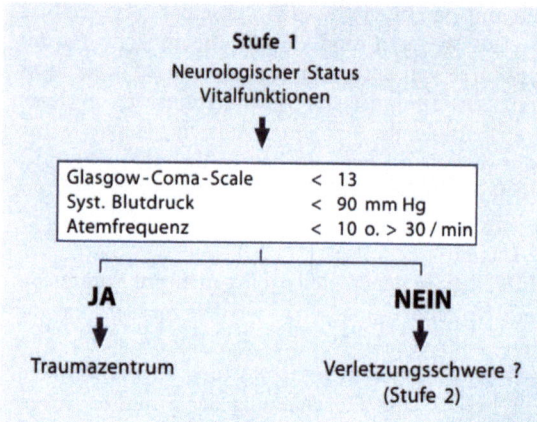

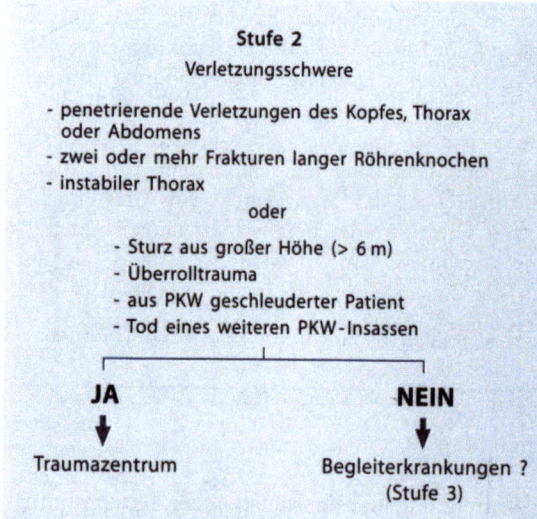

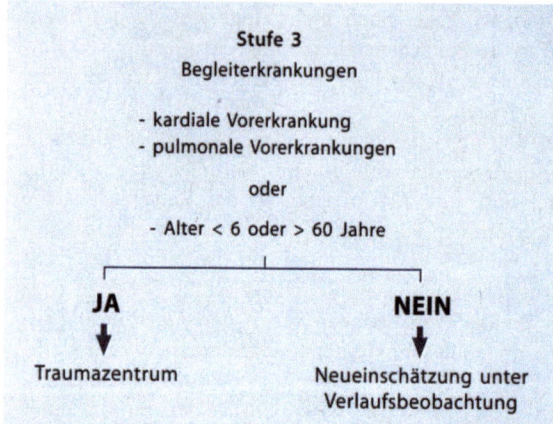

Abb. 2.1 a–c. Triage bei Erstversorgung. **a** Stufe 1, **b** Stufe 2, **c** Stufe 3

2.2 Triage

Vor der medizinischen Versorgung jedes einzelnen verunfallten Patienten obliegt es zunächst dem Notarzt, die Art und Schwere der Verletzung der Patienten einzuschätzen und zuletzt zu entscheiden, in welches Krankenhaus der Patient zur raschen definitiven Versorgung gebracht werden soll. Dieser Entscheidungsvorgang wird generell als Triage bezeichnet und kann im wesentlichen in 3 Kategorien untergliedert werden:

Feldtriage
Mit dem Begriff der Feldtriage wird die Sichtung eines oder mehrerer Patienten am Unfallort bezeichnet. Ziel der Feldtriage ist es, die Patienten entsprechend der Schwere ihrer Verletzungen möglichst rasch notfallmedizinisch zu versorgen und den Transport in ein für die definitive Versorgung der Verletzung geeignetes Krankenhaus sicherzustellen.

Triage beim Massenunfall
Die Triage beim Massenunfall sollte soweit möglich ebenfalls derart vorgenommen werden, daß jeder Patient einer Einzeltriage unterzogen wird. Gegenüber einer Feldtriage kommt bei der Triage beim Massenunfall erschwerend hinzu, daß die Situation sehr unübersichtlich sein kann, da erheblich mehr ärztliches wie auch rettungsdienstlich tätiges Personal vor Ort ist. Es muß daher insbesondere eine strenge Organisationsform gesichert sein. Es gilt hier, daß der zuerst am Unfallort eintreffende Notarzt zunächst für die Koordination der bereits vorhandenen oder weiter eintreffenden Kräfte zuständig ist. Dies sollte er in Absprache mit dem Einsatzleiter von seiten der Feuerwehr organisieren. Ist in der Region ein leitender Notarzt vorhanden, wird dieser nach seinem Eintreffen die Koordination übernehmen. Nach Sichtung der Patienten sind die schwerstverletzten Patienten als erstes und schnellstmöglich einer definitiven Versorgung zuzuleiten. Beim Aufteilen der Patienten auf die verschiedenen Krankenhäuser der umliegenden Region ist darauf zu achten, daß tatsächlich nur die Patienten primär in ein Traumazentrum gebracht werden, bei denen es indiziert ist (s. Abschn. 2.2.1). Andere Patienten, die primär nicht als schwerverletzt eingestuft werden, sollten durchaus in ein Krankenhaus der Regelversorgung eingeliefert werden. Grundsätzlich ist zu berücksichtigen, daß nur durch eine klare Triage am Ort des Massenunfalls eine Übertragung der Unübersichtlichkeit auf die Krankenhäuser vermieden wird.

Interhospitaltriage
Ziel der sog. Interhospitaltriage ist es abzuschätzen, welcher Patient zunächst in ein Krankenhaus der Grundversorgung zur akuten Stabilisierung gebracht werden

alarmieren. Häufig ist gerade das Fragen nach den Unfallumständen weitaus ergiebiger als das Fragen nach Störungen der Vitalfunktionen, da diese meistens von den Laienhelfern nur sehr unzuverlässig beurteilt werden können.

kann und danach in ein Traumazentrum transferiert werden muß. Diese Entscheidung ist insbesondere bei den Patienten zu treffen, bei denen am Unfallort der Verdacht auf eine erhebliche Blutung im Bereich der großen Körperhöhlen besteht. Ein schweres SHT, Thoraxtrauma und ein komplexes Beckentrauma sind hingegen immer primär dem Traumazentrum zuzuführen.

2.2.1
Prognoseabschätzung – Feldtriage

Die Feldtriage wird dem im Rettungsdienst tätigen Arzt täglich begegnen und beinhaltet im einfachsten Fall die Einschätzung der Verletzungsschwere und danach das Auswählen des geeigneten Krankenhauses für den Patienten. Insgesamt ist die Anzahl der Patienten, welche tatsächlich unausweichlich eine Therapie in einem Traumazentrum (Schwerpunktversorgung = Level I) benötigen, im Vergleich zu der Gesamtzahl traumatisierter Patienten eher gering. Studien der vergangenen Jahre haben gezeigt, daß nur 5,7 % aller Patienten, die aufgrund eines Unfallereignisses in ein Krankenhaus eingeliefert wurden, eine Verletzungsschwere von mehr als 15 Punkten nach dem Injury-Severity-Score (ISS) aufwiesen. insgesamt 8,9 % aller Patienten wiesen eine Verletzungschwere von mehr als 10 Punkten nach dem ISS auf, welches eine schwerwiegende Verletzung nur eines Körperteiles darstellt. Selbst bei einer hohen Überschätzung der Verletzungsschwere wird es auch in Zukunft nicht mehr als 1000 Patienten pro 1 Mio. Einwohner pro Jahr geben, welche ein Traumazentrum benötigen (American College of Surgeons 1993a). Bei dieser an sich gering anmutenden Zahl von Traumapatienten ist es um so wichtiger, daß die Notärzte, welche sich mit diesem Problem auseinandersetzen müssen, langfristige Erfahrung aufweisen und durch häufige Einsätze im Training bleiben. Denn bei schwerverletzten Patienten ist es für die Prognose besonders wichtig, daß die ersten lebensrettenden Maßnahmen kurzfristig und fachgerecht durchgeführt und daß die Patienten dem richtigen Krankenhaus zugewiesen werden.

Konzept der Maximaltherapie
Die Problematik der Triage besteht generell darin, mit sehr eingeschränkten diagnostischen Möglichkeiten die Verletzungsschwere des Patienten möglichst genau erfassen zu können. Grundsätzlich kann davon ausgegangen werden, daß die Verletzungsschwere des Unfallpatienten eher unterschätzt als überschätzt wird. Dieses unterläuft natürlich dem unerfahrenen Notarzt häufiger als dem erfahrenen. Im Interesse des Patienten sollte dieser daher primär als schwerer verletzt eingestuft werden (Konzept der Maximaltherapie), als dies zunächst den Anschein hat. Studien der vergangenen Jahre haben weiter belegt, daß bei einer etwa 50 %igen Überschätzung der Verletzungsschwere ein absolutes Minimum der Fehleinschätzung der Verletzungsschwere erreicht werden kann (American College of Surgeons 1993b). Bei einem Massenunfall hingegen ist die Triage in jedem Fall einem möglichst erfahrenen Notarzt zu überlassen, da hier eine 50 %ige Überschätzung der Verletzungsschwere der Patienten im Krankenhaus zu einem Chaos führen würde und daher möglichst vermieden werden muß.

Die richtige Triage (Abb. 2.1), welche u. U. für den Patienten über Leben oder Versterben entscheiden kann, umfaßt daher im wesentlichen 3 Punkte:

- Einschätzen der Vitalfunktionen, Einschätzen der Verletzungsschwere,
- Abschätzen weiterer Kriterien (traumaunabhängige Begleiterkrankungen, spezielle singuläre Verletzungen), welche die Verlegung in ein spezielles Traumazentrum erforderlich machen.

■ **Vitalfunktionen.** Die Vitalfunktionen können am Unfallort anhand physiologischer Scores beurteilt werden. Generell handelt es sich um sog. *präklinische Triagescores*. Da am Unfallort nur wenige Parameter ermittelt werden können, beinhaltet jeder Score nur sehr einfache Parameter der Vitalfunktionen. Dies ist ausreichend, da am Unfallort zunächst die Vitalfunktionen gesichert werden müssen und erst sekundär die Verletzungen angegangen werden.

Die physiologischen Scoresysteme beinhalten im wesentlichen die Parameter Bewußtseinslage, Kreislauf und Atmung. Der am weitesten verbreitete Score dieser Gruppe zur orientierenden Klassifikation für Mehrfachverletzte ist der Traumascore von Champion et al. (1980) (Tabelle 2.3), welcher durch wiederholte kritische Überprüfung und Überarbeitung über die Jahre zu einem Score mit hoher Spezifität und Sensitivität entwickelt werden konnte. So wurde im Jahre 1980 von Champion et al. zunächst der sog. Triageindex eingeführt. Dieser beinhaltete neben der Beurteilung der Bewußtseinslage durch die *Glasgow-Coma-Scale (GCS)* die Kapillarfüllung und die Atemmechanik. Bei der revidierten Fassung wurden der systolische Blutdruck und die Atemfrequenz in diesen Score integriert, es handelte sich nunmehr um den *Traumascore*.

Im Jahre 1989 wurde dieser Score nochmals überarbeitet. Die Parameter Atemmechanik und Kapillarfüllung, welche einer subjektiven Beurteilung unterliegen, wurden gestrichen. Dieser *revidierte Traumascore (RTS)* zeigt bei angemessener Bewertung der Schädel-Hirn-Verletzung durch die GCS eine nahezu lineare Korrelation mit der Letalität. Zum Zweck der Triage wurde eine einfache Addition der GCS-Punkte, des systolischen Blutdruckes und der Atemfrequenz für eine orientierende Beurteilung empfohlen.

Tabelle 2.3. Traumascore

	Punkte
A. Atemfrequenz (Atemzüge in 15 s mal 4)	
10–14	4
25–35	3
>35	2
<10	1
0	0
B. Atemarbeit	
Normal	1
Herabgesetzt oder Atemhilfsmuster eingesetzt	0
C. Systolischer Blutdruck (mm Hg)	
>90	4
70–90	3
50–69	2
<50	1
0	0
D. Kapillarfüllung (Füllung nach Druck auf Stirn, Lippenrot oder Nagelbett)	
Normal (bis 2 s)	2
Verzögert (>2 s)	1
Keine	0
E. Glasgow Coma Scale	
14–15	5
11–13	4
8–10	3
5–7	2
3–4	1

Tabelle 2.4. CRAMS-Skala

CRAMS	Score
Zirkulation	
Normale kapilläre Rückfüllung und RR (syst.) > 100	2
Verzögerte kapilläre Rückfüllung oder 85 < RR (syst.) < 100	1
Keine kapilläre Rückfüllung oder RR (syst.) < 85	0
Respiration	
Normal	2
Anomal (Atemnot oder Schonatmung)	1
Keine	0
Abdomen	
Abdomen und Thorax schmerzfrei	2
Abdomen und Thorax schmerzhaft	1
Abdomen gespannt oder instabiler Thorax	0
Motorik	
Normal	2
Nur auf Schmerzreiz	1
Keine Reaktion	0
Sprache	
Normal	2
Konfus	1
Unverständlich	0

Score ≤ 8 Schwerverletzter
Score > 9 Leichtverletzter

Eine Kombination aus physiologischem und anatomischem Score ist die sog. *CRAMS-Scale* (Tabelle 2.4). Die 5 Buchstaben stehen für Circulation, Respiration, Abdomen, Motorik und Sprache. Dieser unterscheidet sich im wesentlichen von dem RTS dadurch, daß die neurologische Situation nicht nach der GCS bewertet wird, sondern ein eigenes Punkteschema für Motorik und Sprache beinhaltet. Weiter werden hier insbesondere Verletzungen des Abdomens (weiche oder gespannte Bauchdecken) und eine Beeinträchtigung der Atmung berücksichtigt. Hinsichtlich der Vorhersage der Letalität ist die CRAMS-Scale offenbar etwas besser geeignet als der RTS. Ebenso erscheint die CRAMS-Scale darüber hinaus geeignet, gefährdete Patienten, die bei adäquater Behandlung überleben, identifizieren zu können (Gormican 1982).

■ **Verletzungsschwere.** Ein weiteres Kriterium in der Triage ist die Einschätzung der Verletzungsschwere, welche jedoch durch einen Score am Unfallort ungenauer eingeschätzt werden kann als die Vitalfunktionen. Dennoch ist die Einschätzung der Verletzungsschwere wichtig, da diese allein Grund genug dafür sein kann, einen Patienten einem Traumazentrum zuzuführen, selbst wenn die physiologischen Zeichen am Unfallort noch im Bereich der Norm liegen.

Sollten äußere Verletzungszeichen fehlen, ist es oftmals hilfreich, die eingewirkte Gewalt abzuschätzen, um evtl. auf schwere innere Verletzungen des Patienten rückzuschließen. Es sollte z. B. erkundet werden, ob es sich um einen Frontalzusammenstoß handelt, ob der Motorblock ausgerissen ist, wie stark die Fahrgastkabine deformiert ist und ob ein Airbag vorhanden war. Aus bisherigen Erfahrungen ist bekannt, daß eine direkte Korrelation zwischen der Verletzungsschwere und der eingewirkten Kraft besteht. Es zeigte sich, daß 90% aller Patienten mit einer Verletzungsschwere von mehr als 15 Punkten nach dem ISS während des Unfallereignisses einer Geschwindigkeitssumme von mindestens 35 km/h ausgesetzt waren (American College of Surgeons 1993b). Eine Triage in dieser Art sollte dazu führen, daß Patienten mit einem Verletzungsschweregrad von mehr als 15 Punkten nach dem ISS einem Traumazentrum zugeführt werden. Patienten dieser Verletzungsschwere haben ein Risiko von mindestens 10%, an einer einzigen schweren oder der Kombination mehrerer Verletzungen zu versterben (McNicholl 1994).

■ **Weitere Kriterien.** Weitere Kriterien, welche die Gesamtsituation des verunfallten Patienten verschlechtern können, sind z. B. Vorerkrankungen des Herz-Kreislauf-Systems. Da diese Erkrankungen am Unfallort nicht zu erheben sind, haben Patienten ab einem Alter von 55 Jahren ein erhöhtes Letalitätsrisiko. Diese Patienten sollten daher trotz geringer Verletzungsschwere und stabilen physiologischen Parametern eher in ein Traumazentrum gebracht werden. Ähnliches gilt für Kinder unter 6 Jahren, da auch diese Patienten oftmals besondere technische und personelle Anforderungen stellen, die evtl. nur in einem Traumazentrum gegeben sein können:

Nach Einschätzen der Verletzungsschwere müssen Faktoren abgegrenzt werden, welche z.B. selbst bei intakten Vitalfunktionen und geringer Verletzungsschwere die Einlieferung in ein spezielles Zentrum erfordern. Hierzu zählen spezielle Verletzungen, wie

- replantationswürdige Amputationen,
- Mittelgesichtsfrakturen,
- Verletzungen oder Frakturen mit zentralen oder peripheren Gefäß- und Nervenverletzungen,
- Verbrennungen.

Treten diese Verletzungen im Rahmen eines Polytraumas auf, besteht eine klare Indikation, den Patienten in ein Traumazentrum einzuliefern. Handelt es sich hierbei um eine singuläre Verletzung, z.B. eine Amputation, kann der Patient auch in ein Zentrum gebracht werden, welches speziell für Replantation zuständig ist. Prinzipiell gilt, daß die qualifizierte Therapie der speziellen Verletzungen zurückstehen muß, solange die Vitalfunktionen nicht stabilisiert sind.

Tabelle 2.5. Einsatzindikation für NAW und RHS

1.	Störung der Vitalfunktionen
1.1.	Bewußtlosigkeit
1.2.	Atemstörung
1.3.	Schock
2.	Verletzungen
2.1.	Offene Körperhöhlenverletzung (Schädel, Brustkorb, Bauch)
2.2.	Offene und mehrfache Knochenbrüche
2.3.	Verdacht auf Verletzung von – Brustkorb – Bauchraum – Wirbelsäule – Becken – Oberschenkel
2.4.	Verdacht auf innere Blutung
2.5.	Starke äußere Blutung
2.6.	Gliedmaßenabtrennung
2.7.	Schwere Verbrennung/Verätzung
3.	Unfallhergang/-mechanik, Logistik
3.1.	Explosion
3.2.	Brand
3.3.	Verschüttung
3.4.	Elektrounfall mit Bewußtlosigkeit
3.5.	Sturz aus > 3 m Höhe
3.6.	Schuß- oder Stichverletzung
3.7.	Fußgänger oder Zweiradfahrer angefahren
3.8.	Einklemmung
3.9.	Massenunfall
3.10.	Nachforderung durch RTW oder anderen Arzt
3.11.	Sekundärtransport bei Vitalgefährdung

2.2.2
Unfallort und regionales Zentrum

Für den Notarzt ist es unerläßlich, die regionalen Strukturen zu kennen. So sollte der Notarzt wissen, welche Krankenhäuser in einem Umkreis von 50 km über welche personellen und technischen Möglichkeiten verfügen. Generell kann hier unterschieden werden in eine Triage im städtischen Gebiet und eine Triage im ländlichen Gebiet. Innerhalb des Stadtgebietes sollte es ohne Probleme möglich sein, den Patienten innerhalb von 30 min nach der Alarmierung in ein Traumazentrum einzuliefern, oder aber in ein Krankenhaus, welches über dieselben medizinischen Möglichkeiten verfügt. Im Stadtgebiet ist es nicht vertretbar, einen Patienten in ein nächstgelegenes, evtl. für die Versorgung nicht geeignetes Krankenhaus einzuliefern, selbst wenn die Rettungs- und Transportzeit hierdurch deutlich unter 30 min liegen würde. Wird der Patient nicht in ein geeignetes Krankenhaus eingeliefert, so ist abzusehen, daß er nach Realisierung der Fehleinschätzung unmittelbar in ein Traumazentrum verlegt werden müßte. Hierdurch muß eine erhebliche zeitliche Verzögerung in Kauf genommen werden.

Anders verhält es sich dagegen in ländlichen Gebieten. Auch hier sollte prinzipiell der Grundsatz gelten, den Patienten je nach den Erfordernissen möglichst frühzeitig einer definitiven Versorgung zuzuführen. Es kann jedoch u.U. schwierig sein, den Patienten selbst per Lufttransport innerhalb von 30 min nach Alarmierung in ein Traumazentrum zu bringen. Daher gilt in ländlichen Gebieten, daß der Patient nach Möglichkeit innerhalb von 30 min in ein Krankenhaus gebracht werden sollte, in welchem die für den Patienten lebenserhaltenden Eingriffe durchgeführt werden können, selbst wenn es sich hierbei lediglich um ein Haus der Regelversorgung handeln sollte. Im Krankenhaus selbst kann dann nochmals eine Triage durchgeführt und der Patient ggf. stabilisiert in ein Traumazentrum transportiert werden. Ebenfalls muß entschieden werden, ob der Patient mit einem NAW oder dem RHS transportiert werden muß. Unabhängig von der Verletzungsschwere werden Patienten aus der ländlichen Umgebung eher mit dem RHS in ein Traumazentrum gebracht, während im städtischen Bereich der NAW eine ausreichend kurze Transportzeit zu einem Traumazentrum ermöglicht (Tabelle 2.5).

2.2.3
»Catch and Carry«

Seit Bestehen der mit einem Notarzt besetzten Rettungsmittel und des Rettungshubschraubers wurde deren Vorteil für die Versorgung und letztlich die gute

Prognose von Unfallpatienten wiederholt dargestellt und auch in jüngster Zeit erneut in Studien belegt (Schmidt et al. 1992; Lechleuthner et al. 1994; Kirk et al. 1993; Muhr u. Kayser 1987). In den USA werden weiterhin Unfallopfer überwiegend durch Rettungssanitäter versorgt und möglichst rasch in ein Krankenhaus gebracht. Die vor Ort durchgeführten Maßnahmen entsprechen dort vielfach dem sog. Basic Life Support (BSL). Das Rettungssystem arbeitet dann nach dem Grundsatz »catch and carry«, im Gegensatz zu dem in Westeuropa angewandten Prinzip »stay and play«. Dieser ironisch wirkende Begriff beinhaltet, daß noch am Unfallort nach den Erfordernissen der Verletzungen mit der Therapie des Patienten begonnen wird, es handelt sich um das sog. Advanced Trauma Life Support (ATSL).

Die Vor- und Nachteile beider Systeme werden weiterhin kontrovers diskutiert. Tatsache ist, daß in Gebieten, welche mit Notarzt-besetzten Rettungsmitteln versorgt sind, eine suffiziente präklinische Therapie in jedem Fall, ohne nachteilige Effekte, möglich sein sollte. Für das Catch-and-carry-System gibt es in solchen Gebieten keine Rechtfertigung.

2.2.4
Verlegungskriterien

Wird ein schwerverletzter Patient in ein Krankenhaus der Regelversorgung eingeliefert, muß hier entschieden werden, ob der Patient evtl. sekundär in ein Traumazentrum verlegt werden muß. Bei diesem Entscheidungsprozeß spielen nicht mehr die Vitalfunktionen die Hauptrolle, da diese auch in einem Haus der Regelversorgung meist stabilisiert werden können. Auch Einzelverletzungen, selbst schwererer Art, sollten in einem solchen Haus versorgt werden können. Gründe für eine sekundäre Verlegung in ein Traumazentrum können vielmehr bestimmte Verletzungsmuster sein oder aber schwere Einzelverletzungen, welche bestimmte technische und personelle Voraussetzungen für eine definitive Versorgung erfordern. Das heißt, diese Art der Triage wird ausschließlich von dem *Verletzungsmuster* bestimmt. Zu den Verletzungen, die als Grund für eine Verlegung in ein Traumazentrum angeführt werden können, gehören:

- Verletzungen im Bereich des ZNS mit einer offenen Schädelverletzung, einem epiduralen Hämatom, einer Liquorrhö, einen initialen GCS von weniger als 10 Punkten oder einer Verschlechterung des GCS um mindestens 2 Punkte sowie eine Verletzung des Rückenmarks.
- Verletzungen des Thorax mit verbreitertem oberem Mediastinum im Thoraxröntgenbild, instabile Thoraxverletzungen, sowie der Verdacht auf eine kardiale Verletzung.
- Verletzungen des Beckens mit nicht stabilisierbarem hämorrhagischem Schock (mehr als 5 Erythrozytenkonzentrate initial zur Kreislaufstabilisierung), offene Beckenverletzungen oder Beckenverletzungen in Kombination mit intraabdominellen Verletzungen.

Eine Verlegung in ein Traumazentrum wird sekundär ebenfalls erforderlich, wenn sich der Zustand des Patienten im weiteren Verlauf rapide verschlechtert. Anhaltspunkte hierfür sind eine mehrere Tage dauernde mechanische Beatmung ohne Besserungstendenz, eine schwere infektiöse Erkrankung im Sinne einer Sepsis, sowie Anzeichen eines Multiorganversagens (MOV).

Literatur

American College of Surgeons (1993a) ATLS instructor manual 1: 1-4 (Abstract)
American College of Surgeons (1993b) Comittee on Trauma. ATLS instructor manual 2: 37-42 (Abstract)
Champion HR, Sacco WJ, Lepper RL, Atzinger EM, Copes WS, Prall RH (1980) An anatomic index of injury severity. J Trauma 20: 197-202
Gormican SP (1982) CRAMS Scale: Field triage of trauma victims. Ann Emerg Med 11: 132-135
Kirk CJ, Earlam RJ, Wilson AW, Watkins ES (1993) Helicopter Emergency Medical Service operating from the Royal London Hospital: the first year. Br J Surg 80: 218-221
Lechleuthner A, Emerman C, Dauber A, Bouillon B, Kubincanek JA (1994) Evolution of rescue systems: A comparison between cologne and cleveland. Prehosp Dis Med 9: 193-197
Lipp M (1993) Organisationsformen der Notfallmedizin im internationalen Vergleich. Anaesthesist 42: 623-629
McNicholl BP (1994) The golden hour and prehospital trauma care. Injury 25: 251-254
Muhr G, Kayser M (1987) Mehrfachverletzungen – Rettungssysteme, Bergung und Erstversorgung. Chirurg 58: 625-630
Schmidt U, Frame SB, Nerlich ML, Rowe DW, Enderson BL, Maull KI, Tscherne H (1992) On-scene helicopter transport of patients with multiple injuries – comparison of a German and an American system [see comments]. J Trauma 33: 548-553

Struktur der klinischen Versorgung

G. REGEL und H. TSCHERNE

3.1 Institutionelle Voraussetzungen 23
3.2 Personelle Voraussetzungen 26

3.1
Institutionelle Voraussetzungen

Die Versorgung von Unfallverletzten erfolgt in Krankenhäusern unterschiedlicher Leistungskategorien. Die anerkannten Unfallkrankenhäuser unterliegen einer Versorgungspflicht. Die Primärversorgung eines Unfallverletzten muß in jedem Unfallkrankenhaus durchgeführt werden können, unabhängig vom Ort der definitiven Versorgung und der stationären Aufnahme, nach ggf. durchgeführtem Sekundärtransport. Die Entscheidung über das primär vom Rettungsteam ausgewählte Krankenhaus unterliegt sowohl dem Kriterium der schnellstmöglichen Erreichbarkeit, als auch dem der dort zu erwartenden diagnostischen und therapeutischen Möglichkeiten (Tabelle 3.1). Die notärztliche Kenntnis und Berücksichtigung der von der Deutschen Gesellschaft für Unfallchirurgie (DGU) geforderten Mindestausstattungen von Krankenhäusern verschiedener Kategorien ist wesentlich:

In Anlehnung an die vom American College of Surgeons (ACS) praktizierte Einteilung der unfallversorgenden Krankenhäuser wird eine Klassifizierung von Krankenhäusern jetzt auch in der BRD hinsichtlich ihrer personellen und strukturellen Eignung zur Versorgung von Unfallverletzten aller Schweregrade vorgeschlagen. Die Einteilung in unterschiedliche Kategorien orientiert sich an einer möglichst optimalen Ausschöpfung der lokalen und kommunalen Ressourcen und an der Kapazität des jeweiligen Krankenhauses, die Versorgung eines Unfallverletzten zu übernehmen.

Die Ziele dieser Einteilung sind:

- die präklinische Auswahl des für die Notfallversorgung geeigneten, nächstgelegenen Krankenhauses möglich zu machen,
- die definitive Behandlung des Unfallverletzten nach der Notfallversorgung in dem seiner Verletzungs-

Tabelle 3.1. An dem H.E.M.S. des Royal London Hospital existiert ein Informationssystem für den Hubschrauberarzt, welches vor Abflug an den Unfallort
- die Entfernung zum Unfallort,
- spezialisierte Krankenhäuser,
- vorhandene Fachdisziplinen

aufzeichnet

Date 15.09.95		Time 15:06:20
Data to the accident from	Bearing	Distance
The London Hospital	219.6	14.1 Nm
Data from the accident to		
1. The Nearest Hospital Epson*************(4.7.8.9.12.13) Tel 22 SQ No 103 Tel No 0372 722 962		0.2 Nm
2. The Nearest Neuro Hospital Charing X (1.4.7.8.9.10.11.12.13) Tel 12 SQ No 65 Tel No 081 846 1699		9.7 Nm
3. The Nearest Burns Hospital M Roehampton (4.5.7.8.9.10.11.12.13.) Tel 44/45 SQ No 75 Tel No 081 789 8854		7.8 Nm
4. The Nearest Multi-disciplinary Hospital St Barts ** (1.2.3.4.7.8.9.10.11.12.13) Tel 51 SQ No 56 Tel No 071 600 7619		13.3 Nm
1. Neurosurgery 2. Cardio-Thoracic 3. Thoracic 4. Maxillo-facial 5. Burns unit	6. Paediatric surgery 7. Orthopedic 8. General surgery 9. E.N.T.	10. Opthalmology 11. Plastic surgery 12. Urology 13. Obstetrics/Gynae

schwere und -muster entsprechenden Krankenhaus verbindlich zu ermöglichen,
- Kriterienprofile für ärztliches und nicht-ärztliches Personal, sowie Anforderungen an die strukturellen, räumlichen und apparativen Ausstattungen zu schaffen,
- Hilfestellung bei der flächendeckenden gesundheitspolitischen Planung der Unfallversorgung (Tabelle 3.2) zu leisten.

Die Abstimmung der erforderlichen Ressourcen (d. h. die Anzahl der Krankenhäuser der Kategorie A–C) in einem bestimmten Einzugsgebiet obliegt den Entscheidungen des Bundes und der Länder und orientiert sich an den vorhandenen Kapazitäten (z. B. Erfahrung des ärztlichen Personals und die institutionellen Voraussetzungen), Kostenaufwand, Bevölkerungsdichte und auch der Geographie des jeweiligen Einzugsgebietes. Eine Übersicht der erforderlichen Einrichtungen der Krankenhäuser der Kategorie A–C sind in Tabelle 3.3 aufgeführt.

Im angloamerikanischen Sprachraum haben sich entsprechend den Richtlinien des ACS auch strukturelle Voraussetzungen ergeben. Diese beziehen sich im wesentlichen auf Schwerpunkteinrichtungen für die Versorgung von Unfallverletzten. Dazu gehören eine auf Notfälle ausgerichtete Aufnahmestation, eine Reanimationseinheit, ein spezialisierter Operationsbereich, eine unfallchirurgische Intensivstation mit Aufwachraum sowie die Angliederung verschiedener spe-

Tabelle 3.2. Übersicht der Kriterien für die Einteilung in die verschiedenen Kategorien

Abdeckung der Fachgebiete
Definition der fachlichen und organisatorischen Autonomie
Nachweis von Ausstattungsmerkmalen, z. B.
  Ambulanzeinrichtung
  Operationseinrichtungen
  Notaufnahme
  chirurgische Intensivtherapie
Nachweis von Leistungserbringung und Erfahrung:
  Patientenzahlen/Jahr, stationär und ambulant
  Operationszahlen/Jahr, stationär und ambulant
  Weiterbildungskapazität
  Fortbildungsangebot und -frequenz
  Qualitätskontrolle
  Forschungsvorhaben/abgeschlossene Projekte
    Drittmitteleinwerbung
    Publikationen
Bibliothek
Zugang zu EDV/medizinische Datenbank

Tabelle 3.3. Erforderliche Einrichtungen der Krankenhäuser der Kategorie A–C. Anforderungskriterien: W = wünschenswert, U = unbedingt erforderlich

	A[1]	B[2]	C[3]
Krankenhausorganisation			
Selbständige unfallchirurgische Abteilung	U	U	–
Zentrale Notaufnahme	U	U	W
Unfallchirurgische Leitung der Unfall-Notaufnahme	U	U	–
Krankenhausabteilungen			
a) Chirurgie	U	U	U
b) Neurochirurgie	U	W	–
c) Anästhesie	U	U	U
d) Radiologie	U	U	–
Klinische Kapazitäten			
24-h-Hausdienst			
a) Unfallchirurgie	U	U	W
b) Viszeralchirurgie/Thoraxchirurgie	U	U	W*
c) Neurochirurgie	U	–	–
d) Herzchirurgie	U	–	–
e) Anästhesie	U	U	U
f) Röntgendiagnostik (CT)	U	U	W
Notfallbereitschaft			
a) Unfallchirurgie	–	–	U
b) Viszeralchirurgie/Thoraxchirurgie	–	–	U
c) Anästhesie	–	–	U
d) Röntgendiagnostik (CT)	–	–	U
e) Handchirurgie/Plastische/Mikrochirurgie	U	U	W
f) Mikrobiologie	U	W	–
g) Kardiologie	U	W	–
h) Gynäkologie	U	W	–
i) Augenheilkunde	U	W	–
j) Mund-/Kiefer-/Gesichtschirurgie/HNO	U	W	–
k) Kinderheilkunde	U	W	–
l) Urologie	U	W	–
m) Dialyse	U	W	–

[1] A = Krankenhaus der Maximalversorgung.
[2] B = Krankenhaus der Schwerpunktversorgung.
[3] C = Krankenhaus der Grund- und Regelversorgung.

3.1 Institutionelle Voraussetzungen

Tabelle 3.4. Strukturelle und apparative Voraussetzungen

Strukturelle Voraussetzungen und apparative Ausstattung	A*1	B*2	C*3
Notaufnahme			
24-h-Dienst für Pflegepersonal der Notaufnahme, MTA Röntgen	U	U	W
MTA Labor			
MTA Transfusionsmedizin			
Hubschrauberlandeplatz			
24-h-Betrieb	U	–	–
Tagesbetrieb	U	U	U
Atemwegssicherung und Beatmung	U	U	U
Pulsoxymetrie, Absauganlage, EKG-Monitor			
Defibrillator, venöse und arterielle Katheter, Infusionsgerät			
Invasive Druckmessung	U	U	W
Notoperationssets			
Kraniotomie	U	U	U
Tracheotomie	U	U	U
Thorakotomie	U	U	W
Endoskopie	U	U	W
Bülau-Drainage	U	U	U
Schwerstverbranntenerstversorgung	U	U	U
Notfallmedikamente	U	U	W
Bildgebende Diagnostik			
Ultraschallgerät	U	U	U
Konventionelle Röntgendiagnostik	U	U	W
CT	U	U	–
Angiographiearbeitsplatz	U	U	W
Bildverstärker	U	U	U
MRT	U	W	–
Schienen- und Extensionssysteme	U	U	U
Temperiersysteme			
Für Patienten	U	U	W
Für Infusionen und Blut	U	U	W
Operationsbereich			
Pflegepersonal Chirurgie/Anästhesie mit 24-h-Hausdienst	U	U	U
Operationsausstattung			
Herz-Lungen-Maschine	U	–	–
Operationsmikroskop	U	–	–
Röntgenbildverstärker	U	U	U
Unfallchirurgische Instrumentarien*	U	U	U
Aufwachraum			
24-h-Dienst-Pflegepersonal	U	U	W
Überwachung Hämodynamik, Temperatur	U	U	U
Gasaustausch, Pulsoxymetrie			
Intrakranielle Druckmessung	U	U	W
Intensivstation			
Leitung / Überwachung durch Unfallchirurgen	U	U	W
24 Stunden ärztliche Dienstbereitschaft durch Unfallchirurgen mit spezieller Weiterbildung chirurgische Intensivmedizin	U	U	W
24 Stunden Pflegepersonal	U	U	U
Überwachung Hämodynamik, Temperatur	U	U	U
Gasaustausch, Pulsoxymetrie			
Intrakranielle Druckmessung	U	U	–
Notoperationssets			
Tracheotomie	U	U	U
Thorakotomie	U	U	U
Endoskopie	U	U	U
Bülau-Drainage	U	U	U
Notfallmedikamente	U	U	U
Temperiersysteme			
Für Patienten	U	U	U
Für Infusionen und Blut	U	U	U
Pulmonalarterielle Druckmessung	U	U	W
Möglichkeit der Hämodialyse	U	U	W
Raumausstattung für Personal Kommunikation und Ausbildung	U	U	W
Schrittmachersysteme	U	W	–
Blutbank	U	W	–
Forensische Analytik			
Rehabilitation			
Physiotherapie und Frührehabilitation	U	U	U
Sozialdienst – Anschlußheilbehandlung	U	U	U
Begutachtung	U	U	U

*1 A = Krankenhaus der Maximalversorgung.
*2 B = Schwerpunktkrankenhaus.
*3 C = Krankenhaus der Grund- und Regelversorgung.

zialisierter Einheiten (z. B. zur Behandlung von Verbrennungen, schwerem SHT, Querschnittslähmung). Zusätzlich ist die Einrichtung von spezialisierten Abteilungen für physiotherapeutische und rehabilitationsmedizinische Maßnahmen vorzusehen.

Zur Erstellung und Sicherung einer gleichmäßigen Qualität der Erstbehandlung von Unfallverletzten fordert die DGU eine Mindestausstattung und ein Mindestmaß an organisatorischen Voraussetzungen für die Notaufnahmen von Krankenhäusern, die nach den verschiedenen Kategorien entsprechend eingestuft sind (Tabelle 3.4).

Zu berücksichtigen sind:

Eine zentrale Notaufnahme mit 24-h-Aufnahmebereitschaft für Unfallpatienten, d. h. ein Schock-Trauma-Team mit definierter Hierarchie, Mindestanzahl des beteiligten Personals und Mindestanforderungen an das Ausbildungsniveau. Es müssen Koordinationspläne mit diversen medizinischen Spezialabteilungen sowie u. U. auch auswärtigen Spezialisten erstellt werden.

Eine Voraussetzung ist zusätzlich die systematische und an Algorithmen orientierte Versorgung von Unfallverletzten, d. h. eine verbindliche Stufenversorgung mit einheitlicher Nomenklatur entsprechend den verschiedenen posttraumatischen Phasen (z. B. Reanimationsphase), eine exakte Definition des allgemeinen Zustandes eines Unfallverletzten (stabil/instabil), eine einheitliche Diagnostik und Klassifizierung der Verletzungen, sowie die Beurteilung der Operationsfähigkeit dieser Patienten in den unterschiedlichen Operationsphasen. Hierzu wird auch ein gut strukturiertes Aus- und Fortbildungsprogramm gefordert. Die Dokumentation sollte einheitlich auch unter Berücksichtigung der präklinischen Erstversorgung in dem dafür vorgesehenen *Traumaregister der DGU* festgehalten werden.

Letztgenannte Kriterien dienen zusätzlich als Beitrag zur Qualitätssicherung und zur Sicherung der klinischen Forschung, da sie die Erfassung, Dokumentation und Überprüfung von präklinischen und klinischen Daten, den Behandlungsverläufen und den Komplikationen gewährleisten.

Es muß daher angestrebt werden, die Befunde, Diagnosen und das Verletzungsmuster standardisiert zu erfassen (AIS, ISS, AO-Frakturklassifikation etc.) und die Daten in vergleichbaren Nachuntersuchungen und Qualitätssicherungsprogrammen auch für ein Traumaregister verfügbar zu machen.

Voraussetzung hierfür ist die transparente Nutzung von verbindlichen Scores und Einteilungen, sowie eine möglichst abgestimmte Handhabung von Nachuntersuchungsintervallen und Nachuntersuchungsschemata.

Unter Berücksichtigung dieser Kriterien läßt sich der Anforderungskatalog für die Mindestqualifikationskriterien zur Behandlung Schwerunfallverletzter unter dem Gesichtspunkt Krankenhausorganisation, klinische Kapazitäten und strukturelle sowie apparative Voraussetzungen zusammenstellen (Tabelle 3.4).

3.2
Personelle Voraussetzungen

Neben diesen strukturellen Voraussetzungen sollten Krankenhäuser für die Versorgung von Unfallverletzten auch bestimmte personelle Voraussetzungen erfüllen. In den USA wird wiederum entsprechend den ACS-Richtlinien hier eine Differenzierung entsprechend der Level-I- bis -III-Kategorien vorgenommen. Danach wird für ein Level-I-Zentrum meist eine 24-h-Bereitschaft aller Diziplinen vorausgesetzt, für das Traumazentrum der Kategorie Level-II lediglich als wünschenswert angesehen bzw. als Rufbereitschaft eingerichtet. Eine ähnliche Differenzierung ist auch für die sonstigen Fachdisziplinen vorgesehen. In der Kategorie Level III wird nur die 24-h-Bereitschaft eines in der Notfallversorgung erfahrenen Arztes – eines »Emergency Physician« gefordert.

Eine ähnliche Differenzierung wird entsprechend den Richtlinien des DGU-Grundsatzausschusses auch jetzt für die BRD aufgestellt (Tabelle 3.1). Für eine optimale Versorgung des Unfallverletzten ist ein sog. »Traumateam« vorgesehen.

Gefordert ist ein Traumaleader, in den USA meist ein Allgemeinchirurg, der sich auf Verletzungen des Körperstamms spezialisiert hat, für die Extremitätenverletzungen meist aber nicht zuständig ist. Dieser Traumaleader sollte besonders kompetent in der Behandlung Mehrfachverletzter sein. Er wird sowohl für die Kategorie Level-I- als auch für die Kategorie Level-II-Zentren gefordert.

In der BRD handelt es sich dabei meist um einen erfahrenen Unfallchirurgen bzw. Chirurgen mit Schwerpunkt Unfallchirurgie. Hier wird wiederum eine unterschiedliche Mindestqualifikation für die Krankenhäuser der Kategorie A–D vorausgesetzt (Tabelle 3.5).

Die Aufgabe des ärztlichen Leiters besteht im wesentlichen in der Koordination der unterschiedlichen Fachdisziplinen bei der Schwerverletztenversorgung. Dies erfordert ein hohes Maß an Erfahrung und Flexibilität bei der Behandlung dieser schwerverletzten Patienten. Obwohl keine offizielle Richtlinie existiert, so wird doch als Richtgröße für die Erfahrung des Traumaleaders die Behandlung von zumindest 50 Schwerverletzten pro Jahr gefordert. Dies gilt ebenfalls für spezifische, komplexe Verletzungen, bei welchen eine gewisse Routine für eine adäquate Versorgung erforderlich ist.

In den USA muß von jedem im Traumateam tätigen Arzt nach Abschluß seiner Ausbildung (Residency) eine Prüfung abgelegt werden (ACGME). Nur nach Absolvierung dieser Prüfung kann der Chirurg im Trau-

Tabelle 3.5. (Mindest)qualifikation des unabhängigen ärztlichen Leiters für die Krankenhäuser der Kategorien A–D

Kategorie A:	Universitätsprofessor C4/C3
Kategorie B:	Chefarzt / Ärztlicher Leiter habilitiert, formelle Qualifikation wie 1.
Kategorie C:	Arzt für Chirurgie / Unfallchirurgie Anerkennung als D-Arzt, Haus nach § 6 zugelassen Bei einem akademischen Lehrkrankenhaus ist die Lehrbefugnis des Leiters der Unfallchirurgie wünschenswert
Kategorie D:	Wenn eine unabhängige Abteilung Unfallchirurgie besteht: Arzt für Chirurgie / Unfallchirurgie

mateam mitarbeiten. Ebenso wird ein erfolgreicher Abschluß des ATLS-Kurses als Grundvoraussetzung angesehen.

In der BRD ist nur für den Leiter die Mindestvoraussetzung eine fachärztliche Ausbildung zum Chirurgen und Unfallchirurgen. Eine weitere Differenzierung wird entsprechend dem akademischen Grad für die Kategorien A-D vorausgesetzt.

Der »Emergency Department Physician« stellt eine gesonderte Disziplin dar, die in den USA und auch in einigen europäischen Staaten (Spanien, England etc.), eine eigenständige Ausbildung genießt. In manchen Zentren obliegt ihm die Führung des Traumateams und damit die Koordination der Schwerverletztenversorgung.

Notfallaufnahme

G. REGEL, B. WIPPERMANN und T. HÜFNER

4.1	Personelle Voraussetzungen	29
4.1.1	Ärztliches Personal	29
4.1.2	Pflegepersonal	32
4.2	Dienstleistungen	32
4.2.1	Labor	32
4.2.2	Blutbank	32
4.2.3	Krankentransport	32
4.3	Administration	34
4.3.1	Zentrale Patientenaufnahme	34
4.3.2	Dokumentation	35
4.4	Durchgangsarzt – Aufgaben und Verfahren (G. WESCHE)	44
4.4.1	Untersuchung des Verletzten	45
4.4.2	Fachärztliche Erstversorgung	45
4.4.3	Art der Behandlung	45
4.4.4	Berichterstattung	49
4.5	Ambulanter Behandlungsbereich	50
4.5.1	Voraussetzungen für Weichteilverletzungen	50
4.5.2	Voraussetzungen für knöcherne Verletzungen	52
4.6	Ambulantes Operieren	59
4.6.1	Stellenwert und Statistik	60
4.6.2	Strukturelle und personelle Anforderungen	62
4.6.3	Operationsverlauf	63
4.7	Stationäre Patienten	66
4.7.1	Eingangsdiagnostik	66
4.7.2	Präoperative Vorbereitung	67
4.8	Schockraum	68
4.8.1	Vitalfunktionen	69
4.8.2	Instrumente für Erstdiagnostik	69
4.8.3	Instrumente für lebenserhaltende Soforteingriffe	71
4.9	Röntgen und CT (J. LOTZ und M. GALINSKI)	72
4.9.1	Organisation der Patientenversorgung	72
4.9.2	Räumliche Struktur	73
4.9.3	Geräteausstattung	74
4.9.4	Dokumentation und Archiv	76
	Literatur	77

Für jede dieser Personen gilt es, einen bestimmten Aufgabenbereich zu betreuen und eigenverantwortlich abzudecken, je nach individueller Krankenhausstruktur festgelegt (Tabelle 4.1). Dies erleichtert die Führung der Gruppe und erhöht die Versorgungsgeschwindigkeit um ein Vielfaches. Außerdem können doppelte Anordnungen oder auch das versehentliche Unterlassen einzelner Maßnahmen vermieden werden (Horizontale Arbeitsweise). Die Tabelle 4.1 gibt einen Überblick über das Organisationsschema für Mehrfachverletzte an der Medizinischen Hochschule Hannover. Das Team sollte zumindest beim Eintreffen eines schwerverletzten Patienten bereitstehen und die Aufgabenverteilung bereits bekannt sein. Im folgenden soll kurz die schematisierte Aufgabenverteilung der einzelnen Teammitglieder skizziert werden.

Unfallchirurgen

In der BRD wird der Traumaleader meist durch den unfallchirurgischen Oberarzt repräsentiert. Dieser leitet die Untersuchung, legt die Reihenfolge der diagnostischen Maßnahmen fest. Er benennt die Konsiliarien und überwacht das therapeutische Vorgehen. Er benachrichtigt die Intensivstation und koordiniert die vorgesehenen Notfalloperationen (Tabelle 4.1). Seine Tätigkeit sollte sich unter allen Umständen auf eine Überwachung beschränken, da sonst eine ausreichende Kontrolle der aktuellen Situation und des Gesamtablaufes nicht gewährleistet ist.

Der 1. chirurgische – oder unfallchirurgische Dienst führt hauptverantwortlich alle diagnostischen und akuttherapeutischen Maßnahmen bei der Erstbehandlung durch. So gehören sowohl die Beurteilung und Abgrenzung einer Massenblutung (z. B. durch abdominale Sonographie), als auch therapeutische Maßnahmen (wie z. B. die Venae sectio oder das Legen von Thoraxdrainagen) zu seinem Aufgabenbereich. Dieser führt zusammen mit der Anästhesie die Überwachung des pulmonalen und hämodynamischen Status durch.

Der 2. chirurgische – oder unfallchirurgische Dienst hat ähnlich wie die anderen chirurgischen Dienste festgelegte Aufgaben. Hierzu gehört die Dokumentation der Rettungszeiten, die Auflistung des Verletzungsmusters und die Beurteilung der Verletzungsschwere (Scoring).

4.1
Personelle Voraussetzungen

4.1.1
Ärztliches Personal

Die Behandlung insbesondere des polytraumatisierten Patienten setzt aufgrund von komplexen Problemen die koordinierte Zusammenarbeit von mehreren Personen unterschiedlicher Fachbereiche voraus.

Tabelle 4.1. Organisationsschema der Erstbehandlung an der Medizinischen Hochschule Hannover. Es werden die jeweiligen Aufgaben der an der Primärversorgung eines Schwerverletzten Beteiligten dargestellt. Diese Mannschaft ist sowohl am Tage als auch in der Nacht zuständig. Der NEF-Arzt (Notarzt Einsatzfahrzeug) ist natürlich nur beteiligt, wenn er keinen Einsatz fährt

Unfall Oberarzt	Unfall 1. Dienst	Aufnahmearzt 2. Dienst	Schockarzt NEF-Arzt 3./4. Dienst	Unfall 1. Schwester	Unfall 2. Schwester	Anästhesist	Anästhesiepflegekraft
Untersuchung, Festlegung der diagnostischen Reihenfolge. Röntgen: Thorax, Becken, Schädel	Venae sectio (V. saphena) Kindermagensonde (10–12 Charr) Infusion 2000 ml Ringer-Laktat, 100 ml Bicarbonat Blutbedarf angeben. Bestellung von Blutkonserven veranlassen. Notverbände. Reposition von Frakturen	Blutgase, Blutentnahme (35 ml für Laboruntersuchung) aus Arterie, Legen des Harnkatheters	Blutdruck, Puls-, Atemfrequenz bei Aufnahme (dokumentieren). Dokumentation von Ereignissen vor der Klinikaufnahme. Venae-sectio – Assistenz	Kleidung entfernen, Waschen und Rasieren der Hals- und Schultergegend und der Leistenbeugen, Blutentnahme. Wegschicken, Blutkonserven ungekreuzt verlangen (Angaben durch 1. Dienst)	Sauerstoff mit Nasensonde (6 l), wenn Anästhesist abwesend. Hilfe beim Entfernen der Kleidung. Infusionen anreichen. Druckmanschette richten und anlegen. Ständig für kontinuierliche Infusionen sorgen. Lavage richten und assistieren. Wärmematte	Intubation, Magensonde, Beatmung und Zentralzugang, evtl. Braunüle	Assistieren bei Intubation. Kreislaufüberwachung
Benennen der Konsiliarien. Überwachen und Leiten des Procederes. Weiteres Festlegen der Diagnostik	Thoraxdrainagen, Abdominalsonographie oder -lavage	Aufnahme der Kreislaufüberwachung, Protokollieren sämtlicher eingeführter Katheter und Harnmenge, Protokollieren zugeführter Medikamente, Protokollieren der Laborwerte. Neurologische Befunddokumentation	Benachrichtigen der Konsiliarien. Infusionen (Assistenz bei Kreislaufüberwachung und Schocktherapie)	Assistenz bei Thoraxdrainage	Personalien aufnehmen. Anschrift der Angehörigen. Wertsachen usw. sichern. Pat. weiterhin wärmen. Blutwärmegerät betreiben	Steriles Absaugen und Kreislaufüberwachung. Protokoll (15minütig)	Blut kreuzen und anhängen (Blutwärmer). Fortlaufend Protokoll führen, zentralen Venendruck messen
Fortführen von Diagnostik und Therapie (Auswerten der Röntgenbilder). Benachrichtigungen der Intensivstation (evtl. Aufnahmevorbereitung)	Evtl. Operationssaal informieren und organisieren. Thoraxdrainage und Lavage überwachen. 5 Blutkonserven nachbestellen, wenn der initiale Hb-Wert unter 8,5 g% bei Aufnahme lag	Abrufen der Laborwerte und Protokollieren. Zusätzliche Kreislaufüberwachung. Entnahme der Blutgase (1 Schwester). Dokumentation aller Maßnahmen fortführen	Infusionen, Hilfe bei Bluttransfusionen	Ab Aufnahme alle 30 min Blutbild, Thrombozyten und Blutgase vorbereiten bzw. durchführen. In Stundenabstand Elektrolyte und große Gerinnung. Zeitschema für Schockprotokoll festlegen	Anhaltend Infusionsüberwachung	Beatmung, Kreislaufüberwachung und Protokoll	Protokoll, Harnausscheidung und Bluttransfusionsvorbereitung, Blut wärmen

Anästhesiologisches Personal

Der Anästhesist ist im wesentlichen für die Wiederherstellung oder Erhaltung der Vitalfunktionen, d.h. einer adäquaten Beatmung und Kreislauffunktion, verantwortlich. Intubation, Festlegung des Beatmungsregimes, Legen von arteriellem und zusätzlichem zentralvenösem Katheter, sowie Gewährleistung einer der Situation angepaßten Infusions- und Transfusionsbehandlung sind wichtige Punkte, die in engmaschiger Rücksprache mit dem Chirurgen vorgenommen werden. Dieser begleitet den Patienten während der gesamten Akutdiagnostik und sollte möglichst auch im Operationssaal die anästhesiologische Führung übernehmen.

Konsiliardienste

Die übrigen chirurgischen Fachdisziplinen (Neurochirurgie, HNO, ZMK, Augenheilkunde, Viszeralchirurgie, Thorax- und Gefäßchirurgie, Urologie u.a.) sind unterschiedlich häufig bei der Primärbehandlung des Unfallverletzten involviert (Tabelle 4.2). Liegt eine fachspezifische Verletzung vor, so wird der Konsiliarius möglichst schon vor Eintreffen des Patienten informiert. Er tritt beratend bei der Durchführung der weiterführenden Diagnostik ein und wird als Fachmann bei der primären operativen Versorgung zum gegebenen Zeitpunkt hinzugezogen. Die Gesamtkoordination obliegt jedoch dem Unfallchirurgen. Er sorgt für den reibungslosen Ablauf und für die rechtzeitige Informierung der Konsiliarien.

Ein wichtiger Aspekt in diesem Zusammenhang ist die frühzeitige Einschaltung des Neurochirurgen oder Neurologen, da die Erhebung des Neurostatus eine Aufgabe erster Priorität ist und unbedingt vor Intubation bzw. vor Vertiefung der Narkose vorgenommen werden muß. Dieser entscheidet auch über die Notwendigkeit einer CT-Untersuchung, die primär durchgeführt werden soll, falls keine lebensbedrohliche Blutung vorliegt.

Tabelle 4.2. Prozentualer Anteil der einzelnen Konsiliaruntersuchungen beim Trauma- und Polytraumapatient. Der Anteil der Konsiliardienste insgesamt beträgt 25,8%, beim Polytraumapatient 86,3%, beim »einfachen« Traumapatient 18,9% (MHH, 1995)

Konsiliardienst	Trauma-Patient (%)	Polytrauma-Patient (%)
Neurologie	40,4	10,3
ZMK (Zahn-, Mund-, Kieferchir.)	6	18,4
Neurochirurgie	11,5	44,6
Innere Medizin	9,6	0
Abdominalchirurgie	5,7	4,3
Thoraxchirurgie	3,8	2,2
Urologie	3,8	12,2
Pädiatrie	1,9	1,6
Psychiatrie	7	0
Augen	4,2	4,4
HNO	6,1	2

4.1.2
Pflegepersonal

Das unfallchirurgische Pflegepersonal erfüllt im wesentlichen eine assistierende Tätigkeit bei den genannten therapeutischen Maßnahmen. Hierzu gehören neben der vollständigen Entkleidung des schwerverletzten Patienten die Durchführung der Tetanusschutzimpfung sowie die Assistenz bei den Blutabnahmen und den primärchirurgischen Maßnahmen. Außerdem obliegt ihnen die Vorbereitung der Blutkonserven und, z.B. bei Legen einer Thoraxdrainage, der Bülau-Auffangsysteme. Als Dokumentationsaufgabe kommt ihnen die Aufnahme der Personalien, der Anschrift und die Benachrichtigung der Angehörigen zu.

Die anästhesiologische Pflegekraft hat ebenfalls eine assistierende Funktion bei der Wiederherstellung der Vitalfunktionen. Diese bereitet die Intubation vor, legt Magensonde und ggf. einen Blasenkatheter. Sie assistieren und dokumentieren gleichzeitig die Infusions- und Transfusionsbehandlung und protokollieren pulmonale und hämodynamische Größen im Verlauf.

4.2
Dienstleistungen

4.2.1
Labor

Das Routinelabor muß rund um die Uhr für die hämatologische und serologische Diagnostik ambulanter und stationärer Patienten einsatzbereit sein. Im Schockraum sollte möglichst auch ein Gerät zur Hb-Schnellbestimmung zur Verfügung stehen. Im Rahmen dringlicher oder sogar lebensnotwendiger Sofortdiagnostik sind die in Tabelle 4.16 aufgeführten Laboruntersuchungen erforderlich.

4.2.2
Blutbank

In Zeiten abnehmender Blutspendebereitschaft und zunehmender Diskussion um Transfusionen von Blut und Plasmaprodukten ist in einem Traumazentrum die Kooperation mit einer leistungsfähigen und nach modernsten Gesichtspunkten funktionierenden Blutbank unerläßlich. Jedem Patienten, der operiert werden soll, wird Blut zur Blutgruppenbestimmung und wenn erforderlich zur Bereitstellung von Konserven abgenommen. Keineswegs dürfen pauschal Blutkonserven bestellt werden. Unbenutztes gekreuztes Blut verursacht mehr Kosten aufgrund der unnötigen Testung und steht dem Spenderpool bis zur Rückführung nicht mehr zur Verfügung. Jeder Operateur muß in Absprache mit dem Anästhesisten für jeden Patienten individuell die Notwendigkeit von operativen Bluttransfusionen abwägen. Wache Patienten müssen nach Aufklärung über Vor- und Nachteile einer Transfusion von Blut oder Blutprodukten befragt werden, ob sie einer Transfusion zustimmen.

Bei lebensbedrohlichen Blutungen muß auch ohne eine Testung Blut transfundiert werden können. Im Extremfall werden nullnegative Konserven gegeben, die einem Traumazentrum immer zur Verfügung stehen sollten (s. Teil III). In Ausnahmefällen, insbesondere bei älteren und männlichen Patienten, kann auch nullpositives Blut verabreicht werden, dies wird in den USA propagiert. Die Häufigkeit der D-Rhesus-positiven Blutgruppen überwiegt mit 69,3 %, die D-negativen Blutgruppen mit 30,7 %. Eine Testung in der Blutbank als Bedside-Test dauert nur wenige Minuten, die Bestimmung aller blutgruppenrelevanten Faktoren dauern rund 1 h.

Das Risiko der Übertragung von HIV durch eine Bluttransfusion wird derzeit bei Mehrfachspendern in der BRD mit weniger als 1 von 100 000 Spenden anti-HIV-positiv eingeschätzt, bei den Erstspendern liegt die Häufigkeit bei 1 von 20 000 Spenden. Durch zelluläre Blutpräparate deutscher Herkunft wird das Risiko der Übertragung einer HIV-Infektion auf weniger als 1:1 Mio. geschätzt. Das Risiko der Übertragung einer Hepatitis-B-Infektion durch zelluläre Blutpräparate wird gegenwärtig auf 1:50 000 bis 1:200 000 und bei Hepatitis C auf 1:40 000 geschätzt (Bundesärztekammer 1995) geschätzt. Ingesamt stellt die Bluttransfusion jedoch weiterhin ein Risiko zur Übertragung von Virusinfektionen dar. Die Indikation zur Bluttransfusion muß daher weiterhin eng gestellt werden.

4.2.3
Krankentransport

Personelle Voraussetzungen
Die althergebrachte und wenig strukturierte Form interner Patiententransporte geht von einer universellen Verfügbarkeit des Pflegepersonals aus. Bei der gegenwärtigen Pflegesituation kann es sich kein Krankenhausträger leisten, den sowieso schon übermäßig belasteten pflegerischen Bereich durch außerstationäre Dienstleistungen weiter auszudünnen.

Man muß also davon ausgehen, daß ein Krankenhaus ab einer Größe von ca. 500 Betten ein eigenes Krankentransportwesen installieren sollte. Hierdurch können Fehleinsätze des Stationspersonals vermieden werden. Krankentransporteure werden in der Regel angelernte Kräfte sein, was wiederum zu einer finanziellen Entlastung beiträgt.

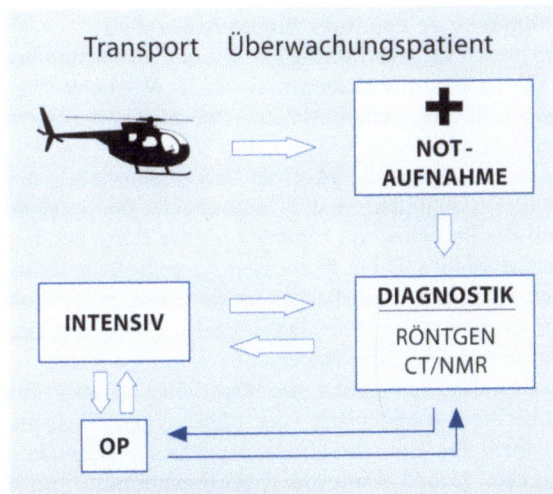

Abb. 4.1. Transport des Überwachungspatienten

Der Transport von intensivpflichtigen, z.B. polytraumatisierten Patienten bedarf einer erweiterten Transportstruktur. Bei diesen Patienten muß der Transport unter der Regie eines erfahrenen Arztes stattfinden. Hier haben sich vereinzelt spezielle Transportcrews etabliert, die sich aus Arzt und Krankentransporteur oder Schwester/Pfleger zusammensetzen. Erst unter dieser personellen Konstellation ist die intensiv-ähnliche Betreuung gewährleistet. Das gleiche gilt selbstverständlich für Transporte von der Notaufnahme (bzw. Notfallwagen oder Hubschrauber) zu den Diagnosebehandlungsräumen (Abb. 4.1).

Transportmedium

Es ist offensichtlich, daß ein für den Krankentransport besonders geeignetes Medium nicht einfach eine von der Mechanik leicht variierte Bettenkonstruktion sein darf, vielmehr ist eine ganze Reihe von Anforderungen an das Transportmedium zu stellen. Diese Forderung impliziert, daß eine solche Einheit von Grund auf für den entsprechenden Zweck konstruiert sein muß (Abb. 4.2). Die wichtigste Forderung ist im Sinne der Bedienerergonomie ein geringes Gewicht und eine leichtgängige Konstruktion. Da während interner Krankentransporte der zeitliche Ablauf von herausragender Bedeutung ist, darf der Transporteur von der aufzuwendenden Kraft her nur minimal belastet werden, da sein Hauptaugenmerk dem Patienten zu gelten hat. Darüber hinaus muß das Transportvehikel so schmal sein, wie es der Patientenkomfort mit gewissen Einschränkungen eben noch zuläßt.

Die Auflage sollte matratzenähnliche Liegeeigenschaften aufweisen, jedoch wasser- und sekretdicht sein und mit kurzfristig wirksamen, aggressiven Desinfektionsmitteln zu reinigen sein. Die Auflage muß hart genug sein, um auch CPR-Maßnahmen (Cardiopulmonale Reanimation) gerecht zu werden. Darüber hinaus haben Matratze und Mechanik eine maximale Verstellbarkeit zu gewährleisten, um den üblichen Lagerungen (Trendelenburg, Antitrendelenburg, Oberkörperhochlagerung, Herzlagerung) gerecht zu werden. Höhenverstellbarkeit des Vehikels in einem weiten Bereich ist selbstverständlich.

Das Überwachungsequipment umfaßt normalerweise einen Herz-Kreislauf-Monitor, einen O_2-Sättigungsmesser und gelegentlich einen Monitor zur Überwachung der CO_2-Eliminierung. Das Beatmungsgerät hat sein eigenes integriertes Überwachungsteil. Der Patientenmonitor muß gut einsehbar und sicher anzubringen sein.

Röntgenaufnahmen der Extremitäten und des Thorax müssen möglich sein, ohne den Patienten umzulagern; die Kassettenapplikation hat einfach, zielsicher und schnell zu erfolgen.

Abb. 4.2. Speziell konstruierte mobile Stretchertrage für den Einsatz in der Notaufnahme

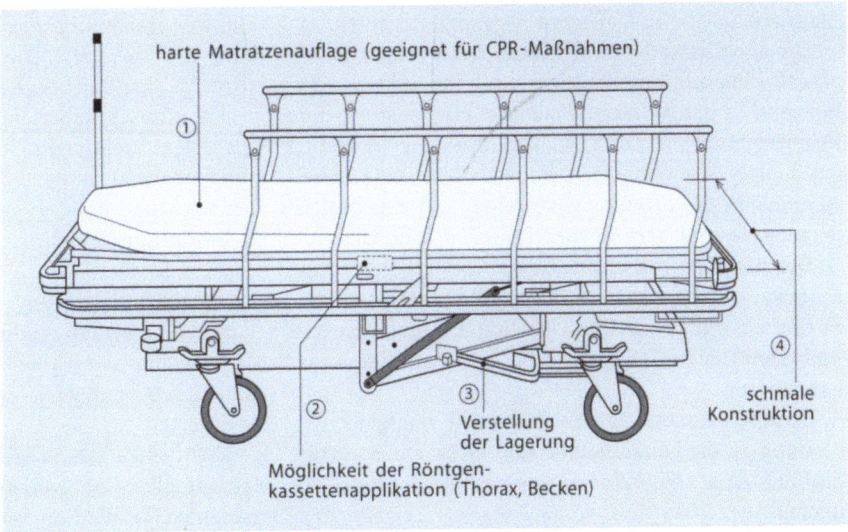

Raumpflege

Die Raumpflege muß in einem Traumazentrum zur Aufrechterhaltung der hygienischen Erfordernisse rund um die Uhr verfügbar sein. Hohe Anforderungen werden insbesondere im Notfallbereich an die Qualität der Reinigung und an die Schnelligkeit gestellt. So muß der Schockraum nach der Versorgung eines Polytraumas zügig und gründlich in seinen ursprünglichen Zustand zurückgeführt werden.

Routinemäßig müssen alle Räume der Notaufnahme 3mal in der Woche **gescheuert** werden inklusive Flächenwischen. Nach Aufnahme eines Schwerverletzten oder nach Benutzung eines Operationssaales werden die entsprechenden Räumlichkeiten ebenfalls gewischt. Häufig benutzte Gegenstände (Untersuchungsliegen, Ablagen) werden täglich 2mal gesäubert.

4.3 Administration

4.3.1 Zentrale Patientenaufnahme

Liegendvorfahrt

Für die Liegendvorfahrt und damit den zentralen Eingang der Notaufnahme sind strukturelle Grundvoraussetzungen erforderlich. Es ist ein breiter und gut einsehbarer Zufahrtsweg für Krankentransporter und NAW angezeigt. Den Notfallfahrzeugen muß eine schnelle Anfahrt möglich sein (Abb. 4.3).

In der Liegendvorfahrt muß ausreichend Platz zur Unterbringung verschiedenster Hilfsmittel, wie z.B. Patiententragen, Rollstühle etc., sein. Zusätzlich muß ausreichend Raum für zusätzliche Fahrzeuge (neben dem stationierten Noteinsatzfahrzeug) bestehen. Möglichst sollte das Einstellen eines zweiten Transporters möglich sein. Eine räumliche Enge führt hier sonst zur Einschränkung der Bewegungsfreiheit für das Rettungspersonal beim Umlagern liegender Patienten.

Die überdachte Liegendeinfahrt sollte möglichst ein geschlossener Raum mit elektronisch zu öffnenden Türen sein. In den Wintermonaten ist eine ausreichende Beheizung der Vorfahrt wichtig, um eine Vereisung der Einfahrt zu vermeiden. Zusätzlich ist eine Beheizung auch des Vorraums vorzusehen, um eine patientengerechte Umlagerung vornehmen zu können.

Der Raum ist mit einer ausreichenden Beleuchtung ausgestattet. Ein Notruftelefon sollte installiert sein. Zusätzlich sollten flexible elektrische Anschlüsse zur Aufladung der im Transporter befindlichen Akkus vorhanden sein.

Grundvoraussetzung ist ebenfalls die räumliche Anbindung an die Notaufnahme und damit die sofortige Einbindung des Notfallpersonals nach Ankunft des Patienten.

Anbindung an den Hubschrauberlandeplatz

Ein wesentlicher struktureller Bestandteil bei der Betreibung eines Traumazentrums ist die Möglichkeit einer Verlegung unfallverletzter Patienten mit einem Hubschrauber.

Hierzu haben die obersten Verkehrsbehörden der Länder Richtlinien für die Genehmigung der Anlagen und des Betriebes von Landeplätzen für Hubschrauber herausgegeben. Diese Richtlinien beinhalten die Kriterien für Flugbetriebsflächen sowie Hindernisfreiheit von Hubschrauberlandeplätzen und die Deckung des Haftungsrisikos ihrer Halter.

Grundsätzlich gelten die Richtlinien sowohl für Hubschrauberlandeplätze des allgemeinen Verkehrs als auch für Hubschrauberlandeplätze für besondere Zwecke. Jedoch kann die Zweckbestimmung eines Hubschraubersonderlandeplatzes im Einzelfall Abweichungen rechtfertigen oder erforderlich machen.

Für die Anwendung der Richtlinien werden die Start- und Landeflächen nach Maßgabe ihrer Größe in 2 Klassen unterteilt. Ein Hubschrauberlandeplatz soll den Merkmalen entsprechen, die für die Klasse einer Start- und Landefläche angegeben sind.

Die An- und Abflugflächen steigen mit der Neigung 1:6 bis zur Höhe von 100 m über dem Landeplatzbezugspunkt an. Das Öffnungsverhältnis der Seitenbegrenzungen der An- und Abflugflächen zu deren Mittellinie beträgt je 10%. Richtlinien bestehen auch für die Seitenstreifen und die sog. Übergangsflächen.

Bei der Genehmigung eines Hubschrauberlandeplatzes ist der Einfluß der örtlichen Wind- und Turbulenzverhältnisse auf die Eignung des Geländes zu berücksichtigen. Spezielle Vorschriften gelten auch in bezug auf Hindernisfreiheit im Bereich des vorgesehenen Hubschrauberlandeplatzes.

Für das Abfertigen, Abstellen und Betanken von Hubschraubern sollen dem Umfang des Flugverkehrs entsprechend ausreichende Flächen vorhanden sein. Die Kennzeichnung des Landeplatzes ist vorgeschrieben, und insofern ein Nachtflugbetrieb vorgesehen wird, ist eine Befeuerung einzurichten.

Für Hubschrauberlandeplätze auf Bauwerken gelten besondere Richtlinien. So sind für die statische Bemessung höchstzulässige Abfluggewichte der Hubschrauber von 2000 oder 6000 kg anzunehmen. Ebenso gibt es bestimmte Vorschriften für die Verkehrslasten.

Patientenregistrierung

Von der Liegendvorfahrt bzw. vom Hubschrauberdeck gelangt der Patient in die zentrale Notaufnahme und damit zunächst in die Patientenregistrierung (Abb. 4.3).

Ziel der Personenregistrierung ist eine zentrale Erfassung aller Unfallverletzten mit Dokumentation aller patientenspezifischen Daten, und auch der wichtigen

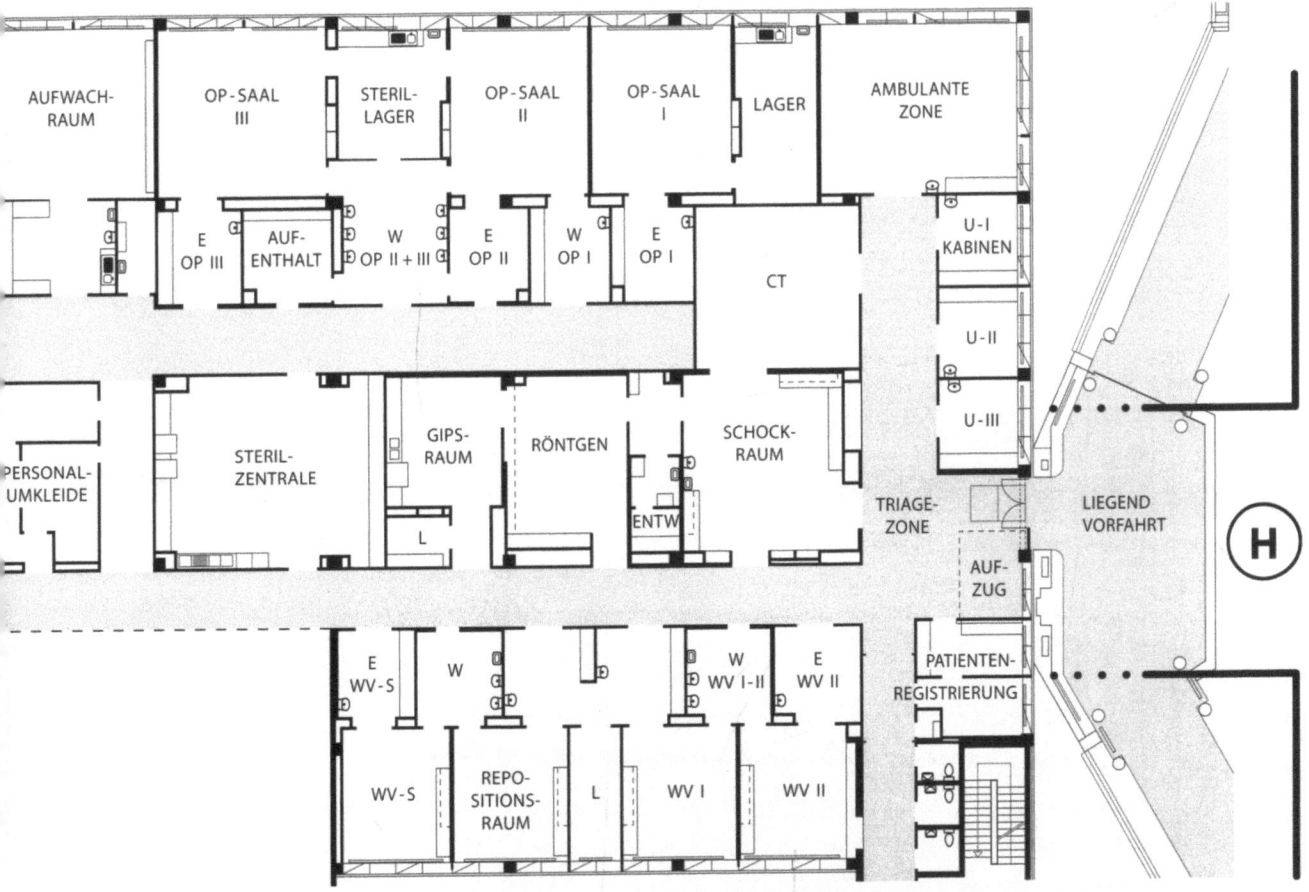

Abb. 4.3. Grundriß der Zentralen Notaufnahme der Medizinischen Hochschule Hannover (zur genauen Raumaufteilung s. Text). *W* Waschraum, *E* Narkoseeinleitung, *CT* Computertomographie, *U* Untersuchungsraum, *WV* Wundversorgung, *WV-S* Wundversorgung septisch

Daten der Angehörigen. Es wird jedem Patienten eine Identifikationszahl zugeordnet. Diese Zahl erscheint auf allen weiteren Unterlagen sowie auf den patientenspezifischen Proben (z. B. nach Blutabnahme).

Diese Vorgänge sollen möglichst zentral, d.h. im Aufnahmebereich der Notfallaufnahme, registriert und möglichst umgehend dokumentiert werden. Zu diesem Zeitpunkt wird auch der Unfallverletzte der jeweiligen Disziplin (z. B. auch HNO, Augen, ZMK) zugeordnet. Die Patientenregistrierung ist daher als Aufnahmezone am Eingang der Notfallaufnahme obligat und grenzt unmittelbar an den Bereich für die ambulanten und stationär aufzunehmenden Patienten an.

Im Katastrophenfall ist diese Zone als Triagezone zu verwenden.

4.3.2 Dokumentation

Dokumentation bei Einzelverletzung

Erreicht ein Patient selbständig oder durch ein Rettungsmittel die Notaufnahme des Krankenhauses, wird durch den primär betreuenden Aufnahmearzt eine genaue Erhebung der Unfallanamnese und des Untersuchungsbefundes durchgeführt.

Die Anamnese wird gegliedert nach Unfallhergang und Unfallmechanismus und auf dem Aufnahmebefundbogen dokumentiert.

Danach erfolgt der körperliche Untersuchungsbefund in streng kraniokaudaler Reihenfolge. Auch hier werden nach dem Untersuchungsschema die erhobenen Befunde aller beteiligten Extremitäten oder Körperregionen der Reihe nach dokumentiert. Einen wichtigen Teilaspekt hierbei bildet die Beurteilung der peripheren Neurologie und der Durchblutungssituation. In Anlehnung an die erhobenen Befunde werden die angeordneten Röntgenaufnahmen oder Zusatzuntersuchungen mit deren Ergebnis ebenfalls im Aufnahmebefundbogen festgehalten.

Eine detaillierte Zusatzdokumentation und -bewertung der Extremitätenverletzungen sollte auch bei Mo-

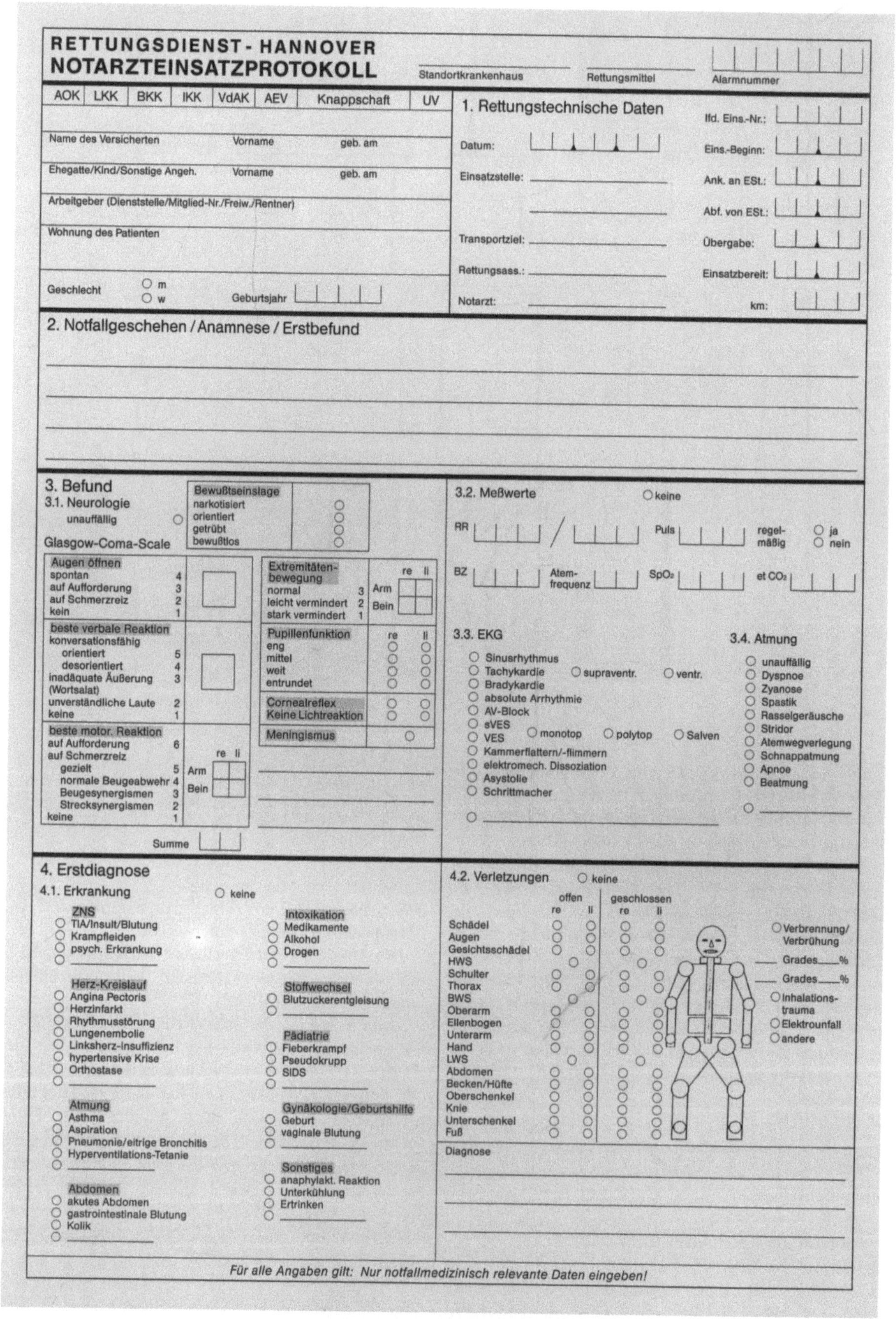

RETTUNGSDIENST - HANNOVER
NOTARZTEINSATZPROTOKOLL

Standortkrankenhaus | Rettungsmittel | Alarmnummer

AOK | LKK | BKK | IKK | VdAK | AEV | Knappschaft | UV

Name des Versicherten | Vorname | geb. am

Ehegatte/Kind/Sonstige Angeh. | Vorname | geb. am

Arbeitgeber (Dienststelle/Mitglied-Nr./Freiw./Rentner)

Wohnung des Patienten

Geschlecht ○ m ○ w Geburtsjahr

1. Rettungstechnische Daten

Datum:
Einsatzstelle:
Transportziel:
Rettungsass.:
Notarzt:

lfd. Eins.-Nr.:
Eins.-Beginn:
Ank. an ESt.:
Abf. von ESt.:
Übergabe:
Einsatzbereit:
km:

2. Notfallgeschehen / Anamnese / Erstbefund

3. Befund

3.1. Neurologie

unauffällig ○

Bewußtseinslage
- narkotisiert ○
- orientiert ○
- getrübt ○
- bewußtlos ○

Glasgow-Coma-Scale

Augen öffnen
- spontan 4
- auf Aufforderung 3
- auf Schmerzreiz 2
- kein 1

beste verbale Reaktion
- konversationsfähig
  - orientiert 5
  - desorientiert 4
- inadäquate Äußerung (Wortsalat) 3
- unverständliche Laute 2
- keine 1

beste motor. Reaktion
- auf Aufforderung 6
- auf Schmerzreiz
  - gezielt 5
  - normale Beugeabwehr 4
  - Beugesynergismen 3
  - Strecksynergismen 2
- keine 1

re li — Arm, Bein

Summe

Extremitätenbewegung (re li — Arm, Bein)
- normal 3
- leicht vermindert 2
- stark vermindert 1

Pupillenfunktion (re li)
- eng ○ ○
- mittel ○ ○
- weit ○ ○
- entrundet ○ ○

Cornealreflex ○ ○
Keine Lichtreaktion ○ ○

Meningismus ○

3.2. Meßwerte ○ keine

RR / Puls regelmäßig ○ ja ○ nein

BZ Atemfrequenz SpO_2 et CO_2

3.3. EKG
- ○ Sinusrhythmus
- ○ Tachykardie ○ supraventr. ○ ventr.
- ○ Bradykardie
- ○ absolute Arrhythmie
- ○ AV-Block
- ○ sVES
- ○ VES ○ monotop ○ polytop ○ Salven
- ○ Kammerflattern/-flimmern
- ○ elektromech. Dissoziation
- ○ Asystolie
- ○ Schrittmacher
- ○ ____

3.4. Atmung
- ○ unauffällig
- ○ Dyspnoe
- ○ Zyanose
- ○ Spastik
- ○ Rasselgeräusche
- ○ Stridor
- ○ Atemwegverlegung
- ○ Schnappatmung
- ○ Apnoe
- ○ Beatmung
- ○ ____

4. Erstdiagnose

4.1. Erkrankung ○ keine

ZNS
- ○ TIA/Insult/Blutung
- ○ Krampfleiden
- ○ psych. Erkrankung
- ○ ____

Herz-Kreislauf
- ○ Angina Pectoris
- ○ Herzinfarkt
- ○ Rhythmusstörung
- ○ Lungenembolie
- ○ Linksherz-Insuffizienz
- ○ hypertensive Krise
- ○ Orthostase
- ○ ____

Atmung
- ○ Asthma
- ○ Aspiration
- ○ Pneumonie/eitrige Bronchitis
- ○ Hyperventilations-Tetanie
- ○ ____

Abdomen
- ○ akutes Abdomen
- ○ gastrointestinale Blutung
- ○ Kolik
- ○ ____

Intoxikation
- ○ Medikamente
- ○ Alkohol
- ○ Drogen
- ○ ____

Stoffwechsel
- ○ Blutzuckerentgleisung
- ○ ____

Pädiatrie
- ○ Fieberkrampf
- ○ Pseudokrupp
- ○ SIDS
- ○ ____

Gynäkologie/Geburtshilfe
- ○ Geburt
- ○ vaginale Blutung
- ○ ____

Sonstiges
- ○ anaphylakt. Reaktion
- ○ Unterkühlung
- ○ Ertrinken
- ○ ____

4.2. Verletzungen ○ keine

	offen re	offen li	geschlossen re	geschlossen li
Schädel	○	○	○	○
Augen	○	○	○	○
Gesichtsschädel	○	○	○	○
HWS	○		○	
Schulter	○	○	○	○
Thorax	○	○	○	○
BWS	○		○	
Oberarm	○	○	○	○
Ellenbogen	○	○	○	○
Unterarm	○	○	○	○
Hand	○	○	○	○
LWS	○		○	
Abdomen	○	○	○	○
Becken/Hüfte	○	○	○	○
Oberschenkel	○	○	○	○
Knie	○	○	○	○
Unterschenkel	○	○	○	○
Fuß	○	○	○	○

- ○ Verbrennung/Verbrühung
- ____ Grades ____%
- ____ Grades ____%
- ○ Inhalationstrauma
- ○ Elektrounfall
- ○ andere

Diagnose

Für alle Angaben gilt: Nur notfallmedizinisch relevante Daten eingeben!

Abb. 4.4. (Leg. s. S. 38)

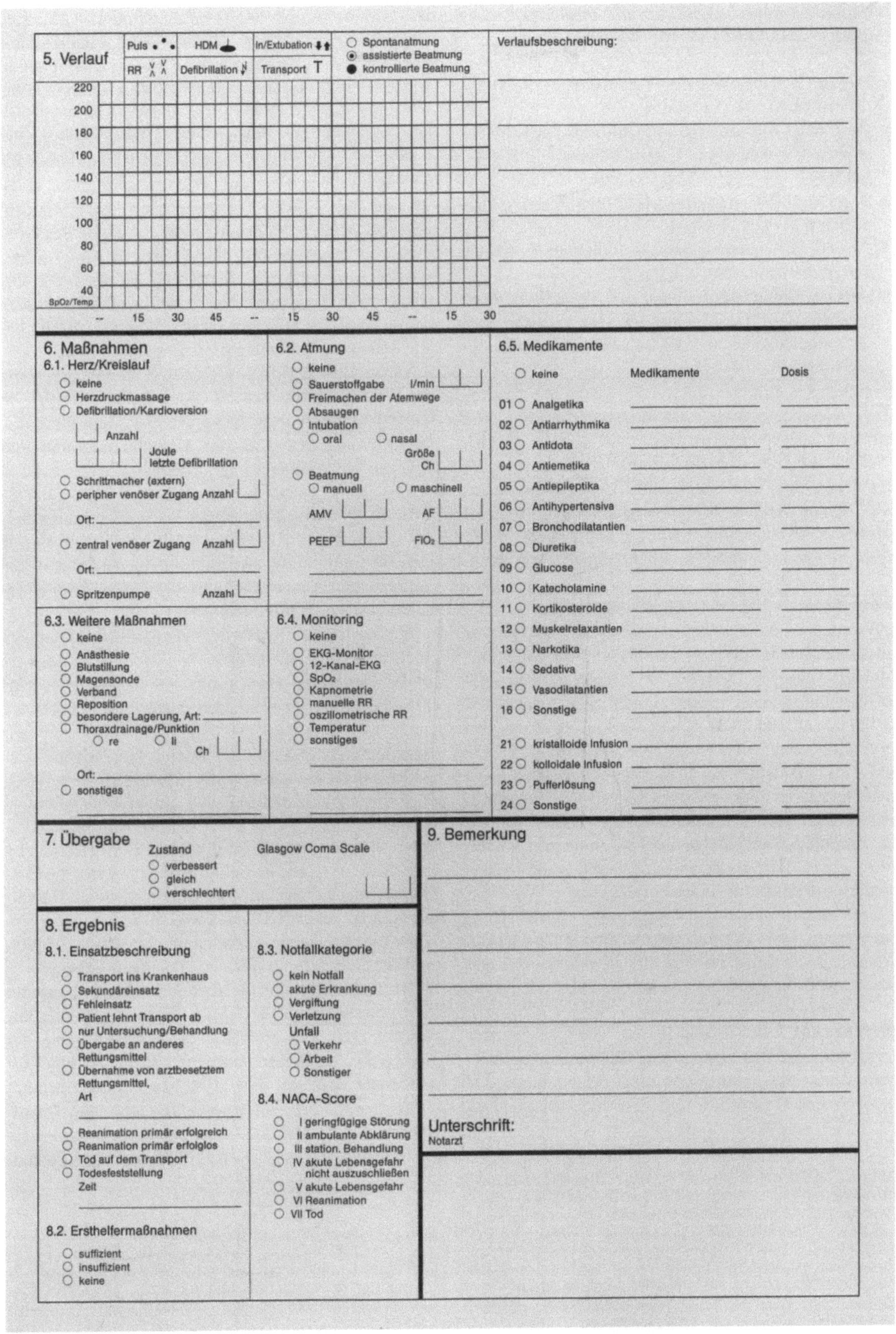

5. Verlauf

Puls •⁎•	HDM	In/Extubation ↓↑	○ Spontanatmung
RR ᵛ∧ ᵛ∧	Defibrillation ↯	Transport T	◉ assistierte Beatmung
			● kontrollierte Beatmung

Verlaufsbeschreibung: _____

(Diagramm 40–220, SpO₂/Temp, Zeitachse 15/30/45)

6. Maßnahmen

6.1. Herz/Kreislauf
- ○ keine
- ○ Herzdruckmassage
- ○ Defibrillation/Kardioversion
  - Anzahl ☐
  - Joule ☐☐☐ letzte Defibrillation
- ○ Schrittmacher (extern)
- ○ peripher venöser Zugang Anzahl ☐
  - Ort: _____
- ○ zentral venöser Zugang Anzahl ☐
  - Ort: _____
- ○ Spritzenpumpe Anzahl ☐

6.3. Weitere Maßnahmen
- ○ keine
- ○ Anästhesie
- ○ Blutstillung
- ○ Magensonde
- ○ Verband
- ○ Reposition
- ○ besondere Lagerung, Art: _____
- ○ Thoraxdrainage/Punktion
  - ○ re   ○ li   Ch ☐☐☐
  - Ort: _____
- ○ sonstiges

6.2. Atmung
- ○ keine
- ○ Sauerstoffgabe l/min ☐☐
- ○ Freimachen der Atemwege
- ○ Absaugen
- ○ Intubation
  - ○ oral   ○ nasal
  - Größe Ch ☐☐
- ○ Beatmung
  - ○ manuell   ○ maschinell
  - AMV ☐☐   AF ☐☐
  - PEEP ☐☐   FIO₂ ☐☐

6.4. Monitoring
- ○ keine
- ○ EKG-Monitor
- ○ 12-Kanal-EKG
- ○ SpO₂
- ○ Kapnometrie
- ○ manuelle RR
- ○ oszillometrische RR
- ○ Temperatur
- ○ sonstiges

6.5. Medikamente

	Medikamente	Dosis
○ keine		
01 ○ Analgetika		
02 ○ Antiarrhythmika		
03 ○ Antidota		
04 ○ Antiemetika		
05 ○ Antiepileptika		
06 ○ Antihypertensiva		
07 ○ Bronchodilatantien		
08 ○ Diuretika		
09 ○ Glucose		
10 ○ Katecholamine		
11 ○ Kortikosteroide		
12 ○ Muskelrelaxantien		
13 ○ Narkotika		
14 ○ Sedativa		
15 ○ Vasodilatantien		
16 ○ Sonstige		
21 ○ kristalloide Infusion		
22 ○ kolloidale Infusion		
23 ○ Pufferlösung		
24 ○ Sonstige		

7. Übergabe

Zustand
- ○ verbessert
- ○ gleich
- ○ verschlechtert

Glasgow Coma Scale ☐☐

8. Ergebnis

8.1. Einsatzbeschreibung
- ○ Transport ins Krankenhaus
- ○ Sekundäreinsatz
- ○ Fehleinsatz
- ○ Patient lehnt Transport ab
- ○ nur Untersuchung/Behandlung
- ○ Übergabe an anderes Rettungsmittel
- ○ Übernahme von arztbesetztem Rettungsmittel, Art _____

- ○ Reanimation primär erfolgreich
- ○ Reanimation primär erfolglos
- ○ Tod auf dem Transport
- ○ Todesfeststellung Zeit _____

8.2. Ersthelfermaßnahmen
- ○ suffizient
- ○ insuffizient
- ○ keine

8.3. Notfallkategorie
- ○ kein Notfall
- ○ akute Erkrankung
- ○ Vergiftung
- ○ Verletzung
  - Unfall
    - ○ Verkehr
    - ○ Arbeit
    - ○ Sonstiger

8.4. NACA-Score
- ○ I geringfügige Störung
- ○ II ambulante Abklärung
- ○ III station. Behandlung
- ○ IV akute Lebensgefahr nicht auszuschließen
- ○ V akute Lebensgefahr
- ○ VI Reanimation
- ○ VII Tod

9. Bemerkung

_____

Unterschrift: _____
Notarzt

Abb. 4.4. (Fortsetzung)

notraumen erfolgen. Hierzu ist die Berücksichtigung folgender 5 Hauptkriterien erforderlich:

- Fraktur: Beschreibung des Frakturtyps nach AO-Typisierung (A-, B-, C-Fraktur)
- Weichteile: Beurteilung der Haut und tiefen Weichteile nach Verletzungsart, Ausdehnung und Defektgrößen
- Durchblutung: Beurteilung der Durchblutungssituation und der Ischämiezeit
- Nerven: Einschätzung der Sensibilität und Motorik der Füße und Hände
- Kontamination: Beurteilung der Fremdkörpereinsprengung und Dokumentation eines Keimnachweises (Abschluß dieses Punktes erst nach etwa 2 Tagen möglich)

Eine Bewertung dieser Extremitätenverletzung kann durch ein geeignetes Scoringsystem erfolgen (s. Teil III).

Nach Abschluß aller Befunderhebungen werden die Diagnosen und die eingeleitete Therapie dokumentiert. Ferner werden Therapieempfehlungen oder festgelegte Kontrolltermine an den weiterbetreuenden Arzt und die Normalstation schriftlich weitergegeben.

Dokumentation bei Mehrfachverletzten

Polytraumatisierte Patienten stellen ein sehr schwer einzuschätzendes und zu dokumentierendes Patientengut dar. Zahlreiche Autoren versuchten bereits, Aufschlüsselungen nach einem einheitlichen Schema zu gestalten, um damit die Möglichkeit zu erhalten, verunfallte Patienten bezüglich ihrer Verletzungsschwere und damit einhergehenden Überlebenswahrscheinlichkeit einzustufen (Oestern 1985). Innerhalb einer Klinik ist zwar eine orientierende Aussage zu treffen, jedoch ist bisher die Vergleichbarkeit mit anderen Kliniken und deren Scoringsystemen schwierig, wie vergleichende Untersuchungen dies bestätigten.

Die Dokumentation der Akutphase beim Mehrfachverletzten gliedert sich in verschiedene Teilabschnitte, welche im folgenden nacheinander beschrieben werden, jedoch eine deutliche Entität darstellen.

Präklinische Phase. Neben der notwendigen Primärdiagnostik und den ersten stabilisierenden Maßnahmen in der Notaufnahme wird die Dokumentation der präklinischen Versorgung am Notfallort (entsprechend des Notarztprotokolles) aufgenommen (Abb. 4.4). Hierbei werden genaue Angaben zum Unfallhergang und -mechanismus festgehalten. Wichtig sind ebenfalls Angaben zum Rettungsverlauf (Einklemmungszeiten, Befreiungszeit). Nach Möglichkeit sollten diese speziellen Angaben im Verlauf des Übergabegespräches durch den begleitenden Notarzt genannt werden. Sollte eine persönliche Nennung nicht möglich sein, so ist für eine ausreichende Dokumentation im Notarztprotokoll zu sorgen. Wichtig ist hierbei v. a. die Beschreibung von invasiven und nichtinvasiven Versorgungsmitteln (Anlegen von Braunülen, Frakturschienung, Anlage von Thoraxdrainagen, ggf. Notamputationen usw.), damit im weiteren Verlauf feststeht, zu welcher Zeit welche Maßnahme getroffen wurde.

Neben dieser Dokumentation muß die Erfassung des Vitalzustandes des Patienten beim Eintreffen in der Notaufnahme festgehalten werden. Dies beinhaltet die Erfassung des GCS, der Pupillenreaktionen und der Kreislaufparameter.

Befunde. Sind die obengenannten Parameter festgehalten, werden alle körperlichen Untersuchungsbefunde mit Beschreibung der Art und des Ausmaßes etwaiger Verletzungen in einer Befundsammlung in kraniokaudaler Gliederung dokumentiert.

Dies kann beim Mehrfachverletzten anhand einer vorgedruckten Skizze sämtlicher Körperregionen oder als auf die Körperregion bezogene Liste erfolgen. Hier wird die Lokalisation der sichtbaren Verletzungen registriert.

Diagnosen. Da während der ersten, den Patienten stabilisierenden Maßnahmen die Diagnostik weiterläuft, muß eine Dokumentation von Sonographiebefunden, Röntgenaufnahmen (incl. Art der Aufnahme und Befund) und Laborwerten kontinuierlich fortgesetzt werden. Nach erfolgter Befunderhebung werden die Diagnosen festgehalten und einer entsprechenden Klassifikation zugeordnet (z. B. nach AO, PTS, AIS, OIS).

Die beschriebenen Dokumente werden der Patientenakte beigefügt und bleiben stets beim Patienten.

Die Bemühungen, eine zentrale Dokumentation der Schwerverletzten zu erreichen, führten 1994 zur Einführung des Schwerverletztenerhebungsbogens der DGU (Abb. 4.5). Dieser stellt eine weitere wichtige Dokumentationseinheit dar. Hier wird zum Zeitpunkt des Eintreffens des Patienten in der zentralen Notaufnahme eine prospektive Erfassung aller schwerverletzten Patienten erreicht. Der Erhebungsbogen beginnt

◁ **Abb. 4.4.** Notarzteinsatzprotokoll der DIVI (Deutsche Interdisziplinäre Vereinigung für Intensivmedizin). Individuelle Dokumentation der (Fremd-)Anamnese und des Erstbefundes sowie standardisierte Dokumentation des Erstbefundes einschließlich des Glasgow Coma Scale (GCS). Die Erstdiagnose für internistisch erkrankte und unfallverletzte Patienten wird angekreuzt und erscheint im Klartext. Die 2. Hälfte betrifft den Verlauf und die ergriffenen therapeutischen Maßnahmen sowie nach erfolgtem Transport den Zustand bei der Übergabe

Abb. 4.5. Schwerverletztenerhebungsbogen der Deutschen Gesellschaft für Unfallchirurgie. Dokumentation der Befunde zum Zeitpunkt des Eintreffens des Notarztes, bei Klinikaufnahme, bei Aufnahme auf die Intensivstation, bei Entlassung von der Intensivstation und zum Zeitpunkt der Entlassung aus der akutmedizinischen Behandlung ▷

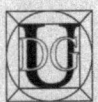

DEUTSCHE GESELLSCHAFT FÜR UNFALLCHIRURGIE
Schwerverletzten-Erhebungsbogen
© DGU 10/93

Zeitpunkt A: Befund bei Eintreffen des Notarztes   Rettungsmittel: RTW ☐   NAW/NEF ☐   RTH ☐

Notarzt: Eintreffen |_|_|.|_|_| Uhr   Unfalldatum |_|_|.|_|_|.|_|_| Geburtsdatum |_|_|.|_|_|.|_|_| ♂ ☐
Abfahrt |_|_|.|_|_| Uhr   Unfallzeit |_|_|.|_|_| Uhr   Index |_|_|_|_|_|.|_|_|_|_| ♀ ☐

Unfallmechanismus
Trauma:	penetrierend ☐	stumpf ☐
Sturz > 3 m		☐
Suizid		☐
Verkehr:	Fußgänger angefahren	☐
	PKW/LKW	☐
	Zweirad	☐
sonst.		☐

Vitalparameter
RR$_{syst}$ |_|_|_| mmHg   Atemfrequenz/min
                              1-5 ☐   10-29 ☐
Puls |_|_|_| /min   6-9 ☐   >29 ☐
                              Apnoe ☐

Glasgow Coma Scale

Augenöffnung		Verbale Antwort		Motorische Antwort	
spontan	4	orientiert	5	Aufforderung	6
Aufforderung	3	verwirrt	4	Gezielt (Schmerz)	5
Schmerz	2	inadäquat	3	Ungezielt (Schmerz)	4
keine	1	unverständlich	2	Beugekrämpfe	3
		keine	1	Streckkrämpfe	2
				keine	1

Summe aus |_| + |_| + |_| = |_|_|

Pupillenreaktion
	rechts	links
eng	☐	☐
mittel	☐	☐
weit	☐	☐

Lichtreaktion
	rechts	links
prompt	☐	☐
träge	☐	☐
keine	☐	☐

Bei V. a. Wirbelsäulenverletzungen

Motorik		rechts	links
Ellenbogenbeuger	(C5)	|_|	|_|
Faustschluß	(C8)	|_|	|_|
Kniestrecker	(L3)	|_|	|_|
Fußheber	(L4)	|_|	|_|
Sensibilität			
Handkante	(C8)	|_|	|_|
Ferse außen	(S1)	|_|	|_|

Vorhanden = |X| Fehlend = |0|

Verletzungen   (Verdachtsdiagnosen Notarzt)

Kopf: _____

Thorax: _____

Abdomen: _____

Wirbelsäule, Becken: _____

Extremitäten: _____

Weichteile: _____

Therapie bis zur Klinikaufnahme

Blut |_|_|_| Ek's   Intubation   ja ☐ nein ☐
Kolloide |_|_|_|_|_|_| ml   Thoraxdrainage   ja ☐ nein ☐
Kristalline |_|_|_|_|_|_| ml   Analgosedierung ja ☐ nein ☐
                              Reanimation   ja ☐ nein ☐
Urin |_|_|_|_|_|_| ml   Katecholamine   ja ☐ nein ☐

Ausgefüllte Bogen bitte senden an:
Traumaregister der DGU,
c/o Biochemische und experimentelle Abt.
II. Chirurgischer Lehrstuhl,
Ostmerheimer Str. 200, 51109 Köln,
Tel.: 0221/9895718, Fax: 0221/893864

Abb. 4.5. (Leg. s. S. 38)

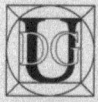

Abb. 4.5. (Fortsetzung)

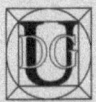

DEUTSCHE GESELLSCHAFT FÜR UNFALLCHIRURGIE
Schwerverletzten-Erhebungsbogen
© DGU 10/93

Zeitpunkt C: Befund bei Aufnahme Intensivstation

Eintreffen
- Datum |_|_|.|_|_|.|_|_|
- Uhrzeit |_|_|.|_|_|.|_|_|

Verlegung ja ☐ nein ☐

- Geburtsdatum |_|_|.|_|_|.|_|_| ♂ ☐
- Index |_|_|_|_|_|.|_|_|_|_| ♀ ☐

Labor bei Aufnahme

Hb	|_|_|,|_| g/l	Glucose	|_|_|_| mg/dl
Leukozyten	|_|_|,|_|_|_| /µl	Kreatinin	|_|_|,|_| mg/dl
Thrombozyten	|_|_|_|_|_|,|_| /fl	Fi O2	|_|,|_|_|
PTT	|_|_|,|_| s	Pa O2	|_|_|_|,|_| mm Hg
TPZ (Quick)	|_|_|_| %	BE	|_|_|,|_| mmol/l
Fibrinogen	|_|_|_|_| g/l	SBic	|_|_|,|_| mmol/l
AT3	|_|_|_| %	CK	|_|_|_|_|,|_| u/l
Na	|_|_|_| mmol/l	Laktat	|_|_|,|_| mmol/l
K	|_|_|,|_| mmol/l	PMN-Elastase	|_|_|_|,|_|_| ng/ml

Vitalparameter

RR syst |_|_|_| mmHg
Puls |_|_|_| /min

Atemfrequenz/min
- 1-5 ☐ 10-29 ☐
- 6-9 ☐ >29 ☐
- Apnoe ☐

Glasgow Coma Scale

Augenöffnung	Verbale Antwort	Motorische Antwort
spontan 4	orientiert 5	Aufforderung 6
Aufforderung 3	verwirrt 4	Gezielt (Schmerz) 5
Schmerz 2	inadäquat 3	Ungezielt (Schmerz) 4
keine 1	unverständlich 2	Beugekrämpfe 3
	keine 1	Streckkrämpfe 2
		keine 1

Summe aus |_| + |_| + |_| = |_|_|

Pupillenreaktion

	rechts	links
eng	☐	☐
mittel	☐	☐
weit	☐	☐

Lichtreaktion

	rechts	links
prompt	☐	☐
träge	☐	☐
keine	☐	☐

Zeitpunkt D: Befund bei Entlassung

Vitalparameter

RR syst |_|_|_| mmHg
Puls |_|_|_| /min

Atemfrequenz/min
- 1-5 ☐ 10-29 ☐
- 6-9 ☐ >29 ☐
- Apnoe ☐

Glasgow Coma Scale

Augenöffnung	Verbale Antwort	Motorische Antwort
spontan 4	orientiert 5	Aufforderung 6
Aufforderung 3	verwirrt 4	Gezielt (Schmerz) 5
Schmerz 2	inadäquat 3	Ungezielt (Schmerz) 4
keine 1	unverständlich 2	Beugekrämpfe 3
	keine 1	Streckkrämpfe 2
		keine 1

Summe aus |_| + |_| + |_| = |_|_|

Pupillenreaktion

	rechts	links
eng	☐	☐
mittel	☐	☐
weit	☐	☐

Lichtreaktion

	rechts	links
prompt	☐	☐
träge	☐	☐
keine	☐	☐

Zeiten

- Tage Intensiv |_|_|_|
- Tage gesamt |_|_|_|
- Tage intub./beatmet |_|_|_|

Datum Entlassung: |_|_|.|_|_|.|_|_|

Komplikationen:

Tod ja ☐
am |_|_|.|_|_|.|_|_| um |_|_|.|_|_| Uhr

Sepsis
ja ☐ nein ☐ Tage |_|_|_|

Organversagen

Lunge	|_|_|	Kreislauf	|_|_|
Niere	|_|_|	Blut	|_|_|
Leber	|_|_|	ZNS	|_|_|
GI	|_|_|		

Vorerkrankungen: |_|_| Punkte

Therapie
- Blut |_|_|_| Ek's
- Kolloide |_|_|_|_|_|_| ml

Entlassung
- nach Hause ☐
- Rehaklinik ☐
- Krankenhaus ☐
- sonst. ☐

Abb. 4.5. (Fortsetzung)

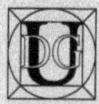

DEUTSCHE GESELLSCHAFT FÜR UNFALLCHIRURGIE
Schwerverletzten-Erhebungsbogen
© DGU 10/93

Geburtsdatum |_|_|.|_|_|.|_|_| ♂ ☐
Index |_|_|_|_|.|_|_|_|_| ♀ ☐

Zeitpunkt D: Befund bei Entlassung

Diagnosen bei Entlassung

	geschlossen	offen	I°	II°	III°	AO	AIS

Schädel:
1. _____ ☐ ☐ |_|
2. _____ ☐ ☐ |_|
3. _____ ☐ ☐ |_|

Thorax:
1. _____ ☐ ☐ |_|
2. _____ ☐ ☐ |_|
3. _____ ☐ ☐ |_|

Abdomen:
1. _____ ☐ ☐ |_|
2. _____ ☐ ☐ |_|
3. _____ ☐ ☐ |_|
4. _____ ☐ ☐ |_|

Wirbelsäule, Becken:
1. _____ ☐ ☐ ☐ ☐ ☐ |_|_|_|_|_|.|_| |_|
2. _____ ☐ ☐ ☐ ☐ ☐ |_|_|_|_|_|.|_| |_|
3. _____ ☐ ☐ ☐ ☐ ☐ |_|_|_|_|_|.|_| |_|
4. _____ ☐ ☐ ☐ ☐ ☐ |_|_|_|_|_|.|_| |_|

Extremitäten:
1. _____ ☐ ☐ ☐ ☐ ☐ |_|_|_|_|_|.|_| |_|
2. _____ ☐ ☐ ☐ ☐ ☐ |_|_|_|_|_|.|_| |_|
3. _____ ☐ ☐ ☐ ☐ ☐ |_|_|_|_|_|.|_| |_|
4. _____ ☐ ☐ ☐ ☐ ☐ |_|_|_|_|_|.|_| |_|
5. _____ ☐ ☐ ☐ ☐ ☐ |_|_|_|_|_|.|_| |_|
6. _____ ☐ ☐ ☐ ☐ ☐ |_|_|_|_|_|.|_| |_|
7. _____ ☐ ☐ ☐ ☐ ☐ |_|_|_|_|_|.|_| |_|

Weichteile:
1. _____ ☐ ☐ ☐ ☐ ☐ |_|_|_|_|_|.|_| |_|
2. _____ ☐ ☐ ☐ ☐ ☐ |_|_|_|_|_|.|_| |_|

Operationen (Bitte den Diagnosen zuordnen, z.B. 1. Schädelverletzung = ad S1.)

ad ___ : _____ am |_|_|.|_|_|.|_|_|_| von |_|_|.|_|_| bis |_|_|.|_|_| Uhr
ad ___ : _____ am |_|_|.|_|_|.|_|_|_| von |_|_|.|_|_| bis |_|_|.|_|_| Uhr
ad ___ : _____ am |_|_|.|_|_|.|_|_|_| von |_|_|.|_|_| bis |_|_|.|_|_| Uhr
ad ___ : _____ am |_|_|.|_|_|.|_|_|_| von |_|_|.|_|_| bis |_|_|.|_|_| Uhr
ad ___ : _____ am |_|_|.|_|_|.|_|_|_| von |_|_|.|_|_| bis |_|_|.|_|_| Uhr
ad ___ : _____ am |_|_|.|_|_|.|_|_|_| von |_|_|.|_|_| bis |_|_|.|_|_| Uhr
ad ___ : _____ am |_|_|.|_|_|.|_|_|_| von |_|_|.|_|_| bis |_|_|.|_|_| Uhr
ad ___ : _____ am |_|_|.|_|_|.|_|_|_| von |_|_|.|_|_| bis |_|_|.|_|_| Uhr
ad ___ : _____ am |_|_|.|_|_|.|_|_|_| von |_|_|.|_|_| bis |_|_|.|_|_| Uhr
ad ___ : _____ am |_|_|.|_|_|.|_|_|_| von |_|_|.|_|_| bis |_|_|.|_|_| Uhr

Abb. 4.5. (Fortsetzung)

mit der Dokumentation durch den primär versorgenden Notarzt (Bogen A), erfaßt den Befund in der Notaufnahme (Bogen B), bei Aufnahme auf der weiterversorgenden Intensivstation (Bogen C) und nach Abschluß des intensivstationären Verlaufes (Bogen D).

Computergestützte Dokumentation. Um eine komplette zeitgerechte Dokumentation zu erreichen, ist eine On-line-Computerfassung wünschenswert. In unserer Klinik wurde eigens ein Computerprogramm zur Erfassung von Traumapatienten entwickelt. Dies ermöglicht die komplette Dokumentation von Traumapatienten in dem oben beschriebenen Sinne. Nach Abschluß der Eingabe sind alle Diagnosen klassifiziert, alle pathologischen und normalen Befunde dokumentiert und alle Röntgenaufnahmen mit Befund festgehalten (Abb. 4.6). Komplettiert wird diese EDV-gestützte Patientenaufnahme durch die Bereitstellung aller für die Schwerverletztenerhebungsbögen A und B der DGU notwendigen Daten (s. oben). Diese werden in einer Datenbank gespeichert. Auch der Ausdruck des Durchgangsarztberichtes erfolgt in diesem Arbeitsgang.

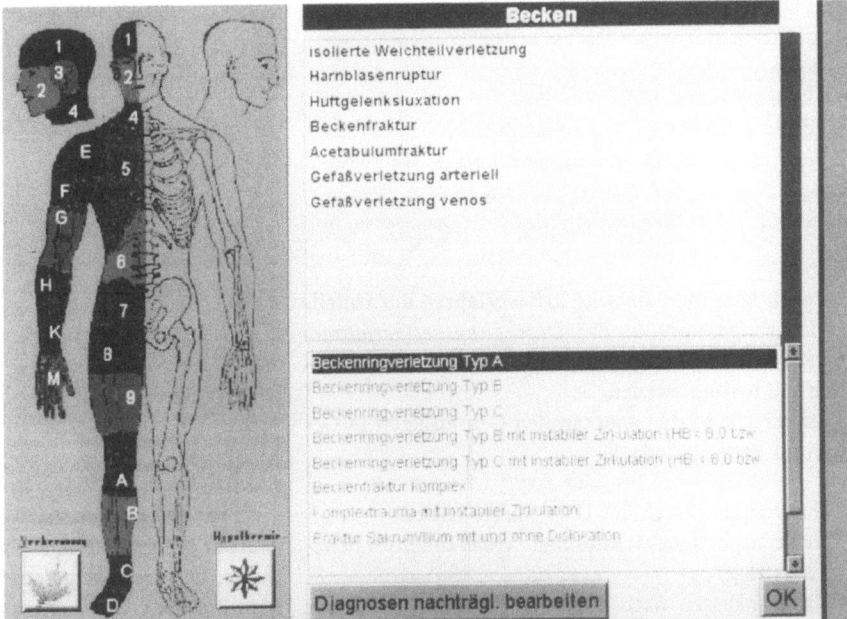

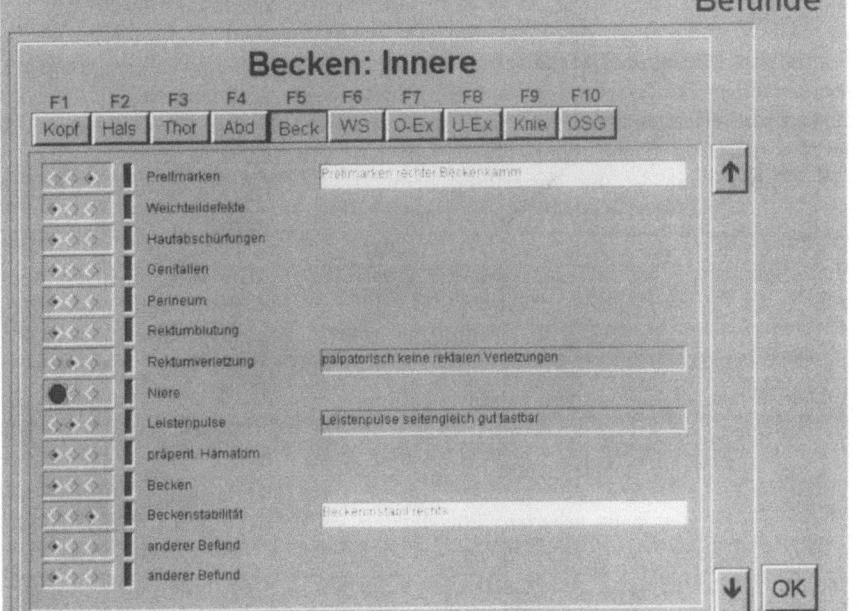

Abb. 4.6 a, b. Ausschnitte aus dem computergestützten Erhebungssystem in der Notaufnahme der Medizinischen Hochschule Hannover. Für alle stationär aufzunehmenden Unfallverletzten werden die Anamnese und die präklinischen Befunde ggf. durch den Notarzt z. T. standardisiert dokumentiert. Während der Untersuchung in der Notaufnahme werden die klinischen und radiologischen Befunde, wie hier am Beispiel Becken aufgezeigt, dokumentiert. Eine entsprechende Verschlüsselung der Diagnosen nach der AO-Klassifikation und nach PTS sowie AIS geschieht automatisch. Erstmaßnahmen sowie die Empfehlungen für die Station werden angegeben. Ein Ausdruck für die Dokumentation im D-Arztverfahren ist möglich

4.4
Durchgangsarzt – Aufgaben und Verfahren
(G. WESCHE)

> Die Vereinbarungen im Abkommen zwischen Ärzten und Unfallversicherungsträgern sehen vor, daß die Bestellung von Ärzten zu den medizinischen Rehabilitationsverfahren der Unfallversicherung oder die Zulassung von Krankenhäusern zum Verletzungsartenverfahren nach Antragstellung vom Unfallversicherungsträger allein (jeder für seinen Zuständigkeitsbereich) oder gemeinsam mit anderen UV-Trägern durch die Landesverbände der gewerblichen Berufsgenossenschaften vorgenommen werden.
>
> In der Praxis erfolgt die Bestellung von Ärzten und die Zulassung von Krankenhäusern durch die 6 regional gegliederten Landesverbände. Die regionale Zuständigkeit richtet sich nach dem Niederlassungs- oder Tätigkeitsort des Antragstellers.

Das wichtigste medizinische Rehaverfahren der Unfallversicherungsträger ist das *Durchgangsarztverfahren*, durch das ca. 90 % der Unfallverletzten erfaßt und medizinisch betreut werden.

Entsprechend den anerkannten Grundsätzen in Gesetz und Vertrag sind

- Unternehmer nach der UVV »Erste Hilfe«
- Ärzte nach dem Abkommen Ärzte/Unfallversicherungsträger
- Krankenkassen nach dem allgemeinen Auftrag der Unfallversicherung

verpflichtet, dadurch an der Erfassung und Auswahl der Unfallverletzten zur Durchführung besonderer Rehamaßnahmen mitzuwirken, daß sie den arbeitsunfähigen Unfallverletzten sofort dem Durchgangsarzt (D-Arzt) vorzustellen haben. Führt der Unfall nicht zur Arbeitsunfähigkeit, ist die Vorstellung beim D-Arzt notwendig, wenn die voraussichtliche Dauer der Behandlungsbedürftigkeit länger als 1 Woche dauert. Bei Wiedererkrankung ist in jedem Fall die Vorstellung beim D-Arzt zu veranlassen.

Der D-Arzt muß Chirurg oder Orthopäde mit besonderen unfallmedizinischen Kenntnissen und Erfahrungen in der Behandlung von Unfallverletzungen, in der Bewertung als Arbeitsunfall sowie in der Berichtund Gutachtenerstattung sein. Außerdem muß er als Chirurg oder Orthopäde niedergelassen sein oder als solcher am Krankenhaus arbeiten. Einzelheiten sind in den Richtlinien für die Bestellung von D-Ärzten vom 11.07. 1963 in der Fassung von 1995 aufgeführt (Tabelle 4.3).

Tabelle 4.3. Richtlinien für die Bestellung von Durchgangsärzten vom 11. Juli 1963 in der Fassung 1995, aufgestellt von dem Hauptverband der gewerblichen Berufsgenossenschaften e.V., dem Bundesverband der landwirtschaftlichen Berufsgenossenschaften e.V. und dem Bundesverband der Unfallversicherungsträger der öffentlichen Hand e.V.

> Der Arzt, der sich um die Bestellung zum Durchgangsarzt bewirbt, muß folgende Voraussetzungen erfüllen:
> Er muß
> A. fachlich befähigt sein,
> B. entsprechend ausgestattet sein,
> C. zur Übernahme der Pflichten eines Durchgangsarztes bereits ein.
>
> Zu A. Fachliche Befähigung:
>
> Erforderlich sind:
> 1. eine abgeschlossene Facharzt-Weiterbildung zum Chirurgen oder Orthopäden,
> 2. Tätigkeit von mindestens je einem Jahr auf einer Unfallstation und in einer Unfallambulanz einschließlich Übungsbehandlungsabteilung,
> 3. eingehende Erfahrungen in den modernen Anästhesiemethoden,
> 4. Beherrschung der Röntgendiagnostik und der Bedienung des Röntgengerätes,
> 5. eingehende Kenntnisse in der Diagnostik und Indikationsstellung bei Verletzungen der Körperhöhlen, des Urogenitalapparates und des peripheren Nervensystems sowie eingehende Erfahrungen in der Wiederherstellungschirurgie und der prothetischen Versorgung,
> 6. eingehende Erfahrungen im durchgangsärztlichen Berichtswesen und in der Gutachtenerstellung,
> 7. eingehende Erfahrungen in der Einteilung beruflicher und sozialer Rehabilitationsmaßnahmen.

Über die geforderten Voraussetzungen muß der Bewerber geeignete Nachweise, wie z.B. Urkunden, Zeugnisse, Operationskataloge, Gutachtenkopien vorlegen, damit seine Qualifikation geprüft werden kann.

Der D-Arzt beurteilt und entscheidet, ob die Behandlung durch den Kassenarzt/Hausarzt ausreicht oder ob besondere Heilbehandlung angezeigt ist. Ist dies der Fall, so veranlaßt er sofort die erforderlichen Maßnahmen.

Der D-Arzt ist durch die Bestellung ermächtigt, besondere Heilbehandlung im Regelfall selbst durchzuführen, wenn dies nach Art und Schwere der Verletzung erforderlich ist.

Über seine Feststellungen zum Unfallhergang, über seine medizinischen Befunderhebungen und die getroffenen und notwendigen Maßnahmen sowie über seine Entscheidung über die Art der Behandlung hat der D-Arzt einen Bericht auf einem vereinbarten Vordruck »D 13 Durchgangsarztbericht« zu erstatten.

Sofern besondere Heilbehandlung nicht durchzuführen ist, hat der D-Arzt den Heilverlauf durch eine Nachschau zu überwachen. Auch darüber ist ein Bericht »D 9 A Nachschaubericht« zu erstellen.

Die Aufgaben des D-Arztes ergeben sich aus dem Abkommen Ärzte/Unfallversicherungsträger und der Anleitung für den D-Arzt. Diese Aufgaben werden dem D-Arzt mit seiner Bestellung übertragen. Am D-Arztverfahren sind alle Träger der gesetzlichen Unfallversicherung beteiligt.

4.4.1
Untersuchung des Verletzten

Mit der Untersuchung soll der Befund erhoben und die Diagnose gestellt werden. Die Untersuchung darf sich nicht nur auf den Ort der Gewalteinwirkung beschränken, sondern muß auch klarstellen, ob andere Körperteile, Körperersatzstücke oder Hilfsmittel (Prothesen, Zahnprothesen, Brillen o.ä.) betroffen sind. Der D-Arzt soll auch Zweifel über die Diagnose oder den ursächlichen Zusammenhang eines Leidens mit dem vom Versicherten geschilderten Ereignis klären. Dazu gehört das Befragen des Verletzten und ggf. seiner Begleitung nach dem Hergang des Ereignisses, dem Verhalten nach dem Ereignis, dem Zeitpunkt der Arbeitseinstellung und nach früheren Krankheiten oder Gebrechen.

4.4.2
Fachärztliche Erstversorgung

Anders als in der vertragsärztlichen Versorgung spielt im Hinblick auf den gesetzlichen Auftrag nach optimaler Wiederherstellung (§ 556 RVO, ab 1.1.97 § 26 SGB VII) die fachärztliche Erstversorgung die entscheidende Rolle. Deshalb ist aufgrund gesetzlicher oder vertraglicher Regelungen die sofortige Vorstellung des Verletzten beim D-Arzt vorzunehmen, wenn Arbeitsunfähigkeit besteht oder die Dauer der Behandlungsbedürftigkeit voraussichtlich länger als 1 Woche andauert oder erneut Behandlungsbedürftigkeit wegen eines zurückliegenden Arbeitsunfalles notwendig ist.

Sofern der Verletzte nach dem Unfall einen Vertragsarzt oder seinen Hausarzt aufsucht, ist dieser nach Ltnr. 29 des Abkommens Ärzte/Unfallversicherungsträger verpflichtet, den Unfallverletzten anzuhalten, sich unverzüglich einem D-Arzt vorzustellen, nachdem die sofort notwendigen ärztlichen Maßnahmen zur Herstellung der Transportfähigkeit durchgeführt worden sind. Nach Ltnr. 12 des Abkommens umfaßt diese erste ärztliche Versorgung diejenigen ärztlichen Leistungen, die den Rahmen des sofort Notwendigen nicht überschreiten. Damit ist die Aufgabenverteilung zwischen dem zuerst tätigen Allgemeinarzt und dem D-Arzt definiert. Die endgültige Versorgung einschließlich Röntgendiagnostik und Tetanusprophylaxe ist nach der Vertragslage allein Aufgabe des D-Arztes.

Von der Vorstellung beim D-Arzt sind befreit: Verletzte mit isolierten Augen- oder Hals-Nasen-Ohren-Verletzungen, Verletzte, die sich bereits in chirurgischer oder entsprechender orthopädischer Fachbehandlung befinden, und Verletzte, die von einem H-Arzt behandelt werden sowie Versicherte mit einer Berufskrankheit.

Der D-Arzt soll andere Ärzte, ggf. auch des gleichen Fachgebietes, hinzuziehen, wenn er wegen der Besonderheit der Verletzung dies für erforderlich hält.

Er soll Ärzte anderer Fachrichtung zuziehen, wenn bei der Art der Verletzung der Verdacht auf Mitbeteiligung eines entsprechenden Organs oder Organsystems besteht. Bei Kopfverletzungen mit Gehirnbeteiligung oder Verdacht auf Gehirnbeteiligung ist ein Arzt für Neurologie hinzuzuziehen.

Der D-Arzt kann nach pflichtmäßigem Ermessen zur Klärung der Diagnose einen Arzt für Röntgenologie zuziehen.

Die fachärztliche Erstversorgung durch den D-Arzt ist in jedem Falle von ihm durchzuführen. Dabei spielt die Entscheidung über die Art der Behandlung keine Rolle. Ungeachtet der fachlichen Qualifikation des D-Arztes auf unfallmedizinischem Gebiet kann die Hinzuziehung anderer Ärzte sowohl des eigenen (z.B. Handchirurgen) als auch eines anderen Fachgebietes (z.B. Neurologen, Internisten) notwendig werden, um das bestmögliche Heilergebnis zu erzielen.

Ltnr. 26 des Abkommens Ärzte/Unfallversicherungsträger gibt dem D-Arzt im Sinne einer Steuerungsfunktion nicht nur die Möglichkeit, solche Ärzte in Namen und auf Kosten des Unfallversicherungsträgers zur Klärung der Diagnose und/oder zur Mitbehandlung zuzuziehen, sondern verpflichtet ihn sogar bei bestimmten Fallgestaltungen hierzu.

4.4.3
Art der Behandlung

Besondere Heilbehandlung
Aufgrund der Untersuchung entscheidet der D-Arzt, ob besondere Heilbehandlung erforderlich ist. Diese kommt nach Ltnr. 5 Nr. 1 des Abkommens Ärzte/Unfallversicherungsträger dann in Betracht, wenn Art oder Schwere der Verletzung diese erfordern, um das Ziel der Heilbehandlung (§ 556 RVO, ab 1.1.97 § 26 SGB VII) zu erreichen. Die besondere Heilbehandlung soll grundsätzlich vom D-Arzt bis zum Ende der Behandlung selbst durchgeführt werden. Sofern sich im Laufe der Behandlung herausstellt, daß besondere Heilbehandlung nicht mehr erforderlich ist, aber weiterhin Behandlungsbedürftigkeit besteht, hat der D-Arzt den Unfallverletzten an den Vertragsarzt/Hausarzt zu verweisen.

Nach Ltnr. 8 des Abkommens Ärzte/Unfallversicherungsträger soll i.allg. bei nicht mehr als 20% aller Fälle von Verletzungen besondere Heilbehandlung durchgeführt werden. Dieser Wert ist nach den Statistiken der Unfallversicherungsträger absolut realistisch. Bei der Notwendigkeit stationärer Behandlung ist grundsätzlich besondere Heilbehandlung einzuleiten. Fälle des Verletzungsartenverfahrens sind in eines der von den Unfallversicherungsträgern bezeichneten zugelassenen Krankenhäuser zu überweisen. Falls Zweifel in tatsächlicher oder medizinischer Hinsicht an dem Vorliegen eines Arbeitsunfalles bestehen, ist vor Einleitung der besonderen Heilbehandlung die Entscheidung des Unfallversicherungsträgers einzuholen.

Verletzungsartenverfahren
Als Verletzungsartenverfahren wird die berufsgenossenschaftliche stationäre Behandlung von bestimmten schweren Verletzungen in ausgewählten Krankenhäusern bezeichnet. Bei bestimmten, in einem Katalog aufgeführten schweren Verletzungen kann die optimale Rehabilitation nach den Erfahrungen der Unfallversicherung nur durch Behandlung in Krankenhäusern, die bestimmte Voraussetzungen im personellen, baulich-technischen und operativen Bereich erfüllen, erreicht werden (Tabelle 4.4).

Durch die auf gesetzlichen und vertraglichen Grundlagen entwickelten organisatorischen Vorgaben wird entsprechend den Grundsätzen der Rechtzeitigkeit und der durch Katalogisierung der Verletzungen vorgenommenen Auswahl erreicht, daß Unfallverletzte mit einer Katalogverletzung baldmöglichst nach dem Unfall einem von den Unfallversicherungsträgern ausgewählten Krankenhaus zugewiesen werden. Niedergelassene Ärzte und Chefärzte der nicht dafür zugelassenen Krankenhäuser sind nach Herstellung der Transportfähigkeit zur Überweisung verpflichtet. Besondere Heilbehandlung einschließlich der fachgerechten Erstversorgung kann in solchen Fällen nur in einem ausgewählten (zugelassenen) Krankenhaus durchgeführt werden. Dies gilt im Grundsatz auch für die nach Abschluß der Krankenhausbehandlung notwendige ambulante weitere Behandlung.

Voraussetzung für die Zulassung eines Krankenhauses zum Verletzungsartenverfahren ist

- positive Beurteilung der Bedarfsfrage,
- Qualifikation des verantwortlichen Arztes,
- Vorhaltung weiteren Fachpersonals,
- Erfüllung bestimmter baulich-technischer Bedingungen,
- Vorhaltung bestimmter operativer Bedingungen,
- Übernahme von definierten Pflichten im Verhältnis zu den Trägern der gesetzlichen Unfallversicherung.

Tabelle 4.4. Verzeichnis von Verletzungen des Verletzungsartenverfahrens

1. Ausgedehnte oder tiefgehende Verbrennungen oder Verätzungen
2. Ausgedehnte oder tiefgehende Weichteilverletzungen
3. Quetschungen mit drohenden Ernährungsstörungen, ausgenommen an Fingern und Zehen
4. Verletzungen mit Eröffnung großer Gelenke
5. Eitrige Entzündungen der großen Gelenke
6. Verletzungen der großen Nervenstämme an Arm oder Bein und Verletzungen der Nervengeflechte
7. Quetschungen oder Prellungen des Gehirns (Contusio oder Compressio cerebri)
8. Quetschungen oder Prellungen der Wirbelsäule mit neurologischen Ausfallerscheinungen
9. Brustkorbverletzungen, wenn sie mit Eröffnung des Brustfells, mit erheblichem Erguß in den Brustfellraum, mit stärkerem Blutverlust oder mit Beteiligung innerer Organe verbunden sind
10. Stumpfe oder durchbohrende Bauchverletzungen
11. Verletzungen der Niere- oder Harnwege
12. Verrenkungen der Wirbel des Schlüsselbeins, im Handwurzelbereich, des Hüftgelenks, des Kniegelenks oder Fußwurzelbereichs
13. Verletzungen der Beugesehnen der Finger, der körperfernen Sehne des Armbizeps und der Achillessehne
14. Folgende Knochenbrüche:
    a) Offene Brüche des Hirnschädels
    b) Geschlossene Brüche des Hirnschädels mit Gehirnbeteiligung, ausgenommen mit leichter Gehirnerschütterung
    c) Brüche im Augenhöhlenbereich
    d) Wirbelbrüche, ausgenommen Dorn- und Querfortsatzbrüche
    e) Schulterblatthalsbrüche mit Verschiebung
    f) Offene Brüche des Ober- und Unterarms
    g) Geschlossene Brüche des Ober- und Unterarms mit starker Verschiebung oder mit Splitterung, ausgenommen Speichenbrüche an typischer Stelle
    h) Brüche mehrerer Röhrenknochen oder mehrfache Brüche eines Röhrenknochens
    i) Beckenbrüche, ausgenommen Beckenschaufelbrüche und unverschobene Scham- und Sitzbeinbrüche
    j) Brüche des Oberschenkels einschließlich des Schenkelhalses
    k) Klaffende Brüche oder Trümmerbrüche der Kniescheibe
    l) Offene Brüche des Unterschenkels
    m) Geschlossene Brüche des Unterschenkels mit starker Verschiebung oder Splitterung
    n) Brüche eines Knöchels mit Verschiebung oder Splitterung
    o) Brüche des Fersenbeins mit stärkerer Höhenverminderung oder Verschiebung, Brüche des Sprungbeins, verschobene Brüche des Kahn- oder Würfelbeins oder eines Keilbeins
    p) Stark verschobene oder abgeknickte Brüche eines Mittelfußknochens

Tabelle 4.5. Anforderungen der gesetzlichen Unfallversicherungsträger für die Zulassung von Krankenhäusern zur Behandlung Schwer-Unvallverletzter (Verletzungsartenverfahren) – Stand Januar 1994 – Herausgegeben von dem Hauptverband der gewerblichen Berufsgenossenschaften e.V., dem Bundesverband der landwirtschaftlichen Berufsgenossenschaften e.V. und dem Bundesverband der Unfallversicherungsträger der öffentlichen Hand e.V.

1.0 Allgemeines
1.1 Die Zahl der im Verletzungsartenverfahren (§ 6 der Bestimmungen des Reichsversicherungsamtes vom 19. Juni 1936, Verzeichnis der Verletzungsarten vom 1. Juli 1966) stationär zu behandelnden Verletzten muß so groß sein, daß
für die Ärzte die Gewähr besteht, qualifizierte unfallmedizinische Erfahrungen fortlaufend zu sammeln; diese Voraussetzung ist im allgemeinen erfüllt, wenn im Jahr mindestens 50 Verletzte im Verletzungsartenverfahren behandelt werden;
ferner
die gründliche unfallmedizinische Fortbildung der Ärzte (u.a. durch Bereitstellung unfallmedizinischer Literatur und Gelegenheit zur Teilnahme an unfallmedizinischen Veranstaltungen)
und
die gründliche Unterweisung sowie die Aus- und Fortbildung der nichtärztlichen Mitarbeiter gesichert ist.
1.2 Die personellen Voraussetzungen nach 2.0 müssen erfüllt sein.
1.3 Diagnostische und therapeutische Einrichtungen nach 3.0 müssen vorhanden sein.
2.0 Ärzte und Mitarbeiter
2.1 Die Zulassung eines Krankenhauses zum Verletzungsartenverfahren ist nur möglich, wenn die Behandlung der Verletzten in einer von einem Arzt nach 2.2 verantwortlich geleiteten chirurgischen Abteilung oder Klinik erfolgt. Ein Belegkrankenhaus oder eine Belegabteilung entsprechen dieser Forderung nicht.
2.2 Der für die Versorgung Unfallverletzter verantwortliche Arzt – Chefarzt oder anderer leitender Arzt – muß über die Teilgebietsbezeichnung »Unfallchirurgie« verfügen. Dieser Arzt muß mindestens eine vierjährige Tätigkeit nach der Anerkennung als Chirurg in einem zum Verletzungsartenverfahren zugelassenen Krankenhaus nachweisen, überwiegend in der Unfallchirurgie tätig gewesen sein und über besondere Kenntnisse und Erfahrungen auf dem Gebiet der Behandlung und Begutachtung von Unfallverletzten verfügen.
2.3 Der Arzt nach 2.2 muß über eingehende Kenntnisse und Erfahrungen in der Einleitung beruflicher und sozialer Rehabilitationsmaßnahmen verfügen.
2.4 Die Tätigkeit des Arztes nach 2.2 muß auf das Krankenhaus beschränkt bleiben; er darf außerhalb des Krankenhauses keine Praxis ausüben.
2.5 Neben dem Arzt nach 2.2 muß in seiner Abteilung oder Klinik ein weiterer Arzt für Chirurgie mit unfallmedizinischer Qualifikation angestellt sein.
2.6 Die Betreuung der Schwer-Unfallverletzten hat unter der Aufsicht und Verantwortung des Arztes nach 2.2 zu erfolgen.
2.7 Die fachärztliche Versorgung muß jederzeit gesichert sein.
2.8 Am Krankenhaus muß eine fachärztliche anästhesiologische und intensivtherapeutische Versorgung jederzeit gewährleistet sein.
2.9 Es ist sicherzustellen, daß alle für die Betreuung von Unfallverletzten erforderlichen Ärzte jederzeit zugezogen werden können.
2.10 Für die krankengymnastisch-physikalische Therapie müssen ausgebildete Mitarbeiter in genügender Zahl zur Verfügung stehen; der Arzt nach 2.2 ist für die Durchführung und Überwachung dieser Behandlung verantwortlich.
2.11 Medizinisch-technische Assistenten für Röntgen- und Labortätigkeit müssen in so ausreichender Zahl zur Verfügung stehen, daß ständige Dienstbereitschaft gewährleistet ist.
2.12 Geeignete Schreibkräfte müssen in ausreichender Zahl zur Verfügung stehen, so daß eine ordnungsgemäße und fristgerechte Abwicklung der Berichterstattung und Begutachtung sichergestellt ist.
3.0 Einrichtungen
Es müssen vorhanden sein:
3.1 Geschlossene Krankenwagenanfahrt.
3.2 Reanimations- und Schockraum mit den erforderlichen Einrichtungen.
3.3 Untersuchungs- und Behandlungsraum.
3.4 Arzt- und Schreibzimmer.
3.5 Operationsabteilung:
3.5.1 Geschlossene Operationsabteilung gemäß Anlage zu Ziffer 4.3.3 der »Richtlinie für Krankenhaushygiene und Infektionsprävention« des Bundesgesundheitsamtes in der Fassung vom Juni 1990. Für die Zulassung des Krankenhauses ist das Vorhandensein von Operationseinheiten für Operationen der Gruppen A, B und C Voraussetzung.
3.5.2 Innerhalb der Operationsabteilung muß eine Operationseinheit für Knochen- und Gelenkoperationen sowie für andere Operationen mit vergleichbaren hohen Anforderungen an die Asepsis vorhanden sein.
3.5.3 Sind in einer Operationsabteilung auch Einheiten für die Operationsgruppe C untergebracht, müssen hygienisch einwandfreie Funktionsabläufe gesichert sein.
3.5.4 Leistungsfähige Narkoseeinheiten, Überwachungsgeräte, Ausrüstungen für Schockbekämpfung und Wiederbelebung.
3.5.5 Das erforderliche Instrumentarium.
3.5.6 Röntgengeräte in ausreichender Zahl zur ausschließlichen Verwendung in der aseptischen Operationsabteilung mit mindestens einem Bildverstärker mit Fernsehteil.
3.5.7 Für die Operationseinheiten der Gruppen A und B einerseits sowie C andererseits getrennte Einrichtungen für das Anlegen von Gipsverbänden.
3.5.8 Normentsprechende getrennte Sterilisationsmöglichkeiten für den septischen und aseptischen Operationsbereich, sofern nicht eine Zentralsterilisation vorhanden ist.
3.6 Möglichkeiten zur Intensivbehandlung.
3.7 Röntgenabteilung:
3.7.1 Ständig dienstbereite stationäre Röntgeneinrichtung mit Sicherstellung von tomo- und angiographischen oder gleichwertigen Untersuchungsmethoden.
3.7.2 Transportable Röntgengeräte.
3.8 Abteilung für krankengymnastisch-physikalische Therapie mit entsprechend ausgestatteten Räumen für krankengymnastische Einzel- und Gruppenbehandlung, elektrotherapeutische, hydro- und balneotherapeutische Anwendungen sowie Bewegungsbad.
3.9 Räume und Ausstattung für endoskopische Untersuchungen.
3.10 Ständig dienstbereites Labor.
4.0 Pflichten:
4.1 Die Unfallversicherungsträger sind bei der Durchführung ihrer gesetzlichen Aufgaben von dem Krankenhausträger und den Ärzten zu unterstützen, insbesondere sind die rechtzeitigen Meldungen von Aufnahme und Entlassung sowie Erstattung von Berichten und Gutachten sicherzustellen.
4.2 Der Krankenhausträger hat sicherzustellen, daß die Unfallverletzten dem für ihre Versorgung zuständigen Arzt nach 2.2 zugeleitet werden. Ist dieses nicht möglich, so hat der für die Behandlung zuständige Arzt den Arzt nach 2.2 alsbald zu verständigen.
Der Krankenhausträger und der behandelnde Arzt sind weiterhin verpflichtet, Verlegungsersuchen der Unfallversicherungsträger Folge zu leisten.

Tabelle 4.5. Fortsetzung.

4.3 Über die Unfallverletzten sind vollständige Krankenblätter dokumentationsgerecht zu führen und aufzubewahren. Es ist zu gewährleisten, daß Krankengeschichten entsprechend der Vereinbarung des Abkommens Ärzte/Unfallversicherungsträger (Ltnr. 65) und Röntgenaufnahmen jederzeit den Unfallversicherungsträgern zur Einsicht zur Verfügung stehen. Die Anfertigung von Röntgenaufnahmen auf Papier ist bei Unfallverletzten unzulässig. 4.4 Ärztliche Unterlagen (Krankenblätter, Röntgenaufnahmen usw.) über Unfallverletzte sind mindestens 20 Jahre aufzubewahren. 4.5 Das Krankenhaus hat am Rettungswesen mitzuwirken und Ärzte zu stellen sowie der Stationierung von Rettungswagen am Krankenhaus zuzustimmen. 4.6 Das Krankenhaus hat seine Einrichtungen dem jeweiligen Stand der wissenschaftlichen und technischen Entwicklung anzupassen und den entsprechenden allgemeinverbindlichen Anforderungen der Unfallversicherungsträger nachzukommen.	5.0 Dauer der Zulassung: 5.1 Die Zulassung eines Krankenhauses ist an die Person des verantwortlichen Arztes nach 2.2 gebunden. Sie endet bei seinem Ausscheiden. Der zuständige Landesverband der gewerblichen Berufsgenossenschaften ist von einem beabsichtigten Arztwechsel so rechtzeitig zu verständigen, daß er vor der Wahl eines Nachfolgers seine Stellungnahme abgeben kann. Die erneute Zulassung wird vom zuständigen Landesverband geprüft. Eine nochmalige Überprüfung erfolgt auch dann, wenn wesentliche Voraussetzungen nach 1.1 und 3.0 ff. nicht mehr erfüllt sind. Der zuständige Landesverband ist auch über das Ausscheiden eines Arztes nach 2.5 zu unterrichten. 5.2 Der Krankenhausträger kann auf die Zulassung verzichten. Hierüber hat er den zuständigen Landesverband rechtzeitig zu verständigen. 5.3 Der Landesverband kann die Zulassung jederzeit widerrufen. Ein solcher Widerruf wird insbesondere für den Fall vorbehalten, daß wesentliche Voraussetzungen dieser »Anforderungen« nicht mehr erfüllt sind.

Die Bedingungen sind im einzelnen in den Anforderungen der gesetzlichen Unfallversicherungsträger für die Zulassung von Krankenhäusern zur Behandlung Schwer-/Unfallverletzter (Verletzungsartenverfahren) – Stand Januar 1994 – aufgeführt. Alle darin genannten Bedingungen müssen erfüllt sein, nur dann kann eine Zulassung durch den regionalen zuständigen Landesverband der Gewerblichen Berufsgenossenschaft auf Antrag des Krankenhausträgers ausgesprochen werden (Tabelle 4.5).

Allgemeine Heilbehandlung

Sofern nach Art und Schwere der Verletzung keine besondere Heilbehandlung notwendig erscheint, ist die erforderliche ärztliche Behandlung als allgemeine Heilbehandlung grundsätzlich durch den Vertragsarzt/Hausarzt durchzuführen.

Der D-Arzt soll bei den Verletzten, die er nicht in eigene Behandlung genommen hat, den Fortgang der Heilbehandlung durch Nachschau überwachen, soweit es aus medizinischen Gründen erforderlich ist.

Falls der Verletzte seinen Wohnsitz nicht im Bezirk des erstbehandelnden D-Arztes hat, ist einer der D-Ärzte auf dem Handzettel »D 9 C« anzugeben, in dessen D-Arztbezirk der Verletzte wohnt.

Für Unfallverletzte, die in allgemeiner Heilbehandlung eines D-Arztes, H-Arztes, oder eines Arztes für Chirurgie oder Orthopädie verbleiben, ist eine Nachschau nicht anzuordnen.

Der Zeitpunkt der Nachschau wird bei der ersten durchgangsärztlichen Untersuchung und jeder weiteren Nachschau angeordnet und ist auf den entsprechenden Berichten zu vermerken.

Dem Verletzten ist der Handzettel »D 9 C« auszuhändigen, der für Ausländer auch in Fremdsprachen zur Verfügung steht.

Der D-Arzt nimmt auch bei der Nachschau den aktuellen Befund auf und prüft, ob der Verletzte weiter ärztlicher Behandlung bedarf. Soweit erforderlich, macht er Behandlungsvorschläge.

Er stellt fest, ob die bisherige Behandlung ausreicht oder nunmehr besondere Heilbehandlung notwendig ist. Diese leitet er dann unverzüglich ein. Über das Ergebnis jeder Nachschau ist mit dem Vordruck »D 9 A«

Tabelle 4.6. Entscheidungshilfen zur Differenzierung von Arbeits- und Wegeunfällen

Als Entscheidungshilfen können folgende Fragen hilfreich sein: *Arbeitsunfall*   – Welche Tätigkeit wurde zum Unfallzeitpunkt ausgeübt?   – Welches Werkstück/Welcher Werkstoff wurde be- oder verarbeitet?   – Welchen Zwecken diente die Tätigkeit?   *Wegeunfall*   – Woher kam der Verletzte?   – Wohin wollte er sich begeben?   – Welchen Zwecken diente der Weg?   – Handelt es sich um den direkten Weg?   Wenn nein: Welche Gründe waren maßgebend?   Angaben im D-Arztbericht, wie z. B.   – bei der Arbeit gestürzt/geschnitten   – vom Hund gebissen   – mit Fahrrad gestürzt,   reichen zur Beurteilung, ob ein Versicherungsfall vorliegt, nicht aus; sie machen Rückfragen notwendig und verzögern die Bereitstellung der erforderlichen Leistungen. Ungenaue oder lückenhafte Aufzeichnungen sind nicht selten die Ursache für langwierige Streitigkeiten zwischen den Beteiligten mit Einschaltung von Gutachtern und Sozialgerichten.

zu berichten. Der Bericht ist 4fach zu fertigen und dem Unfallversicherungsträger in Urschrift, der Krankenkasse und dem behandelnden Arzt im Durchschlag, möglichst noch am Tage der Untersuchung zu übersenden.

4.4.4 Berichterstattung

Über die vom D-Arzt getroffenen Feststellungen zur Person, zum Unfallhergang, zum Befund, zur Diagnostik und zur Erstversorgung sowie zu der Art der Behandlung (Besondere oder Allgemeine Heilbehandlung) ist ein D-Arztbericht (Vordruck »D 13«) zu erstellen. Die Frage, ob ein Arbeits- bzw. Wegeunfall vorliegt, läßt sich anhand von bestimmten Kriterien entscheiden (Tabelle 4.6 und Abb. 4.7).

Bei *Kopfverletzungen* mit Gehirnbeteiligung oder Verdacht auf Gehirnbeteiligung ist dem Unfallversicherungsträger mit dem D-Arztbericht der Ergänzungsbericht nach Vordruck »D (H) 13 A (Kopf)« zu erstatten. Der Bericht berührt die Verpflichtung zur alsbaldigen Hinzuziehung eines Neurologen nicht.

Durch den Unfall hervorgerufene *Gebißschäden* sind näher zu bezeichnen. Sind Kopfverletzungen

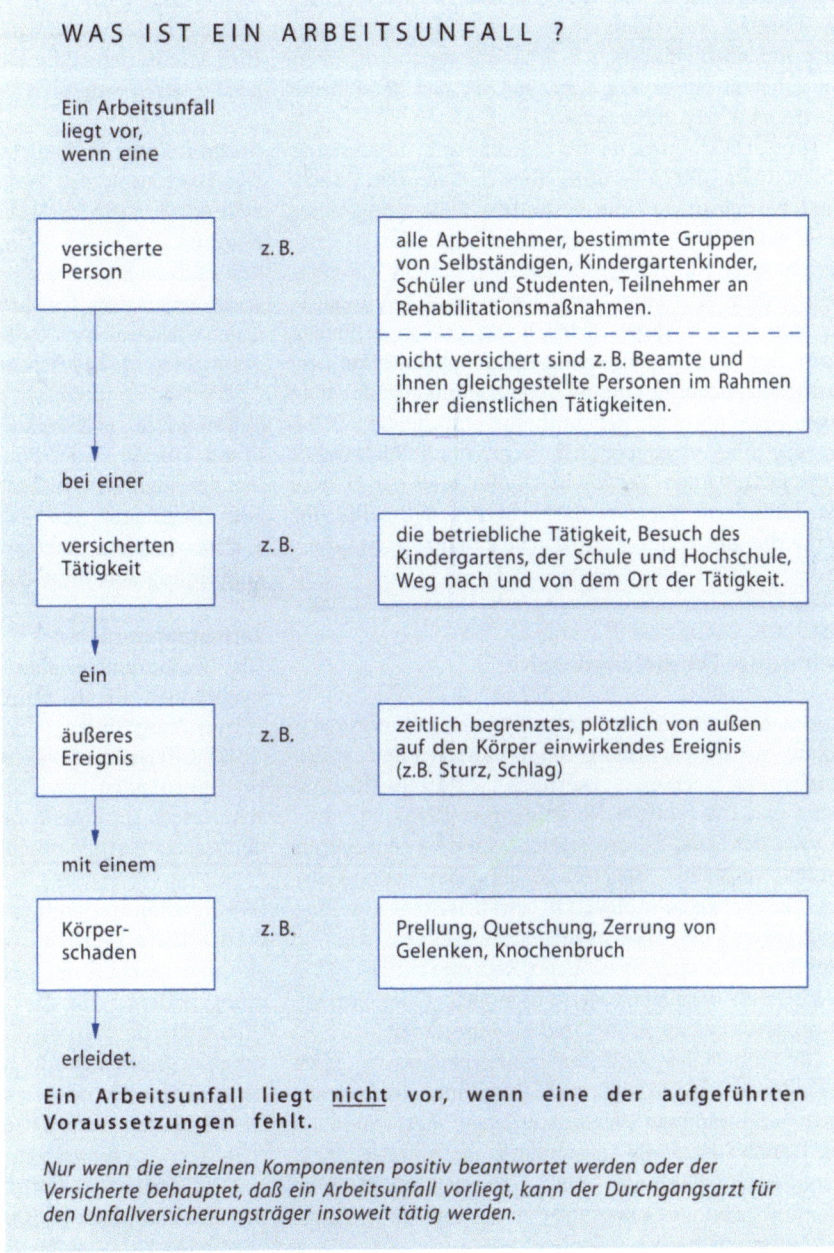

Abb. 4.7. Entscheidungskriterien für einen Arbeitsunfall

ohne Gehirnbeteiligung mit Gebißschäden verbunden, ist der Zahnbefund im D-Arztbericht niederzulegen.

Bei Verdacht auf *Kniebinnenschaden* erstattet der D-Arzt zusätzlich den Ergänzungsbericht nach Vordruck »D (H) 13 B (Knie)«.

Bei Unfällen durch *elektrischen Strom* ist vom D-Arzt zusätzlich der Ergänzungsbericht nach Vordruck »D (H) 13 C (Elektrischer Unfall)« mit Durchschlag zu erstatten.

Bei schweren *Verbrennungen* (2. und 3. Grades) ist vom D-Arzt zusätzlich der Ergänzungsbericht nach Vordruck »D (H) 13 D (Schwere Verbrennungen)« mit Durchschlag zu erstatten.

Bei *Handverletzungen* ist vom D-Arzt zusätzlich der Ergänzungsbericht »D (H) 13 E (Handverletzungen)« zu erstatten. Außerdem ist zu entscheiden, ob besondere Rehamaßnahmen, z.B. Behandlung durch einen Spezialisten, notwendig sind, ggf. ist der Versicherte an diesen Arzt zu überweisen.

Die sachlich zutreffende, schnelle und umfassende Ausfertigung des D-Arztberichtes hat für den Unfallversicherungsträger eine besondere Bedeutung, denn in ca. 80% aller Unfallverletzungen bildet der D-Arztbericht oder ein ihm gleichgestellter Bericht die erste Information über einen Versicherungsfall. Je eindeutiger der Bericht ausgeschrieben ist, um so schneller kann der Unfallversicherungsträger über seine Leistungsverpflichtung und die Bereitstellung der notwendigen Leistungen zur Rehabilitation entscheiden. Diese Entscheidung verzögert sich, wenn noch Rückfragen notwendig werden. So gesehen sollte auch der D-Arzt ein besonderes Interesse daran haben, daß seine Berichte die inhaltliche erforderliche Qualität aufweisen.

4.5
Ambulanter Behandlungsbereich

Eine wesentliche Voraussetzung für den reibungslosen Ablauf in der Behandlung von Unfallverletzten ist die Einrichtung einer zentralen Notfallaufnahme (Abb. 4.3). Die zentrale Notaufnahme (ZNA) ist, ähnlich wie der poliklinische Bereich, von dem stationären Bereich vollständig abgetrennt, um einen reibungslosen unabhängigen Ablauf zu gewährleisten. Im Eingangsbereich der ZNA werden die Patienten, die mit dem Privatfahrzeug bzw. einem Rettungsmittel (RTW, NAW, RHS) angeliefert werden, zunächst der Patientenregistrierung zugeführt und aufgenommen.

Die ambulanten Patienten gelangen dann in einen gesonderten Bereich, die ambulante Zone, und werden einer beschleunigten Behandlung zugeführt, wohingegen Unfallverletzte als Liegendaufnahmen entweder in gesonderten Kabinen, den Untersuchungsräumen oder im Falle des Schwerstverletzten im Schockraum weiterbehandelt werden (Abb. 4.3).

Ein ganz wesentlicher Gesichtspunkt ist, daß die obengenannte Versorgung der Unfallpatienten zentralisiert abläuft, d.h. die einzelnen Räumlichkeiten unmittelbar benachbart und frei einsehbar sind. Dies ermöglicht ein systematisches Vorgehen und einen störungsfreien Ablauf.

4.5.1
Voraussetzungen für Weichteilverletzungen

Der größte Anteil der ambulant zu versorgenden Verletzungen sind Weichteilverletzungen. Hierzu zählen sämtliche Verletzungen des Integmentums, alle ligamentären Verletzungen, sowie die Vielzahl der Hand- und Fußverletzungen. Die Infrastruktur einer unfallchirurgischen Klinik muß daher die reibungslose Behandlung dieser häufig vorkommenden Verletzungen garantieren.

Diagnostische Hilfsmittel
Die Diagnostik der Weichteilverletzungen umfaßt im wesentlichen die klinische Untersuchung sowie die Sonographie. Hiermit können 95% aller Weichteilläsionen differenziert werden. Eine Röntgenuntersuchung dient neben dem Frakturausschluß dem Nachweis von Gelenkinstabilitäten (gehaltene Aufnahmen) und der Fremdkörperlokalisierung.

Die Sonographie hat sich im letzten Jahrzehnt zunehmend in der Notfalldiagnostik durchgesetzt. Neben ihrem Einsatz in der Beurteilung von intraabdominellen Verletzungen (s. Teil III, Kap. 10), hat sie auch in der Diagnostik von Weichteilverletzungen jeglicher Art, sowie beim Nachweis von Hämatomen oder Ergußbildung zunehmend an Bedeutung gewonnen.

Verbandmaterialien
Die Verbandmaterialien zählen zu den Versorgungsmaterialien, die als Einmalartikel in der Notaufnahme Verwendung finden.

Zu differenzieren ist zwischen den Weichverbänden, Fertigverbänden und den Hartverbänden (s. Abschn. 4.5.2). In diesem Kapitel sollen die Weichverbände und die Fertigverbände näher erläutert werden.

Weichverbände. Sämtliche Artikel entsprechen den gebräuchlichen Verbandstoffen nach dem Deutschen Normenausschuß der Textilindustrie (DNA). Die Normung bedeutet für die Praxis, daß die Qualität und Quantität, d.h. also die Beschaffenheit und die Abmessung der Verbandstoffe, festgelegten Richtlinien unterliegen. Diese werden entsprechend von den Firmen in einer Packung ausgegeben und sind mit einem Kurzzeichen des Güteausweises gekennzeichnet (Tabelle 4.7).

Die Verbandtechnik ist in jeder Unfallchirurgie gewissen Traditionen unterworfen und entsprechend nur bedingt als standardisiertes Konzept anzubieten.

Tabelle 4.7. Verwendete Verbandmaterialien in der Notaufnahme, für den stationären Bereich wird dasselbe Spektrum verwendet. Es werden die notwendigen Klebebinden sowie Verbandsbinden (Mull und elastische Binden) aufgelistet

Kreppapier	6 cm, 8 cm, 10 cm	
Leukotape	3,75 cm, 5 cm	10 cm lang
Tricoplast, klebende längs- und querelastische Binde	6 cm, 8 cm, 10 cm	2,5 m lang
Acrylastic, klebende längselastische Binde	6 cm, 8 cm, 10 cm	2,5 m lang
Leukostrip, Klebestreifen	4 mm × 38 mm, 6,4 mm × 102 mm, 13 mm × 102 mm	
Metalline Kompressen	8 cm × 10 cm, 10 cm × 12 cm	
Lenkideal, elastische Binden	6 cm, 8 cm, 10 cm, 12 cm, 15 cm	
Mullbinden	4 cm, 8 cm, 12 cm	4 m lang
Elastomull, elastische Mullbinde	6 cm, 8 cm, 10 cm, 12 cm	
Haftelast, elastische Mullbinde	8 cm, 10 cm	
Cellaform, thermoplastischer Kunststoff	2,4 mm × 30,5 cm	6 m lang

Fertigverbände. Neben den obengenannten Verbänden werden redressierende Verbände unterschieden, wie sie z. B. für die Reposition und Ruhigstellung der Klavikulafraktur und der AC-Gelenksprengung eingesetzt werden (Tabelle 4.8). Redressierend wirken aber auch Bindenverbände, die an allen Extremitäten eingesetzt werden können und die sich bei Sportverletzungen als Stützverbände »Taping« bewährt haben. Diese elastischen Stützverbände sollen durch gleichmäßige Kompression das Anschwellen von Gliedmaßen verhindern oder den Bandapparat der Gelenke stützen. Beim Anlegen eines Pflasterverbandes (Tapeverband) wird die Extremität so gehalten, wie sie ruhiggestellt werden soll. Diese Stellung muß während der ganzen Dauer des Wickelns beibehalten werden. Gelenke werden immer in Mittelstellung fixiert. Dadurch lassen sich schmerzhafte Endstellungen vermeiden.

Funktionsverbände. Eine weitere Gruppe sind die sog. Funktionsverbände. Diese Gruppe beinhaltet alle Schienungen und Verbände, die eine konservativ-funktionelle Behandlung ermöglichen. Das Spektrum der Anwendung dieser Verbände wird in den letzten Jahren ständig erweitert. Sie finden sowohl in der ambulanten als auch in der postoperativen Behandlung ein besonderes Anwendungsgebiet. Wir unterscheiden hier verschiedene Gruppen:

- Kunststoff-Hülsen-Schienenverbände (Brace), die eine konservativ-funktionelle Behandlung verschiedener Schaftfrakturen (Humerus, Ulna, Tibia) ermöglichen.
- Kunststoffschienenverbände, die mit speziellen Feder- oder elastischen Zugeinrichtungen ausgerüstet sind und ihre Anwendung bei Streck- oder Beugesehnendurchtrennung, insbesondere an der Hand, Verwendung finden (Kleinert-Schienenverband).

Tabelle 4.8. Verwendete Fertigverbände in der Notaufnahme (*XS* Extra Small, *S* Small, *M* Medium, *L* Large, *XL* Extra Large)

Gilchrist	XS, S, M, L, XL
Rucksackverband	S, M, L
Halskrawatten nach Schanz	8 cm, 10 cm, 12 cm
Collafoam-Halskrawatten	Klein, mittel, groß
Stacksche Fingerschienen	Größe 1, 2, 3, 4
Böhler-Fingerschienen	
1-Finger- und 2-Finger-Schienen	
Aluminiumschienen Typ Aluform 24	3 Längen/gleichbleibende Breite
Link-AC-Gelenkbandage	Klein, mittel, groß
Knöchelschienen MHH	Klein, mittel, groß rechts, links
Knöchelschienen Caligamed	Klein, mittel, groß rechts, links
Ortopedia-Alufingerschienen	
Cuff'n collar	5 cm × 6 m, 7,5 cm × 6 m

- Funktionsverbände, die bei einer Kniebandinstabilität zur Anwendung kommen. Diese Schienen ermöglichen die limitierte Bewegung des Kniegelenkes in Streckung und Beugung, die sowohl bei einer komplexen Seitenbandinstabilität, als auch nach operativer Versorgung der Kreuzbänder eingesetzt werden kann (s. Kap. 7).
- Spezialschuhe, die in den letzten Jahren zum Einsatz gekommen sind. Ihr Anwendungsgebiet betrifft neben der klassischen Außenbandruptur jetzt auch zunehmend den Einsatz der konservativ-funktionellen Behandlung der Achillessehne. Hinzu kommt die funktionelle Behandlung nach konservativer oder operativer Behandlung der Außenknöchel- und Mittelfußfrakturen.

Eine besondere Gruppe stellen die *Stützverbände*, die zur Stabilisierung einer Halswirbelsäulenfraktur oder einer diskoligamentären Instabilität eingesetzt werden. Hier werden neben den Zervikalstützen (Camp- bzw.

Schanz-Krawatte) heutzutage auch andere Kunststoffstützschiene (wie z. B. die sog. »Stiffneck«) unterschieden.

Diese Übersicht verdeutlicht die Vielfalt der unter verschiedenen Indikationen heute zur Anwendung kommenden Verbände und Verbandtechniken. Die adäquate Anwendung erfordert eine besondere Infrastruktur. Das Notaufnahmepflegeteam muß eine besondere Schulung und eine langjährige Erfahrung gewährleisten können.

4.5.2
Voraussetzungen für knöcherne Verletzungen

Neben der klassischen Gipsbehandlung hat sich im letzten Jahrzehnt eine Vielzahl von Hartverbänden durchgesetzt.

Für die Anlage von Gipsen und Hartverbänden waren seit jeher spezielle Räumlichkeiten und besondere Geräte erforderlich. In vielen Fällen (bei dislozierten Frakturen) ist vor Anlage des Gips- oder Hartverbandes initial eine Reposition vorzunehmen, auch hierfür sind spezielle Geräte und Instrumente erforderlich, die im folgenden detailliert aufgeführt werden sollen.

Einrichtungen zur Gipsanlage

Gipsraum. Der Gipsraum ist ebenso wie die kleinen Operationssäle mit einer besonderen Wand- und Bodenauflage ausgestattet. Sämtliche Einbauschränke sollten aus hygienischen Gründen leicht zu säubern sein, hierfür eignet sich meist eine Einrichtung mit Nirosta-Stahl-Auflage und integriertem Waschbecken. Für die Lagerung der für das Gipsen notwendigen Utensilien sind Nirosta-Wandregale zu installieren (Abb. 4.8). Jeder Raum sollte mit einer Deckenlaufschiene mit fixierbarer Laufkatze und Flaschenzug ausgestattet sein (Belastbarkeit 500 kg).

Gipsraumzubehör. Jedes Gipszimmer ist mit mindestens einem Gipszimmertisch aus einem Metallrohrgestell und einer Liegeplatte (200 × 50 cm) mit verstellbarer Rückenlehne ausgestattet. Über der Polsterung des Gipszimmertisches sollte eine auswechselbare Papierlage vorgesehen sein. Der Gipszimmertisch hat ein langes abklappbares Fußteil, welches die Möglichkeit auch zur Anlage eines Oberschenkelgipses gewährleistet.

Jeder Raum ist zusätzlich mit besonderen Extensionsgestellen ausgerüstet. Hier findet ein dreibeiniges Extensionsstativ insbesondere bei der Reposition von Frakturen und Luxationen der oberen Extremität Anwendung. Auf diesem ist ein in der Höhe verstellbarer Quergalgen installiert. Ketten für die Fingerextensionshülsen sind hieran befestigt.

Jeder Gipsraum ist weiterhin mit einem Instrumententisch ausgerüstet, der in der Höhe verstellbar ist. Dieser dient der Ablage von Gipsmaterialien, sowie der Ablage aller Instrumentarien, wie z. B. die Spickdrahtosteosynthese.

Die Anfertigung eines Gipsverbandes erfordert weiterhin ein standardisiertes Instrumentarium. Hierzu gehören verschiedene Gipsscheren, Gipsspreizer sowie Gipsöffner, die für das Anlegen und für die Korrektur von Gipsverbänden erforderlich sind (Abb. 4.9). Zu-

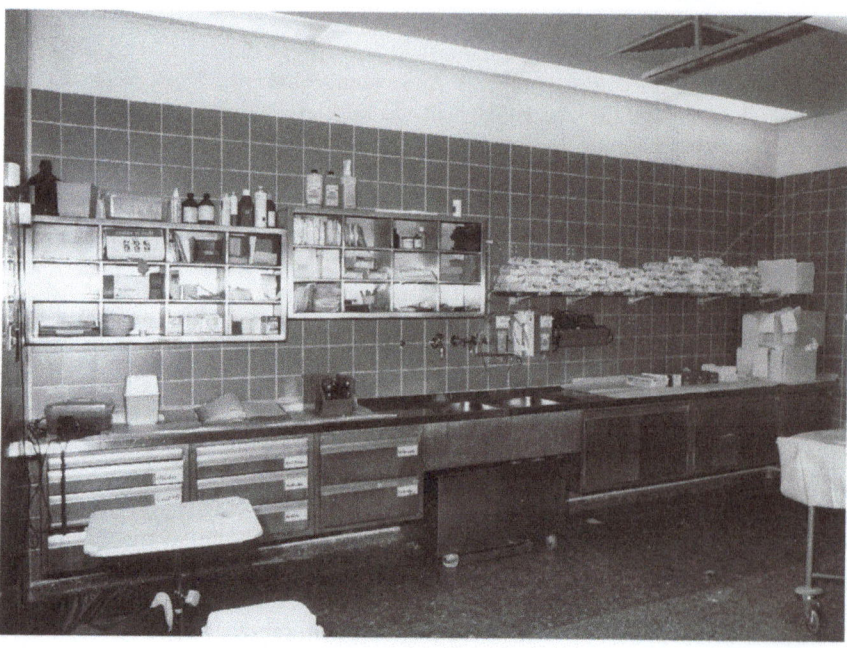

Abb. 4.8. Benutzerzeile des Gipsraumes: *links* befinden sich Verbandmaterialien und Instrumente, in der *Mitte* die Waschbecken, *rechts* die Gipsbinden

4.5 Ambulanter Behandlungsbereich

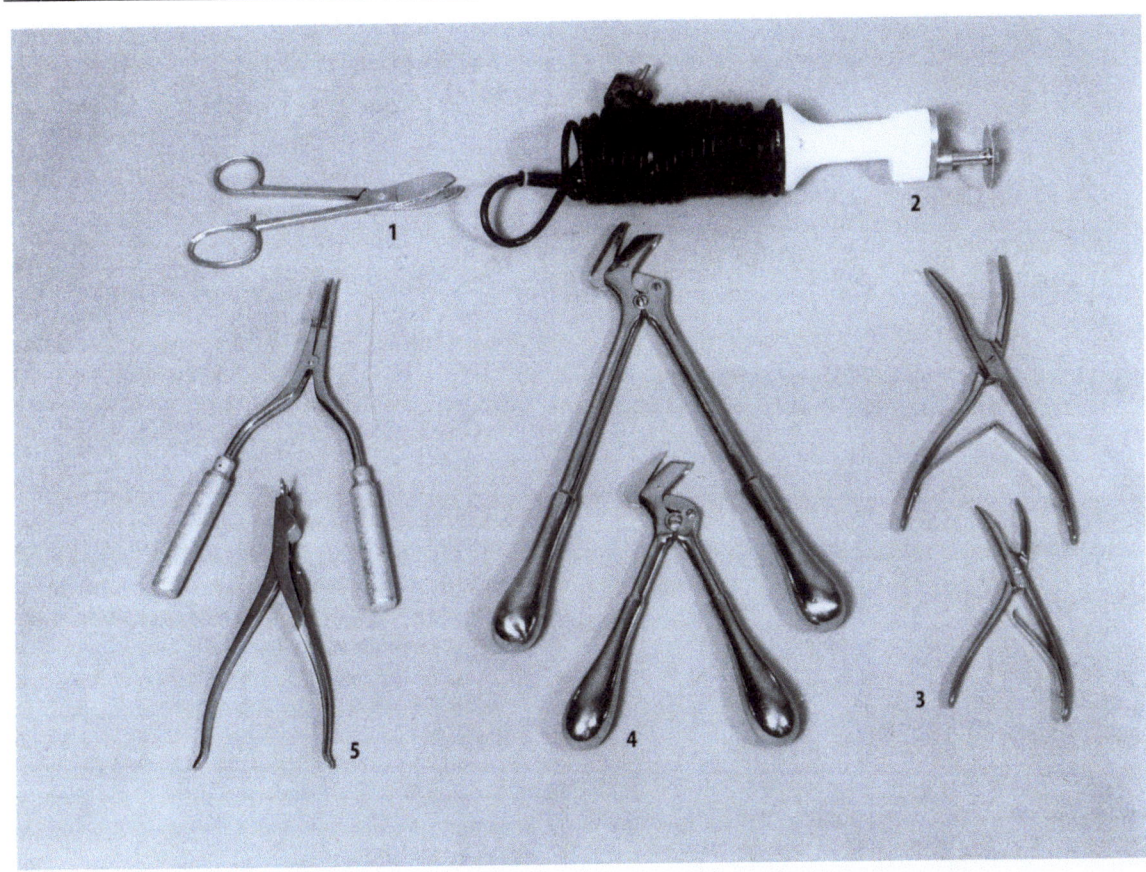

Abb. 4.9. Gipsinstrumente: *1* Gipsschere, *1* Gipssäge, *3* Rabenschnabel (groß, klein), *4* Gipsschere nach Stiller (groß, klein), *5* Gipsspreizer (groß, klein)

sätzlich finden diese Instrumente und die elektrische Vibrationsgipssäge bei der Abnahme der großen Gipsverbände sowie beim Anlegen eines Gipsfensters Anwendung.

Gipsverbände. Für die Anlage von Gipsverbänden sind verschiedene Grundmaterialien erforderlich. Jeder Gips beginnt zunächst mit der Anlage eines Trikotschlauches. Bei gespaltenen Gipsverbänden sollte hier ein Kunststoffschlauch in Längsrichtung eingelegt werden. Nach entsprechender Polsterung am proximalen und meist auch am distalen Ende wird der eigentliche Gipsverband durch Anwickeln einer Gipslongette mit Gipsbinden bewerkstelligt.

Größe und Länge der Gipsbestandteile richtet sich nach dem Umfang und dem Ausmaß der ruhigzustellenden Extremität.

Materialien für unterschiedliche Gipsarten inklusive Hautschutzmaterialien sind in Tabelle 4.9 und 4.10 aufgeführt. Die Gipstechnik richtet sich wie auch bei den Weichteilverbänden nach den Gepflogenheiten des jeweiligen Hauses. Wichtig ist jedoch, daß hier ein genauer Standard vorhanden ist und alle Mitarbeiter sich an diese Richtlinien halten. Schriftlich und bildlich vorgegebene Schemata zur kontinuierlichen Einsicht haben sich bewährt (Tabelle 4.11 und Abb. 4.10).

Tabelle 4.9. Verwendete Hautschutzmaterialien in der Notaufnahme, für den stationären Bereich wird dasselbe Spektrum verwendet. Diese werden vorwiegend vor der Gipsanlage angelegt

Unterzug- und Polstermaterial
tg – Hemd Für Kinder Größe: klein, groß Für Erwachsene Größe: klein, groß
tg – Hose Für Kinder Größe: klein, groß Für Erwachsene Größe: klein, groß
tg – Grip-Stützschlauchverband: Größen D, E, F
3M-Trikotschlauch: Größe 10,1 cm × 22 m
Cellona Randpolster 8 cm × 5 m Cellona Polsterfilz 58 cm × 100 cm
Pretape
Reston-Polster
Haarfilzplatten ca. 5 mm stark, 180 cm × 180 cm
Artflex Posterwatte: Größen 6 cm, 10 cm, 15 cm, jeweils 3 m lang

	Länge	
Platrix-Hartgipsbinden	6, 8, 10, 12, 15, 20 cm	3 m
Biplatrix-Gipsbinden	6, 8, 10, 12, 15, 20 cm	3 m
Platrix-Longetten	10, 12, 15, 20 cm	25 cm
Biplatrix-Longetten	10, 12, 15, 20 cm	25 cm
Scotchcast-Binden	5, 7,6, 10,1, 12,7 cm	3,6 m
Scotchcast-Longetten	12,5 cm × 90 cm, 10 cm × 90 cm	
One-step-Schienen (gepolsterte Kunststofflongetten)	7,6 cm × 30,4 cm, 10,1 cm × 76,2 cm, 5,1 cm × 25,4 cm, 10,1 cm × 38,4 cm	

Tabelle 4.10. Verwendete Gips- und Kunststoffbinden sowie Longetten in der Notaufnahme. Für den stationären Bereich wird dasselbe Spektrum verwendet

Tabelle 4.11. Anlage einer dorsalen Unterarmgipsschiene

Dorsale Unterarmgipsschiene (ohne Reposition)
Material
Trikotschlauch Gr. 7 oder Gr. 9 ca. Unterarmlänge + 10 cm
Gipslongette 8fach aus Hart- oder Schnellgips Breite ca. Handgelenkbreite + 5 cm Länge von den Fingergrundgelenken bis ca. 2 Fingerbreit distal der Ellenbeuge
Polsterwatte 15 cm breit
Elastische Binde 6–8 cm breit
Pflaster
Gipsschere
Personalbedarf: keine weiteren Helfer erforderlich
Anlage
Nach Lagerung des Unterarms auf einer geeigneten Unterlage (Gipstisch, Trage etc.) wird das Handgelenk des Patienten durch Faustschluß und einer leichten Dorsalflexion (ca. 20°) in die Funktionsstellung gebracht. Der Trikotschlauch wird spannungsfrei über die Longette gezogen, so daß der Gips allseitig vom Baumwollmaterial bedeckt ist. Nach kurzem Eintauchen in ca. 20°C warmes Wasser und anschließendem Glattstreifen, wird die Longette dorsalseitig auf den Unterarm aufgebracht und anmodelliert. Nach der Abbindephase des Gipses kann die Schiene abgenommen und bei Bedarf weiterbearbeitet werden (Zuschneiden des distalen und proximalen Endes, Kantenglättung etc.). Die Innenseite wird mit einer Lage Watte ausgepolstert und die fertige dorsale Unterarmgipsschiene mit einer elastischen Idealbinde am Unterarm fixiert.
Fehler
– Longette zu schmal – Longette zu kurz – Longette zu lang – Daumenbewegung eingeschränkt – Druckstellen – Funktionsstellung nicht eingehalten – feine Risse über der Belastungszone am Handgelenk

Hartverbände. Neben Gipsverbänden, die der Ruhigstellung von Bewegungssegmenten und der Fixierung von Knochenbrüchen und Verrenkungen dienen werden auch andere sog. Hartverbände, die heutzutage aus Kunststoffbinden gefertigt werden, unterschieden. Diese haben trotz der höheren Kosten erhebliche Vorteile gegenüber dem herkömmlichen Gipsverband aufzuweisen. Hierzu zählt neben dem niedrigen Gewicht die Wasserfestigkeit, Luftdurchlässigkeit, hohe Bruch- und Biegefestigkeit, rasche Aushärtung und sofortige Belastbarkeit. Hinzu kommen andere Vorteile wie eine erhöhte Strahlendurchlässigkeit und damit bessere Beurteilung der Frakturstellung im Röntgenbild nach Ruhigstellung.

Schienenverbände. Ein ruhigstellender Verband wird häufig in Form eines Schienenverbandes angelegt. Schienenverbände finden im wesentlichen Anwendung bei temporärer Ruhigstellung einer Extremität vor definitivem konservativem (Gips) oder operativem Vorgehen. Weitere Indikationen sind die Anwendung von Schienenverbänden bei Verletzungen der Finger, wo die Anlage eines Gipsverbandes keine ausreichende Stabilisierung ermöglicht. Zusätzlich sind Schienenverbände angezeigt in den Fällen, bei welchen eine Ruhigstellung und gleichzeitig ein Feuchthalten der Wunde erforderlich ist (Infektionen im Finger-, Hand- und Unterarmbereich). Hier ist die Anlage eines Gipsverbandes nicht angezeigt.

Einrichtungen zur Reposition

Repositionsraum. Der Repositionsraum ist in größeren Kliniken vom eigentlichen Gipsraum getrennt. Neben der eigentlichen Gipsanlage werden in diesen Räumlichkeiten häufig auch in Narkose Repositionsmanöver vorgenommen und im Anschluß eine Ruhigstellung im Gips oder im Extensionsverband durchgeführt. Somit muß die Einrichtung dieses Raumes und die Möglichkeiten einer Kreislaufüberwachung und eines Beatmungs- bzw. Narkosegerätes vorsehen. Daneben sind aber auch spezifische Repositionsgeräte in diesem Raum erforderlich.

Repositionsgeräte. Jeder Gips- bzw. Repositionsraum sollte mit einem Flaschenzug, der an einer Deckenlaufschiene installiert ist, ausgestattet sein. Eisenbügel verschiedener Größen (Spanne 70 cm, 45 cm, 30 cm) dienen z. B. bei der Reposition einer Wirbelsäule dem Durchhang verschiedener Wirbelsäulenabschnitte. Hierbei finden auch ausklinkbare Haken und Gurte Verwendung.

Für den ventralen oder dorsalen Durchhang ist der Flaschenzug mit einer an der Wand installierten Koppeleinrichtung verbunden.

Abb. 4.10 a–j. Anlage einer Unterarmgipsschiene (s. auch Tabelle 4.11)

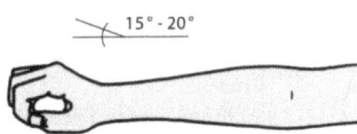

a Grundstellung des Unterarms mit Handgelenk in 15–20° Dorsalflexion.

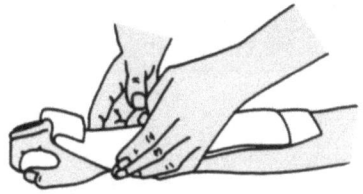

f Anmodellieren im Handgelenk und an der Hand.

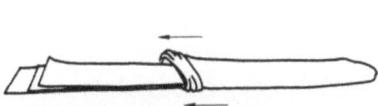

b Einziehen der Longuette in den tg-Schlauchverband (faltenfrei).

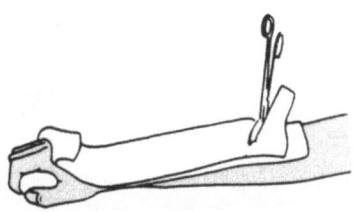

g Die Longuette sollte das Handgelenk ca. 2/3 umschließen, zur Erreichung einer besseren Stabilität. Abschneiden der Schiene, radialseitig angeschrägt.

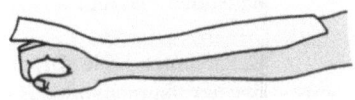

c Anlegen der Synthetikwatte.

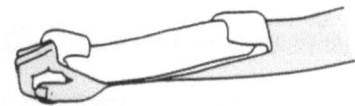

h Umschlagen der Synthetikwatte.

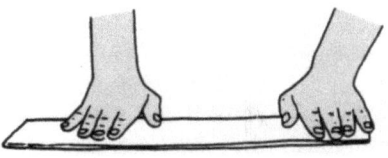

d Nach dem Tauchvorgang den tg-Schlauchverband in die Longuette einmodellieren und Auflegen der Longuette.

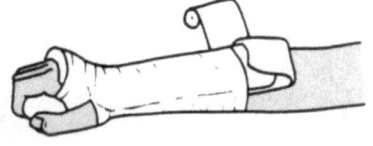

i Vorfixierung der Unterarmschiene.

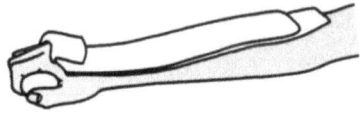

e Umschlagen der Synthetikwatte über den Fingergrundgelenken.

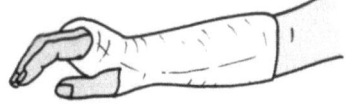

j Nach der Aushärtung der Schiene Endfixierung.

Ein Doppelgurt wird an den Eisenbügeln befestigt und ermöglicht Zug und Gegenzug bei der Wirbelreposition und erleichtert im Einzelfall die Gipsmiederanlage beim dorsalen Durchhang.

Ein weiteres Repositionsgerät, das auch heutzutage regelmäßig Anwendung findet, ist der sog. Schulterrepositionsstuhl für die Reposition nach ARLT. Dieser besteht aus einem stabilen Metallrahmen mit gepolsterter Sitzfläche und einer gepolsterten ca. 30 cm breiten Achselstütze. Dieser Stuhl ist in der Höhe verstellbar und kann bis maximal 110 cm Bodenabstand verstellt werden (Abb. 4.11).

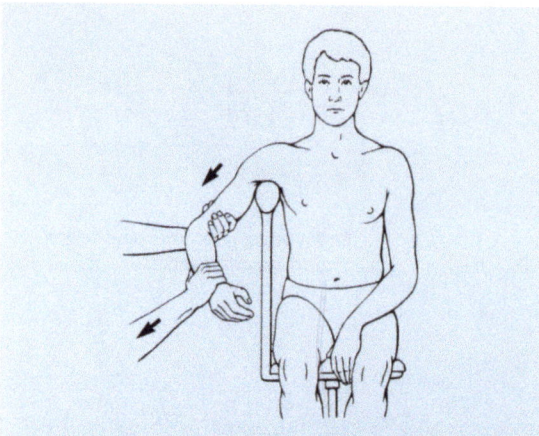

Abb. 4.11. Schulterrepositionsstuhl zur Reposition einer Schulterluxation. (Aus Heberer et al. 1993)

Extensionseinrichtungen

Extensionsverbände. Extensionsverbände oder -vorrichtungen verfolgen mehrere Zwecke:

- Sie können einer kurzzeitigen Extension zur kontinuierlichen Einrichtung von Knochenbrüchen dienen, die sich anschließend durch Gipsverbände oder operativ fixieren lassen.
- Sie werden in Form eines Dauerzugs bei Frakturen, die nicht unmittelbar einer operativen Versorgung zugängig sind (Tibiakopffrakturen), angewendet. Hier ist in Einzelfällen eine Längsextension erforderlich.
- Sie können als zusätzlicher Dauerzug, außerdem bei Knochenbrüchen der unteren Extremität, angewandt werden, die durch einen Gipsverband alleine nicht gehalten werden können. Dazu gehören u.a. Luxations- oder Trümmerfrakturen, die ohne Dauerzug auch nach guter Reposition meist nicht in dieser Stellung verbleiben (Abb. 4.12).
- Sie können in Einzelfällen der Entlastung von Wunden dienen, wenn der Muskelzug den Wundrand zum Klaffen bringen würde. So übt man z.B. mit diesem Verband einen Zug an der Weichteilumhüllung des Gliedmaßenstumpfes zur Entspannung der Amputationswunde aus.

Dauerextensionen an der oberen Extremität kommen heute kaum mehr zur Anwendung.

Die *Heftpflasterextension* wird v.a. zur Behandlung kindlicher Extremitätenfrakturen angewandt. Bei Erwachsenen reichen die Zugkräfte, die sich durch eine Pflasterextension übertragen lassen, nicht aus, um Frakturen zu reponieren. Bei Anwendung größerer Zugkräfte entstehen Hautblasen oder sogar Hautnekrosen.

Einen Sonderfall stellt die *vertikale Oberschenkelextension* dar, die bei Kleinkindern mit Oberschenkelbruch bis zum 4. Lebensjahr zum Einsatz kommt (Abb. 4.13).

Der *Schlauchzugverband* läßt sich mit Hilfe eines Schlauchverbandes herstellen. Am häufigsten findet diese Anwendung bei der Anlage einer Spitzfußprophylaxe.

Nach Amputationen hat die Weichteilhülle der Extremitäten die Neigung, sich durch die Kontraktion der Muskeln zurückzuziehen und die Wunde zum Klaffen zu bringen. In den letzten Jahren hat sich hier zunehmend die Weichteilextension über einzelne in den Weichteilen verankerte Fäden, die in der Mitte nach dem »Fallschirmprinzip« vereinigt werden, durchgesetzt. Die Extension erfolgt hierbei ebenfalls über das Lochstabgerät, bei externer Fixation einer Schaftfraktur bietet sich die Extension über den liegenden Fixateur an (Abb. 4.14).

Extensionen. Die Draht- oder Nagelextension dient der vorübergehenden Extension einer Extremität sowie als Repositionshilfe in Vorbereitung auf die operative Versorgung. Nur im Ausnahmefall stellt die Extension eine definitive Versorgung bei langen Röhrenknochen dar. In den meisten Fällen dient das Körpergewicht des Patienten als Gegenzug. Um das Gegengewicht zu erhöhen, kann man bei Beinextensionen zusätzlich eine Kopftieflage durchführen. Damit verhindert man, daß der Patient langsam aus dem Bett gezogen wird. Die untere Extremität, an der gezogen wird, wird entsprechend auf einer Schiene gelagert, wobei eine Abstützung des gesunden Fußes erfolgen sollte. Der Zug soll in Verlängerung des proximalen Fragmentes wirken (Abb. 4.15), auf die richtige Bemessung des Gewichtes für die Zugvorrichtung ist zu achten.

Die Anlage einer Nagel- oder Drahtextension erfordert die Berücksichtigung steriler Kautelen. Daher sind hier besondere Instrumente und Materialien zur Desinfektion, Vorbereitung und Abdeckung des Extensionsbereiches und zur Einbringung des Nagels oder der Drahtextension erforderlich. Instrumente und Materialien für Hautdesinfektion und Extensionsbereichabdeckung sollten ebenfalls als Set steril abgepackt sein.

Extensionsgeräte. Lochstabgeräte dienen dazu, nach dem Baukastensystem aus Rohrteilen eine Extensionsvorrichtung aufzubauen. So kann man z.B. an jedem Bett mit Hilfe der verschieden genormten Lochstäbe

Abb. 4.12. Kalkaneusextension bei Unterschenkelfraktur

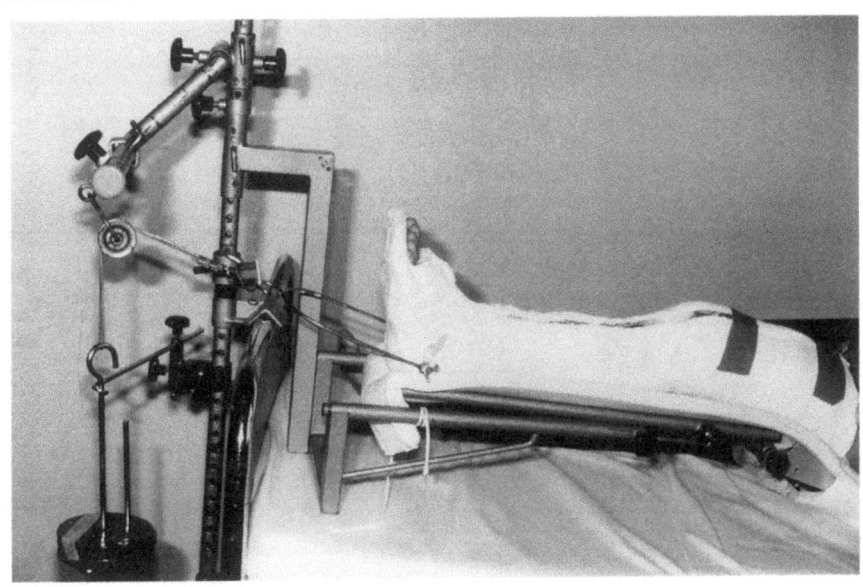

Abb. 4.13 a, b. Vertikalextension: Knie- und Hüftgelenke in Rechtwinkelstellung. Femur bds. in je 20° Abduktion, Unterschenkel parallel gelagert. (Aus: Heberer et al. 1993)

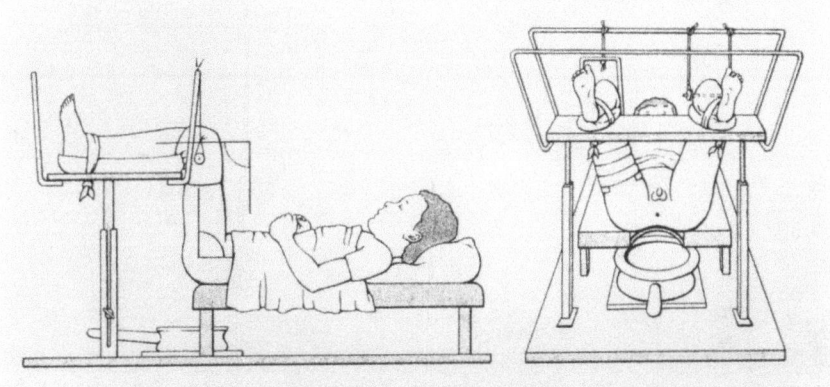

und ihrem Zubehör in kurzer Zeit durch Kombination verschiedene Extensionsgerüste errichten. An diesem Gestell wird über Gewichte, Rollen und Seile eine *Zugvorrichtung* hergestellt, wie man sie nach Anlage der Zugverbände benötigt. Außerdem erlauben diese Vorrichtungen die Lagerung oder Schienung von Extremitäten ohne Zugeinwirkung, z.B. als *Schienenvorrichtung* (Doppelrechtwinkellage der unteren Extremität).

Lagerungsgeräte

Gut bewährt haben sich Beinlagerungsschienen, die aus Latexschaum hergestellt werden. Auch andere Schienentypen sind zur Ruhigstellung der unteren Extremität erhältlich.

Die Einsatzmöglichkeit dieses Schienentyps ist vielseitig. Grundprinzip ist hierbei die Ruhigstellung der unteren Extremität unter Hochlagerung. Zusätzlich wird hierdurch die spontane Außenrotationsbewegung der unteren Extremität verhindert. Sie kommt zum Einsatz bei sämtlichen Hüftfraktur- und Prothesenoperationen. Bei der postoperativen Nachsorge von Patienten mit Knieprothesen sollte diese Schiene gekürzt werden, um eine freie Streckung des Kniegelenkes zu garantieren. Ebenso findet diese Schiene Anwendung bei sämtlichen weiteren Frakturen der unteren Extremität, sogar wenn ein Gips angelegt ist. Spezielle Schienen zur Lagerung nach Kniebandrekonstruktion und liegender Funktionsschiene sind zu berücksichtigen.

Eine *45°-Hochlagerung* ist z.B. auf der MHH-Lagerungsschiene möglich. Diese Schiene ist ein Rahmengestell aus Rundeisen. Die Beinlagerungsfläche besteht aus einem Einmalpolster oder einem resterilisierbaren

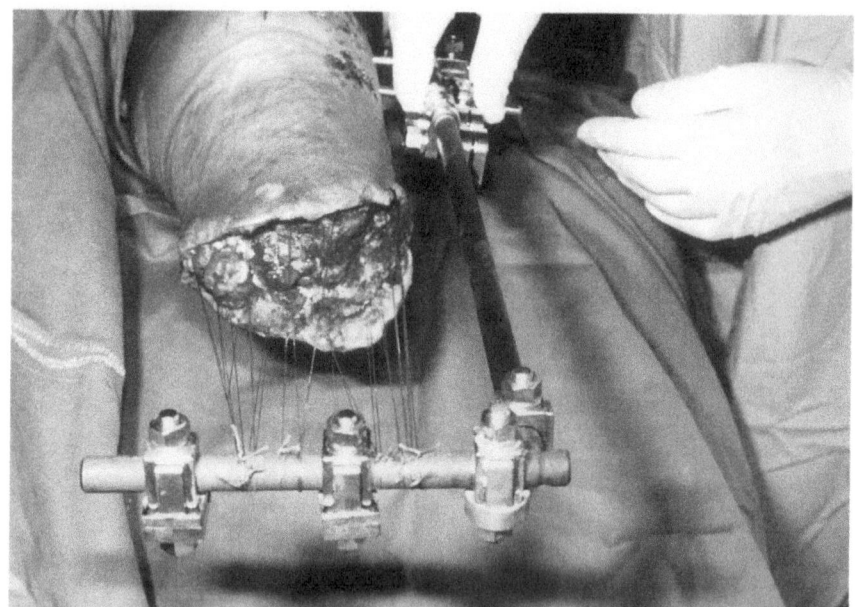
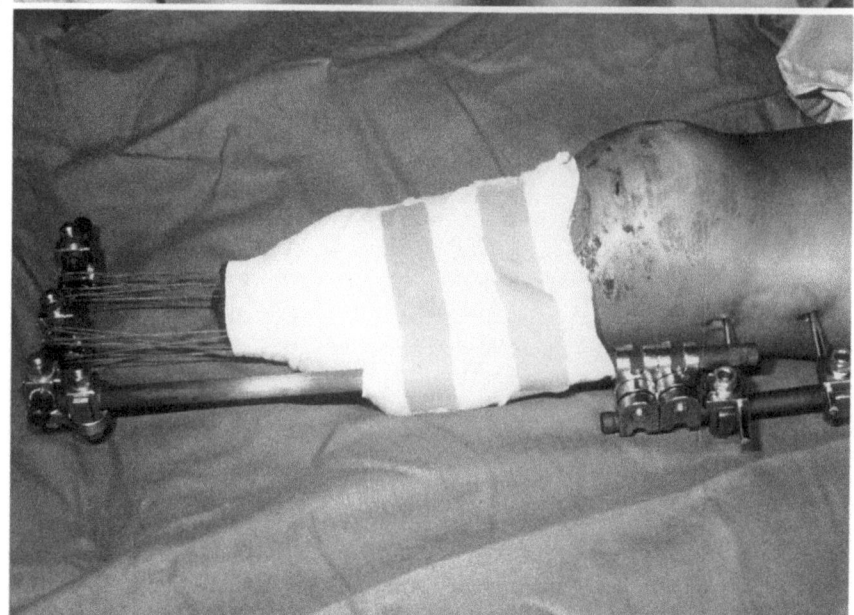
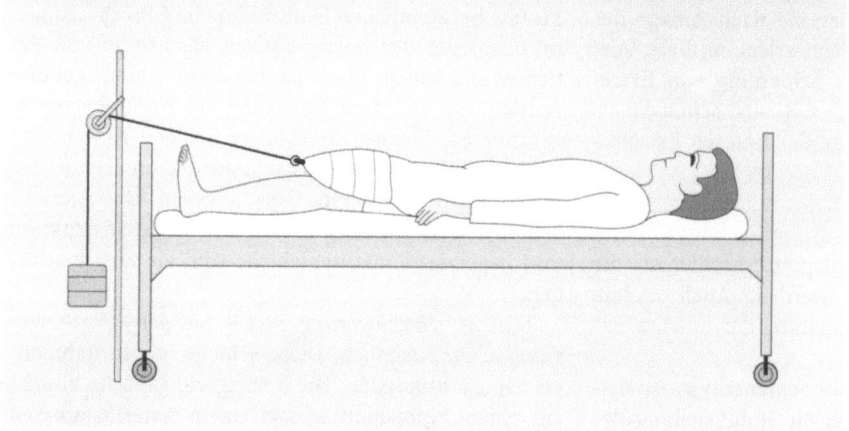

Abb. 4.14 a–c. Weichteilextension. **a, b** Weichteilextension am Unterschenkelstumpf bei gleichseitiger transfixierter Oberschenkelfraktur durch L-förmige Verlängerung des Fixateurs. Die Wunde wird sukzessive unter täglicher Pflege von medial nach lateral verschlossen (Photo T. Hüfner). **c** Modell der Weichteilextension über eine Rolle. (Illustrationsabteilung der Medizinischen Hochschule Hannover)

Polster aus Schaumstoff. Bei dieser Lagerungsschiene ist der Oberschenkel in 45°-Schräglage gelagert, die Auflagefläche für den Unterschenkel verläuft waagerecht. Das Bein kann dadurch in halbgebeugter Stellung hochgelagert werden.

Eine *Doppelrechtwinkellage* ist durch eine spezielle Aufhängevorrichtung mit Lochstabgeräten möglich. Diese Schiene hat eine Fußplatte aus Stahl, welche die Schaumstoffschiene umschließt und damit als Gegenlager fungiert. Diese Lagerung findet nach Operation am Femurschaft und distalen Femur ihren Einsatz (Abb. 4.16).

4.6
Ambulantes Operieren

Das ambulante Operieren gewinnt zunehmend an Bedeutung. Dies ist einerseits durch den Wandel in der Gesundheitsstrukturpolitik bedingt, andererseits zeigt sich auch eine z. T. veränderte Einstellung des Patienten zur Krankheit und damit zur Operation. Darüber hinaus sind durch die Weiterentwicklung von Medikamenten und Techniken sowohl in der Anästhesie als auch in der Chirurgie viele Eingriffe risikoärmer geworden.

In den USA hat das ACS ambulante Chirurgie definiert als »chirurgische Eingriffe, die in Allgemeinnarkose oder unter Regional-/Lokalanästhesie ohne Krankenhausaufenthalt über Nacht durchgeführt werden«. Dort werden 50 % der Operationen nach dieser Definition ambulant durchgeführt (Hermann 1990).

In Frankreich fand 1993 eine Consensus-Konferenz zur ambulanten Chirurgie »La Chirurgie sans Hospitalisation« statt. Dort wird u. a. festgestellt, daß die ambulante Chirurgie unter adäquater Anästhesie, postoperativer Überwachung mit angepaßter Dauer ohne Risiko für den Patienten durchgeführt werden muß.

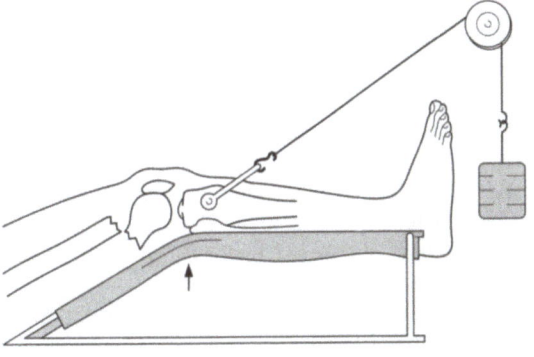

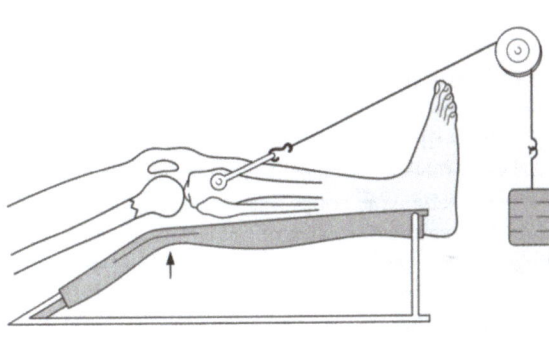

Abb. 4.15 a, b. Zugrichtung der Extension an der unteren Extremität. (Aus: Heberer et al. 1993)

Abb. 4.16. Doppelrechtwinkelschiene für 3 Tage postoperativ angelegt bei versorgter Oberschenkelfraktur. Damit wird einer möglichen Kontraktur des Knie- und Hüftgelenkes vorgebeugt

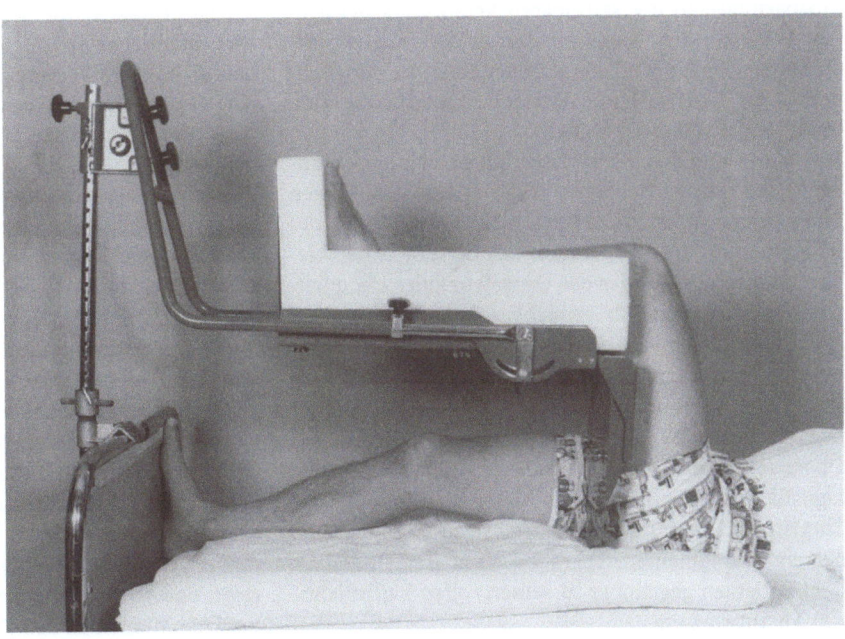

4.6.1
Stellenwert und Statistik

Unter den vielen Definitionen, die für die ambulante Operation angegeben werden, wird die folgende der Sache am ehesten gerecht:

> Ambulante Chirurgie sind Eingriffe an Patienten, die sowohl die Nacht vor als auch – bei planmäßigem Verlauf – die Nacht nach dem Eingriff nicht im Krankenhaus verbringen. Bei planmäßigem Verlauf beinhaltet dies, daß die Operation ambulant geplant und begonnen wurde, und falls keine Komplikationen auftreten, auch nicht stationär weiter geführt werden muß (Hempel et al. 1995).

Diskutiert wird z. Z. noch eine Änderung dieser Definition, unter der Vorstellung das Spektrum des ambulanten Operierens zu erweitern. Der Begriff sollte dann den Verbleib des Patienten über Nacht bis zum nächsten Morgen beinhalten und würde z.B. als kurzstationäre Chirurgie definiert (Hempel et al. 1995). Es würde alle Eingriffe miteinbeziehen, die lediglich einen 36stündigen Aufenthalt in der Klinik erfordern. Damit wäre auch die postoperative Nachsorge in Form einer nächtlichen Überwachung besser determiniert. Durch die Zunahme der alleinstehenden Haushalte v.a. in Ballungsgebieten ist eine solche Überwachung bei ausgewählten Patienten begrüßenswert.

Diese Form des ambulanten Operierens würde nach dem Gesundheitsstrukturgesetz (GSG) eine wesentliche Rationalisierungsreserve darstellen und erhebliche Einsparungen in der stationären Versorgung beinhalten. Während der Operation und in der frühen postoperativen Phase sind im Krankenhaus die Möglichkeiten zur Überwachung, Kontrolle und Intervention in der Regel besser verfügbar.

Für die ambulante Operation gilt jedoch ein erhöhtes Risiko für den Patienten in der spätpostoperativen Phase. Dem ist durch entsprechende Aufklärung des Patienten und die Kooperation mit diesem (eine Telephonnummer, unter der der Operateur oder ein qualifizierter Vertreter 24 h erreichbar ist) zu begegnen. Nicht jeder Patient ist demnach geeignet für eine ambulante Operation. Zur Aufklärung gehört, daß eine stationäre Behandlung erforderlich sein kann. Hier liegt ein Vorteil bei der Durchführung von ambulanten Operationen im Krankenhaus. Steht doch die gesamte Logistik eines Krankenhauses hinter dem ambulanten Eingriff und ist im Bedarfsfall einsetzbar. Denn auch bei einer ambulanten Operation steht der Operateur dem Patienten gegenüber in seiner vollen haftpflichtigen Verantwortung.

Ziel der ärztlichen Zusammenarbeit muß sein, dem niedergelassenen Chirurg das Krankenhaus mit seinen Ressourcen als Hintergrund zur Zusammenarbeit anzubieten.

Das GSG hat 1992 im Rahmen des Sozialgesetzbuches V § 115 b die Richtlinien für das ambulante Operieren festgelegt. Die Krankenkassen, die Deutsche Krankenhausgesellschaft und die Kassenärztliche Bundesvereinigung haben dabei einen Katalog ambulant durchführbarer Operationen, eine einheitliche Vergütungsregelung für Krankenhäuser und Vertragsärzte, sowie Maßnahmen zur Sicherung der Qualität und der Wirtschaftlichkeit erstellt. Hieran orientiert sich die Zulassung der Krankenhäuser zum ambulanten Operieren nach § 115 b SGB V.

Grundsätzlich können alle Operationen als ambulante Eingriffe durchgeführt werden, welche in dem EPM in der Fassung vom 01.01.1996 mit den Zuschlägen nach Ziffern 80 bis 87 für die Durchführung von ambulanten Operationen vorgesehen sind. Mit den entsprechenden Zuschlägen wird dem Krankenhaus bzw. dem Kassenarzt der vermehrte Aufwand für die ambulante Durchführung einer Operation im Vergleich zur stationären Behandlung vergütet.

Die aktuellen Fortschritte in der Chirurgie und Anästhesie haben zur Folge, daß immer größere Eingriffe auch zunehmend in den ambulanten Bereich aufgenommen werden können. Die Entwicklung neuer Operationsverfahren, wie z.B. auf dem endoskopischen Sektor, ermöglicht es, Eingriffe, die bisher stationär erfolgt sind, nun ambulant durchzuführen. In welchem Ausmaß dies im einzelnen Krankenhaus möglich ist, wird von dem jeweiligen Eingriffsspektrum und damit von der Versorgungsstufe abhängen. In kleineren Häusern steht häufig die bauliche und personelle Infrastruktur nicht zur Verfügung, die für ein wirtschaftliches Vorgehen erforderlich wäre. Krankenhäuser höherer Versorgungsstufen müssen in Zukunft eine entsprechende Umstrukturierung für die Einrichtung dieser Eingriffe im ambulanten Bereich erst vornehmen.

Für eine weitere Zunahme ambulanter Operationen ist es allerdings auch Voraussetzung, daß der Patient dazu motiviert wird, seinen Krankheitsverlauf aktiv selbst mitzugestalten, d.h. er selbst an einem möglichst kurzen stationären Aufenthalt Interesse haben muß. Dies wird vielfach durch individuelle private und berufliche Aspekte erschwert.

Die aktuellsten Zahlen über ambulante Operationen wurden Anfang des Jahres 1996 im *Deutschen Ärzteblatt* veröffentlicht (Clade 1996). Es ist in dieser Publikation eine Übersicht über die Entwicklung der Zahl der ambulanten Operationen von 1992 bis zum Ende des ersten Halbjahres 1994 gegeben. Es hat sich gezeigt, daß vom Jahre 1992–1993 die Zahl der ambulanten Operationen in den Praxen insgesamt um 16 % zu-

Tabelle 4.12. Entwicklung der Zahl der Operationen für den ambulanten und den stationären Bereich von 1992–1994

	1992		1993			1. Halbjahr 1994		
	n	Anteile an allen Operationen (%)	n	Anteile an allen Operationen (%)	Veränderungen zu Vorjahr (%)	n	Anteil an allen Operationen (%)	Veränderungen zu Vorjahr (%)
Ambulante Operationen in freier Praxis	2 827 686	27,4	3 280 116	29,90	+16,0	1 854 607	31,47	+13,1
Ambulante Operationen im Krankenhaus	–	–	3 440	0,03	–	12 783	0,22	–
Stationäre Operationen	7 485 400	72,6	7 587 000	70,07	+2,7	4 026 200	68,31	+4,8
Insgesamt	10 313 086	100,0	10 970 556	100,00	+6,4	5 893 590	100,00	+7,4

genommen hat (Tabelle 4.12). Der Anteil der ambulant durchgeführten Operationen im Vergleich zu den stationären Operationen veränderte sich nur geringfügig. Etwa bei insgesamt 10 Mio. durchgeführten Operationen kamen etwa 30 % der Eingriffe auf ambulante Operationen.

Im Krankenhaus ambulant durchgeführte Operationen spielten im bisherigen Berichtszeitraum keine Rolle. Im Jahre 1993 wurden lediglich 3440 ambulante Operationen von Krankenhäusern durchgeführt. In der ersten Jahreshälfte 1994 erhöhte sich diese Zahl auf 12 783 Eingriffe. Dies entspricht jedoch nur 0,22 % aller im gleichen Zeitraum durchgeführten Operationen.

Nach einer Befragung, welche Ende des Jahres 1994 und am Beginn des Jahres 1995 durchgeführt wurde, waren zu diesem Zeitpunkt etwa 28 % aller Krankenhäuser mit mehr als 50 Planbetten in der Lage, klinikambulante Operationen durchzuführen. Zu diesem Zeitpunkt planten 27 % der Krankenhäuser, im Laufe des Jahres 1995 und weitere 30 % im Laufe des Jahres 1996 ambulante Operationen anzubieten. Vereinzelte Kliniken planen, erst im Jahre 1997 mit dem ambulanten Operieren zu beginnen, falls die finanziellen Konditionen günstig erscheinen. 14 % aller Krankenhäuser planten bei dieser Befragung überhaupt keine Teilnahme am ambulanten Operieren.

Ein wesentlicher Grund für die eher zurückhaltende Beteiligung der Krankenhäuser an den ambulanten Operationen sind die fehlenden Anreize von seiten des Gesetzgebers. Es muß bezüglich der Abrechnung der krankenhausambulanten Operationen grundsätzlich unterschieden werden zwischen der Leistungserbringung durch das Krankenhaus als Institutsleistung und der Leistungserbringung eines ermächtigten oder teilnehmenden Arztes im Rahmen einer kassenärztlichen Tätigkeit.

Im ersten Fall wird die ambulante Operationsleistung gegenüber der Krankenkasse durch das Krankenhaus abgerechnet. Die bisherigen gesetzlichen Regelungen sehen vor, daß die ambulant erbrachten Leistungen aus dem Budget entnommen werden. Das bedeutet, daß für eine ambulante Operationstätigkeit einer chirurgischen Abteilung z. Z. keine Ausweitung der Leistungen durch das zusätzliche Anbieten von ambulanten Operationen möglich ist. Da für die Durchführung von ambulanten Operationen, wie nachfolgend gezeigt wird, umfangreiche Investitionen auch von Krankenhäusern zu erbringen sind, ist bisher der Anreiz für Kliniken, sich am ambulanten Operieren zu beteiligen, nur gering. In dem Fall, daß die ambulante Operation als Kassenarztleistung eines ermächtigten oder beteiligten Arzt durchgeführt wird, werden diese Leistungen außerhalb des Krankenhausbudgets abgerechnet. Hier ist also eine zusätzliche Ausweitung von Leistungen möglich.

Für die Patienten besteht ebenfalls z. Z. kein zusätzlicher Anreiz, einen Eingriff ambulant durchführen zu lassen. Dies ist v. a. darin begründet, daß die Patienten bei stationärer Behandlung nur eine sehr geringe Selbstbeteiligung haben, so daß sie keinen Vorteil von der ambulanten Durchführung eines Eingriffes hätten.

Ökonomische Aspekte spielen eine immer größer werdende Rolle in der Chirurgie. Einsparungen sowohl im ambulanten als auch im stationären Bereich stehen an der Tagesordnung. Es wird geschätzt, daß zu Beginn des 21. Jahrhunderts in den USA fast 15 % des Bruttosozialproduktes für das Gesundheitswesen ausgegeben werden. Dies bedeutet Kosten für die medizinische Versorgung der Bevölkerung von mehr als 600 Mrd. US-Dollar (Hermann 1990).

In der BRD hätten nach einer Kalkulation des Zentralinstituts für die kassenärztliche Versorgung bereits 1992 von den ca. 2,9 Mio. Krankenhausoperationen rund 45 % ambulant durchgeführt werden können. In dieser Untersuchung wird vermutet, daß ca. 4 Mrd. dabei hätten eingespart werden können. Eine Krankenhausoperation soll danach ca. 8mal teurer als ein ambulant durchgeführter Eingriff sein (Brenner 1995).

4.6.2
Strukturelle und personelle Anforderungen

Ambulante Operationen sind nach Facharztstandard zu erbringen. Danach sind ambulante Operationen nur von Fachärzten, unter Assistenz von Fachärzten oder der unmittelbaren Aufsicht und Anweisung mit der Möglichkeit des unverzüglichen Eingreifens zu erbringen.

Ambulante Operationen dürfen in der vertragsärztlichen Versorgung auch von Fachärzten für Allgemeinmedizin und praktischen Ärzten sowie von Ärzten ohne Facharztbezeichnung erbracht werden, sofern und soweit sie das Recht zum Führen der Facharztbezeichnung eines Fachgebietes haben, zu dessen Weiterbildungsinhalt obligatorisch der Erwerb von eingehenden Kenntnissen, Erfahrungen und Wertigkeiten in den Operationen des Fachgebietes gehören.

Ist für bestimmte Operationen über das Recht zum Führen einer Facharztbezeichnung hinaus der Erwerb einer Schwerpunktbezeichnung, einer Fachkunde oder der Abschluß einer fakultativen Weiterbildung Voraussetzung, so können solche operativen Leistungen nur erbracht werden, wenn der erfolgreiche Abschluß dieser zusätzlichen Weiterbildung durch entsprechende Zeugnisse und/oder Bescheinigungen nachgewiesen worden ist.

Falls keine ärztliche Assistenz bei Operationen erforderlich ist, muß mindestens ein qualifizierter Mitarbeiter mit abgeschlossener Ausbildung in einem nichtärztlichen Heilberuf oder im Beruf als Arzthelfer/-in als unmittelbare Assistenz dienen. Eine weitere Hilfskraft muß mindestens in Bereitschaft stehen. Falls medizinisch erforderlich, ist für die Anästhesie und die unmittelbare Überwachung des Patienten ein Mitarbeiter mit entsprechenden Kenntnissen vorhanden.

Bauliche, apparativ-technische, hygienische und personelle Voraussetzungen

Unbeschadet der Verpflichtung des für die Operation verantwortlichen Arztes ist in jedem Einzelfall zu prüfen, ob Art und Schwere des Eingriffs und der Gesundheitszustand des Patienten die ambulante Durchführung der Operation nach den Regeln der ärztlichen Kunst mit den zur Verfügung stehenden Möglichkeiten erlauben. Zusätzlich müssen die baulichen, apparativ-technischen und hygienischen Voraussetzungen in Abhängigkeit von Art, Anzahl und Spektrum der durchgeführten Operation mindestens die unten aufgeführten Bedingungen erfüllen. Hierbei sollen die vorhandenen Ressourcen soweit wie möglich genutzt werden.

Bauliche Anforderungen, Operationsraum/-räume

- Personalumkleidebereich mit Waschbecken und Vorrichtung zur Durchführung der Händedesinfektion
- Geräte-, Vorrats- und Sterilisierraum (ggf. gesondert)
- Aufbereitungsbereich
- Entsorgungs- und Putzraum
- Aufwach-/Ruheraum für Patienten mit Umkleidebereich, idealerweise mit separater Patientenschleuse
- Operationsraum
  - Flüssigkeitsdicht verfugter Fußboden
  - Abwaschbarer dekontaminierbarer Wandbelag bis mindestens 2 m Höhe
  - Boden und Wände scheuerdesinfektionsfest

Apparative und technische Voraussetzungen

- Lichtquellen zur fachgerechten Ausleuchtung des Operationsraumes und des Operationsgebietes mit Sicherung durch Stromausfallüberbrückung; auch zur Sicherung des Monitoring, lebenswichtiger Funktionen oder durch netzunabhängige Stromquelle mit operationsentsprechender Lichtstärke als Notbeleuchtung
- Entlüftungsmöglichkeiten unter Berücksichtigung der eingesetzten Anästhesieverfahren und der hygienischen Anforderungen
- Wascheinrichtungen
- Zweckentsprechende Armaturen und Sanitärkeramik zur chirurgischen Händedesinfektion
- Instrumentarien und Geräte
- Instrumentarium zur Reanimation und Geräte zur manuellen Beatmung, Sauerstoffversorgung und Absaugung
- Notfallmedikamente zum sofortigen Zugriff und Anwendung
- Geräte zur Infusions- und Schockbehandlung
- ggf. Anästhesie- bzw. Narkosegerät mit Spezialinstrumentarium
- Operationstisch/-stuhl mit fachgerechten Lagerungsmöglichkeiten
- Fachspezifisches, operatives Instrumentarium mit ausreichenden Reserveinstrumenten
- Arzneimittel, Verband- und Verbrauchsmaterial; Operationstextilien bzw. entsprechendes Einmalmaterial, in Art und Menge so bemessen, daß ggf. ein Wechsel auch während des Eingriffes erfolgen kann
- Infusionslösungen, Verband- und Nahtmaterial, sonstiges Verbrauchsmaterial

Hygienische Voraussetzungen

- Sterilisator, z. B. Überdruckautoklav
- Anwendung fachgerechter Reinigungs-, Desinfektions- und Sterilisationsverfahren

- Der operative Bereich muß vom übrigen Notaufnahmebereich strikt getrennt werden und für Unbefugte nicht zugänglich sein.
- Der Operationsraum soll eine Mindestgröße von 20 m² und einen freien Mindestplatz um den Operationstisch von 1,2 m haben.
- Der Operationsraum darf nicht als »Multifunktionsraum« und »Lager« mißbraucht werden.
- Ein getrennter septischer Bereich ist aus hygienischer Sicht nicht zwingend, kann aus organisatorischen Gründen aber sinnvoll sein. Auf jeden Fall ist der Operationsplan anhand von Gesichtspunkten der Asepsis zusammenzustellen.
- Eine Klimatisierung ist ebenfalls aus hygienischen Gründen nicht zwingend, andere Gesichtspunkte lassen aber eine mechanische Be- und Entlüftung in aller Regel erforderlich erscheinen.
- Ein Hygieneplan mit konkreten Verantwortlichkeiten und Arbeitsabläufen sollte erarbeitet werden, wobei Reinigungs- und Desinfektionsmaßnahmen und anderes präzise zu beschreiben sind.

4.6.3
Operationsverlauf

Die Bedeutung ambulanter Operationsmöglichkeiten für die Infrastruktur der Notaufnahme ist im letzten Kapitel geschildert worden (Abb. 4.7).

Ambulante Operationen werden am besten in einem eigenen ambulanten Operationsbereich mit unabhängiger Infrastruktur und anästhesiologischem sowie chirurgischem Personal durchgeführt.

Die Durchführung ambulanter Operationen stellt neue Anforderungen an Organisation und Infrastruktur einer unfallchirurgischen Klinik. Zunächst muß die Operation organisiert werden. Hierzu muß nach Indikationsstellung in der unfallchirurgischen Sprechstunde der Patient der Anästhesie vorgestellt werden. Diese bestimmt nach Untersuchung und Befragung notwendige Untersuchungen (Labor, Thoraxaufnahme, EKG). Der Patient bekommt also einen Laufzettel, auf dem der Operationszeitpunkt und die noch ausstehenden, ambulant durchzuführenden Untersuchungen vermerkt sind. Ebenfalls ist zu diesem Zeitpunkt das Aufklärungsgespräch für die Operation und die Narkose mit den dazugehörigen Einwilligungen durchzuführen.

Am Operationstag wird der Patient idealerweise über eine Schleuse in den ambulanten Operationsbereich eingeschleust. In der Patientenschleuse müssen abschließbare Spinde sowie eine Umkleidekabine vorhanden sein. Nach dem Umkleiden wird der Patient vom Personal innerhalb des Operationsbereiches direkt auf den Operationstisch gelegt und die Operationsvorbereitung gebracht. Nach der Narkoseeinleitung wird der Patient in den Operationssaal gefahren, so daß der Einleitungsraum bereits für die Einleitung der nächsten Narkose vorbereitet werden kann.

Der Patient kommt nach der Operation in einen eigens eingerichteten Aufwachraum, der bei Nutzung von 2 Operationssälen in der ambulanten Operationseinheit 6 Betten gewährleisten sollte. Im Aufwachraum findet die postoperative Überwachung in einem Bett statt. Der Operateur kann so zwischen den Operationen die Patienten kontrollieren und ggf. nochmals Verbände wechseln. Vor der Entlassung des Patienten aus

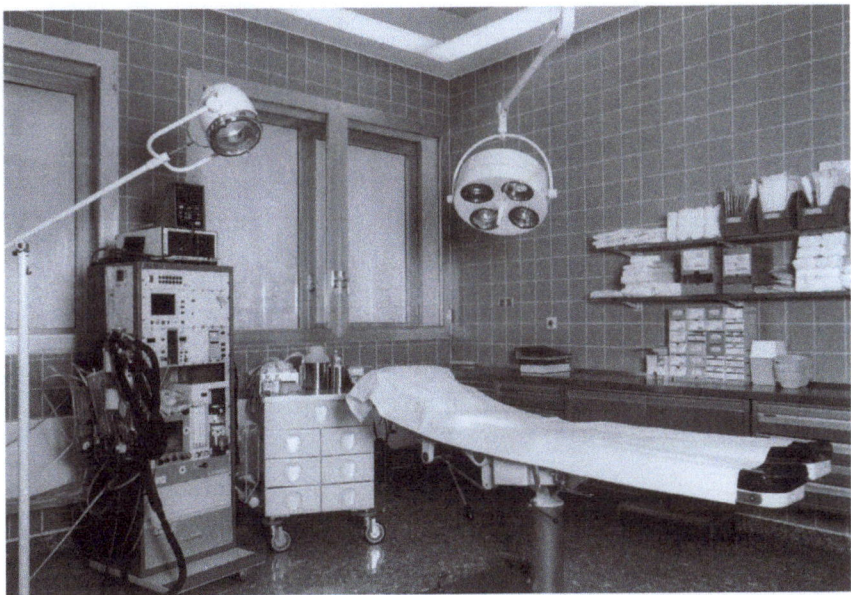

Abb. 4.17. Operationssaal mit Anästhesieeinheit *(links)*, Operationsliege *(Mitte)* und Wundversorgungssets, Verbandmaterialien, Nahtmaterial und anderem Zubehör *(rechts)*

Tabelle 4.13. Instrumente und Materialien der »kleinen Wundversorgung«, zusammengestellt für kleinere Wunden

Von rechts nach links

1 Skalpellgriff Nr. 3
1 chir. Pinzette groß
1 chir. Pinzette fein   } ineinander
1 chir. Pinzette nach Adson
1 anat. Pinzette   } ineinander
1 Splitterpinzette
1 Präp.-Schere
1 Schere nach Cooper sp/st

Aufgezogen auf der Kornzange

1 Kornzange gerade
1 Klemme nach Péan
1 Klemme nach Kocher
2 Klemmen nach Halstead
2 Tuchklemmen
1 Nadelhalter nach Hegar

Links

2 Wundhaken 2-zinkig scharf!
1 Wundspreizer stumpf
10 Kompressen 7,5 × 7,5 cm
5 Tupfer pflaumengroß

Abb. 4.18. Utensilien für die Wundversorgung: *1* kleiner Wundspreizer, *2* Backhaus-Klemmen, *3* Nadelhalter, *4* kleine Klemme, *5* Präparierschere, *6* grobe Schere, *7* verschiedene Pinzetten, *8* verschiedene Einmalskalpelle, *9* Nahtmaterial (nichtresorbierbarer monofiler Hautfaden), *10* kleiner Wundhaken, *11* Spekulum, *12* selbstklebendes Lochtuch

dem Aufwachraum wird der Patient nochmals vom Anästhesisten und Chirurgen gesehen und das abschließende Gespräch mit Verhaltensmaßregeln für zu Hause durchgeführt. Der Patient wird dann im Bett zur Patientenschleuse gefahren, er begibt sich dann selbständig in die Patientenschleuse, kleidet sich um und verläßt den Operationsbereich (Abb. 4.17).

Unfallchirurgisches Instrumentarium

Für die ambulante Operation sind verschiedene Standardsets vorgesehen.

So unterscheiden wir eine »kleine Wundversorgung« zur Behandlung von Schnitt- und Riß-Quetsch-Wunden (Tabelle 4.13, Abb. 4.18). Hier sind lediglich die wichtigsten chirurgischen Instrumente für kleinere Weichteileingriffe zusammengestellt. Dieses erleichtert die Resterilisation, da diese Sets sehr viel gebraucht und entsprechend häufig zusammengestellt werden müssen.

Bei größeren Eingriffen verwendet der Chirurg die sog. »große Wundversorgung« (Tabelle 4.14). Dieses Set beinhaltet eine größere Auswahl an chirurgischen Instrumenten, die auch größere Eingriffe ermöglichen.

Zu unterscheiden ist weiterhin ein sog. »Handset«. Dieses Instrumentarium ermöglicht die chirurgische Versorgung sämtlicher Handverletzungen inklusive der Versorgung von Streck- und Beugesehnenverletzungen.

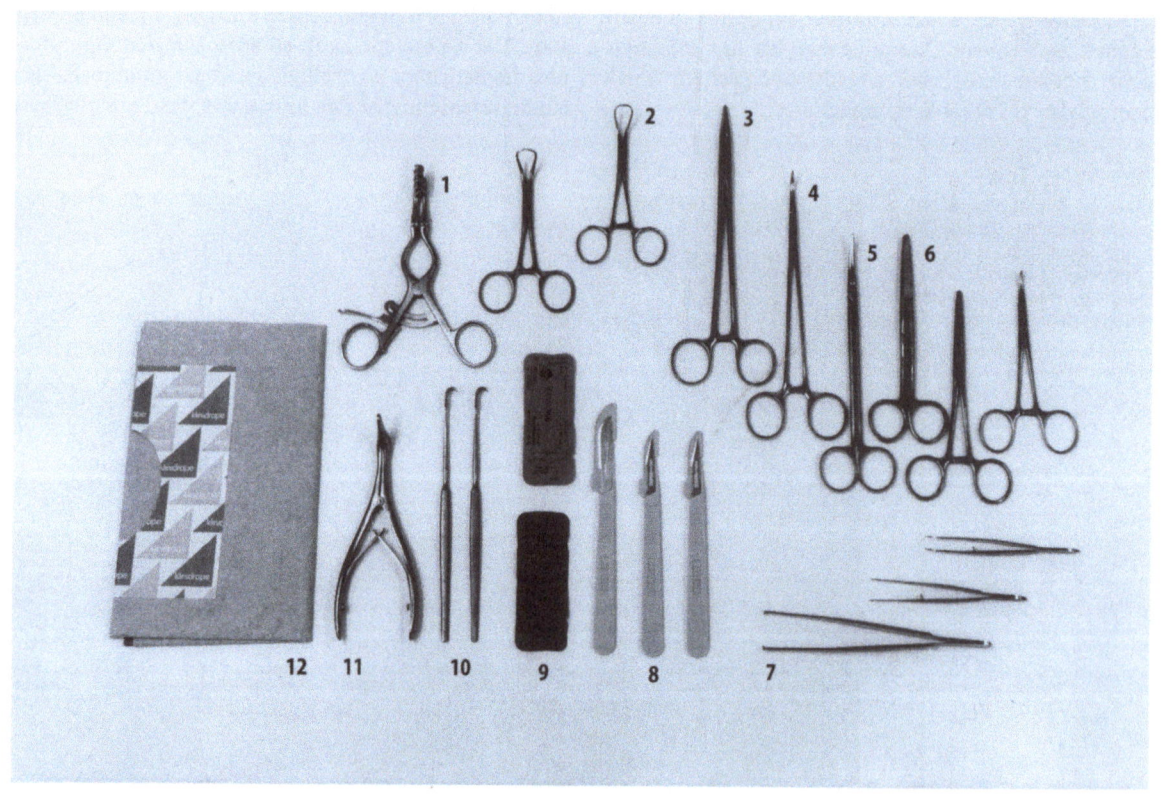

Tabelle 4.14. Instrumente und Materialien der »großen Wundversorgung« zusammengestellt für aufwendigere ambulante Operationen

1 Skalpellgriff	1 Nadelhalter nach Hegar
2 chirurgische Pinzetten	1 Splitterzange, gebogen
1 chirurgische Pinzette nach Adson	1 Splitterzange, gerade
2 anatomische Pinzetten groß	2 Klemmen nach Kocher
1 Splitterpinzette	3 Klemmen nach Pean
1 Schere nach Lexter, gebogen	6 Klemmen nach Halstead-Mosquito, gebogen
1 Präparierschere	4 Tuchklemmen nach Backhaus
1 Schere nach Cooper	2 Wundhaken, 4zinkig
1 Schere nach Metzenbaum, gebogen	2 Wundhaken, 2zinkig stumpf
1 Kornzange, gebogen	2 Haken nach Cushing
1 Kornzange, gerade	1 Wundspreizer, groß
	10 Kompressen
	5 Tupfer, pflaumengroß

Als weiteres wesentliches Instrumentenset ist das Instrumentarium für die Spickdrahtosteosynthese vorgesehen. Hiermit können insbesondere im Bereich der Hand und des Handgelenkes offene oder geschlossene Spickdrahtosteosynthesen vorgenommen werden. Jedes Set ist mit einer Akkubohrmaschine und den notwendigen Werkzeugen ausgerüstet (Abb. 4.19). Der Einsatz einer Akkubohrmaschine erleichtert die Einbringung der Spickdrähte und ebenso das Hantieren mit der Maschine unter sterilen Kautelen, insbesondere wenn dies unter Bildwandlerkontrolle erforderlich ist.

Ein weiteres Gerät, welches mit Akkubetrieb eingesetzt wird, ist das Akkudermatom für die Entnahme von Spalthaut zur entsprechenden Weichteildeckung. Ein Eingriff, der u. U. auch ambulant ausgeführt werden kann.

Für die übrigen Eingriffe, wie z. B. Implantatentfernungen, ist ein Standardinstrumentarium (d. h. Knochensieb I und II, s. Kap. 6.4.3) einzusetzen.

Abb. 4.19. Instrumente für die Kirschnerdrahtosteosynthese und Akkubohrmaschine: *1* Bohrmaschine, *2* Schnellspannfutter für Kirschner-Draht (bis 2,5 mm), *3* Bohrer, *4* Klemmen, *5* Nadelhalter, *6* Stößel, *7* Spickdrahthalter für verschiedene Größen (1,0–3,0 mm), *8* Bohrbüchse (2,0 mm Durchmesser), *9* Seitenschneider, *10* Führungshülse, *11* Verschlußdeckel, *12* Akku, *13* Steriltrichter

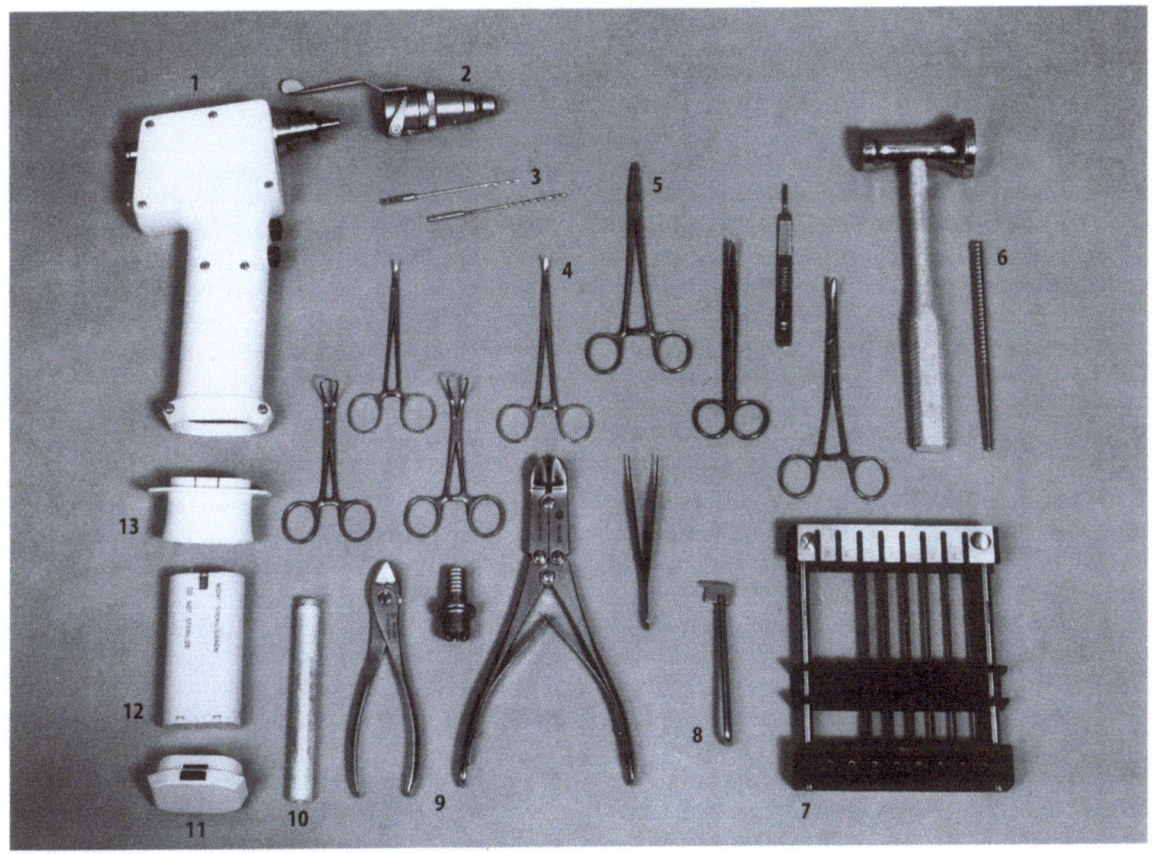

4.7
Stationäre Patienten

10–20 % aller registrierten Unfälle, unabhängig von der Lage und der Versorgungsstufe des Krankenhauses, müssen stationär aufgenommen werden. Bei 80 % handelt es sich um isolierte Verletzungen, die einer operativen Versorgung oder bei konservativem Vorgehen einer stationären Überwachung und Rehabilitation zugeführt werden müssen.

In allen Fällen geht der stationären Aufnahme eine vollständige Diagnostik und, falls erforderlich, eine präoperative Vorbereitung voraus. Erst nach abgeschlossenen diagnostischen und therapeutischen Erstmaßnahmen verläßt der Patient die Notaufnahme zur weiteren operativen Versorgung oder zur stationären Aufnahme. Die entsprechende Dokumentation sämtlicher für die Patientengeschichte und den Patientenstatus erforderlichen Daten ist obligat. Die vollständige Dokumentation ist zur Vermeidung von Fehlinformationen und Informationslücken essentiell. Eine Online-Dokumentation, die sämtliche Befunde über einen Datenträger (Vernetzung) an den Operationssaal und die Station weitergibt, ist wünschenswert (Kap. 6). Eine Kontrolle dieser Dokumentation durch den 1. unfallchirurgischen Dienst bzw. Oberarzt ist in unserer Klinik verbindlich.

4.7.1
Eingangsdiagnostik

Nach Erledigung der Aufnahmeformalitäten wird der Patient klinisch untersucht sowie die Anamnese erhoben. Die diagnostischen Maßnahmen umfassen Röntgendiagnostik, Blutuntersuchungen, sowie präoperativ erforderliche konsiliarische Untersuchungen:

Röntgendiagnostik
In der Notaufnahme sollten möglichst 2 Röntgengeräte rund um die Uhr einsetzbar sein. Eines wird im Reanimations-/Schockraumbereich eingesetzt und wird v. a. bei der Diagnostik Mehrfachverletzter eingesetzt. Das zweite Gerät wird im Rahmen der ambulanten Diagnostik der Notaufnahme und der Poliklinik gebraucht und sollte hier parallel zum anderen Gerät einsetzbar sein, um auch bei Eintreffen eines Mehrfachverletzten einen reibungslosen Ablauf zu garantieren. Während der Tagesschicht (08:00–16:00) sollten permanent 2 MTR, von 16:00–08:00 mindestens eine MTR, ständig für die Röntgendiagnostik in der Notaufnahme verfügbar sein. Konventionelle Aufnahmen, die für die präoperative Diagnostik erforderlich sind, sind in der Übersicht gezeigt (Tabelle 4.15).

Tabelle 4.15. Standardröntgenaufnahmen in der Notaufnahme

- Schädel in 2 Ebenen, Nasennebenhöhlen, Orbita, OM/OF; Nase seitlich
- HWS in 2 Ebenen, HWS-Funktion, Densaufnahme, BWS und LWS in 2 Ebenen, thorakolumbaler Übergang in 2 Ebenen
- Thorax p.a./a.p. (Reanimation), (Thorax seitlich), knöcherner Hemithorax
- Becken a.p., Inlet, Outlet, Ala, Obturator, Sakrum in 2 Ebenen
- Klavikula a.p., Schulter a.p., seitlich, transthorakal, Supraspinatusoutlet
- Oberarm und Unterarm in 2 Ebenen, Ellenbogen in 2 Ebenen, Radiusköpfchen spezial
- Handgelenk in 2 Ebenen, Navikularequartett, Hand und Finger in 2 Ebenen
- Hüfte a.p. und axial, Ober- und Unterschenkel in 2 Ebenen, Knie in 2 Ebenen, Knieschrägaufnahmen in 2 Ebenen (Tibiakopffraktur) und Patella tangential
- Oberes Sprunggelenk in 2 Ebenen, Fuß d.p., schräg und seitlich, Vorfuß in 2 Ebenen, Kalkaneus axial, Broden 10°, 20°, 30°, 40°
- Weichteilaufnahmen an den Extremitäten

Eine erweiterte Diagnostik ist nur bei speziellen Fragestellungen indiziert und umfaßt nach Häufigkeit in absteigender Reihenfolge geordnet:

- Kraniale Computertomographie (CCT)
- CT (v. a. Thorax, Wirbelsäule, Becken, Abdomen, Tibiakopf, Kalkaneus)
- Konventionelle Schichtaufnahmen
- Phlebographie
- Angiographie

Sonographie
Im Rahmen der bildgebenden Diagnostik sollte zusätzlich in der Notaufnahme mindestens 1 Ultraschallgerät (3,5 MHz Schallkopf) einsetzbar sein; eines steht im Schockraum und wird v. a. zur Diagnostik bei mehrfachverletzten Patienten eingesetzt.

Wünschenswert wäre ein weiteres Gerät, welches in einem separaten Raum aufgestellt ist. Ausgerüstet mit einem 5-MHz- und 7,5-MHz-Schallkopf, werden hier v. a. Extremitätenverletzungen untersucht. Die häufigsten Indikationen sind:

- Schulter (Impingement, Rotatorenmanschettenläsion, Bizepssehnenläsion),
- Achillessehne (Rupturnachweis, Verlaufsdokumentation bei Stumpfadaptation),
- oberes Sprunggelenk (Talusvorschub),
- stumpfe Weichteilverletzung (punktionswürdiges Hämatom, Strukturverletzung),
- lokale Infekte (Ausdehnung in die Tiefe).

Blutuntersuchungen
Ein weiterer Teil der Diagnostik umfaßt die Laboruntersuchungen. Dies beinhaltet sowohl die präoperative

Tabelle 4.16. Standardlaboruntersuchungen in der Notaufnahme. Selbstverständlich darf eine Laboruntersuchung erst nach der klinischen Untersuchung erfolgen

Ambulante Patienten	Stationäre Patienten
– Blutbild (Hb, HKT, Leuk., Thromb., Erys)	– Blutbild
– Quick, PTT	– Quick, PTT
– Na, K	– Na, K, Ca
– Glucose	– Harnstoff, Kreatinin
– Ethanol	– Glucose
– BSG, CRP	– BSG, CRP
Eiluntersuchung (Dauer bis 1 h)	
– Blutbild	
– Elektrolyte (Na, K, Ca)	
– Quick, PTT	
– Glucose	
– Ethanol	
Sofortuntersuchung (Polytrauma)	
– Hb-Schnelltest (3 min)	
– Blutgase (bis 10 min)	

Vorbereitung für ambulante und stationäre Patienten als auch die erweiterte Diagnostik bei speziellen Fragestellungen (Tabelle 4.16). Dringliche, lebensnotwendige Sofortdiagnostik wird differenziert.

Konsiliaruntersuchungen

Häufige Konsiliaruntersuchungen bei isolierten Verletzungen sind in den Fachdisziplinen:

- *Neurologie* zur umfassenden neurologischen Befunderhebung bei zentralen und peripheren Nervenstörungen (SHT, Wirbelsäulenverletzungen, Verdacht auf peripheren Nervenschaden),
- *innere Medizin* zur stationären (postoperativen) Medikamenteneinstellung, Abklärung pulmonaler und kardialer Vorerkrankungen sowie neu diagnostizierter innerer Erkrankungen,
- *Psychiatrie* zur Abklärung eines Suizidrisikos (Überwachung erforderlich).

- Bei entsprechender Verletzung oder Symptomatik werden v.a. Konsiliaruntersuchungen in den Fachgebieten (Tabelle 4.2):
  – Neurochirurgie,
  – Hals-Nasen-Ohren,
  – Zahn-, Mund-, Kieferchirurgie,
  – Urologie,
  – Augenheilkunde
  benötigt.

4.7.2
Präoperative Vorbereitung

Die präoperativen diagnostischen Maßnahmen, neben der speziell unfallchirurgischen Diagnostik, sind so standardisiert wie notwendig und so patientengerecht wie möglich durchzuführen.

Anamnese und klinische Untersuchung dienen als Entscheidungshilfe zur Frage, ob eine Röntgenuntersuchung des Thorax oder eine Lungenfunktion präoperativ vorgenommen werden muß (Hartung 1990).

Ein EKG wird angeordnet, wenn aufgrund der Anamnese, der klinischen Untersuchung, des Patientenalters oder der Art des geplanten operativen Eingriffs mit relevanten EKG-Veränderungen gerechnet wird, die im Interesse der Patientensicherheit zu einer befundbezogenen Modifizierung der Anästhesietechnik führen müssen (Gervais et al. 1990).

In diesem Sinne wird auch eine Laboruntersuchung, insbesondere Blutbild, Elektrolyte und Gerinnung, nur bei entsprechender Schwere des Eingriffs bzw. im fortgeschrittenen Patientenalter durchgeführt.

Manche Anästhesieabteilung fordert in Anlehnung an Priebe (1995) bei nicht lebensbedrohlichen Situationen nur im Einzelfall gesonderte Untersuchungen, vorausgesetzt, es sind keine entsprechenden Vorerkrankungen angegeben (Tabelle 4.17).

Tabelle 4.17. Voraussetzungen für die operative Versorgung in Leitungsanästhesie und Vollnarkose

Präoperative Standarddiagnostik

- Thoraxröntgenaufnahme > 50. Lebensjahr
- EKG > 40. Lebensjahr
- Blutbild, Elektrolyte, Gerinnung > 50. Lebensjahr
- Blutgruppe

Nüchternheitsgebot

- Kinder
  Milch/feste Nahrung   Klare Flüssigkeit
  <6 Monate: bis 2 h vor Operation   bis 1 h vor Operation
  6 Monate–3 Jahre: bis 4 h vor Operation   bis 2 h vor Operation
  >3 Jahre: bis 4 h vor Operation   bis 2 h vor Operation

- Erwachsene
  - Feste Nahrung bis 6 h vor Operation
  - Klare Flüssigkeit bis 2 h vor Operation
  - Orale Medikation mit 30–60 ml H_2O bis 1 h vor Operation

Art der Eingriffe

Bei den operativen Eingriffen müssen 3 Gruppen differenziert werden:

- *Notfälle*, wie ein stumpfes Bauchtrauma mit kreislaufrelevanter Blutung oder eine offene Fraktur, werden nach Akutdiagnostik umgehend in den Operationssaal gebracht und operiert.
- *Dringliche Eingriffe*, welche operiert werden müssen, wie z. B. Schaftfrakturen, werden jedoch erst nach vollständiger Diagnostik sowie Dokumentation bei entsprechender Kapazität unmittelbar operiert. Dabei entscheidet der Chirurg über die Indikation zum Eingriff sowie Art und Zeitpunkt der Operation. Der Anästhesist wiederum unterrichten den Chirurgen umgehend, wenn aus seiner Sicht Kontraindikationen gegen den Eingriff und dessen Durchführung zu dem vorgesehenen Zeitpunkt erkennbar werden. Die Entscheidung, ob der Eingriff dennoch durchgeführt werden muß, obliegt dem Chirurgen. Er übernimmt bei Durchführung des Eingriffs gegen die Bedenken des Anästhesisten auch die ärztliche und rechtliche Verantwortung der indizierenden und der ihm vom Anästhesisten mitgeteilten kontraindizierenden Faktoren.
- *Elektive Eingriffe* sind solche, die z. B. aufgrund prekärer Weichteile (z. B. Kalkaneus) oder aufgrund einer vitalgefährdenden Nebenerkrankung nicht sofort operiert werden können. In diesen Fällen wird eine erweiterte präoperative Diagnostik und Behandlung stationär angeschlossen und zu einem späteren Zeitpunkt operiert.

Aufklärung des Patienten

Ist die Operationsindikation gestellt, wird diese mit dem Patienten besprochen. Die Aufklärung und deren Dokumentation sind Rechtspflichten des Behandlungsvertrages zwischen Arzt und Patient und haben nicht die primäre Aufgabe, das Schutzbedürfnis des Arztes zu erfüllen (Hierholzer u. Scheele 1993). Richtig verstanden ist es als vertrauensbildende Maßnahme, durch die er den Patienten auch vor späteren Enttäuschungen bewahren und Verantwortung mit ihm teilen kann (Franzki 1993). Mit dem Patienten werden eingehend die Vor- und Nachteile des operativen Vorgehens sowie der konservativen Behandlung besprochen. Über besonders risikoreiche Eingriffe wird besonders eingehend aufgeklärt, ohne dem Patienten die Hoffnung zu nehmen. Die Einwilligung des Patienten wird mit seiner Unterschrift und der des Arztes dokumentiert bzw. die mündliche Zusage festgehalten. Das Einverständnis zur Operation setzt einen mündigen Patienten voraus, der einem Aufklärungsgespräch folgen und eine eigenverantwortliche Entscheidung treffen kann (Franzki 1993). Kinder, die noch nicht einwilligungsfähig sind, werden rechtlich durch beide Elternteile vertreten. Bei Begleitung nur durch einen Elternteil muß sich der Arzt vergewissern, daß dieser den anderen vertreten kann. Dabei genügt die mündliche Auskunft. Bei ausgedehnten Eingriffen müssen beide Eltern ihr Einverständnis erklären. Bei analgosedierten und intubierten Patienten ist bei nicht lebenswichtigen Eingriffen notfalls das telephonische Einverständnis der nächsten Angehörigen einzuholen. Bei Patienten ohne Einwilligungsfähigkeit und ohne Aussicht auf Besserung des Zustandes (senile Demenz) muß vom Vormundschaftsgericht ein Betreuer bestellt werden, sofern nicht mit dem Aufschub Gefahr für den Patienten verbunden ist.

Schwierig ist die Situation bei Eingriffen, deren Durchführung eine begründete Gefahr beinhalten, d. h. der Patient in Folge des Eingriffs sterben oder einen schweren und länger dauernden gesundheitlichen Schaden erleiden kann. Dann bedarf der Betreuer der Genehmigung des Vormundschaftsgerichts (Franzki 1993).

Die anästhesiologische Aufklärung beinhaltet v. a. Herz-, Kreislaufbelastung, anaphylaktische Reaktionen und technische Probleme (Cell Saver, Zahnschäden) sowie die Möglichkeit einer notwendigen Bluttransfusion bei entsprechenden Eingriffen.

4.8 Schockraum

Die Versorgung schwerverletzter Patienten erfordert besondere logistische Voraussetzungen. Dazu gehören neben einem vorbereiteten Team (s. Abschn. 4.1) und einem vorbereiteten Ablauf (s. Teil III, Kap. 9) auch spezielle Räumlichkeiten mit vorbereiteten Materialien und Geräten.

Angrenzend an den ambulanten Behandlungsbereich sollte in jedem Traumazentrum auch ein sog. »Schockraum« – oder Reanimationsraum vorhanden sein. Dieser Raum liegt zentral, d. h. neben der Personenregistrierung und dem Notfalleingangsbereich. Dadurch werden lange Transportwege durch das Krankenhaus ausgeschaltet und ein sofortiger Behandlungsbeginn ermöglicht. Der Schockraum ist eine zentrale Einrichtung, an der sich Räume zur erweiterten Diagnostik (z. B. Röntgen, CT) und zur speziellen Behandlung anschließen. Der Raum selbst muß eine Mindestgröße von 30 m² und eine Mindesthöhe von 3 m aufweisen. Der schwerverletzte Patient liegt dabei zentral in diesem Raum auf einer Notfalltrage (Strecher, Abschn. 4.2) mit ausgelagerten Armen. Dies ist notwendig, da ein multidisziplinärer, simultaner Einsatz von Ärzten und Pflegepersonal am schwerstverletzten Patienten erforderlich ist.

Der Schockraum muß unterschiedlichsten Aufgaben gerecht werden (Abb. 4.20). Diese lassen sich auf 3 wesentliche Punkte zusammenführen:

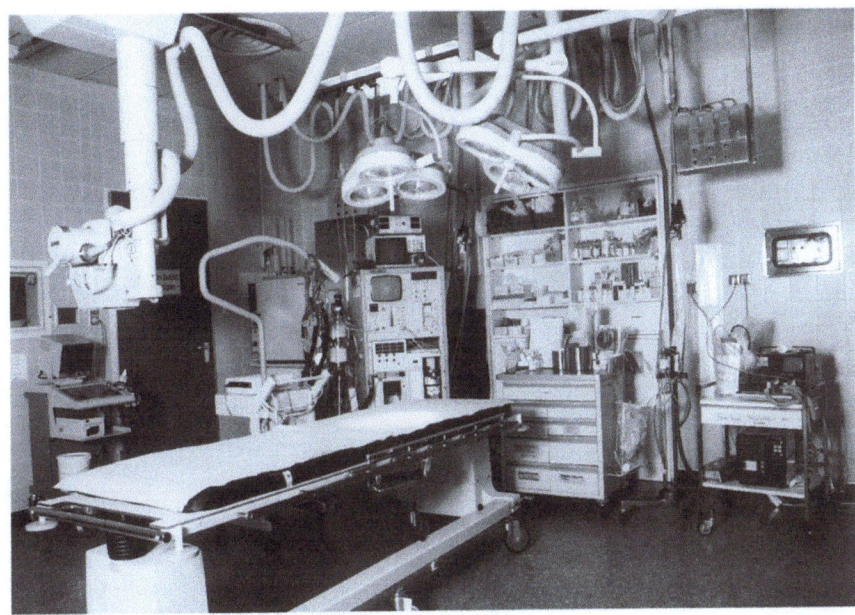

Abb. 4.20. Schockraum in der Notaufnahme der MHH. In der *Bildmitte* die mobile Stretchertrage mit deckenmontierter Röntgenröhre und Operationslampen. *Links* Ultraschallgerät, im Uhrzeigersinn weiter das EKG-Gerät und der Wärmeschrank im Hintergrund. *Rechts* Anästhesie mit Überwachungseinheit, Anästhesiewagen und Stauraum für Materialien und Medikamente, sowie der Defribrillator

- die Erhaltung bzw. Wiederherstellung der Vitalfunktionen (Herz-Kreislauf-Überwachung, Beatmung, Infusions- und Transfusionstherapie),
- die Erstdiagnostik,
- die Durchführung von lebenserhaltenden Soforteingriffen (Intubation, Thoraxdrainage, Venae sectio, Tracheotomie, Notfallthorakotomie).

Ein Punkt, der dabei besondere Berücksichtigung finden muß, ist, daß alle Maßnahmen simultan erfolgen müssen, welches wiederum besondere Bedingungen an die Einrichtungen des Schockraumes stellt.

4.8.1
Vitalfunktionen

Das Herz-Kreislauf-Monitoring und die Beatmung sollten weitgehend den Anforderungen wie im Operationsbereich entsprechen. Es handelt sich dabei meist um eine mobile Einheit, welche sowohl das Beatmungsgerät, als auch das Kreislaufüberwachungssystem beinhaltet. Zusätzlich ist eine Absaugeinheit an dieser Einheit angeschlossen. Sämtliche Versorgungsleitungen (Netzanschluß, Sauerstoff und Vakuum) werden über mobile Deckenstative herangeführt. Dies sichert einen flexiblen Einsatz, z.B. bei der gleichzeitigen Versorgung von 2 Patienten und ermöglicht die simultane Behandlung des Patienten in einem Umfang von über 270 Grad (Abb. 4.20).

Die Infusionstherapie erfolgt über die präklinisch und klinisch eingebrachten i.v.-Zugänge. Hierfür sollten Infusionsständer an der Notfalltrage fest installiert sein, um den späteren Transport des Patienten zu erleichtern. Die Vorbereitung zusätzlicher i.v.-Zugänge, Infusionen und Transfusionen erfolgt auf dem mobilen Infusionswagen (Abb. 4.21). Dieser kann wie alle Behandlungseinheiten an den Patienten herangezogen werden, um auch hier die Wegstrecke für das behandelnde Personal zu reduzieren. Infusionen und Transfusionen sollten vorab im Wärmeschrank gelagert werden, da diese beim meist unterkühlten Patienten warm appliziert werden (s. Teil III, Kap. 10). Dieser Wärmeschrank, wie auch ein Kühlschrank für die Aufbewahrung von Medikamenten, sollte in jedem Schockraum lokalisiert sein.

4.8.2
Geräte für Erstdiagnostik

Ist im wesentlichen von der Röntgendiagnostik bestimmt, welche gesondert in Abschn. 4.9 behandelt wird. Zur Mindestanforderung gehört eine Röntgenröhre, an der ein Schwenkarm mit Kassettenhalter angebracht ist. Dieses Gerät ist in allen Ebenen leicht zu bewegen und wird nach Gebrauch in eine Parkposition außerhalb der Patientenversorgungszone des Reanimationsraumes gefahren, um die Arbeit am Patienten nicht zu behindern. Das 3D-Deckenstativ muß dabei so weit zum Boden hin auszufahren sein, daß streng seitliche Aufnahmen problemlos eingestellt werden können. Da eine simultane Diagnostik und Notfalltherapie erforderlich ist, gehört die Bereitstellung von ausreichend vielen Röntgenschürzen zur Grundausstattung. Jedes Mitglied des Teams muß während der patientennahen Versorgung eine Schürze tragen. Personal, welches nicht unmittelbar an der Erstversor-

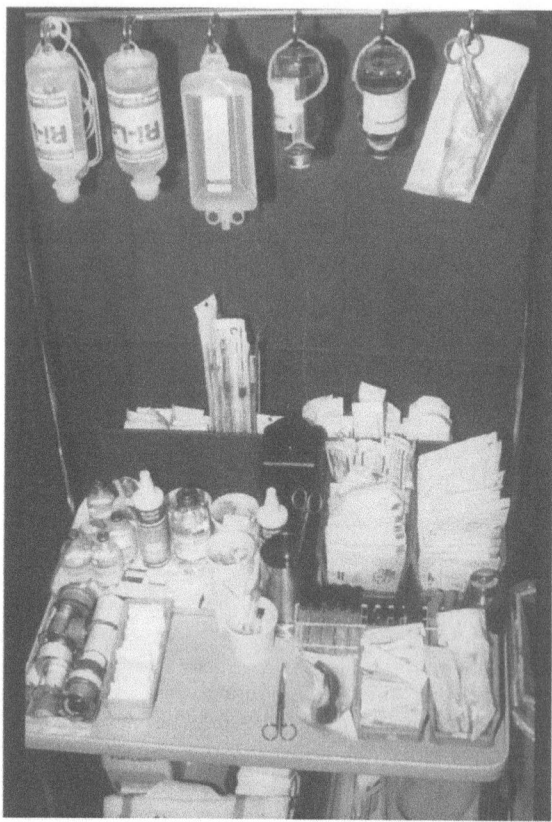

Abb. 4.21. Infusionswagen in der Notaufnahme

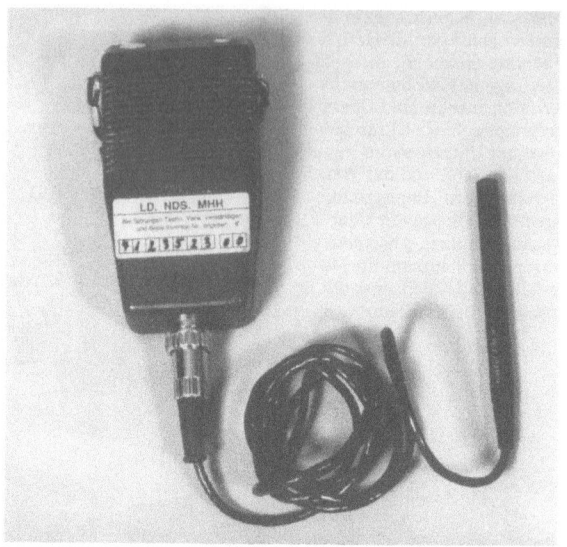

Abb. 4.22. Doppler-Gerät (nähere Erläuterung s. Text)

gung beteiligt ist, sollte zum eigenen Schutz entweder den Raum verlassen oder sich zumindest hinter einer Abschirmung aufhalten.

Die Bedeutung der *CT* für die Initialdiagnostik der stumpfen bzw. penetrierenden Stammverletzungen wird vielfach erörtert (Federle et al. 1982). Die heutigen CT-Geräte ermöglichen eine sehr effiziente Organdiagnostik. Neuere Untersuchungen zeigen, daß mit dieser Untersuchungsmethode einzelne stumpfe Verletzungen besser nachzuweisen sind als mit allen anderen Verfahren (Klein et al. 1991).

Eine CT-Untersuchung in einer getrennten radiologischen Abteilung erfordert jedoch eine verlängerte Transportzeit, die zu einer Vitalgefährdung für den Patienten führen kann. Daher sollte in einem Traumazentrum das CT in der Nähe des Schockraumes vorhanden sein, um die Akutdiagnostik in adäquater Form zu ermöglichen (Abb. 4.1).

Im Gegensatz zu vielen anderen Ländern Europas hat sich in Deutschland die *diagnostische Ultraschalluntersuchung* an den großen Traumazentren durchgesetzt (Aufschnaiter et al. 1983; Dock et al. 1988; Hoffmann et al. 1989; Kohlberger et al. 1989; Kuhn et al. 1983; Seifert et al. 1989; Strittmacher et al. 1988; Tiling et al. 1990). Ein Vorteil ist, daß diese diagnostische Methode jederzeit auch im Schockraum möglich ist.

Die Ultraschalluntersuchung erleichtert eine simultane Diagnostik und Behandlung und hat v.a. den Vorteil, daß wiederholte Untersuchungen vor Ort und im Verlauf auch im Operationssaal durchgeführt werden können (Hoffmann et al. 1992).

Das fahrbare Ultraschallgerät ist primär im Schockraum stationiert, um es bei Bedarf rasch an den Patienten heranfahren zu können. Das Gerät sollte mit mindestens einem Sektor- sowie einem Linearschallkopf ausgestattet sein. Beide Schallköpfe sollten mehrere Schallfrequenzen generieren können.

Die Doppler-Sonographie findet bei der Behandlung eines Mehrfachverletzten regelmäßig ihren Einsatz, wenn keine peripheren Pulse tastbar sind. Dies kann einerseits mit der Pulsabschwächung beim hämorrhagischen Schock, andererseits auch mit einer peripheren Gefäßverletzung im Zusammenhang stehen. Ist auch hierbei kein eindeutiges Signal nachweisbar, so ist eine weitere Abklärung mittels digitaler Subtraktionsangiographie (DSA) erforderlich (Abschn. 4.9).

In den meisten Fällen finden portable Geräte mit Akkuanschluß Verwendung. Es werden Sonden mit den Frequenzen 2, 4, und 8 MHz eingesetzt. Der reflektierte Schall nach dem Doppler-Prinzip wird als akustisches Signal wahrgenommen (Abb. 4.22).

Das Kompartmentsyndrom ist eine gefürchtete Komplikation bei der Behandlung von Unfallverletzten. Während das stumpfe Knochen- und Weichteiltrauma häufig von einem akut auftretenden Kompartmentsyndrom begleitet ist, kann bei einer Extremitätenischämie erst nach einer gewissen Latenzzeit (<6 h) ein Kompartmentsyndrom auftreten. Daher gehört die Kompartmentdruckmessung heute zu den standardisierten Instrumenten der Erstdiagnostik. Die Druckmessung muß bei Logendruckerhöhung erfol-

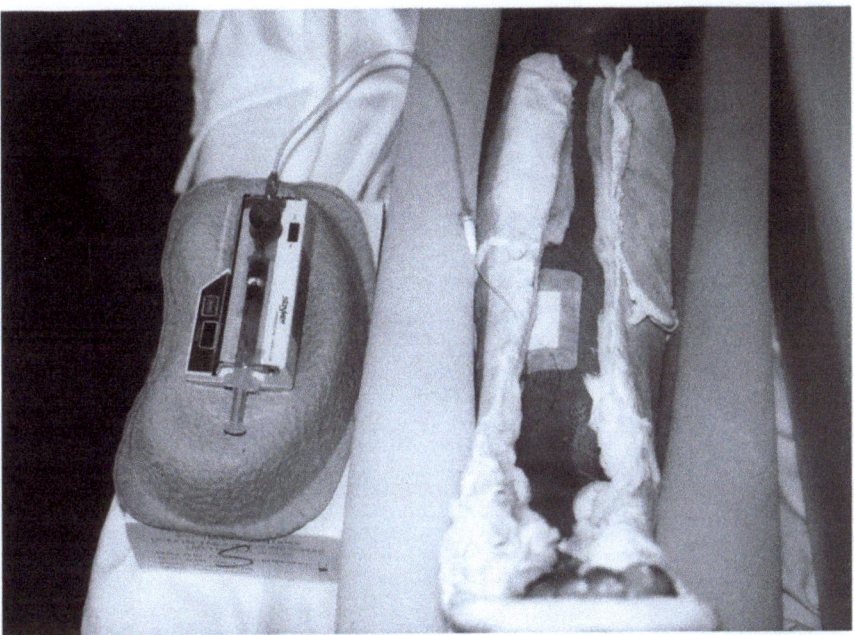

Abb. 4.23. Kontinuierliche Kompartmentdruckmessung (Fa. Stryker)

gen, wobei auch einfache Meßsysteme zuverlässige Werte anzeigen. Hier hat sich auch die Anwendung einer kontinuierlichen Messung bewährt (Abb. 4.23). Die meisten Druckmeßsysteme basieren auf der Übertragung des Drucks über eine flüssigkeitsgefüllte Säule. Bei den Meßsystemen ist es wichtig, daß Druckaufnehmer und 0-Punkt am Meßgerät bzw. Druckwandler in derselben Höhe angebracht sind (sog. Null-Abgleich).

4.8.3 Instrumente für lebenserhaltende Soforteingriffe

Im Mittelpunkt der Akutversorgung steht die Beseitigung potentiell lebensbedrohlicher Verletzungen. Hierzu sind häufig operative Soforteingriffe erforderlich, die nicht bis zur definitiven Operation aufgeschoben werden können (z.B. Entlastung eines Spannungspneumothorax). Andererseits ist auch für die Wiederherstellung der Vitalfunktionen häufig ein invasives Verfahren angezeigt (Tracheotomie, Venae sectio), welches einen chirurgischen Eingriff notwendig macht. Zur Durchführung dieser Maßnahmen müssen im Schockraum gewisse Operationsbedingungen geschaffen werden, wie z.B. die Bereitstellung eines mobilen Elektrokauters, einer adäquaten Absauganlage oder die Installation einer Operationsdeckenleuchte. Zusätzlich müssen die erforderlichen Instrumente vorhanden und rasch einsetzbar sein. Die Zusammenstellung von sog. Materialsets erleichtert auch im Schockraum den unmittelbaren Einsatz und die einfache Handhabung der Utensilien, die für den Soforteingriff

Tabelle 4.18. Venae-sectio-Set

1 Skalpellgriff Nr. 3	1 Wundspreizer
4 Tuchklemmen	2 Klemmen nach Pean
2 chirurgische Pinzetten, fein	4 Klemmen nach Mosquito
1 chirurgische Pinzette	1 Kornzange, gebogen klein
1 Schere, fein	1 großes Metallschälchen
1 Schere nach Metzenbaum	1 mittleres Metallschälchen
1 Schere nach Lexer	1 kleine Kugelelektrode
1 chirurgische Pinzette nach Adson	1 große Kugelelektrode
1 anatomische Pinzette nach Adson	1 Kanüle Nr. 1, 2, 12
2 anatomische Pinzetten, grob	1 Knopfkanüle, klein gebogen
1 Nadelhalter	1 Ansatz LL/R
1 Klemme nach Overholt	1 Glasspritze, 5 ml
2 Wundhaken, stumpf klein	1 Glasspritze, 10 ml
1 Rillensonde	2 Tücher
1 Unterbindungsnadel nach Deschamps	1 Lochtuch, klein
1 Haken nach Roux	1 Folie mit Präpariertupfern
2 Wundhaken, 2zinkig fein	6 Tupfer eigroß m. K.
	1 Nadeldose

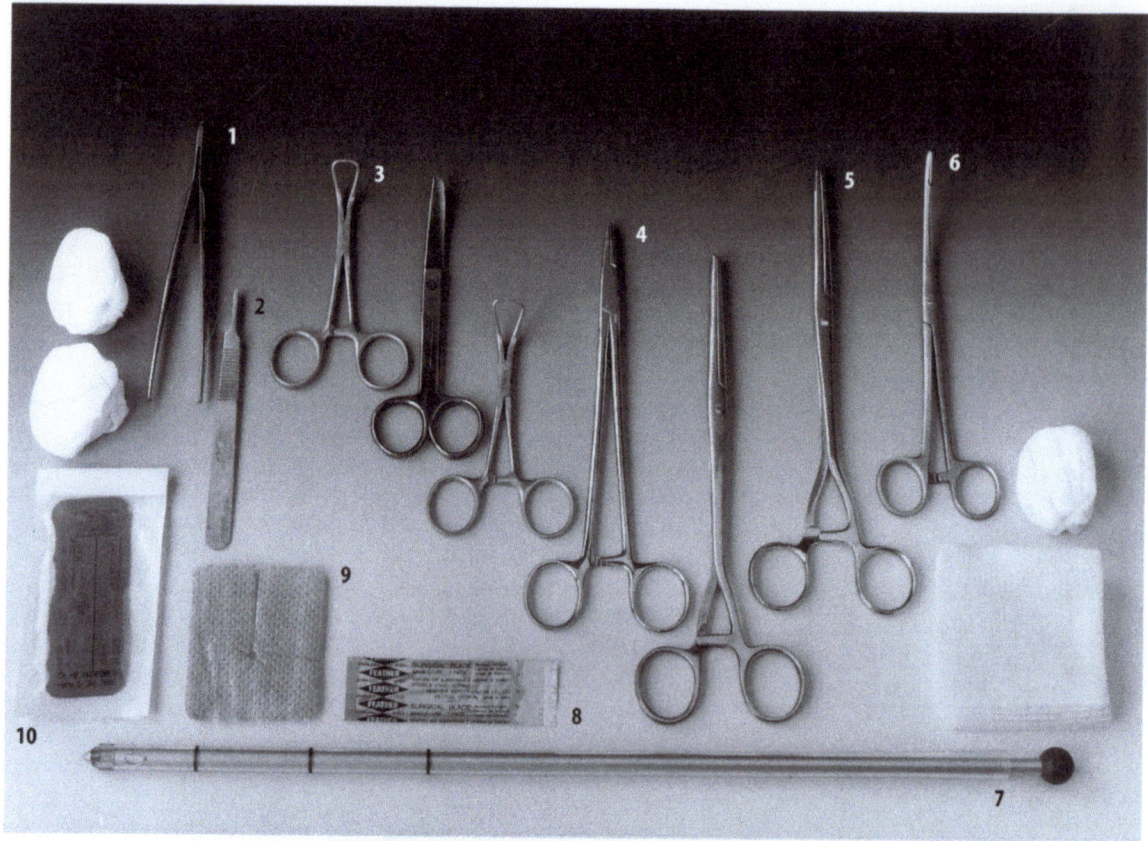

Abb. 4.24. Thoraxdrainageset: *1* grobe Pinzette, *2* Skalpellhalter, *3* Backhaus-Klemme, *4* Nadelhalter, *5* Thoraxklemmen, *6* gebogene Kornzange, *7* Trokar mit Drainageschlauch, *8* Skalpell, Größe 11, *9* Metaline, *10* Mersilene-Faden mit gerader Nadel

erforderlich sind, so z. B. bei Einbringen einer Thoraxdrainage, eines arteriellen Zuganges oder zur Durchführung einer Venae sectio. Das gesamte Material von Handschuh bis zum sterilen Tuch, vom Nadelhalter bis zum Nahtmaterial, sollte als Set zusammengestellt und entsprechend steril verpackt sein (Abb. 4.24). Der Einsatz von folgenden Materialsets hat sich bewährt:

- Thoraxdrainage (Abb. 4.24)
- Arterieller Katheter
- Venae sectio (Tabelle 4.18)
- Peritoneallavage
- Koniotomie / Tracheotomie
- Beckenzwinge

Selbstschutz gegen Infektionen durch den eingelieferten Unfallverletzten
Heutzutage muß v. a. in Ballungsräumen bei Schwerverletzten mit einer möglichen HIV-Infektion gerechnet werden. Die potentielle Infektionsgefährdung durch den Unfallverletzten, der in der Notaufnahme eintrifft, wird in den USA heute mit 0,5–7,8 % angegeben. Da bei der Behandlung von Unfallverletzten mit einem erhöhten Risiko der Kontamination durch ständigen Blutkontakt zu rechnen ist, müssen entsprechende präventive Maßnahmen ergriffen werden.

Dazu gehört v. a. die Bereitstellung von wasserabweisenden Kitteln, verstärkten sterilen chirurgischen Handschuhen und einem entsprechenden Gesichtsschutz. Die Blutabnahme für die HIV-Untersuchung erfolgt unmittelbar bei der ersten Blutentnahme. Bei wachen Patienten erfolgt die Testung nur nach schriftlichem Einverständnis des Patienten.

4.9
Röntgen und CT (J. Lotz und M. Galinski)

4.9.1
Organisation der Patientenversorgung

Zentren der Maximalversorgung besitzen in der Regel alle notwendigen Geräte, die für die radiologische Diagnostik und Intervention von leicht- bis schwerverletzten Patienten notwendig sind. Allein die räumliche und organisatorische Struktur einer herkömmlichen radiologischen Abteilung ist für die effiziente, patien-

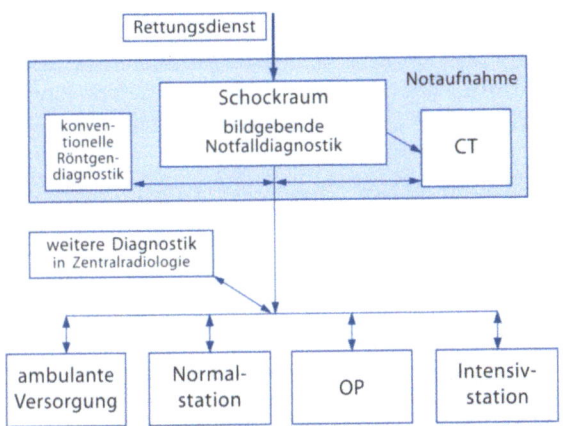

Abb. 4.25. Strukturelle Gegebenheiten in der radiologischen Notfalldiagnostik

tenorientierte Versorgung dieser Patienten nicht geeignet. Hierfür ist eine besondere Struktur notwendig, die dem zentralen Konzept der Versorgung durch ein interdisziplinäres Team Rechnung trägt.

Die Diagnostik eines polytraumatisierten Patienten unterscheidet sich in Qualität und Aufwand wesentlich von den Anforderungen an die Diagnostik leicht- bis mittelschwer verletzter Patienten. Während bei einem Polytrauma die rasche Klärung wesentlicher Fragen möglichst ohne Umlagern und Ortswechsel des Patienten im Vordergrund steht, soll die Diagnostik bei einem leichtverletzten Patienten endgültig und von hoher Qualität sein. Die Diagnostik dieser beiden Patientenarten wird daher auch räumlich zu trennen sein (Abb. 4.25).

Weitere radiologische Modalitäten müssen in einer zentralen Radiologie zur Verfügung stehen, der die Notfallradiologie angegliedert ist. Zu ihnen gehört neben der MRT auch eine leistungsfähige Angiographie sowie konventionelle, universelle Arbeitsplätze mit Buckytisch und Wandstativ.

Der rasche und lückenlose Informationsaustausch zwischen Diagnostiker und den übrigen Teammitgliedern macht eine unmittelbare Nachbarschaft von Diagnostik- und Behandlungseinheiten notwendig. Darüber hinaus hat die Organisation der Bilddokumentation und Bildarchivierung wesentlichen Einfluß auf die Effizienz der Krankenversorgung. Diesem Komplex ist daher ein eigener Abschnitt gewidmet. Kompetenz und 24stündige, rasche Verfügbarkeit des Radiologen sind für die Qualität der Diagnostik essentiell.

4.9.2 Räumliche Struktur

Alle für die Diagnostik relevanten Räume liegen in unmittelbarer Nähe zueinander. Neben dem Reanimationsraum werden ein Bildbefundungsraum, ein Raum für den konventionellen Röntgenarbeitsplatz sowie die Räumlichkeiten für eine CT benötigt. Soll die Angiographie als eigene Einheit in der Notaufnahme integriert werden, sind entsprechende Räumlichkeiten einzuplanen.

In allen Räumen, in denen Aufnahmen betrachtet werden, sollte eine großzügige Zahl an Bildsichtgeräten zur Verfügung stehen. Das gilt v. a. für den Befundungsraum.

Für eine RIS-PACS-Kombination (*RIS* = Radiologisches Informationssystem; *PACS* = Picture Archive and Communication System) müssen alle Räume vernetzt werden. Je nach System und Konfiguration kann ein Rechnerraum für die notwendige Steuerhardware notwendig sein.

Röntgeneinrichtungen im Schockraum
Die lichte Raumhöhe sollte mindestens 3 m betragen, um ein 3D-Stativ für die Röntgenröhre montieren zu können. Bis zu 2 Röntgengeräte inklusive eines Röntgengenerators, sowie ein Ultraschallgerät benötigen einen zusätzlichen Platz von ca. 20 m². Während der Generator für die konventionelle Röntgeneinrichtung im Reanimationsraum selber lokalisiert ist, sollte das Steuerpult in einem angrenzenden Raum lokalisiert sein.

■ **Konventioneller Arbeitsplatz.** Die Zahl der konventionellen Aufnahmeplätze hängt von der Anzahl der gleichzeitig zu diagnostizierenden Patienten ab. Große Notaufnahmen werden 2 oder mehrere dieser universellen Aufnahmeplätze benötigen, bei mittleren und kleinen Zentren reicht ein Arbeitsplatz in der Regel aus.

Benötigt werden pro Arbeitsplatz ein ca. 30 m² großer Untersuchungsraum mit einer lichten Raumhöhe von 3 m, sowie ein ca. 15 m² großer Schaltraum, wobei ein Schaltraum für 2 Untersuchungsräume ausreicht. Im Schaltraum steht bei digitalen Systemen ein Speicherfolienscanner.

Der konventionelle Arbeitsplatz sollte in unmittelbarer Nachbarschaft zum Befundungsraum liegen, da dort die Bildbetrachtung und Befundung lokalisiert ist. Er sollte von den Untersuchungs- und Behandlungsräumen für leicht- bis mittelschwer Verletzte rasch zugänglich sein.

■ **CT.** Die Räumlichkeiten für einen CT umfassen Untersuchungsraum und Steuerraum. Die Filmbetrachtung findet im zentralen Befundungsraum statt, wo auch der Filmausdruck erfolgt. Der Gesamtflächenbedarf für ein CT liegt bei ca. 80 m². Der eigentliche Untersuchungsraum sollte eine Größe von 40–50 m² aufweisen.

■ **Bildbefundungsraum.** Er grenzt unmittelbar an den Reanimationsraum an und kann von ihm aus direkt erreicht werden. Er kann dem zentralen Besprechungsraum der Notaufnahme angegliedert sein, muß jedoch von diesem baulich getrennt sein. Hier ist der Filmausdruck, die Filmbetrachtung und -interpretation lokalisiert. Hier steht auch die radiologische Handbibliothek sowie die Workstation zum Auswerten von CT-Untersuchungen. Eine ausreichende Zahl von Bildsichtgeräten (inklusive Alternator) muß vorhanden sein. Die Größe des zentralen Betrachtungsraumes hängt von der Anzahl der angegliederten radiologischen Funktionsräume ab. Er sollte eine Größe von mindestens 60 m² aufweisen. Die Größe rechtfertigt sich durch den Platzbedarf der in diesem Raum aufzustellenden Geräte sowie einer Mindestgröße für einen effizienten Schallschutz bei dem zu erwartenden Personenverkehr im Befundungsraum.

- **Weitere Räume.** Darüber hinaus sind Räumlichkeiten für Personal und Lagerräume einzuplanen, die gemeinsam von allen Disziplinen der Notaufnahme genutzt werden und daher hier nicht näher spezifiziert werden.

Das Dienstzimmer für den Radiologen des Hauses sollte in der Notaufnahme lokalisiert sein, um seine rasche Verfügbarkeit zu ermöglichen.

Wie oben erwähnt, kann bei einem RIS/PACS ein zusätzlicher Schaltraum notwendig sein.

4.9.3
Geräteausstattung

Wie erwähnt, unterscheiden sich die qualitativen und apparativen Anforderungen, die an die Diagnostik polytraumatisierter einerseits, und leicht- bzw. mittelschwer verletzter Patienten andererseits gestellt werden. Diese Unterschiede machen eine räumliche Trennung der Diagnostik der beiden Patientengruppen notwendig. Die konventionelle Röntgendiagnostik für polytraumatisierte Patienten ist im Reanimationsraum lokalisiert, während sich die Geräte für leicht- und mittelschwer Verletzte in einem separaten Röntgenraum der Notaufnahme befinden. Die Sonographie als wichtige bildgebende Modalität wird ebenso wie die CT für die Diagnostik beider Patientengruppen benötigt. Die unverzichtbare CT benötigt dabei einen eigenen Raumkomplex in unmittelbarer Nachbarschaft zum Reanimationsraum, während die Sonographie als mobiles Gerät zu dem jeweiligen Einsatzort gefahren werden kann.

Im folgenden sind die einzelnen diagnostischen Modalitäten aufgeführt. Dabei wird unterschieden zwischen bildgebenden Modalitäten, die als Basisausstattung zwingend erforderlich sind, sowie Modalitäten, deren Einsatz unmittelbar in der Notaufnahme optional ist. Alle hier vorgestellten Lösungen setzen voraus, daß die Patiententragen die an anderer Stelle beschriebenen Charakteristika aufweisen (Röntgentransparenz des Trägermaterials und plane Liegefläche des Patienten für seitliche Aufnahmen der Wirbelsäule, Platz für C-Bogen unterhalb der Trage etc.).

Konventionelles Röntgengerät beim Schwerverletzten

Sämtliche konventionellen Aufnahmen sollen im Schockraum, an der Patiententrage, erstellt werden. Die Geräte sollten rasch einsetzbar sein, aber nach dem Einsatz auch schnell aus der Arbeitszone um den Patienten herum entfernt werden können. Die Geräte müssen robust und einfach zu bedienen sein.

Mindestanforderung: Deckenmontierte Röntgenröhre mit Kassettenhalter. An der Röntgenröhre ist ein Schwenkarm mit Kassettenhalter angebracht. Dieses Gerät ist in allen Ebenen leicht zu bewegen und wird nach Gebrauch in eine Parkposition außerhalb der Patientenversorgungszone des Reanimationsraumes gefahren, um die Arbeit am Patienten nicht zu behindern. Das 3D-Deckenstativ muß dabei so weit zum Boden hin auszufahren sein, daß streng seitliche Aufnahmen problemlos eingestellt werden können.

Der Vorteil dieses Systems ist das schnelle Einstellen einer Traumaserie durch fixierten Film-Fokus-Abstand. Durch Wegfall der per Hand gehaltenen Kassettenaufnahmen kann die Strahlenexposition des Personals gesenkt werden. Dieser Gerätetyp kann mit Rasterkassetten oder aber mit einem festen Raster betrieben werden. Die gängigen Kassettengrößen werden unterstützt, ebenso wie digitale Speicherfoliensysteme. Bei einigen Geräten kann der Schwenkarm in eine Parkposition geklappt werden, um Aufnahmen mit variablem Film-Fokus-Abstand zu ermöglichen. Eine Belichtungsautomatik muß vorhanden sein.

Durch den sperrigen Schwenkarm kann es bei dem Heranführen des Gerätes an den Patienten während der Versorgung zu Kollision mit umstehenden Personen, Geräten oder Versorgungsleitungen kommen.

Der Nachteil der sperrigen Konstruktion ist evident, jedoch wiegt der Zeitgewinn durch den fixierten Film-Fokus-Abstand und dem Wegfall der per Hand gehaltenen Kassetten bei seitlichen Aufnahmen diesen Nachteil auf. Auch ohne bewegtes Raster können Aufnahmen mit ausreichender Qualität für die Beurteilung der akuten Verletzungssituation erzielt werden. Zur Feindiagnostik sind Aufnahmen mit einem bewegten Raster jedoch unverzichtbar. Sie können zu einem anderen Zeitpunkt an den entsprechenden Geräten der Notaufnahme erfolgen.

Sinnvolle Alternative: Deckenmontierte Röhre in Kombination mit kleinem Buckystativ. Auch hier kann die Röhre an einem 3D-Stativ in eine Parkposition außerhalb der Patientenversorgungszone des Schockraumes gefahren werden. Das Buckystativ besteht aus einem Kassettenhalter und der Technik für das Buckyraster. Über diesen Sockel wird die Patientenliege gefahren. Die Zentrierung der Röhre über dem Buckystativ wird über Rastpunkte in der Röhrenführung ermöglicht. Durch Bewegen der Patiententrage wird die abzubildende Region des Patienten in den Strahlengang gebracht.

Vorteil: Kaum Kollisionsgefahr mit umstehenden Personen bzw. Gerät während der Einstellung. Hohe Bildqualität durch Buckyraster und Belichtungsautomatik. Flexibler für Aufnahmen mit variablen Film-Fokus-Abstand.

Nachteil: Erhöhter Aufwand für seitliche Aufnahmen (Kassetten müssen z. T. gehalten werden, Film-Fokus-Abstand nicht vorgegeben). Beim Bewegen der Trage müssen Versorgungsleitungen des Patienten mitbewegt werden. Das Buckystativ ist in einer Position des Raumes fixiert, so daß auch die Position des Patienten festgelegt ist. Ein Bildverstärker-C-Bogen für Durchleuchtungen kann u. U. nicht unter den Patienten gefahren werden, da der Buckytisch den Platz unter dem Patienten beansprucht.

Konventionelles Röntgengerät für leicht oder mittelschwer Verletzte

Bei der Diagnostik dieser Patientengruppe steht die qualitativ hohe Diagnostik im Vordergrund. Dem Patienten können spezielle Lagerungen für die optimale Darstellung der Pathologie zugemutet werden. Die Patienten kommen entweder zu Fuß, im Rollstuhl oder auf der Notfalltrage.

Mindestanforderung: Eine Röhre mit Wandstativ und Buckytisch. Deckenmontierte Röhre, die in allen Ebenen frei und leicht zu bewegen ist. Auch hier muß das Stativ so weit ausziehbar sein, daß streng seitliche Einstellungen auf Tischhöhe leicht durchzuführen sind.

Neben einem Buckytisch muß ein Wandstativ zur Verfügung stehen. Beide Aufnahmestative verfügen über ein bewegtes Raster sowie Belichtungsautomatik mit frei wählbaren Meßkammern. Je nach Aufnahmetyp wird die Röhre für das Wandstativ oder den Buckytisch verwendet.

Nachteil dieser Lösung ist, daß durch häufiges Manövrieren der Röntgenröhre die mechanische Führung des Stativs an Präzision verliert. Der Wechsel von Buckytisch zu Wandstativ macht das Verschieben der Röhre notwendig, ein Vorgang, der Kraft und Zeit benötigt.

Optional: Wandstativ und Buckytisch jeweils mit eigener Röntgenröhre. Zwei deckenmontierte Röhren, jeweils eine für den Buckytisch und für das Wandstativ. Der Wechsel zwischen den beiden Stativen kann schnell erfolgen, die mechanische Belastung und damit der Verschleiß an der aufwendigen Röhrenführung wird minimiert. Ein Röntgengenerator kann beide Röhren steuern.

Nachteil: Für 2 Röhren muß der Untersuchungsraum größer dimensioniert werden, um ausreichende Bewegungsfreiheit für Patient und Personal zu gewährleisten. Da beide Röhren frei in allen Ebenen bewegbar sein müssen, sind der konstruktive Aufwand der Röhrenführung und die Anforderung an die Statik der Raumdecke höher als bei dem oben skizzierten Modell mit einer Röntgenröhre.

Computertomographie (CT)

Ebenso wie die Sonographie gehört ein CT zur Grundausstattung einer Notaufnahme (Klein et al. 1991). Polytraumatisierte wie auch leicht bzw. mittelschwer verletzte Patienten profitieren von dieser Modalität, so daß die CT räumlich separat, aber in unmittelbarer Nachbarschaft zum Reanimationsraum liegen sollte. Neben der CT-Diagnostik gehören CT-gesteuerte Interventionen zum Leistungsspektrum des Gerätes.

Mindestanforderung. Das Gerät muß aufgrund der geforderten schnellen Bildakquisition ein Spiral-CT sein. Für die Nachbearbeitung der Bilder dient eine schnelle und einfach zu bedienende Workstation. Auf ihr sollten sekundäre Bildreformationen halbautomatisch erstellt werden können. Ferner muß sie die einfache Möglichkeit bieten, sich interaktiv durch den Bilddatensatz einer Untersuchung zu bewegen (interaktiver CINE-Mode).

Die heutigen Geräte und Patiententragen machen es notwendig, den Patienten von der Trage auf den Untersuchungstisch des CT-Gerätes umzulagern. Es wird jedoch auch hier daran gearbeitet, Patiententragen zu konstruieren, bei denen die Liegefläche als CT-Tisch genutzt werden kann, so daß auch hier ein Umlagern des Patienten entfällt.

Fahrbare kleine CT, wie sie derzeit auf dem Markt angeboten werden, haben den Nachteil, daß sie bislang keine Spiraloption bieten. Sie sind deutlich langsamer als vergleichbare stationäre Systeme mit Spiraltechnik. Auch für diese Geräte gilt, daß die Patienten auf den Untersuchungstisch des mobilen CT-Gerätes umgelagert werden müssen.

Optionale Modalitäten. Durchleuchtung im Reanimationsraum: Bildverstärker-C-Bogen. Dieses Gerät kann entweder deckenmontiert oder als fahrbare Einheit realisiert sein. Beide Lösungen zeichnen sich durch hohe Mobilität aus, wobei die deckenmontierte Lösung durch die feste Montage den Vorteil der schnelleren Einsatzbereitschaft hat.

Das in allen Ebenen leicht bewegbare, deckenmontierte Gerät wird für die Röntgenaufnahme aus einer

Parkposition im Reanimationsraum zum Patienten hin bewegt. Das Stativ muß weit absenkbar sein, um streng seitliche Einstellungen problemlos durchführen zu können.

Fahrbare Bildverstärker-C-Bögen können dagegen auch in anderen Räumen verwendet werden, so z. B. im Operationsbereich der Notaufnahme. Dabei müssen neben dem C-Bogen selber auch das Steuer- und Bildschirmelement mitbewegt werden.

Angiographie in der Notaufnahme
Die Notwendigkeit der Angiographie in der akuten Diagnostik und Versorgung eines polytraumatisierten Patienten wird kontrovers diskutiert. Die Diagnostik von Verletzungen der großen Gefäße kann in der Regel schneller und schonender mit Hilfe der Spiral-CT erfolgen. Die meisten anderen angiographischen Untersuchungen und Interventionen erfordern einen kreislaufstabilen Patienten. Sie können daher in einer separaten Angiographieeinheit in der zentralen Radiologie erfolgen. Soll dennoch in der Notaufnahme die Möglichkeit der Angiographie bestehen, können moderne Bildverstärkergeräte mit einem Modul zur DSA aufgerüstet werden. Der Vorteil der in einem C-Bogen integrierten Lösung besteht in der Möglichkeit, eine Angiographie vor Ort am Patienten durchführen zu können, ohne daß dieser bewegt oder umgelagert werden muß. Der Nachteil liegt in der deutlich schlechteren Auflösung der Anlage sowie den eingeschränkten Einstellmöglichkeiten, da Tisch und C-Bogen nur begrenzt gegeneinander bewegt werden können.

Eigenständige Angiographieeinheit. Alternativ kommt eine in Nachbarschaft gelegene 1-Ebenen-DSA-Anlage in Frage. Nachteil dieser Lösung ist neben der deutlich höheren Primärinvestition die Notwendigkeit, den Patienten samt Versorgungsleitungen in einen anderen Raum zu transportieren. Zusätzlich wird je nach Tischsystem ein Umlagern des Patienten notwendig sein.

Vorteile der eigenständigen Angiographie sind die deutliche Überlegenheit in der zeitlichen und räumlichen Auflösung der Aufnahmen sowie das problemlose Einstellen der unterschiedlichsten Ebenen.

4.9.4
Dokumentation und Archiv

Derzeit existieren 2 grundsätzlich verschiedene Methoden, die in der bildgebenden Diagnostik anfallenden Aufnahmen zu dokumentieren. Traditionell werden v. a. die konventionellen Röntgenaufnahmen (Projektionsradiogramme) auf Filmfoliensystemen analog belichtet, entwickelt und in einem Filmtütenarchiv aufbewahrt. Diese Methode ist personal- und kostenaufwendig. Zudem sind große Räumlichkeiten für die Lagerung der Aufnahmen notwendig. Auch bei Einschränkung des freien Zuganges zu dem Filmtütenarchiv liegt die Rate der nicht auffindbaren Röntgenaufnahmen bei 8–10 %.

Mit Einzug der Digitaltechnik wird immer öfter die rein digitale Bildverwaltung proklamiert. Im Idealfall werden die Bilder aller Modalitäten digital erzeugt und über ein Netzwerk in einem zentralen, digitalen Archiv abgelegt. Bei Bedarf können Bilder über einen Laserbelichter ausgedruckt werden.

Der Vorteil der digitalen Bildspeicherung liegt in der raschen Verfügbarkeit der Aufnahmen zu jedem Zeitpunkt und an jedem Ort. Vom Radiologen freigegebene Aufnahmen sind sofort für die Bereiche der weiteren Behandlung (Operationssaal, Intensivstation, Normalstation) verfügbar. Dabei können die Aufnahmen zu sinnvollen Sequenzen zusammengestellt werden, ergänzt durch evtl. vorhandene Voraufnahmen.

Voraussetzung für ein solches PACS ist ein schnelles, zuverlässiges radiologisches Informationssystem, in dem die Patientendaten sowie die Befunde der Untersuchungen verwaltet und gespeichert werden. Dieses RIS verwaltet das PACS und sorgt für die Verknüpfung von Röntgenauftrag, Befund und zugehörigem Bild.

Ein RIS/PACS erfordert neben jedem Röntgenarbeitsplatz einen PC-Arbeitsplatz mit Barcodeleser zum Erfassen der Patienten- und Untersuchungsdaten. Der Austausch von Patienten- und Untersuchungsdaten zwischen RIS und den einzelnen bildgebenden Verfahren ist in dem DICOM 3.0 - Standard zur Digitalen Bildkommunikation verankert. Alle bildgebenden Geräte müssen diesen internationalen Standard erfüllen.

Generieren der Aufnahmen. Alle Modalitäten sollten digitale Aufnahmesysteme verwenden, so daß auf die konventionellen Filmfolienkassetten verzichtet werden kann. CT, Ultraschall und Geräte mit Bildverstärker liefern bereits heute digitale Bilddaten.

Die konventionelle Projektionsradiographie kann durch Umrüsten auf digital ausgelesene Speicherfoliensysteme die gewonnenen Informationen digital zur Verfügung stellen. Dazu wird die auf der belichteten Speicherfolie festgehaltene Aufnahme von einem Scanner digitalisiert und in das Bildnetzwerk eingespeist.

Neben der schnellen Verfügbarkeit der Aufnahmen ermöglicht die Digitaltechnik die automatische Nachbearbeitung der Aufnahmen (dosisunabhängige Optimierung von Kontrast und Schwärzung). Dadurch wird eine Wiederholung von Untersuchungen aufgrund von Belichtungsfehlern weitgehend vermieden.

Nachteile dieses Verfahrens sind die derzeit begrenzte Anzahl der verfügbaren Filmformate sowie die im Vergleich höheren Investitionskosten für die Digitaltechnik.

Die digital gespeicherten Aufnahmen können über Laserbelichter jederzeit ausgedruckt werden, wobei die Filmentwicklung derzeit noch über das herkömmliche Naßverfahren mit Entwickler- und Fixierflüssigkeit erfolgt.

Trockensysteme im Filmdruck, wie sie von einigen Herstellern bereits angeboten werden, kommen ohne flüssige Chemikalien aus, sind weniger störanfällig und arbeiten leiser als die herkömmlichen Entwicklungsmaschinen.

Sollen konventionelle Röntgenaufnahmen weiterhin analog mit einem Filmfoliensystem dokumentiert werden, ist eine Tagesentwicklungsmaschine notwendig, zusätzlich zu einem Laserbelichter für die digitalen Modalitäten.

Auf eine klassische Dunkelkammer kann bei analoger wie digitaler Dokumentation verzichtet werden. Lediglich ein abdunkelbarer Raum sollte vorhanden sein, um die Filmmagazine der Belichtungsmaschinen bei kleinen Störungen manuell beladen zu können. Bei Trockendruckern besteht auch hierfür kein Bedarf mehr. Insgesamt sollte die digitale Dokumentation und Verwaltung der Aufnahmen bildgebender Verfahren angestrebt werden. Das gilt v. a. für Neueinrichtungen von radiologischen Systemen. Wo dies zum jetzigen Zeitpunkt nicht möglich erscheint, muß bei Neuanschaffungen auf eine spätere Integrierbarkeit der Geräte in ein RIS/PACS geachtet werden.

Literatur

Aufschnaiter M, Kofler H (1983) Sonographische Akutdiagnostik beim Polytrauma. Aktuelle Traumatol 13: 55-57

Brenner G (1995) Die ambulante Chirurgie in Deutschland zwischen Bedarf und Wettbewerb. Chirurg 66: 463-469

Bundesärztekammer (1995) Leitlinien zur Therapie mit Blutkomponenten und Plasmaderivaten. Deutscher Ärzteverlag, Köln

Clade H (1996) Ambulantes Operieren: Sparpotential in Milliardenhöhe. Dtsch Ärztebl 93: B-63-B-64

Dock W, Grabenwoger F, Pinterits F, Ittner G (1988) Sonographie des Abdomens beim Polytraumatisierten. Wert der Methode. Unfallchirurg 91: 185-188

Federle MP, Crass RA, Jeffrey RB, Trunkey DD (1982) Computed tomography in blunt abdominal trauma. Arch Surg 117: 645-650

Franzki H (1993) Aufklärung aus rechtlicher Sicht - Zweck, Grenzen und Modalitäten. In: Häring R (Hrsg) Chirurgie und Recht. Blackwell, Berlin

Gervais HW, Christian KW, Dick W (1990) Präoperative EKG-Diagnostik. Anästh Intensivmed 31: 103-104

Hartung HJ (1990) Präoperative Röntgendiagnostik und Lungenfunktion. Anästh Intensivmed 31: 105-107

Heberer G, Köle W, Tscherne H (Hrsg) (1993) Chirurgie. Springer, Berlin Heidelberg New York Tokyo

Hempel K, Siewert JR, Lehr L (1995) Ambulante Chirurgie - Definitionen, soziookonomische und juristische Aspekte. Chirurg 66: 277-281

Hermann RE (1990) Ambulante Chirurgie in den Vereinigten Staaten von Amerika. Chirurg 61: 870-873

Hierholzer G, Scheele H (1993) Aufklärung aus chirurgischer Sicht einschließlich Dokumentation. In: Anonymous Chirurgie und Recht. Blackwell, Berlin

Hoffmann R, Nerlich M, Muggia Sullam M, Pohlemann T, Wippermann B, Regel G, Tscherne H (1992) Blunt abdominal trauma in cases of multiple trauma evaluated by ultrasonography: a prospective analysis of 291 patients. J Trauma 32: 452-458

Hoffmann R, Pohlemann T, Wippermann B, Reimer P, Milbradt H, Tscherne H (1989) Management der Sonographie bei stumpfem Bauchtrauma. Unfallchirurg 92: 471-476

Klein A, Carson GC, Novelline RA, Mueller CF, Harris JH Jr (1991) The current status of faculty staffing and resident training in emergency radiology. Results of a survey. Invest Radiol 26: 86-89

Kohlberger EJ, Strittmatter B, Waninger J (1989) Ultraschalldiagnostik nach stumpfem Abdominaltrauma. Sonographie in der Akut- und Verlaufsdiagnostik. Fortschr Med 107: 244-247

Kuhn FP, Schreyer T, Schild H, Klose K, Gunther R (1983) Sonographie beim stumpfen Bauchtrauma. ROFO 139: 310-313

Oestern HJ, Tscherne H, Sturm J, Nerlich M (1985) Klassifizierung der Verletzungsschwere. Unfallchirurg 88: 465: 472

Priebe HJ (1995) Nüchternheitsgebot: Wie lange nüchtern und warum? (Abstract)

Seifert M, Petereit U, Ortmann G (1989) Die Bedeutung der Sonographie bei der Akutdiagnostik Polytraumatisierter. Zentralbl Chir 114: 1012-1018

Strittmatter B, Lausen M, Salm R, Kohlberger E (1988) Die Wertigkeit der Ultraschalldiagnostik beim stumpfen Bauch- und Thoraxtrauma. Langenbecks Arch Chir 373: 202-205

Tiling T, Bouillon B, Schmid A (1990) Ultrasound in blunt abdomino-thoracic trauma. In: Border JF, Allgoewer M, Hansen ST, Ruedi TP (eds) Blunt multiple trauma. Dekker, New York, pp 415-433

Intensivstation

H. C. Pape und W. Bischoff

5.1	Personalstruktur	80
5.1.1	Ärztliches Personal	80
5.1.2	Intensivpflegekraft, Beschreibung der pflegerischen Tätigkeit	80
5.1.3	Sonstiges Personal	81
5.2	Raumkonzept	82
5.2.1	Haupträume	83
5.2.2	Nebenräume	86
5.3	Apparative Ausstattung	87
5.3.1	Diagnostik	87
5.3.2	Monitoring – EDV (J. Kampmann)	90
5.3.3	Beatmung (F. Reppschläger)	92
5.3.4	Betten und Lagerung (F. Reppschläger)	94
	Literatur	100

In der Intensivtherapie des Unfallverletzten wird generell zwischen einer *postoperativen Überwachung* und einer langfristigen *Intensivtherapie* unterschieden (Eichhorn 1969) (Abb. 5.1). Die postoperative bzw. posttraumatische Überwachung des Patienten beinhaltet eine relativ kurzzeitige intensivmedizinische Betreuung des Patienten. Diese ist insbesondere erforderlich bei intraoperativ aufgetretenem größerem Blutverlust oder z. B. bei stärkerer Auskühlung des Patienten. Ausschlaggebend können ebenfalls das Alter des Patienten oder Vorerkrankungen sein. Richtlinien für die Indikation zur postoperativen Überwachung sind

- Alter des Patienten
- Größe und Dauer der Operation
- Intraoperativer Blutverlust
- Intraoperativer Temperaturverlust (Auskühlung)

Die postoperative Überwachungsphase umfaßt im allgemeinen einen Zeitraum bis zu 24 h.

Die *posttraumatische Intensivtherapie* unterscheidet sich hiervon durch 5 wesentliche Aspekte. Eine posttraumatische Intensivtherapie ist bei schwerstverletzten Patienten erforderlich, bei denen im Rahmen der Primärversorgung die Notwendigkeit einer längerfristigen intensivmedizinischen Behandlung vorhersehbar ist. Richtlinien für die Indikation zur langfristigen *Intensivtherapie* sind

- Kontinuierliche Überwachung
- Invasives Monitoring
- Art der erforderlichen Behandlungsmaßnahmen
- Art der Beatmung
- Zeitdauer der Behandlung

Es handelt sich um eine Intensivtherapie, welche sowohl das Beatmungsregime und die kardiozirkulatorische Funktion, als auch eine kontinuierliche Unterstützung der Organfunktionen beinhalten muß. Somit sind angemessene technische und personelle Voraussetzungen erforderlich.

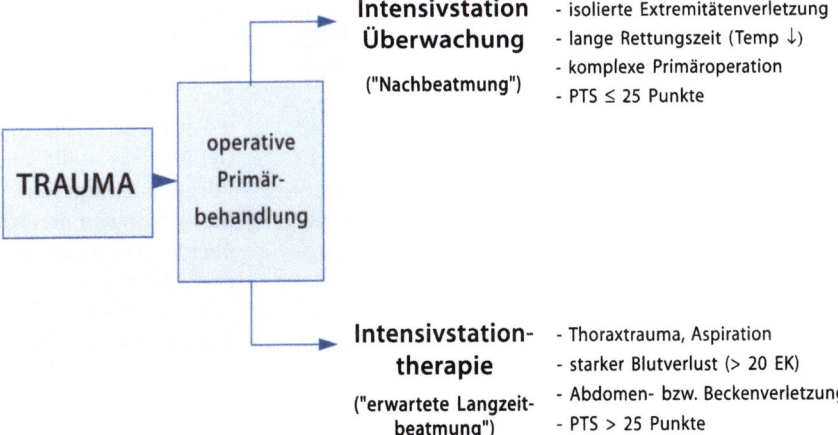

Abb. 5.1. Kriterien für die »postoperative Überwachung« und die »posttraumatische Intensivtherapie«

5.1 Personalstruktur

Die Aufgaben sowohl des ärztlichen als auch des Pflegepersonals unterscheiden sich auf einer Intensivstation grundlegend von denjenigen einer Normalstation. Basierend auf einer speziellen, mehrjährigen Ausbildung sowie einer längerjährigen Erfahrung wird von Ärzten und Pflegekräften ein hohes Maß an Verantwortung und eigenständigem Handeln verlangt. In vielen Fällen wird die betreuende Pflegekraft den Arzt auf spezielle Managementprobleme hinweisen, welche im Rahmen der kontinuierlichen Betreuung des Patienten auffallen (Lagerungsprobleme, Beurteilung der individuellen Reaktionen des Patienten auf Therapeutika). Aufgabe des Arztes ist es, diese Informationen mit den Aspekten des intensivmedizinischen Managements und des speziellen Verletzungsmusters zusammenzufügen. Es ist somit ein extrem enges und integrativ-kooperatives Zusammenarbeiten zwischen Pflegekraft und den ärztlichen Betreuern der Intensivstation notwendig. Eine sorgfältige und verläßliche Absprache zwischen den Pflegekräften und Ärzten ist essentiel für einen reibungslosen Ablauf therapeutischer und interventioneller Maßnahmen.

5.1.1 Ärztliches Personal

Die Art der ärztlichen Überwachung und Steuerung der Therapie richtet sich zunächst nach dem Spektrum der zu behandelnden Patienten. Handelt es sich um eine reine *Intensivüberwachung* (s.o.), so ist möglicherweise die Erreichbarkeit eines zuständigen, dann aber auch jederzeit innerhalb von Minuten auf der Intensivstation einsetzbaren Arztes im Hause ausreichend.

Für eine *Intensivbehandlung*, wie sie bei schwerverletzten Patienten notwendig ist, ist auf jeden Fall die kontinuierliche Anwesenheit eines Arztes in der Behandlungseinheit erforderlich, um ein Eingreifen innerhalb von Sekunden zu ermöglichen.

Die Art des Dienstbetriebes, ob als 24-h-Dienst, als 12-h-Schichtbetrieb oder als herkömmlicher 8-h-Dienst mit jeweiliger Nachtdienstbesetzung ist unter Berücksichtigung der Bedingungen der jeweiligen Klinik und organisatorischer Gesichtspunkte einzurichten.

Für den Tag ist aufgrund der Vielfalt erforderlicher therapeutischer Maßnahmen (z.B. Umintubationen, Legen von Thoraxdrainagen, i.v.-Zugänge) für eine 10 Betten umfassende Station mindestens eine Doppelbesetzung ärztlicherseits erforderlich. Bei Stationen mit einer Kapazität von mehr als 15 Patienten ist eine Doppelbesetzung auch während der Nacht wünschenswert. Die Leitung einer Intensivstation sollte in der Hand einer einzelnen Person liegen. Um ein einheitliches Behandlungsregime garantieren zu können, ist eine langjährige Erfahrung auf dem Gebiet der Intensivmedizin zu fordern. Bedingung hierfür sollten sein eine abgeschlossene Facharztausbildung sowie zusätzlich die folgenden Kriterien:

- Facharztausbildung, in deren Verlauf eine mindestens einjährige Intensivstationserfahrung erfolgte,
- mehrjährige Erfahrung im allgemeinen perioperativen Management polytraumatisierter Patienten.
- Erfahrung auf dem Gebiet der Notfall- und Rettungsmedizin (Zusatzbezeichnung »Rettungsmedizin«),

5.1.2 Intensivpflegekraft, Beschreibung der pflegerischen Tätigkeit

Die Pflegekraft auf einer Intensivstation ist sehr hohen Anforderungen ausgesetzt und bedarf besonderer Einsatzbereitschaft, Leistungsbereitschaft und Kompetenz. Nachfolgend sind die wichtigsten Punkte aufgeführt:

- Eine Pflegekraft auf der Intensivstation sollte Kenntnisse in ganzheitlicher Pflege und Pflegeplanung, sowie umfassende Erfahrung in der Intensivpflege besitzen. Die Durchführung der Pflegemaßnahmen geschieht nach Absprache mit dem zuständigen Arzt eigenständig.
- In der Krankenbeobachtung vital gefährdeter Patienten und der Auswertung apparativ erhobener Daten werden umfassende Kenntnisse erwartet. Alle zur Anwendung kommenden Untersuchungs- und Therapieverfahren, das erforderliche Instrumentarium und dessen Handhabung, Wartung und Aufbereitung sollte ohne Probleme beherrscht, sowie die spezielle Vorbereitung des Patienten durchgeführt werden können.
Eine selbständige Vor- und Nachbereitung des Intensivpflegeplatzes sowie die Instrumenten- und Gerätepflege sollte ohne zusätzliche Hilfe von der Pflegekraft ausgeführt werden können.
- Im technischen Bereich sollten fundierte Kenntnisse über z.B. Beatmungs- und Überwachungsgeräte, sowie Infusions- und Spritzenpumpen vorhanden sein. Den Einsatz, die Kontrolle und die Sicherheitsvorschriften sollte sie beherrschen und eine selbständige Geräteüberwachung durchführen können. Der Einsatz und die Einstellung der Geräte hat ausschließlich auf ärztliche Weisung zu erfolgen.

Ausbildung
Die Aus- und Weiterbildung ist wie folgt zusammenzufassen:

Die Ausbildung zur examinierten Krankenschwester dauert 3 Jahre, danach wird eine 1- bis 2 jährige Berufserfahrung auf einer Normalstation empfohlen. Auf einer Intensivstation sollte zunächst ein 1 1/2 jähriger Einsatz erfolgen. Die Fachweiterbildung als Intensiv- und Anästhesiepflegekraft erstreckt sich über einen weiteren Zeitraum von 2 Jahren.

Für die qualitative Ausbildung des Pflegepersonals ist es von großer Bedeutung, zunächst einmal die theoretische Grundlage zu schaffen. Die Erfahrung in den letzten Jahren hat aber gezeigt, daß bei der zunehmenden Technisierung der Medizin und der immensen Anzahl verschiedener Medikamente mit z. T. erheblichen Nebenwirkungen, diese Ausbildung häufig nicht ausreicht und sonst eine erhebliche Belastung des Pflegepersonals resultiert. Sinnvoller ist es, die praktische Ausbildung in enger Zusammenarbeit mit einer erfahrenen Kraft über einen längeren Zeitraum durchzuführen.

Stationsleitung
Die Aufgaben der Stationsleitung haben sich im Laufe der Jahre mehr in das Management und die Organisation der Station verlagert, dadurch haben sich die pflegerischen Tätigkeiten sehr eingeschränkt. Ähnlich wie beim ärztlichen Personal wird auch beim Pflegepersonal eine Einzelperson die Leitung der pflegerischen Belange durchführen. Diese Kraft ist für die Organisation und Koordination des Stationsablaufes (Dienstplan), die Bedarfsplanung der Intensivstation, die Stellenplanung sowie die Koordination der Weiterbildung geeigneter Pflegekräfte (Spezialkurse) verantwortlich. Voraussetzung für ein effizientes und patientenorientiertes therapeutisches Regime ist ebenfalls ein teamorientiertes Handeln sowohl zwischen der Pflegeleitung und den »Schwestern am Bett«, als auch mit den behandelnden Ärzten bzw. der leitenden ärztlichen Kraft.

Personalplanung
Die Erstellung des Stellenplans richtet sich nach der Struktur der Intensivstation und der Patientenbelegung. Um einen effektiven Stellenplan zu berechnen, werden folgende Richtwerte angegeben (Steinbereithner u. Bergmann 1980). Setzt man voraus, daß eine Pflegekraft für bis zu 20% der Zeit vom Bettplatz abwesend ist, so ergibt sich folgende Berechnung:
Eine interdisziplinäre Intensivstation erfordert bis zu 3,9 Planstellen pro Bettplatz,
eine herzchirurgische Intensivstation 4,9 Planstellen pro Bettplatz und für
eine postoperative Überwachungsstation werden im Schnitt 2,7 Planstellen pro Bettplatz vorgesehen.

Für eine unfallchirurgische Intensivstation, auf der überwiegend Beatmungspatienten behandelt werden, gilt daher die Stellenplanberechnung wie für eine interdisziplinäre Station. Die Personalplanung richtet sich zunächst nach dem Aufbau der Intensivstation. Eine Versorgung der Patienten in 3 Schichten bedarf der gleichen Anzahl von Pflegepersonen, wenn dadurch keine sog. »Überwachung« der Patienten stattfindet, sondern eine Aufgabenverschiebung in den Nachtdienst erfolgt. Eine Pflegekraft versorgt in der Regel 2 Beatmungspatienten oder 3 extubierte Patienten, so daß sich die Planung nach der Patientenanzahl richtet und nach der Verfügbarkeit des Personals.

5.1.3
Sonstiges Personal

■ **Stationstechniker.** Der ständige Einsatz der behandelnden Pflegekräfte und Ärzte am Patientenbett bewirkt, daß eine ganze Reihe zusätzlicher Arbeiten (Vorbereitung von Pflegemaßnahmen, organisatorische Maßnahmen, Wartungs- und Reinigungsarbeiten und Botengänge) durch zusätzliches Personal wahrzunehmen ist. Aufgrund dessen ist auf den meisten Intensivstationen ein Stationstechniker für die Wartung und Pflege der Geräte verantwortlich. Dieser führt kleinere Reparaturen von Geräten selbständig durch und koordiniert Serviceleistungen zuständiger Firmen. Die langfristige Bindung eines Technikers an die jeweilige Intensivstation ist von Vorteil.

■ **Schreibkraft.** Die extrem aufwendige Dokumentation langwieriger klinischer Verläufe erfordert eine Schreibkraft und Dokumentationsassistentin.

■ **Physiotherapie.** Durch Verbesserung der intensivmedizinischen Behandlung hat sich die Überlebensrate und -dauer in den letzten Dekaden erheblich verbessert. Hierdurch gewinnt bei der Langzeittherapie polytraumatisierter Patienten die frühzeitig durchgeführte physiotherapeutische Behandlung immer mehr an Bedeutung. Spezielle Probleme ergeben sich im Zusammenhang mit langdauernden Intensivverläufen. Bei diesen Patienten entwickelt sich insbesondere bei MOV eine durch katabole Stoffwechsellage und Immobilität induzierte Muskelatrophie, Gelenkeinsteifung, sowie heterotrope Ossifikationen (insbesondere nach SHT). Diese können im Bereich der operativ versorgten Frakturen das initiale Operationsergebnis erheblich beeinträchtigen und auch an initial nicht verletzten Extremitäten bzw. Gelenken zu schwersten Funktionsstörungen führen.

Die therapeutischen Möglichkeiten bei funktionellen Sehnenverkürzungen (Quadrizepssehne, Achillessehne), sowie bei heterotopen Ossifikationen (z.B.

Schultergelenk, Ellenbogengelenk, Hüfte) sind häufig limitierend oder erfordern erneute ausgedehnte operative Eingriffe im Spätverlauf. Die bisher suffizienteste Therapie besteht daher in der Prophylaxe durch konsequente, regelmäßige krankengymnastische Übungsbehandlung, welche täglich schon auf der Intensivstation zu erfolgen hat.

Hier ist die Absprache im Rahmen einer täglichen gemeinsamen Visite erforderlich. Der häufig wechselnde Allgemeinzustand, sowie lagerungsbedingte und operationsbedingte Veränderungen machen eine flexible Gestaltung des krankengymnastischen Übungsprogramms erforderlich. Sinnvolle Planung und Absprache zwischen den behandelnden Therapeuten und den behandelnden Intensivstationsärzten ist notwendig.

5.2 Raumkonzept

Bedarfsgerechte Raumplanung

Gegenüber dem auf der Normalstation zu versorgenden Patienten benötigt der intensivpflichtige Patient eine besonders gestaltete Umgebung, die die kontinuierliche Überwachung und Aufrechterhaltung der Vitalfunktionen sicherstellt. Die Raumverteilung wird deshalb anders gewichtet und der Raumbedarf ist insgesamt deutlich *größer* als auf einer Normalstation. Während der Intensivtherapie ist der kritisch Kranke besonders durch Infektionen vital gefährdet. Der Raumbedarf wird demnach neben dem durch technische Geräte erforderlichen Platzbedarf im wesentlichen durch die Anforderungen einer effektiven Infektionsprävention bestimmt. Für die Planung ist damit eine Einteilung in Patientengruppen aus krankenhaushygienischer Sicht sinnvoll. Als Arbeitsgrundlage bietet sich die Gliederung des Robert Koch Institutes als Richtlinie für Krankenhaushygiene und Infektionsprävention an (Tabelle 5.1) (KOKRA 1995). Aus dieser Gliederung ergeben sich für die einzelnen Patientengruppen unterschiedliche Anforderungen an die Raumaufteilung und technische Ausstattung.

Lage der Intensiveinheit im Krankenhaus

Die abgestufte Anbindung einer Intensivstation an verschiedene Funktionsbereiche des Krankenhauses ermöglicht eine schnelle, medizinisch adäquate Versorgung intensivpflichtiger Patienten (Abb. 5.2). Die Operationsabteilung sollte direkt erreichbar sein, um operierte wie chirurgisch zu versorgende Patienten ohne Zeitverzögerung behandeln zu können. Die Notaufnahme sowie die Normalstationen bedürfen einer guten Anbindung. Die übrigen Funktionsbereiche wie Apotheke, Labor, Zentralsterilisation etc. müssen nicht unmittelbar angeschlossen sein. Hier sind ein reibungsloser Transport, z. B. von Proben oder Arzneimitteln, sowie direkte Kommunikationsmöglichkeiten zur Datenübertragung z. B. von Laborwerten erforderlich.

Bettenanzahl und Gliederung der Intensivbehandlungseinheit

Die Intensiveinheit stellt innerhalb des Gesamtkonzeptes des Krankenhauses einen weitgehend eigenständigen Funktionsbereich dar. Personell wie auch apparativ sollte eine klare Trennung zum übrigen Haus eingehalten werden, um eine Gefährdung des kritisch kranken Patienten durch Infektionen etc. zu vermeiden. Funktion und Hygiene lassen eine Bettenanzahl pro Intensiveinheit von mindestens 6 bis maximal 16 sinnvoll erscheinen. Eine Trennung in operative und nichtoperative Intensiveinheiten ist je nach Bedarf vorzusehen. Für die besonders gefährdeten Intensivpflichtigen der Gruppe A1 ist eine eigene fachspezifische Einheit erforderlich (Tabelle 5.1).

Die Grundfläche einer Intensiveinheit ist in eine Krankenzone mit den Haupträumen, eine Betriebszone mit Behandlungsräumen, Lager- und Geräteräumen sowie eine Zwischenzone mit den Erschließungsräu-

Tabelle 5.1. Klassifikation von Intensivpatienten nach dem Ausmaß ihrer Infektiosität

A1	Intensivbehandlungspatienten, die in besonders hohem Maße infektionsgefährdet sind, unabhängig davon, ob sie selber eine Infektionsquelle sein können (z. B. Frühgeborene, Patienten nach Transplantationen, Patienten mit Verbrennungen, Patienten mit schweren Immundefekten)
A2	Intensivbehandlungspatienten, die in hohem Maße infektionsgefährdet sind und/oder eine Infektionsquelle sein können (z. B. Langzeitbeatmungspatienten, Patienten mit Tracheostoma)
A3	Intensivbehandlungspatienten, die weder besonders infektionsgefährdet sind noch eine Infektionsquelle darstellen (z. B. Kurzzeit-[<24 h]beatmungspatienten
B1	Intensivüberwachungspatienten, die infektionsgefährdet sind und/oder eine Infektionsquelle sein können
B2	Intensivüberwachungspatienten, die weder infektionsgefährdet noch eine Infektionsquelle sind

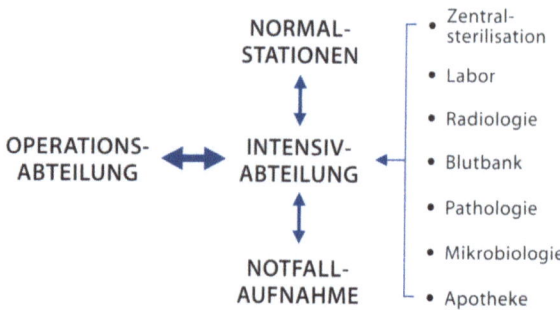

Abb. 5.2. Zuordnung der Intensiveinheit zu den übrigen Funktionsbereichen des Krankenhauses

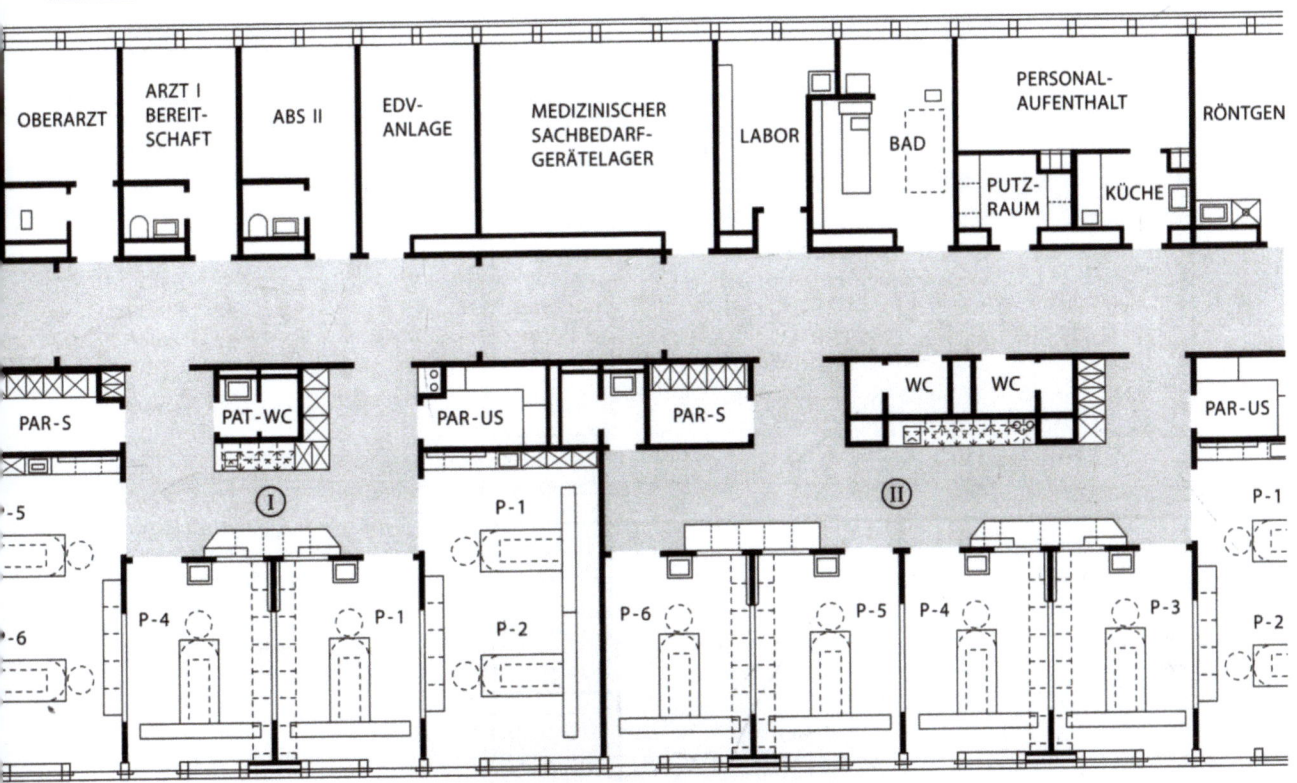

Abb. 5.3. Unfallchirurgische Intensivstation mit Trennung des postoperativen Überwachungsbereiches *(I)* und des Langzeittherapiebereiches *(II)*. Patienteneinheiten sind hier als »geschlossenes« Raumkonzept dargestellt (P-1 bis P-6). *PARS-S* Pflegearbeitsraum sauber, *PAR-US* Pflegearbeitsraum unsauber

men aufzuteilen. Dabei entfallen ca. 50 % der Fläche auf die Krankenzone, 30 % auf die Betriebszone und 20 % auf die Zwischenzone (Poelzig 1969). Die Betriebs- und Versorgungsräume nehmen damit einen erheblichen Teil der Gesamtfläche ein.

Innerhalb eines Behandlungsraumes bildet das Patientenbett den Mittelpunkt einer Behandlungseinheit. Um eine optimale Therapie zu gewährleisten, müssen die übrigen Funktionselemente in gut erreichbarer Nähe angeordnet sein (Abb. 5.3). Zu den unmittelbar erreichbaren Haupträumen zählen neben dem Krankenzimmer mit Vorraum bzw. vorgelagertem Arbeitsraum (»unrein«) der zentrale Überwachungsplatz, der Arbeitsraum (»rein«) und der Notfallwagenstellplatz. In mittelbarer Nähe befinden sich der Behandlungsraum, der Röntgenbereitschaftsraum (-platz), der Laborraum (-platz), die Teeküche und eine Patiententoilette bzw. -bad. Zu diesen Funktionsräumen sollten die Lager- und die Geräteräume möglichst kurze Transportwege haben. Es folgen die Diensträume für Ärzte und Pflegekräfte, die Personalaufenthaltsräume, ein Putzraum, Abstellplätze für Betten sowie ggf. Räume für die Geräte- oder Bettenaufbereitung. Die Verbindung zum übrigen Krankenhaus wird durch die Ver- und Entsorgungsschleusen, die Personalumkleideräume, den Patientenübergaberaum sowie die außerhalb der Intensiveinheit angeordnete Besucherzone hergestellt.

5.2.1
Haupträume

Die benötigte Anzahl und Belegung von Krankenräumen ist von der Zusammensetzung des Patientengutes abhängig. Von der Raumstruktur kann zwischen geschlossenen, offenen und Mischeinheiten unterschieden werden.

Geschlossene Behandlungseinheit. Wesentliches Merkmal der geschlossenen Behandlungseinheit ist die Separierung der Patienten über durch Türen abgetrennte *Einzelzimmer*. Die jeweilige Pflegekraft ist ausschließlich mit *einem* Patienten beschäftigt und alle wesentlichen Versorgungsutensilien befinden sich innerhalb des Zimmers. Längere Arbeitswege werden vermieden und der Kontakt zu anderen Pflegekräften sowie Patienten wird vermindert (Abb. 5.4).

Vorteilhaft ist dies insbesondere bei Infektionen mit hochresistenten Krankheitserregern. In diesem Fall können Isolierungsmaßnahmen schnell und problemlos erfolgen und damit das Risiko einer Übertragung minimieren.

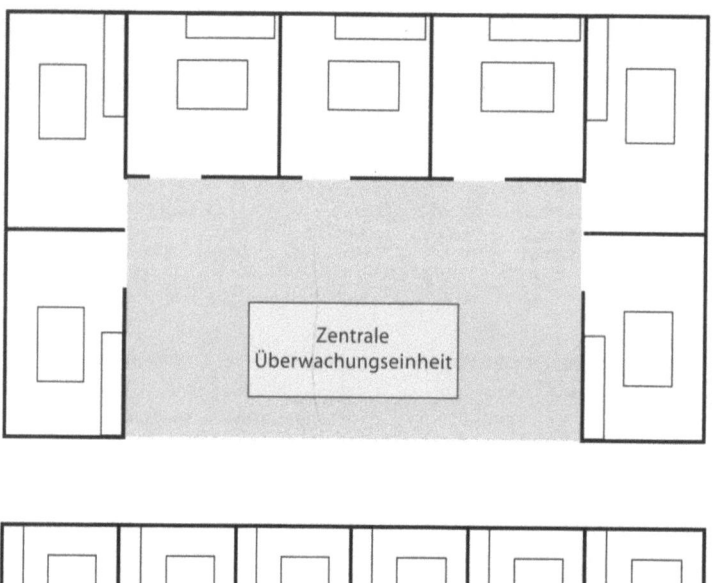

Abb. 5.4. Verhältnis Raum : Bettenzahl einer geschlossenen Behandlungseinheit (»Einzelzimmerbetreuung«): 7 Betten/Platzeinheit, Einzelbettbetreuung

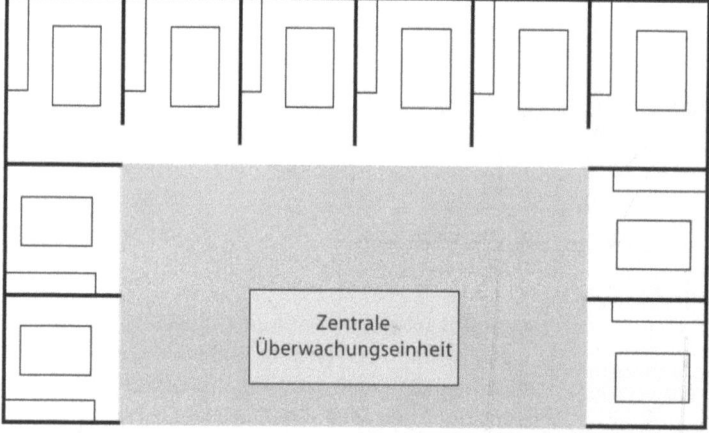

Abb. 5.5. Verhältnis Raum : Bettenzahl einer offenen Behandlungseinheit (Mehrbettbetreuung): 10 Betten/Platzeinheit, platzübergreifende Betreuung

Nachteilig wirkt sich der höhere Personal- und Sachmittelaufwand aus. Auch erfordert die Einzelbehandlung immer das Vorhandensein einer *erfahrenen* Pflegekraft. Eine »Mitbehandlung« durch eine erfahrene Kraft zur Unterstützung einer weniger erfahrenen ist in dieser Raumstruktur nur bedingt möglich. Weiterhin werden die eingeschränkten Kommunikationsmöglichkeiten unter den Pflegekräften häufig als belastend empfunden.

Offenes Konzept. Das offene Konzept oder die *Großraumeinheit* beinhaltet die Unterbringung von 6–10 Patienten in einem Behandlungsareal, das durch Sichtschutz unterteilt werden kann (Abb. 5.5). Dieses System ermöglicht den betreuenden Pflegekräften und Ärzten eine unmittelbare Sichtkontrolle aller Patienten und ist für zusätzlichen Platzbedarf leicht umzustellen. Auch solche Therapiemaßnahmen, welche mit größerem Platzbedarf einhergehen [extrakorporale Membranoxygenierung (ECMO), Dialyse] können damit problemlos durchgeführt werden.

Allerdings stehen diesen Vorteilen auch erhebliche Nachteile gegenüber. So sind optische und insbesondere akustische Reizüberlastungen durch Monitore aller Patienten sowohl bei diesen als auch beim Personal beklagt worden. Hinzu kommt die psychische Belastung der Intensivpflichtigen durch das bewußte Miterleben therapeutischer Maßnahmen (z. B. Reanimation) an Nachbarpatienten. Der entscheidende Nachteil ist aber in der Gefahr der Infektionsausbreitung zu sehen. Beim Auftreten hochresistenter Krankheitserreger erlaubt dieses Raumkonzept nicht die Durchführung notwendiger Isolationsmaßnahmen.

Damit erscheint die Großraumeinheit für Aufwachstationen zur postoperativen Überwachung am besten geeignet zu sein. Die Vorteile des jeweiligen Systems sind in Tabelle 5.2 zusammenfassend dargestellt.

In modernen Intensivstationen findet man heute überwiegend eine Kombination beider Raumstrukturen, als sog. »gemischte Einheit«. Einen Anhalt über die erforderliche Raumstruktur und, eng damit verbunden, die entsprechende Lüftungstechnik zur bedarfsgerechten Planung einer Intensiveinheit zeigt Tabelle 5.3.

Die Größe der Krankenräume ist von dem geräte- und pflegetechnischen Raumbedarf abhängig. Die hier zitierten Raummaße stellen Mindestangaben dar, die der zu erwartenden Belegung angepaßt werden müssen (Tabelle 5.4). Poelzig gibt für eine Station von 8 Betten einen Mindestbedarf von 19,4 m²/Bett für das offene System, 23 m²/Bett für das gemischte System und mindestens 25,9 m²/Bett für das geschlossene System an (Poelzig 1969). Zu berücksichtigen ist, daß diese Berechnungen für sowohl internistische und operativ genutzte Intensivstationen gelten. Die Raumgröße der Vorräume darf 10 m² nicht unterschreiten.

Bei der Gestaltung des Krankenraumes sind folgende Bereiche zu berücksichtigen: der Bettplatz, der Behandlungsplatz, die Arbeitsfläche und die Bewegungsflächen. In den meisten Intensivstationen hat sich folgende Raumaufteilung bewährt:

Unmittelbar über dem Kopfende erfolgt das Patientenmonitoring sowie die Therapiesteuerung (EKG-, Beatmungsgerät, Infusions-, Absaugsysteme etc.). Für den Bettplatz ist somit eine ausreichende Zimmerlänge von Bedeutung. Im besonderen trifft dies bei einer Lagerungstherapie zu (Lungenfunktionsstörungen, ARDS). Während der axialen Rotation des Spezialbetts sind die Beatmungs- und Infusionssysteme raumgreifend über das Kopfende auszuleiten, da sonst Diskonnektion droht (s. Teil III, Kap. 13).

Ebenso spielt das seitliche Raumangebot eine Rolle. Der Bettplatz sollte von beiden Seiten gut zugänglich sein. Einige Autoren schlagen vor, auf einer Bettseite einen größeren Behandlungsplatz zu reservieren (Poelzig 1969). Im Hinblick auf eine höhere Flexibilität bei z. B. umfangreichem Verbandswechsel oder dem Umbetten von Patienten erscheint eine beidseits vergleichbare Größe des Behandlungsplatzes allerdings sinnvoller.

Zentraler Überwachungsplatz. Eine Vielzahl von Tätigkeiten wird am zentralen Überwachungsplatz durchgeführt: das übergreifende Monitoring der Patienten, die Dokumentation, die Kommunikation zu externen Funktionsbereichen, die Abstimmung therapeutischer Maßnahmen etc. Entscheidend für die Funktionstüchtigkeit ist die ungehinderte Erreichbarkeit und die praxisorientierte Gestaltung dieses Arbeitsbereiches. Ein zum Patientenzimmer abgewinkelter Überwachungsplatz ermöglicht dabei Einsicht auch in die seitlich angeordneten Krankenräume.

Arbeitsraum »rein«. Direkt hinter oder neben dem zentralen Überwachungsplatz ist der »reine« Arbeitsraum zur Vorbereitung von Injektionen, Infusionen und anderen Medikamenten vorzusehen.

Tabelle 5.2. Vorteile »geschlossener« und »offener« Behandlungseinheiten

Geschlossenes System
- Reduktion des Infektionsrisikos
- Fokussierung der Therapie auf einen einzelnen Patienten
- Reduktion von optischem und akustischem Streß
- Keine optische und insbesondere akustische Reizüberlastung
- Diskrete Patientenversorgung (Angehörigenbesuche)

Offenes System
- Überwachung einfacher, sicherer
- Belegung flexibler
- Weniger kostspielig
- Weniger personalintensiv, da »Mitbetreuung« unerfahrener Schwestern
- Mehr soziale Kontakte des Pflegepersonals

Tabelle 5.4. Mindestabstände im Krankenraum

Mindestabstände			
Von	Bis	m	Besonderheiten
Kopfende	Wand	0,80	
Längsseite	Wand	1,50	
Bett	Bett	2,25	
Fußende	Wand	1,60	Einbettzimmer
Fußende	Wand	2,20	Mehrbettzimmer

Tabelle 5.3. Raumbedarf und lüftungstechnische Ausstattung in Abhängigkeit von der Infektiosität

Patientengruppe	Bettenzahl/Zimmer	Vorraum	Lüftungstechnik DIN 1946 T. 4
A1	Einzelbettzimmer	Kontakt-/Luftschleusen	Raumklasse I
A2	Einzelbettzimmer	Kontakt-/Luftschleusen	Raumklasse I
A3	Mehrbettzimmer	Unreiner Arbeitsraum (empfohlen)	Nicht vorgeschrieben, sonst Raumklasse II
B1 (Patient Infektionsquelle)	Einzelbettzimmer	Unreiner Arbeitsraum (zwingend)	Nicht vorgeschrieben, sonst Raumklasse II
B1 (Patient keine Infektionsquelle)	Mehrbettzimmer	Unreiner Arbeitsraum (empfohlen)	Nicht vorgeschrieben, sonst Raumklasse II
B2	Mehrbettzimmer	Unreiner Arbeitsraum (empfohlen)	Nicht vorgeschrieben, sonst Raumklasse II

5.2.2
Nebenräume

Chirurgischer Behandlungsraum

Längere Transporte schwerverletzter Patienten für Revisions- oder Korrektureingriffe können zu erheblichen Einbußen der kardiorespiratorischen Funktion führen und den kritisch Kranken intensivpflichtigen Patienten damit vital gefährden. Bei einer nicht unmittelbar an die Intensiveinheit anschließenden Operationsabteilung hat sich daher die Einrichtung eines »chirurgischen Behandlungsraumes« für kleinere operative Eingriffe bewährt (Tabelle 5.5) (Abb. 5.6).

Die technische Grundausstattung beinhaltet die üblichen Versorgungsanschlüsse, z. B. für Sauerstoff, Druckluft, Vakuum, Elektrik, sowie die apparativen Möglichkeiten zur Anästhesie, zum Patientenmonitoring und zu kleineren operativen Eingriffen. Je nach Schwere der geplanten Eingriffe ist auch der Einbau einer lüftungstechnischen Anlage erforderlich.

Für den intensivpflichtigen Patienten sollten im chirurgischen Behandlungsraum vergleichbare Bedingungen bei Beatmung und Monitoring wie auf der Intensiveinheit bereitgestellt werden. Dazu gehört neben einer qualitativ hochwertigen Beatmungseinheit auch ein mobiler Gerätewagen für Narkose- und Reanimationsmaßnahmen. Zur Reposition oder Kontrolle bei knochenchirurgischen Eingriffen ist häufig ein mobiles Bildverstärkersystem erforderlich. Ebenso sind die Möglichkeiten der konservativen Frakturbehandlung mit Gipsanlage vorzuhalten.

Andere Nebenräume

- Laborplatz, -raum: Die Entscheidung für einen Laborplatz oder Raum ist von der Größe der Intensiveinheit und dem zu erwartenden Bedarf an akuter Labordiagnostik abhängig (s. Abschn. 5.3.1, Labor). Ist ein Laborplatz vorgesehen, so ist dieser in den Arbeitsraum »rein« zu integrieren. Neben den notwendigen labortechnischen Anschlüssen solte ebenfalls ein Handwaschbecken vorhanden sein.
- Röntgenbereitschaftsraum: Auf der Intensivstation sollte ein Raum oder eine Nische für das Abstellen des mobilen Röntgengerätes vorgesehen werden. Bei genügender Auslastung kann ein Röntgenentwicklungsgerät installiert werden (s. Abschn. 5.3.1, Röntgendiagnostik).
- Teeküche: Die Teeküche dient der Zubereitung von Getränken und kleinen Zwischenmahlzeiten, sowie der Lagerung und Aufbereitung von Patientenessen aus der Zentralküche. Für ausreichende Stellflächen, Kühl- und Aufwärmmöglichkeiten ist Sorge zu tragen.
- Patiententoilette, -bad: Hier sind die Raummaße großzügig zu wählen, um dem Patienten durch das

Tabelle 5.5 Operative Eingriffe, die im Rahmen des Intensivstationsaufenthaltes in einem chirurgischen Behandlungsraum erfolgen sollten

- Geplante Revisionen »second look« an den Extremitäten
- Weichteilrekonstruktion (Spalthautdeckung)
- Verfahrenswechsel Extension zu Fixateur externe
- Anlage eines »Pinless fixateur« am Unterschenkel
- Dorsale temporäre Beckenstabilisierung (Beckenzwinge)
- Abdominelle Etappenlavage bei Bauchtrauma

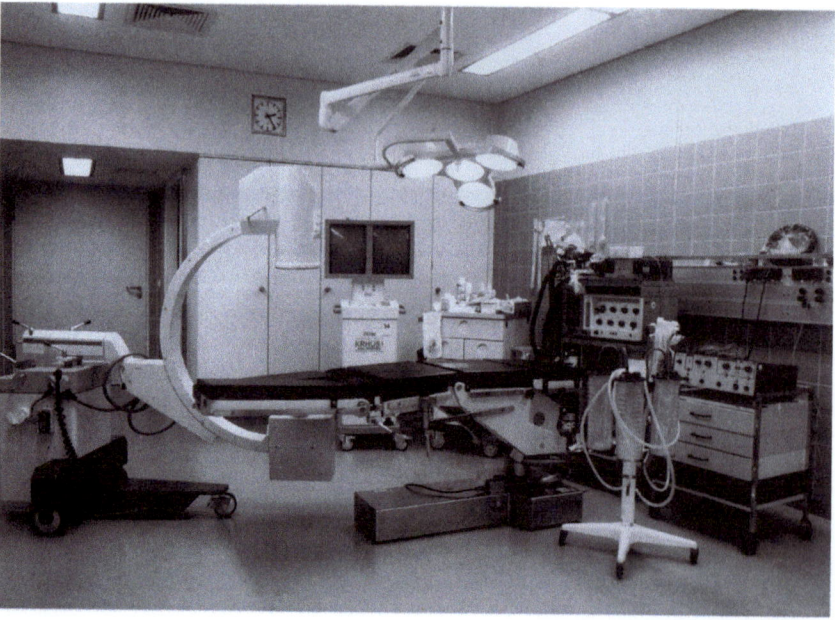

Abb. 5.6. Ausstattung eines chirurgischen Behandlungsraums einer Intensivstation

Personal mühelos Hilfestellung zukommen lassen zu können. Ein Bad mit Duscheinrichtung ist bei der Behandlung z. B. größerer sekundär heilender Wundflächen therapeutisch sinnvoll. Auch hier sind die Platzverhältnisse so auszulegen, daß das Krankenbett an die Wanne herangefahren werden kann. Beide Funktionen können in einem Raum zusammengefaßt werden.

- Lager- und Geräteräume: In Nähe des reinen Arbeitsraumes sind die Lager- und Geräteräume einzuplanen. Dabei empfiehlt sich eine Aufteilung in je einen Raum für die Materialien des Tagesbedarfes, für selten zu benutzende Materialien und für das Aufbewahren von Geräten. Die Grundfläche eines Lagerraumes sollte für eine 12-Betten-Einheit mindestens 30 m² betragen. Auf eine ausreichende Beleuchtung und staubgeschützte Lagermöglichkeiten in Schränken ist zu achten. Vorteilhaft ist die Gliederung der Lagermaterialien nach Themenbereichen, wie z. B. Patientenpflege, Patientenmonitoring, therapeutische Interventionen etc. Eine räumliche Trennung von aufbereiteter Krankenhauswäsche und den übrigen Lagermaterialien ist empfehlenswert.
- Aufbewahrungsmöglichkeiten für Patienteneigentum: Für die sichere Aufbewahrung persönlicher Dinge der Patienten sind Schließfächer oder abschließbare Schränke in den Krankenräumen oder im übrigen Einheitsbereich vorzusehen.
- Dienstzimmer Ärzte und Pflegepersonal: Je nach Größe der Intensiveinheit sollten in ausreichender Anzahl Dienstzimmer für Ärzte und das leitende Pflegepersonal vorhanden sein. Der Einbau von Handwaschbecken ist notwendig. Für den ärztlichen Nachtdienst ist eine Schlafmöglichkeit, ein WC, sowie, bei Bedarf, eine Dusche bereitzustellen.
- Personalaufenthalt: Der Personalaufenthalt soll für Arbeitspausen und für die Schichtübergabe genutzt werden. Es müssen gute Kommunikationsmöglichkeiten zum zentralen Überwachungsplatz vorhanden sein. Zur Vorbereitung von Getränken und Essen ist eine kleine Teeküche einzubauen. Vorteilhaft ist die Anordnung des Aufenthaltsraumes in Nähe der Personalschleuse mit den Mitarbeitertoiletten.
- Putzraum: Stellflächen und Lagermöglichkeiten für Putzutensilien sind einzuplanen. Der Putzraum ist mit einem Ausguß- und einem Handwaschbecken auszustatten.
- Abstellplätze für Betten: Bei hohem Bettendurchsatz sind Flurbereiche als Bettenstellplätze auszuweisen.
- Geräte-/Bettenaufbereitunsräume: Falls eine Geräte- bzw. Bettenaufbereitung auf der Intensiveinheit vorgesehen ist, muß eine Trennung in eine »reine« und eine »unreine« Seite innerhalb der Räumlichkeiten eingeplant werden. Die für die Reinigung und Desinfektion notwendigen technischen Einbauten sind vorzusehen.
- Ver- bzw. Entsorgungsschleusen: Die Räume sind als Einkammerschleuse auszuführen. Es ist auf ausreichendes Platzangebot für die Lagerung von Materialien zu achten. Die Versorgungsschleuse ist in einen unreinen (Krankenhaus allgemein) und in einen reinen (Intensivstation) Bereich zu unterteilen. Bei der Entsorgung ist auf die zeitlich bedarfsgerechte Abholung der gebrauchten Materialien zu achten.
- Personalschleuse: Erfahrungsgemäß sind für die Personalumkleidung Einkammerschleusen ausreichend. Die Nähe zum Eingangsbereich der Intensiveinheit sowie zum Personalaufenthaltsraum ist vorteilhaft. In genügender Anzahl sind innerhalb der Schleuse Schließfächer für Privatkleidung und Wertsachen vorzusehen. Ein Handwaschbecken sollte im Zugangsbereich zur Intensiveinheit eingebaut werden. Die Sanitäranlagen sind im Schleusenbereich zu integrieren und nach dem Personalschlüssel sowie der Geschlechterverteilung auszurichten.
- Patientenübergaberaum: Ein eigener Patientenübergaberaum erscheint aus organisatorischer und hygienischer Sicht entbehrlich. Da der Intensivpatient nur kurzfristig transportiert werden kann, wird die Patientenübergabe bei Aufnahme erfahrungsgemäß im Krankenzimmer vorgenommen. Hier ist auf eine Begrenzung der Anzahl des begleitenden bereichsfremden Personals zu achten. Wird der nicht mehr intensivpflichtige Patient allerdings von der Intensiveinheit abgeholt, kann die Übergabe z. B. an das Personal einer Normalstation in einem separaten Flurabschnitt im Zugangsbereich der Intensiveinheit oder im Behandlungsraum durchgeführt werden.
- Besucherzone: Besucher der Intensiveinheit sind in einen eigenen Warteraum zu leiten, von dem der zentrale Überwachungsplatz über Telephon oder Gegensprechanlage erreichbar ist.

Umkleidemöglichkeiten sowie abschließbare Fächer für die Garderobe und eine Toilette sind einzuplanen. Der freie Zutritt von Besuchern oder Unbefugten auf die Intensiveinheit ist durch elektrische Türschließer o. ä. zu unterbinden.

5.3 Apparative Ausstattung

5.3.1 Diagnostik

Labor

Eine begrenzte Laborausstattung ist zur adäquaten intensivmedizinischen Versorgung unerläßlich, da in vielen Fällen eine rasche Diagnostik von Laborparametern entscheidende Therapiemaßnahmen zur Folge

Tabelle 5.6. Routineparameter, die 24 stündlich bestimmbar sein müssen

> Sogenannte »Lebensgefahrparameter«
> - Serum Kalium,
> - Serum Glukose
> - Serum Creatininkinase
> - Kapillarglucose
> - Blutgase, arteriell und venös
>
> Parameter, die jederzeit bestimmbar sein müssen
> - Kleiner und großer Gerinnungsstatus (SMA 12)
> - Kleines und großes Blutbild
> - AT III
> - Laktat
> - Elektrolyte, einschließlich ionisiertes Calcium
> - Leberenzymdiagnostik, einschließlich Parameter der Syntheseleistung
> - Nierenfunktionsdiagnostik (Differentialdiagnose der Nierenfunktionsstörungen)

haben. Grundsätzlich wird zwischen »Routineparametern« und den notfallmäßig durchzuführenden Parametern (sog. »Lebensgefahr-Abnahme«) unterschieden. Unter letztere fallen diejenigen, welche zur Diagnostik akut lebensbedrohlicher Zustände beitragen. Die Bestimmung dieser Parameter innerhalb von Minuten ist als Standard anzusehen. Daneben muß eine Reihe weiterer Bestimmungen jederzeit, d. h. auf 24-h-Basis innerhalb von 15–30 min erhältlich sein (Tabelle 5.6). Hierzu ist ein räumlich eng an die Intensivstation gebundenes Labor erforderlich, welches zumindest die Messung der »Lebensgefahr-Parameter« ermöglichen muß. Eine ständige personelle Besetzung durch eine medizinisch-technische Assistentin ist wünschenswert.

Röntgendiagnostik
Bis heute wird die Röntgendiagnostik auf der unfallchirurgischen Intensivstation »stiefkindlich« behandelt. Die Ausstattungen einer chirurgischen Intensivstation sind häufig gemäß denen einer allgemeinen Intensivstation ausgerichtet, so daß die Röntgendiagnostik sich im wesentlichen auf die Durchführung von Thorax- sowie evtl. Abdomenaufnahmen begrenzt. Für eine Fortführung der unfallchirurgischen Diagnostik sind allerdings andere Optionen wünschenswert. Insbesondere sollten Spezialaufnahmen, wie z. B. die der Wirbelsäule, des Beckens, sowie eine speziellere Skelettdiagnostik, auch auf der Intensivstation mit adäquater Qualität möglich sein. Der Grund hierfür ergibt sich daraus, daß auch bei hämodynamisch und respiratorisch instabilen Patienten nach Übernahme aus der Notaufnahme unmittelbar auf die Intensivstation die Röntgendiagnostik weitergeführt werden muß, dann unter optimierten Bedingungen der intensivmedizinischen Therapie.

Bisweilen können weitere radiologische Untersuchungen notwendig werden, z. B. wenn nach Mobilisation des Patienten eine Kontrolle des Operationsergebnisses erforderlich ist.

Für die unfallchirurgische Intensivstation ist zu fordern:

- Ein *leistungsfähiges fahrbares Röntgenstrahlungsgerät*, welches über die Energiedosisleistung einer Thoraxaufnahme hinausgeht.
- Adäquates Material zur *Bilddarstellung* (Rasterkassetten, Kassetten verschiedener Formate).
- Für eine erweiterte Diagnostik ist ebenfalls die Möglichkeit einer *Bildverstärker*untersuchung zu erwägen. Dieses Gerät ist, zumindest für unfallchirurgische Zwecke, im chirurgischen Behandlungsraum notwendig.

Für das ärztliche Personal sowie für den Patienten sind genügend Röntgenschutzschürzen zu fordern. Auch ist an adäquate Schutzvorrichtungen gemäß der Röntgenverordnung, insbesondere bei Großraumintensivstationseinheiten, zu denken. Ähnliches gilt auch für die Einpatienteneinheiten, bei denen in den Trennwänden Bleifenster bzw. Bleiverglasungen vorgesehen sein müssen.

Computertomographie. Erweiterte radiologisch-diagnostische Möglichkeiten sind in Erwägung zu ziehen. So wurde beispielsweise eine bettnahe Diagnostik der CT gefordert, da in bis zu 40% der Fälle der CT-Befund des Thorax zu einer therapeutischen Intervention veranlaßt hat, welches aus der Röntgennativaufnahme nicht hervorging (Schild et al. 1989). Ähnliches gilt für die Computertomographie des Schädels (CCT): 60% der polytraumatisierten Patienten haben ein schweres SHT. Aufgrund dessen sollte eine entsprechende engmaschige Überwachung auf einer unfallchirurgischen Intensivstation möglich sein. Grundlage einer Verlaufskontrolle des SHT ist neben der klinischen Diagnostik im wesentlichen heutzutage die CT-Diagnostik. Trotzdem scheint die Forderung der Möglichkeit einer Schädel-CT-Untersuchung auf der Intensivstation unangemessen. Eine Kontrolle ist im Durchschnitt 2–3malig erforderlich und kann durch einen entsprechend organisierten Transport ohne Beeinträchtigungen durchgeführt werden.

Sonographie. Die Möglichkeiten und somit die Indikationen für die Sonographie haben sich in den letzten Jahren deutlich erweitert. Mit der Verbesserung der Darstellungsmöglichkeiten und der Option der nebenwirkungsfreien und rasch repetitierbaren Diagnostik bietet die Sonographie ein ideales nichtinvasives Verfahren.

Auf der chirurgischen/unfallchirurgischen Intensivstation wird das Gerät nicht nur zur Verlaufskontrolle nach abdominellem Trauma eingesetzt, sondern findet auch zur Erfassung anderer Diagnosen (z. B. von Pleuraergüssen) regelmäßig Anwendung.

Das Gerät sollte gewisse Mindestvoraussetzungen erfüllen, so z. B. mehrere Schallköpfe (3,5, 5, 7,5 mHz), sowie die Möglichkeit der Angiosonographie.

Endoskopie

Bronchoskopie. Das Bronchoskop gehört zur Grundausstattung der unfallchirurgischen Intensivstation. Es ist daher mit Zubehör auf der Intensivstation in einem speziell dafür vorgesehenen Wagen zu lagern (Abb. 5.7).

Die Indikation zur Bronchoskopie stellt sich häufig bereits bei Aufnahme des Patienten auf der Intensivstation (Regel et al. 1989). Diese dient einerseits der Beseitigung postoperativer Atelektasebildung oder der posttraumatischen Blut- bzw. Magensekretaspiration, andererseits ist das Bronchoskop als diagnostisches Hilfsmittel bei der Beurteilung intrabronchialer Verletzungen und zur Gewinnung mikrobiologischer Proben einzusetzen.

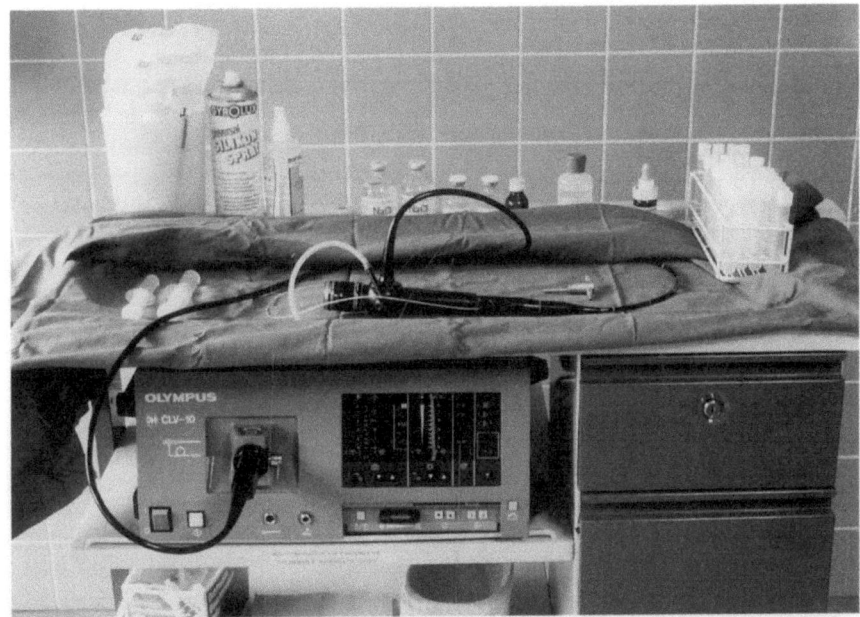

Abb. 5.7. Einsatzbereiter, auf der Intensivstation stationierter Bronchoskopwagen

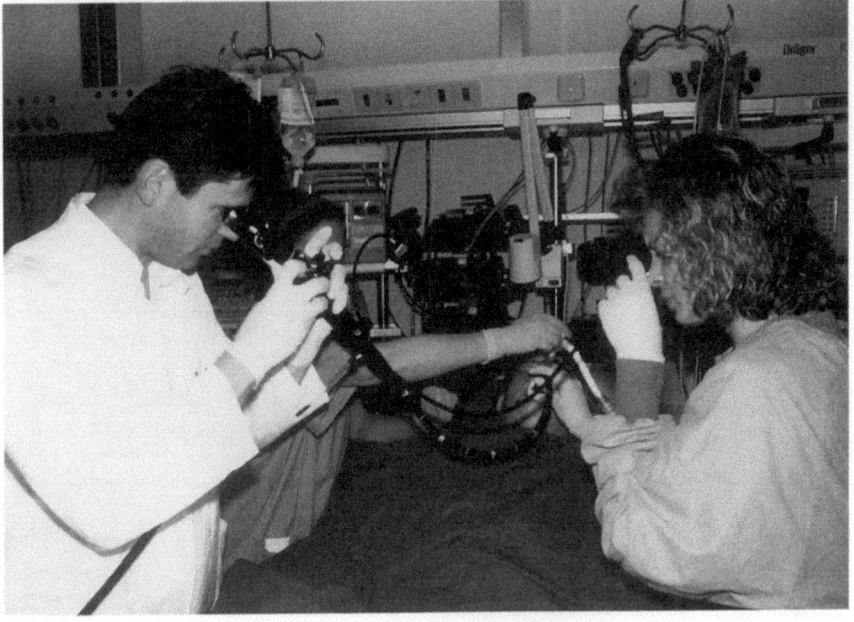

Abb. 5.8. Enteroskopische Plazierung einer duodenalen Ernährungssonde bei Schwerverletzten mit Mittelgesichtsverletzungen

Bewährt hat sich die Anschaffung von mindestens 2 Bronchoskopen mit verschiedener Größe des Arbeitskanals. Dies ist einerseits zur Anwendung bei unterschiedlichen Tubusdurchmessern sinnvoll. Andererseits kann bei Patienten mit posttraumatischem Lungenversagen eine Bronchoskopie ein erheblich belastendes Ereignis für die Lungenfunktion sein. Oftmals muß für mehrere Stunden nach einer Bronchoskopie – unabhängig von der begründeten Indikation – eine gesteigerte Sauerstoffkonzentration zur Aufrechterhaltung der Oxygenierung eingestellt werden. Um diese Nebenwirkung zu minimieren, ist häufig die Einführung eines Bronchoskops mit kleinerem Durchmesser erforderlich und sinnvoll, um parallel zur diagnostischen und therapeutischen Maßnahme die adäquate Oxygenierung während des Eingriffs sicherzustellen.

Gastroskopie. Im Vergleich zur Bronchoskopie ist die Indikation zur Gastroskopie zwar seltener, aber ebenfalls routinemäßig zu stellen, und zwar im Rahmen der frühenteralen Ernährung (s. Teil III, Kap. 13). Die gezielte Plazierung von Ernährungssonden in den Magen (perkutane enterale Gastrostomie: PEG)) und in das Duodenum ist nur dadurch möglich (Abb. 5.8). Natürlich erfolgt im Rahmen der Plazierung der Sonde gleichzeitig eine Inspektion der Magenschleimhaut, um die Suffizienz der Antazidatherapie zu überprüfen.

Beides, die bronchoskopische und gastroskopische Einheit, sollte in den zusätzlichen Lagerräumen, d. h. abseits von den Behandlungseinheiten, gelagert werden. Hierbei ist auf eine sorgfältige und in regelmäßigen Zeitabständen erfolgende Säuberung der Geräte zu achten.

5.3.2
Monitoring – EDV (J. Kampmann)

Dokumentation und Datenformen

Die moderne Intensivmedizin ist gekennzeichnet durch den überdurchschnittlichen Einsatz technischer Hilfsmittel. Diese Technik dient sowohl der Diagnostik als auch der Therapie. Auf diesem Gebiet wurden in den letzten Jahren beachtliche Erfolge erzielt.

Von den Pflegekräften und Ärzten wird ein hohes Maß an Zuwendung zum Patienten um der reinen Pflege und Therapie willen verlangt. Dies geschieht vor dem Hintergrund der v. a. bei Schwerstkranken in großer Zahl eingesetzten medizinisch-technischen Geräte, welche bedient, deren Einstellungs- und Meßdaten protokolliert und deren Alarme über kritische Zustände der Patienten beachtet, u. U. auch protokolliert, werden müssen. Die eigentlichen pflegerischen und therapeutischen Maßnahmen müssen ebenfalls dokumentiert werden. Im wesentlichen bedeutet dies, daß die Pflegekräfte mehr technische Funktionen erfüllen, aber auch zunehmend »Schreibarbeiten« im Rahmen der Dokumentationspflicht erledigen müssen. Es läßt sich eine Belastung von 30–50 % der Arbeitszeit der Pflegekraft durch diese Arbeiten registrieren.

■ **Einbindung in die Kommunikationsstruktur.** Die Intensivstationen sind folgendermaßen in eine Kommunikationsstruktur eingebunden (Winter 1992): Departmentsystem für die rechnergestützte Intensivpflege, GISI (Schillings et al. 1992), das eigentliche PDMS (Patientendaten Management System für die Intensivmedizin). Dieses System bietet flächendeckend Dienste

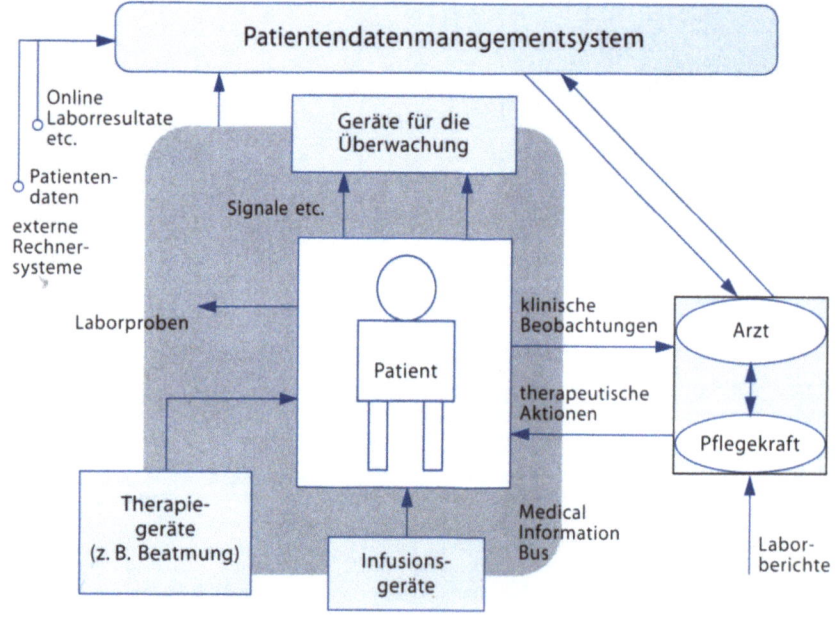

Abb. 5.9. Vernetzung klinisch relevanter Patientendaten durch das Patientendatenmanagementsystem (PDM)

für Pflege- und Arztpersonal an. Es wird derzeit schwerpunktmäßig im ärztlichen Bereich genutzt. Ziel dieses Systems ist es, ein rechnergestütztes Krankenblatt zu führen und gleichzeitig als departmentzentrales Informationssystem zu dienen.

Proprietäre Schnittstellen zur administrativen Datenverarbeitung haben folgende Aufgaben:

- Bereitstellung der administrativen Daten der Patienten,
- Bereitstellung von Speicherkapazität für die Archivierung der Patientendaten,
- Knotenstelle für andere Funktionseinheiten (z. B. Mikrobiologie oder Radiologie),
- Bereitstellung von Ressourcen für die hausinterne Vernetzung,
- Verbindung zur Funktionseinheit »Labordatenverarbeitung« mit dem Ziel, die auf der Intensivstation benötigten Ergebnisse der Laborproben sowohl der Normal- als auch der Eilfalluntersuchungen (inklusive Akutlabor in geographischer Nähe auf der Ebene der Intensivstationen) möglichst zeitnah in das rechnergestützte »Krankenblatt« zu transferieren.

■ **Ansatzpunkte zur Einführung von Patientendatenmanagement-(PDM)-Systemen.** Datenverarbeitung wird immer dort eingesetzt, wo es gilt, immer wiederkehrende Arbeiten und u. U. Handhabungen zu automatisieren, große Mengen von Daten von einer Stelle an eine andere zu transferieren, und Daten zu erheben für spätere statistische oder leistungsbezogene Auswertungen.

Im folgenden soll aufgezeigt werden, wo diese Prinzipien im Bereich der Intensivpflege angewendet werden können, und zwar einmal für die pflegerische und dann für die ärztliche Seite (Abb. 5.9). Dort, wo elektronische medizinisch-technische Geräte Einsatz finden, bietet sich die Chance, die entstehenden Daten automatisch zu erfassen (Medical Information Bus: MIB) und in ein rechnergestütztes Krankenblatt zu integrieren.

Spezielles Monitoring

■ **Hämodynamisches Monitoring**

- Herzfrequenz
- Blut-Drücke invasiv
- Blut-Drücke nicht-invasiv
- Herzzeitvolumen
- Berechnete Größen, Alarme

Hiermit sind die von den primär über das lokale Datennetz erfaßten Daten abgeleiteten Systemgrößen gemeint. Als Beispiel sei erwähnt die Berechnung der Kreislaufwiderstände und Widerstandindizes aus den gemessenen Werten für die Drücke und dem Herzzeitvolumen (HZV) unter Zuhilfenahme der im System erfaßten Körperoberfläche. Klinische Konsequenzen könnten als »berechnete« Alarme erscheinen (z. B. Empfehlungen zu bestimmtem Handeln an den Arzt oder das Pflegepersonal).

■ **Respiratorisches Monitoring**

- Das Gerät (technischer Aufbau)
- Atemfrequenzen (je nach Betriebsart des Beatmungsgerätes)
- Atemvolumina
- Atemzeitvolumen
- Berechnete Größen, Alarme

■ **Flüssigkeitsmonitoring.** Das Flüssigkeitsmonitoring stellt einen wichtigen Indikator der Gesamtsituation des intensivpflichtigen Patienten dar. In kritischen Fällen muß die aktuelle Situation des Flüssigkeitshaushaltes in bis zu stündlichen Abständen bekannt sein. Im klinischen Alltag kennt man mindestens 2 »Kompartments« für den Flüssigkeitshaushalt oder die Flüssigkeitsbilanz. Diese sind das sog. kristalline und das kolloidale Kompartment. In letzterem befinden sich das Blut und alle blutähnlichen Stoffe (hohes Molekulargewicht), Stoffe also, die nicht in der Lage sind, aus den Gefäßwänden heraus zu diffundieren. Für die betrachteten Kompartments werden Einfuhr und Ausfuhr getrennt behandelt.

Die Geräte und ihr technischer Aufbau (Infusions- und Spritzenpumpen, Ausfuhrmonitore)

- Einfuhr
- Infusionspumpen
- Spritzenpumpen
- Infusionsmischungen (Infumix)
- Parenterale Ernährung
- Gefahren bei kombinierter parenteraler Arzneimittelanwendung
- Substitutionslösungen
- Ausfuhr (Transpiration, Harnvolumen)
- Drainage aus Wunden

Drainagen

- Filtrate, Dialyse (Kramer-Filtration)
- Bilanzierung
- Kompartments

Jedes einzelne Kompartment wird bilanziert, d. h. Ein- und Ausfuhr werden gegeneinander aufgerechnet (Kompartmentbilanz). Zusätzlich wird die Gesamtbilanz gebildet, indem die Ergebnisse summiert werden.

Geregelte Systeme. Für bestimmte Verfahren, wie z. B. die Kramer-Filtration (CAVH), lassen sich Regelungsalgorithmen aufstellen. Eine darauf basierende Automatisierung kann erhebliche Erleichterungen für das Pflegepersonal (»Galgen«, elektronische Systeme) bedeuten.

Elektrolyte und Kalorien. Zusätzlich zu den Mengen der Einzelkomponenten kann aufgrund von Herstellerangaben über die einzelnen Medikationen bzw. Infusionslösungen zumindest auf der Einfuhrseite leicht eine Einfuhrbilanz der wichtigsten Elektrolyte (z.B. K^+, Na^+, Cl^-, Ca^{++}) vorgenommen werden. Gleichzeitig kann auch eine Energiebilanz für parenterale Ernährung erstellt werden.

Berechnete Werte. Auch im Rahmen der Bilanzierung sind abgeleitete Berechnungen und daraus folgende klinische Konsequenzen denkbar. Diese sind allerdings noch weitgehend Gegenstand von Entwicklung und Erprobung. Erwähnt sei hier ein Verfahren, welches alle 24 h aufgrund von gemessenen und berechneten »Patientenprofilen« die zu gebenden Medikationen (Mengen, Elektrolyte und Energiewerte von Einzelmedikationen) für die nächsten 24 h vorausschätzt.

■ **Alarme und Archivierung.** Die automatisierte Überwachung des intubierten Intensivpatienten mittels Alarmsystemen stellt mit zunehmender Komplexität der Arbeitssituation in der Intensivpflege ein besonderes Problem dar. Es ist wissenswert, daß im Rahmen der europäischen Standardisierungsgremien eine Arbeitsgruppe existiert, die sich ausschließlich mit dieser Problematik beschäftigt.

Ein weiteres Problem stellt die Archivierung der großen Menge von Patientendaten dar. Technisch ist eine Speicherung der Gesamtheit aller Daten möglich. Die Probleme sind organisatorischer Art. Ein weiteres Problem ist der »schleichende« Wandel der klinischen Behandlungsstrategie. Dieser Wandel wird nicht notwendigerweise mitdokumentiert. Infolgedessen können die gespeicherten Daten von verschiedenen Zeitabschnitten inkonsistent sein.

Prinzipiell sind folgende Dokumentationsformen zu unterscheiden:

- Prospektive Archivierung im Rahmen zeitlich begrenzter Studien. Diese Form der Archivierung würde das Inkonsistenzproblem nicht auftreten lassen. Zweckmäßigerweise lagert man die Daten in einer zentralen Einrichtung, z.B. dem zentralen Rechenzentrum der Einheit aus.
- Retrospektive Archivierung aller angefallenen Daten. Dies geschieht normalerweise aus Kapazitätsgründen nur für einen begrenzten Zeitraum innerhalb des Departmentsystems. Ab dann müssen ältere Patientendaten allerdings in eine zentrale Einrichtung, z.B. das zentrale Rechenzentrum, ausgelagert werden. Hier muß dafür Sorge getragen werden, daß das Inkonsistenzproblem gelöst wird.

■ **Manuelle Dokumentation der Pflegekräfte.** Im Bereich der manuellen Dokumentation erscheint eine Automatisierung zunächst schwierig. Erfahrungsgemäß entstehen hier auch Motivationsschwierigkeiten für das Pflegepersonal. Es wird aber unumgänglich sein, schon aus Auswertungs- und Standardisierungsgründen, hier eine vernünftige Lösung anzustreben. Ohne Anspruch auf Vollständigkeit müssen folgende Daten dokumentiert werden:

- allgemeine Pflegemaßnahmen,
- allgemein therapeutische Maßnahmen,
- Medikamentengaben,
- Behandlungen,
- Blutabnahmen (Zeitpunkte),
- Auswechseln von Zubehör für die medizinisch-technischen Geräte,
- sonstige manuelle Maßnahmen der Pflegekräfte,
- Personalmanagement,
- Verwaltung des Lagers für Medikamente,
- Verwaltung des Lagers für Zubehör,
- Ver- und Entsorgung,
- Kommunikation mit externen Leistungseinheiten (z.B. Anforderungen),
- Erfragen von Befunden z.B. im Labor oder anderen Leistungsstellen des Krankenhauses, sofern nicht automatisch übermittelt,
- Therapiepläne.

Das Berichtswesen der Ärzte wird weitgehend durch Einsatz von Datenverarbeitung erleichtert. Dazu gehören Standardisierungen von Therapieplänen, von Arztberichten etc. Therapiepläne können direkt vom Ort der Erstellung an den Ort des Geschehens transferiert werden (patientenseitiges Datensichtgerät).

Röntgen- oder andere Bilder werden zur Zeit meist noch nicht erfaßt bzw. transferiert. Im Rahmen künftiger Multimediaanwendungen ist dies allerdings durchaus vorstellbar.

5.3.3
Beatmung (F. REPPSCHLÄGER)

Maschinelle Beatmung setzt eine Druckdifferenz zwischen Lunge und Beatmungsvorrichtung voraus. Diese Druckdifferenz ist die treibende Kraft der künstlich-maschinellen Ventilation und physikalisch gesehen jener Faktor, welcher Atemarbeit substituiert. Durch die Druckdifferenz muß zur Realisierung möglichst physiologischer Beatmungsumstände eine zyklisch-fre-

Abb. 5.10 a–d. Steuercharakteristika unterschiedlicher Beatmungsmodalitäten

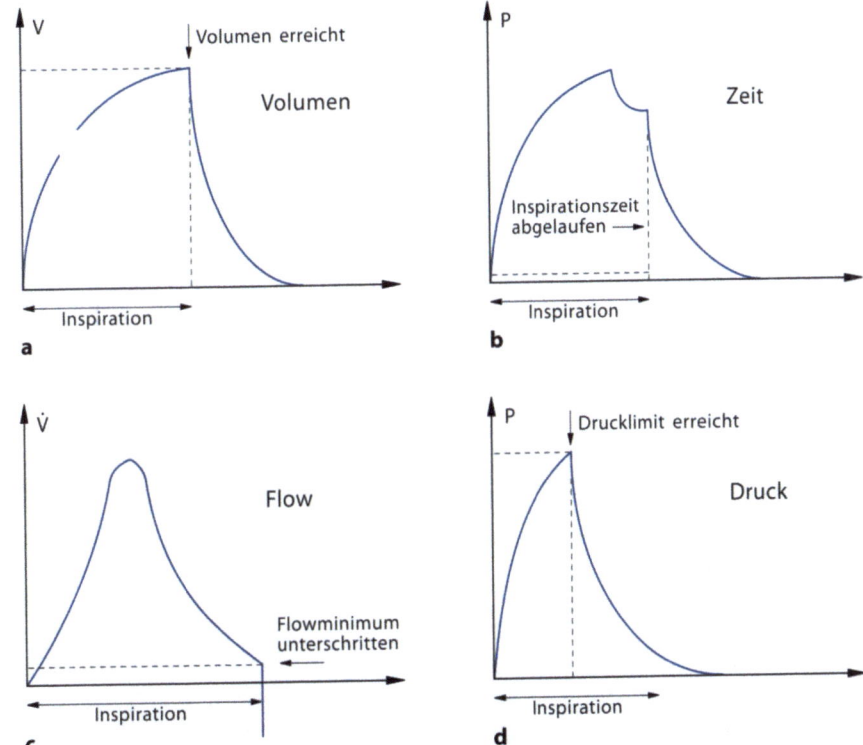

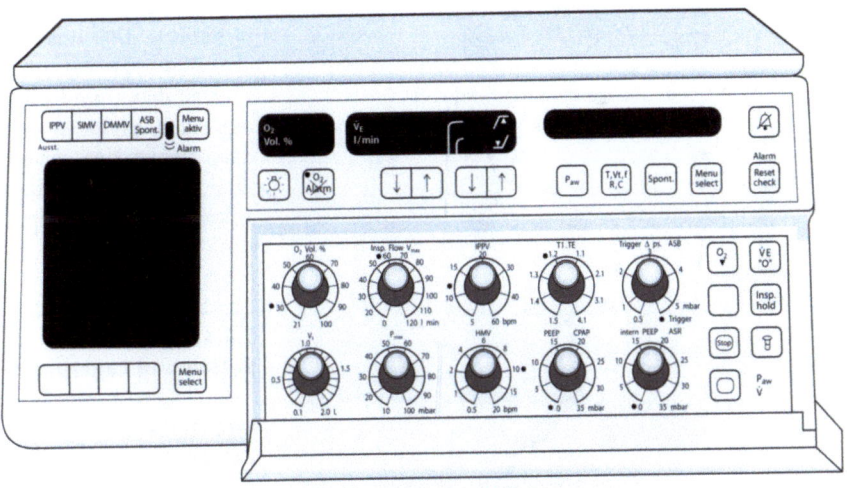

Abb. 5.11. Bedienungselement Modell »Evita« (Fa. Dräger). Dieses Modell erlaubt die exakte Definition eines mandatorischen Atemzyklus hinsichtlich der Parameter Inspiration : Exspiration (I : E) und inspiratorischem Druck. Mit der Implementierung des demandatorischen (Be-)Atmungsmodus BIPAP (Biphase Intermittent Positive Airway Pressure) und seiner Sonderform APRV (Airway Pressure Release Ventilation) ist eine neue Beatmungsstrategie möglich. Mit der Erkenntnis, daß intrapulmonal wirkende Drücke mit mehr als 30 mbar auch schon über kürzere Zeiträume irreversible Schädigungen an der alveolokapillären Membran verursachen können, gewinnt die inspiratorische Drucklimitierung bzw. Druckkontrolle immer mehr an Bedeutung. In einem demandatorischen System besteht des weiteren jederzeit die Möglichkeit, spontane Atemaktivität unter Reduzierung von Sedativa einzubinden. Hierdurch wird vorhandene spontane Atemleistung in den (Be-)Atmungszyklus mit aufgenommen. Darüber hinaus sind alle üblichen Überwachungen und die Meßmanöver für einen Intrinsic-(Auto-)PEEP ebenso wie der Okklusionsdruck möglich. Der letztere erlaubt eine Beurteilung für das Maß der Atemarbeit, die in einem Spontanatemmodus aufzubringen ist. Ist dieser Druck zu hoch, kann davon ausgegangen werden, daß die Höhe des Atemantriebs zu groß und damit nicht über einen längeren Zeitraum aufrecht erhalten werden kann. Eine Rarität stellt die Beatmungsform ILV (Independent Lung Ventilation) dar, die es mit 2 durch Datenleitungen miteinander verbundenen Geräten ermöglicht, eine Ventilation der jeweiligen Lungenflügel separat zu erreichen. In Frage kommende Krankheitsbilder zum Einsatz der ILV sind beispielsweise die einseitige schwere Lungenkontusion, die bronchopleurale Fistel mit Luftleck, sowie ausgedehnte Bronchialeinrisse, bei denen keine Möglichkeit zur operativen Therapie besteht

quenzorientierte Volumeninsufflation erreicht werden. Dies besagt, daß ein vital essentielles Minutenvolumen über mehrere Zyklen verteilt appliziert wird. Nach Form und Ablauf dieser Zyklen wird eine Reihe von (Be-)Atmungsformen unterschieden, die sich wiederum in einer Vielzahl bestehender Nomenklaturen unterscheiden. Die Klassifikation der Geräte selbst gestaltet sich dagegen vergleichsweise einfach. Mit der Definition der steuerungstechnischen Umschaltung von In- zu Exspiration ergeben sich die 4 Modalitäten der flow-, druck-, volumen- und zeitgesteuerten Beatmung (Abb. 5.10).

Flow- und druckgesteuerte Geräte sind immer volumeninkonstant; zu applizierendes Volumen kann hier nur mit einem vorgegebenen endinspiratorischen Minimalflow bzw. Maximaldruck beeinflußt werden, wobei die jeweiligen Zugvolumina stark von den aktuellen atemmechanischen Parametern Compliance und Resistance abhängen.

Volumen- und zeitgesteuerte Beatmungsgeräte arbeiten in ihrer dritten Generation rechnergestützt und sind damit in der Lage, Eingaben, Parameter, Alarme, Überwachungen etc. auf Plausibilität und Vorgaben zu kontrollieren und umzusetzen. Sie sind damit für einen modernen intensivmedizinischen Einsatz die Geräte der Wahl.

Referenzgeräte stellen derzeit für die Gruppe der Zeitsteuerung zum einen die Evita 2 der Firma Dräger und der Servo Ventilator 300 der Firma Siemens dar; für die Volumensteuerung zeichnet sich das Modell No. 7200 der Firma Bennett aus (Abb. 5.11–5.13).

Zukünftige Gerätekonzepte. Mit Blick auf zukünftige Geräte der vierten Generation sind Parametereingaben über einen Bildschirm ebenso denkbar, wie ein Dialogbetrieb mit parallel arbeitender Daten- und Fallbibliothek, der einen Zugriff auf bestimmte Einstellungsmodi (sog. »presets«) entsprechend verschiedenen Krankheitsbildern und/oder Patientenkategorien erlaubt. Beatmungsabläufe könnten sich in wählbarem Maße selbst korrigieren, wobei die Visualisierung durch mehrere aktive Fenster im Bildschirm erfolgt. Vor Änderung des Beatmungsmusters können unter Berücksichtigung der aktuellen atemmechanischen Parameter optimierte Einstellungen auf Effektivität und Relevanz simuliert und dann ggf. aktiviert werden. Mittels adaptierten Massenspeichern sind lückenlose Dokumentationen der Verläufe in Schrift und Bild reproduzierbar. Insgesamt wird das gesamte Einstellungs- und Überwachungsmanagement ausnahmslos digitalen Mechanismen unterworfen werden. Neben den genannten Applikationen sind darüber hinaus Zugangskontrollen, Ermittlung von Statistiken und die Einbindung peripherer Therapiegeräte denkbar.

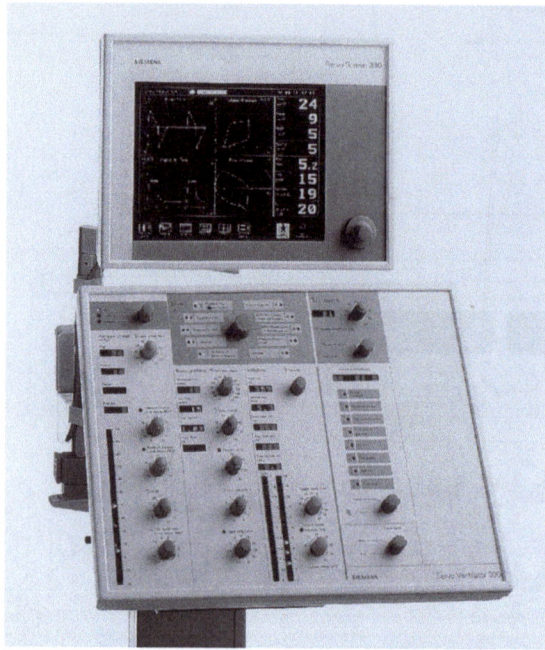

Abb. 5.12. Bedienungselement Modell »Servo Ventilator 300« (Fa. Siemens). Das abgesetzte Bedienpanel kommt den Platzproblemen an intensivmedizinischen Bettplätzen sehr entgegen. An (Be-)Atmungsformen ist neben der üblichen volumenkonstanten mandatorischen Ventilation auch die Verbindung mit drucklimitiert und volumeninkonstant/druckkontrolliert präsent. Dazu kommen weiter gängige Formen wie ASB und SIMV. Die zeitgebundenen Eingaben werden wie das Atemzeitverhältnis und das Plateau in Abhängigkeit von der Frequenz in Prozent eingegeben: darüber hinaus ist der Flow (wählbares Plateau) eine maschinenseitig kontrollierte Größe. Zusätzlich einstellbar ist die Auswahl eines Patientenmodus, der in die Bereiche »Neugeborene, Pädiatrie« und »Erwachsene« gegliedert ist. Die relevanten Parameter werden diesen Modi automatisch angepaßt. Da auch der »Servo Ventilator« der Zeitsteuerung unterliegt, wird in nächster Zeit mit der Implementierung eines demandatorischen zeit-/druckkontrollierten Modus zu rechnen sein

5.3.4
Betten und Lagerung (F. REPPSCHLÄGER)

Intensivbett
Bei der Lagerung unfallchirurgischer Patienten auf einer Intensivstation werden – bedingt durch die vielfältigen Verletzungsmuster und ihrer Behandlungsverläufe – sehr unterschiedliche Intensivbehandlungsbetten benötigt. Angepaßt an diese individuellen Indikationen sind zur Lagerung unterschiedliche Bettsysteme erhältlich (Tabelle 5.7).

Um den Anforderungen auf der Intensivstation gerecht zu werden, müssen gewisse Standards erfüllt sein:

Variable Betthöhe. Das Intensivbett muß sich elektronisch oder pneumatisch bis auf eine Maximalhöhe von 130 cm (Matratzenoberkante) ausfahren lassen.

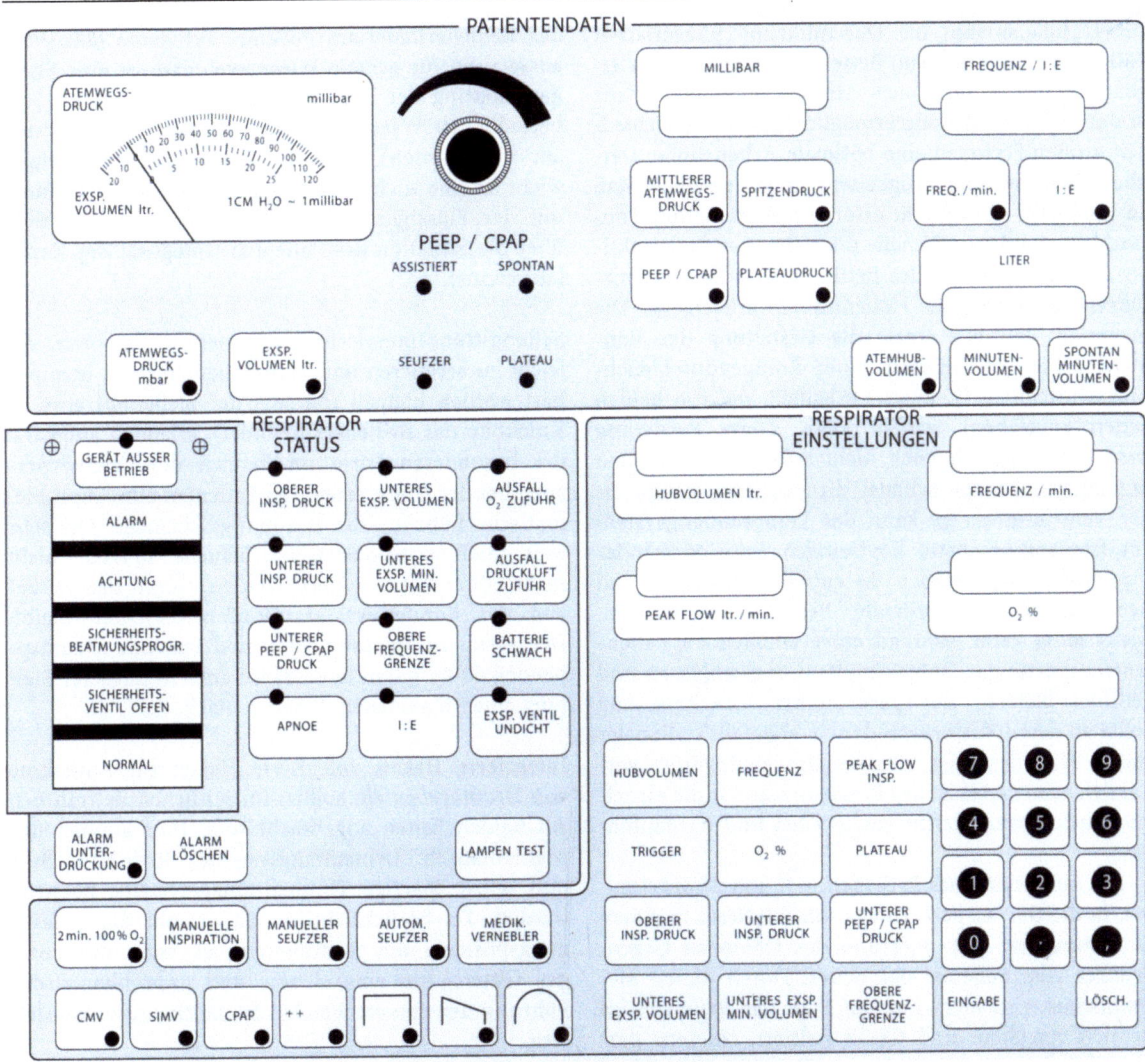

Tabelle 5.7. Unterschiedliche Intensivpflege- und -behandlungsbetten und ihre speziellen Indikationen

System	Indikation
Intensivpflegebett HillRom (Century CC)	Normale Intensivtherapie, Intensivtherapie bei Elektiveingriffen
LAL-Matratze SSI/Clinitron (CLINIAIR)	Verbrennungen, plastische Chirurgie, Dekubitalgeschwüre
Luftkissenbett SSI/Clinitron (KINAIR II)	Intensivpflege, orthopädische Chirurgie, pulmonale Risikopatienten, Dekubitalgeschwüre
Rotorest-Bett SSI/Clinitron + KCI Mediscus	Thoraxtraumata, Massenblutung, pulmonale Risikopatienten, ARDS-Patienten
Sandwichbett Stryker	

Abb. 5.13. Bedienungselement Modell »7200« (Fa. Bennett). Mit Eingabe der Parameter Atemzugvolumen, Frequenz und Flow wird ein mandatorisches Beatmungsprogramm generiert, das dem Sicherheitsbedürfnis kontrollierter Volumengabe folgt. Die in letzter Zeit geforderte und zukunftsweisende Beeinflussung des inspiratorischen Druckverlaufs ist in modernen Geräten mittlerweile zu einer unabdingbaren Ausstattung geworden, es sei denn, der betreffende Respirator wird ausschließlich zur postnarkotischen Beatmung herangezogen. Das Prinzip der Volumensteuerung ist mit einem Eingriff in den Druckverlauf nicht vereinbar; der Bennett 7200 bedient sich in diesem Fall der Zeitsteuerung, arbeitet dann allerdings generell volumeninkonstant. Neben dieser Option ist eine ganze Reihe weiterer (Be-)Atmungsformen, Messungen, Überwachungs- und Steuerungsfunktionen auf Wunsch verfügbar. Neben der obligaten ASB erweitert sich die Angebotspalette über die Messung von Vitalkapazität, spontanem Peak flow und negativ inspiratorischem Druck bis hin zur zuschaltbaren Veränderung der Triggerform von druck- zu flowgesteuert. Hieraus resultiert die Möglichkeit, Atemarbeitsressourcen des Patienten zu schonen. Der Bildschirm zur Visualisierung von Druck-, Flow- und Volumenkurven, bzw. der Kombination in sog. Loops, ist ebenfalls verfügbar

Diese Höhe erlaubt die Durchführung pflegerischer Tätigkeiten wie Waschen, Betten und Lagern unter ergonomischen Konditionen. Die bedeutende Varianz in der Höheneinstellung ermöglicht auch unterschiedlich großen Personen eine optimale Arbeitshöhe. Darüber hinaus werden Tätigkeiten, die ein gewisses Maß an manueller Variabilität erfordern (Intubation, Thoraxdrainageanlagen, Venen- und/oder Arterienpunktion), durch Ausfahren des Bettes auf das für den Ausführenden günstigste Höhenniveau erleichtert. Die maximale Betthöhe sowie die Gestaltung des Rahmens sollten den Einsatz einer Röntgendurchleuchtungseinrichtung (C-Bogen) erlauben, die von beiden Seiten angefahren werden kann. Diese Forderung wird heute vielfach noch nicht erfüllt. Bei Patienten mit entsprechender Schädel-Hirn-Verletzung und einer Ventrikeldrainage kann das Liquorauffangsystem am fest angebrachten, kopfseitigen Infusionsständer (optional) fixiert werden. Es entfallen unsichere und den Patienten gefährdende Behelfskonstruktionen. Gleichzeitig kann während eines anfallenden Patiententransportes das Drainagesystem angeschlossen und geöffnet bleiben. Zur permanenten Druckmessung sollte an dem Infusionsständer ein ebenfalls optionaler Halter für einen oder mehrere Druckaufnehmer vorhanden sein; damit ist das Bezugsniveau für die einzelne Druckmessung leicht einzustellen und nachzuführen.

Bei Aufsetzen eines Patienten, z.B. mit Thoraxtrauma, in die *Oberkörperhochlage* rutscht dieser in einem herkömmlichen Bett aufgrund des fehlenden Gegendruckes zum Fußende des Bettes. Durch diesen Mechanismus wird nicht nur die Haut des Patienten im Bereich von Steiß und Gesäß irritiert, sondern darüber hinaus eine Hohllage im Bereich der oberen LWS verursacht. Letztere kann für Patienten mit gleichzeitiger Verletzung der Wirbelsäule gefährdend oder subjektiv unangenehm sein. Manche Intensivbetten bringen aus diesem Grunde beim Aufrichten des Kopfteils in eine Oberkörperhochlage kompensatorisch das Knieteil des Bettes sukzessive in eine 15°-Position; diese als »Autokontur« bezeichnete Funktion verhindert das Weggleiten des Patienten zum Fußende. Die Option ist am Fußpanel abschaltbar, da für bestimmte Patienten, z.B. mit Becken- oder Oberschenkelfrakturen, diese Lagerung nicht sinnvoll ist. Ateminsuffiziente Patienten können zur Erleichterung der Atmung in eine 60°-Oberkörperhochlagerung aufgerichtet werden, wobei zur Stabilisierung der Position die Kniehaltung in eine 30°-Lage zu bringen ist. Um die Effizienz dieser Lagerung noch weiter zu steigern, ist der Bettrahmen in Anti-Trendelenburg-Lage zu arretieren.

Bettenwaage. Ein wichtiger Gesichtspunkt ist die Einrichtung einer integrierten *Bettenwaage*, die sich über das Bedienerpanel am Fußende aktivieren läßt. Voraussetzung für genaue Wiegeergebnisse ist eine Standardisierung der Bedingungen bezüglich der im Bett befindlichen Wäsche und der Menge der Infusionen am (integrierten) Infusionsständer. Das Patientengewicht ist eine wichtige Information und hat zusammen mit der Flüssigkeitsbilanz einen hohen Aussagewert über die Situation des Patienten (Integrität des Kapillarsystems).

Seitengitter. Integrierte, zweigeteilte *Seitengitter*, die leicht zu arretieren und vom Patienten nicht manipuliert werden können (da sich der Stellknopf etwa in Kniehöhe des Bedieners befindet), erlauben aufgrund der besonderen Form im Bereich des Oberkörpers auch bei der Umlagerung des Patienten eine unproblematische Führung der Beatmungsschläuche. Die sehr weit oben positionierten Schläuche müssen nicht mehr »über Kopf« geführt werden, womit der Patient von der Kondenswasseraspiration verschont bleibt. Die jeweils in Richtung Kopf- und Fußende abzuklappenden Gitter garantieren damit auch in mittlerer Stellung einen maximalen Arbeitsbereich.

Integrierte Haken. *Integrierte Haken* zur Aufnahme von *Drainagebeuteln* sollten im seitlichen Bettrahmen auf beiden Seiten angebracht sein. Hier können unproblematisch Urinauffangsysteme, Redon-Flaschen und selbst sperrige Thoraxdrainagesysteme befestigt werden. Zu berücksichtigen ist sowohl die Befestigungsposition am Bettrahmen, als auch die Form des Gitters, um eine sichere und unproblematische Führung der entsprechenden Schläuche zu gewährleisten.

Rahmen. Fuß- und Kopfbord sind aus einem Stück; dies bietet den Vorteil einfacher und sicherer Extensionsklauen- und -rahmenmontage. Da das Kopfbord lediglich 5–10 cm über dem Matratzenniveau liegt, lassen sich alle Schlauchsysteme im günstigen Winkel und ohne aufwendige Umlenkung anbringen.

Günstig zur Lagerung großer Personen ist ein *Fußbord*, das etwa 40 cm weit herausgezogen werden kann und damit Aufnahme für eine Matratzenverlängerung bietet. Der unter modernen Intensivbedingungen unabweisbaren Forderung nach einem sicheren, erschütterungsfreien Patiententransport sollte durch die Größe der Räder sowie die schlagabsorbierende Konstruktion der Aufhängung garantiert sein. In diesem Zusammenhang ist im weiteren das unproblematische Rangieren des Bettes (ggf. durch nur eine Person) aufgrund des entsprechenden Fahrwerksdesigns zu gewährleisten. Zum Transport des Patienten läßt sich dann das Fußbord in eine Stellfläche umfunktionieren. Zusätzlich kann ein Monitor und ein mobiler Respirator auf der Stellfläche fixiert werden.

Alle Bettverstellungen sollten sich sowohl *elektrisch als auch pneumatisch* über Pedale betreiben lassen. So ist auch in Räumen mit ungenügender elektrischer Versorgung sowie auf dem Patiententransport der Gebrauch aller Funktionen möglich. Das Bett muß sich mit *einem Handgriff* (aber unter Einsatz beider Hände) in die *Autotransfusionslage* bringen lassen. Gleichzeitig sollte die Auswahl der sog. *CPR-Position* das Bett in kürzester Zeit in eine Flachstellung bringen. Zur Intubation kann das Kopfbord mit einem Handgriff entfernt werden. Die Flächen des Bettes sollten mit handelsüblichen Reinigungs- und Desinfektionsmitteln einfach zu behandeln sein.

Therapeutische Lagerung

Lagerungsschäden sind leider eine häufige Komplikation im Rahmen der intensivmedizinischen Behandlung. Dies ist dadurch bedingt, daß der Patient z. T. einer ungewöhnlichen Lagerung ausgesetzt ist, der Patient andererseits auch aufgrund seines Bewußtseinszustandes (SHT; Narkosesedierung) die durch inadäquate Lagerung entstehenden Schmerzen nicht angeben kann. Dies gilt auch für periphere Nervenschäden. Zuletzt ist zu erwähnen, daß bei den Patienten aufgrund der noch ungenügenden Mobilisierung z. T. Gelenkkontrakturen auftreten können und daher eine spezielle Lagerung erforderlich ist, um Lagerungsschäden zu vermeiden.

Folgende Lagerungsformen werden grundsätzlich unterschieden:

- Rückenlagerung (flach)
- Oberkörperhoch-/tieflagerung
- Beintieflagerung
- Kopftieflagerung
- Seitenlagerung
- Bauchlagerung (Abb. 5.14)
- Kontinuierliche axiale Rotation

■ **Optionen für Bauch- und kinetische Lagerung**

Rotorest (Mediscus) (Abb. 5.15). Für die kontinuierliche Rotation in der Körperlängsachse wurde in den 70er Jahren ein Spezialbett entwickelt, das die Möglichkeit der kontinuierlichen axialen Rotation zu beiden Seiten bis zu 62° bietet. Ein Rotationszyklus dauert 2 min. Der Neigungswinkel ist stufenlos verstellbar. Der Patient wird bei dieser Extremlage seitlich durch gepolsterte Stützen zentralisiert gehalten, so daß ein »Verrutschen« nicht möglich ist. Für adipöse Patienten besteht die Möglichkeit, ein Gegengewicht anzubringen. Es hat sich als günstig erwiesen, den Rotationsbeginn zunächst mit geringen Neigungswinkeln durchzuführen und im weiteren Verlauf die Rotation zu steigern. Hierdurch können Lagerungskorrekturen durchgeführt werden, auch können seitendifferente Oxygenierungskapazitäten durch individuell adaptierte Rotationswinkel ausgeglichen werden (einseitige Lungenkontusion). Zur Zeit ist eine verbesserte Version des Rotorest-Bettes in Entwicklung.

SSI/Clinitron »Accucare«. Dieses Modell ist nach demselben Prinzip konstruiert wie das Rotorest-System. Wesentlicher Unterschied ist die Lagerung sowie seitliche Abstützung in einem Luftpolstersystem, das durch zyklische Insufflation der verschiedenen Luftkammern gekennzeichnet ist. Diese ist mit einem Verlust der Sei-

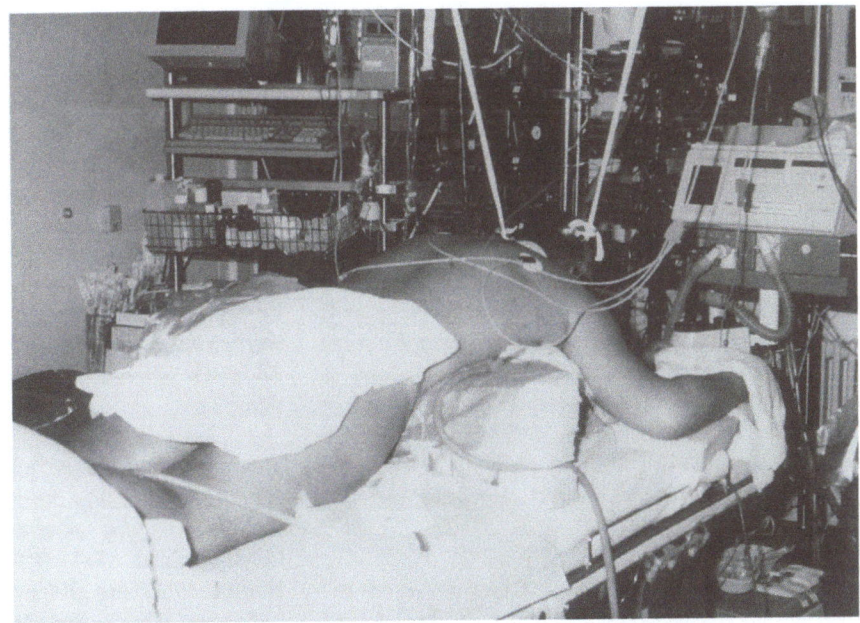

Abb. 5.14. Bei der respiratorischen Insuffizienz wird heute häufig die Bauchlagerung durchgeführt. Die Entlastung des Abdomens bei Bauchlage (Reduktion des intraabdominellen Drucks) erfolgt durch thorakale Schaumstoffunterlagen. Das Aufliegen von Stirn und Gesicht wird durch Montage eines Halofixateurrings vermieden

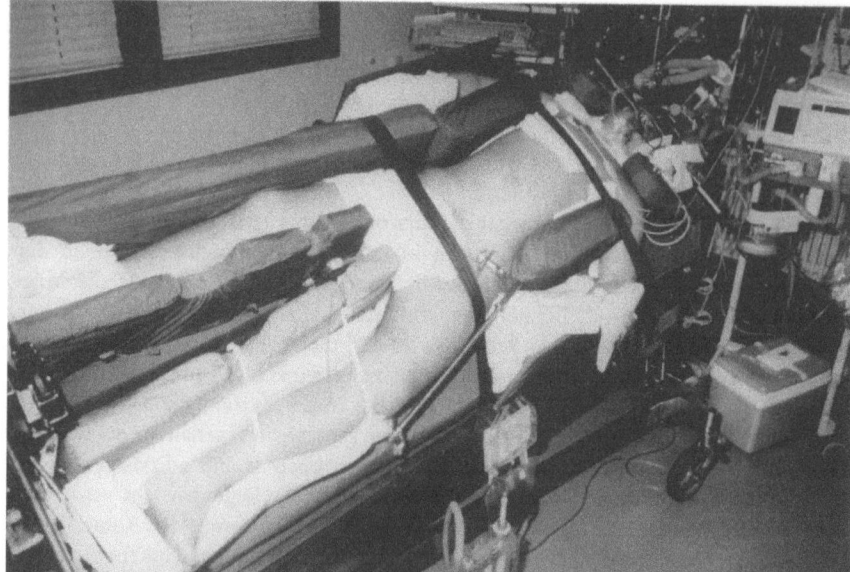

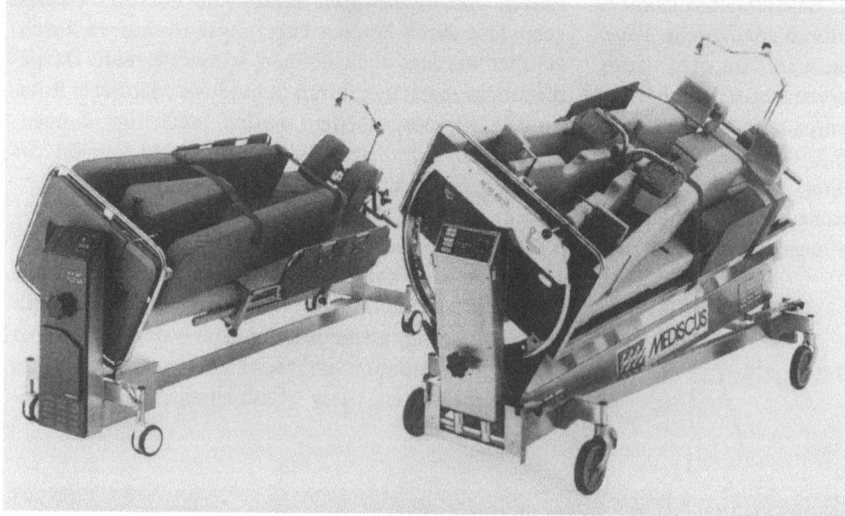

Abb. 5.15 a, b. Spezialbett zur kontinuierlichen axialen Rotation (kinetische Lagerung) bei posttraumatischem Lungenversagen

tenrotation vergesellschaftet, die allerdings lediglich eine Neigung bis 40° zuläßt und somit weniger Auswirkungen auf die Lungenfunktion.

»Sandwichbett« (Stryker). Dieses System ermöglicht eine Bauchlage des Patienten. Dieser wird auf einer in einem radförmigen System befindlichen Fläche positioniert. Die Umlagerung erfolgt in sagittaler Richtung. Auf der zu lagernden Seite (z. B. Bauch) wird dann ein zweites Lagerungsbrett angebracht. Nach der Rotation wird dann das in Rückenlage befindliche Brett entfernt. Dieser Vorgang wird in mehrstündlichen Abständen wiederholt und bewirkt deutliche Verbesserungen der Lungenfunktion.

■ **Matratzen-Auflagen.** Es konnte nachgewiesen werden, daß ein Auflagedruck, der höher ist als der kapillare Verschlußdruck, die wesentliche Noxe in der Ätiologie des Dekubitalgeschwüres darstellt. Ohne die Systematik und die theoretischen Ansätze dieser Arbeiten in Frage stellen zu wollen, müssen wir eindeutig feststellen, daß über die Beschreibung eines einzigen physikalischen Faktors noch keinerlei zufriedenstellende Strategie zur Prävention des Dekubitus gewonnen werden kann. Der Dekubitus muß als der traumatische Endpunkt einer Reihe von Faktoren verstanden werden:

Hautperfusion. Unter physiologischen Bedingungen erfolgt die Perfusion der Haut autoregulativ und unter Berücksichtigung anderer sauerstoffkonsumierender Organgruppen. Bei Gefäßerkrankungen kann die Hautdurchblutung grenzwertig reduziert sein. Die aufliegenden Hautpartien des Patienten mit reduzierter

Durchblutung werden auch bei reduziertem Auflagedruck ödematös und in Folge von Kapillardurchlässigkeiten feucht. Feuchtigkeit jedoch ist eine eigenständige Noxe, auf deren Bedeutung noch einzugehen sein wird. Bei insgesamt reduzierter Hautperfusion ist zusätzlich die Wahrscheinlichkeit versorgender kollateraler Gefäße drastisch erniedrigt, womit die Wahrscheinlichkeit von Hautdefekten steigt.

Harninkontinenz. Flüssigkeiten und somit auch Urin weichen innerhalb kurzer Zeit die Haut auf, mazerieren die obersten Schichten und machen sie für Infektionen empfindlich. In Kombination mit Stuhlinkontinenz kann es zum Kontakt der tieferliegenden Gewebeschichten mit pathogenen Erregern kommen. Chronische Harninkontinenz führt häufig zur lokalen, massiven Pilzkolonisierung, die ihrerseits eine systemische Infektion bei entsprechender Abwehrlage zur Folge haben kann.

Bewußtseinslage. Auffälligerweise sind vollständig immobile, komatöse Patienten auch bei langen Liegezeiten weniger dekubitusgefährdet als hyperagile Patienten. Wir führen diese Beobachtung darauf zurück, daß mit zunehmender Beweglichkeit mehr Schweiß sezerniert wird, der gerade bei nicht flüssigkeitsresorbierenden und/oder luftdichten Patientenauflagen wiederum Mazerationen zur Folge hat. Zusätzlich könnte bei immobilen, komatösen Patienten eine Reduktion des Stoffwechsels auftreten, so daß alle Organgruppen ausreichend am Versorgungsangebot partizipieren können.

Einfluß von Medikamenten. Eine Reihe von Katecholaminen bezieht ihre kreislaufstabilisierende Wirkung durch periphere Vasokonstriktion. Diese kann in grenzwertigen Perfusionsgebieten zur Dekompensation der Versorgungslage führen und die Zellen zur anaeroben Glykolyse mit resultierender Produktion saurer Metaboliten zwingen. Dabei sind immer die der Matratze aufliegenden Hautareale bezüglich einer Dekubitalisierung besonders gefährdet. Dies zeigt, daß die ausschließliche Reduzierung oder gar passagere Nulldruckreduktion des Auflagedruckes u.U. keine ausreichende Prävention des Dekubitalgeschwürs darstellt, vielmehr müssen diesbezügliche Matratzen- oder Auflagesysteme eine zusätzliche hauttrocknende Oberflächenventilation bereitstellen. Zur effektiven Ventilation sollte ein warmer Luftstrom über einen möglichst breiten Auflagebereich verfügbar sein. Dieses als LAL-Prinzip deklarierte Verfahren hält nicht nur unmittelbar die aufliegenden Hautstellen trocken, sondern ventiliert darüber hinaus auch die für Pilzinfektionen besonders gefährdeten Bereiche wie Leiste und Achseln (Abb. 5.16). Selbstverständlich muß das LAL-Prinzip mit einer Reduzierung des Auflagedruckes kombiniert sein.

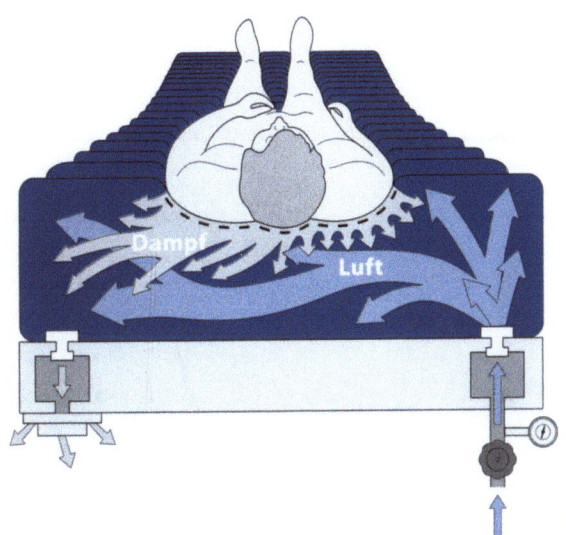

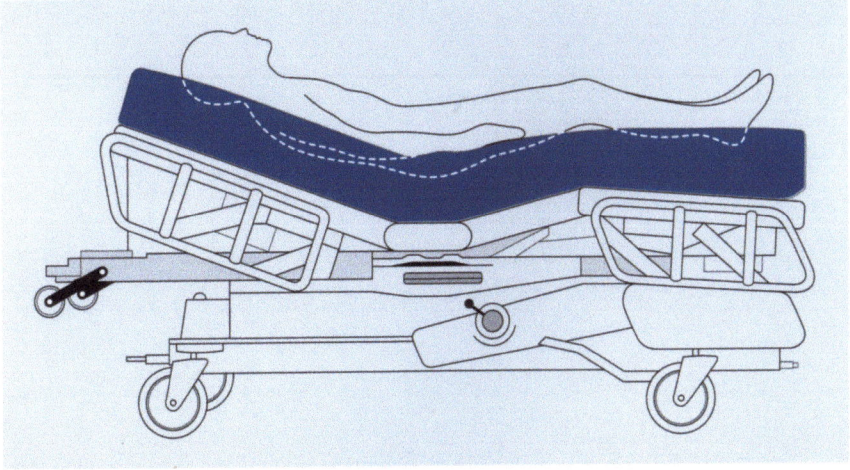

Abb. 5.16 a, b. Matratzensystem zur Prävention von Dekubitalgeschwüren durch Umverteilung des Auflagedrucks (low air loss)

Literatur

Eichhorn S (1969) Die Organisation der Intensivbehandlung. In: Opderbecke HW (Hrsg) Anaesthesiologie und Wiederbelebung. Springer, Berlin Heidelberg New York, S 8–20

KOKRA, Kommission für Krankenhaushygiene und Infektionsprävention (1995) Anforderungen der Hygiene an die funktionelle und bauliche Gestaltung von Einheiten für Intensivmedizin. In: Richtlinie für Krankenhaushygiene und Infektionsprävention, Anlage zu Ziffer 4.3.4. S 158–160

Poelzig P (1969) Bau und Einrichtung von Pflegeeinheiten der Intensivbehandlung. In: Opderbecke HW (Hrsg) Anaesthesiologie und Wiederbelebung. Springer, Berlin Heidelberg New York, S 83–109

Regel G, Sturm JA, Neumann C, Schueler S, Tscherne H (1989) Occlusion of bronchopleural fistula after lung injury – a new treatment by bronchoscopy. J Trauma 29: 223–226

Schild HH, Strunk H, Weber W, Stoerkel S, Doll G, Hein K, Weitz M (1989) Pulmonary contusion: CT vs plain radiograms. J Comput Assist Tomogr 13: 417–420

Steinbereithner K, Bergmann H (1980) Versuch einer quantitativen Bedarfsermittlung von Intensivpflegepersonal. Anästh Intensivmedizin 33: 225–228

Walz M, Muhr G (1992) Die kontinuierlich wechselnde Bauch- und Rückenlagerung beim akuten Lungenversagen. Chirurg 63: 931–937

Operationsbereich

G. Regel, W. Kasperczyk und H.-E. Schratt

6.1	Personal	101
6.1.1	Aufgaben	101
6.1.2	Weiterbildung	102
6.2	Raumstruktur	104
6.2.1	Personalräume	104
6.2.2	Operationsbereich	104
6.2.3	Sonstige Räume	107
6.3	Knochenbank	108
6.3.1	Strukturelle Voraussetzungen	108
6.3.2	Konservierungsarten	108
6.3.3	Organisation	109
6.4	Technische Ausstattung	111
6.4.1	Operationstische	111
6.4.2	Geräte für den intraoperativen Gebrauch	116
6.4.3	Instrumente, Implantate, Materialien	119
6.5	Operationsablauf	125
6.5.1	Patientenvorbereitung	125
6.5.2	Standardlagerungen	127
6.6	Strahlenschutz und Röntgendiagnostik (H. Klimpel, H. Kreienfeld und G. Kraus)	130
6.6.1	Gesetzliche Grundlagen	130
6.6.2	Chirurgische Bildverstärkersysteme (G. Kraus)	137
6.7	Hygienische Aspekte	143
6.7.1	Richtlinien	143
6.7.2	Kleidung	143
6.7.3	Händereinigung und -desinfektion	144
6.7.4	Patientenvorbereitung	145
	Literatur	146

6.1 Personal

Die sich immer stärker differenzierenden Aufgaben im Bereich der Krankenpflege haben zu einer Abgrenzung des Berufsbildes Krankenschwester/-pfleger im Operationsdienst geführt. Die Berufsausbildung umfaßt eine 3jährige Krankenpflegeausbildung und sollte gleichzeitig eine zumindest 1- bis $1^1/_2$jährige Berufserfahrung beinhalten.

Diese Mindestanforderung entspricht den späteren Aufgaben und dem Verantwortungsbereich des Pflegepersonals im Operationsdienst. In der Ausbildung lernt der/die Krankenpflegeschüler/-schülerin die Grundsätze des Instrumentierdienstes, der Aufbereitung der für eine Operation benötigten Materialien und die Organisation der Arbeitsabläufe.

6.1.1 Aufgaben

Ohne eine qualifizierte Schwester/Pfleger ist es einem Chirurgen nicht möglich, eine Operation sachgerecht durchzuführen und unvorhergesehene Zwischenfälle sowie möglicherweise auftretende Komplikationen zu beherrschen. Erfahrung und Verantwortung sind eine Grundvoraussetzung jeder operativen Tätigkeit.

Eine Operationsschwester/-pfleger ist eigenverantwortlich zuständig für viele Aufgaben, wie z.B.:

- die Bereitstellung der benötigten Materialien und Instrumente für die Operation,
- das Herrichten des Instrumententisches und der Zusatztische,
- situationsgerechtes Zureichen der Instrumente während der Operation,
- Pflege und Wartung der Instrumente, Geräte und Apparate,
- Bestellung, Annahme und Kontrolle von Implantaten und anderen Materialien,
- das Führen des Operationsprotokolls.

Die wichtigste Aufgabe ist aber das strenge und kompromißlose Wachen über die strikte Haltung des aseptischen Regimes im Operationssaal. Die/der Operationsschwester/-pfleger als aktives Mitglied des Operationsteams ist somit mitverantwortlich für die Wahrung der Sterilität aller Gegenstände, die mit einer Operationswunde in Berührung kommen könnten.

Instrumentierdienst. Der Instrumentierdienst umfaßt die Kontrolle und Verantwortung für die Durchführung der Sterilität. Die Vorbereitung einer Operation wird erlernt mit Bereitstellung der benötigten Instrumentarien und notwendigen Materialien, die Durchführung der chirurgischen Händedesinfektion und des sterilen Ankleidens sowie Herrichten des Instrumentiertisches und der Zusatztische. Gleichzeitig wird die Funktion der einzelnen Geräte, die Anwendung und Kontrolle von Verbandstoffen sowie das Abdecken erlernt. Der Schüler soll die situationsgerechte Instru-

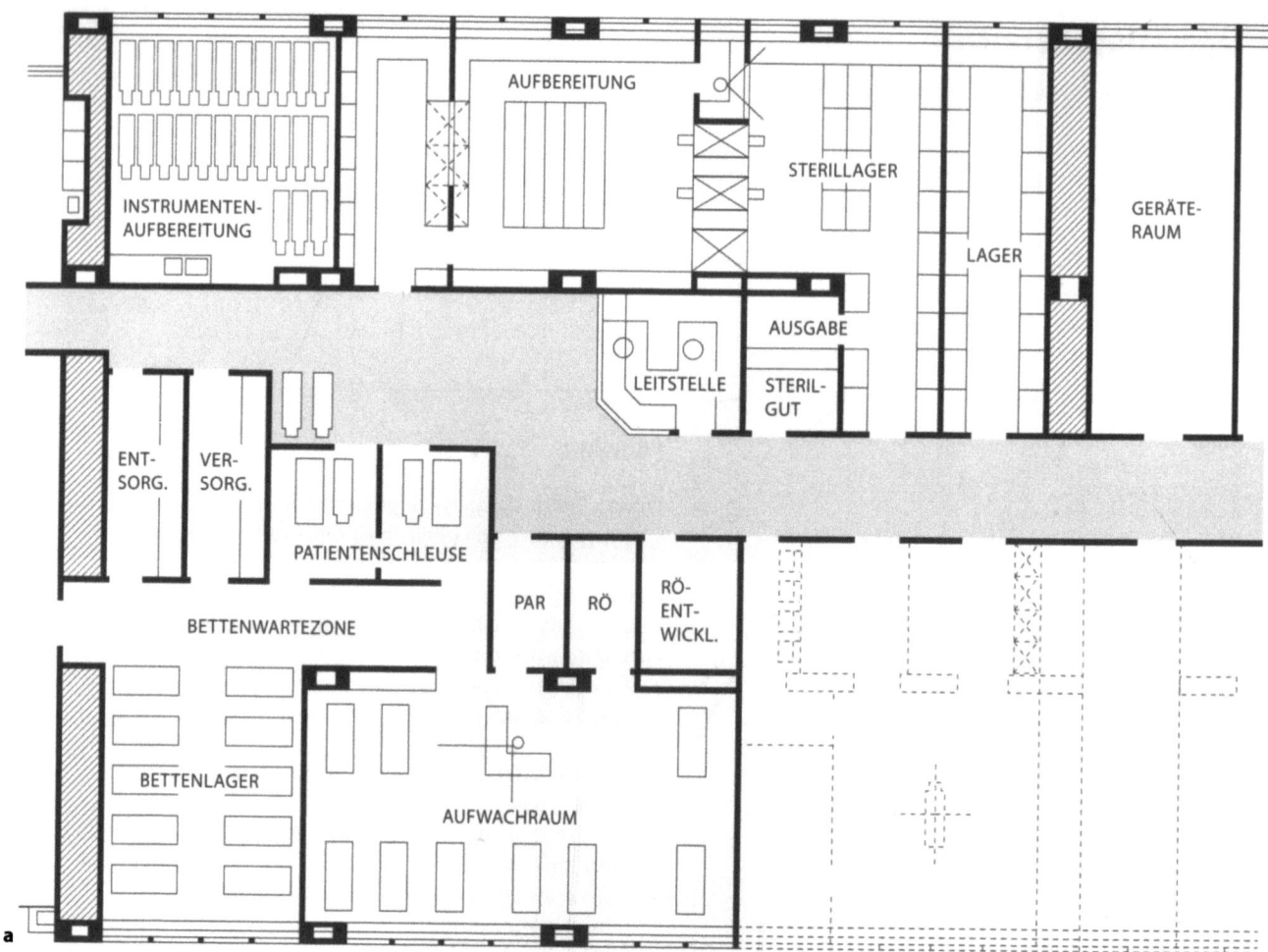

Abb. 6.1a, b. Operationssaal. **a** Grundriß der Sach- und Versorgungszentrale sowie des Aufwachraums im zentralen Operationstrakt. Die eigentliche Operationseinheit ist hier nur angedeutet (*PAR* Pflegearbeitsraum). **b** Grundriß der Operationseinheit, hier mit 6 Operationssälen (*W* Waschraum, *E* Narkoseeinleitung, *A* Narkoseausleitung, *Op* Operationssaal)

mentation kennenlernen. Außerdem sind andere organisatorische Fähigkeiten, wie die Annahme und Kontrolle von Implantaten und ergänzenden Materialien, sowie die Nachbereitung mit Entsorgung und Aufbereitung benutzter Instrumente zu erlernen.

Springerfunktion. Zusätzliche Aufgaben sind in der sog. Springerfunktion eingebunden. Hierzu gehören die Kontrolle der Sterilität, die Organisation von Arbeitsabläufen, die Mithilfe bei der Vorbereitung der Operation und das Ankleiden des Operationsteams, sowie das Anreichen und die Kontrolle des vorbereiteten Sterilgutes. Auch diese Funktion beinhaltet die Nachbereitung von Instrumenten, Materialien und Gerätschaften sowie die Entsorgung im Operationssaal.

An übergeordneten Funktionen im Rahmen der Pflegeleitung sind Organisation und Koordination des Arbeitsablaufes, Dienstplangestaltung sowie verwaltungstechnische Aufgaben zu berücksichtigen. Die Leitung übernimmt Verantwortung für die aseptische Arbeitsweise, für die Durchführung hygienischer Maßnahmen und die Überwachung der Dokumentation. Als logistische Aufgabe kommt der Leitung die Bestellung von Instrumenten, Implantaten und anderen Materialien zu.

6.1.2 Weiterbildung

Die Anforderungen für eine fachgerechte Weiterbildung müssen von jeder unfallchirurgischen Klinik erfüllt werden. Hierzu gehört die Einrichtung einer Weiterbildungsstätte, die zumindest im Rahmen der allgemeinen chirurgischen Ausbildung die Unfallchirurgie berücksichtigt.

Eine ausreichende Anzahl von angeleiteten Weiterbildungsplätzen ist erforderlich. Diese sollte den

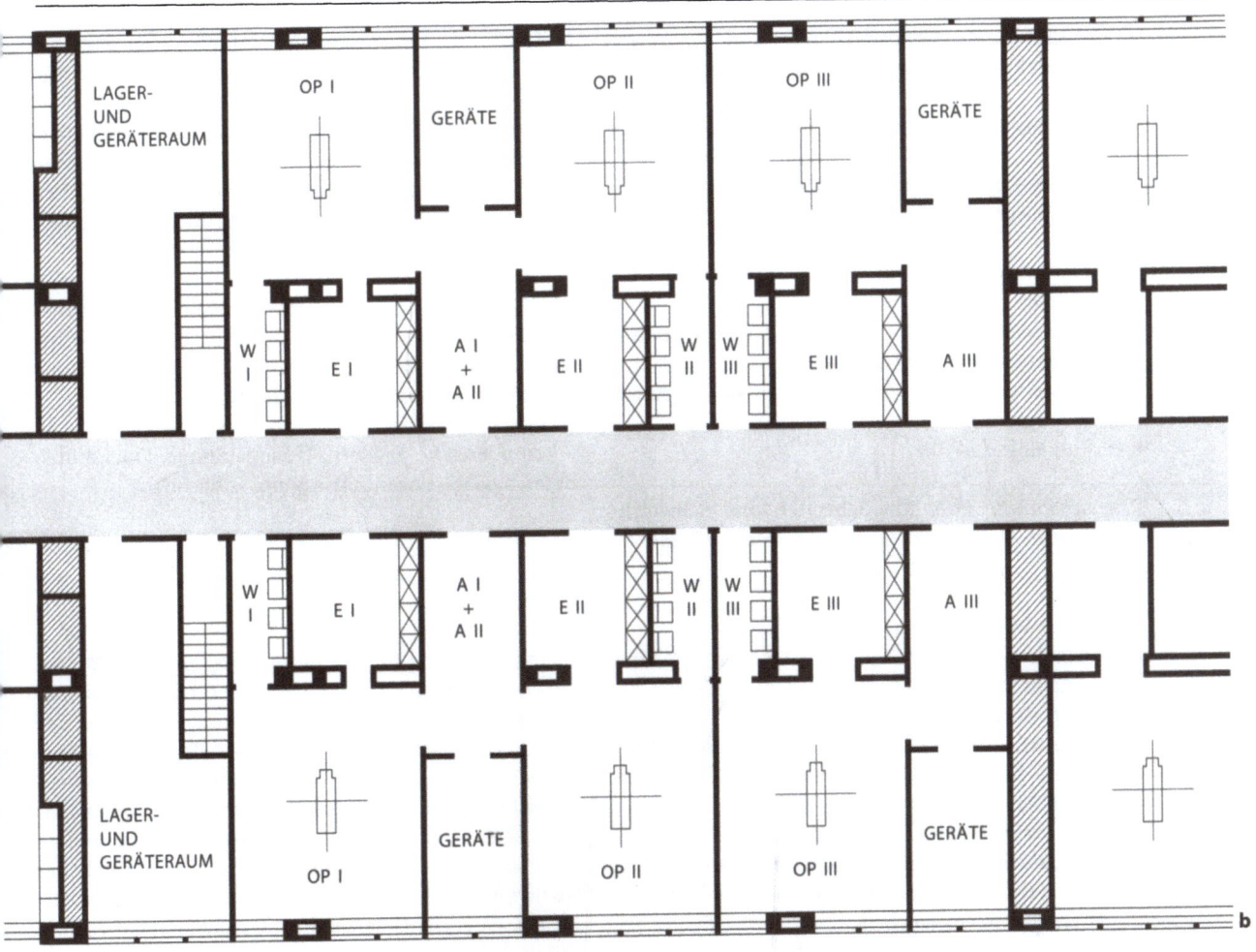

Planstellen der unfallchirurgischen Abteilung angepaßt werden, da die Weiterbildung hier integriert ist.

Die Weiterbildungsstätte wird von einer ärztlichen und pflegerischen Leitung geführt. Die erforderliche Anzahl der Lehrkräfte für den theoretischen und praktischen Unterricht wird aus der Klinik und speziell aus der unfallchirurgischen Abteilung gestellt. Räumlichkeiten sowie Lehr- und Lernmittel werden vom Krankenhaus zur Verfügung gestellt.

Der Kursteilnehmer muß eine abgeschlossene Ausbildung in der Krankenpflege haben. Zusätzlich ist eine praktische Berufserfahrung von mindestens 2 Jahren erforderlich. Der Kursteilnehmer sollte bereits mindestens 6 Monate im operativen Funktionsbereich gearbeitet haben. Der Kursteilnehmer verpflichtet sich zur regelmäßigen Teilnahme an den theoretischen und praktischen Lehrveranstaltungen, eine Teilnahme an allen Prüfungen ist obligatorisch. Die Weiterbildung dauert 2 Jahre und umfaßt mindestens 240 theoretische und mindetens 480 praktische Unterrichtsstunden.

Bezüglich der Lehrinhalte empfiehlt sich im 1. Weiterbildungsjahr die Vermittlung theoretischer und praktischer Grundlagen. Im 2. Jahr erfolgt eine Weiterführung in dieser Thematik. Der Erwerb von fachspezifischen Kenntnissen wird schwerpunktmäßig auf die Unfallchirurgie ausgerichtet. Die Inhalte der Weiterbildung in den einzelnen Fach- und Übungsbereichen sind:

Theorie
- Medizinische Grundlagen
  Wiederholung und Erweiterung anatomischer und physiologischer, pathophysiologischer und klinischer Grundlagenkenntnisse über Störungen der vitalen Funktionen
  Pathophysiologie bei chirurgischen Eingriffen
  Methoden und Techniken chirurgischer, diagnostischer und therapeutischer Eingriffe
- Pädagogische, soziologische und psychologische Aspekte im Operationsdienst
- Rechtliche, organisatorische und betriebswirtschaftliche Aspekte im Operationsdienst

- Grundlagen der Pharmakologie und Anästhesie einschließlich der Reanimation im Operationsbereich
- Grundlagen der angewandten Krankenhaushygiene

Praktischer Unterricht und Übungen
- Unterweisung in der angewandten Krankenhaushygiene
- Unterweisung in Instrumenten-, Material- und Gerätekunde
- Unterweisung in prä-, intra- und postoperativen Maßnahmen und Verhaltensweisen
- Unterweisung in der Verhütung von Betriebsunfällen
- Erkundungspraktika

Praxisgespräche über Möglichkeiten und Schwierigkeiten beim Umsatz des Erlernten in das eigene Arbeitsfeld

Praktische Weiterbildung
- Mindestens $1/3$ der Lehrgangsdauer sollte in einer hauptamtlich geleiteten allgemeinchirurgischen Abteilung stattfinden
- Mindestens jeweils 8 Wochen (möglichst mehr) in 2 weiteren hauptamtlich geleiteten operativen Fachdisziplinen
- In der verbleibenden Zeit: Einsätze in weiteren Operationsabteilungen (mindestens eine weitere). Bewährt haben sich bei den Kurzeinsätzen Mindestdauern von 16–20 Wochen

Detaillierte Inhalte und Prüfungsanforderungen zu diesem Thema können den DKG-Empfehlungen, dem Buch *Weiterbildung für den Operationsdienst* (Becker et al. 1985) entnommen oder von der »Arbeitsgemeinschaft Weiterbildung« angefordert werden.

6.2
Raumstruktur

Die räumliche Struktur eines traumatologischen Operationsbereiches ist abhängig von der Aufgabenstellung. Hier müssen gerade in Hinsicht auf die Behandlung von Schwerverletzten und Intensivpatienten besondere Kriterien erfüllt werden. Der traumatologische Operationsbereich sollte in den meisten Fällen der zentralen Operationsabteilung, die sämtliche Fachrichtungen versorgt, angegliedert sein.

Vorteile der zentralen Operationsabteilung sind:

- Eine bessere Auslastung des Fachpersonals, da fachübergreifend gearbeitet werden kann.
- Bestimmte Instrumentensets und Geräte können von mehreren Abteilungen genutzt werden.
- Sowohl die Organisation der Abteilung als auch bestimmte Versorgungsstrukturen lassen sich zentral regulieren.
- Der Einsatz des Fachpersonals läßt sich fachübergreifend bewerkstelligen. In manchen Fällen lassen sich die Mitarbeiter auch flexibel, beim täglichen Routineablauf sowie auch bei der Einarbeitung und Ausbildung von Fachpersonal einsetzen.

Die Raumstruktur im Operationsbereich soll Arbeitsabläufe möglichst rationell gestalten lassen. Hierbei ist es wichtig, daß die Wege für Personal, Patienten und Material möglichst kurz gestaltet werden.

Insgesamt läßt sich der Operationsbereich in 4 Raumbereiche gliedern: Personalräume, Operationsbereich, Gerätelager, Entsorgung (Abb. 6.1).

6.2.1
Personalräume

Grundbedingung für den Einsatz des Operationspersonals ist, daß dem Operationstrakt zentral ein Personalumkleideraum vorgeschaltet ist. Dieser beinhaltet die Ein- und Ausschleusung des Personals, die sanitären Einrichtungen sowie die Einrichtung eines Personalaufenthaltsraumes. Für die Erfüllung der Organisationsaufgaben ist für die leitende Operationsschwester innerhalb der Operationsabteilung ein zusätzlicher Raum vorzusehen. Da in diesem Raum die Organisation des Operationsplanes, des Personaleinsatzes sowie die zentrale Steuerung der Ver- und Entsorgung geregelt wird, sollte der Raum mit Telefon, ggf. Gegenrufanlage, EDV-Enrichtung sowie Rohrpost ausgestattet sein.

6.2.2
Operationsbereich

Der Operationsbereich kann in Patiententransportweg, Operationsvorbereitung und Nachbereitung sowie Operationssäle eingeteilt werden.

Zur optimalen Versorgung des Patienten und zur Gewährleistung eines ungestörten Arbeitsablaufes sind spezielle Einrichtungen für den Bettentransport, eine Patientenschleuse mit Umbett- und Rückbettraum sowie ein ausreichend großes Flursystem für den Patiententransport innerhalb der Abteilung einzurichten (Abb. 6.2 und 6.3). Der Patientenfahrstuhl sollte eine möglichst kurze Verbindung zu den Stationen haben. Zusätzlich sollte die unmittelbare Anbindung an den Intensivbereich gewährleistet sein. Ein weiterer Aspekt ist die Anbindung an die Bettenzentrale, wohin das Bett nach Auflegen des Patienten im Operationsbereich sofort gebracht werden kann.

Unmittelbar angrenzend an die Patientenschleuse sollte ein besonderer Raum eingerichtet sein für die Lagerung und Vorbereitung von spezifischen traumatologischen Lagerungs- und Extensionsgeräten (Abb. 6.4). Dies ist erforderlich, da sowohl bei der Einschleusung die Patienten in bestimmten Fällen auf speziellen Operationstischen oder mit speziellen Lagerungsgeräten oder einer Extension gelagert werden müssen. Andererseits muß u. U. auch bei der Ausschleusung das Bett mit einer entsprechenden Lagerungs- oder Extensionsvorrichtung vorbereitet werden. Es müssen daher ausreichende Einbauschränke und Lagerungsmöglichkeiten für diese speziellen Geräte vorhanden sein. Zusätzlich muß der Raum groß genug sein, um eine störungsfreie Vorbereitung der Operationstische und der entsprechenden Betten sowie eine störungsfreie Umlagerung der Patienten zu gewährleisten. Ein nicht unbedeutender Punkt, der bei den Räumlichkeiten berücksichtigt werden muß, ist die Lagerung der Bildwandlerapparaturen, die teilweise in der täglichen Routine parallel zum Einsatz kommen (Abb. 6.5).

Vor- und Nachbereitung

Für die Narkoseein- bzw. -ausleitung sollten möglichst getrennte Räume vorhanden sein, um den Operationsablauf zu beschleunigen. Hierdurch ist eine simultane Ein- und Ausleitung in verschiedenen Räumen möglich. Die Raumgröße richtet sich nach den besonderen Erfordernissen der Anästhesieabteilung.

Zur Nachbereitung muß ein Aufwachbereich berücksichtigt werden. Um die Verkehrswege möglichst kurz zu halten, sollte dieser Aufwachbereich unmittel-

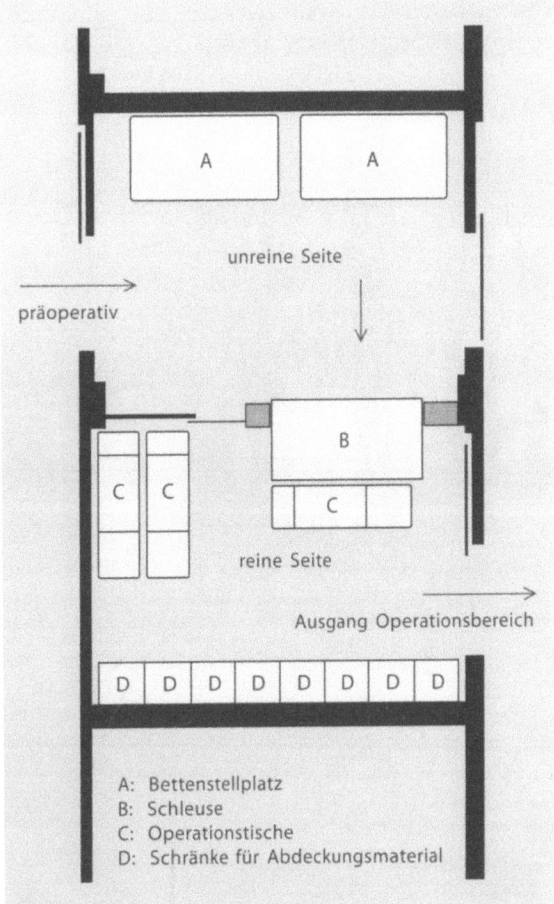

Abb. 6.2. Grundriß der Patientenschleuse

Abb. 6.3. Patientenschleuse

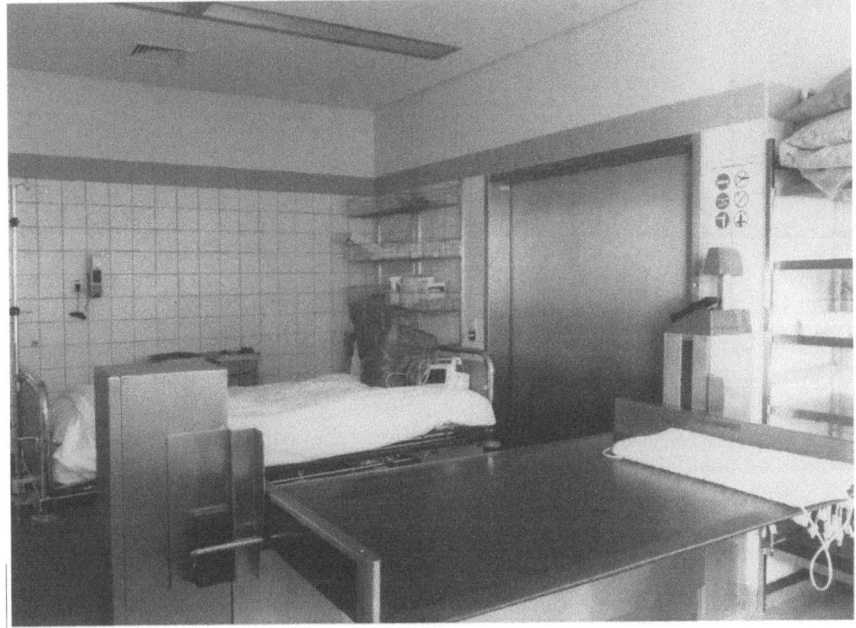

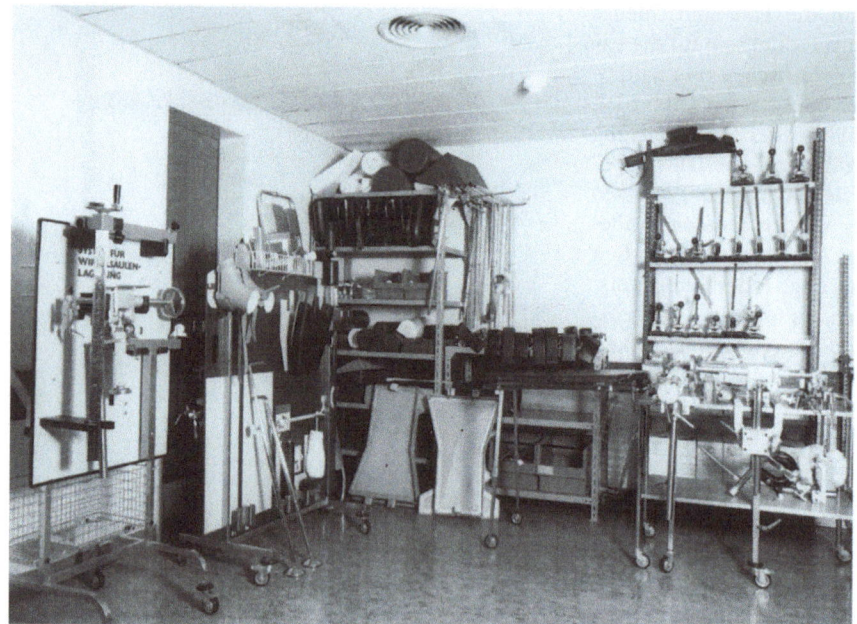

Abb. 6.4. Raum für Lagerungsgeräte

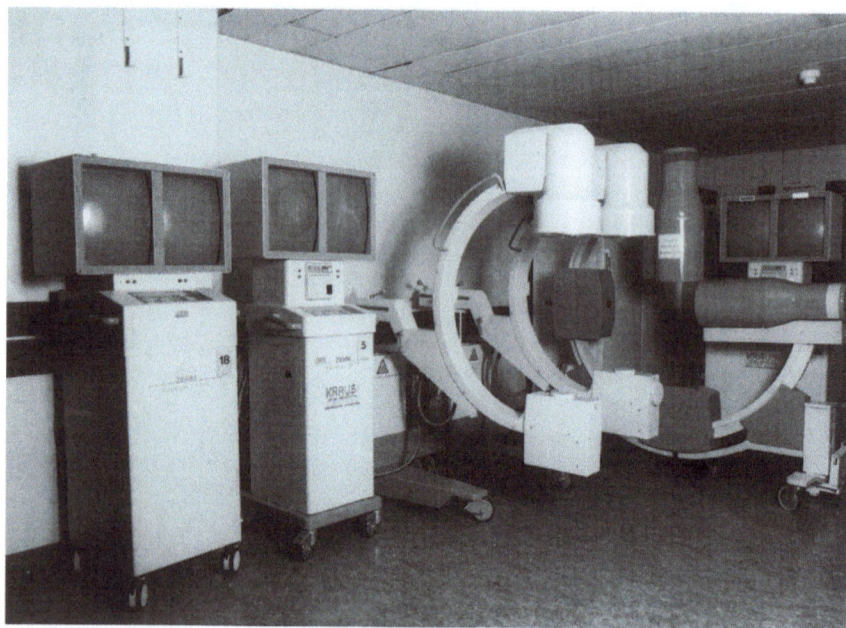

Abb. 6.5. Lagerraum für die Bildwandlersysteme

bar an die Operationsabteilung grenzen. Die technische Ausstattung des Aufwachraumes orientiert sich an der Art der postoperativen Versorgung. Hier gibt es fließende Übergänge zwischen Überwachung, Intermediate-Care und intensivmedizinischer Nachbetreuung.

Operationssäle
Der Operationssaal ist durch automatische Türen sicher von den Nebenräumen zu trennen. Hier eignen sich am besten Schiebetüren. Im Operationssaal sollen gerade Wände ohne überstehende oder verwinkelte Ecken mit möglichst wenigen Regalflächen als Grundbedingung angesehen werden. Eine problemlose Desinfektion von Wänden, Flächen und Fußböden ist Voraussetzung. Alle Gegenstände im Operationssaal müssen ebenfalls desinfektionsmittelsicher sein. Arbeitsplatten und -flächen sowie die Unterlagen bestehen aus Chrom-Nickel-Stahl (Abb. 6.6). Bei den Installationen ist eine möglichst zentrale Versorgung über Bedienungsschalter, Lampen sowie Gasanschlüsse von der

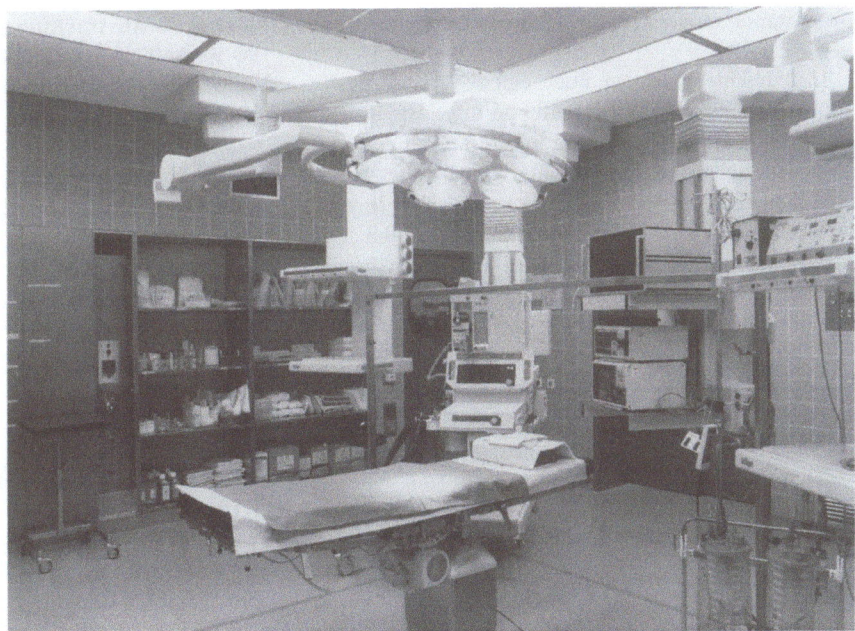

Abb. 6.6. Der Operationssaal. Im Operationssaal sollen gerade Wände ohne überstehende oder verwinkelte Ecken mit möglichst wenigen Regalflächen als Grundbedingung angesehen werden. Eine problemlose Desinfektion von Wänden, Flächen und Fußböden ist Voraussetzung. Alle Gegenstände im Operationssaal müssen ebenfalls desinfektionsmittelsicher sein. Arbeitsplatten und -flächen sowie die Unterlagen bestehen aus Chrom-Nickel-Stahl

Decke vorzusehen. Im traumatologischen Operationssaal wird die Gasversorgung über einen Deckenstativanschluß ermöglicht. Im Anästhesiedeckenstativ sind getrennte Kupplungen für Sauerstoff, Lachgas, Druckluft, Vakuum, Narkosegasabsaugung sowie Stromversorgung vorzusehen. Die zentrale Patientenüberwachung kann ggf. auch über ein Deckenstativ installiert sein.

Der Klimatechnik kommt bei der Planung einer Operationsabteilung besondere Bedeutung zu. Sie sorgt für einwandfreie Temperatur und Luftfeuchte, für Luftkeimreduzierung und Absaugung von Anästhesiegasen. Diese Einrichtung ist speziellen Richtlinien für Hygiene in Operationsabteilungen unterworfen.

6.2.3 Sonstige Räume

Gerätesterilisation und Gerätelager

Gerätesterilisation sowie -lagerung stehen in enger räumlicher Beziehung. Man unterscheidet Räume für Desinfektion und Reinigung, die Lagerung von Sterilgut sowie Lagerräumlichkeit für Gebrauchs- und Verbrauchsmaterialien (s. Abb. 6.1).

Im Bereich für Desinfektion und Reinigung werden alle im Operationssaal benutzten Instrumente desinfiziert, gewaschen und sortiert. Zum Ablegen der Instrumente muß ausreichend Platz zur Verfügung stehen. Zusätzlich sind Ultraschallgeräte und Druckluftanlagen zum Austrocknen der Instrumente vorzusehen. An diesen Raum schließen sich unmittelbar Stellflächen für die weitere Wartung, das Sortieren und Verpacken der Instrumente an. Die Instrumente und Geräte werden in spezielle Sets verpackt und anschließend im benachbarten Lagerraum aufbewahrt.

An den Sterilbereich sind auch die Lagerräume für Gebrauchs- und Verbrauchsmaterialien angegliedert. Hier werden spezielle Materialien z. T. für den Eigenbedarf besonders gepackt und sterilisiert. Hier hat sich ebenfalls eine »alphabetische« Lagerung bewährt. In diesem Raum sollte auch eine entsprechende Einrichtung für die zentrale Datenverarbeitung vorhanden sein. Hierdurch wird eine termingerechte Nachbestellung der Materialien erleichtert.

Versorgung

Geeignete Räumlichkeiten mit Trennung der Ver- und Entsorgung müssen bei der Planung eines Operationsbereiches berücksichtigt werden (s. Abb. 6.1). Hierzu gehört die Einrichtung eines Versorgungsfahrstuhls oder einer Schleuse, die die bereits genannten Lagermöglichkeiten für Sterilgut im Operationsbereich sowie die Entsorgungsräumlichkeiten für Müll, sonstige Abfälle und Sondermüll vorsieht.

Der Versorgungsfahrstuhl oder die Schleuse ist im Bereich des Zentrallagers vorzusehen. Hier gelangen Versorgungsmaterialien vom externen Lager in die Materialvorbereitung.

Entsorgung

Neben der Wiederaufbereitung von bereits gebrauchten Materialien und Instrumenten müssen auch Einmalartikel und sonstiger Müll nach der Operation entsorgt werden. Da alle gebrauchten Artikel potentiell mit Keimen behaftet sind, sollte der Transport dieser

Gegenstände möglichst vom sauberen Bereich getrennt werden.

Instrumente gelangen über einen Versorgungsflur unmittelbar in die Wiederaufbereitung. Die Entsorgung von Wäsche und kontaminiertem Müll geschieht durch spezielle Transportbehälter oder diese werden in Säcken verschlossen. Erst dann kommen sie in einen separierten Entsorgungsraum für den gesamten Müll. Dieser Entsorgungsraum ist vom Operationsbereich getrennt. Eine mehrmalige Entsorgung und Reinigung ist während des Tages zu gewährleisten.

6.3
Knochenbank

6.3.1
Strukturelle Voraussetzungen

Die Knochenbank ist heute wichtiger Bestandteil der unfallchirurgischen Organisationsstruktur. Allogene Transplantate werden im wesentlichen zur Auffüllung von großen Defekten in der rekonstruktiven Skelettchirurgie eingesetzt. Aufgrund des zunehmenden Risikos einer Virusinfektion (Conrad et al. 1995; Simonds et al. 1992; Tomford 1994) durch die allogene Gewebeübertragung ist diese jedoch heute strengeren Reglementierungen ausgesetzt. Wenngleich die in Deutschland geltenden Richtlinien für Knochenbanken (Wissenschaftlicher Beitrag der Bundesärztekammer 1990) den Regelungen für andere Gewebe (z.B. Blutübertragung) und Vorschriften anderer Länder (z.B. tissue banks in USA) weit hinterher hinken (Tomford 1994), so muß gerade für die Knochen- und Sehnentransplantation eine maximale Sicherheit gewährleistet sein. Denn anders als bei Organtransplantation (z.B. Herz, Lunge, Leber) handelt es sich hier nicht um vitale Indikationen, so daß hier die größtmögliche Infektionssicherheit garantiert werden muß. Dies erfordert jedoch einen nicht unerheblichen Personal- und Sachaufwand.

Personelle Ausstattung
Die Leitung der Knochenbank muß durch einen Unfallchirurgen erfolgen. Des weiteren ist eine enge Kooperation mit Virologen und Mikrobiologen erforderlich, da nur so in ausreichendem Maße Neuerungen in der Diagnostik gewährleistet sind. Da das Führen einer Knochenbank einen großen Verwaltungsaufwand (Drei- bzw. Sechsmonatstest, Einholen aller Befunde, Dokumentation) darstellt, der »nebenberuflich« nicht machbar ist, erscheint eine zusätzliche Dokumentationskraft sinnvoll. Diese ist für die formalen Arbeiten, wie z.B. das Einholen fehlender Befunde sowie die Koordination der Zweituntersuchungen, zuständig. Des weiteren sollte durch diese Fachkraft die Dokumentation erfolgen.

Apparative Ausstattung
Das wesentlichste Geräte einer Knochenbank stellt die Kühleinheit dar. Diese sollte folgende Mindestanforderungen erfüllen:

- Tiefkühlung mindestens $-80\,°C$
- On-line-Temperaturanzeige an der Geräteaußenseite
- Sicherheits- und Alarmvorrichtungen bei Überschreiten der Solltemperatur
- Anschluß an Notstromaggregat
- Aufteilung in mehrere Schubfächer
- Dokumentation der Lagerungstemperatur

Die Größe der Tiefkühltruhe muß sich dabei nach den jeweiligen Klinikanforderungen richten. Man muß hierbei jedoch bedenken, daß die meisten Transplantate bis zur Freigabe eine Mindestlagerungszeit von 6 Monaten haben, so daß nach unseren Erfahrungen die Knochenbank zu 90 % aus nichtfreigegebenen Transplantaten besteht.

Die Lagerung der Transplantate muß in sterilisierbaren Gefäßen erfolgen. Wir verwenden hierzu eine Zweifachverpackung in Schraubgefäßen. Somit können beide Gefäße bei der Entnahme steril angereicht werden. Nach Verschluß beider Gefäße durch die Operationsschwester ist der Innenraum des äußeren Gefäßes noch immer steril, so daß bei der Transplantation das innere Gefäß, das das Transplantat enthält, sicher steril angereicht werden kann.

6.3.2
Konservierungsarten

Für die Konservierung von allogenen Sehnentransplantaten wird bislang nur die Kältekonservierung beschrieben. Die verschiedenen Konservierungsverfahren sollen deshalb im folgenden nur für Knochentransplantate besprochen werden (Tabelle 6.1).

Am häufigsten wird die von Inclan (1942) beschriebene Methode der Kältekonservierung verwendet. Hierbei ist jedoch strikt darauf zu achten, daß die Lagerungstemperatur mindestens $-80\,°C$ betragen muß, da bei höheren Temperaturen die proteolytischen Enzyme noch wirksam sind (Ehrlich et al. 1983). In den USA ist v.a. die Methode der Gefriertrocknung (Lyophilisation) verbreitet, die von Kreuz et al. 1951 eingeführt wurde. Diese Methode hat den Vorteil, daß der Knochen nach Lyophilisation auch bei Raumtemperatur gelagert werden kann. Das Lyophilisieren hat jedoch den Nachteil, daß hierzu ein großer technischer Aufwand nötig ist, der nur von großen zentralen Knochenbanken (wie in den USA) geleistet werden kann.

Im Zuge der zunehmenden Gefahr einer Virusübertragung durch allogene Knochentransplantate (Conrad et al. 1995; Simonds et al. 1992) wurden zunehmend zu-

Tabelle 6.1. Konservierungsverfahren für Knochengewebe

Art	Durchführung	Einfluß auf biologische Eigenschaften
Kältekonservierung	Mindestens −70 °C	Gering, keine Virusabtötung
Lyophilisierung (Gefriertrocknung)	Nach Gefriertrocknen (spezielle Geräte) Lagerung auch bei Raumtemperatur möglich	Gering, keine sichere Virusabtötung
Thermosterilisation	Erhitzen in Wasserbad bis 80 °C, anschließend wie kältekonservierter Knochen	Deutlicher Verlust der biologischen Wertigkeit, Virusabtötung nicht sicher erwiesen
Autoklavieren	134 °C, mindestens 5 min, anschließend wie kältekonservierter Knochen	Starker Verlust der biologischen Wertigkeit, Virusabtötung nicht sicher erwiesen
Strahlensterilisation	25 kGy, anschließend wie kältekonservierter Knochen	Erheblicher Verlust der biologischen Wertigkeit, Virusabtötung sicher

sätzlich Sterilisationsverfahren eingesetzt. Hierbei zeigte sich, daß das Autoklavieren – bei nichthalbierten Hüftköpfen – nicht zu einer ausreichenden Kerntemperatur führt, so daß bei großen Transplantaten die Virussicherheit nicht gegeben ist (Böhm u. Stihler 1995). Zudem wird die biologische Wertigkeit dieser so behandelten Transplantate (Tx) extrem herabgesetzt, daß ihre klinische Verwendung nach unserer Einschätzung nicht empfehlenswert ist (Schratt et al. 1995). Demgegenüber führt die Strahlensterilisation bei 25 kGy zu einer nachweisbaren Virusfreiheit, freilich verbunden mit einer ebenfalls herabgesetzten biologischen Wertigkeit (Conway 1990). Tierexperimentell zeigten sich solchermaßen behandelte Tx jedoch den autoklavierten Transplantaten deutlich überlegen, so daß die Verwendung der Strahlensterilisation als zusätzliche Sterilisationsmaßnahme vertretbar ist (Schratt et al. 1995). Die von Knaepler et al. (1992) neu eingeführte Methode der Thermosterilisation hingegen reduziert ebenfalls die biologische Wertigkeit der Knochentransplantate erheblich (Stützle et al. 1995). Zudem ist die Virussicherheit solcher Transplantate bislang nicht nachgewiesen, so daß ihre klinische Anwendung derzeit abgelehnt werden muß.

Dokumentation

Jedes Transplantat erhält einen Dokumentationsbogen. Wir verwenden eine fortlaufende Numerierung der Transplantate. Auf den Tx-Behältern wird diese Nummer sowie der Patientenname notiert. Auf den Dokumentationsbögen werden die Spenderpersonalien, Tx-Art, Blutgruppe sowie die Ergebnisse aller Laboruntersuchungen vermerkt. Bei der Transplantation werden dann noch die Empfängerpersonalien, Empfängerblutgruppe sowie Tx-Indikation vermerkt (Abb. 6.7).

Neben diesem Dokumentationsblatt werden alle erforderlichen Daten der Knochenbank in einem besonderen Datenbankprogramm (Windows-kompatibel) festgehalten. In diesem Programm sind neben den Daten des Dokumentationsblattes auch alle erforderlichen Daten für die Zweituntersuchungen gespeichert.

Es ermöglicht zudem eine schnelle Nachfrage bei noch fehlenden Befunden. Wöchentlich wird programmgesteuert eine Liste der freigegebenen Transplantate erstellt, das neben der Tx-Kennung die Tx-Art sowie die Blutgruppe und das Entnahmedatum angibt. So ist jederzeit ein aktueller Stand über alle freigegebenen Transplantate vorhanden. Außerdem werden mit diesem Programm wöchentliche Listen aller einbestellten Patienten für die Zweituntersuchung erstellt, um potentielle Mißverständnisse zu vermeiden.

6.3.3
Organisation

Spendereinwilligung

Die Einwilligung der Spender bzw. der Angehörigen ist zwingend erforderlich. Diese muß schriftlich fixiert und sollte bei den Lebendspendern vor der Operation durchgeführt werden. Diese müssen im Rahmen der Aufklärung auch auf die nochmalige Durchführung des HIV- und Hepatitistests hingewiesen werden.

Spenderauswahl

Die Spenderselektion ist ein wesentliches Sicherheitskriterium beim Führen einer Knochen- und Gewebebank. Es gelten dabei prinzipiell die gleichen Vorschriften für Lebend- und Multiorganspender (Tabelle 6.2). Es ist jedoch anzumerken, daß bei Multiorganspendern diese Kriterien durch den entnehmenden Unfallchirurgen nochmals strengstens überprüft werden müssen, da Transplantationschirurgen sich hierbei teilweise an anderen Kriterien orientieren. Das Augenmerk darf jedoch nicht nur auf eine mögliche HIV-Übertragung gerichtet werden, vielmehr muß auch die mögliche Übertragung bislang unbekannter Erreger vermieden werden.

Gerade durch die zunehmende HIV-Durchseuchung und dem damit verbundenen erhöhten Risiko einer Infektion wurde auch der Begriff der Risikogruppen erweitert (Tabelle 6.3).

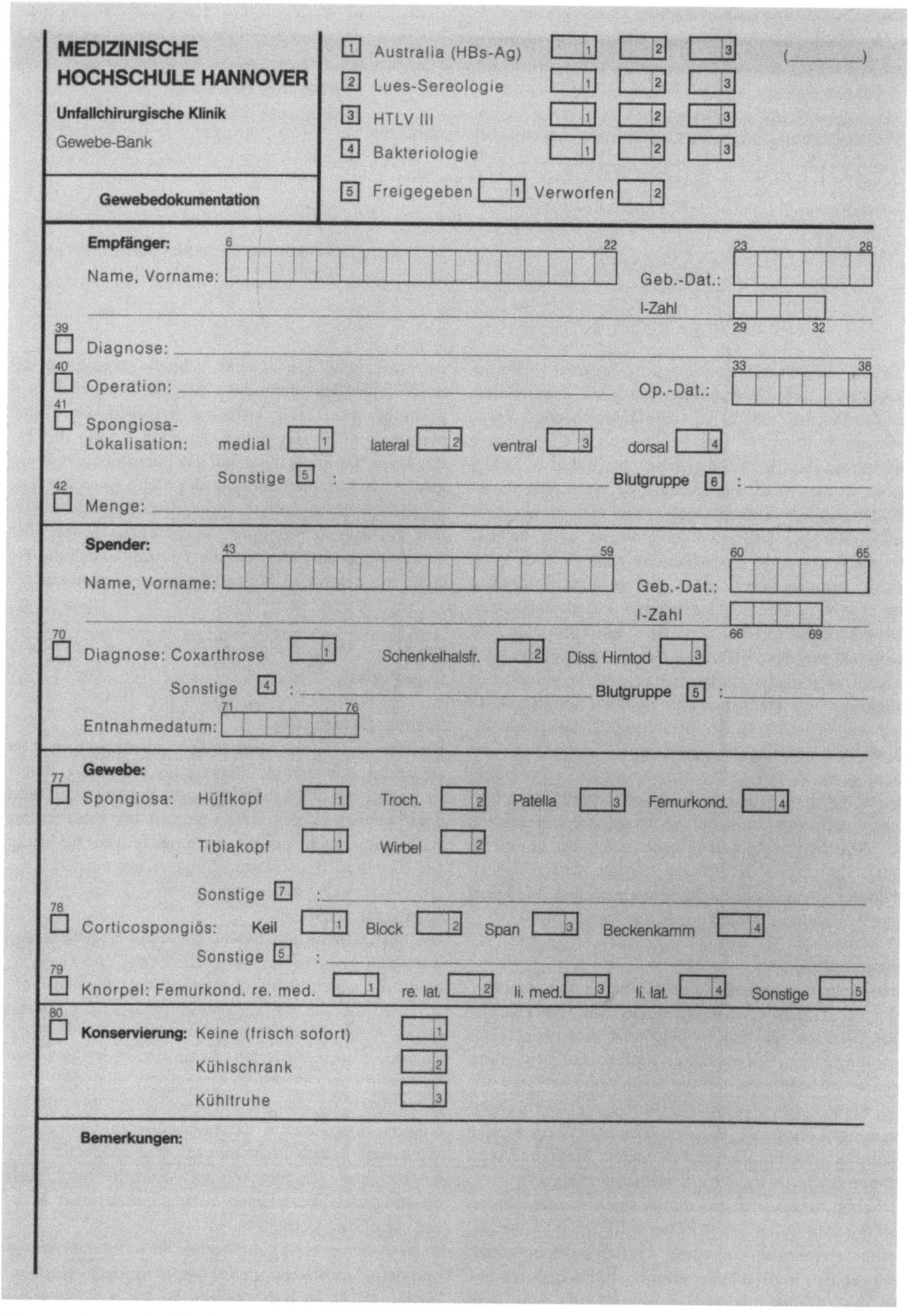

MEDIZINISCHE HOCHSCHULE HANNOVER
Unfallchirurgische Klinik
Gewebe-Bank

Gewebedokumentation

1 Australia (HBs-Ag) 1 2 3 (______)
2 Lues-Sereologie 1 2 3
3 HTLV III 1 2 3
4 Bakteriologie 1 2 3
5 Freigegeben 1 Verworfen 2

Empfänger:
Name, Vorname: (6–22) Geb.-Dat.: (23–28)
I-Zahl (29–32)
39 Diagnose:
40 Operation: Op.-Dat.: (33–38)
41 Spongiosa-Lokalisation: medial 1 lateral 2 ventral 3 dorsal 4
Sonstige 5 : **Blutgruppe** 6 :
42 Menge:

Spender:
Name, Vorname: (43–59) Geb.-Dat.: (60–65)
I-Zahl (66–69)
70 Diagnose: Coxarthrose 1 Schenkelhalsfr. 2 Diss. Hirntod 3
Sonstige 4 : **Blutgruppe** 5 :
Entnahmedatum: (71–76)

Gewebe:
77 Spongiosa: Hüftkopf 1 Troch. 2 Patella 3 Femurkond. 4
Tibiakopf 1 Wirbel 2
Sonstige 7 :
78 Corticospongiös: **Keil** 1 Block 2 Span 3 Beckenkamm 4
Sonstige 5 :
79 Knorpel: Femurkond. re. med. 1 re. lat. 2 li. med. 3 li. lat. 4 Sonstige 5
80 **Konservierung:** Keine (frisch sofort) 1
Kühlschrank 2
Kühltruhe 3

Bemerkungen:

Abb. 6.7. Dokumentationsblatt für Knochentransplantate

Tabelle 6.2. Spenderausschlußkriterien

Alle Spender
Vorerkrankungen
Akuter oder chronischer Infekt
Anamnese für Hepatitis, Lues, Tuberkulose, Malaria
Anamnese für Slow-virus-Erkrankung
Maligne oder ungeklärte Grunderkrankung des Spenders
Autoimmun- oder entzündliche Erkrankung des Spenders
Degenerative neurologische Erkrankung des Spenders
Bekannte oder behandelte venerische Erkrankung des Spenders
Grunderkrankung des Knochengewebes
Vorbehandlungen
Langdauernde Kortisontherapie innerhalb der letzten 6 Monate
Beatmungsdauer über 72 h
Größere Operation innerhalb der letzten 72 h
Ausgiebige Infusionsbehandlung innerhalb der letzten 72 h (Hämodilutionsgefahr mit falsch-negativem AK-Ergebnis)
Blutübertragung innerhalb der letzten 12 Monate
Behandlung mit Gerinnungsfaktoren innerhalb der letzten 12 Monate
Risikogruppen
Zugehörigkeit zur HIV-Risikogruppe (s. Tabelle 6.3)
Spezielle Kriterien für Multiorganspender
Unbekannte Todesursache
Vergiftung

Tabelle 6.3. Risikogruppen für HIV- und Hepatitis-B- bzw. -C-Infektion

Klinischer oder serologischer Hinweis auf HIV- oder Hepatitisinfektion
Homosexualität bzw. homosexuelle Kontakte
i.v.-Drogenmißbrauch
Prostitution
Hämophilie und andere Bluterkrankungen, die mit Gerinnungsstoffen behandelt werden
Blutübertragung (oder Gerinnungsstoffe) während der letzten 12 Monate
Gefängnisaufenthalt während der letzten 12 Monate
Aufenthalt in HIV- oder Hepatitisendemiegebieten während der letzten 12 Monate
Herkunft aus besonders HIV- (oder Hepatitis-)gefährdeten Gebieten
Sexueller Kontakt zu einer der obengenannten Gruppen

Serologische und bakteriologische Testung

Nach Knochenentnahme werden beim Spender die folgenden serologischen Untersuchungen durchgeführt: HIV 1/2, Hapatitis B, Hepatitis C, Lues, Zytomegalie.

Bedingt durch die oft verzögerte Antikörperbildung nach Infektion bei schon vorhandener Infektiösität, ist bei HIV 1/2 und Hepatitis C eine Nachuntersuchung bei Lebendspendern nach 6 Monaten zwingend erforderlich. Nur so kann, nach den derzeit vorliegenden Erkenntnissen, eine HIV bzw. eine Hepatitis C weitestgehend sicher ausgeschlossen werden.

Bei Multiorganspendern sollte nach Organentnahme zur Sicherheit auch noch eine HIV-PCR-Analyse durchgeführt werden, also der direkte Nachweis des HIV-Virus. Diese Nachweismethode ist bislang noch sehr aufwendig und nicht sicher spezifisch. Bei positivem Test – bei gleichzeitiger Seronegativität – kann jedoch eine frühzeitige Benachrichtigung der Organempfänger erfolgen, was zumindest eine weitere Verbreitung verhindert.

Bei allen Gewebeentnahmen ist für jedes Transplantat eine Gewebeprobe zur bakteriologischen Untersuchung zu senden.

Freigabe der Transplantate

Die Freigabe der Transplantate erfolgt nach dem unten abgebildeten Schema. Erst bei Vorliegen aller Testergebnisse (d.h. zum Entnahmezeitpunkt sowie nach dem Drei- bzw. Sechsmonatstest) kann die Freigabe erfolgen. Ergibt eine Untersuchung ein positives Resultat bzw. ist diese nicht durchgeführt worden, so muß das Transplantat umgehend verworfen werden (Abb. 6.8). Die Durchführung des Sechsmonatstests sollte im Rahmen der Nachuntersuchung erfolgen. Werden die Patienten nach 6 Monaten nicht mehr in die Poliklinik einbestellt, so kann der Test auch durch den Hausarzt erfolgen. Zur Freigabe muß jedoch der schriftliche Testbefund mit dem Entnahmedatum vorliegen.

Bei Multiorganspendern kann die 2. Testung bereits nach 3 Monaten erfolgen. Nach den bisherigen Erkenntnissen kommt es im Falle einer HIV-Infektion durch transplantierte Organe unter Immunsupression stets zu fulminanten Verläufen, so daß die Infektionen bereits nach 3 Monaten nachweisbar sind. Diese 2. Testdurchführung bei Multiorganspendern setzt jedoch eine enge Zusammenarbeit mit dem jeweiligen Transplantationszentrum voraus. Da die Organe jedoch über EUROTRANSPLANT häufig an mehrere Kliniken vergeben werden, ist die Koordination mit mehreren Transplantationszentren extrem aufwendig. Aus diesem Grund sollte die Knochenentnahme bei Multiorganspendern nur an großen Zentren durchgeführt werden.

6.4 Technische Ausstattung

6.4.1 Operationstische

Der Operationstisch ist eine Grundvoraussetzung für die operative Medizin. In der Unfallchirurgie ist er zusätzlich ein wesentliches Hilfsmittel, um eine spezifi-

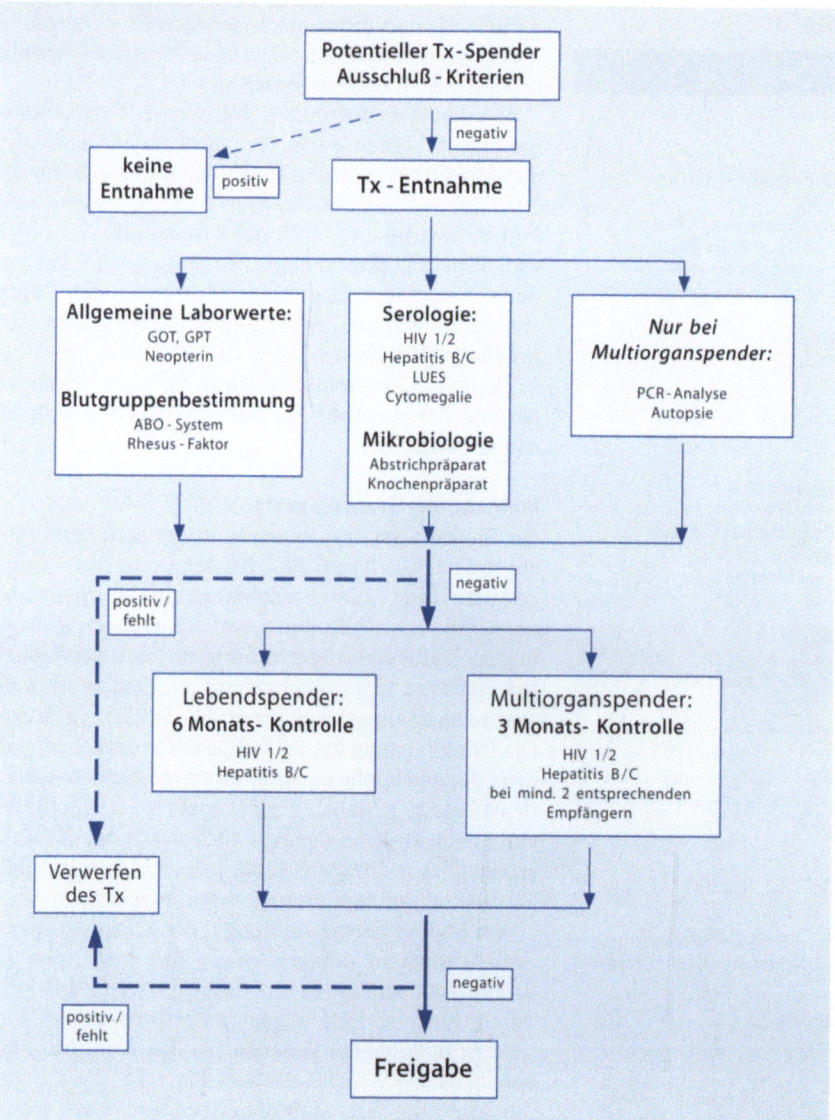

Abb. 6.8. Organisationsschema für die Transplantatfreigabe

sche Operationslagerung und ggf. Frakturreposition zu erreichen. Diese muß häufig über mehrere Stunden aufrechterhalten werden. Besonders in den Fällen, in denen eine teils kraftaufwendige Reposition durchgeführt werden muß, ist der Operationserfolg ganz wesentlich von der Qualität der Operationslagerung abhängig. Seit der Einführung der intraoperativen Röntgenaufnahme und der Durchleuchtung ist zusätzlich die Forderung nach röntgen- und durchleuchtungsfähigen Operationstischen auf vielfältige Weise umgesetzt worden.

Im folgenden wird eine Charakterisierung unterschiedlicher Operationstischsysteme vorgenommen:

Gruppe I. Operationstische, die nur mechanische Verstellmöglichkeiten haben. Diese Operationstische sind preislich günstig und werden ohne Netzanschluß hydraulisch betrieben. Sie finden häufig in Arztpraxen und Ambulanzen Anwendung. Diese Operationstische werden festmontiert oder fahrbar auf dem Markt angeboten (Abb. 6.9).

Gruppe II (Abb. 6.10 a). Operationstische mit elektromechanischen oder elektrohydraulischen Verstellmöglichkeiten. Diese sind fahrbar; Operationssäule und Tischplatte bilden eine Einheit. Diese Operationstische sind bei konsequenter Anwendung mit verfügbarem Zubehör in der Lage, Operationslagerungen für alle Fachdisziplinen auf der Basis *einer* Operationstischplatte zu ermöglichen. Häufiges und zeitaufwendiges Umrüsten des Operationstisches ist dabei jedoch unvermeidbar. Die Einheit von Operationstischplatte und Operationssäule bedeutet zugleich ein hohes Gewicht und daher eine verminderte Beweglichkeit des

Abb. 6.9 a, b. Operationstisch, Gruppe I

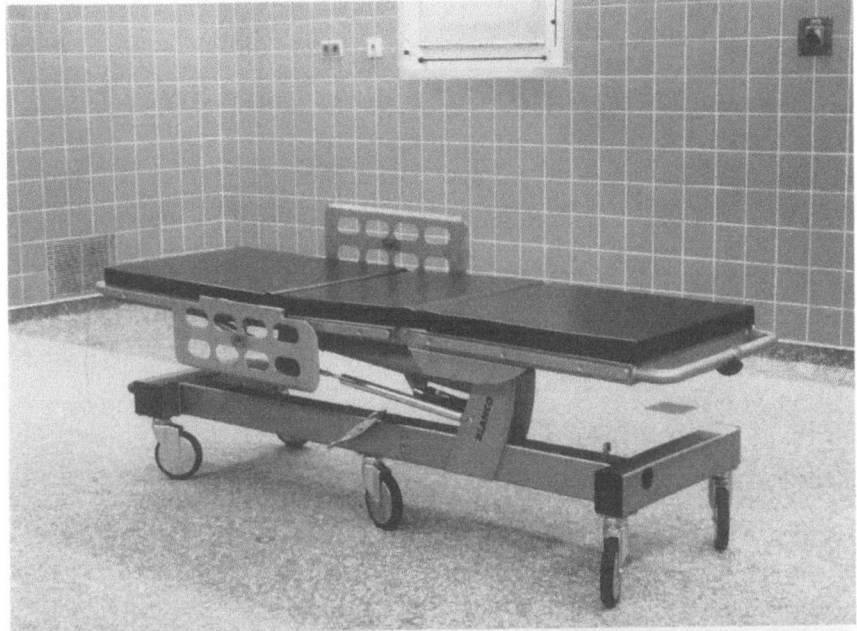

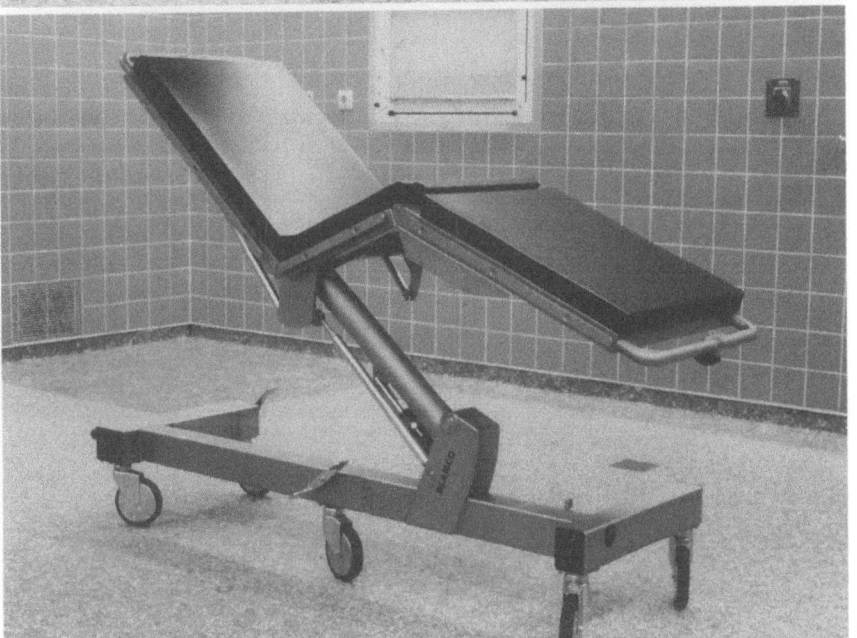

Systems. Der Vorteil der Mobilität ist aber besonders in der Unfallchirurgie aus praktischen Gesichtspunkten essentiell. Es ist möglich, z. B. das Operationsgebiet optimal zur Klimadecke und Operationslampe zu positionieren.

Gruppe III. Operationstische mit Wechselplattensystem (Abb. 6.10 b). Dieses Operationstischsystem hat z. Z. in Deutschland die größte Verbreitung. Spezialtischplatten, die häufig wiederkehrende Lagerungen der jeweiligen chirurgischen Disziplin ermöglichen, werden nur zur Operation mit der Operationssäule verbunden. Die Operationssäule beinhaltet alle elektromotorischen oder -hydraulischen Verstellmöglichkeiten wie hoch-tief, Trendelenburg, Antitrendelenburg, Kantung nach rechts und links. Über eine Schnittstelle zwischen Operationssäule und Operationstischplatte werden Tischplattenverstellungen, wie z. B. Oberkörperhochlagerung oder Längsverschiebung der Tischplatte auf der Säule elektromotorisch bzw. hydraulisch getätigt. Diese Säulen- und Tischplattenverstellungen werden über ein Bedienpanel ausgeführt. Sowohl drahtlose (Infrarot) als auch Kabelbedienpanele sind verbreitet.

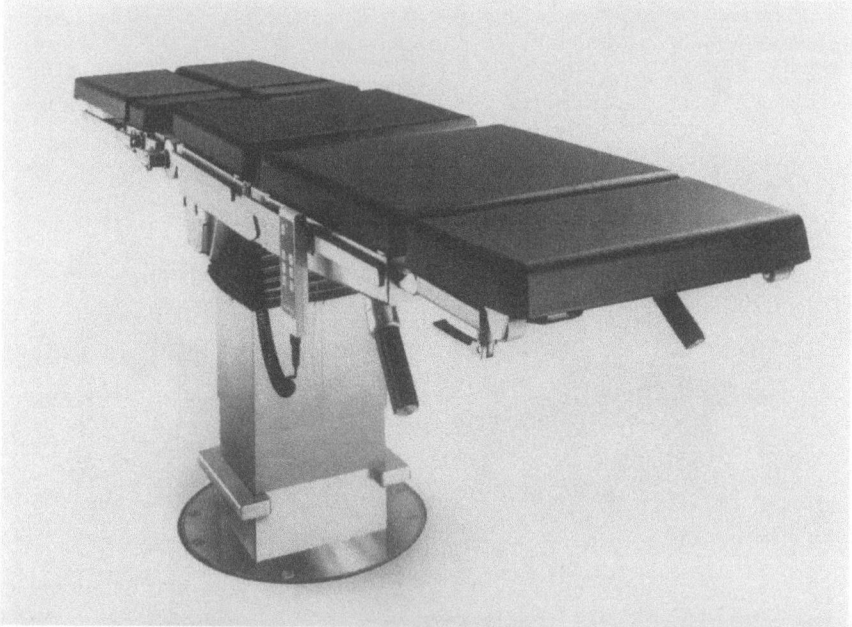

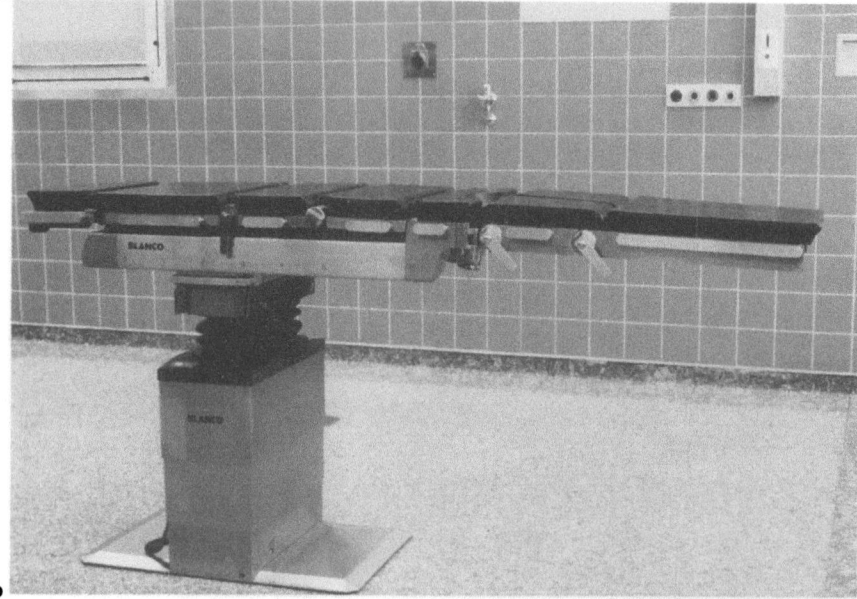

Abb. 6.10 a, b. Operationstisch, Gruppe II: **a** mit festeingebauter Säule, **b** mit mobiler Säule. Die Position der Operationssäule, einmal festgelegt und eingebaut, ist nicht mehr veränderbar. Daher ist der Anwender gezwungen, die Positionierung der Operationssäule genauestens zu planen. Entscheidungskriterien sind hierbei sowohl die Größe des Operationssaales als auch die Art der chirurgischen Disziplin. Bei wechselnden chirurgischen Disziplinen in einem Operationssaal ist es schwierig, bei einem Säulenfesteinbau allen Fachrichtungen gerecht zu werden, und zwar besonders dann, wenn andere planungsrelevante Faktoren (Operationslampe, Klimadecke) nicht außer Acht gelassen werden sollen. Es muß berücksichtigt werden, daß im Falle einer Betriebsstörung der Operationssäule der entsprechende Operationssaal für die Dauer der Reparatur nicht zur Verfügung steht. Dieses entfällt bei Wechselplattensystemen mit mobiler Säule. Die Möglichkeit, beide Wechselplattensysteme (festeingebaute und mobile Säule) durch untereinander kompatible Operationstischplatten und Transporter zu verwenden, ist sinnvoll und wird bereits auf dem Markt angeboten

Die einzelnen Spezialtischplatten verfügen zusätzlich über einige manuelle Verstellmöglichkeiten, z.B. manuelle Kopfplattenverstellung. Der Transport des Patienten zwischen Operationsschleuse und Operationssaal erfolgt auf einer Operationstischplatte mittels Fahrgestell (Transporter). In der Regel wird bei dem Patienten auch auf der Operationstischplatte mit Transporter die Narkose eingeleitet. Daher müssen 2 Grundeinstellungen auch mit der Lafette möglich sein: 1. Höhenverstellung, um dem Anästhesisten eine

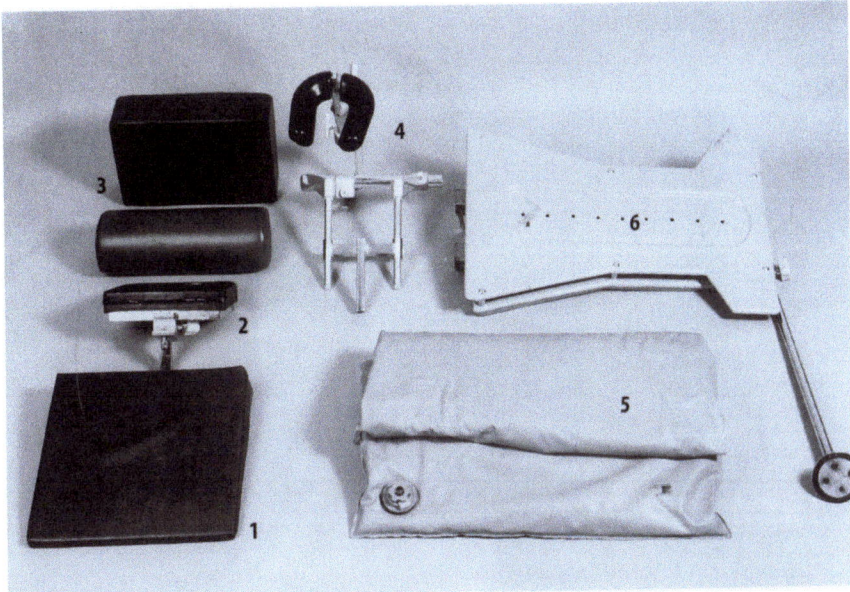

Abb. 6.11. Polster und Lagerungsinstrumente zur Lagerung einer Schulteroperation: *1* Keilkissen, *2* Oberarmtisch, *3* Lagerungskissen, *4* Kopfkalotte nach Codman, *5* Vakuummatratze, *5* großer Armtisch

Tabelle 6.4. Lagerungspolster

Kopfkissen: Maße 40 × 15 × 10 cm (Kissen mit Kunstlederüberzug und Styroporkern)
Anwendungsbereich: Rückenlagerung beim Erwachsenen Patienten in der präoperativen Phase
Kopfringe aus Schaumstoff in unterschiedlichen Größen zur sicheren Kopflagerung z.B. beim kindlichen Patienten und zur sicheren Lagerung zur Versorgung von Gesichtsverletzungen

Spezialkopfkissen
Anwendungsbereich: Kopfkissen für die Kopflagerung in Seiten- und Bauchlage. Das Kissen hat Aussparungen für Nase und Augen und seitliche Aussparungen für den Beatmungsschlauch

Keilkissen: Maße 45 × 35 × 8 cm (Kissen mit Kunstlederüberzug)
Anwendungsbereich: Chirurgische Eingriffe am Bcken und an der unteren Extremität; durch Unterlegen eines Keilkissens unter das Becken liegt das Bein auf der erhöhten Seite in Innenrotation. Dadurch wird der Operationszugang z.B. zum OSG erleichtert. Zur Unterfütterung der Knie- und Fußregion bei Patienten in Bauchlage

Keilkissen: Maße 35 × 25 × 8 cm
Andwendungsbereich: wie oben, jedoch auch für Kinder geeignet

Große Rolle: Maße 40 × 12 cm (Kissen mit Kunstlederüberzug)
Anwendungsbereich: Entlastung des N. plexus beim Patienten in der Seitenlage; durch Unterlegen unter die Knie des Patienten wird eine entspannte, nahezu physiologische Lage im Hüft- und Kniebereich des Patienten erzielt

Flaches Kissen: Maße 45 × 20 × 1,5 cm (Kissen mit Kunstlederüberzug)
Anwendungsbereich: Zwischen den Beinen des Patienten in Seitenlage zur Vermeidung von Druckstellen, Unterpolsterung des Armes im Ellenbogenbereich

Lagerungskissen für Bauchlage: Maße 45 × 25 × 8 cm, 45 × 25 × 12 cm, 45 × 25 × 15 cm

(Kissen mit Kunstlederüberzug, teilweise mit Styroporkern)
Anwendungsbereich: Bauchlage

Spezialknielagerungskissen
Anwendungsbereich: Lagerung des gesunden Beines bei der Kniegelenkspiegelung, Operation am beidseits hängenden Bein. Das Kissen sorgt für eine neutrale Lage des Beines im Hüftbereich und bewirkt dadurch eine Entlastung der LWS. Die seitlichen Erhöhungen geben ausreichend Seitenhalt sowie Schutz vor Druckstellen

gute Arbeitshöhe zu ermöglichen. 2. Trendelenburg- und Antitrendelenburg-Lage als Notfallmaßnahme und zur Steuerung von Leitungsanästhesien. Operationstischplatte und Transporter sind aufgrund des relativ geringen Gewichtes gut zu fahren und daher auch in großen Operationsabteilungen mit weiten Wegen gut einsetzbar.

Lagerungshilfsmittel

Polster. Durch den Einsatz von speziellen Lagerungshilfsmitteln wird eine Vielzahl von Operationen wesentlich erleichtert. Sei es, daß die Assistenz erleichtert und unterstützt, oder eine patientengerechte Operationslagerung erst ermöglicht wird (Abb. 6.11) (Tabelle 6.4).

116   KAPITEL 6 Operationsbereich

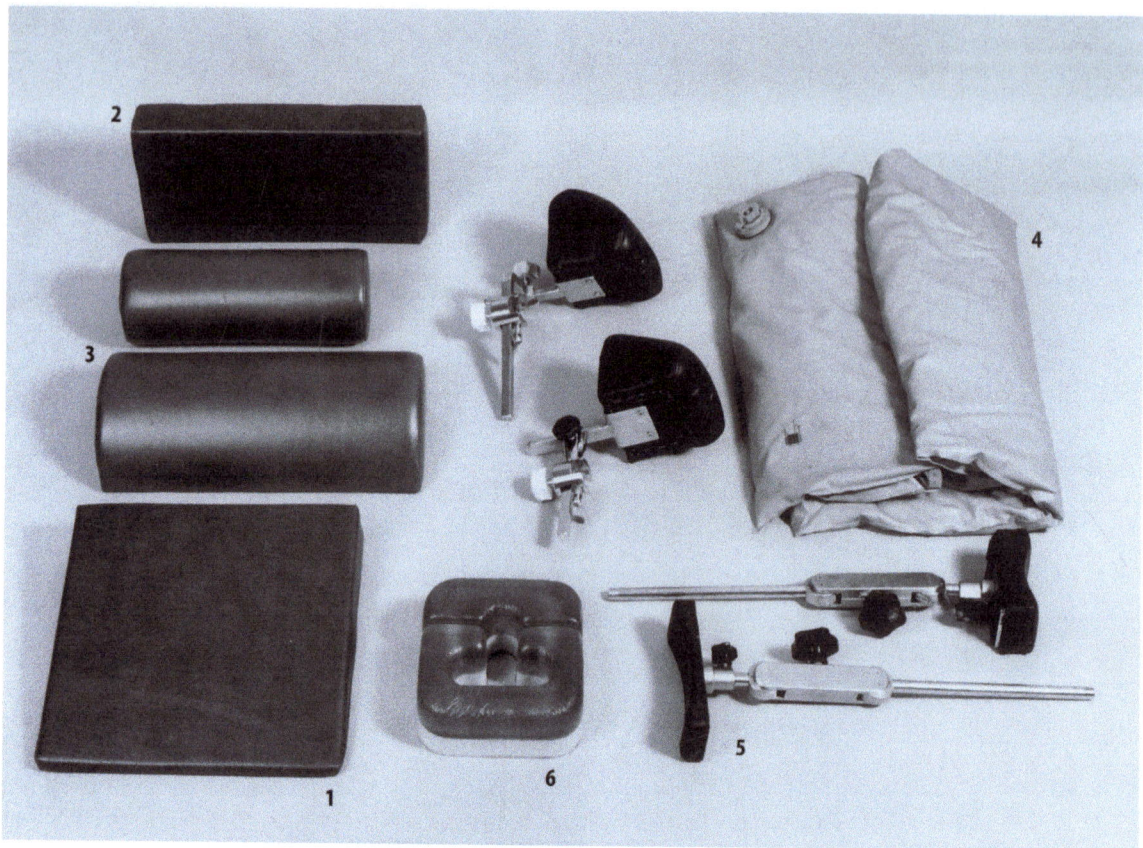

Abb. 6.12. Polster zur patientengerechten Lagerung, hier am Beispiel der Bauchlagerung bei Wirbelsäulenoperation: *1* Keilkissen, *2* Lagerungskissen, *3* große Halbrolle, *4* Vakuummatratze, *5* Seitenstützen, *6* Kopfkissen aus Spezialsilikon

Operationstischzubehör. Diese Hilfsmittel dienen im wesentlichen der Auflagerung von Kopf und Extremitäten bei spezifischen Operationslagerungen (z. B. Seitenlagerung, »Beach-chair-Lagerung«) (Abb. 6.12). Diese müssen im Einzelfall präoperativ am Tisch montiert und bei Lagerung des Patienten dann der vorgesehenen Lagerung angepaßt werden. Entsprechend dem Einsatz kann dieses Zubehör gruppiert werden (Tabelle 6.5).

6.4.2
Geräte für den intraoperativen Gebrauch

Blutsperre
Die Anlage einer Blutsperre am Oberarm oder Oberschenkel und der sachgemäße Gebrauch während der Operation sind erforderlich, um den Blutverlust während der Operation auf ein Minimum zu reduzieren und dem Chirurgen ein übersichtliches, blutungsfreies Operationsfeld zu schaffen. Da die Blutsperre in der Mitte von Oberarm bzw. Oberschenkel am wirkungsvollsten ist, sollte sie bei Eingriffen am distalen Femur und distalen Humerus erst nach kompletter Desinfektion der zu operierenden Extremität steril angelegt werden.

Eine sachgemäße Anlage der Blutsperre, die in verschiedenen Größen zur Verfügung steht, ist erforderlich:

Tabelle 6.5. Operationstischzubehör

Kopfkalotte nach Codman: Schulteroperationen, Operationen an der HWS
Kopfextension: Operationen an der HWS von dorsal/ventral bei Patienten mit Halofixateur
Armtisch: Operationen an Arm und Hand
Oberarmtisch: Oberarmschraubnagel in Bauch- und Rückenlage, Ellenbogenoperationen in Bauchlage
Sonderzubehör: Vakuummatratze in den Maßen von ca. 190 × 70 × 12 cm Anwendungsbereich: Jede Seitenlage in der Unfallchirurgie
Armextension: Schulterarthroskopie
Armlagerungsschienen
Seitenstützen: Fixierung des Patienten bei jeder Lagerung
Befestigungskolben zur Befestigung von Zubehörteilen an der Trägerschiene des Operationstisches
Beinextensionsgeräte
Goepel-Beinhalter: Steinschnittlage, Seitenlage

Abb. 6.13 a, b. HF-Chirurgiegerät. **a** Durch Vermeidung von Flüssigkeitsansammlung und sichere Anlage der Neutralelektrode (z. B. aufklebbar) kann die Entstehung von Fehlerstrom vermieden werden. **b** Aufklebbare Neutralelektrode

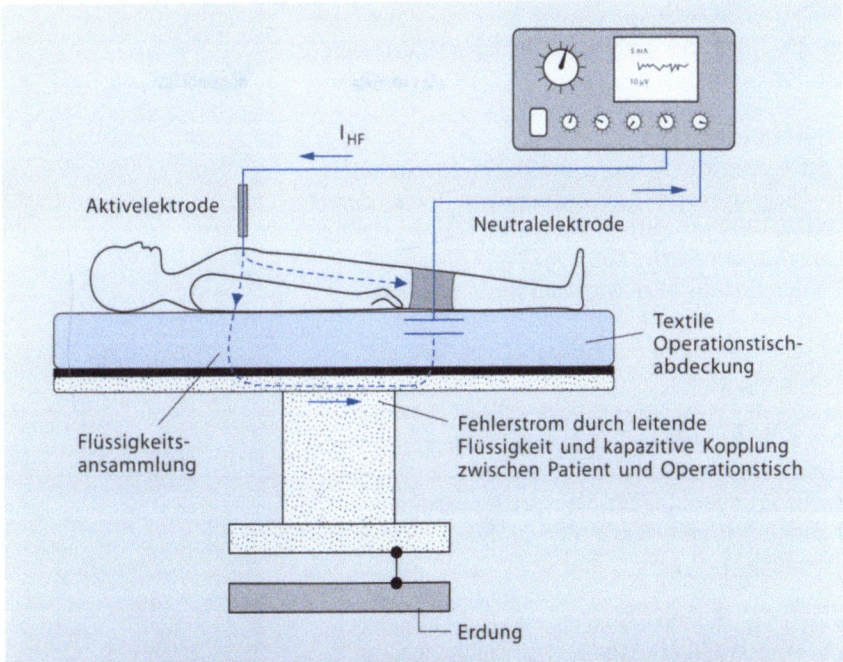

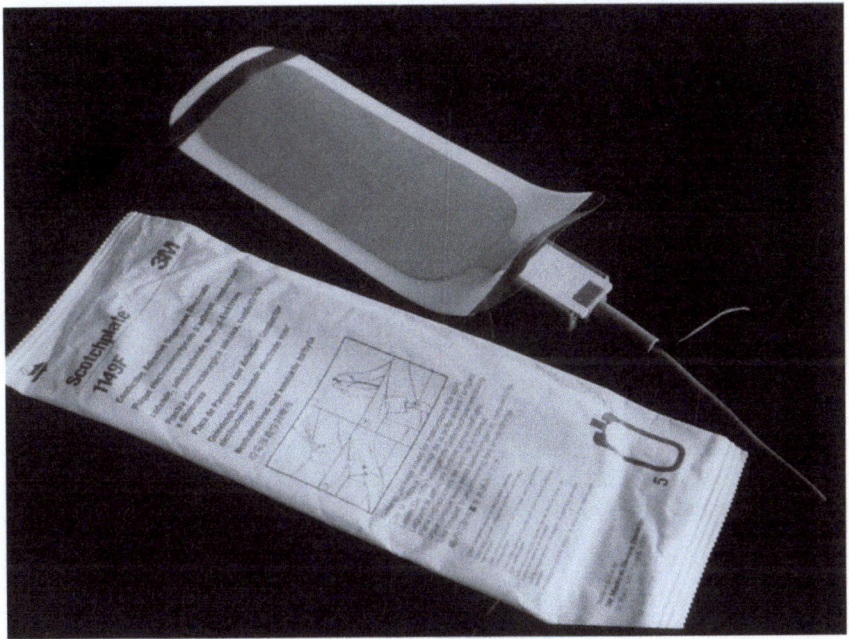

Zuerst wird eine Fliespolsterbinde um den Oberarm bzw. Oberschenkel gewickelt zum Schutz vor Druckstellen. Anschließend wird die Blutsperremanschette auf der Fliespolsterwatte um den Oberarm/Oberschenkel gelegt und mittels Klettband oder Sicherungsschloß befestigt. Eine stramme Fixierung der Blutsperremanschette bewirkt eine venöse Abflußstauung. Zur Sicherung der Fixierung wird abschließend eine elastische Mullbinde über die Manschette gewickelt. In jedem Fall muß verhindert werden, daß Desinfektionslösung und Blut unter die angelegte Blutsperre fließen (Gefahr von Verbrennungen in Verbindung mit HF-Chirurgie). Deshalb wird der Oberarm bzw. Oberschenkel am distalen Rand der Blutsperre mit einem Einmalklebetuch abgeklebt oder mit einem speziellen Gummilochtuch geschützt.

Die Einstellwerte sind grundsätzlich abhängig vom Blutdruck des Patienten. Als Richtwerte gelten: Arm: 200 mm Hg, Bein: 250 mm Hg, für Kinder ca. 50–80 mm Hg niedriger als für Erwachsene.

Eine Dokumentation, sowohl über die Dauer als auch die Höhe der aktivierten Blutsperre, ist unbedingt durchzuführen.

HF-Chirurgiegerät
Bei der vielseitigen Nutzung der Hochfrequenz-(HF-)-Chirurgiegeräte und den Sicherungsauflagen durch MED GV, VBE und DIN ist ein großes Maß an Gerätesicherheit erforderlich (Abb. 6.13).

Zu den funktionellen Anforderungen gehören:

- Abgabe von Strom nur bei optischem und akkustischem Signal
- Maximale Leistung bei Bipolartechnik 50 Watt
- Akkustische Meldung bei Lösen der Neutralelektrode
- Keine Fremderdung für die Neutralelektrode
- Keine Fehlströme zum Patienten durch galvanische Trennung

Das Gerät muß höhenverstellbar und schwenkbar an einem Deckenstativ installiert sein. Die Bedienung erfolgt von der unsterilen Zone im Operationssaal.

Zur Mindestausstattung gehören die Möglichkeit einer monopolaren und bipolaren Anwendung sowie Anschlüsse für Fuß- und Handschaltung. Das Gerät muß ein großes Anzeigefeld für Leistungsumfang sowie die Einrichtung für eine Neutralelektrode haben.

Der Chirurgiesauger (Abb. 6.14)
Der Chirurgiesauger hat besondere Mindestanforderungen. Das Vakuum sollte nicht weniger als 0,93 bar mit einer Saugleistung von mindestens 14 l/min gewährleisten. Ein großes Fassungsvermögen sollte berücksichtigt werden. Desinfektion und Reinigung sollten gut möglich sein. Heutzutage eignet sich aus hygienischen Gesichtspunkten der Einsatz eines Auffangbehälters aus Einwegmaterial. Es sollten Anschlußmöglichkeiten für mindestens 2 Saugerschläuche bestehen. Jedes Gerät ist mit einem Abluftfilter ausgerüstet.

Cell-Saver
Der Cell-saver als Einrichtung der Eigenblutrückführung gewinnt in der Traumatologie zunehmend an Bedeutung (Abb. 6.15). Dies insbesondere, da bei der Verwendung von Fremdblutpräparaten das erhöhte Infektionsrisiko erkannt wird.

In diesem Gerät ist ein Reservoir für Blut und Flüssigkeit integriert. Dieses ermöglicht zusätzlich die Filtrierung von Mikrogerinnseln und gewährleistet eine Entschwemmung des Blutes. Es handelt sich bei den Einsätzen meist um Einmalartikel. Das Reservoir wird an einer Vakuumquelle angeschlossen und kann entsprechend bei vorhersehbar größeren Blutverlusten eingesetzt werden. Die Bedienung und Reinigung sowie die Installation der Schlauchsysteme sollte einfach

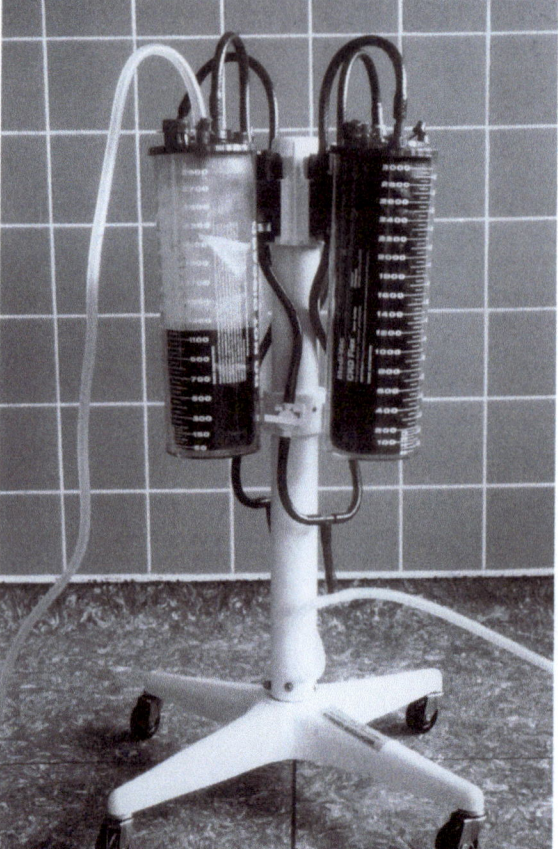

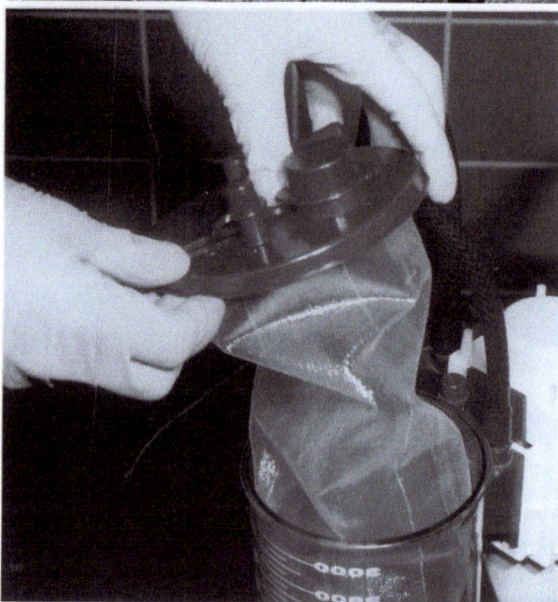

Abb. 6.14. Operationssauger (a) (Chirurgiesauger) mit Einmalauffangbehälter (b)

möglich sein. Geräte mit Programmanzeige und automatischer akkustischer und optischer Anzeige über Programmwahl und Fehlerquellen sind zur einfacheren Bedienung erforderlich.

6.4.3
Instrumente, Implantate, Materialien

Instrumentarium

Das Instrumentarium ist das »Handwerkzeug« des Unfallchirurgen. Es muß, um eine optimale fachgerechte Patientenversorgung zu gewährleisten, in ausreichender Menge und in einem qualitativ einwandfreien Zustand sein. Um diese Bedingungen zu erfüllen, ist eine enge Zusammenarbeit von Chirurgen und Operationsschwestern/-pflegern notwendig.

Das Operationspersonal übernimmt bei diesen spezialisierten Arbeitsabläufen die Aufgabe der Bereitstellung des Instrumentariums. Für eine sachgerechte und effiziente Durchführung jeder speziellen Operation ist eine genaue Systematik bei der Zusammenstellung der Instrumentarien erforderlich. Hier hat sich ein Modul- oder Setsystem bewährt. Durch Kombination der einzelnen Instrumentensiebe, und -sets wird eine bedarfsgerechte, der Operation angepaßte Instrumentenmenge bereitgestellt. Basissiebe sind in der Unfallchirurgie die sog. Knochensiebe I und II. Andere Spezialsiebe sind hier lediglich als Übersicht aufgelistet (Tabellen 6.6–6.11). Als Beispiel für integrierte Instrumentensysteme sind die der Prothetik und der Wirbelsäuleninstrumente aufgezeigt (Abb. 6.16 und 6.17).

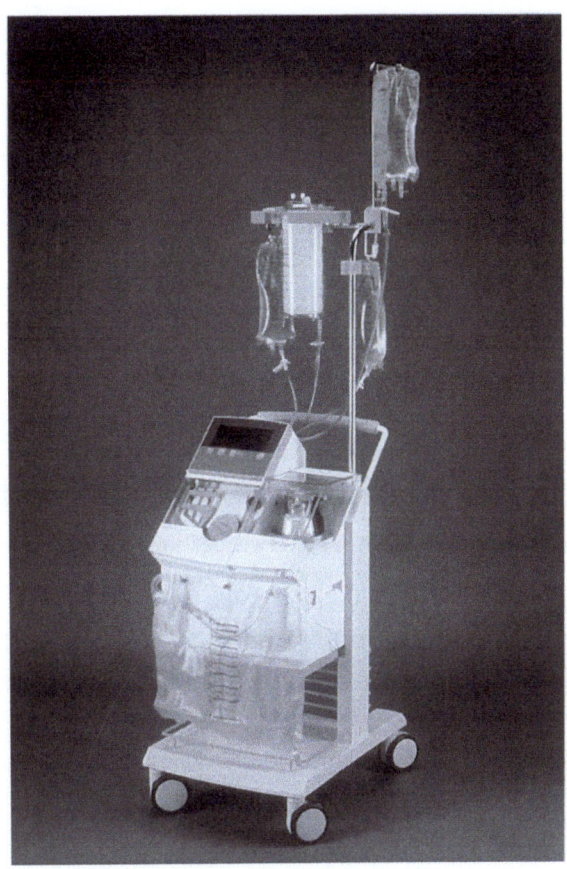

Abb. 6.15. a Cell-Saver, b Einwegsystem

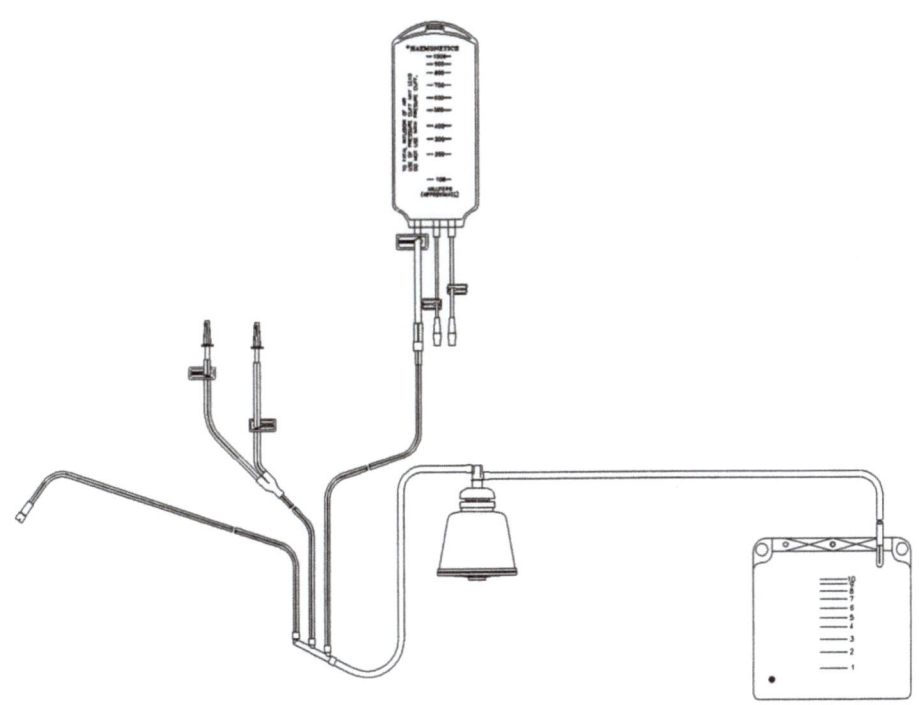

Tabelle 6.6. Instrumentarium: Endoprothetik

Grundsieb	Allgemeines Instrumentarium, speziell Hüft- und Knieprothese
Spezialsieb I (Abb. 6.16)	– Hüftprothese (einschließlich Revisionsinstrumente) – Knieprothese – Humeruskopfprothese – Radiusköpfchenprothese
Spezialsieb II	Bei speziellen Implantaten (z. B. Tumorprothese) werden diese als Leihset von der entsprechenden Firma bereitgestellt

Tabelle 6.7. Instrumentarium: Schrauben- und Plattenosteosynthese

Grundinstrumentarium I	Große Kortikalis-, Schaft- und Spongiosaschrauben (ab Durchmesser 4,5 mm)
Grundinstrumentarium II	Kleinfragmentschrauben (Durchmesser 2,7–4 mm)
Grundinstrumentarium III	Kleinfragmentschrauben (bis 2 mm)
Spezialinstrumentarium	– durchbohrte Schrauben (3,5 mm; 4,0 mm; 6,0 mm) – DHS-/DCS-Instrumente – Winkelplatteninstrumente – Klingenplatteninstrumente – Herbert-Schraube – Biegeinstrumente

Instrumentenaufbereitung. Die Instrumentenaufbereitung umfaßt Desinfektion, Reinigung, Pflege und Verpackung der Instrumente für die Sterilisation.

Desinfektion. Diese wird angewendet, um totes oder lebendes Material in einen nicht mehr infektiösen Zustand zu überführen. Dies dient v. a. dem Schutz der Personen, die beim Transport oder der Reinigung der Instrumente beteiligt sind. Mehrere Verfahren stehen hierfür zur Verfügung. Die Auswahl des richtigen Verfahrens ist in den Hygieneplänen der einzelnen Kliniken streng geregelt. Die für die Operationsinstrumente gebräuchlichste Form ist die chemische Desinfektion mit speziellen Desinfektionsmitteln und die chemothermische Desinfektion, eine Kombination von Desinfektions- und/oder Reinigungsmitteln und feuchter Hitze von 70°–95°C (Metall, Glas, temperaturunempfindliches Material).

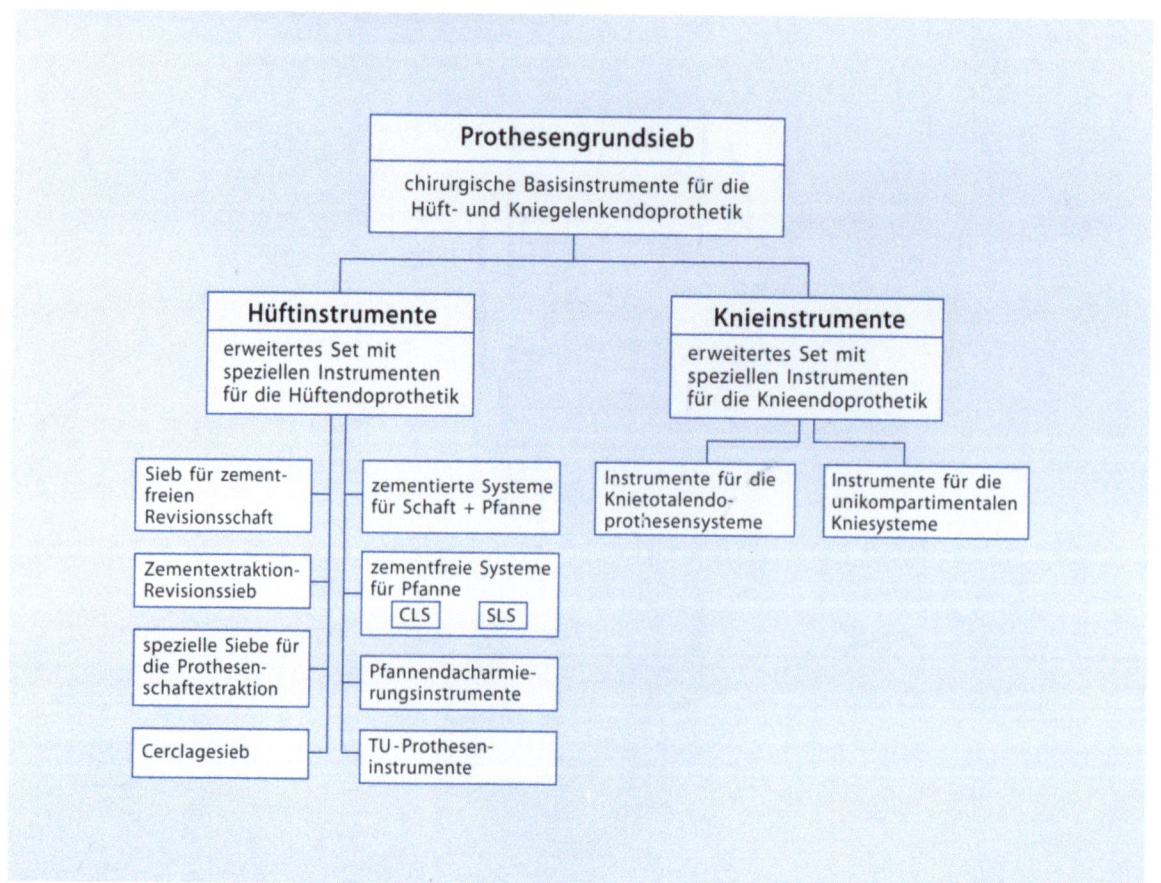

Abb. 6.16. Knochensiebsysteme für die Endoprothetik

Tabelle 6.8. Instrumentarium: Marknagelung

Grundsieb	Basisset für Im- und Explantation
Spezialsiebe	– Universalmarknagelinstrumentarium – UFN-Instrumentarium – UTN-Instrumentarium – Twisted-Blade-Instrumentarium – »Miss a Nail«-Instrumentarium – Suprakondyläres Marknagelinstrumentarium – Humeruskrallenmarknagel – Humerusschraubnagel – Radius-Ulna-Marknagel (Trueflex) – Markdrahtung – Spezialausschlaginstrumentarium – Distraktor

Tabelle 6.9. Spezialsiebe für Becken- und Wirbelsäulenoperationen

Beckensieb I	Grundinstrumentarium
Beckensieb II	Spezialinstrumente (z. B. langes Instrumentarium)
Beckenzwinge	
Spezialsieb-Wirbelsäule	(Abb. 6.17)

Tabelle 6.10. Arthroskopie: Instrumentarium und Ausstattung

Gerätewagen	Videomotor, Videorecorder Arthroskopierollenpumpe Arthroskopiekamera mit Steuerkonsole Lichtquelle, Steuergerät für motorbetriebenes Instrumentarium
Grundsieb	Trokar, Spülkanülen, Tasthaken, ASK-Schaft u. a. Weitwinkeloptik, 30°
Motorbetriebenes Instrumentarium	Aufsätze
Spezialsiebe	Kniegelenk (Meniskusresektion, Meniskusrefixation, vorderes Kreuzband, hinteres Kreuzband) Schultergelenk Sprunggelenk (mit Distraktor und Miniarthroskopie)

Tabelle 6.11. Antriebsmaschinen

Bohrmaschinen (Druckluft)	Bohrmaschinenset (mit kleiner Bohrmaschine) Universalbohrmaschine Minibohrmaschine Winkelbohrmaschine
Oszillierende Knochensägen (Druckluft)	– Große oszillierende Säge – Oszillierende Mikrosäge – TUKO-Knochensäge
Knochenfräsen (Druckluft)	– Anspach-Fräse – Cebotom (Endoprothetik)
Elektromotorsysteme	– Akkubohrmaschinenset – Mikrofräsen mit integriertem Spülsystem (MIKROTRON) – Akkudermatom

Diese Verfahren erfolgen heute zum großen Teil maschinell in Desinfektionsreinigungsautomaten.

Wichtig bei allen diesen Verfahren ist, daß die Instrumente in zerlegtem bzw. bei Gelenkinstrumenten geöffnetem Zustand der Desinfektion und Reinigung zugeführt werden. Nach Abschluß von Desinfektion und Reinigung sollte eine Spülung mit demineralisier-

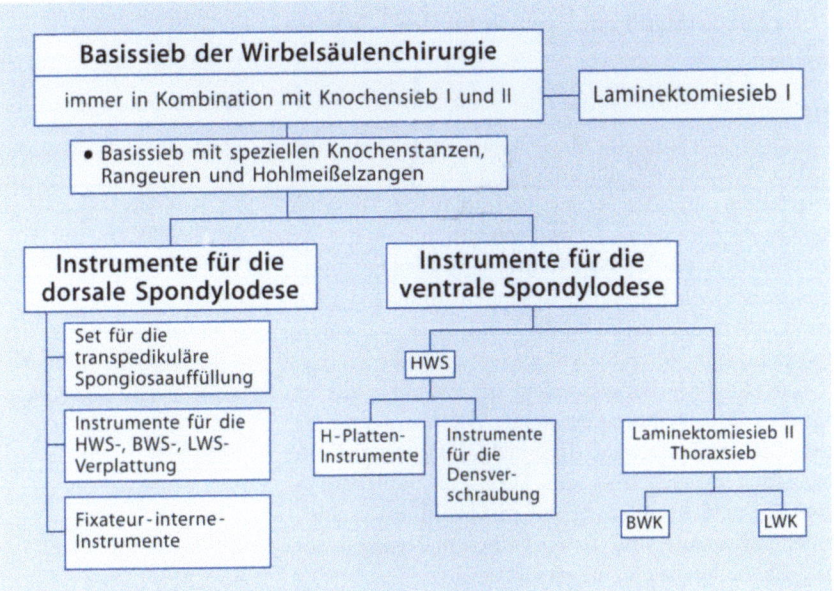

Abb. 6.17. Knochensiebsysteme für die Wirbelsäulenosteosynthese

tem Wasser erfolgen, um alle chemischen Rückstände gründlich zu beseitigen. Defekte bzw. korrodierte Instrumente werden aussortiert. Gelenkinstrumente, Federsysteme sowie Instrumente mit Motorantrieb werden an den dafür vorgesehenen Stellen geölt. Das aufbereitete Instrumentarium wird nach vorgegebener Systematik gepackt und in die für die Sterilisationsart geeignete Verpackung mit einem Sterilisationsindikator versehen und verschlossen.

Sterilisation. Sterilisation bedeutet das Abtöten oder Entfernen aller pathogenen und apathogenen Mikroorganismen, einschließlich der hochresistenten Dauerformen, an Gegenständen, Stoffen oder Zubereitungen. Zur Sterilisation eignen sich in Abhängigkeit von der Art des zu sterilisierenden Materials unterschiedliche Sterilisationsverfahren: Heißluftsterilisation, Gassterilisation, Dampfsterilisation, Strahlensterilisation.

Die in der Klinik gebräuchlichste Form der Instrumentensterilisation ist die Dampfsterilisation. Die Wirkungsweise dieser Methode ist die Kombination von heißem Dampf, der unter Druck (1 Bar) steht, und einer definierten Einwirkzeit. Die Einwirkzeit errechnet sich aus der Temperatur und dem Druck. Die Dampfsterilisation und die Heißluftsterilisation sind toxikologisch unbedenkliche Verfahren. Die Heißluftsterilisation hat aber in den letzten Jahren an Bedeutung verloren, weil sie für thermolabile Materialien ungeeignet ist. Die Ethylenoxid- bzw. Gassterilisation findet nur unter besonderen Gesichtspunkten ihren Einsatz, denn es sind strenge Sicherheits- und Arbeitsschutzmaßnahmen bei der Durchführung einzuhalten.

Die Gassterilisation ist besonders für die Sterilisation von thermolabilen Materialien, z. B. Kunststoff, geeignet.

Die Sterilisierverpackungen mit den sterilen Instrumenten sind nach der Sterilisation vor Staub, Beschädigung und Feuchtigkeit geschützt aufzubewahren.

Die Strahlensterilisation entfällt für den klinischen Einsatz.

Implantate

Grundvoraussetzung für die adäquate Versorgung einer Fraktur ist die Verwendung des geeigneten Osteosyntheseverfahrens und der geeigneten Implantate. Die Wahl der Osteosynthese wird zwar wesentlich von der Art der Fraktur sowie den Weichteilverhältnissen bestimmt, es ist dabei jedoch stets der Gesamtzustand des Patienten (z. B. Polytrauma) zu berücksichtigen, so daß häufig Abweichungen vom Standardkonzept erforderlich sind.

Unabdingbare Voraussetzung ist, daß stets alle geeigneten Osteosyntheseimplantate zur Verfügung stehen. Die Implantatwahl darf nicht durch logistische Probleme eingeschränkt sein. Dies setzt natürlich das stete Vorhandensein einer großen Anzahl unterschiedlicher Implantate und Osteosynthesematerialien voraus, die in Tabelle 6.12 aufgelistet sind.

Tabelle 6.12. Aufstellung einer Auswahl gebräuchlicher Implantate für die interne Osteosynthese, sowie der Endoprothetik

Plattenimplantate

1/2-, 1/3- und 1/4-Rohrplatten
Dynamische Kompressionsplatten »DCP«
   (»breite«; »schmale«, 3,5 mm; 2,7 mm), Stahl
Dynamische Kompressionsplatten mit geringer Auflagefläche
   (LC-DCP), Titan
Rekonstruktionsplatten (3,5 und 4,5 mm)

Spezielle Plattenkonstruktionen:
   T-Platte
   T- und L-Abstützplatte
   Löffelplatte
   Kleeblattplatte
   Kondylenabstützplatte
   Y-Plättchen
   T-Plättchen
   H-Plättchen
   Gelenkplatte (Hakenplatte)

Schraubenimplantate:

Kortikalisschrauben
   (4,5 mm; 3,5 mm; 2,7 mm; 2,0 mm; 1,5 mm), Stahl/Titan
Spongiosaschrauben (6,5 mm; 4,5 mm; 4,0 mm)

Spezielle Schraubenkonstruktionen:
   Herbert-Schraube
   Kanülierte Schrauben
   Resorbierbare Stifte (z. B. Biofix)

Kirschnerdrähte
Cerclagendrähte

Spezielle Osteosyntheseimplantate

Dynamische Hüftschraube (DHS)
Dynamische Kompressionsschraube (DCS)
Gamma-Nagel

Marknägel

Unaufgebohrter Oberschenkelmarknagel (UFN)
Unaufgebohrter Unterschenkelmarknagel (UTN, R-UTN)
(aufgebohrter) AO-Universalnagel Oberschenkel
(aufgebohrter) AO-Universalnagel Unterschenkel
Markdrähte (2 mm)

Spezielle Marknagelsysteme
   Richards Nagel (retrograde Marknagelung)
   Krallennagel (Oberarm)
   Schraubnagel (Oberarm)
   Seidel-Nagel (Oberarm)
   True-Flex-Nagel (Unterarm)

Spezielle Wirbelsäulenimplantate

USS (Universal-Spine-System)
MOSS-System (Modulare Segmentale Spinal-Instrumentation)
Wolter-Platten
Kerbplatten, Hakenplatten

Prothesen

Hüfttotalendoprothese
   (z. B. Müller-Geradschaftprothese, Spreizpfanne)
Bipolare Prothese
   (z. B. Müller-Geradschaftprothese, Duo-Kopf)
Schulterprothese (z. B. Neer-II-Prothese)
Knieprothese

Externe Fixation

Bei schlechtem Allgemeinzustand polytraumatisierter Patienten ist eine definitive Versorgung der Frakturen häufig primär nicht möglich. Zur Stabilisierung der Frakturen kann daher die vorübergehende Anwendung eines Fixateur externe erforderlich sein. Durch manche Systeme kann auch gelenkübergreifend stabilisiert werden, was v. a. zur Transfixation von Gelenkfrakturen notwendig ist. Auch aufwendigere Konstruktionen sind mit diesen Systemen leicht möglich, ohne immer Kompromisse in bezug auf die biochemische Stabilität eingehen zu müssen.

Das Fixateur-externe-System wird ebenfalls bei schwierigen Weichteilverhältnissen angewendet, die eine primäre interne Osteosynthese nicht erlauben. Dies gilt analog für komplexe Gelenkverletzungen, bei denen man das System des »Hybrid-Fixateurs« einsetzt. Hierbei wird der Gelenkanteil nur durch Kirschner-Drähte mittels Ringfixateur stabilisiert und nach zum Schaft mit einem konventionellen Fixateur verbunden.

Nahtmaterial

Chirurgisches Nahtmaterial dient zur Vereinigung von durchtrennten Geweben und zum Abbinden von Gefäßen sowie zur Wiederanheftung von abgetrennten Gewebestrukturen. Das Nahtmaterial muß verschiedenen Anforderungen gerecht werden. Hierzu gehören Sterilität, Gewebeverträglichkeit, hohe Fadenreißfestigkeit (linear und im Knoten), hohe Knotenfestigkeit, gute Manipulierbarkeit. Es gibt kein chirurgisches Nahtmaterial, das universell für alle Indikationen eingesetzt werden kann.

Die Wahl des Nahtmaterials ist abhängig von der Indikation und der Operationstechnik. Zusätzlich ist sie stark abhängig von der Art der behandelnden Gewebestrukturen (Tabelle 6.13). Eine Übersicht über die Art der Nahtmaterialien, die Nahtstärken sowie die der jeweiligen Gewebeverträglichkeit ist in Tabelle 6.14 wiedergegeben.

Resorbierbares Nahtmaterial wird im Körpergewebe durch proteolytische Fermente (bei Katgutfäden) oder

Tabelle 6.13. Wahl des Nahtmaterials

Gewebe	Nahtmaterial	Stärke
Haut	Nichtresorbierbar: monofile Kunststofffäden Resorbierbar: Dexon, Vicryl (intracutan)	5-0 bis 2-0
Subkutis	Dexon, Vicryl	3-0
Faszie	Dexon, Vicryl, PDS (besonders für fortlaufende Naht)	3-0 bis 1
Muskel	Dexon, Vicryl	3-0 bis 0
Sehnen	PDS, Draht (Ausziehnähte)	4-0 bis 2-0
Gefäße	Ligatur: Dexon, Vicryl (Seide) Durchstechungsligatur: Prolene Naht: Prolene (nicht thrombogen)	4-0 bis 1 5-0 bis 3-0 6-0 bis 3-0
Darm	Vicryl	5-0 bis 3-0
Bronchialsystem	Dexon, Vicryl	5-0 bis 3-0
Drainagen	Mersilene, Dexon, Vicryl	2-0 bis 0

Tabelle 6.14. Materialeigenschaften des Nahtmaterials

Material	Reißkraft bei Stärke 3 = 2-0 linear/Knoten in Newton	Verlust von 50% Reißkraft (Tage)	Resorptionsdauer (Tage)	Gewebeverträglichkeit	Knotenfestigkeit	Manipulierbarkeit
Katgut	25/23	5	60	Schlecht	Gut	Mäßig
Dexon	53/32	15	70	Gut	Gut	Schlecht
Vicryl	55/30	17	60	Gut	Gut	Mäßig
PDS	46/28	35	180	Gut	Mäßig	Gut
Mersilene	40/28			Gut, Gewebetrauma beim Durchzug	Gut	Gut
Ethibond (Polyester, beschichtet)	40/28			Gut	Mäßig	Gut
Ethilon (Polyamid)	36/25			Gut	Mäßig	Gut
Prolene (Polypropylen)	31/23			Gut	Mäßig	Gut
Seide	29/19			Schlecht	Gut	Gut
Zwirn	28/19			Schlecht	Gut	Mäßig
Stahl	50/41			Gut, Metallose	Mäßig	Schlecht

durch hydrolytische Vorgänge (bei resorbierbaren, synthetischen Fäden) abgebaut. Hydrolytisch gespalten werden Polyglycolsäure (Dexon), Polylactine und Polydioxanon (PDS). Sämtliche dieser synthetisch hergestellten Materialien finden in der Unfallchirurgie Verwendung.

Nichtresorbierbares Nahtmaterial bleibt im Körpergewebe so gut wie unverändert liegen. Zu diesen Nahtmaterialien gehören natürliche Stoffe wie Seide und Zwirn, zusätzliche synthetische Materialien aus Kunststoff wie Polyester (Mersilene, Ethibond, Supramed, Synthofil). Weiterhin Kunststoffe wie Polyamid (Etilon, Seralon, Guttalon) und Polypropylen (Prolene). Letztlich finden auch metallische Nahtmaterialien aus Stahldraht (Chrom-Nickel-Eisen-Legierung) Verwendung als Verankerungs- bzw. Durchzugsnähte.

Bei den nichtresorbierbaren Materialien werden oberflächlich gelegte Nähte nach Abschluß der Wundheilung gezogen. Versenkte Nähte und Ligaturen heilen ein und werden letztlich als Fremdkörper abgekapselt. Das synthetisch resorbierbare Nahtmaterial PDS, Vicryl und andere werden durch Hydrolyse abgebaut. Bei diesem hydrolytischen Abbau mit geringer Gewebereaktion, entstehen Milchsäure, Glykose, Kohlendioxid.

Fadenstärken. Mit der Veröffentlichung der Europäischen Pharmakopöe wurde ein Konzept erarbeitet, das die Harmonisierung der Fadensortierung und -stärkenbezeichnung für chirurgisches Nahtmaterial in Europa erreichen sollte. Die Stärkenbezeichnung ist metrisch, die Fadendurchmesser in 1/10 mm, d.h. ein Faden der Stärke 1 hat einen Durchmesser von 0,1 mm. Diese Bezeichnungen sind fraglos logischer und aussagefähiger als die historisch gewachsenen, konventionellen Stärkenangaben, die für gleiche Stärkenbezeichnung in den verschiedenen nationalen Arzneibüchern unterschiedliche Durchmesser vorgeschrieben haben. Eine Übersicht über die Stärkenbezeichnung ist in Tabelle 6.15 aufgezeigt. Hier werden sowohl Durchmesser als auch die entsprechenden metrischen Maße nach europäischen und amerikanischen Richtlinien aufgelistet. Eine Ausnahme stellt das Katgut dar, bei dem die Stärkenbezeichnungen entsprechend der amerikanischen Pharmakopöe um ein Feld herabgesetzt sind.

Nadeln. Es werden grundsätzlich 2 Arten von chirurgischen Nadeln unterschieden. Einerseits die traumatischen oder auch chirurgischen Öhrnadeln, die entweder mit einem Fädelöhr oder einem Federöhr versehen sind. Ihr Nachteil ist das Gewebetrauma und der häufig beim Durchstechen entstehende Fadenverlust.

Im Gegensatz hierzu sind die atraumatischen Nadeln öhrlos. Wir unterscheiden zum einen Kanalschaftnadeln, die am Tisch in den Schaft eingelegt werden und mehrfach verwendbar sind, und andererseits gebohrte Nadeln, die durch Lasertechnologie an ihre Armierungszunge aufgebohrt sind und das Nahtmaterial entsprechend integrieren. Diese Nadeln sind atraumatisch, jedoch nur einmal verwendbar.

Die Nadeleigenschaften sind abhängig von:
1. Stahlqualität,
2. der Ausführung der Nadelspitze,
3. Ausführung des Nadelkörpers.

1. und 3. bestimmen das biegeelastische Verhalten und die Bruchfestigkeit, 2. bestimmt das Einstichverhalten und 3. das Durchzugsverhalten sowie den Sitz im Nadelhalter und das durch die Nadel verursachte Gewebetrauma.

Entsprechend ihrer Spezifikation können verschiedene chirurgische Nadeln dementsprechend unterschieden werden. Hierbei ist zu berücksichtigen einerseits der Nadelradius und damit die Bogenlänge und die sog. Sehne der Nadel, aber auch, daß der eigentliche Nadeldurchmesser unterschiedlich ist (Abb. 6.18).

Dementsprechend hat sich eine Nomenklatur entwickelt, die sich mittels eines Codes von 3 Buchstaben und einer Zahl Auskunft über Form, Ausführung und Länge der Nadel gibt. Hierbei gibt der 1. Buchstabe des Codes die Kreisgröße an, der 2. Buchstabe den Körperquerschnitt, der 3. Buchstabe die Form der Spitze und die letzte Zahl eine Längenangabe der gestreckten Nadel in Millimeter (Tabelle 6.16).

Klammernahtgeräte. Für bestimmte Anwendungen haben sich Klammernahtgeräte zum Wundverschluß bewährt. Die Klammernahttechnik ist einfach und zeit-

Tabelle 6.15. Stärkenbezeichnung des Nahtmaterials entsprechend der Europäischen Pharmakopöe (EP), metrisches Maß, und entsprechend der Amerikanischen Pharmakopöe (USP)

Durchmesser (mm)	EP (metrisch)	USP
0,001	0,01	12-0
0,01	0,1	11-0
0,02	0,2	10-0
0,03	0,3	9-0
0,04	0,4	8-0
0,05	0,5	7-0
0,07	0,7	6-0
0,1	1	5-0
0,15	1,5	4-0
0,2	2	3-0
0,25	2,5	2-0
0,3	3	2-0
0,35	3,5	0
0,4	4	1
0,5	5	2
0,6	6	3
0,7	7	5
0,8	8	6
0,9	9	7

Abb. 6.18. Spezifikation einer chirurgischen Nadel

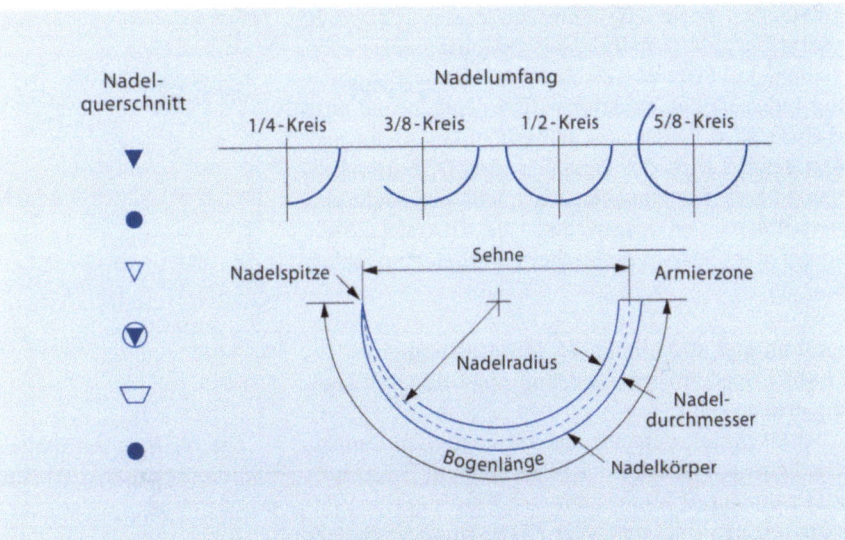

Tabelle 6.16. Nadelnomenklatur

Die Nadelnomenklatur gibt mittels eines Kodes von 3 Buchstaben und einer Zahl Auskunft über Form, Ausführung und Länge der Nadel

1. Buchstabe gibt Kreisgröße an
   F 578   H 1/2   D 3/8   V 1/4
2. Buchstabe gibt Körperquerschnitt an
   Rund   Schneidend   Spatel
3. Buchstabe gibt die Form der Spitze an
   Null (stumpf)   Schneidend   Trokar   Mikro   Spatel
4. Längenangabe der gestreckten Nadel in mm

Beispiel: HRS 26 = halbkreisförmige Rundkörpernadel mit schneidender Spitze, 26 mm lang

sparend. In der Unfallchirurgie wird sie am häufigsten angewendet für den Hautverschluß sowie beim Auflegen von synthetischem Hautersatz (Epigard) nach Kompartmentspaltung oder bei entsprechendem Hautdefekt bei offenen Frakturen.

6.5 Operationsablauf

6.5.1 Patientenvorbereitung

Vorbereitung bei Übernahme des Patienten

Die Vorbereitung des Patienten auf die Operation beginnt ab dem Zeitpunkt der Indikationsstellung, also lange bevor der Patient den Operationssaal erreicht. Aktuelle Laborwerte werden entweder bei der ambulanten oder der stationären Vorbereitung erhoben, Thoraxröntgenaufnahme und EKG erfolgen zur Abklärung der Operationsfähigkeit (s. Kap. 7). Eine Grundsäuberung sollte bereits auf der Station erfolgen. Rasieren bzw. Enthaaren wird hingegen im Operationssaal durchgeführt. Der Patient wird entkleidet und in der Regel mit Einmalhose und Operationshemd ausgestattet. Er erhält die vom Anästhesisten verordnete Prämedikation. In den Operationssaal werden dem Patienten die Krankenakte mit allen für die Operation relevanten Daten sowie die Röntgenbilder mitgegeben.

Patientenempfang

Der Patient erreicht den Operationstrakt über die Patientenschleuse. Hier wird er vom Operationspersonal in Empfang genommen. Dabei muß eine einwandfreie Patientenidentifikation erfolgen. Auch sollte anhand des Operationsplanes am wachen Patienten die zu operierende Seite überprüft werden. An manchen Kliniken wird, um eine Verwechslung zu vermeiden, die Narkose erst begonnen, wenn der Operateur persönlich den Patienten und die zu operierende Seite identifiziert hat (so z. B. an der Mayo Clinic Rochester USA, Operationstrakt mit 50 Operationssälen).

Vorbereitung des Operationstisches

Die Tischauswahl orientiert sich an dem Operationsgebiet, der Operationstaktik und damit an der vorgesehenen Lagerung. Die Operationstische werden mit Vakuummatte, bei längeren Eingriffen oder beim Mehrfachverletzten auch mit einer Wärmematte vorbereitet. Zuoberst wird ein Einmalisolierlaken aufgelegt. Der Patient wird dann von seinem Bett auf den Operationstisch umgelagert.

Vorbereitung des Patienten im Narkoseeinleitungsraum (Operationsvorbereitung)

Erst nach Anästhesieeinleitung werden weitere Operationsvorbereitungen getroffen. Blutsperre und Neutralelektrode werden angelegt, die Einmalwäsche entfernt (sofern notwendig). Eine zu diesem Zeitpunkt durchgeführte Vorbereitung des Operationareals »precleaning« mit Seife und alkoholischer Desinfektionslösung reduziert das Infektionsrisiko deutlich und wird daher bei allen Patienten durchgeführt (s. Abschn. 6.7). Anschließend wird der Patient in den Operationssaal gefahren und der Operationstisch mit der Säule entsprechend im Saal ausgerichtet. Die Neutralelektrode und ggf. die Blutsperremanschette werden angeschlossen.

Lagerung und abschließende Vorbereitung

Je nach Erfordernissen wird nun die Operationslagerung durchgeführt.

Der Operationsbereich wird mit unsterilen Einmalklebetüchern abgeklebt, um zu vermeiden, daß Desinfektionsflüssigkeit und später auch Blut unter den Patienten geraten und somit die HF-chirurgische Isolierung des Patienten gefährden. Die zu operierende Extremität wird zur Desinfektion von einer Person gehalten.

Vorbereitungen bei offenen Frakturen

Nach Abnahme des Notverbandes im Narkoseeinleitungsraum erfolgt zunächst eine eingehende Begutachtung der Weichteilverhältnisse.

Tabelle 6.17. Geräte zur Versorgung von offenen Frakturen

- Unsterile Rasierer
- Unsterile Einmalhandschuhe
- Unsterile Einmallaken
- Sterile Rasierer
- Sterile Handbürste
- Sterile Bakteriologieröhrchen
- Sterile Handschuhe
- Sterile Einmalpapiertücher
- Sterile Kochsalzschalen
- Kompressen ohne Kontraststreifen
- NaCl-Lösung in 1-l-Flaschen
- Waschlotion

Die verletzte Extremität wird dazu zunächst von einem Mitarbeiter, der zum Selbstschutz Einmalhandschuhe trägt, unter Längszug hochgehalten. Dann wird ein saugfähiges Einmallaken unter die verletzte Extremität gelegt, um heruntertropfendes Blut und Wasch- und Desinfektionslösungen aufzusaugen (Abb. 6.19).

Um die Vorbereitung zügig zu bewerkstelligen, sollten in der Narkosevorbereitung alle für die Reinigung der Wunden benötigten Utensilien in ausreichender Zahl gelagert sein. Denkbar ist auch, daß diese Utensilien auf einem Wagen aufbewahrt werden. Wichtig ist jedoch, daß alle Dinge, die zur operativen Vorbereitung von offenen Frakturen benötigt werden, griffbereit zur Verfügung stehen (Tabelle 6.17).

Noch vor der Reinigung wird von der Wunde ein steriler Wundabstrich genommen.

Die verletze Extremität wird nun von einer Person, die bereits sterile Handschuhe angezogen hat, gereinigt. Die Extremität wird mit sterilen Kompressen und in einer NaCl-Waschlotion, die in einer sterilen Kochsalzschale angemischt wird, großzügig eingeseift. Es folgt die Naßrasur mit einem sterilen Einmalrasierer. In einem erneuten Waschvorgang werden verbliebene Haarreste entfernt. Zuletzt wird die offene Wunde mit der Handwurzelbürste von Verunreinigung gesäubert (Abb. 6.19).

Nach einer weiteren Spülung der Extremität mit NaCl-Lösung zur Entfernung von Seifenrückständen erfolgt zunächst das Abtrocknen mit sterilen Kompressen, abschließend die Desinfektion mit alkoholischer Desinfektionslösung. Die Wunde wird dann mit sterilen Kompressen bedeckt und die verletzte Extremität in ein steriles Einmaltuch abgelegt und eingewickelt. Sollte ein Patient mehrere offene Frakturen haben, ist mit jeder Fraktur wie oben beschrieben zu verfahren. Wichtig ist jedoch, daß die Vorbereitung immer nur für eine Verletzung durchgeführt und nach jeder Extremität komplett neue Reinigungsutensilien benutzt werden. Eine simultane Vorbereitung kann zu ungewolltem Keimaustausch zwischen den einzelnen Verletzungen führen. Nachdem der Patient in den Operati-

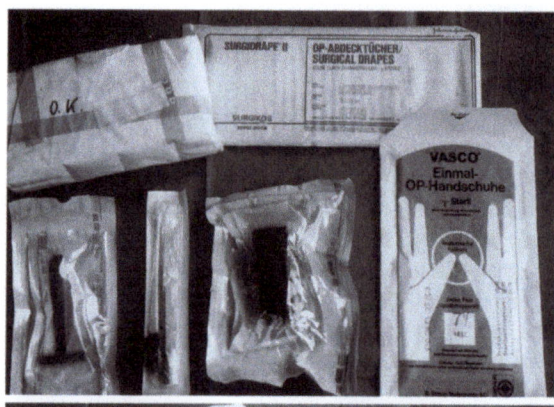
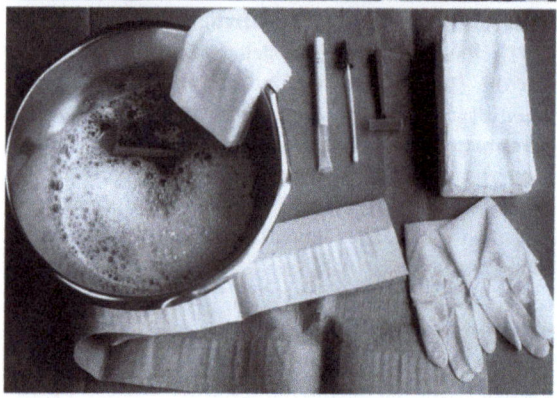

Abb. 6.19a, b. Materialset für die Vorbereitung von Operationen offener Frakturen (s. Tabelle 6.19)

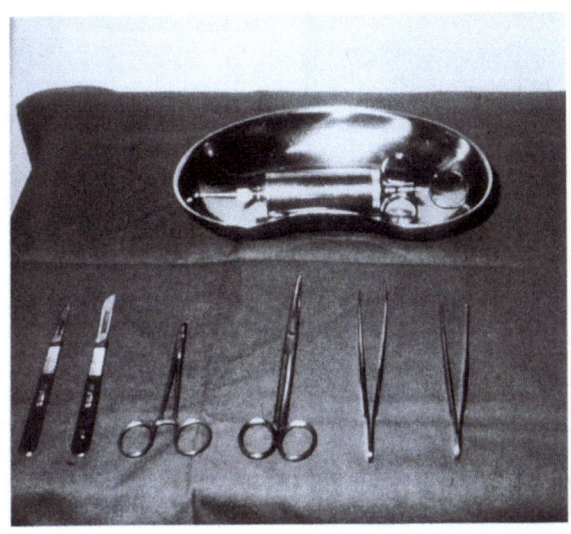

Abb. 6.20. Débridementset

onssaal gefahren worden ist, erfolgt die Desinfektion und die Sterilabdeckung der verletzten Extremität. Der erste Schritt der operativen Behandlung ist bei offenen Frakturen immer das Wunddebridement, welches mit einem getrennten Operationsset vorgenommen wird (Abb. 6.20). Zusätzlich erfolgt die ausgiebige Reinigung und Spülung, ggf. mit einer speziellen Vorrichtung – der sog »JET-LAVAGE«.

6.5.2 Standardlagerungen

Der Operateur bestimmt und verantwortet die Lagerung für die jeweilige Operation und kontrolliert ihre Ausführung. Der Anästhesist ist für die Lagerung jener Körperregionen verantwortlich, die er für die Narkoseführung unter Kontrolle haben muß. Er sichert diese Gebiete mit geeigneten Maßnahmen so gut, daß Schäden auch dann vermieden werden, wenn die Abdeckung des Patienten eine ständige Sichtkontrolle verhindert oder die Lagerung während der Operation verändert werden muß, ohne daß neu abgedeckt wird.

Die Rückenlage
Die Mehrzahl der Eingriffe in der Unfallchirurgie erfolgt in Rückenlage bzw. in modifizierter Rückenlage des Patienten. Operationstische sind bis heute nicht dafür konzipiert, dem Patienten eine möglichst physiologische Rückenlage zu ermöglichen (Hüft- und Kniegelenk leicht gebeugt). Dieses Manko läßt sich noch am ehesten durch Unterlegen mit einer Schaumstoffrolle unter das Kniegelenk ausgleichen. Schwieriger ist auch die entsprechende Polsterung der freiliegenden LWS bei Patienten mit Hohlkreuz (Patienten klagen postoperativ häufig über Rückenschmerzen), und das Vermeiden von Druckstellen im Bereich der Schulterblätter, des Steißbeines und der Fersenbeine. Bei länger dauernden Eingriffen wird an diesen Prädilektionsstellen die Entstehung von Dekubiti gefördert. Beim Auflegen des Patienten auf den Operationstisch kann z. B. eine Gelmatte Abhilfe schaffen. Eine integrierte druckmindernde Auflage der Operationstischplatte wäre in Zukunft wünschenswert.

Armlagerung. Üblicherweise werden in der Traumatologie beide Arme des Patienten ausgelagert. Sollte es erforderlich sein, einen Arm anzulagern, so wird dieser in ein 120er Tuch gelegt, dessen Enden unter das Patientengesäß eingeschoben werden. Ist das Anlagern eines Armes im Vorfeld bekannt, kann das Tuch vor dem Auflegen des Patienten auf dem Operationstisch vorbereitet werden, und der Arm wird nach Narkoseeinleitung durch die Schlaufe des Tuches gelegt.

Auszulagernde Arme werden im Schultergelenk maximal 80° abgespreizt, im Ellenbogengelenk 0–90° gebeugt, mit dem Unterarm auf den Armausleger gelagert und fixiert. Im Bereich der Nerven des Ellenbogengelenkes muß unterpolstert oder dafür gesorgt werden, daß dieser Bereich frei liegt. Durch Unterlegen eines 500-ml-Infusionspacks unter die Patientenschulter wird der Zwischenraum von Klavikula und Rippe so vergrößert, daß die Gefahr einer Läsion des Plexus brachialis durch Abduktion des Armes deutlich verringert wird.

Die Bauchlage
Der Patient wird zunächst in Rückenlage gebracht, und nach Narkoseeinleitung noch in Rückenlage auf die Operationssäule im Operationssaal gefahren. Im Operationssaal werden die Armschienen für die Armlagerung vorpositioniert und der Patient von mindestens 3 Personen auf den Bauch gedreht.

Der Umlagerungsvorgang kann für alle Beteiligten jedoch wesentlich schonender durchgeführt werden, indem man einen zweiten Operationstisch, wie unten beschrieben mit Lagerungskissen vorbereitet, eine Höhendifferenz zwischen beiden Operationstischen herbeiführt und den Patienten in die Bauchlage rollt. Wichtig ist in jedem Fall eine Abstimmung mit der Anästhesie, die vor der Durchführung der Lagerung Zugänge und Überwachungsleitungen (EKG) besonders gesichert, besser noch für den Moment des Umlagerns, dekonnektiert haben sollte.

Der Kopf des Patienten wird in ein Spezialkissen gelagert, der Thorax und das Becken werden durch Unterlegen von geeigneten Lagerungskissen so weit angehoben, daß der Bauch frei liegt und die Beatmung des Patienten garantiert ist. Wichtig ist, daß die Lei-

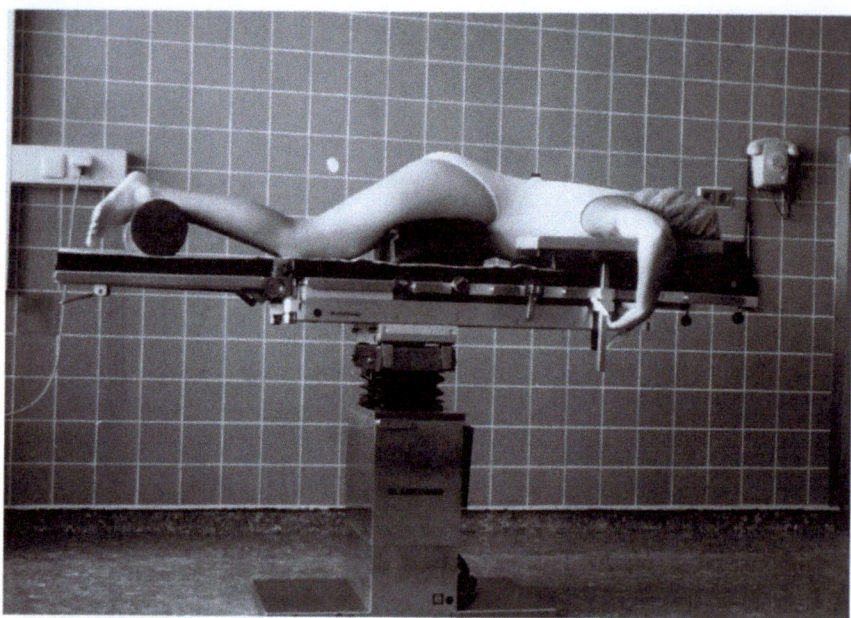

Abb. 6.21. Bauchlage

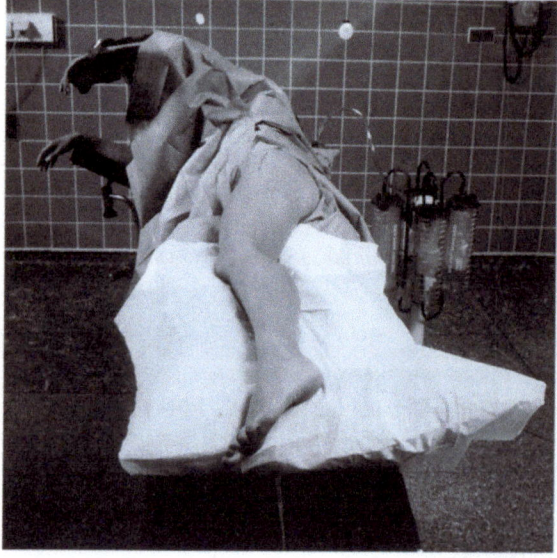

Abb. 6.22. Seitenlagerung

stengefäße durch das Beckenkissen nicht abgedrückt werden. Die Maße der Lagerungskissen sind abhängig vom Patientensitus (Tab. 6.4). Die Knie und Füße des Patienten werden, ebenfalls durch Unterlegen von Lagerungskissen, vor Druckstellen geschützt gelagert (Abb. 6.21).

Armlagerung. Beide Arme werden im Schultergelenk ca. 30° abgespreizt und ca. 80° nach vorne gebeugt, im Ellenbogengelenk ca. 90° gebeugt gelagert. Der Unterarm wird auf die Armschiene gelegt und unterpolstert.

Die Seitenlage

Der Operationstisch wird mit einer Vakuummatratze vorbereitet. Der Patient wird auf den Operationstisch aufgelegt und die Narkose eingeleitet. Anschließend wird der Operationstisch auf die Säule gefahren. Die Operationslagerung wird nun von mindestens 3 Personen durchgeführt. Die Armlagerungshilfsmittel (hier eine Armschiene und ein Goepel-Beinhalter) werden am Kopfende des Operationstisches auf der gesunden Seite vorpositioniert. Nach Abstimmung mit der Anästhesie wird der Patient auf die Seite gedreht. Zwischen die Beine werden zur Vermeidung von Druckstellen 2 flache Schaumstoffkissen in den Maßen 20 × 45 × 1,5 cm gelegt. Unter die unten liegende Thoraxseite wird zur Entlastung des Plexus brachialis eine Schaumstoffrolle in den Maßen 40 × 12 cm geschoben. Danach wird die korrekte Armlagerung durchgeführt (Abb. 6.22).

Armlagerung. Der unten liegende Arm wird leicht nach vorne gezogen und auf der Armlagerungsschiene, die im Winkel von 90° zum Operationstisch steht und bis an diesen heranreicht, abgelegt. Der oben liegende Arm wird im Schultergelenk ca. 80° abgespreizt, ca. 80° nach vorne gebeugt und im Ellenbogengelenk ebenfalls ca. 80° gebeugt mit dem Unterarm auf den Goepel-Beinhalter abgelegt.

Der Kopf des Patienten wird durch Anpassung der Operationstischkopfplatte so gelagert, daß die Wirbelsäule im Bereich der unteren HWS gerade liegt. Anschließend wird die Vakuummatratze an den Körper des Patienten anmodelliert und das Vakuum eingestellt. Der Patient liegt somit in einem seiner Körperform angepaßten Bett mit einem sehr geringen Risiko der Druckstellenbildung. Aus Sicherheitsgründen soll-

Abb. 6.23. Beach-chair-Lagerung

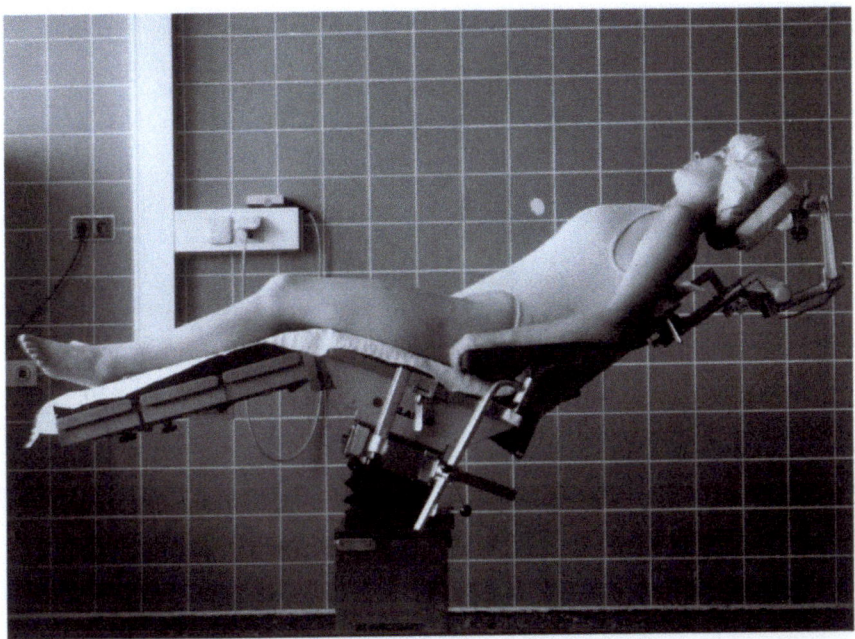

Abb. 6.24. Schulterarthroskopie

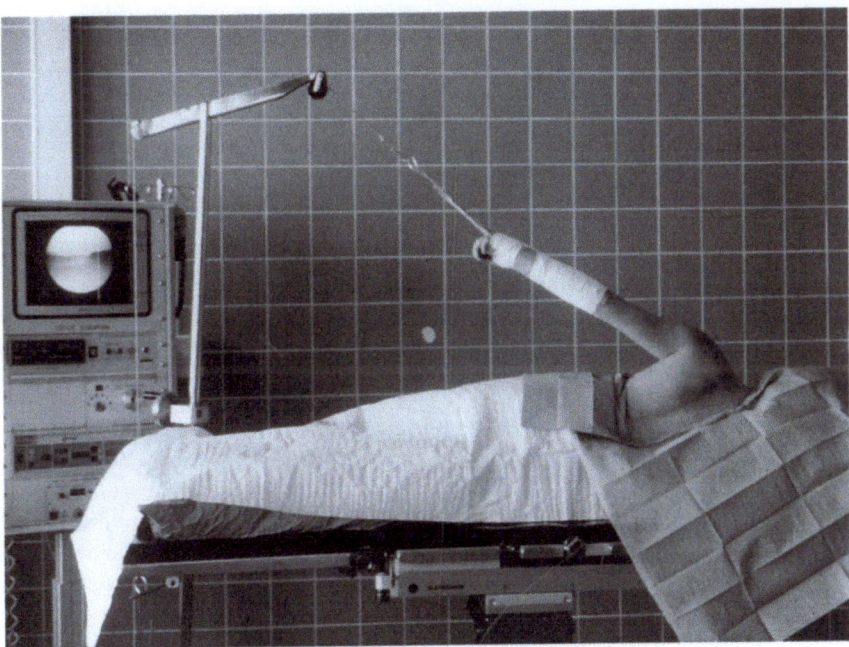

te, bei zu erwartender starker Seitenkantung des Operationstisches, an jeder Seite eine Seitenstütze in Höhe des Gesäßes bzw. Rückens angebracht werden, die nach Möglichkeit nicht am Patienten anliegt, sondern sich an der Vakuummatratze abstützt.

Die Beach-chair-Lagerung

Nach Narkoseeinleitung und Arretierung des Operationstisches auf der Operationssäule wird die Operationstischplatte so ausgerichtet, daß die zu operierende Seite in Richtung instrumentierender Schwester weist. Am Kopfende des Operationstisches wird die Kopfkalotte nach Codman durch einen Adapter befestigt und zur operierenden Seite verlagert (Abb. 6.23). Der Abstand zwischen den Hufeisen der Kopfkalotte und dem kopfseitigen Operationstischende wird abhängig vom Patientensitus gewählt. Im Endergebnis soll der Patient so gelagert sein, daß die Skapula frei liegt. Nach Absprache mit der Anästhesie wird der Patient nach oben auf die Kopfkalotte gelagert. Nach Unterlegen von ge-

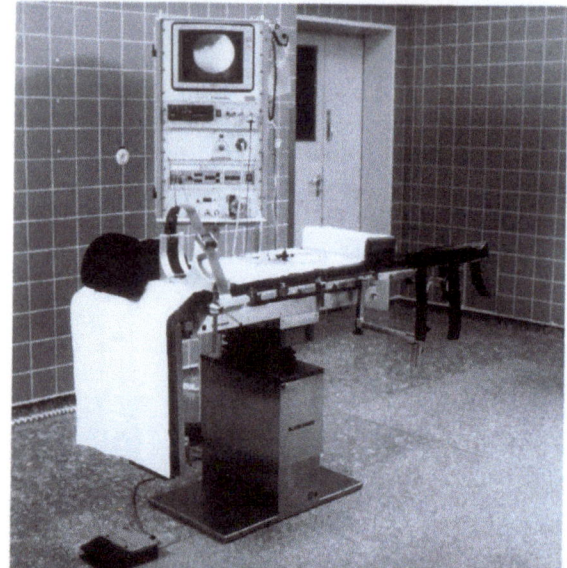
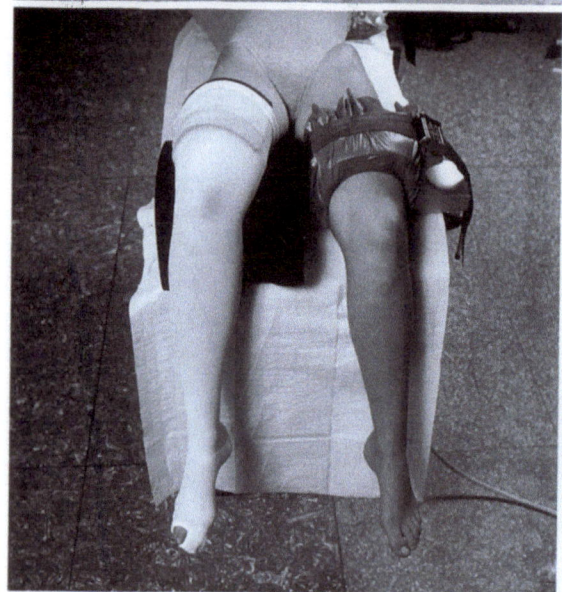
Abb. 6.25a, b. Lagerung zur Kniearthroskopie

eigneten Lagerungskissen (auch hier abhängig vom Patientensitus) unter das Patientengesäß wird die Operationstischplatte stufenweise in die halbsitzende Position gebracht. Anheben der Rückenplatte und Kopftiefbewegung der gesamten Operationstischplatte erfolgen im Wechsel, bis die endgültige Lagerung erreicht ist. Zuletzt erfolgt die manuelle Anpassung der Beinplatten.

Armlagerung. Die Arme werden auf die Armlagerungsvorrichtungen gelegt. Auf der Anästhesieseite kann der Arm bei Bedarf abduziert werden. Auf der Operationsseite liegt der Arm in der Regel am Körper an.

Der Patientenkopf wird mit einer großen Inzisionsfolie am Codman-Kopfhalter fixiert und somit gesichert. Augenbrauen und Wimpern werden zuvor durch Kompressen vor dem Verkleben mit der Inzisionsfolie geschützt.

Lagerung bei der Arthroskopie

Für die Arthroskopie der Schulter und des Kniegelenks sind spezielle Lagerungen erforderlich (Abb. 6.24 und 6.25). So wird für die Schulterarthroskopie in Seitenlage auf der Vakuummatratze gelagert. Der zu operierende Arm wird in 45°-Abduktion in Extension fixiert und mit der Schulter frei abgedeckt. Bei der Kniearthroskopie wird das Bein ausgelagert und in einem speziellen Beinhalter fixiert. Diese Position erleichtert den intraoperativen Varus- und Valgusstreß zur Darstellung der Menisken.

6.6
Strahlenschutz und Röntgendiagnostik
(H. KLIMPEL, H. KREIENFELD und G. KRAUS)

6.6.1
Gesetzliche Grundlagen

Die medizinische Anwendung von Röntgenstrahlen ist in Deutschland seit 1973 in der Röntgenverordnung (RöV) geregelt. Diese Rechtsvorschrift ist aufgrund der Ermächtigungsregelungen im Atomgesetz (AtG) auf dem Verordnungswege erlassen worden. Die RöV wurde 1987 aktualisiert und gilt in dieser Fassung mit wenigen Änderungen seit Mitte 1990 auch in den neuen Bundesländern. Auch das 1995 in Kraft getretene Medizinproduktegesetz (MPG) hat zu einigen Änderungen in der RöV geführt; die nächste Aktualisierung der RöV ist Ende der 90er Jahre zu erwarten.

In der Neufassung vom 08.01.1987 berücksichtigt die RöV insbesondere 2 Euratom-Richtlinien des Rates der Europäischen Gemeinschaft, die grundlegende Regelungen für den Strahlenschutz der Patienten, der Arbeitskräfte und der Bevölkerung enthalten.

Ein wesentliches Ziel der neugefaßten RöV ist es, die mit der medizinischen Röntgendiagnostik verbundene Strahlenexposition möglichst gering zu halten. Hierzu sind qualitätssichernde Maßnahmen beim Betrieb der Röntgendiagnostikeinrichtungen und bei der gesamten medizinisch-radiologischen Tätigkeit sowie Anforderungen an die fachliche Qualifikation der Ärzte und ihres Assistenzpersonals vorgeschrieben.

Da mobile Röntgeneinrichtungen wegen ihrer besonderen Anwendung über keine geräteseitigen Abschirmungen gegenüber Streustrahlung verfügen, muß der Benutzer den Strahlenschutz besonders beachten. Aber auch der Strahlenschutz für den Patienten kann z.B. durch unzulässige Positionierung und Anwendung des Strahler-Bildempfänger-Systems ganz erheblich beeinträchtigt werden. Daraus ergibt sich zwingend,

Tabelle 6.18. Merkmale der »chirurgischen« Röntgendiagnostik

1. Die Röntgenuntersuchung ist im Operationssaal ein unentbehrliches Hilfsmittel zur Unterstützung und Dokumentation chirurgischer Maßnahmen.
2. Chirurgen, Anästhesisten, Operationsschwestern und Assistenzpersonal müssen auch bei der operationsbegleitenden Strahlenanwendung im Operationssaal anwesend sein.
3. Durch die notwendige Anwendungsvielfalt chirurgischer BV-Geräte können am nach allen Seiten lenk- und schwenkbaren C-Bogen-Gerät – z. B. im Gegensatz zum Nahbedienungsdurchleuchtungsgerät in der Röntgendiagnostikabteilung – keine Strahlenschutzabschirmungen für das Operationspersonal angebracht werden.
4. Schutzkleidung kann nur zeitweise getragen werden
5. Notwendige Schnelldiagnosen schränken Schutzvorkehrungen ein
6. Die für die Operation notwendige Raumhelligkeit kann die Betrachtung und Beurteilung des Fernsehbildes beeinträchtigen.
7. Die notwendige Anwesenheit mehrerer Ärzte und Hilfskräfte im Operationssaal kann für einzelne den dauernden Aufenthalt in Standorten mit niedriger Ortsdosis erschweren.
8. Das Arbeiten unter sterilen Bedingungen und spezielle Lagerungen, besonders bei rumpfnahen Eingriffen, können optimale Strahlenschutzvorkehrungen beeinträchtigen oder sogar verhindern.
9. Andererseits kann bei einfachen Fragestellungen und Aufnahmen zur Dokumentation, z. B. nach Implantatentfernungen, eine mäßige, mit geringerer Strahlenexposition erreichte Bildqualität akzeptiert werden.

daß alle Anwender chirurgischer Bildverstärkereinrichtungen gut in die Geräteanwendung eingewiesen werden (s. § 18 Nr. 1 RöV) und darüber hinaus – gemäß der in der RöV verankerten »Fachkunderichtlinie Medizin« – »Fachkunde im Strahlenschutz«, mindestens aber »Kenntnisse im Strahlenschutz« besitzen müssen.

Obwohl die Techniken der Röntgenuntersuchung und die chirurgischen Bildverstärkergeräte weiterentwickelt wurden, hat die Röntgendiagnostik im Operationssaal immer noch einen anderen Charakter als die »klassische« Röntgendiagnostik, die auf eine differenzierte »Röntgendiagnose« ausgerichtet ist. Die »chirurgische« Röntgendiagnostik unterscheidet sich davon (Tabelle 6.18).

Anwendung von Röntgenstrahlen
Röntgenstrahlen dürfen am Menschen nur angewendet werden, »wenn dies aus ärztlicher Indikation geboten ist. Die durch eine Röntgenuntersuchung bedingte Strahlenexposition ist so weit einzuschränken, wie dies mit den Erfordernissen der medizinischen Wissenschaft zu vereinbaren ist« (§ 25 RöV).

Die Anwendung von Röntgenstrahlen darf grundsätzlich nur unter Verantwortung von Ärzten erfolgen, die die Fachkunde im Strahlenschutz besitzen, also Fachwissen im Strahlenschutz und eine angemessene Ausbildung haben (§ 23 Nr. 1 RöV). Bemerkenswert ist hierbei, daß Ärzte nicht allein aufgrund des Abschlusses der ärztlichen Prüfung als fachkundig im Sinne des Strahlenschutzes angesehen werden. Der Erwerb der Fachkunde und auch der Kenntnisse im Strahlenschutz sind als Durchführungsbestimmung zur RöV in der Richtlinie »Fachkunde nach Röntgenverordnung/Medizin« geregelt. Die Fachkunde im Strahlenschutz besteht danach aus der Sachkunde und der erfolgreichen Teilnahme an 2 Strahlenschutzkursen. Die Sachkunde »beinhaltet theoretisches Wissen und praktische Erfahrung bei der Anwendung von Röntgenstrahlen auf dem jeweiligen Anwendungsgebiet«. Die Strahlenschutzkurse »vermitteln Gesetzeswissen, sonstiges theoretisches Wissen und praktische Übungen im Strahlenschutz auf dem jeweiligen Anwendungsgebiet«.

Die Sachkunde umfaßt die praktische Durchführung und Beurteilung von Röntgenuntersuchungen unter den speziellen Aspekten des Strahlenschutzes. Für Chirurgen wird in der Regel eine Mindestzeit von 12 Monaten für den Erwerb der Sachkunde auf dem Gebiet der »Notfalldiagnostik (Extremitäten, Schädel, Wirbelsäule, Thorax, Abdomen)« gefordert.

Hierzu wird in der obengenannten Fachkunderichtlinie erläutert:

- Notfalldiagnostik: Einfache Röntgendiagnostik im Rahmen der Erstversorgung und der Notfallbehandlung und
- Notfalldiagnostik des Abdomens: Verdauungs- und Harntrakt, Gallenwege, Geschlechtsorgane.

Wenn die Sachkunde auf dem betreffenden Anwendungsgebiet und die erfolgreiche Teilnahme an 2 Strahlenschutzkursen – bei Anwendung von chirurgischen Bildverstärkergeräten ein Grundkurs im Strahlenschutz und ein Spezialkurs »Röntgendiagnostik« – nachgewiesen werden, erteilt die zuständige Landesärztekammer eine entsprechende Bescheinigung. Dieser Fachkundenachweis ist z. B. notwendig, um als niedergelassener Chirurg eigenverantwortlich ein chirurgisches Bildverstärkergerät betreiben zu dürfen. Ein Arzt ohne Fachkunde im Strahlenschutz darf nur dann auch als Chirurg gemäß RöV Röntgenstrahlen anwenden, wenn er gemäß § 23 Nr. 2 RöV die erforderlichen »Kenntnisse im Strahlenschutz« besitzt und unter »ständiger Aufsicht und Verantwortung« eines Arztes mit Fachkunde im Strahlenschutz tätig ist. Kenntnisse im Strahlenschutz ergeben sich aus einer den angewendeten Verfahren der Röntgenuntersuchung und den hierzu erforderlichen Strahlenschutzregeln entsprechenden Ausbildung und werden nach der Fachkunderichtlinie als »Unterweisung für Ärzte über den Strahlenschutz in der Diagnostik mit Röntgenstrahlen« in speziellen mindestens 8 stündigen Kursen vermittelt.

Für die Anwendung chirurgischer Bildverstärkergeräte gilt, daß auch Personen, die als Hilfskräfte (§ 23

Nr. 4 RöV) ausschließlich im Operationsbereich Röntgeneinrichtungen auf direkte Anweisung des unmittelbar anwesenden Arztes bedienen oder einschalten, Kenntnisse im Strahlenschutz besitzen müssen. Auch diese Hilfskräfte müssen nach der Fachkunderichtlinie die erforderlichen Kenntnisse im Strahlenschutz in speziellen 24stündigen Kursen erwerben.

Strahlenschutzverantwortlicher, Strahlenschutzbeauftragter

Strahlenschutzverantwortlicher ist, wer eine Röntgeneinrichtung betreibt (Betreiber). Er hat, soweit dies für den sicheren Betrieb notwendig ist, für die Leitung oder Beaufsichtigung dieses Betriebs die erforderliche Anzahl von Strahlenschutzbeauftragten (Abb. 6.26) schriftlich zu bestellen.

In einem Universitätsklinikum oder in einem Krankenhaus mit mehreren selbständigen Abteilungen mit Röntgeneinrichtungen wird in aller Regel der leitende Arzt oder Chefarzt vom Strahlenschutzverantwortlichen – z. B. dem Kanzler der Universität oder dem Verwaltungsdirektor des Stadt- oder Kreiskrankenhauses – schriftlich als Strahlenschutzbeauftragter bestellt werden. »Erforderliche Anzahl von Strahlenschutzbeauftragten für die Leitung oder Beaufsichtigung des Betriebs« bedeutet, daß auch im Falle der Abwesenheit eines Strahlenschutzbeauftragten durch Urlaub oder Krankheit ein Vertreter bestellt sein muß. Sofern auch an mehrschichtigen Arbeitstagen, im Nachtdienst und an Wochenenden die Anwendung vorgesehen ist, muß auch für diese Zeiten ein Strahlenschutzbeauftragter benannt sein.

Die RöV fordert in § 23 Nr. 2 und 4, daß Ärzte ohne »Fachkunde im Strahlenschutz« und ärztliche Hilfskräfte, die Röntgenstrahlen anwenden, über erforderliche »Kenntnisse im Strahlenschutz« verfügen müssen und nur »unter ständiger Aufsicht und Verantwortung« eines Arztes mit »Fachkunde im Strahlenschutz« tätig sein dürfen. Diese Forderung wird inzwischen auch von den zuständigen Behörden so interpretiert, daß nach einer Anordnung zur Strahlenanwendung im Sinne des § 24 Abs. 3 RöV durch einen Arzt mit »Fachkunde im Strahlenschutz« dieser fachkundige Arzt nicht in jedem Fall bei der Strahlenanwendung persönlich anwesend sein muß. Er muß jedoch in der Lage sein, innerhalb von 15 min (wieder) am Ort der Strahlenanwendung einzutreffen.

Obwohl die Aufgaben, die sich aus den Schutzvorschriften der RöV ergeben, dem oder den Strahlenschutzbeauftragten übertragen werden können, bleibt der Strahlenschutzverantwortliche nach den Regelungen der RöV in vollem Umfang verantwortlich.

Pflichten des Betreibers

Einweisung des Personals. Die besondere Art der Strahlenanwendung mit einem chirurgischen Bildverstärkergerät im Operationssaal und die notwendige Anwesenheit der Ärzte und des Assistenzpersonals während der Strahlenanwendung lassen die in § 18

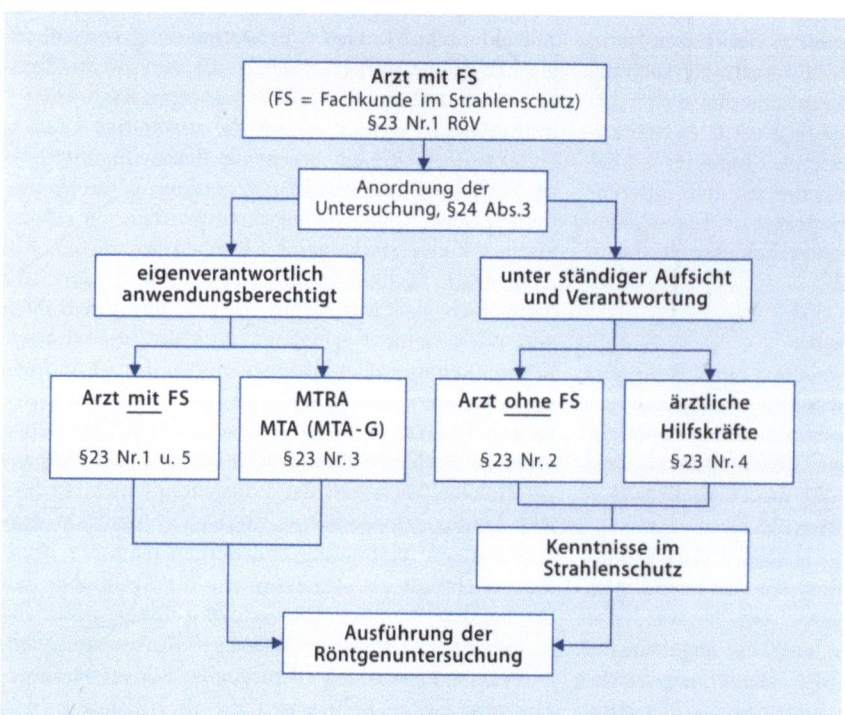

Abb. 6.26. Erforderliche Anzahl von Strahlenschutzbeauftragten

RöV geforderte »Einweisung« in die sachgerechte Handhabung des chirurgischen Bildverstärkergerätes als dringend erforderlich erscheinen. Diese vom Betreiber zu veranlassende Einweisung anhand einer Gebrauchsanweisung in deutscher Sprache und durch fachkundige Firmenmitarbeiter ist zwar nur »bei der ersten Inbetriebnahme« gefordert, sollte aber vom Strahlenschutzbeauftragten wegen des besonderen Gefährdungspotentials beim Einsatz chirurgischer Bildverstärkergeräte und der häufig hohen Fluktuation des Personals in chirurgischen Abteilungen in angemessenen Zeitabständen wiederholt werden.

Strahlenschutzbereiche – Kontrollbereich. Nach der Röntgenverordnung (§ 19) sind Bereiche, in denen Personen im Kalenderjahr höhere Körperdosen aus Ganzkörperexpositionen als 15 mSv (Sv = Sievert, Dosiseinheit für die effektive Äquivalentdosis; mSv = Millisievert = 1/1000 Sievert) erhalten können, als Kontrollbereich abzugrenzen und zu kennzeichnen. Bei chirurgischen Bildverstärkergeräten ist nach den Erfahrungen bei einer mittleren Einschaltzeit von ca. 2 h je Woche oder bei einer Betriebsbelastung von 200 mA · min/ Woche der Bereich bis zu einem Abstand von 2,5–3,5 m von der durchstrahlten Körperregion des Patienten und vom Röntgenstrahler Kontrollbereich im Sinne der RöV. Die Kontrollbereichskennzeichnung muß mindestens den Wortlaut »Kein Zutritt – Röntgen« enthalten. Sie kann auch – gut erkennbar – am Bildverstärkergerät angebracht und mit der o. g. Abstandsempfehlung ergänzt werden. Wegen der Anwendungsvielfalt beim Einsatz chirurgischer Bildverstärkergeräte empfiehlt es sich jedoch, jeweils den gesamten Operationssaal als Kontrollbereich zu betrachten und dementsprechend die Schutzvorschriften der Röntgenverordnung bei allen dort anwesenden Personen anzuwenden.

Betrieblicher Überwachungsbereich. An den Kontrollbereich können Bereiche angrenzen, in denen Personen jährlich höhere Körperdosen als 5 mSv aus Ganzkörperexpositionen erhalten können. Diese Bereiche sind als betriebliche Überwachungsbereiche festzulegen (§ 19 Abs. 2 RöV). Beim Einsatz chirurgischer Bildverstärkergeräte wird häufig – wie zuvor erwähnt – aus Sicherheitsgründen die Grenze des Kontrollbereiches weiter als erforderlich ausgedehnt oder der gesamte Operationssaal als Kontrollbereich behandelt. In derartigen Fällen ist die mögliche Strahlenexposition in den Bereichen, die an den Kontrollbereich oder den Operationssaal angrenzen, so gering, daß z. B. durch die Abschirmwirkung der Operationsraumwände in den angrenzenden Bereichen keine betrieblichen Überwachungsbereiche mehr entstehen.

Die in der RöV genannte »effektive Dosis« oder besser »effektive Äquivalentdosis« ist ein Maß für den Gesamtschaden oder das Gesamtrisiko durch stochastische Strahlenwirkungen, die bei den vergleichsweise geringen Strahlenexpositionen beruflich strahlenexponierter Personen auftreten können. Stochastische Strahlenwirkungen sind zufällig auftretende biologische Wirkungen, für die die Wahrscheinlichkeit ihres Auftretens mit der Strahlenbelastung zunimmt und deren Schweregrad nicht dosisabhängig ist. Erst bei erheblich höheren Strahlenexpositionen, wie sie z. B. bewußt in der Strahlentherapie angewendet werden, treten mit Sicherheit, also nicht mehr zufällige (stochastische), biologische Wirkungen auf, die als deterministische (nichtstochastische) Strahlenwirkungen bezeichnet werden, bei denen der Schweregrad entsprechend der Zahl der geschädigten Zellen mit steigender Strahlendosis zunimmt und bei denen auch in der Regel eine Schwellendosis auftritt.

Die effektive Dosis ist die Summe der gewichteten mittleren Äquivalentdosen in den einzelnen, möglicherweise unterschiedlich strahlenexponierten Organen und Geweben. Die Dosiseinheit der effektiven Dosis ist das Sievert (Sv). Durch die effektive Dosis ist ein besserer Vergleich der Risiken in bezug auf Krebserkrankungen oder genetische Schäden bei Ganzkörperbestrahlung und bei Bestrahlung nur einzelner Körperteile möglich.

Personendosimetrie

Beim Einsatz chirurgischer Bildverstärkergeräte im Operationssaal können Ärzte und Pflegepersonal eine Körperdosis als effektive Dosis oder Teilkörperdosis bestimmter Organe von mehr als 5 mSv/a (Millisievert pro Jahr) erhalten. Dieser Personenkreis zählt somit zu den »beruflich strahlenexponierten Personen«, deren Strahlenexposition, d. h. deren Körperdosis durch die Messung der Personendosis zu überwachen ist. Hierzu werden »Filmplaketten« als amtliche Dosimeter benutzt, die in der Regel monatlich ausgetauscht und von einer nach Landesrecht zuständigen Stelle ausgewertet werden. Das Ergebnis dieser Auswertung gilt als Maß für die erhaltene Körperdosis. Vom Strahlenschutzverantwortlichen, vom Strahlenschutzbeauftragten oder von der zu überwachenden Person kann festgelegt werden, daß ggf. neben dem amtlichen Dosimeter ein jederzeit ablesbares Dosimeter verwendet wird, z. B. ein Stabdosimeter.

Die Einzelheiten über Art und Umfang der Personendosimetrie bei beruflich strahlenexponierten Personen sind in der »Richtlinie für die physikalische Strahlenschutzkontrolle zur Ermittlung der Körperdosen« geregelt. Wegen der Bedeutung der beruflichen Strahlenexposition bei der »Anwendung von Röntgenstrahlen im Operationssaal« sind in Tabelle 6.19 die Vorschläge dieser Richtlinie zur Personendosimetrie im Operationssaal und in der interventionellen Radiologie wiedergegeben.

Tabelle 6.19. Richtlinie für die physikalische Strahlenschutzkontrolle

Vorschläge zur Personendosimetrie	
1 Anwendung von Röntgenstrahlen in der Medizin und Zahnmedizin	
1.1 Röntgendiagnostik	
Anwendung	Verfahren
⋮	
1.1.5 ... im Operationssaal	
– Chirurg, Untersucher	A, B, C
– Gipspfleger	A, B
– sonstige Anwesende (z. B. Anästhesist, Assistent)	A
1.1.6 Spezialuntersuchungen mit Aufnahmen und/oder Durchleuchtungen (z. B. Angiographien, interventionelle Radiologie)	
– Untersucher	A, B, C
– sonstige Anwesende (z. B. Assistent)	A, C
Zeichenerklärung: Messung der ... Personendosis mit einem	
A amtlichen *Ganzkörper*dosimeter	
B amtlichen *Teilkörper*dosimeter an bestimmten Körperteilen	
C einem *jederzeit ablesbaren* bzw. auswertbaren Dosimeter	

Die Strahlungsintensität ist bei der Strahlenanwendung im Operationssaal räumlich sehr ungleichmäßig verteilt und nimmt mit zunehmendem Abstand von der Strahlenquelle nach dem Abstandsquadratgesetz ab. In diesem Zusammenhang ist erwähnenswert, daß bei den beruflich strahlenexponierten Personen die zulässige Strahlenexposition der »Hände, Unterarme, Füße (und) Unterschenkel« gegenüber den Strahlenexpositionen am Körperstamm um den Faktor 10 höher liegen darf.

Beruflich strahlenexponierte Personen werden je nach zu erwartender Strahlenexposition in die Kategorie A oder B eingeteilt. Der wesentliche Unterschied zwischen beiden Kategorien liegt darin, daß beruflich strahlenexponierte Personen der Kategorie A regelmäßig jährlich von einem »ermächtigten Arzt« untersucht werden müssen. Dieser muß feststellen, ob gesundheitliche Bedenken gegen die Tätigkeit im Kontrollbereich bestehen. Bei beruflich strahlenexponierten Personen der Kategorie B ist eine derartige regelmäßige Untersuchung nicht vorgeschrieben, kann aber im Einzelfall von der zuständigen Behörde angeordnet oder vom Strahlenschutzverantwortlichen verlangt werden. Eine versehentlich falsche Einstufung in Kategorie A oder B ist unproblematisch, da durch die Mitteilung der monatlich ausgewerteten amtlichen Personendosimeter eine entsprechende Einstufung von Kategorie B nach A oder umgekehrt auch schon nach wenigen Monaten möglich ist.

Neben den angegebenen Jahresgrenzwerten für beruflich strahlenexponierte Personen darf die über das gesamte Berufsleben aufsummierte Dosis, die Berufslebensdosis, 400 mSv nicht überschreiten, d. h., daß bei einem 40 jährigen Berufsleben die Jahresdosis durchschnittlich nur 10 mSv betragen darf. Bei höheren jährlichen Strahlenexpositionen bis zu 50 mSv/a verkürzt sich dementsprechend die zulässige Gesamtzeit spezieller beruflicher Tätigkeiten. Für Ärzte in der interventionellen Radiologie, aber auch für Chirurgen im Operationssaal kann deshalb die Anwendung spezieller Strahlenschutzvorkehrungen im Hinblick auf den Grenzwert von 400 mSv sehr dringlich werden.

Dauereinrichtungen. Eine wesentliche Schutzvorkehrung für das beruflich strahlenexponierte Operationspersonal ist die Installation von »Dauereinrichtungen« im Sinne des § 21 Abs. 1 RöV. Dauereinrichtungen sind Abschirmungen oder Abstandshaltungen, die so bemessen sein müssen, daß die Strahlenexposition der Person(en) in der Schutzzone »während des normalen Betriebsablaufes« höchstens $^1/_5$ des Jahresgrenzwertes der effektiven Dosis von 50 mSv für beruflich strahlenexponierte Personen der Kategorie A beträgt. Über die Anbringung und Anwendung von Dauereinrichtungen wird viel diskutiert. Bei einigen Operationen und Operationsabläufen werden besonders von Chirurgen derartige Einrichtungen mit Rücksicht auf einen effizienten Arbeitsablauf nicht oder nur zeitweise angewendet werden können.

Für den Strahlenschutz des Personals sind spezielle Strahlenschutzvorkehrungen im Sinne von Dauereinrichtungen auch im Hinblick auf die zu erwartenden Änderungen der Dosisgrenzwerte für beruflich strahlenexponierte Personen empfehlenswert. Nach der neugefaßten »Richtlinie 96/29/Euratom« vom 13. Mai 1996 für den Strahlenschutz der »Arbeitskräfte und der Bevölkerung«, deren Festlegungen auch in die deutsche Röntgenverordnung übernommen werden müssen, darf »der Grenzwert der effektiven Dosis für strahlenexponierte Arbeitskräfte« zukünftig nur noch 100 mSv in fünf Jahren betragen, d. h. durchschnittlich nur noch 20 mSv pro Jahr.

Für weibliche Mitarbeiter des Operationspersonals ist bemerkenswert, daß

- bei gebärfähigen Frauen die über einen Monat kumulierte Körperdosis an der Gebärmutter 5 mSv nicht überschreiten darf (§ 31 Abs. 3 RöV) und
- schwangere Frauen nicht mehr bei Anwendung von Röntgenstrahlen im Kontrollbereich tätig werden dürfen.

Strahlenunfall. Besteht die Möglichkeit, daß beim Betrieb einer Röntgeneinrichtung bei einem oder mehreren Mitarbeitern die Dosisgrenzwerte für beruflich strahlenexponierte Personen überschritten worden sind, so liegt ein Unfall vor, der gemäß § 42 RöV unverzüglich bei der zuständigen Behörde angezeigt werden muß. Die Behörde wird in der Regel den Ereignisablauf, der zu diesem Unfall geführt hat, vor Ort überprüfen und ggf. weitere Maßnahmen veranlassen, z. B. eine ärztliche Untersuchung der betroffenen Personen durch einen ermächtigten Arzt.

Belehrung
Von großer Bedeutung für den Strahlenschutz der Beschäftigten und des Patienten bei der Anwendung chirurgischer Bildverstärkergeräte ist die nach der RöV vorgeschriebene halbjährliche Belehrung des Personals und der Personen, denen Zutritt zum Kontrollbereich als Beschäftigte oder Auszubildende erlaubt ist. Diese Belehrung nach § 36 RöV erstreckt sich im wesentlichen auf

- die vorgesehenen Arbeitsmethoden,
- die möglichen Gefahren und
- die anzuwendenden Schutzmaßnahmen.

Dabei ist der für die jeweilige Tätigkeit wesentliche Inhalt der RöV zu berücksichtigen. Neben Personen mit Zutrittsberechtigung zum Kontrollbereich sind auch diejenigen zu belehren, die Röntgenstrahlen anwenden, ohne sich dabei im Kontrollbereich aufhalten zu müssen. Zu den Belehrungen heißt es in § 36 Abs. 3 RöV: »Über den Inhalt und den Zeitpunkt der Belehrung sind Aufzeichnungen zu führen, die von der belehrten Person zu unterzeichnen sind. Die Aufzeichnungen sind fünf Jahre aufzubewahren und der zuständigen Behörde auf Verlangen vorzulegen.«

Die Belehrung muß der Strahlenschutzbeauftragte nicht selbst durchführen, sie kann an andere, hierfür gut qualifizierte Ärzte der Abteilung oder einen externen Sachverständigen delegiert werden. Der Strahlenschutzbeauftragte bleibt dabei verantwortlich für den Inhalt und die Durchführung der Belehrung. Aus der Forderung »über die vorgesehenen Arbeitsmethoden und die möglichen Gefahren zu belehren«, ist ersichtlich, daß »allgemeine« oder »pauschale« Belehrungen, z. B. nur über die Strahlenschutzvorschriften der RöV, unzureichend sind. Die jeweilige besondere Art der Strahlenanwendung und Tätigkeit der zu Belehrenden muß in jedem Fall bei der Belehrung berücksichtigt werden. Andererseits können neben der mündlichen Belehrung auch speziell ausgearbeitete Belehrungstexte wie auch die Wiedergabe von Film- oder Videoaufzeichnungen bei den Belehrungen verwendet werden.

Patientenschutz
Der Strahlenschutz des Patienten ist in der RöV bereits in den schon erwähnten Anwendungsgrundsätzen des § 25 und in den beiden Strahlenschutzgrundsätzen der allgemeinen Schutzvorschriften des § 15 berücksichtigt. Nach diesen Grundsätzen

- dürfen Röntgenstrahlen nur angewendet werden, wenn dies aus ärztlicher Indikation geboten ist und dafür gesorgt ist, daß
- jede unnötige Strahlenexposition vermieden wird und
- jede ärztlich indizierte Strahlenexposition von Menschen so gering wie möglich gehalten wird.

Neben diesen Grundsätzen, die auch für die medizinische Strahlenanwendung am Patienten gelten, gibt es jedoch – anders als bei den beruflich strahlenexponierten Personen und bei den »anderen Personen«, die nicht Patienten sind – keine Dosisgrenzwerte für Patienten.

Im Einzelfall kann bei strenger ärztlicher Indikation und Einhaltung der anderen Strahlenschutzgrundsätze und Schutzvorschriften der RöV auch eine hohe Strahlenexposition gerechtfertigt sein. Der Verzicht auf Dosisgrenzwerte für Patienten kann auf einfache Weise durch die vom Arzt im Einzelfall zu begründende medizinische Notwendigkeit umfangreicher, lang andauernder oder mehrfacher Strahlenanwendung zur Untersuchung oder Behandlung veranschaulicht werden.

Die Grundsätze und die sonstigen Schutzvorschriften führen allerdings in den Durchführungsbestimmungen zur RöV zu konkreten Strahlenschutzanforderungen, die z. B. als personenbezogener, gerätebezogener oder anwendungsbezogener Strahlenschutz kategorisiert werden können und z. T. auch für den Strahlenschutz des Patienten von Bedeutung sind. Zum personenbezogenen Strahlenschutz zählt z. B. die Forderung, für die Patienten ausreichendes Strahlenschutzzubehör nach DIN 6813, Ausgabe Juli 1980, wie Patientenschutzschürzen und Gonadenabdeckungen, bereit zu halten. Über die Verwendung dieses Zubehörs entscheidet der fachkundige Arzt.

Der Strahlenschutz des Patienten sollte vom verantwortlichen Chirurgen auch in dem »persönlichen Gespräch zur Aufklärung des Patienten« wie es z. B. in »§ 1a Aufklärungspflicht« in der Berufsordnung der Ärztekammer Niedersachsen von 1980 gefordert ist, mit angesprochen werden.

Aufzeichnungen
Vor der Anwendung von Röntgenstrahlen sind gemäß § 28 RöV

- Angaben über frühere Anwendungen ionisierender Strahlen und
- bei Patientinnen im gebärfähigen Alter, Angaben über das Bestehen einer Schwangerschaft aufzuzeichnen.

Für die Aufzeichnung über frühere Anwendungen von Röntgenstrahlen muß nach dem Röntgennachweisheft bzw. »Röntgenpaß« gefragt werden. Die Aufzeichnungen im »Röntgenpaß« sollen dazu beitragen, im Einzel-

```
Anhang A   (informativ)
Beispiel für die Erfassung der Angaben, die bei Röntgenuntersuchungen protokolliert werden müssen

Name und Anschrift der ausführenden Stelle
(Röntgendiagnostisches Intsitut oder Praxis)
_____

Angaben zur Patientenidentifikation:
Name, Vornamen, Geburtsdatum, Geschlecht
Anschrift
Identifikations- oder Archivierungsnummer
_____

Vorangegangene Strahlenexposition:
Welche Röntgenuntersuchung wurde durchgeführt?                      wann:
_____

Schwangerschaft                             ja                      nein
Beginn der letzten Menstruation:
_____

Anfordernder Arzt:
Diagnosen:                                                          Fragestellung:
Gewünschte Untersuchung:                                            Datum:
_____

Untersuchungsgerät (Arbeitsplatz):                                  Programmtaste:
Röntgenröhrenspannung (kV):                                         Strom-Zeit-Produkt (mAs):
Durchleuchtungszeit (min):                                          Flächendosisprodukt (cGy·cm²):
Zahl der Radiogramme, z. B. Filme:                                  Formate:
Empfindlichkeitsklasse des Film-Folien-Systems, wenn verschiedene Systeme eingesetzt werden:
Kontrastmittel:              welches:                               wieviel:
Untersuchtes Organ bzw. untersuchte Körperregion:
_____


_____                    Arzt:
Untersuchungsdatum                                 MTR:
```

Abb. 6.27. Beispiel für die Erfassung der Angaben, die bei der Röntgenuntersuchung dokumentiert werden müssen

fall unnötige Röntgenaufnahmen und Röntgenuntersuchungen zu vermeiden. Der Patient ist allerdings nicht verpflichtet, einen derartigen Röntgenpaß zu führen.

Neben den Ergebnissen der vorgeschriebenen Patientenbefragung sind auch die Aufzeichnungen über jede Anwendung von Röntgenstrahlen zu führen. Aus diesen Aufzeichnungen müssen alle Angaben hervorgehen, die im Einzelfall – auch Monate und Jahre nach der Strahlenanwendung – zur nachträglichen Ermittlung der Körperdosen erforderlich sind. Über Art und Umfang der aufzuzeichnenden Daten sind 1989 im Auftrag des Bundesministers für Arbeit und Sozialordnung »Empfehlungen über Aufzeichnungen nach § 28 der Röntgenverordnung« herausgegeben worden. In diesen Empfehlungen ist auch die Zuordnung der verschiedenen Aufzeichnungsdaten zu den 3 Kategorien »Personenbezogene Daten«, »Standarddaten« und »Variable Daten« erläutert. Die »Personenbezogenen Daten« sind dabei aus datenschutzrechtlichen Gründen von besonderer Bedeutung. Ergänzend zu diesen Empfehlungen können auch die konkreten Aufzeichnungsvorschläge der DIN 6827, Teil 4 Ausgabe Dezember 1992, angewendet werden (Abb. 6.27). Die Aufzeichnungen über Röntgenuntersuchungen, also auch über die Anwendung chirurgischer Bildverstärkergeräte, sind 10 Jahre aufzubewahren. In einzelnen Fällen sind die aufzuzeichnenden Daten schwer zu ermitteln, daher sollte der Strahlenschutzbeauftragte einer chirurgischen Abteilung grundsätzlich überlegen, wie er der Aufzeichnungspflicht in derartigen Fällen gerecht werden kann.

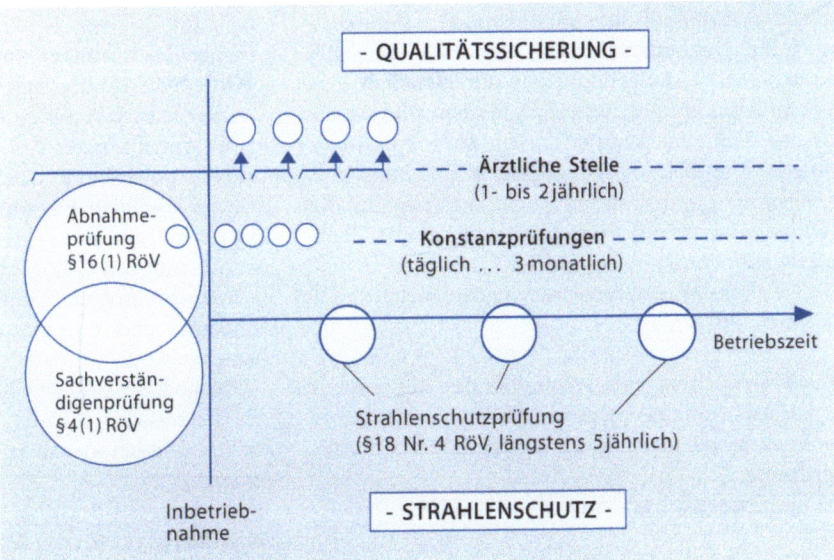

Abb. 6.28. Gesamtkonzeption zu Qualitätssicherung und Strahlenschutz

Qualitätssicherung gemäß Röntgenverordnung

Auch bei chirurgischen Bildverstärkergeräten sind gemäß § 16 RöV die Vorschriften zur Qualitätssicherung anzuwenden. Hierzu gehören besonders die »Abnahmeprüfung« im Sinne der RöV durch den Hersteller oder Lieferanten des Röntgengerätes, die regelmäßigen »Konstanzprüfungen« durch den Betreiber und die Beratungen durch die »ärztliche Stelle« des jeweiligen Bundeslandes. Die Gesamtkonzeption zu Qualitätssicherung und Strahlenschutz bei Röntgendiagnostikeinrichtungen ist in Abb. 6.28 in vereinfachter Weise und in Abhängigkeit von der Betriebszeit einer Röntgendiagnostikeinrichtung veranschaulicht.

Die Beratung durch die ärztliche Stelle, die Maßnahmen zur Verringerung der Strahlenexposition der Patienten vorschlagen kann, erfolgt durch Auswertung und Beurteilung

- der angeforderten Aufzeichnungen über die Abnahmeprüfung und die regelmäßigen Konstanzprüfungen sowie
- der angeforderten Patientenaufnahmen (Röntgendirektaufnahmen oder Indirektaufnahmen vom Bildverstärkerausgang).

Bei Röntgenaufnahmeeinrichtungen gehören zu den Aufzeichnungen über die Konstanzprüfung an diesen Geräten auch Röntgenfilmaufnahmen von einem speziellen technischen Prüfkörper. Diese Prüfkörperaufnahmen werden mit der bei der Abnahmeprüfung vom Hersteller oder Lieferanten erstellten Bezugsaufnahme verglichen. Derartige objektive Bilddokumente werden bei den Konstanzprüfungen an Durchleuchtungsgeräten mit Bildverstärker-Fernseh-Kette, also auch bei chirurgischen Bildverstärkergeräten, nicht erstellt. Bei den Konstanzprüfungen an diesen Geräten wird das Durchleuchtungsbild des Prüfkörpers vom Betreiber oder Arzt visuell in bezug auf bestimmte technische Bildqualitätsmerkmale beurteilt. Diese Beurteilung kann sich nicht zweifelsfrei auf das bei der Abnahmeprüfung vom Hersteller oder Lieferanten beurteilte Vergleichsfernsehbild stützen. Um im Laufe der Betriebszeit auch sehr langsam eintretende Veränderungen des Fernsehbildes feststellen zu können, wird von den ärztlichen Stellen zu Recht verlangt, die Aufzeichnungen des Betreibers über die Konstanzprüfungen an diesen Durchleuchtungsgeräten jährlich von der Herstellerfirma, z. B. in Verbindung mit der regelmäßigen Wartung, oder von einem behördlich bestimmten Sachverständigen bestätigen zu lassen.

6.6.2 Chirurgische Bildverstärkersysteme
(G. KRAUS)

Im Jahre 1895 entdeckte der Physiker Wilhelm Conrad Röntgen in Würzburg eine »neue Art von Strahlen«, die später als Anerkennung für seine bahnbrechende Entdeckung Röntgenstrahlen genannt wurden. Die Möglichkeit, diese Strahlen zur Untersuchung oder bei bestimmten Erkrankungen auch zur Behandlung des lebenden Menschen erfolgreich anzuwenden, führte in den folgenden Jahrzehnten zu einer raschen Entwicklung besonders bei den Untersuchungstechniken und den hierfür notwendigen Geräten. Damit konnten Röntgenstrahlen einmal kurzzeitig für Röntgenaufnahmen, zum anderen – bei Durchleuchtungen – langzeitig genutzt werden. In den 50er Jahren war die Entwicklung von Röntgenbildverstärkern so weit fortgeschritten, daß auch im Operationssaal zur Unterstützung oder Dokumentation chirurgischer Eingriffe ohne besondere Raumabdunkelung durchleuchtet werden konnte. Durch diese technische Entwicklung – anfangs mit Bildbetrachtung durch ein Monokular oder Binokular – und die anschließende Erweiterung mit Fernsehkamera und Monitor wurde der Weg für die vielseitige Verwendbarkeit mobiler chirurgischer Bildverstärkereinrichtungen eröffnet.

Die wichtigsten Komponenten chirurgischer Bildverstärker sind:

- das strahlenerzeugende System mit den Komponenten Hochspannungserzeuger und Schaltgerät sowie Röhrenschutzgehäuse mit Röntgenröhre und Strahlerblenden,
- das Bildempfängersystem.

Das Bildempfängersystem bei chirurgischen Bildverstärkergeräten besteht aus dem Röntgenbildverstärker (RBV), einer nachgeschalteten Fernsehkamera und einem Monitor. Dieses System wird auch als Bildverstärker-Fernseh-Kette (BV-TV-Kette) bezeichnet. Neben der TV-Kamera und einem Monitor sind auch andere Aufzeichnungs- und Bildspeicherkomponenten, wie Filmkamera (z. B. 35-mm-Kamera, 100-mm-Kamera für Einzelbilder vom Bildverstärkerausgangsschirm), Speicherung auf Magnetband, digitale Bildspeicherung und Bildverarbeitung, Video-Imager-Technik (also die Photographie des gespeicherten Monitorbildes von einem Spezialmonitor) einsetzbar.

Technische Mindestanforderungen

Nach der »Richtlinie für Sachverständigenprüfungen nach Röntgenverordnung« von 1995 müssen BV-Einrichtungen »Technische Mindestanforderungen« erfüllen (Tabelle 6.20).

Die »Technischen Mindestanforderungen« müssen für Prüfungen bei erstmaliger Inbetriebnahme (§ 3 und § 4 RöV) und bei Wiederholungsprüfungen nach § 18 Nr. 4 RöV in Abständen von längstens 5 Jahren zugrundegelegt werden. Die geforderte Mindestgenera-

torleistung bezieht sich nicht auf den Durchleuchtungsbetrieb, sondern nur auf den Aufnahmebetrieb oder die Direktradiographie.

Außerdem müssen mobile C-Bogen-Röntgeneinrichtungen, die nach dem 01.01.1994 in Betrieb genommen worden sind oder werden über eine Einrichtung zur digitalen Bildspeicherung mit einem Auflösungsvermögen des Speicherbildes ≥0,8 Lp/mm verfügen. Mit mobilen C-Bogen-Röntgeneinrichtungen dürfen Röntgenaufnahmen am Körperstamm nur im Operationssaal und nur zur Dokumentation angefertigt werden.

Mit mobilen C-Bogen-Röntgeneinrichtungen mit 1-Puls-Generator (≥1 kW) dürfen Röntgenaufnahmen nur im Bereich des peripheren Skeletts angefertigt werden.

Anwendungsbezogener Strahlenschutz

Die auf den Patientenkörper auftreffende Nutzstrahlung durchdringt zu einem Teil den Patientenkörper, gelangt auf diese Weise als sog. Strahlenrelief zum Eingang des Bildempfängersystems und dient somit der Bildgebung. Ein anderer Teil der Nutzstrahlung wird vom Patientenkörper absorbiert und kann damit keinen Beitrag zur Bildgebung leisten.

Ein weiterer Teil der Nutzstrahlung wird im Patientenkörper gestreut (»Compton-Streuung«) und tritt in Form von energieärmerer, sog. Streustrahlung allseitig aus dem Körper des Patienten aus. Strahlenschutz für den Anwender bedeutet im wesentlichen Schutz gegenüber dieser Streustrahlung. Der Streustrahlungsanteil ist bei kleineren »durchstrahlten« Patientenvolumina deutlich geringer als bei größeren. Aus diesem Zusammenhang kann eine wichtige Regel des praktischen Strahlenschutzes für Patienten und Anwender hergeleitet werden:

Nutzstrahlenfeld gut einblenden! !

Ein gut eingeblendetes Nutzstrahlenfeld verbessert nicht nur den Strahlenschutz für Patienten und Anwender, sondern auch die »technische Bildqualität«

Tabelle 6.20. Technische Mindestanforderungen an chirurgische BV-Einrichtungen

Mindestgeneratorleistung (bezieht sich nur auf den Aufnahmebetrieb für Direktradiographie)	2,0 kW (2-Puls) 1,0 kW (Multipuls)
Pulsation der Röhrenspannung (bezieht sich nur auf den Aufnahmebetrieb für Direktradiographie)	>2-Puls
Nennwert für Brennfleckgröße (nach DIN 6823)	≤1,8
Grenzwert der kürzesten Schaltzeit bei Aufnahmen	≤100 ms
Grenzwert der Nenndosis für Aufnahmebetrieb	10 µGy
Dosisleistung am BV-Eingang (Vollfeld)	≤0,6 µGy/s
Auflösung des Monitorbildes bei Durchleuchtungsbetrieb	≥1,0 Lp/mm[1]
Auflösung des Monitorbildes für »digitales Speicherbild«	≥0,8 Lp/mm

Tabelle 6.21 Erforderliche Bleigleichgewichtswerte bei Strahlenschutzzubehör

	mm Pb
Strahlenschutzzubehör für die Strahlenanwender (Mediziner und Assistenzpersonal) mit erforderlichen Bleigleichgewichtswerten	
Strahlenschutzschürze, Vorderseite	0,35
Strahlenschutzschürze, Rückseite	0,25
Strahlenschutzoperationsschürze	0,25
Handschuhe	0,25
Strahlenschutzzubehör für den Patienten	
Patientengonadenschutzschürze, Gonadenabdeckung	0,4
Ortsveränderliche Abschirmungen zur Erweiterung von Schutzzonen	
Strahlenschutzwände, -kanzeln	0,5
Strahlenschutzvorhänge	0,25

des Monitorbildes und nachgeschalteter Bilddokumentationssysteme.

Die Einblendung des Nutzstrahlenfeldes kann – je nach Situation – entweder über die Irisblende oder durch die Parallelblende vom Bedienpult aus erfolgen. Die Blenden erscheinen dann im Monitorbild und bleiben auch nach kurzer Unterbrechung der Durchleuchtung in ihrer Position, so daß nicht erneut eingeblendet werden muß. Für besondere Situationen stehen bei vielen Geräten neuerer Bauart Vergrößerungsmöglichkeiten (Ausschnittvergrößerung, Zooming) der interessierenden Körperregion durch Umschaltung auf ein kleineres BV-Eingangsformat zur Verfügung. Der »Mitlauf« der Blenden bei Umschaltung auf ein kleineres BV-Eingangsformat erfolgt dann automatisch.

Ein weiterer wichtiger Strahlenschutzaspekt, der leider immer noch zu wenig Beachtung findet, lautet:

! Strahlungszeiten so kurz wie möglich halten!

Eine technische Unterstützung zur Umsetzung dieses Strahlenschutzaspektes bieten heute alle neueren Geräte in Form einer Interruptschaltung: Die Durchleuchtung wird nach einem bestimmten, z. T. vorwählbaren Zeitintervall zwangsweise unterbrochen. Ein weiteres Durchleuchtungsintervall muß dann vom Anwender erneut ausgelöst werden.

Die Ausstattung aller neuen chirurgischen BV-Einrichtungen mit digitalem Bildspeicher soll ebenfalls dazu beitragen, die Durchleuchtungszeiten zu senken. Dem Anwender steht schon nach kurzer Durchleuchtungszeit ein gespeichertes Monitorbild zur Verfügung, das eine Beurteilung der aktuellen Situation erlaubt. Zur Dokumentation sollte möglichst die Indirektradiographie (Video-Imager-Technik) erfolgen. Zwischenergebnisse lassen sich auch mit Hilfe von Videoprintern darstellen, die allerdings nicht die Dokumentation auf einem Durchsichtsbild, wie es bei der Direkt- und Indirektradiographie erzeugt wird, ersetzen.

Weiter dient geeignetes Strahlenschutzzubehör für Patienten und Anwender der Verbesserung des Strahlenschutzes. In Anlage III der »Richtlinie für Sachverständigenprüfungen nach Röntgenverordnung« sind erforderliche Patientenschutzmittel bei Röntgendiagnostikeinrichtungen in Abhängigkeit verschiedener Anwendungsbereiche aufgeführt. Für den Bereich Chirurgie und Orthopädie sind dies folgende Patientenschutzmittel:

! Gonadenschutzschürze in mehreren Größen, Hodenkapsel (umschließend), Ovarienabdeckung, ggf. indirekter Ovarienschutz, Patientenschutzschürzen, Bleigummiabdeckungen in mehreren Größen.

Bei diesen erforderlichen Patientenschutzmitteln nach DIN 6813 (Ausgabe Juli 1980) »Strahlenschutzzubehör bei medizinischer Anwendung von Röntgenstrahlung bis 300 kV, Regeln für Herstellung und Benutzung« sind auch die Anwendungsempfehlungen dieser Norm zu beachten. Danach muß das Strahlenschutzzubehör mindestens folgende Bleigleichwerte aufweisen (Tabelle 6.21).

Positionierung des Bildempfängersystems

Eine weitere Strahlenschutzmaßnahme, die sich aus der Gerätehandhabung ergibt, besteht darin, den Bildempfängerteil der chirurgischen BV-Einrichtung möglichst dicht am Patientenkörper zu positionieren. Dadurch wird nicht nur die technische Bildqualität verbessert, sondern gleichzeitig durch den größeren Brennfleck-Haut-Abstand die Strahlenexposition für den Patienten verringert. Immer wenn im Durchleuchtungsbetrieb das untersuchte Körperteil stark vergrößert im Monitorbild erscheint, ist dies ein Indiz dafür, daß der Röntgenstrahler zu dicht am Patienten positioniert wurde.

Automatische Dosisleistungsregelung (ADR)

Nach der Röntgenverordnung müssen alle chirurgischen BV-Einrichtungen mit einer ADR ausgestattet sein. Des weiteren verfügen alle Geräte über die Möglichkeit, diese Regelung für bestimmte Situationen außer Kraft zu setzen (Automatik-Stop) und dann entweder mit den zuletzt eingeregelten Betriebswerten (kV und mA) oder im Handbetrieb weiter zu arbeiten. Dabei wird die Röhrenspannung vom Anwender selbst eingestellt.

Die Optionen ADR, Automatik-Stop und Handbetrieb sind für solche Situationen von großer Wichtigkeit, bei denen Instrumente oder Implantate geringer Strahlentransparenz, z. B. aus metallischen Materialien, in den Strahlengang eingebracht werden. In diesen Fällen regelt die ADR Spannungs- und Stromwerte derart, daß auch diese Gegenstände ausreichend durchstrahlt werden. Die ADR kann nämlich keine Unterschiede zwischen Körpergewebe und Fremdkörper treffen. Dies hat zur Folge, daß die strahlentransparenten Körperregionen überstrahlt werden, so daß ein zu helles und kontrastarmes Monitorbild erscheint. In solchen Situationen muß von der Möglichkeit Automatik-Stop oder Handeinstellung Gebrauch gemacht werden. Die Betriebswerte für die Röhrenspannung können bei Handeinstellung vom Anwender am Schaltgerät so eingestellt werden, daß die interessierenden Gewebe- und Körperregionen im Monitorbild optimal dargestellt werden.

Bei operativen Eingriffen, bei denen die interessierende Körperregion zunächst zur Orientierung ohne Implantate oder metallische Hilfsinstrumente durchleuchtet wird, sollte der Anwender schon bei dieser ersten orientierenden Durchleuchtung die Automatik-Stop-Taste betätigen, damit die optimal eingeregelte Bildqualität des Durchleuchtungsbildes auch für alle weiteren operativen Schritte erhalten bleibt.

In Tabelle 6.22 sind die wichtigsten Strahlenschutzregeln beim Betrieb chirurgischer BV-Einrichtungen zusammengefaßt.

Anwendung und Technik des chirurgischen BV-Gerätes

Anwendung. Vor jeder Anwendung muß der Einsatz eines chirurgischen BV-Gerätes am noch nicht sterilen Patienten geplant und vorbereitet werden.

Hierbei ist grundsätzlich wie folgt zu verfahren:

Von welcher Seite soll der Patient durchleuchtet werden? (Hieraus ergibt sich der Standort des C-Bogens.)

Es werden die Einstellungen (ohne Strahlung) vorgenommen, die auch später während der Operation beim steril abgedeckten Patienten reproduziert werden sollen.

Diese Vorbereitungen sind erforderlich, um einen reibungslosen Ablauf beim Einsatz des chirurgischen Bildverstärkers während der Operation zu gewährleisten. Erst im Anschluß daran sollte das Waschen und Abdecken des Patienten beginnen.

Grundsätzlich muß ein chirurgisches BV-Gerät vor dem geplanten Einsatz hinsichtlich seiner Funktionstüchtigkeit überprüft werden. Dies muß am geplanten Einsatzort (Operationssaal) mit der zugehörigen Spannungsversorgung, bevor Patient und Personal im Operationssaal sind, durchgeführt werden.

Tabelle 6.22. Strahlenschutzregeln beim Betrieb chirurgischer Bildverstärker

1. Strahlungszeiten so gering wie möglich halten
2. Nutzstrahlenfeld gut einblenden
3. Abstand des Personals zum Nutzstrahlenfeld und zum Patientenkörper so groß wie möglich halten
4. Optimale Strahlenschutzkleidung für die Anwender (Ärzte und Assistenzpersonal) verwenden
5. Bei Strahlenanwendung an Schädel und Extremitäten Körperstamm des Patienten mit Strahlenschutzschürzen abdecken
6. Bildempfängersystem möglichst dicht am Patientenkörper aufstellen
7. Interruptschalter für den Durchleuchtungsbetrieb verwenden
8. Durchleuchtungsbetrieb erst beginnen, wenn Strahler und Bildempfängersystem richtig positioniert sind
9. Bei Verschiebung von Strahler und Bildempfängersystem nicht am Monitorbild orientieren, sondern an der zu untersuchenden Körperregion
10. Automatik-Stop-Taste oder Handeinstellung anwenden, wenn metallische Instrumente oder Implantate in den Strahlengang gebracht werden
11. Durchleuchtungszeiten und folgende Betriebsparameter müssen aufgezeichnet werden: ADR-Kennlinie, Röhrenspannung (kV), mAs-Produkt oder Strom (mA) und Belichtungszeiten für Aufnahmen im Operationsbereich

Technik. Mobile BV-Geräte (C-Bogen, wegen der Bauform) sind speziell für die chirurgischen Fachgebiete konstruiert. Sie sind leicht beweglich und bieten über zahlreiche Positionierungsmöglichkeiten eine große Flexibilität, um sich an die besonderen Raumverhältnisse im Operationssaal anzupassen. Generator und C-Bogen bilden eine fahrbare Einheit. Die zweite fahrbare Einheit ist ein Monitorwagen mit 1 oder 2 Sichtgeräten, in dem die elektronische Bildverarbeitung installiert ist.

C-Bögen, die dem heutigen Stand der Technik entsprechen, verfügen über einen HF-Generator, Bildpulsung (»schnelles Auge«) und Hochkontrastdurchleuchtung.

Die Bildverarbeitung besitzt meist mehrere Schnittstellen, die das System mit der Durchleuchtungseinheit verbindet und dem Benutzer Zugang zu den anwählbaren Funktionen verschafft. Über den Videoeingang werden die Bildinformationen in den digitalen Bild-

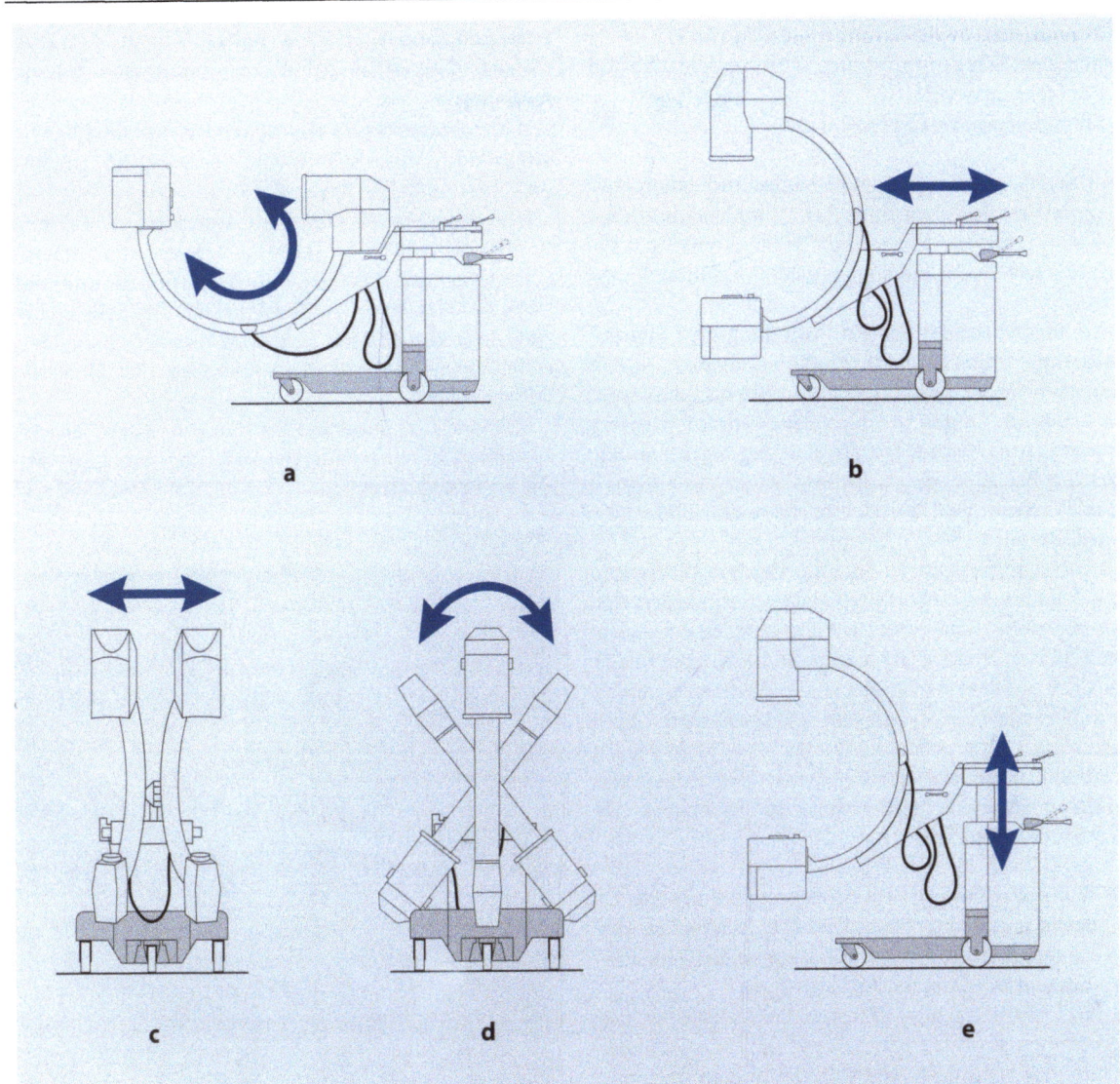

Abb. 6.29. a Drehung bezieht sich auf die Positionierung des C-Bogens einschließlich Röntgenröhre und Bildverstärker. b Verschiebung des C-Bogens nach innen/nach außen. c Drehung des C-Bogens um den hochfahrbaren und absenkbaren Ständer. d Winkelposition. Lage des C-Bogens von senkrecht bis liegend. e Hochfahren/Absenken des C-Bogens

speicher aufgenommen und können dort weiterverarbeitet werden. Diese Zusatzeinrichtung gestattet auch bei kleiner Strahlendosis Rauschunterdrückung, Ortsfrequenzfilterung zur Verbesserung der Kantenhebung, das digitale Subtraktionsverfahren sowie ein »dynamisches Speichern« von bis zu 6000 Bildern auf einer elektronischen Festplatte.

Funktion. Aus der Röntgenröhre treten erst durch Auslösen des Hand- oder Fußschalters Röntgenstrahlen aus. Die Qualität der Röntgenstrahlung wird durch die Einstellungen der kV-Werte verändert. Je höher der kV-Wert, um so besser ist das Durchdringungsvermögen der Strahlung. Ein höherer mA-Wert führt auch bei unverändertem kV-Wert zu einer höheren Strahlung und Schwärzung. Ein höherer kV-Wert führt jedoch auch zu einem schlechteren Bildkontrast. Es ist daher wichtig, stets die richtige Einstellung in Bezug auf das jeweilige Untersuchungsobjekt zu finden. Bei einer Durchleuchtung stellt die Elektronik die kV- und mA-Werte selbsttätig ein (Dosisleistungs-Regelung, besser bekannt als automatische Dosisleistungsregelung: ADR).

Beschreibung und Bedienung des C-Bogens

Der C-Bogen besteht aus folgenden Hauptkomponenten:

- Röntgenröhre
- Bildverstärker
- Röntgengenerator
- Monitorwagen mit 2 Monitoren

An der Oberseite des Stativs befindet sich ein Bedienpult für die Einstellung des Durchleuchtungsbetriebes. Zudem sind hier die Bedienknöpfe für die Blende sowie die Bilddrehung auf den Monitoren angebracht.

Am Stativ befindet sich ein Bedienungsgriff für verschiedene Positionsänderungen des C-Bogens. Am Bedienpult befinden sich Taster zum Heben und Senken des C-Bogens. Dieses ist die einzige motorbetriebene Bewegung des Gerätes. sonstige Bewegungen werden über die Bedienhebel ausgeführt, wobei die entsprechende Bremse gelöst und eine manuelle Bewegung ausgeführt wird.

Der Monitorwagen ist in den meisten Fällen mit 2 TV-Monitoren bestückt. Der erste Monitor zeigt das sog. »Livebild«, der zweite ist u. a. für den Vergleich von Bildern oder für die Kombination mehrerer Bilder aus dem Speicher vorgesehen. Die Bildmanipulation wird über das Bedienpult am Monitorwagen überwacht.

Für die Bedienung des C-Bogens werden folgende Bezeichnungen, die die Bewegungen des Bogens beschreiben, verwendet:

- Die Mittelstellung ist eine Ausgangsstellung des C-Bogens mit senkrechtem Strahl, einschließlich der Grundeinstellung für die Winkelposition, Verschiebung und Drehung der Mittelstellung.
- Das Wort »Stellung« definiert die Plazierung des Gerätes, z. B. rechte Seite, Kopfende. Eine Veränderung der Stellung erfolgt durch Bewegen des fahrbaren Stativs (Abb. 6.29).

Bei modernen C-Bögen kann das Monitorbild gedreht und spiegelbildlich dargestellt werden, um die Bildorientierung zu erleichtern.

Ein Metallgegenstand, der in das Strahlenfeld gelegt wird, dient der Anzeige und der Bildorientierung (auf/ab, rechts/links). Bei älteren Geräten kann das Bild dadurch gedreht werden, daß die TV-Kamera, die sich auf dem Bildverstärker befindet, gedreht wird.

»Gefrorenes Bild« ist eine Speichermöglichkeit, bei der ein Bild nach Abschluß der Durchleuchtung auf dem Monitor dargestellt wird. Diese Funktion ermöglicht die Betrachtung des Bildes, ohne daß die Durchleuchtung fortgesetzt werden muß.

Hierbei wird eine Strahlenexposition des Patienten vermieden.

»Snap-Shot« ist eine Funktion, die die Bildqualität verbessert. Sie eignet sich für die Bilddokumentation. Snap-Shot erzeugt einen kurzen Impuls, bei dem der mA-Wert höher ist als beim normalen Durchleuchtungsbetrieb.

Die Dokumentation von dynamischen Durchleuchtungsbildern kann mit einem Videorecorder geschehen.

Der Strahlerkopf eines chirurgischen BV-Gerätes hat oft mehrere Blenden, die sich vor dem Strahlenaustrittsfenster des Röntgenstrahlers befinden und die Größe des Nutzstrahlenbündelquerschnitts, teils rechteckig, teils kreisförmig, begrenzen. Derartige Blenden ermöglichen eine gute Anpassung an den Untersuchungsbereich.

Beispiele für einzelne Einstellungen unter Berücksichtigung der besonderen Lagerung sind in der Abb. 6.30 wiedergegeben.

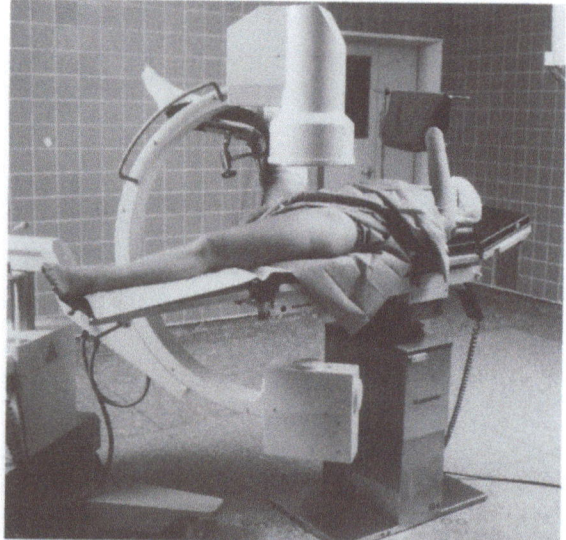

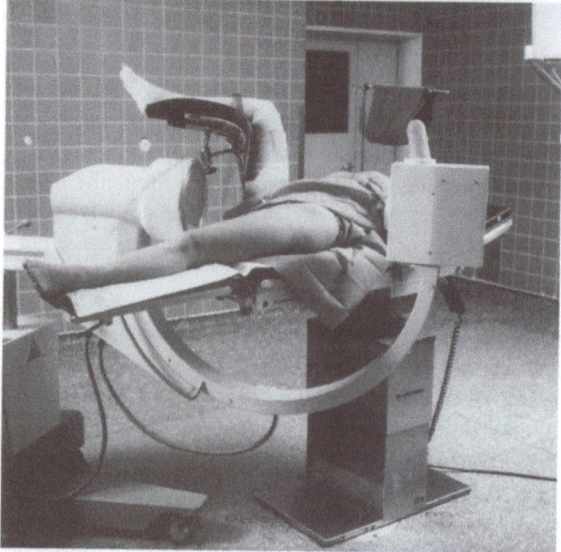

Abb. 6.30. Hüfte a frontal, b axial

6.7
Hygienische Aspekte

Die Wundinfektion ist die häufigste nosokomiale Infektion in der Chirurgie. In der Literatur wird eine Vielzahl infektionsauslösender und -fördernder Faktoren beschrieben. Ausgangspunkt der Infektion können Patienten, Personal, Geräte und Instrumente, Materialien, Oberflächen und Luft sein. »Die zehn wichtigsten Punkte der Infektionsprophylaxe sind die zehn Finger eines jeden an der konkreten Operation Beteiligten.« Diese etwas plakative Aussage macht jedoch deutlich, daß die personenbezogenen Maßnahmen im Vordergrund stehen. Die folgende Darstellung beschränkt sich auf die Maßnahmen des Operationsteams.

Eine der ersten Erfahrungen des angehenden Chirurgen in der Operationsabteilung sind Hinweise und Ermahnungen in Sachen »Sterilität«. Jedermann leuchtet ein, daß in der operativen Medizin Eintrittsmöglichkeiten für Krankheitserreger geschaffen werden bzw. Krankheitserreger freigesetzt und verbreitet werden können und somit ein erhöhtes Infektionsrisiko besteht. Folglich ist die Forderung nach besonderen Maßnahmen, die über allgemeine hygienische Notwendigkeiten der Krankenhaushygiene hinausgehen, logisch und die Akzeptanz von Maßnahmen der Operationshygiene a priori hoch. Die meisten der im Operationssaal tätigen Personen verfügen heute über einen relativ hohen Wissensstand hinsichtlich der wichtigsten perioperativen Maßnahmen. Mitunter entwickeln sich jedoch eklatante Diskrepanzen zwischen gefordertem und praktiziertem Verhalten. Die Ursachen inadäquaten Hygieneverhaltens sind häufig psychologischer Natur und resultieren zum einen aus Widersprüchlichkeiten der Hygienenormen und -empfehlungen und zum anderen aus Motivationsbarrieren (von Hagen 1994).

6.7.1
Richtlinien

In der BRD gibt es kein Bundeshygienegesetz, in dem die Hygieneüberwachung der Krankenhäuser umfassend geregelt wäre. Der Erlaß von Rechtsnormen, welche die Hygiene betreffen, ist Sache der Länder (Windorfer 1992). Das (ehemalige) Bundesgesundheitsamt (jetzt: Robert-Koch-Institut Berlin) hat eine Kommission für Krankenhaushygiene und Infektionsprävention eingesetzt. Diese veröffentlicht regelmäßig Richtlinien für Krankenhaushygiene und Infektionsprävention (zu beziehen über den Fischer-Verlag, Stuttgart). Die Hygienerichtlinien haben den Status von Expertenempfehlungen. Dies bedeutet jedoch nicht, daß den Richtlinien bei rechtlichen Auseinandersetzungen keine wesentliche Bedeutung zukäme (Windorfer 1992). Die Richtlinien werden im *Bundesgesundheitsblatt* veröffentlicht.

Weitere Expertenempfehlungen werden vom Deutschsprachigen Arbeitskreis für Krankenhaushygiene (gegründet 1986) erarbeitet. Der Arbeitskreis veröffentlicht in der Zeitschrift *Hygiene und Medizin*. Die BGA-Richtlinien wie die Arbeitskreisempfehlungen werden auch regelmäßig in den *Mitteilungen und Nachrichten der Deutschen Gesellschaft für Unfallchirurgie* dargestellt.

Aktuelle, hochinteressante Monographien wurden herausgegeben von Adam u. Daschner (1993), Bennett u. Bachmann (1993), Daschner (1992), Hansis (1994a), G. Hierholzer u. S. Hierholzer (1990), J. Sander u. U. Sander (1992) und Bühler (1992).

Die Wundinfektion ist ein behandlungsspezifisches Risiko für operative Eingriffe. Dieses Risiko muß durch Maßnahmen, die dem guten medizinischen Standard entsprechen (Hygienestatus), minimiert werden. Im Streitfall wird ein medizinischer Sachverständiger entscheiden, ob vermeidbare Hygieneverstöße vorlagen.

6.7.2
Kleidung

■ **Operationsbereichskleidung.** Jeder Mensch setzt ständig, insbesondere beim Gehen, eine große Zahl von Mikroorganismen frei. Die normale Klinikkleidung (in der Regel weiße Berufskleidung) ist häufig von (fakultativ) pathogenen Keimen besiedelt. Hinzu kommt die Freisetzung von Mikroorganismen über den Nasen-Rachen-Raum beim Sprechen, Husten und Niesen. Im Haar des Krankenhauspersonals wurde eine bedeutsame Keimzahl, insbesondere auch Staphylococcus aureus, nachgewiesen (Gundermann 1990). Es ist sinnvoll, Einschleppung und Freisetzung von Keimen in den Operationsbereich möglichst gering zu halten. Die Richtlinien für Krankenhaushygiene und Infektionsprävention sehen deshalb in der Personalschleuse einer Operationsabteilung den vollständigen Wechsel der Kleidung vor. Die Klinikkleidung sollte bis auf die Unterwäsche abgelegt und eine keimarme Operationsbereichskleidung (Hose, Hemd, Operationsschuhe) angelegt werden. Die Bereichskleidung muß desinfizierend gewaschen und kontaminationsgeschützt transportiert und gelagert werden. Das Tragen von Bereichskleidung außerhalb der Operationsabteilung ist nicht zulässig, auch dann nicht, wenn Überkleidung verwendet wird. Diese strikte Regelung gestattet die Überwachung der Ein- und Ausschleusung und signalisiert den besonderen Charakter der Operationsabteilung.

■ **Kopfbedeckung und Gesichtsmaske.** Alle Personen müssen im Operationsbereich einen Haarschutz anlegen, der Bart- und Kopfhaar vollständig bedeckt und so die Freisetzung des kontaminierten Haares verhindert. Die Gesichtsmaske hat zwei Aufgaben zu erfüllen: den Transport pathogener Erreger in die Wunde und in das sterile Operationsgebiet zu verhindern und den Träger vor einer Kontamination mit Körperflüssigkeiten, z. B. Blutspritzer, zu schützen. Unter dem Aspekt des Personalschutzes sind auch Schutzbrillen zu empfehlen. Seit der Einführung der Gesichtsmasken werden Sinn und Unsinn ihrer Anwendung immer wieder diskutiert. Schon 1936 hat Riese die niedrigsten Wundinfektionsraten beim sog. stummen Operieren ohne Maske erzielt. Es ist bekannt, daß die Keimabgabe während des Sprechens durch Tragen einer Maske signifikant reduziert wird (Heeg 1995). Die Gesichtsmasken sollen straff über Mund und Nase angelegt werden. Sie sollen im Operationsraum und – aus disziplinarischen Gründen – auch in den unmittelbar angrenzenden Nebenräumen, getragen werden. Mehrlagige Masken mit Vlies und Polyestereinlagen sind einlagigen Papiermasken und Mullmasken überlegen, da die letztgenannten eine zu hohe Durchlässigkeit aufweisen (Heeg 1995). Mit zunehmender Durchfeuchtung der Maske kommt es zu einer Erhöhung des Filterwiderstandes. Die sog. Randleckage steigt, also die Keimpassage zwischen Maskenrand und Gesichtshaut. Durchfeuchtete Masken sind deshalb (zwischen 2 Eingriffen) zu wechseln. Wird die Gesichtsmaske gelöst (z. B. im Aufenthaltsraum), ist dies zu erneuern. Danach soll eine hygienische Händedesinfektion angeschlossen werden, um die Kontamination der Hände durch die benutzte Maske zu beseitigen.

■ **Toilettenbesuch.** Die Richtlinien der Kommission für Krankenhaushygiene und Infektionsprävention (1991) empfehlen nach Toilettenbesuch eine komplette erneute Einschleusung (s. oben). Adam u. Daschner (1993) sehen keinen wissenschaftlichen Hinweis, daß von der Genitalregion des Chirurgen oder eines anderen Mitarbeiters im Operationstrakt ein besonderes Risiko für postoperative Wundinfektionen ausginge. Sie unterstellen, daß die Operationsmitarbeiter nach dem Toilettenbesuch die Hände waschen und vor jedem Eingriff zudem desinfizieren. Die Kontamination der heruntergelassenen Kleidung durch Bodenkontakt wird nicht diskutiert.

■ **Sterile Operationsschutzkleidung.** Das Operationsteam betritt die eigentliche Operationseinheit über den Waschraum, wo die chirurgische Händedesinfektion durchgeführt wird (s. dort). Beim Betreten des Operationsraumes wird die sterile, knöchellange Operationsschutzkleidung (Operationsmantel) angelegt. Wichtig ist, daß der Mantel am Hals dicht abschließt und die Ärmel lang genug sind und ebenfalls am Handgelenk dicht abschließen. Die Anforderungen an sterile Operationskleidung werden wesentlich von der Flüssigkeitsbelastung bestimmt. Bei feuchtigkeitsintensiven Eingriffen können Leinen und Baumwolle sehr schnell ihre Funktion als Keimbarriere verlieren. Es muß dann solche Kleidung verwendet werden, die an Ärmeln und Rumpfvorderseite flüssigkeitsdicht ausgestattet ist (Heeg 1994).

Sterile Operationshandschuhe zum Patienten- wie Personalschutz sind allgemein akzeptiert. Selbstverständlich sollen defekte Handschuhe ausgewechselt werden. Der Einsatz doppelter Handschuhe bietet zwar keinen Schutz vor Stich- oder Schnittverletzungen, reduziert jedoch das Risiko der Blutkontamination der Hand. Die Verwendung von 2 Paar Handschuhen sollte jedermann anheim gestellt werden.

6.7.3
Händereinigung und -desinfektion

Die Mehrzahl der Krankenhausinfektionen wird mit den Händen übertragen. Händewaschen und Händedesinfektion sind somit die einfachsten, sichersten, wirkungsvollsten und billigsten Maßnahmen der Infektionskontrolle (Adam u. Daschner 1993). Schmuckstücke an Händen und Unterarmen stören die Effektivität der Maßnahmen.

■ **Händewaschen.** Händewaschen mit Detergenzien dient der Reinigung der Hände und kann eine Reduktion der Keimbesiedlung um den Faktor 10^2 erreichen. 1 ml Eiter enthält ca. 100 000 000 Keime, d.h. durch Waschen ist eine Verringerung auf ca. 1 000 000 Keime zu erreichen.

Bei Verunreinigung der Hände gilt der Grundsatz: Zuerst desinfizieren – dann ggf. waschen. Es soll dadurch eine Keimverbreitung durch den Waschvorgang vermieden werden. Es kann jedoch niemandem zugemutet werden, beispielsweise mit infiziertem Sputum verschmutzte Hände zuerst durch Einreiben eines Desinfektionsmittels zu behandeln. Bei grober Verunreinigung kann diese zuerst mit einem desinfektionsmittelgetränkten Einmaltuch entfernt werden.

■ **Händedesinfektion.** Der Begriff Desinfektion meint eigentlich das Desinfektionsverfahren, d.h. es ist immer ein Zusammenwirken von Menge eines Desinfektionsmittels, Einwirkzeit und Art der Verabreichung. Bei der Händedesinfektion muß das hygienische vom chirurgischen (präoperativen) Desinfektionsverfahren unterschieden werden. Durch die hygienische Händedesinfektion (3 ml alkoholische Lösung, 30 s, Einreiben) wird die transiente Hautflora abgetötet, es wird eine Keimreduzierung um den Faktor 10^4 erreicht (nach obengenanntem Beispiel also eine Reduktion auf ca. 10 000 Keime). Die chirurgische Händedesinfektion soll die Hautflora weitestgehend reduzieren, um die Hände als Infektionsquelle auszuschließen.

In der BRD werden hauptsächlich Präparate auf Alkoholbasis verwendet. Es handelt sich meist um Kombinationen von Ethanol, 1-Propanol und 2-Propanol mit einem Gehalt von 80 Vol%, die mit hautpflegenden Komponenten versetzt sind. Die »Bibel« der Desinfektionsmittel ist die sog. DGHM-Liste, in der von der Deutschen Gesellschaft für Hygiene und Mikrobiologie (1991) alle Präparate aufgeführt sind und für den jeweiligen Anwendungsbereich begutachtet werden.

Neben der präoperativen Hautdesinfektion (s. unten, Patientenvorbereitung) gilt die chirurgische Händedesinfektion als die wesentlichste antiseptische Maßnahme bei chirurgischen Eingriffen. Die früher übliche ausgiebige Reinigung der Hände mit Seife und Bürste gilt heute als obsolet. Je ausgiebiger gebürstet wird, desto tiefere Hautschichten werden eröffnet, um so höher ist die Keimzahl auf der Haut. Häufiges Händewaschen begünstigt zudem die Ekzembildung (Deutsche Gesellschaft für Krankenhaushygiene 1992). Die einschlägige Richtlinie der Kommission für Krankenhaushygiene und Infektionsprävention (1991) fordert noch die Bürstenreinigung der Fingernägel und Nagelfalze. Der Hinweis, daß durch Händewaschen grobe Verunreinigungen entfernt werden, die die Händedesinfektion beeinträchtigen könnten, ist zwar prinzipiell richtig, hat aber wenig Bedeutung, da Verunreinigungen immer sofort und nicht erst im Waschraum präoperativ beseitigt werden sollen. Die Reinigung sollte auf jeden Fall nicht länger als 1 min andauern.

Nach dem Waschen sind Seifenreste gründlich abzuspülen und die Hände schonend abzutrocknen. Viele Überempfindlichkeitsreaktionen sind auf die Vermischung von Seifenresten und Desinfektionsmitteln zurückzuführen. Zum Abtrocknen reicht der Einsatz keimarmer (textiler) Handtücher aus. Papiertücher werden wegen möglicher Sporenbelastung von einigen Autoren abgelehnt. Von besonderer Bedeutung ist das Aufbringen des geeigneten Desinfektionsmittels (DGHM 1991) auf die trockene Haut. (Milchmädchenrechnung: Feuchte Hände tragen ca. 3 ml Wasser – in Verbindung mit 3 ml 80%igem Desinfektionsmittel führt das Wasser zu einer Verringerung der Alkoholkonzentration auf 40% und damit in den unwirksamen Bereich.)

Während der Dauer der Einwirkzeit sollen die Hände und Unterarme fortwährend mit dem Desinfektionsmittel benetzt sein. Das Mittel soll eingerieben werden, unter besonderer Berücksichtigung der Fingerzwischenräume und der Fingernägel. In Abhängigkeit von der Einwirkzeit und der Händegröße werden ca. 12–15 ml Desinfektionsmittel verbraucht. Hinsichtlich der Dauer der Händedesinfektion besteht in Expertenkreisen kein Konsens. Während Hingst et al. (1992) grundsätzlich 5 min fordert, weisen Adam u. Daschner (1993) darauf hin, daß im Ausland die Chirurgen schon operieren, während der Deutsche noch im Waschraum steht und desinfiziert. Diese Autoren empfehlen eine 3 minütige Maßnahme vor dem ersten Eingriff, und 1–2 min bei weiteren Operationen.

6.7.4
Patientenvorbereitung

Die körpereigene Flora des Nasen-Rachen-Raumes, des Magen-Darm-Traktes und der Haut des Patienten können Ausgangspunkt von Wundinfektionen sein.

■ **Vortag der Operation.** Die Dauer des präoperativen stationären Aufenthaltes steht in enger Beziehung zur Höhe der Wundinfektionsrate. Ein Grund könnte die Kontamination des Patienten mit Krankenhausproblemkeimen sein. Das Ziel sollte folglich die Reduktion des präoperativen Aufenthaltes sein. Eine Multicenterstudie aus verschiedenen europäischen Ländern hat gezeigt, daß das Baden am Vortag mit einem Antiseptikum (Chlorhexidin) keinen Einfluß auf die Infektionsrate hat (Rotter 1988).

Die Vorgehensweise bei der präoperativen Rasur des Operationsgebietes jedoch hat einen Effekt auf die Inzidenz von Wundinfektionen. Seropian u. Reynolds (1971) zeigten, daß bei Einsatz eines Depilationspräparates und unterlassener mechanischer Kürzung die Infektionsrate mit 0,6% deutlich geringer war als bei der Rasur (5,7%). Enthaarungsmittel machen jedoch häufig Hautirritationen. Nach Untersuchungen von Cruse u. Foord (1973) betrug die Wundinfektionsrate bei Verzicht auf jegliche Maßnahmen 0,9%, bei Kürzen der Haare mit einer Schere 1,7% und bei rasierten Patienten 2,3%. Als Ursache der vermehrten Infektionsraten nach vorabendlicher Rasur wird die Infektion kleinster Verletzungen der Haut angenommen. Heute wird die Rasur des Operationsgebietes unmittelbar vor dem Eingriff (im Vorbereitungsraum) nur dann angeraten, wenn bei starker Behaarung eine Beeinträchtigung des Eingriffes durch die Haare zu erwarten ist und ein Kürzen der Haare nicht ausreicht. Ein ca. 2 cm breiter Streifen entsprechend der Schnittführung sollte ausreichen. Die Rasur sollte so schonend wie möglich ausgeführt werden, d. h. mit desinfiziertem, scharfem Rasierer und unter Verwendung von Rasierseife oder -schaum, um Hautverletzungen möglichst zu vermeiden.

■ **Hautdesinfektion.** Als Wirkstoffe stehen Alkohole, Jodpräparate sowie seltener phenolische Präparate zur Verfügung (s. auch DGHM 1991). Alkohole haben einen sehr schnellen Wirkungseintritt und sind gegen die für die Wundinfektion wichtigen Keimarten hervorragend geeignet (Gundermann 1990). Jodhaltige

Präparate haben einen langsameren Wirkungseintritt und werden eher zur Schleimhautdesinfektion eingesetzt. Das Operationsgebiet ist intensiv mit Desinfektionsmittel für die Dauer der Einwirkzeit zu benetzen. Wischdesinfektionen sind wirksamer als reine Sprühmaßnahmen. Die desinfizierte Fläche muß deutlich über das eigentliche Operationsgebiet hinausreichen. Es wird ein Bereich von 20 cm um die Operationsstelle herum empfohlen. Darüber hinaus müssen alle Bereiche desinfiziert werden, die während der Operation durch Lageveränderungen eines Patienten berührt werden. So kann es beispielsweise notwndig sein, bei einer Knieoperation das gesamte Bein zu desinfizieren. Die Einwirkzeit hängt von den zu reinigenden Körperflächen ab. In talgdrüsenreichen Hautbezirken wie an Stirn oder Rücken oder anderen Körperabschnitten mit hoher Ausgangskeimzahl muß eine längere Einwirkzeit gewählt werden (5–10 min). Gundermann (Conrad et al. 1995) empfiehlt für den Normalfall bei alkoholischen Präparaten mindestens 2 min, bei Jodpräparaten mindestens 5 min Einwirkzeit. Adam u. Daschner (1993) fordern 3 min.

- **Abdeckmaterialien.** Abdeckmaterial bei der Operation hat das Ziel, das Eindringen von Keimen in die Wunde zu verhindern. Das Material muß der Flüssigkeitsbeanspruchung und einer mechanischen Beanspruchung, und dies für die Dauer der Operation, standhalten. Textiles Material stellt in feuchtem Zustand keine effektive Keimbarriere dar. Neuere textile Materialien zeichnen sich durch hydrophobe Eigenschaften oder mehrlagige Textillaminate aus. Diesen Materialien stehen die Einwegabdeckungen (Vliesstoffe mit Kunststoffbeschichtungen) gegenüber. Unter infektionsprophylaktischen Gesichtspunkten können die neueren Textilien und auch die Einwegmaterialien empfohlen werden (Heeg 1994; Wille u. Heeg 1991). Die Entscheidung wird meist nach wirtschaftlichen Aspekten getroffen.

Hygienebewußtes Arbeiten setzt eigene Kenntnisse und Fortbildung aller Beteiligten voraus. Auf dem Gebiet der Operationshygiene spielt die Übernahme von Verantwortung durch jeden einzelnen eine besonders große Rolle. Es gibt viele Situationen, in denen nicht Vorschriften, sondern Sachverstand, Engagement und Hilfsbereitschaft gefragt sind.

Literatur

Adam D, Daschner F (1993) Infektionsverhütung bei operativen Eingriffen. Wissenschaftliche Verlagsgesellschaft, Stuttgart
Becker M, Gille G, Scholtisseck S (Hrsg) (1985) Weiterbildung für den Operationsdienst. Springer, Berlin Heidelberg New York (Fachschwester/Fachpfleger, Bd XVI)
Bennett JV, Bachmann PS (1993) Hospital infections. Little Brown, Boston
Blüm N (1994) Richtlinien für Sachverständigenprüfungen nach RöV. Bundesanstalt für Arbeitsrecht: 13. Regelwerk. Wirtschaftsverlag NW, Bremerhaven, S 1–140
Böhm P, Stihler J (1995) Intraosseous temperature during autoclaving. J Bone Joint Surg Br 77: 649–653
Bühler M (1992) Hygienepläne. Medizinische Verlagsgesellschaft, Melsungen
Conrad EU, Gretch DR, Obermeyer KR, Moogk MS, Sayers M, Wilson JJ, Strong DM (1995) Transmission of the hepatitis-C virus by tissue transplantation. J Bone Joint Surg Am 77: 214–224
Cruse PJ, Foord R (1973) A five-year prospective study of 23,649 surgical wounds. Arch Surg 107: 206–210
Daschner F (1992) Praktische Krankenhaushygiene und Umweltschutz. Springer, Berlin Heidelberg New York Tokyo
Deutsche Gesellschaft für Hygiene und Mikrobiologie (DGHM) (1991) DGHM-Liste. mhp-Verlag, Wiesbaden
Deutsche Gsellschaft für Krankenhaushygiene (1992) Empfehlungen der Deutschen Gesellschaft für Krankenhaushygiene. Antiseptische Maßnahmen vor, während und nach Operationen. Hyg Med 19: 205–211
DIN 6813 (1980) Strahlenschutzzubehör bei medizinischer Anwendung von Röntgenstrahlung bis 300 kV, Regeln für Herstellung und Benutzung, Juli 1980
Ehrlich MG, Lorenz J, Tomford WW, Mankin HJ (1983) Collagenase activity in banked bone. Trans Orthop Res Soc 8: 166
Gundermann KO (1990) Schutzkleidung und Händedesinfektion des Operationsteams. Operat Orthop Traumatol 2: 223–226
Hagen C von (1994) Infektionsprophylaxe – Aus der Sicht der Verhaltenstheorie. In: Hansis ML (Hrsg) Traumatologie aktuell. Thieme, Stuttgart, S 49–62
Hansis ML (Hrsg) (1994a) Perioperative Infektionsprophylaxe in der Unfallchirurgie. In: Traumatologie aktuell. Thieme, Stuttgart
Hansis ML (1994b) Perioperative Infektionsprophylaxe – Eine kritische Bestandsaufnahme. Hyg Med 19: 268–277
Heeg P (1994) Infektionsprophylaxe – Aus der Sicht des Hygienikers. In: Hansis ML (Hrsg) Traumatologie aktuell. Thieme, Stuttgart, S 31–38
Heeg P (1995) Gesichtsmasken. Operat Orthop Traumatol 7: 141–142
Hierholzer G, Hierholzer S (1990) Hygieneanforderungen an operative Einheiten – Aus tramatologischer Sicht. In: Hierholzer G, Ludolph E, Hamacher E (Hrsg) Gutachtenkolloquium 5. Springer, Berlin Heidelberg New York Tokyo
Hingst V, Juditzki I, Heeg P, Sonntag HG (1992) Evaluation of the efficacy of surgical hand disinfection following a reduced application time of 3 instead of 5 min. J Hosp Infect 20: 79–86
Inclan A (1942) Use of preserved bone grafts in orthopedic surgery. J Bone Joint Surg Am 24: 81–96
Knaepler H, Garrel T von, Seipp HM, Ascherl R (1992) Experimentelle Untersuchungen zur thermischen Desinfektion und Sterilisation allogener Knochentransplantate und deren Auswirkungen auf die biologische Wertigkeit. Unfallchirurg 95: 477–484
Kommission für Krankenhaushygiene und Infektionsprävention (1991) Anforderung der Krankenhaushygiene in der operativen Medizin. Bundesgesundheitsblatt 1991: 232–235
Kreuz FP, Hayatt GW, Turner TC, Bassett AL (1951) Preservation and clinical use of freeze-dried bone. J Bone Joint Surg Am 33: 863–872
Riese J (1936) Stummes Operieren und seine Bedeutung im Vergleich zu anderen Faktoren der Aseptik. Zentralbl Chir 32: 1874–1890
Sander J, Sander U (1992) Praxis der Krankenhaushygiene. Umsetzung von Gesetzen, Verordnungen und Empfehlungen. Schliehe, Osnabrück
Schratt HE, Spyra JL, Voggenreiter G, Ascherl R (1995) Immunogenität und Einheilung sterilisierter Knochentransplantate. Experimentelle Untersuchung an der Ratte. Osteologie (Suppl 1) 4: 75–76
Seropian R, Reynolds BM (1971) Wound infections after preoperative depilatory versus razor preparation. Am J Surg 121: 251–254

Simonds RJ, Holmberg SD, Hurwitz RL et al. (1992) Transmission of human immunodeficiency virus type 1 from a seronegative organ and tissue donor [see comments]. N Engl J Med 326: 726-732

Stützle H, Hallfeldt K, Mandelkow H, Kessler S, Schweiberer L (1995) Knochenneubildung durch hitzebehandelte Spongiosa. Osteologie (Suppl 1) 4: 73-74

Tomford WW (1994) A perspective on bone banking in the United States. In: Urist MR, O'Connor BT, Burwell RG (eds) Bone grafts, derivates and substitutes. Butterworth & Heinemann, Oxford, pp 193-195

Wille W, Heeg P (1991) Auswahl von Abedeckmaterialien unter infektionsprophylaktischen Gesichtspunkten. Operat Orthop Traumatol 3: 144-146

Windorfer A (1992) Gesetzliche Regelungen zur Umsetzung der Krankenhaushygiene in den Ländern der Bundesrepublik. In: Sander J, Sander U (Hrsg) Praxis der Krankenhaushygiene – Umsetzung von Gesetzen, Verordnungen und Empfehlungen. Schliehe, Osnabrück, S 13-26

Wissenschaftlicher Beirat der Bundesärztekammer (1990) Richtlinien zum Führen einer Knochenbank. Dtsch Ärztebl 87: 39-42

Normalstation

G. REGEL, U. BOSCH und M. STALP

7.1 Personal 149
7.1.1 Ärztliches Personal 149
7.1.2 Pflegepersonal 150
7.2. Räumliche und technische Infrastruktur 155
7.2.1 Raumaufteilung 155
7.2.2 Ausrüstung 157
7.3. Organisation 162
7.3.1 Management des Patienten 163
7.3.2 Belegung 166
7.3.3 Versorgung und Entsorgung 167
7.4 Perioperative Grundprinzipien 170
7.4.1 Infektionsvermeidung und -bekämpfung 170
7.4.2 Wund- und Drainagenpflege 174
7.4.3 Thromboembolien- und Thromboseprophylaxe . . 175
7.4.4 Dekubitusprophylaxe 179
7.4.5 Mobilisierung und Krankengymnastik 180
Literatur 184

Ein wesentlicher Bestandteil in der Versorgung des unfallverletzten Patienten bzw. des Patienten, der zu einem elektiven Eingriff am Bewegungsapparat vorgesehen ist, ist die präoperative Vorbereitung und die postoperative Nachsorge. Diese findet im wesentlichen auf der unfallchirurgischen Normalstation statt. Die Organisation dieser Behandlung umfaßt wesentliche infrastrukturelle Voraussetzungen, die einerseits das Personal, die räumliche und apparative Struktur, als auch wichtige Behandlungsaspekte betreffen.

Die Organisationsebene der unfallchirurgischen Normalstation setzt sich zusammen aus:

- Organisation des ärztlichen Personals (Stationsbesetzung, Zuständigkeiten) im Tages- und Bereitschaftsdienst
- Organisation des Pflegedienstes (Stationsbesetzung, Qualifikation, Schichtwechsel, Zuständigkeiten)
- Regelung der Patientenaufnahme, Patientenaufklärung sowie Betreuung der Patienten im Routinebetrieb
- Beschaffung, Umgang und Lagerung von Arzneimitteln und Betäubungsmitteln
- Beschaffung, Umgang und Lagerung von Hilfsmitteln (Geräte, Verbrauchsartikel)
- Sachgerechte Entsorgung
- Durchführung und Kontrolle von Hygienevorschriften
- Dokumentation patientenbezogener ärztlicher und pflegerischer Tätigkeiten

Im folgenden wird die Struktur und Organisation am Beispiel der unfallchirurgischen Normalstation der Medizinischen Hochschule beschrieben.

7.1 Personal

7.1.1 Ärztliches Personal

In der Unfallchirurgie hat sich an der Medizinischen Hochschule Hannover seit über einem Jahrzehnt das Teamprinzip durchgesetzt und bewährt. Dieses System sieht vor, daß die Ärzte einer Station als Team organisiert sind. Dieses Team beinhaltet Ärzte unterschiedlichen Ausbildungsgrades. Das Team wird geführt durch den Oberarzt, der Facharzt sowohl für Chirurgie als auch Unfallchirurgie ist und bereits Erfahrungen im Oberarztdienst vorweisen kann. Er muß eigenverantwortlich wesentliche Aspekte der Elektiv- und Notfallversorgung unfallchirurgischer Patienten anleiten und durchführen lassen.

Der Stationsarzt sollte eine abgeschlossene Weiterbildung für Chirurgie haben. Zusätzlich sollte dieser ebenfalls eine mehrjährige Erfahrung in der Behandlung unfallchirurgischer Patienten haben. Dieses ist die Grundvoraussetzung, daß Aufgaben in der täglichen Routine (Patientenvisite, Verbandwechsel etc.) auch hier selbständig und eigenverantwortlich durchgeführt werden können. Der Stationsarzt ist für die Normalstation im wesentlichen verantwortlich. Er verteilt die ärztlichen Aufgaben und kontrolliert zusammen mit dem Oberarzt deren Durchführung. Ihm kommen auch wesentliche Aufgaben bei der Organisation zu. Hierzu gehören die Planung der Patientenaufnahme und -entlassung sowie die Bettenbelegung. Er bestimmt in enger Absprache mit dem Oberarzt den

Tabelle 7.1. Exemplarischer Wochenplan für die Teamstruktur

	Montag	Dienstag	Mittwoch	Donnerstag	Freitag
Team I	Poliklinik	Operationstag	Notaufnahme	Operationstag	Variabler Funktionstag
Team II	Operationstag	Poliklinik	Operationstag	Notaufnahme	Variabler Funktionstag
Team III	Notaufnahme	Operationstag	Poliklinik	Operationstag	Variabler Funktionstag
Team IV	Operationstag	Notaufnahme	Operationstag	Poliklinik	Variabler Funktionstag

erforderlichen Tagesablauf sowie die Planung der vorgesehenen Operationen im weiteren Verlauf der Woche.

Der Stationsarzt entspricht im Bereitschaftsdienst dem 1. unfallchirurgischen Dienst (s. Kap. 4.1) und ist im Bereitschaftsdienst der wesentliche Ansprechpartner für Probleme auf allen Stationen. Ausgenommen hiervon sind Routinetätigkeiten, wie Blutentnahme, Anlage von Infusionen und Transfusionen, sowie die Medikamentenapplikation, die von einem untergeordneten unfallchirurgischen Dienst auf allen Normalstationen durchgeführt werden.

Dem Team gehört weiterhin ein 2. Stationsarzt an. Dieser vertritt den eigentlichen Stationsarzt in seiner Abwesenheit bei allen beschriebenen Tätigkeiten. Er ist vom Ausbildungsstand kurz vor Abschluß der Weiterbildung für Chirurgie. Er ist meist zu Beginn seiner Ausbildung zum Unfallchirurgen und muß entsprechend vom Stationsarzt und Oberarzt angeleitet werden.

Dem Team weiterhin zugehörig sind 2 Ärzte in der Weiterbildung für Chirurgie. Diese sind entweder Mitarbeiter der eigenen Klinik oder auch Angehörige anderer chirurgischer Fachdisziplinen, die die Unfallchirurgie für ihre Ausbildung benötigen. Diese Ärzte können nur bedingt eigenverantwortlich handeln und müssen meist nach Rücksprache oder unter Anleitung des Oberarztes oder der beiden Stationsärzte Tätigkeiten ausführen. Sie sind jedoch wesentlicher Bestandteil des Teams und für die Realisation des Routineablaufes unentbehrlich.

Dem Team gehört zuletzt noch 1 Arzt im Praktikum bzw. 1 Internatsstudent an. Diese sind für Routinetätigkeiten auf der Normalstation im Tagesablauf und im Bereitschaftsdienst der erste Ansprechpartner.

Die Teamstruktur sieht vor, daß die Arbeitswoche in verschiedene Funktionstage eingeteilt ist. Hierbei sind an unserer Klinik Operationstage von anderen Funktionstagen (Bereitschaft im Notaufnahmedienst, Poliklinik) getrennt (Tabelle 7.1). Hier hat sich ein alternierender Ablauf, d.h. abwechselnd Operationstag und Funktionstag, bewährt. Wesentlicher Hintergrund dieser Organisationsmethode ist gerade beim Unfallverletzten, daß der Patient vom Unfallort bis zur Rehabilitation von ein-und demselben Team betreut wird. Dies ist Grundsatz der Versorgungskette (s. Kap. 1 und 2). Die alternierende Tagesstruktur sieht somit vor, daß das Team an einem Tag den Patienten im Rahmen der Notfallversorgung aufnimmt. Dies beinhaltet sowohl die präklinische als auch die frühe klinische Versorgung. Der Patient wird dann im weiteren Verlauf an den festgelegten Operationstagen operiert und entsprechend nach Entlassung von der Normalstation an dem festgelegten Poliklinktag der Woche zur weiteren Kontrolle einbestellt. Dies hat den Vorteil, daß der Patient auch über einen längeren Zeitraum von den selben Teammitgliedern gesehen wird. Zumindest ist eine kontinuierliche Betreuung durch den Oberarzt und Stationsarzt gewährleistet.

Die Teamstruktur sieht somit auch vor, daß der Patient immer einem Team zugeordnet ist und bei entsprechenden Problemen oder Komplikationen dieses Team sich dessen annimmt. Gleiches gilt auch für fachfremde Patienten, die konsiliarisch gesehen werden. Diese werden an den entsprechenden Funktionstagen dem Team vorgestellt und auch im weiteren Verlauf von der gleichen Mannschaft betreut. Das Teamsystem beinhaltet einerseits, daß eine Mannschaft für ein bestimmtes Patientenkollektiv auf einer Station eigenverantwortlich und autark arbeiten kann, gleichzeitig ist jedoch, um einen reibungslosen Ablauf der Klinikstruktur zu gewährleisten, eine teamübergreifende Zusammenarbeit natürlich selbstverständlich. Dieses geschieht in Absprache mit den einzelnen Teamoberärzten, die entsprechend der Art der anstehenden Aufgabe ihre Mitarbeiter einsetzen und damit das andere Team unterstützen. Dieses ist insbesondere in den Urlaubszeiten oder bei Krankheit einzelner Teammitglieder erforderlich.

7.1.2
Pflegepersonal

Aufgaben
Die Aufgaben des Pflegepersonals auf der unfallchirurgischen Normalstation beinhalten neben den klassischen Tätigkeiten des Pflegeberufes ebenso wesentliche fachspezifische Aufgaben. Hierzu gehören

- die Operationsvorbereitung,
- die Patientenüberwachung (posttraumatisch/postoperativ),
- Verbandwechsel/Visite,

- die Wundpflege,
- die Thromboseprophylaxe,
- die Pflege immobilisierter Patienten/schwerstpflegebedürftige Patienten,
- die Patientenmobilisierung.

Operationsvorbereitung

Die Vorbereitung zur Operation beinhaltet die Organisation wichtiger diagnostischer Maßnahmen (Blutabnahmen, EKG, Röntgen), die Patientenaufnahme (d. h. Anamneseerhebung, Vorerkrankung, Medikamente) und zuletzt die unmittelbare Operationsvorbereitung, d. h. Vorbereitung des Operationsbereiches, Vorbereitung des Patienten, Prämedikation. Diese wesentlichen Aufgaben, die dem unfallchirurgischen Pflegepersonal obliegen, beinhalten einerseits wichtige pflegerische Maßnahmen, wie auch administrative und organisatorische Gesichtspunkte. Diese werden im einzelnen in den folgenden Kapiteln beleuchtet.

Patientenüberwachung

Ein weiterer wesentlicher Bestandteil der Patientenversorgung ist die Überwachung des Patienten nach vorangegangenem Unfall oder Operation. Diese Tätigkeit beinhaltet die Überprüfung der Vitalfunktion und ihre Dokumentation, die Kontrolle der nach der Operation fortzusetzenden Medikation sowie Infusions- bzw. Transfusionsbehandlung.

Verbandwechsel

Der Verbandwechsel ist insbesondere in der Unfallchirurgie ein wichtiger Bestandteil der postoperativen Nachsorge.

Der Verbandwechsel erfolgt im Rahmen der Visite zusammen mit dem Stationsarzt und weiteren Mitarbeitern des Teams. Das Pflegepersonal hat hierbei eine assistierende Funktion. Besonders wichtig ist aus hygienischen Gründen, daß die Anreichung des Verbandmaterials durch eine Person erfolgt. Einzelne Verbandbestandteile werden aus dem mitgeführten Verbandwagen herausgenommen und dann steril angereicht. Die Pflegekraft ist sowohl für die Desinfektion, Ausstattung und Wartung des Verbandwagens verantwortlich. Der Pflegekraft obliegen somit auch die Nachbestellung der Verbandmaterialien und engmaschige Kontrollen des Verbandbestandes. Zusammen mit dem Stationsarzt wird das weitere Pflegeprogramm (Verbandwechsel, Wundpflege, Mobilisierung) besprochen und entsprechende Verordnungen [Art der Medikation, Art der Mobilisierung (aktive/passive) und Teilbelastung, sowie krankengymnastische Maßnahmen] besprochen und diese in die vorgesehenen Dokumentationsbögen eingetragen. Die Verordnungen werden von der bei der Verbandvisite begleitenden Pflegekraft dokumentiert und an die weiteren Pflegekräfte unmittelbar oder im Rahmen der täglichen Übergabe weitergegeben und in den weiteren Tagesplan integriert. Hier ist es wichtig, daß insbesondere der Materialbedarf und die damit häufig auftretenden logistischen Probleme berücksichtigt werden.

Die Wundpflege beinhaltet in der Unfallchirurgie nicht allein die Pflege der postoperativen Wunde, sondern vielfach auch die adäquate Pflege begleitender konservativ behandelter Verletzungen.

Wesentlicher Bestandteil der Pflege chirurgischer Wunden ist neben dem Verbandwechsel auch die Gewährleistung einer adäquaten Kryotherapie. Dies erfordert vom Pflegepersonal eine engmaschige Kontrolle und eine fortlaufende Substitution des entsprechenden Kühlelementes (Eisbeutel, Kryo-Cuff, Kühlaggregat). Diese Substitution erfolgt durch Mitglieder des Pflegeteams und ist sehr zeitintensiv. Die Bedeutung der Kryotherapie ist jedoch unumstritten und daher ein wesentlicher Gesichtspunkt im Bereich der postoperativen Wundpflege. Bei normaler Heilung der chirurgischen Wunde ist die Entfernung des Nahtmaterials auch eine wesentliche pflegerische Maßnahme.

Postoperativ gehört die Drainagepflege ebenso zu den pflegerischen Aufgaben. Um eine Verstopfung, Abknickung oder Überlaufen von Drainagen zu verhindern, ist auch hier eine engmaschige Kontrolle erforderlich.

Bezugnehmend auf die Pflege konservativ zu behandelnder Wunden und Weichteilprobleme sind unterschiedliche pflegerische Maßnahmen essentiell. Pflegerische Probleme können hier insbesondere offene Wunden mit Weichteildefekten, Schürfungen, Wunddehiszenzen, Spannungsblasen nach Kompartmentsyndrom und Verbrennungen bieten. Diese erfordern vom Pflegepersonal eine besondere Fürsorge und Verantwortung.

Thromboseprophylaxe, -behandlung

Eine weitere wichtige Pflegeaufgabe ist gerade bei unfallchirurgischen Patienten die Gewährleistung der Thromboseprophylaxe. Hierzu gehört die zumindest einmal tägliche subkutane Injektion des Antithrombosepräparates. Diese kann im Rahmen einer zusätzlichen Patientenvisite erfolgen. Ein wichtiger Gesichtspunkt diesbezüglich ist auch die Anlage von zirkulären Verbänden an den unteren Extremitäten als elastischer Kompressionsverband oder die Anlage von Kompressionsstrümpfen. Dieses ist insbesondere bei immobilisierten Patienten und alten Patienten essentiell.

Liegt bereits eine Thrombose vor, so erfolgt durch das Pflegepersonal mehrmals täglich auch eine Lokalbehandlung.

Pflege von immobilisierten Patienten

Ein Grundprinzip der unfallchirurgischen Versorgung ist die frühe Mobilisation von Patienten. In Ausnahmefällen ist jedoch aufgrund einer spezifischen Verletzung (Mehrfachverletzungen an den unteren Extremitäten, komplexe Wirbelsäulenverletzungen oder ausgedehntes SHT) oder aufgrund des Allgemeinzustandes (lange Intensivbehandlung, hohes Alter des Patienten) eine unmittelbare Mobilisation nicht oder nur schwer möglich. Daher ist in diesen Fällen eine besondere Pflege und Fürsorge erforderlich. Hier benötigen die Patienten fortlaufend Hilfe und Beistand bei täglichen Verrichtungen (Körperhygiene, Stuhlgang etc.).

Ebenso ist bei Patienten mit entsprechenden Verletzungen der oberen Extremität eine gewisse manuelle Einschränkung vorhanden und entsprechend bei täglichen Verrichtungen ebenfalls eine ständige Hilfe nötig. Hierzu zählt z. B. die Mobilisierung im Bett, die Einnahme der Mahlzeiten oder von Flüssigkeit und andere manuelle Tätigkeiten im Rahmen der täglichen Versorgung. Hier sind entsprechende Vorkehrungen zu treffen, eine Pflegekraft ist z. T. bei den Mahlzeiten für die Patienten notwendig. Zusätzlich sind gerade hier Hilfestellungen bei der Körperpflege erforderlich.

Patientenmobilisierung
Im Normalfall wird bereits am 1. postoperativen Tag mit der Mobilisierung des Patienten begonnen. Dies beinhaltet zumindest eine axiale Drehung des Patienten im Bett. Weiterhin soll der Patient aufgesetzt oder in einen Stuhl gesetzt werden.

Am 2. Tag ist in diesen Fällen unter Assistenz bereits eine Mobilisierung mit Hilfe von Gehwagen bzw. Gehstützen erforderlich. Gerade der alte Patient ist bei dieser Mobilisierung auf die Pflegekraft angewiesen. Die Mobilisierung wird daher zum größten Teil vom Pflegepersonal übernommen. Selbstverständlich gehört dies auch in den Aufgabenbereich der Ärzte im Rahmen der Visite, wie auch schwerpunktmäßig in den Bereich der Krankengymnastik. Da jedoch das Pflegepersonal für den Patienten auf der Normalstation immer der erste Ansprechpartner ist, fällt auch die Mobilisierung in den meisten Fällen unter ihre Aufgabe.

Eine weitere Aufgabe bei der Mobilisierung ist die Bereitstellung entsprechender Mobilisationsmittel. Hier stehen der Unfallchirurgie zahlreiche Geräte zur Verfügung, die unter dem Oberbegriff »aktive und passive Bewegungsschiene« zusammengefaßt werden können. Diese Geräte sehen eine verletzungsspezifische Anwendung vor und müssen mehrmals täglich fachgerecht angelegt werden (CPM: Ellbogen-, Hüft-, Schulter-, Knie- und Sprunggelenk). Andere werden in Form einer ganzheitlichen Bewegung der oberen oder unteren Extremität (Frankfurter Schiene) installiert. Dies erfordert vom Pflegepersonal mehrmals täglich eine fachgerechte Kontrolle, ggf. Korrektur der Lage bzw. Einstellung (bei CPM), und häufig auch bei speziellen Verletzungen den Wechsel zwischen verschiedenen Mobilisationsmitteln (Tabelle 7.2). Da dieser Bereich einen außerordentlich wichtigen Gesichtspunkt bei der postoperativen Betreuung darstellt, sollte hier eine gute Zusammenarbeit und Absprache sowohl mit den Ärzten wie auch mit der Krankengymnastik bestehen. Eine adäquate und sachgerechte Mobilisierung erfordert jedoch Erfahrung und ist sehr zeitaufwendig.

Die Übersicht der wichtigsten für die Unfallchirurgie spezifischen Aufgaben des Pflegepersonals in Zusammenarbeit mit dem ärztlichen Personal beweist, daß eine ausreichende Strukturierung und Organisation des Pflegebetriebes auf der Normalstation garantiert sein muß. Die dazu erforderlichen strukturellen und organisatorischen Gegebenheiten werden in den folgenden Kapiteln näher geschildert.

Ausbildung der Pflegekräfte
Grundvoraussetzung für die Tätigkeit im Bereich der Unfallchirurgie ist, wie in allen Fachbereichen, zunächst eine 3jährige Ausbildung mit einem Abschluß-

Tabelle 7.2. Wechsel verschiedener Mobilisationsmittel im Ablauf einer Woche

	24:00–6:00	9:00–11:00	11:00–12:00	13:00–16:30	16:30–17:00	18:00–20:00
Montag	Beugeverband	Elektroschiene Ellenbogen/Schulter	Krankengymnastik	Beugeverband	Streckverband	Elektroschiene Ellenbogen/Schulter
Dienstag	Beugeverband	Elektroschiene Ellenbogen/Schulter	Krankengymnastik	Beugeverband	Streckverband	Elektroschiene Ellenbogen/Schulter
Mittwoch	Beugeverband	Elektroschiene Ellenbogen/Schulter	Krankengymnastik	Beugeverband	Streckverband	Elektroschiene Ellenbogen/Schulter
Donnerstag	Beugeverband	Elektroschiene Ellenbogen/Schulter	Krankengymnastik	Beugeverband	Streckverband	Elektroschiene Ellenbogen/Schulter
Freitag	Beugeverband	Elektroschiene Ellenbogen/Schulter	Krankengymnastik	Beugeverband	Streckverband	Elektroschiene Ellenbogen/Schulter
Samstag	Beugeverband	Elektroschiene Ellenbogen/Schulter	Krankengymnastik	Beugeverband	Streckverband	Elektroschiene Ellenbogen/Schulter
Sonntag	Beugeverband	Elektroschiene Ellenbogen/Schulter	Krankengymnastik	Beugeverband	Streckverband	Elektroschiene Ellenbogen/Schulter

Tabelle 7.3. Ausbildung zur Praxisleitung, zum Mentor und zum Kliniklehrer

	Examinierte Pflegekraft	Praxisanleiter	Mentor	Kliniklehrer	Tutor
Begriffsklärung	*Altenpflege:* z. B. Verordnungen über Schulen für nichtärztliche Heilberufe in Niedersachsen *Krankenpflege:* Krankenpflegegesetz Ausbildungs- und Prüfungsverordnung	Im Auftrag der Schule oder der Pflegedienstleitung als praktischer »Ausbilder« stationsübergreifend für die Ausbildung zuständig	griech.: Erzieher, Berater, väterlicher Freund, fachkompetente Pflegekraft, die einer Station zugehörig für die Schüler zuständig ist	Unterrichtskräfte mit einer abgeschlossenen Weiterbildung, die vorrangig in der Praxis tätig sind	lat.: Lehrer und Ratgeber, KrankenpflegeschülerIn eines älteren Ausbildungssemester übernimmt Anleitung auf der Station, situationsbezogen
Qualifikation	– Durch das bestandene Examen zur eigenverantwortlichen Pflege und Anleitung qualifiziert (z. B. § 1 KrkpflGes)	z. B.: Empfehlung zur Qualifikation vom Niedersächsischen Sozialministerium 28.5.93 für Krankensch/pfl: Ziel der Qualifikation: Pflegewissenschaft, fachlich einwandfreies pflegerisches Handeln, Methodik und Didaktik der Anleitung Inhalte: 450 Stunden, davon 150 pflegerischer Bereich 130 pädagogischer Bereich 90 psychologischer Bereich 30 rechtlicher Bereich	z. B.: Empfehlung zur Qualifikation, DKG – Positionspapier vom 18.9.92: Ziel der Qualifikation: sachgerechte Anleitung und Betreuung in der praktischen Ausbildung sichern, um das im § 4 KPFG genannte Ziel zu erreichen Inhalte: 300 Stunden pädagogische, sowie didaktisch-methodische Fähigkeiten, Kenntnisse über die Zuständigkeit und Verantwortlichkeit	z. B. Empfehlung der DKG für Weiterbildung vom 5.6.89: Ziel der Qualifikation: Kompetenz für die Aufgaben, wie z. B. Festlegung des Ausbildungsstandards – Erstellung von Rahmenrichtlinien – Lehrtätigkeit, d.h. Planung, Realisierung und Evaluierung des Unterrichts in Theorie und Praxis Inhalte: 2000 Stunden Theorie – Berufswissenschaften – Erziehungswissenschaften – Sozialwissenschaften – Rechtswissenschaften – Allgemeinwissenschaften Praxis: 720 Stunden ZUSATZQUALIFIKATION PRAXISANLEITUNG: – wird zur Zeit in Deutschland nicht speziell für Lehrer angeboten	je nach Ausbildungsstand

examen vor einem staatlichen Prüfungsausschuß. Hierbei sind verschiedene Ausbildungsgänge möglich. Diese sind durch Bundes- bzw. Ländergesetze und Verordnungen staatlich geregelt. Für jede Ausbildung sind entsprechende formale Voraussetzungen zu erfüllen.

Die Schwerpunkte der Ausbildung ergeben sich aus den genannten Zielen und Aufgaben der Krankenpflege und finden ihren Niederschlag in gesetzlichen Bestimmungen.

Die Ausbildung in der Krankenpflege ist geregelt durch das Gesetz über die Berufe in der Krankenpflege vom 04.06.1985 und durch die Ausbildungs- und Prüfungsverordnung für die Berufe in der Krankenpflege vom 16.10.1985.

Die Zulassung zur Ausbildung beinhaltet die Vollendung des 17. Lebensjahres, einen Realschulabschluß oder gleichwertige Schulbildung bzw. eine abgeschlossene Berufsausbildung bei Hauptschulabschluß. Die Ausbildungsdauer in der Krankenpflege beträgt 3 Jahre, die theoretische Ausbildung umfaßt mindestens 1600 Stunden.

Der Abschluß erfolgt durch schriftliche, mündliche sowie praktische Prüfungen vor einem staatlichen Prüfungsausschuß. Weitere Qualifikationen können durch zusätzliche Ausbildung zur Praxisanleitung, Mentor und als Kliniklehrer fachübergreifend erfolgen (Tabelle 7.3).

Pflegeformen

Auf der Normalstation in der Unfallchirurgie haben sich verschiedene Pflegeformen in den letzten Jahren bewährt. Zu unterscheiden sind Funktionspflege, Gruppenpflege oder Zimmerpflege.

■ **Die Funktionspflege.** Die Funktionspflege beruht auf der Arbeitsteilung, d.h. einzelne Tätigkeiten werden an allen Patienten von einem Mitarbeiter durchgeführt. Somit ist die Pflege in Teilbereiche aufgegliedert und gewissen Schwerpunkten zugeordnet. Der Patient wird hierdurch häufig gestört, erkennt die Zusammenhänge nicht und hat somit auch keine Einsicht in die Notwendigkeit dieser Tätigkeit. Der Patient hat dadurch keine feste Bezugsperson.

Das System der Funktionspflege kann bedeuten, daß die Arbeit eintönig wird, weil sie weniger Verantwortung beinhaltet und die Selbständigkeit nicht fördert. Es resultiert daraus Unzufriedenheit. Das Können des Pflegepersonals wird damit nicht ausreichend ausgeschöpft.

Wirtschaftlich gesehen kann diese Art der Arbeitsaufteilung rationell sein, da man z.B. Personal einsparen kann; sie schränkt jedoch die Rationalität ein, da sie nicht motivationsfördernd ist.

Auch für die Ausbildung bedeutet dies, daß der Schüler nur einzelne Techniken lernt und keine eigene Verantwortung übernimmt.

■ **Gruppenpflege.** Die Gruppenpflege baut im Grundprinzip auf der funktionellen Pflege bei verkleinerten Arbeitseinheiten und veränderter Organisationsstruktur auf. Hierbei wird je eine Stationshälfte mit 18–20 Betten von einem Pflegeteam betreut. Diese Art der Pflege kommt der individuellen Betreuung des Patienten näher, hat jedoch die Nachteile, daß das gesamte Personal die gleiche Qualifikation haben muß und eine ganzheitliche Pflege nicht ausreichend durchführbar ist.

■ **Zimmerpflege.** Die sog. Zimmerpflege bedeutet die Aufteilung der Station in kleinere Einheiten. Von einer Pflegekraft sollten maximal 3 Zimmer mit nicht mehr als 6–10 Patienten gepflegt werden. Die Patienten werden von einer Pflegeperson betreut, die alle anfallenden pflegerischen und administrativen Tätigkeiten für diese Patienten übernimmt. Die Patienten haben somit eine Bezugsperson und können aus dem durchgeführten Arbeitsablauf Zusammenhänge erkennen. Für den Heilungsverlauf ist diese Pflegeform optimal, da sie eine individuelle Betreuung, Beratung und Fürsorge garantiert und auch psychische, physische und soziale Bedürfnisse des Patienten anspricht.

Durch die Wahrnehmung aller Aufgaben durch eine Pflegeperson ist die Zimmerpflege als Mischform mit dem Ansatz der Ganzheitspflege zu sehen. Jeder Pflegekraft ist somit eine Eigenverantwortung zugeteilt, welches auch motivationsfördernd ist.

Ein wesentlicher Nachteil ist ebenfalls die Qualifikationsanpassung, der Personalmehrbedarf, insbesondere unter Berücksichtigung der Wochenenddienste.

■ **Die Ganzheitspflege.** Diese bildet im Gegensatz zur funktionellen Pflege sowohl in der Organisationsform als auch in der Zielsetzung einen Gegensatz. Die individuelle Betreuung des Patienten wird in den Mittelpunkt gestellt und die Organisation und die Arbeitsverteilung der pflegerischen Aufgaben sind diesem Ziel untergeordnet. Der Patient wird zusammenhängend von einer Person gepflegt, so wie es seinen eigenen Bedürfnissen entspricht. Durch die umfassende, individuelle Pflegeplanung erlebt der Patient von der Aufnahme bis zur Entlassung eine ständige, ihm zugewandte Betreuung. Damit wird die Pflegeperson zur echten Bezugsperson, die hilft, Ängste abzubauen und Selbstsicherheit aufzubauen.

Die Stationsleitung ist freigestellt für organisatorische und koordinierende Aufgaben. Sie setzt das Maß für die Qualität der Pflege und trägt die Hauptverantwortung für den Arbeitsablauf und deren Kontrolle.

Personalbedarf

Unter Berücksichtigung der genannten Pflegeaufgaben und der vorauszusetzenden Optimierung der Pflegeform resultieren ebenfalls gewisse Anforderungen an den Personalbedarf.

Tabelle 7.4. Personalschlüssel einer 36-Betten-Station der Unfallchirurgie

A-Seite/Team III	B-Seite/Team IV
Examinierte Krankenschwester-/Krankenpfleger 100% = 38,5 h/Woche 8 Stellen	Examinierte Krankenschwester/Krankenpfleger 100% = 38,5 h/Woche 7 Stellen
Examinierte Krankenschwester 75% = 28,8 h/Woche 1 Stelle	Examinierte Krankenschwester 50% = 19,25 h/Woche 2 Stellen
Examinierte Krankenschwester 50% = 19,25 h/Woche 1 Stelle	Examinierte Krankenschwester 25% = 9,6 h/Woche 1 Stelle
Krankenpflegehilfe/Nachtdienst (Dauernachtwache) 100% = 38,5 h/Woche 1 Stelle	Krankenpflegehilfe/Tagdienst 50% = 19,25 h/Woche 1 Stelle
⇓ 10,25 Planstellen	⇓ 8,75 Planstellen

19 Planstellen
Leitungsstruktur

1 Stationsleitung mit 1 Vertretung Zusatzausbildung	1 Stationsleitung mit 1 Vertretung Zusatzausbildung

Die unfallchirurgische Station, die in diesem Konzept beschrieben wird, soll hier exemplarisch aufgezeigt werden. Die Station ist in 2 Hälften aufgeteilt, mit jeweils 18 Betten. Daraus folgt die Aufteilung des Pflegepersonals, der Ärzte und Patienten in 2 Einheiten, die jeweils einem Team zugeordnet sind. Jedes Team ist auf seiner Stationshälfte kompatibel. Es existiert keine Spezialisierung von seiten des Patientengutes, so daß im Bedarfsfall sämtliche Kräfte wechselweise einzusetzen sind.

Aus diesem Konzept ergibt sich für eine unfallchirurgische Station mit 36 Betten ein Personalschlüssel, der bestimmte Mindestanforderungen erfüllt. Dieser berücksichtigt die unterschiedliche Qualifikation der einzelnen Pflegekräfte sowie deren Einsatzmöglichkeiten im Tages- und Nachtdienst bzw. als Teil- oder Vollzeitbeschäftigung (Tabelle 7.4).

Aus den resultierenden 19 Planstellen ergibt sich eine Leitungsstruktur, die auf beiden Stationen eine Stationsleitung sowie eine Vertretung vorsieht. Die Stationsleitung erfordert immer eine Zusatzausbildung im unfallchirurgischen Teilgebiet sowie in der Leitung einer Station.

Der oben aufgeführte Personalschlüssel beschreibt den Ist-Zustand einer unfallchirurgischen Station. Hier sind für die Einrichtung einer optimierten ganzheitlichen und patientenorientierten Pflege weitere Planstellen erforderlich.

Diese Art der Pflegestruktur sieht einen Schichtdienst bei der Fünftagewoche vor. Im Rahmen des Frühdienstes sind 3 Mitarbeiter (examinierte Pflegekräfte), sowie für den Spätdienst 3 Mitarbeiter und für den Nachtdienst 1 Mitarbeiter und 1 Hilfskraft vorgesehen (Tabelle 7.4).

Setzt man die Zimmerpflege als beste Annäherung an die ganzheitliche Pflege voraus, so ist der genannte Personalschlüssel als Mindestanforderung zu nennen und die Organisation den pflegerischen Maßnahmen entsprechend zu organisieren.

7.2
Räumliche und technische Infrastruktur

7.2.1
Raumaufteilung

Unter Berücksichtigung der obengenannten Pflegeformen sind gewisse Voraussetzungen bei den Räumlichkeiten notwendig. So ist am Beispiel der hiesigen Struktur eine Einrichtung von 2 Stationshälften auf der unfallchirurgischen Station vorgesehen (Abb. 7.1). Hier sind die notwendigen Patientenzimmer gleichermaßen für 18 Patienten aufgeteilt. Stationszimmer und Pflegearbeitsraum sowie Sozialräume sind zentral zwischen den beiden Stationshälften angeordnet. Die Funktionsräume sind jeweils der Stationshälfte zugeordnet und spiegelbildlich für die Gesamtstation. Sie sind gegenüber den Patientenzimmern angeordnet und über den Flur zugänglich. Die Station ist zu beiden Seiten von einem Stationseingang abgeschlossen, dieser ist mit elektrischen Schwingtüren versehen. Ein Nachteil dieser Raumstruktur ist der lange Flur, mit langen Wegstrecken für ärztliches und pflegerisches Personal.

Patientenzimmer

Sämtliche Patientenzimmer entsprechen dem heutigen Standard für die individuelle Patientenbetreuung. Es sind 1- bis 6 Bett-Zimmer vorgesehen (Vor- und Nachteile). Jedes Zimmer ist mit einer Fensterfront sowie einer gegenüberliegenden Eingangsfront versehen. Jedes Zimmer ist mit einer Toilette und entsprechenden Waschgelegenheiten ausgestattet. Neben konventionellen Gesichtspunkten der Toilettenausstattung bei jedem Krankenzimmer mit Topfspüle, Ablauf für Desinfektionsmittel sowie Waschbecken mit Desinfektions- und Waschlotionsspender, sind zusätzliche Installationen für den unfallchirurgischen Gesichtspunkt vorzusehen. So ist z. B. ein Stützenhalter an der Wand integriert sowie eine Patientensitzerhöhung auf der Toilette obligat. Sämtliche Patientenzimmer sind zusätzlich mit Fernseher und integriertem Rufsystem ausgestattet. Die Wände und Böden sollen für die Reinigung und Desinfektion möglichst leicht zugänglich sein und glatte Oberflächen haben.

Das Stationszimmer

Für das Stationszimmer ist eine Mindestgröße von 25–30 m² vorzusehen. Dieser Raum liegt zentral zwischen den Patientenzimmern und den beiden Stationshälften. Der Raum ist auf dem Flur angezeigt zur Patientenorientierung.

Das Stationszimmer hat im wesentlichen administrative Funktion und ist entsprechend mit einer Rohrpostanlage, Telefonanlage und Laborducker ausgestattet. Für die Schreibarbeit sind 2 Schreibtische vorgesehen, sämtliche Dokumentationsmaterialien sind in integrierten Schränken aufbewahrt. Hier ist der sog. »Aktenwagen« lokalisiert.

Unter Berücksichtigung der Überwachungsfunktion ist dieser Raum mit einer Patientenrufanlage ausgestattet. Hier sind insbesondere Geräte, die für den Notfalleinsatz erforderlich sind, zentral gelagert (Notfallkoffer, Rehabett, Blutdruckgeräte).

Zusätzlich ist die Entsorgung von Dokumentationsmaterial eingeplant.

Diesem Raum angegliedert sind jeweils die Sozialräume, die für die Versorgung der Patienten und des Personals erforderlich sind. Ebenso angegliedert ist der Pflegearbeitsraum.

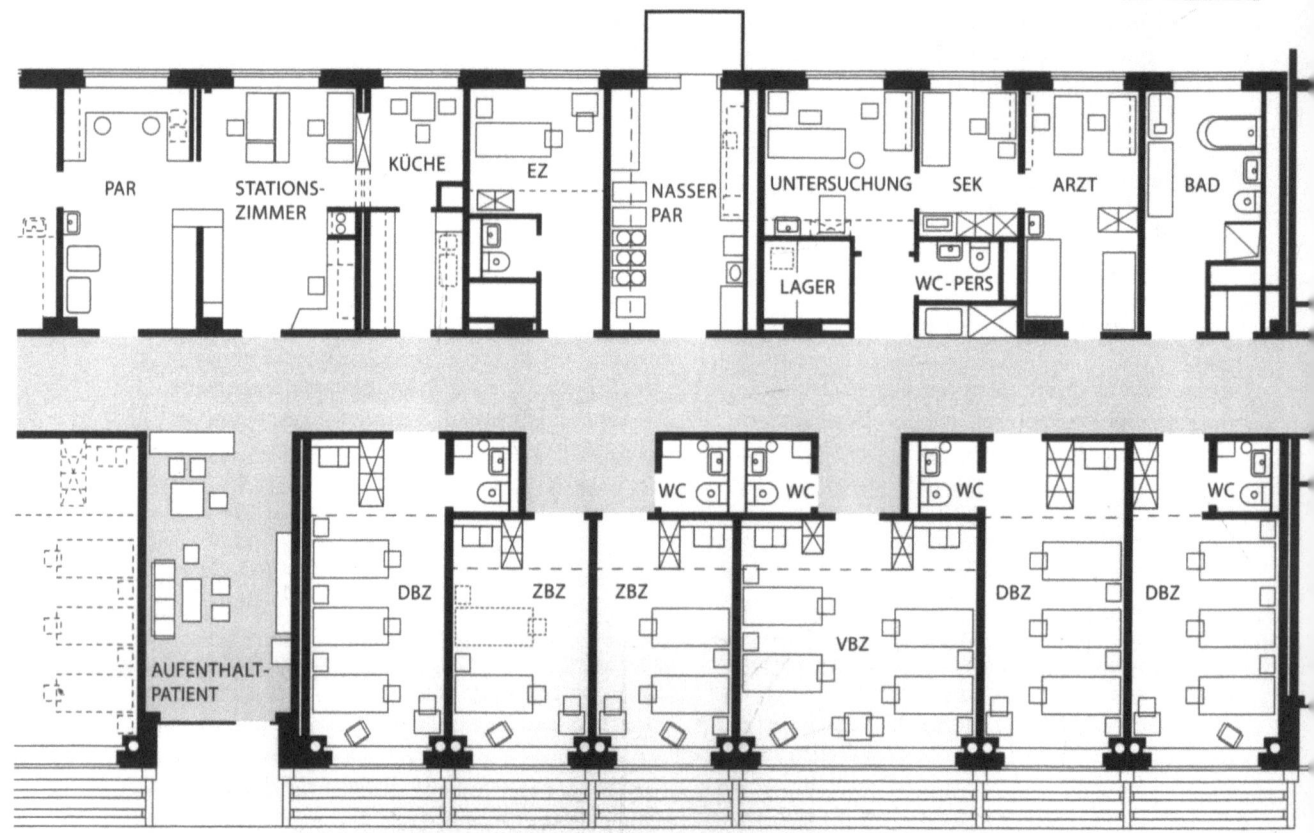

Abb. 7.1. Grundriß einer unfallchirurgischen Normalstation mit insgesamt 2 mal 18 Betten (hier eine Stationshälfte gezeigt). *PAR* Pflegearbeitsraum, *EZ* Einzelzimmer, *SEK* Sekretärzimmer, *ZBZ* Zweibettzimmer, *DBZ* Dreibettzimmer

Pflegearbeitsraum

Dieser Raum dient der Vorbereitung von Infusionen, Transfusionen und i. v.-Spritzen. Hier wird vom Pflegepersonal bei den aufgenommenen Patienten Blut entnommen und gerichtet, sowie für die weitere Analyse vorbereitet. In diesem Raum werden konventionell Medikamente gestellt sowie besondere Vorkehrungen für die Atemgymnastik (Inhalation) vorbereitet.

Von unfallchirurgischer Seite erfolgt hier im wesentlichen die Desinfektion der bei den Verbandwechseln und beim Umgang mit Patienten benutzten Geräte und Instrumente.

Dieser Pflegearbeitsraum stellt ebenfalls eine Lagermöglichkeit dar, da hier wichtige Utensilien für die Pflege und Hygiene und die Überwachung aufbewahrt werden. Zusätzlich werden Geräte für Verbandwechsel und Gipskorrektur, sowie Mobilisationshilfen gelagert. Jeder Pflegearbeitsraum ist mit integrierten Schränken ausgestattet, zusätzlich ist für die Aufbewahrung von Medikamenten ein Kühlschrank und für Blutpräparate ein Wärmeschrank integriert.

Spülraum

In diesem Raum sind im wesentlichen Geräte und Einrichtungen für die Entsorgung aufbewahrt. Hier erfolgt die Desinfektion von Steckbecken, Urinflaschen sowie die Säuberung von Waschschalen und Nierenschalen. Entsorgungsmaterialien werden entsprechend gelagert. Zusätzlich ist in der Unfallchirurgie hier die Eismaschine für die Kryotherapie lokalisiert.

Aufgrund der Vielzahl der für die postoperative Nachsorge und Mobilisation der Patienten erforderlichen Gerätschaften sollten in diesem oder in einem zusätzlichen Raum Lagerungsmöglichkeiten (Regale) für die Vielzahl der Geräte vorgesehen werden.

Lagerraum

Im eigentlichen Lagerraum oder Verbandlager werden im wesentlichen Einmalartikel, die fortlaufend aus dem Pflegebedarf bestellt werden müssen, gelagert. Hier hat sich die Aufbewahrung in integrierten Regalsystemen zur Übersichtlichkeit bewährt. Nur hierdurch kann eine Bedarfsplanung optimiert werden. In diesem Bereich sollte auch das Verbandmaterial zur ständigen Nachrüstung lokalisiert sein.

Sanitäre Einrichtungen

Insbesondere in der Unfallchirurgie sind besondere sanitäre Einrichtungen erforderlich, da die Patienten meist deutlich bewegungseingeschränkt und daher auf besondere Vorkehrungen und Einrichtungen angewiesen sind. So müssen sämtliche Einrichtungen mit dem Rollstuhl erreichbar sein. Die Badewanne muß von beiden Seiten zugänglich und die Dusche mit einem Patientensitz ausgestattet sein. Eine Patientenrufanlage ist in sämtlichen sanitären Einrichtungen selbstverständlich.

7.2.2 Ausrüstung

Verbandwagen

Ein moderner Verbandwagen muß den Ansprüchen der Krankenhaushygiene entsprechend geschlossen konstruiert sein. Der Wagen stellt eine selbsttragende Ganzmetallschrankkonstruktion dar und ist aus verzinktem, chromatiertem Qualitätsstahl gefertigt. Die Wandungen sind mit einem Polyester-Epoxid-Pulver beschichtet, das die Pflege erleichtert und gleichzeitig bakterienabweisend ist (Abb. 7.2). Die Oberfläche ist geschliffen und hat eine Kunststoffumrandung. Auf dieser Ablagefläche werden Gebrauchsmaterialien für die tägliche Verwendung gelagert. Dies erleichtert den Umgang beim täglichen Verbandwechsel.

Zusätzlich sollte der Verbandwagen über eine abklappbare Ablagefläche für Patientenakten verfügen und mit einem Abfallbehälter aus Chrom-Nickel-Stahl ausgerüstet sein.

Jeder Verbandwagen sollte mit zumindest 6 oder 8 Schubladen ausgestattet sein. Diese sind in 2 Reihen angeordnet und bestehen ebenfalls aus Chrom-Nickel-Stahl und Kunststoffgriffen. Alternativ können auch 5 Schubladen unterschiedlicher Größe integriert sein, um gerade dem hohen Bedarf an Verbandmaterial im Vergleich zu anderen Einmalartikeln in der Unfallchirurgie gerecht zu werden. Die Kombination einer Ablagefläche und Zusatzschubladen ist funktionell für den Einsatzbereich in der Unfallchirurgie am besten geeignet.

Einmal wöchentlich wird eine komplette Desinfektion auch sämtlicher Schubladen durchgeführt. Neben der täglichen Kontrolle und dem Nachfüllen der Verbrauchsmaterialien ist ebenfalls zweimal wöchentlich bei der Desinfektion eine Komplettaufrüstung des Wagens erforderlich.

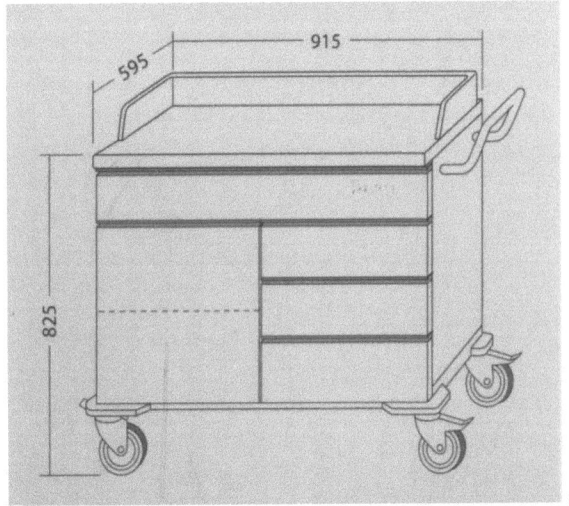

Abb. 7.2 a, b. Verbandswagen

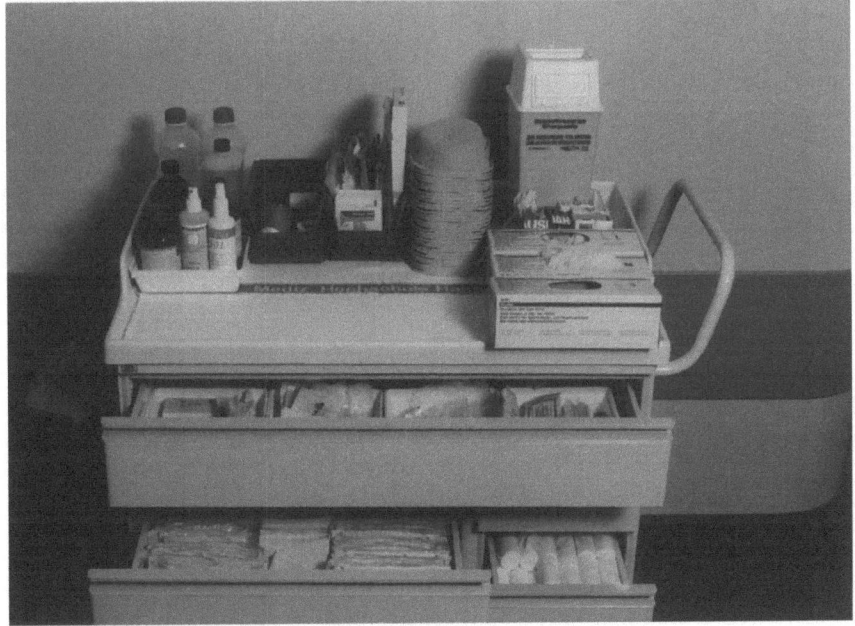

Tabelle 7.5. Verbandwagen

1. Mittel zur Reinigung der Wunde

Verdünnte H_2O_2-Lösung 1 %
Verdünnte H_2O_2-Lösung 3 %
⇒ desinfiziert, schwemmt Partikel aus

NaCl-Lösung 10 %
⇒ Förderung des Sekretabflusses und der Ödemabschwellung durch hohe Molarität

Isotone NaCl-Lösung 0,9 %
⇒ Wundspülung

2. Mittel zur Bekämpfung von Krankheitskeimen (Antiseptika")

Softsept-Spray	Rivanollösung
Mercuchromlösung 1 %	Pyoktanin 0,5 %
Eosinlösung	Fibrolan
NaCl-Lösung 10 %	Glucoselösung 10–20 %
Braunol	Braunovidon
Iruxol	Sterilium
	Desderman

3. Mittel zur Förderung der Granulation und Epithelisierung

Bepanthensalbe
Hydroaktiver Wundverband
Branolind, Adaptic (Salbenkompressen)

4. Mittel zur Abdeckung des Wundrandes

Zinkpaste
Bepanthensalbe
Stomahesive (Platten/Salbe)

5. Salben zur Weichteilpflege/Schmerzlinderung

Salbe zur Dekubitusprophylaxe
Linola-Fettsalbe
Panthenolsalbe
Heparinsalbe
Voltarensalbe
Vaseline

6. Wundauflagen

Sterile Kompressen	Salbenkompressen
Hydrokolloidverbände	Metallinekompressen
	Wundschnellfertigverbände

7. Instrumente

Skalpellklingen Größe 11/15	Scharfe Löffel (unterschiedliche Größen)
Spritzen/Kanülen	Klammerentferner
Anatomische/chirurgische Pinzetten	Thoraxklemmen
Verbandscheren	Sicherheitsnadeln

8. Material zum Fixieren der Wundabdeckung

Heftpflaster verschiedener Qualität und Breite
Netzschlauchverband
Elastische Mullbinden
Dauerelastische Binden

Wichtig ist, daß sämtliche Utensilien im Wagen eine sinnvolle und logische Anordnung haben (Tabelle 7.5). Hierzu eignet sich ein spezielles Ordnungsprinzip.

Hierbei sind die Mittel zur Wundreinigung und zur antiseptischen Behandlung (Tabelle 7.5, 1 u. 2) auf der Ablagefläche angeordnet, wogegen sämtliche anderen Utensilien in den Schubladen aufbewahrt werden. Auf der Ablagefläche liegen zusätzlich Materialien des ständigen Gebrauches, wie z. B. Handschuhe jeglicher Größe, sterile Watteträger, Einmalnierenschalen, sterile Handschuhe, Pflaster und ein Kanülenabwurfbehälter.

Spezielle unfallchirurgische Ausrüstung

■ **Mobilisationsmittel im Bett.** In der postoperativen bzw. postintensiven Phase steht die rasche Mobilisation des Patienten im Vordergrund. Zunächst (zumindest am 1. postoperativen Tag) ist lediglich eine Mobilisation im Bett möglich. Neben standardisierten Übungen zur Muskelanspannung und zur Thromboseprophylaxe wird bereits mit passiven und im weiteren Verlauf auch aktiven Bewegungsübungen begonnen. Hierzu sind besondere Geräte für die passive und aktive Mobilisation erforderlich.

■ **Passive Mobilisation.** Die Bedeutung der passiven kontinuierlichen Bewegung (CPM) ist in früherer Zeit schon mehrfach nachgewiesen worden. Diese beginnt unmittelbar postoperativ und wird bis zur vollständigen Mobilisation des Patienten weitergeführt. Sie wird eingesetzt sowohl in der Behandlung nach operativer Frakturversorgung, als auch bei der Nachbetreuung von posttraumatischen Gelenksteifen (Arthrolyse). Die CPM läßt sich mittels verschiedener Bewegungsschienen umsetzen. Elektrische Motorschienen zur CPM sind sowohl für die obere als auch für die untere Extremität erhältlich (Abb. 7.3–7.5). Alle Schienen funktionieren im wesentlichen nach dem gleichen Prinzip,

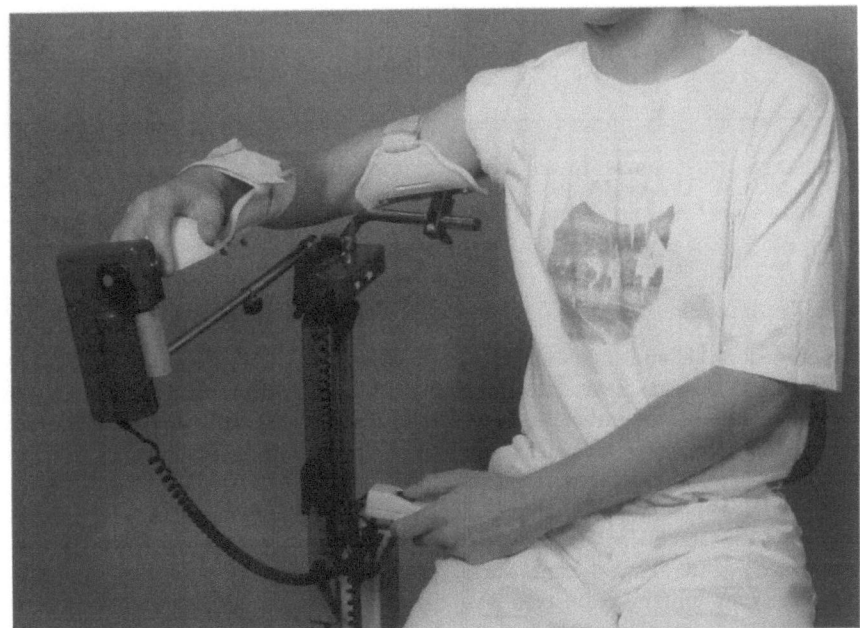

Abb. 7.3. Bewegungsschiene für die passive Mobilisation (CPM) der Schulter. Die Bewegungsschienen für das Schultergelenk führen Abduktion/ Adduktion sowie Anteversion/ Retroversion durch. Mit Hilfe eines Ergänzungsmoduls läßt sich auch die Rotation und die Elevation beüben

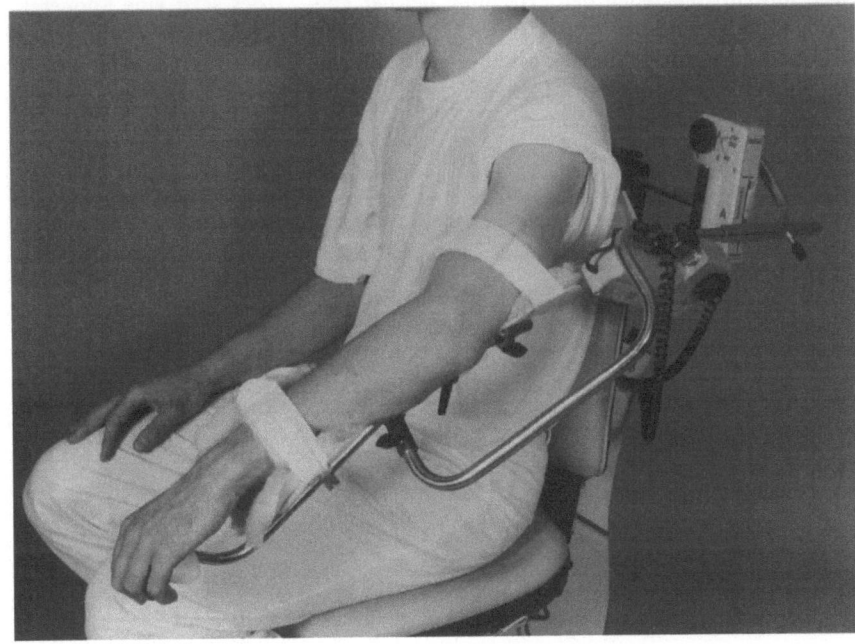

Abb. 7.4. Bewegungsschienen für die passive Mobilisation des Ellenbogens. Durch entsprechenden Umbau der Schulterschiene kann auch eine Mobilisierung des Ellenbogengelenks erzielt werden. Für das Ellenbogengelenk selbst gibt es jedoch auch gesonderte Schienen, die auf einem Stativ montiert und mit arretierbaren Rädern versehen sind

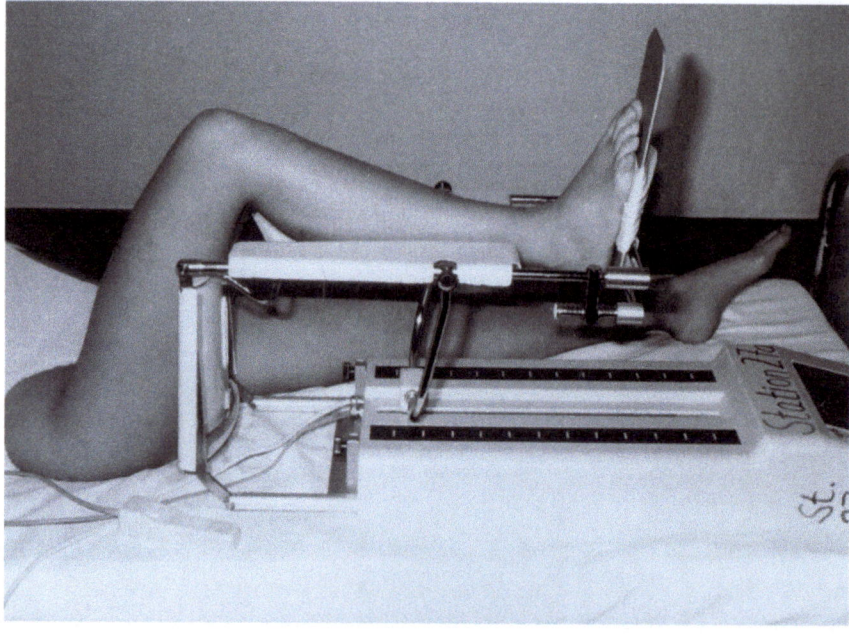

Abb. 7.5. Bewegungsschienen für die passive Mobilisation der Hüfte. Zur Mobilisierung des Kniegelenks existieren besondere Bewegungsschienen, die eine geführte Extension und Flexion ermöglichen

das speziell zu behandelnde Gelenk wird in allen Freiheitsgraden bewegt. Das Bewegungsausmaß wird durch spezielle Knopfeinstellung festgelegt. Hierdurch ist eine anatomiegerechte Gelenkmobilisation in bestimmten Bewegungsgrenzen möglich. An diesen Geräten lassen sich ebenfalls die Dauer der Pausenintervalle und die Geschwindigkeit des Bewegungsumfanges einstellen. Der Patient kann selbständig jederzeit den Bewegungsumfang reduzieren bzw. bei auftretenden Schmerzen das Gerät anhalten. Die Extremität ist jeweils fest an der Schiene mit Klettverschlüssen fixiert, um ein Weggleiten der Extremität bei der endgradigen Bewegung auf der Schiene zu vermeiden. CPM-Schienen gibt es für das Schulter-, Ellenbogen-, Hand-, Hüft-, Knie- und Sprunggelenk.

Insbesondere in der Nachbehandlung von Kalkaneusfrakturen ist eine Mobilisation der benachbarten Gelenke unbedingt erforderlich. Mit Hilfe der Bewegungsschiene für das Sprunggelenk ist eine geführte Plantar- und Dorsalflexion sowie Inversion und Eversion möglich. Hier ist ein abgestuftes Bewegungsprogramm Standard (Tabelle 7.6).

▪ **Aktive Mobilisation.** Neben der passiven Mobilisation ist im weiteren stationären Verlauf auch eine zunehmende aktive Mobilisation im Bett erforderlich. Dies setzt eine Kooperation des Patienten voraus und ist daher bei Patienten mit SHT sowie bei alten Menschen nur bedingt einsetzbar. Die aktive Mobilisation dient einerseits der Verbesserung der Gelenkbeweg-

Tabelle 7.6. Nachbehandlungsprogramm für oberes (OSG) und unteres Sprunggelenk (USG)

Die Bewegungsschiene wird z. B. zur Nachbehandlung von operativ versorgten Kalkaneusfrakturen eingesetzt. Am 2. postoperativen Tag beginnt das Programm nach Entfernung der Saugdrainagen.

		Flexion/Extension	Varus/Valgus
2. postoperativer Tag	Programm 2	20/10	
3. postoperativer Tag	Programm 3	30/10	
4. postoperativer Tag	Programm 4	20/10	12/8
5. postoperativer Tag	Programm 5	30/10	18/8
6. postoperativer Tag	Programm 6	40/10	25/8
7. postoperativer Tag	Programm 7	40/15	25/12

Am 8. Tag weiter Programm 7

Wahlweise wird vom Operator die aktive Bewegung nach Programm 8 festgelegt:

	Flexion/Extension	Varus/Valgus
Programm 8	40/15	25/12 mit ca. 15 kg Kraft
Programm 9	30/15	– z. B. für USG-Arthrodesen
Programm 10	–	20/15 z. B. für OSG-Arthrodesen
Programm 1	Frei wählbar	

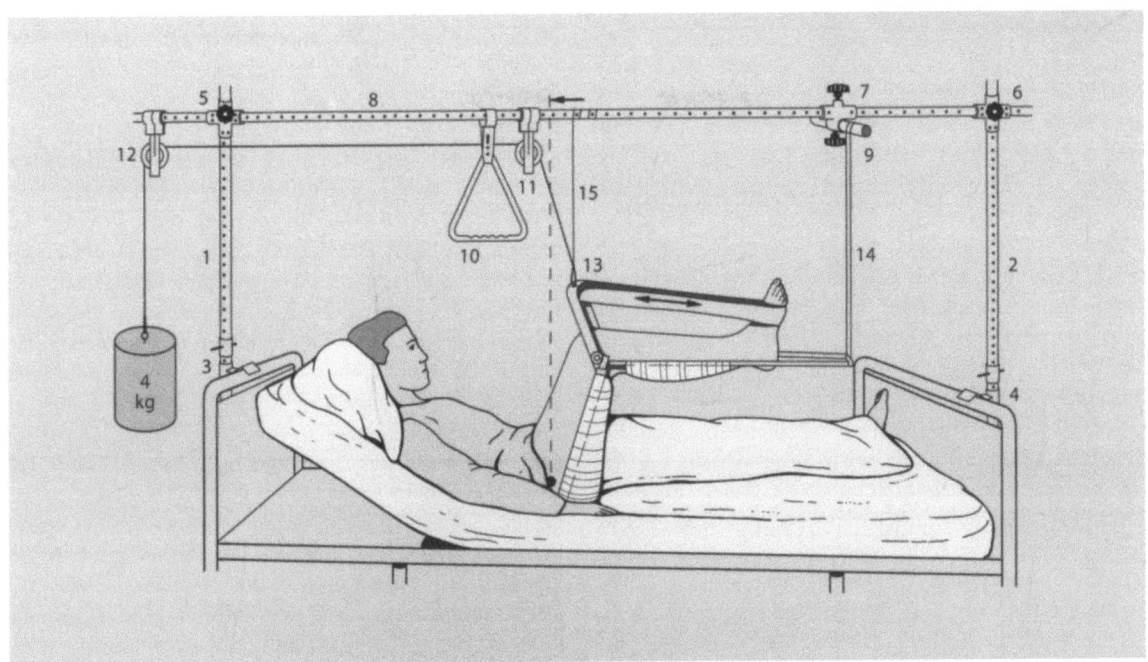

Abb. 7.6. Frankfurter Schiene: Mit Hilfe von Lochstabgeräten verschiedener Länge und mit verschiedenem Zubehör wird über dem Bett des Patienten ein Gestell aufgebaut. Im einzelnen werden dazu benötigt: 1, 2 Lochstange, 3, 4 Betthalter, 5, 6 Kreuzverbinder, 7 Längsverbinder, 8, 9 Lochstange, 10 Patientenaufrichter (Bettgalgen), 11, 12 Umlenkrollen, 13 Kniebügel, 14 Aufhängeseil am Fußende, 15 Beinlagerungsschiene, 16 Gewicht

lichkeit, andererseits der Thromboseprophylaxe sowie der Muskelkräftigung, insbesondere bei den Geräten, die die Möglichkeit einer Bewegung gegen Widerstand (Arretierungseinstellung, Gegengewichte) bieten.

Das Bettfahrrad ist z. B. ein Instrument, das ähnlich wie ein Fahrrad eine kontinuierliche Bewegung der unteren Extremitäten ermöglicht. Bei diesen Bewegungen sind sämtliche großen Gelenke der unteren Extremität miteinbezogen, zusätzlich erfolgt eine alternierende Muskelkräftigung der Flexoren und Extensoren im Bereich der unteren Extremität.

Die wohl bekannteste aktive Bewegungsschiene ist die sog. »Frankfurter Schiene« nach Bimler. Dieses Gerät dient der aktiven und passiven Bewegungsbehandlung des Beines (Abb. 7.6).

Neben diesen Mobilsatoren wird noch eine Vielzahl von anderen aktiven Bewegungsschienen im stationären Verlauf eingesetzt. Diese dienen ebenfalls der Verbesserung der Gelenkmobilisation und der Muskelkräftigung (Abb. 7.7). Die meisten dieser Schienen sind spezifisch dem Training eines Bewegungsablaufes zugeordnet.

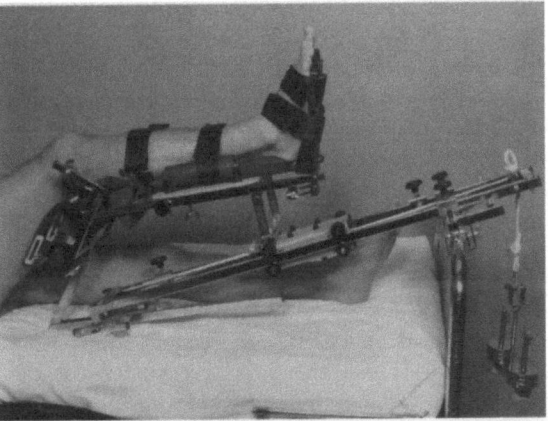

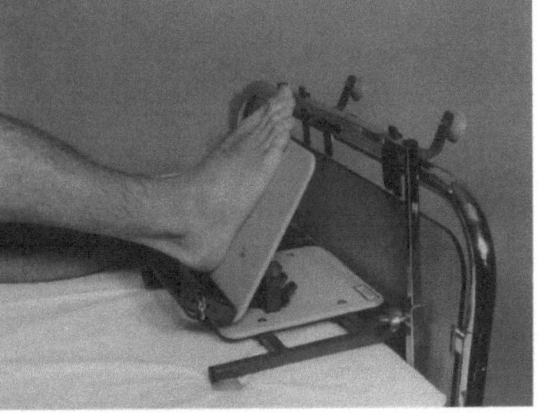

Abb. 7.7 a, b. Bewegungsschienen für die aktive Mobilisation. (a) Kniegelenk gegen Widerstand, (b) Fußgelenke gegen Widerstand

Beinlagerungsschienen

Schaumstoffschienen. Gut bewährt haben sich Beinlagerungsschienen, die aus Latexschaum hergestellt werden. Auch andere Schienentypen sind zur Ruhigstellung der unteren Extremität erhältlich. Diese Schienen werden z. T. mit Stoffverbänden oder mit Fertigbezügen überzogen.

Die Einsatzmöglichkeit dieses Schienentyps ist vielseitig. Grundprinzip ist hierbei die Ruhigstellung der unteren Extremität unter Hochlagerung. Zusätzlich wird hierdurch die spontane Außenrotationsbewegung der unteren Extremität verhindert. Sie kommt zum Einsatz bei sämtlichen Hüftfraktur- und Prothesenoperationen. Bei der postoperativen Nachsorge von Patienten mit Knieprothesen sollte diese Schiene gekürzt werden, um eine freie Streckung des Kniegelenkes zu garantieren. Ebenso findet diese Schiene Anwendung bei sämtlichen weiteren Frakturen der unteren Extremität, sogar wenn ein Gips angelegt ist.

Ein wesentlicher Vorteil dieser Schiene ist auch die Vermeidung der Spitzfußstellung. Hier kann ggf. die Schiene durch einen Stabilisierungsrahmen oder durch ein Fußbrett verstärkt werden. Schaumstoffschienen und Schaumgummischienen können bei 120 °C im Autoklaven sterilisiert werden.

Volkmann-Schienen. Eine weitere Beinlagerungsschiene ist die Metallschiene nach Volkmann, die in unterschiedlichen Längen für Unter- und Oberschenkel hergestellt wird. Es handelt sich um eine gerade, flachgewölbte Schiene, an deren Fußende für die Ferse eine Aussparung vorhanden ist. Eine rechtwinklig angebrachte Fußplatte verhindert, daß der Fuß in Spitzfußstellung gerät. Da sie außerdem die Zehen überragen soll, wird der unerwünschte Druck der Bettdecke auf die Zehen vermieden. Ein verstellbares T-Stück, das an der Fußplatte befestigt ist, verhindert das Umklappen der Schiene, außerdem kann die Schiene dadurch am Fußende angehoben werden. Volkmann-Schienen können ebenfalls im Autoklaven sterilisiert werden.

MHH-Schienen. Eine andere Beinlagerung ist auf der MHH-Schiene möglich. Diese Schiene ist ein Rahmengestell aus Rundeisen, die Beinlagerungsfläche besteht aus einem Einmalpolster oder einem resterilisierbaren Polster mit Schlauchbezug.

Bei dieser Lagerungsschiene ist der Oberschenkel in 45°-Schräglage gelagert, die Auflagefläche für den Unterschenkel verläuft waagerecht. Das Bein kann dadurch in halbgebeugter Stellung hochgelagert werden. Eine Doppelrechtwinkellage ist durch eine spezielle Aufhängevorrichtung mit Lochstabgeräten möglich (s. Kap. 4.5). Statt mit einer Fußplatte endet diese Schiene beispielsweise mit einem Fußrahmen bzw. beim Einsatz mit den Lochstabgeräten wird über eine Zugrolle eine Spitzfußprophylaxe vorgenommen.

Betten

Das Standardbett muß bestimmten Anforderungen gerecht werden. Die Betten müssen den geltenden Prüfrichtlinien nach VDE entsprechen. Sie sollten wartungs- und reparaturarm gestaltet sein. Wichtig ist, daß sie nicht nur korrosionsfest sind, sondern auch gegen Wasser, Wasch- und Desinfektionsmittel beständig sind. Sie sind deshalb mit einer speziellen Pulverbeschichtung oder einer Verchromung ausgestattet. Jedes Bett sollte eine Höhen-, Rückenlehnen- und Oberschenkelfeststelleinrichtung haben, die elektrisch funktioniert und sollte sowohl mit Fernbedienung als auch mit Handsteuerung bedienbar sein. Jedes Bett ist mit Wandabweisern und einem Stoßschutz ausgerüstet. Kopfseitig sind federnde Abweisrollen anzubringen. Alle Einstellungen des Bettes müssen bei Stromausfall über einen Akku bedienbar sein. Die Rückenlehne muß über eine mechanische Notabsenkung verfügen (CPR). Wichtig aus unfallchirurgischer Sicht ist, daß das handelsübliche Zubehör (Extensionen, Lochstabgeräte etc.) ohne spezielle Adapter verwendbar ist. An den Längsseiten müssen Aufhängevorrichtungen zur Befestigung von Zubehör angebracht sein. Die Bedienbarkeit des Bettes darf nicht beeinträchtigt werden. Die Zubehörteile dürfen beim Einsatz bzw. Anhängen das Bett während des Transportes nicht verbreitern (schwenkbare Einrichtung zur Ablage der oberen Extremitäten beim immobilisierten Patienten).

Jedes Bett sollte möglichst mit schwenkbaren Seitenteilen ausgerüstet sein; diese sind geteilt und so anzubringen, daß sie mit der Liegefläche in jeder Position mitschwenken und dabei gleichzeitig abklappbar und versenkbar sind. Ein Teil der Betten ist mit einem für die Dekubitusprophylaxe geeigneten Luftkammermatratzensystem oder einer Niederkapillardruckmatratze auszustatten.

7.3 Organisation

Die Krankenhausorganisation unterliegt bestimmten Vorschriften, die gesetzlich geregelt sind. Für einen geordneten Ablauf auf der unfallchirurgischen Normalstation sind daher sowohl administrative als auch planungsorganisatorische Strukturen zu schaffen. Das Gesetz sieht zusätzlich eine ausreichende Dokumentation vor. Diese dient als Nachweis der sorgfältigen Anweisung, Auswahl und Überwachung. Sie ist aus forensischer Sicht wichtig, um einerseits eine genügende Patientenaufklärung, andererseits eine ausreichende Betreuung des Patienten zu dokumentieren.

7.3.1
Management des Patienten

Die Aufnahme eines Patienten auf der Station bedarf eines gewissen Maßes an Einfühlungs- und Organisationsvermögen. Die Art und Weise, wie eine Aufnahme erfolgt, nimmt Einfluß auf die Herstellung der Beziehung zwischen Patient und medizinischem Personal. Der Patient ist häufig vielen unerwarteten Problemen gegenübergestellt, er ist mit einer schwierigen und insbesondere in der Unfallchirurgie schlagartig einsetzenden Situation konfrontiert. Dazu kommt das neue Umfeld, ein neuer Personenkreis, was häufig Angst, Unsicherheit und ungeklärte Fragen hervorruft. Die Entlassung von der Intensivstation kann für viele Patienten bei Aufnahme auf der chirurgischen Station eine völlig unerwartete Situation bedeuten und ist daher vom Personal der chirurgischen Station zu berücksichtigen und entsprechend auszugleichen. Der Patient muß neue Bezugspersonen bekommen, und Probleme müssen entweder für den Patienten oder gemeinsam mit dem Patienten bewältigt werden.

Somit besteht hier eine besondere Situation, in die jedes Mitglied des »Teams« integriert sein sollte.

Patientenaufnahme

■ **Anamneseerhebung.** Die Anamnese wird sowohl von ärztlicher als auch von pflegerischer Seite in Form eines Aufnahmegespräches festgehalten. Sie soll dem medizinischen Personal einen Einblick in die Unfallvorgeschichte mit möglichen vorangegangenen Erkrankungen, Medikationen und dem vor dem Trauma bestandenen Gesundheitsbild geben. Zusätzlich wird der Unfallhergang nochmals erhoben, um wichtige Aspekte, die nachträglich zum Nachweis möglicher gesundheitlicher Störungen oder Verletzungen führen, aufzudecken.

Die Dokumentation des Untersuchungsbefundes ist bei der Aufnahme von großer Bedeutung, da sie wichtige Informationen über den derzeitigen Allgemeinzustand und den verletzungsspezifischen Zustand verdeutlicht. Dieses Dokument ist auch für die Entlassungspapiere (Arztbrief) eine wichtige Richtlinie und somit wichtiger Bestandteil der Verlaufsdokumentation.

Das Aufnahmegespräch soll zusätzlich wichtige Aspekte des sozialen und beruflichen Umfeldes des Patienten beleuchten und mögliche Probleme bzw. Konflikte rechtzeitig aufdecken.

Besondere Inhalte der Pflegeanamnese werden im Aufnahmegespräch festgehalten. Hier sind, ebenso wie bei der ärztlichen Anamnese, vorgegebene Kriterien zu erfragen. Diese dienen der Orientierung, um Pflegeziele und Pflegeplanung im späteren Verlauf ableiten zu können.

Pflegedokumentation

■ **Pflegebericht.** Der Pflegebericht ist ebenfalls Bestandteil der Patientendokumentation und ist an unserer Klinik dem sog. Kadex-System zugeordnet. Er beinhaltet neben persönlichen Daten den Einweisungsgrund, die ständige Medikation, frühere Krankenhausaufenthalte sowie Anmerkungen zur Patientenpflege. Zusätzlich werden tägliche Lebensgewohnheiten und Bedürfnisse sowie die häusliche Versorgung und der Beruf des Patienten dokumentiert. Der Pflegebericht ist die laufende Information über den Ist-Zustand des Patienten sowie über die Wirkung der Pflege und Behandlung. Physische, psychische und soziale Gegebenheiten und Reaktionen, die beobachtet werden, werden hier beschrieben und fixiert. Ebenso die Effektivität der Pflege, Wirkung und Fort- bzw. Rückschritte des Patienten. Maßnahmen, die als Folge eines Zustandes oder Ereignisses sofort und einmalig durchgeführt werden, werden im Pflegebericht als Information eingetragen. Die beschriebenen Pflegemaßnahmen werden mit dem Zusatz des Datums und ggf. Uhrzeit und Handzeichen in der für die Schicht vorgeschriebenen Farbe versehen.

■ **Verordnungsblatt.** Im Verordnungsblatt werden ärztliche Anordnungen während und außerhalb der Visite eingetragen und mit Handzeichen, Datum und Uhrzeit versehen.

Bei Erledigung (Ausarbeitung) zeichnet die Pflegeperson mit Handzeichen ab. Die Verordnungsblätter sollen numeriert werden. Sie beinhalten sämtliche Diagnosen des Patienten (anamnestische sowie aktuelle Diagnosen) sowie das Operationsdatum. Sämtliche Diagnosen werden aufgeführt. Eine Verallgemeinerung, wie der Ausdruck »Polytrauma«, sollte nicht Inhalt eines solchen Dokumentes sein.

■ **Pflegeplan.** Im generellen Pflegeplan werden alle pflegerischen Maßnahmen, die durchgeführt werden sollen, notiert und mit Handzeichen abgezeichnet. Die Farbe der Handzeichen ändert sich mit jeder Schicht (blau für den Frühdienst, grün für den Spätdienst und rot für den Nachtdienst).

Der Pflegeplan muß regelmäßig (einmal täglich) aktualisiert werden. Er stellt somit einen Arbeitsplan dar, an dem sich das gesamte Team orientiert. Unterschiedliche Spalten ermöglichen eine klare Übersicht über Tätigkeiten, die der Patient selbständig durchführt, die die Mobilisation betreffen sowie pflegerische Maßnahmen beinhalten. Für die Dokumentation der Mobilisation hat sich die Einrichtung eines Indexsystems bewährt. Hier steht jeder Index als Zahl repräsentativ für die Art der Mobilisation beim individuellen Patienten:

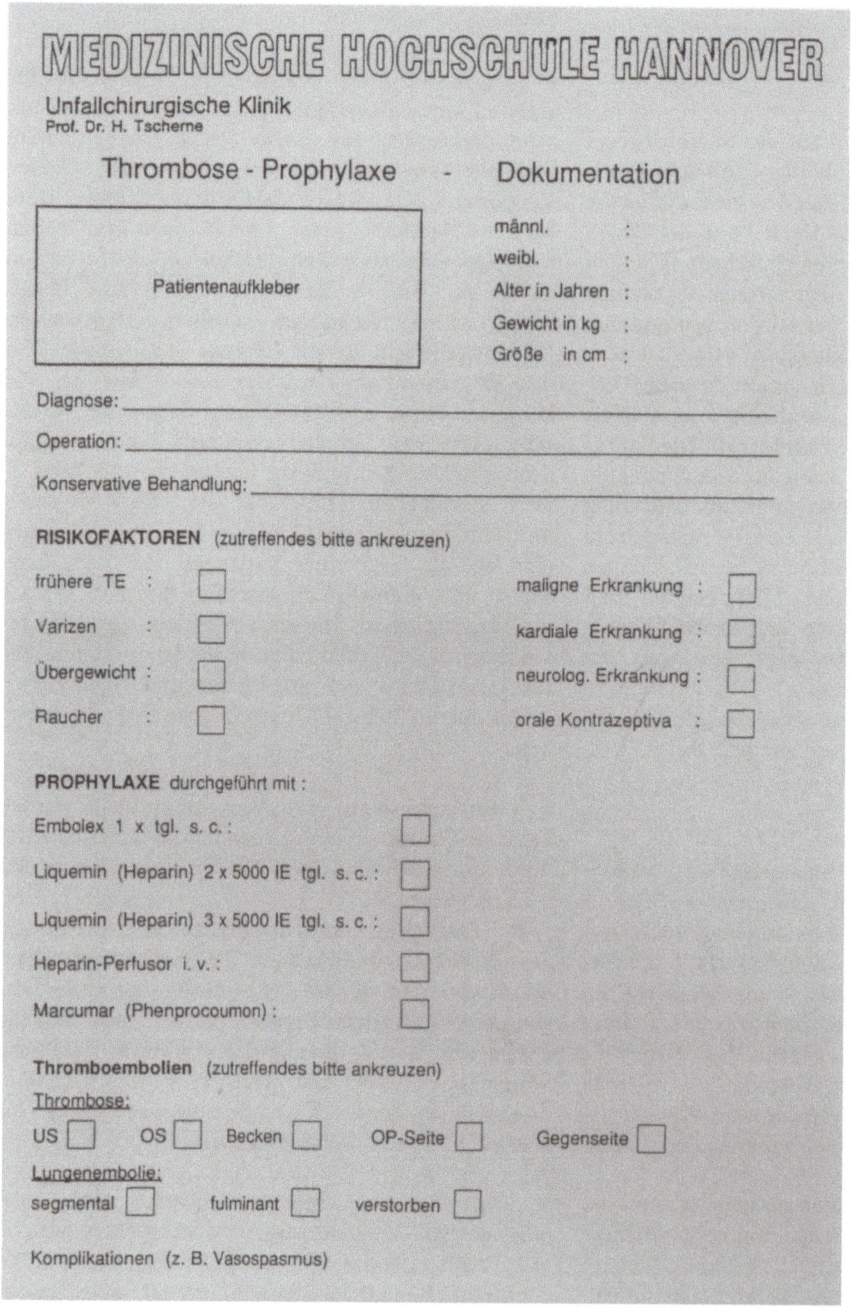

MEDIZINISCHE HOCHSCHULE HANNOVER

Unfallchirurgische Klinik
Prof. Dr. H. Tscherne

Thrombose - Prophylaxe - Dokumentation

Patientenaufkleber

männl. :
weibl. :
Alter in Jahren :
Gewicht in kg :
Größe in cm :

Diagnose: ____
Operation: ____
Konservative Behandlung: ____

RISIKOFAKTOREN (zutreffendes bitte ankreuzen)

frühere TE : ☐
Varizen : ☐
Übergewicht : ☐
Raucher : ☐
maligne Erkrankung : ☐
kardiale Erkrankung : ☐
neurolog. Erkrankung : ☐
orale Kontrazeptiva : ☐

PROPHYLAXE durchgeführt mit :

Embolex 1 x tgl. s. c. : ☐
Liquemin (Heparin) 2 x 5000 IE tgl. s. c. : ☐
Liquemin (Heparin) 3 x 5000 IE tgl. s. c. : ☐
Heparin-Perfusor i. v. : ☐
Marcumar (Phenprocoumon) : ☐

Thromboembolien (zutreffendes bitte ankreuzen)

Thrombose:
US ☐ OS ☐ Becken ☐ OP-Seite ☐ Gegenseite ☐

Lungenembolie:
segmental ☐ fulminant ☐ verstorben ☐

Komplikationen (z. B. Vasospasmus)

Abb. 7.8. Dokumentation der Thromboseprophylaxe. Eine wichtige Information, aber auch ein wichtiger Aspekt der Dokumentation unter forensischen Gesichtspunkten ist die Dokumentation der Thromboseanamnese sowie die Art der Prophylaxe. Hier sind neben Diagnose, Operation und Art der Behandlung die Risikofaktoren festzuhalten, um möglicherweise vorangegangene Thromboembolien sowie Komplikationen schriftlich zu dokumentieren

1 = Mobilisation auf der Bettkante
1,5 = Mobilisation in den Sessel
2 = Mobilisation in den Toilettenstuhl
3 = Mobilisation in den Rollstuhl
4 = Mobilisation mit dem Gehwagen
5 = Mobilisation mit 15 kg Teilbelastung
6 = Mobilisation mit 30 kg Teilbelastung
7 = Vollbelastung

Im Kadex-System ist ebenfalls die Dokumentation des Verlaufes vorgesehen. Dies beinhaltet 3 Teile:

- die Fieber- und Pulskurve,
- den Medikamentenplan,
- die Leistungsanforderungen.

Wichtig ist außerdem die genaue Dokumentation

- der Thromboseprophylaxe (Abb. 7.8).

Vorbereitung von Untersuchungsanforderungen

Für die präoperative Vorbereitung ist eine konventionelle Blutuntersuchung obligat. Sämtliche Blutentnah-

Abb. 7.9. Richtgrößen für unterschiedliche Routineeingriffe

Körperregion	Operation	Anzahl der Blutkonserven
Obere Extremität	• Humerusfraktur • Tumorchirurgie	2 3-6
Untere Extremität	• Hüft-TEP • Hüft-TEP-Wechsel • Schenkelhalsfraktur • Femurfraktur • Femur-IE • Tibiafraktur • Korrekturosteotomie • Knie-TEP • offene Kniebandchirurgie • Tumorchirurgie	3 6 3 4 2 2-3 3 3 3 3-6
Wirbelsäule	• dorsal • ventral • Tumorchirurgie	3 3-6 5-10
Obere Extremität	• Azetabulumfraktur • Beckenringfraktur • Tumorchirurgie	6 4 5-10

men erfolgen durch das ärztliche Personal. Die dabei gewonnenen Blutpräparate (Blutröhrchen) werden asserviert, um sie mit entsprechenden Begleitformularen der Abteilung für Labordiagnostik zuzuführen.

Werden Blutkonserven für die präoperative Vorbereitung bestellt, so erfolgt dies auf ärztliche Anordnung. Hierfür muß für die Kreuzprobe eine Blutgruppenbestimmung erfolgen. Die Routine sieht in jedem unfallchirurgischen Haus einen unterschiedlichen Standard vor. Richtgrößen für unterschiedliche Routineeingriffe sollten jedoch existieren (Abb. 7.9).

Weiterer Bestandteil der präoperativen Vorbereitung ist die Anforderung eines EKG oder einer Lungenfunktionsdiagnostik. Um diese Untersuchungen möglichst zeitsparend zu absolvieren, sollten die Termine für EKG und Lungenfunktionsuntersuchung kombiniert werden, um lange Wegstrecken zu ersparen. Abschließend ist für die präoperative Vorbereitung ein Anforderungsschein für spezifische röntgendiagnostische Maßnahmen vorzubereiten.

Hier wird die Art der Röntgenuntersuchung schriftlich fixiert. Zusätzlich müssen wichtige anamnestische Angaben, die Art der Mobilisation sowie die Indikation schriftlich fixiert werden.

Einwilligungserklärung

Die Einwilligungsformulare sind heute wesentliche Bestandteile der Patientendokumentation. Immer häufiger entstehen Schwierigkeiten, wenn der Patient präoperativ nicht ausreichend aufgeklärt wurde, dies nicht dokumentiert wurde oder der Patient nur in Teilaspekte des jeweiligen Eingriffes eingewilligt hat. Der Patient ist über das Risiko des Eingriffes ausreichend aufzuklären, zusätzlich muß er jede mögliche Information über die Art des Eingriffes und ihre Durchführung erhalten. Diese sind in einem persönlichen Gespräch mit dem Patienten festzuhalten und ggf. zur besseren Verdeutlichung als Zeichnung niederzulegen. In der Unfallchirurgie hat sich die Anwendung von vorgefertigten Aufklärungsformularen, aufgrund der nur schweren Standardisierbarkeit, nicht bewährt. Es ist daher eine ausführliche und operationsspezifische Aufklärung geboten.

Neben diesen Einwilligungserklärungen ist seit mehreren Jahren auch die Einwilligung zur Durchführung eines HIV-Antikörpertests festgelegt. Der Patient wird über Krankheitsbild, Bedeutung einer möglichen Infektion der Person für den weiteren Ablauf im stationären Verlauf (Operation, Blutabnahmen, Kontamination durch Körpersekrete) und damit das Risiko für ärztliches und pflegerisches Personal aufgeklärt. Für diese Untersuchung muß daher aus forensischen Gründen eine schriftliche Einwilligung erfolgen. Zusätzlich ermöglicht dies, im Gespräch abzuschätzen, ob der Patient möglicherweise einer Risikogruppe angehört.

7.3.2 Belegung

Zentrale Belegungskoordinierung
Insbesondere in der Unfallchirurgie wird die Belegung von Patientenbetten auf der Station häufig durch unerwartete Patientenaufnahmen gestört. Oft muß kurzfristig ein Patientenbett freigemacht werden, um einen anderen Patienten als Notfall unterbringen zu können. Diese Situation führt oft zu organisatorischen Problemen und stellt sowohl für das ärztliche und pflegerische Personal, als auch für den dann zu entlassenden Patienten eine unbefriedigende Situation dar. Hierzu ist eine optimale Bettenplanung erforderlich. 2 Konzepte finden hier heute Anwendung:

1. Erste Möglichkeit ist immer ein Notbett für gegebene Fälle freizuhalten. Dies ist häufig aufgrund der überlasteten Bettenkapazität und der verkürzten Aufenthaltsdauer auf der Station in einem Traumazentrum schwer möglich und praktisch nicht durchführbar.

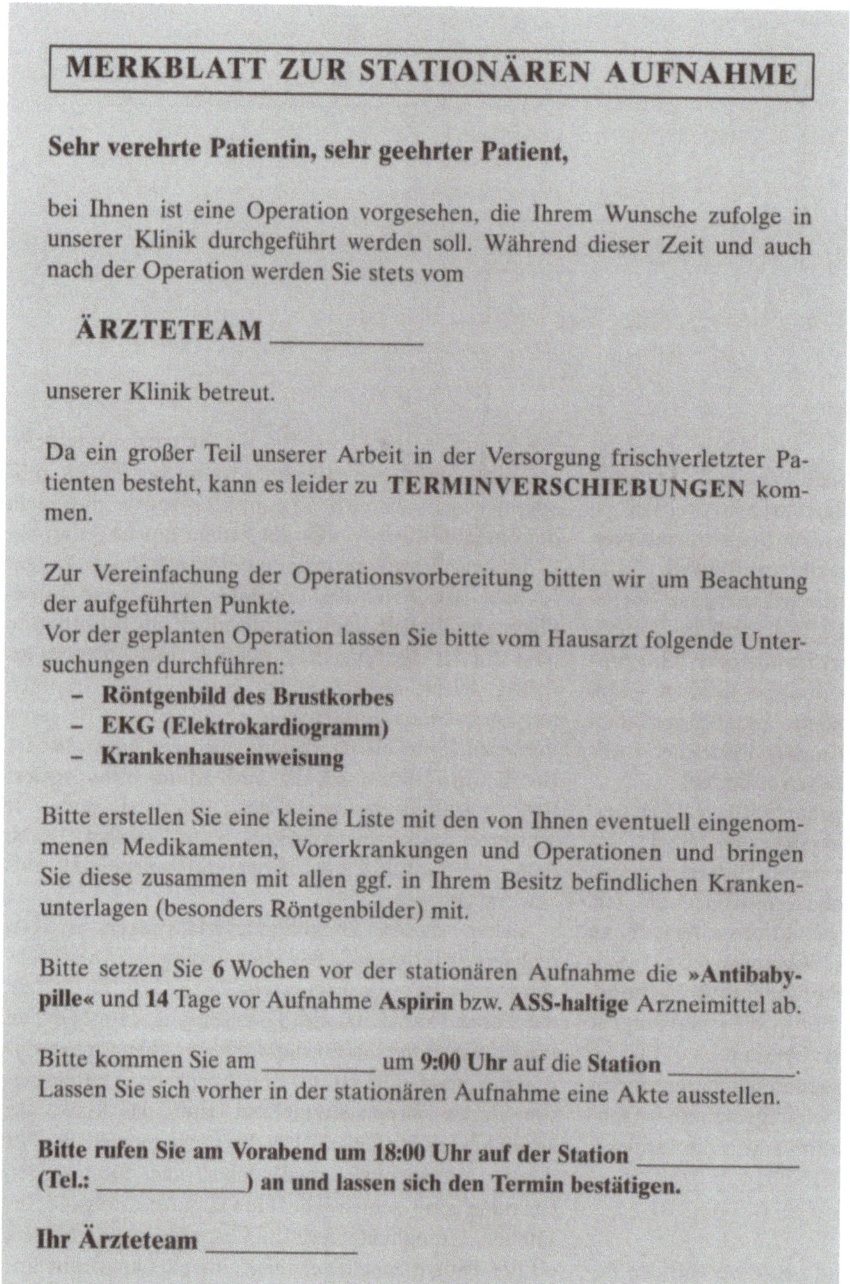

Abb. 7.10. Checkliste für die präoperative Vorbereitung (nähere Erläuterung s. Text)

MERKBLATT ZUR STATIONÄREN AUFNAHME

Sehr verehrte Patientin, sehr geehrter Patient,

bei Ihnen ist eine Operation vorgesehen, die Ihrem Wunsche zufolge in unserer Klinik durchgeführt werden soll. Während dieser Zeit und auch nach der Operation werden Sie stets vom

ÄRZTETEAM _____

unserer Klinik betreut.

Da ein großer Teil unserer Arbeit in der Versorgung frischverletzter Patienten besteht, kann es leider zu **TERMINVERSCHIEBUNGEN** kommen.

Zur Vereinfachung der Operationsvorbereitung bitten wir um Beachtung der aufgeführten Punkte.
Vor der geplanten Operation lassen Sie bitte vom Hausarzt folgende Untersuchungen durchführen:
- **Röntgenbild des Brustkorbes**
- **EKG (Elektrokardiogramm)**
- **Krankenhauseinweisung**

Bitte erstellen Sie eine kleine Liste mit den von Ihnen eventuell eingenommenen Medikamenten, Vorerkrankungen und Operationen und bringen Sie diese zusammen mit allen ggf. in Ihrem Besitz befindlichen Krankenunterlagen (besonders Röntgenbilder) mit.

Bitte setzen Sie **6 Wochen** vor der stationären Aufnahme die »**Antibabypille**« und **14 Tage** vor Aufnahme **Aspirin** bzw. **ASS-haltige** Arzneimittel ab.

Bitte kommen Sie am _____ um **9:00 Uhr** auf die **Station** _____.
Lassen Sie sich vorher in der stationären Aufnahme eine Akte ausstellen.

Bitte rufen Sie am Vorabend um 18:00 Uhr auf der Station _____
(Tel.: _____ **) an und lassen sich den Termin bestätigen.**

Ihr Ärzteteam _____

2. Eine zweite Möglichkeit ist die Einrichtung einer Aufnahmestation. Diese stellt eine interdisziplinäre Einheit dar, die für eine vorübergehende Überwachung und Pflege von Notfallpatienten eingerichtet ist. Hierdurch können sich mögliche Engpässe in der Bettenplanung überbrücken lassen. Der Patient wird dann nach 24–48 h auf die reguläre Normalstation der Unfallchirurgie übernommen. Die Betreuung erfolgt zwischenzeitlich durch das verantwortliche unfallchirurgische Team sowie die Aufnahmeärzte, die zum Zeitpunkt der Notfalleinlieferung Bereitschaftsdienst hatten.

Bei der Gestaltung des Belegungsplanes muß auch die Aufnahme von Elektivpatienten berücksichtigt werden. Hier hat sich der Einsatz eines Terminplaners bewährt.

Terminplaner
Elektivpatienten werden in allen Fällen über die Poliklinik einbestellt. Zu diesem Zeitpunkt werden bestimmte Termine vorgegeben, hierzu sollten maximal 2 Elektivpatienten zu einem Termin einbestellt werden, um eine nötige Reserve für mögliche Notfalloperationen einzuplanen. Bestandteil dieser Terminplanung ist einerseits die Berücksichtigung, ob eine Eigenblutspende erfolgt ist, andererseits ob eine mögliche Beeinträchtigung des allgemeinen Zustandes oder Medikamente eine Kontraindikation zur frühzeitigen Operation darstellen und ein Aufschub erforderlich ist.

Häufig verhindern lokale Haut- und Weichteilveränderungen die sofortige Durchführung einer Operation. Hier ist eine dermatologische Diagnostik oder Therapie erforderlich, so daß lediglich eine Operation in einem bestimmten Zeitraum erfolgen kann (Beispiel: Psoriasis, Ulcus cruris etc.). In diesen Fällen ist eine Terminplanung häufig schwierig und möglicherweise eine flexible Termingestaltung mit dem Patienten zu vereinbaren. Um mögliche Kontraindikationen möglichst frühzeitig global auszuschließen, hat sich die Einführung einer Checkliste bewährt (s. Abb. 7.10). Diese Checkliste kann auch in Form eines Fragebogens dem Patienten zum Zeitpunkt der poliklinischen Vorstellung ausgehändigt und entsprechend unter Berücksichtigung dieser Kriterien individuell eine Terminplanung vorgenommen werden.

Eine EDV-gestützte Terminvergabe unter Berücksichtigung dieser Aspekte und damit Erstellung einer Prioritätenliste ist in Zukunft wünschenswert.

7.3.3
Versorgung und Entsorgung

Standardartikel
Jede Normalstation erfordert eine genaue Versorgungsplanung. Hierbei müssen Standardartikel, die meist täglich, und spezielle unfallchirurgische Artikel, die zu unterschiedlichem Zeitpunkt angeliefert werden, berücksichtigt werden. Um Engpässe bei der Versorgung zu vermeiden, ist ein entsprechendes Bestellungssystem zu entwickeln.

Zu den Standardartikeln gehören Essen und Getränke, Wäsche, Betten, Pflegebedarf und Artikel von der Apotheke. Das Essen wird zumindest in großen Häusern automatisch über die Küche geplant. Eine frühzeitige Anlieferung ist erforderlich, da in manchen Fällen das Essen noch für immobile Patienten oder alte Patienten vorbereitet werden muß (Tabelle 7.7).

Die Wäschelieferung ist je nach Krankenhaus unterschiedlich organisiert. Hier wird Patientenbedarf und Personalkleidung unterschieden. Auch diese Versorgung wird automatisch über die Wäschezentrale geregelt und von der Stationsleitung für den wöchentlichen Bedarf 2mal pro Woche geplant.

Getränke werden nach schriftlicher Bestellung möglichst mehrmals wöchentlich angefordert, eine Lieferung erfolgt ebenfalls vom Haus aus einmal pro Woche auf die Station. Hier müssen sonst Lagerungsmöglichkeiten vorgesehen werden. Der Getränkeausschank an den Patienten erfolgt neben den Mahlzeiten auch im Rahmen der zusätzlichen Patientenvisite.

Sowohl Betten- als auch Matratzensysteme werden je nach erforderlichem Einsatz bei den Patienten nach telefonischer Bestellung von der Bettenzentrale geliefert. Diese Lieferung muß auch mehrmals täglich möglich sein, da insbesondere Spezialartikel (Matratzen etc.) dem Anspruch des Patienten und speziellen Behandlungsprinzipien gerecht werden müssen. Spezialbetten zur Dekubitusprophylaxe müssen von extern angeliefert werden. Hier bestehen unterschiedliche Systeme nach Vereinbarung mit den anliefernden Firmen.

Artikel des Pflegebedarfs sind insbesondere in der Unfallchirurgie sehr umfangreich, da sie neben den Artikeln, die die Standardpflege des Patienten beinhalten, zusätzliche Mobilisationsmittel, Lagerungsmittel sowie den Extensionwagen betreffen (Kap. 5.2). Aufgrund dessen sind kurzfristige telefonische Bestellungen erforderlich.

Die Apothekenlieferung ist in jedem Krankenhaus individuell gehandhabt. Meist erfolgt nach schriftlicher Bestellung die Lieferung einmal täglich. Sämtliche Medikamente und von der Apotheke gelieferte Pflegemittel werden im Pflegearbeitsraum gelagert. Die Bedarfsplanung obliegt der Stationsleitung und erfolgt in schriftlicher Form. Für Betäubungsmittel bestehen gesetzlich geregelte Richtlinien.

Unfallchirurgische Artikel
Artikel, die speziell in der Unfallchirurgie Anwendung finden, können in 3 Gruppen unterteilt werden: Sterilartikel, Einmalartikel sowie der Sanitätsbedarf.

Tabelle 7.7. Versorgung mit Standardartikeln

Tägliche Ver- und Entsorgung mit Bedarfsmaterial auf einer unfallchirurgischen Station	
Versorgung:	Entsorgung:
Hausintern	
1. Essenlieferung • automatisch vom Haus geplant • in zweireihigen Essenwagen • im Tablettsystem • namentlich sortiert Frühstück: 8.00 Mittagessen: ca. 11.30 Abendbrot: ca. 18.00 Essensänderungen in bezug auf die Kostform werden telefonisch in der Küche angemeldet bzw. bei der Stationsassistentin über den Computer eingegeben	9.00 ca. 12.30 ca. 19.00
2. Wäschelieferung: • Patientenbedarf und Personalkleidung • automatisch vom Haus, einmal pro Woche dienstags geplant • Bedarfsermittlung jeden Montag vom Personal der Bettenzentrale, ohne Aufforderung	Täglich in den dafür vorgesehenen Wäschesäcken, Entsorgungsraum vor der Station
3. Getränke: Möglichst mehrmals pro Woche, da sonst Lagerungsprobleme	Täglich Entsorgungsraum vor der Station für Glas/Apotheke
4. Material aus der Wirtschaftsabteilung: wie z. B. Spritzen, Verbandmaterial etc., je nach schriftlicher Bestellung jeden Donnerstag, Lieferung 1 × pro Woche montags geplant	
5. Sterilzentrale: Nach schriftlicher Bestellung täglich, wie z. B. sterile Tücher etc.	Täglich vom Personal der Sterilzentrale (im Austausch auf Station: Scheren, Pincetten etc.)
6. Pflegebedarfsmagazin: Nach telefonischer Bestellung tägliche Lieferung, wie z. B. Schaumstoffschienen, Extensionswagen, Inhalletten etc.	Täglich
7. Bettenzentrale: Nach telefonischer Bestellung Lieferung mehrmals täglich möglich, wie z. B. Betten jeglicher Art (Spezialmatratzen) Nachtschränke, Bettgalgen etc.	Täglich vom Personal der Bettenzentrale
8. Apotheke: Nach schriftlicher Bestellung Lieferung täglich, in dem dafür vorgesehenen Lagerschrank vor der Station	• Täglich • Entsorgungsraum für Glas und Apotheke vor der Station
Hausextern	
9. Sanitätshäuser:	Nach telefonischer Bestellung Lieferung möglichst täglich, wie z. B. Unterarmgehstützen, Prothesen, Variostabilschuhe, Knieschienen etc.

Sterilartikel werden nach Bedarf durch schriftliche Bestellung täglich angefordert. Hierfür existieren entsprechende Anforderungsformulare. Die Lieferung erfolgt durch die Sterilzentrale.

Bei den Einmalartikeln, wie z. B. Spritzen, Verbandmaterial etc., erfolgt die Bedarfsplanung ebenfalls durch die Stationsleitung. Diese Planung orientiert sich am Verbrauch, damit täglich eine sachgerechte Auffüllung des Verbandwagens garantiert ist. Materialreserven von Artikeln, die ständig und häufig benutzt werden, werden im Lagerraum gelagert. Es ist eine übersichtliche Anordnung erforderlich, um eine systematische Bestellung zu gewährleisten. Die Vielzahl der Einmalartikel (Tabelle 7.8) und der spezifische und teils unregelmäßig häufige Einsatz erklärt, warum eine präzise Bedarfsplanung erforderlich ist.

Hausextern erfolgt eine enge Kommunikation mit den Sanitätshäusern. In der Unfallchirurgie müssen häufig spezielle Mobilisationsmittel sowie Prothesen, Spezialschuhe und Knieschienen angeliefert werden.

Entsorgung

Gebrauchte Materialien werden täglich entsorgt. Meist erfolgt dies durch die jeweilige Spezialabteilung (Bettenzentrale, Wäscherei, Sterilzentrale).

Tabelle 7.8. Verbandmittel

Artikel	Maße	Stückzahl
Binden:		
Fixier-elast.	4 m: 6 cm	
Fixier-elast.	4 m: 8 cm	
Fixier-elast.	4 m: 10 cm	
Fixier-elast.	4 m: 12 cm	
Polsterwatte	5 m: 10 cm	20–30
Polsterwatte	5 m: 15 cm	20–30
Sicherheitsnadel	Gr. 2	
Sicherheitsnadel	Gr. 3	
Universal mit Schlingknoten	5 m: 8 cm	3 Karton
Universal mit Schlingknoten	5 m: 10 cm	3 Karton
Universal mit Schlingknoten	5 m: 12 cm	3 Karton
Universal mit Schlingknoten	5 m: 20 cm	3 Karton
Verbandkammer		
Kompressen:		
Metallinekompresse	8 × 10 m	5–10
Metallinekompresse	10 × 12	5–10
Mull- 8f. (2 St. je Tüte) o. K.	7,5 × 7,5 cm	100
Mull- 8f. (2 St. je Tüte) o. K.	10 × 10 cm	200–300
Mull- 12f. (2 St. je Tüte) o. K.	10 × 20 cm	600–800
Verbandkompresse	20 × 20 cm	1 Karton
Verbandkompresse	20 × 40 cm	3 Karton
Verbandstoff-Metalline	60 × 80 cm	
Verbandstoff-Metalline	80 × 120 cm	
Pflaster:		
Heft-luftdurchlässig braun	9,2 m: 1,25 cm	1 Karton
Heft-luftdurchlässig braun	9,2 m: 2,50 cm	1 Karton
Heft-luftdurchlässig braun	9,2 m: 50,00 cm	1 Karton
Heft-Plastik	4,55 m: 1,25 cm	
Heft-Plastik	4,55 m: 2,50 cm	
Heft-Plastik	4,55 m: 5,00 cm	
Heft-Vlies	9,2 m: 1,25 cm	
Heft-Vlies	9,2 m: 2,50 cm	
Heft-Vlies	9,2 m: 5,00 cm	
Kanülenverband, transparent	5 ×: 7,00 cm	
Kanülenfixierung mit Saugpolster	10 ×: 12,00 cm	
Klebemull	10 m: 5,00 cm	
Klebemull	10 m: 10,00 cm	
Klebemull	10 m: 15,00 cm	
Klebemull	10 m: 20,00 cm	
Klebemull	10 m: 30,00 cm	
Wundspray		
Wundnahtstreifen	6,4 × 102 cm	
	13 × 102 cm	
Schlauchverband:		
elastisch, weiß	Gr. 1	
elastisch, weiß	Gr. 2	
elastisch, weiß	Gr. 3	
elastisch, weiß	Gr. 5	
elastisch, weiß	Gr. 6	
elastisch, weiß	Gr. 7	
elastisch, weiß	Gr. 9	
elast., weiß Körperverband	Gr. K1	
Tupfer/Watte:		
Schlinggazetupfer mit Kontraststreifen	pflaumengroß	
Tupfer-Glycerin		1 Karton
Hautersatz	8 × 10 cm	

Spezielle Vorschriften gelten von seiten der Krankenhaushygiene und Infektionsprävention bezüglich bestimmter Abfälle, die einer speziellen Entsorgung bedürfen. Die Beseitigung des obengenannten Krankenhausmülls ergibt sich aus Richtlinien des Bundesgesundheitsamtes. Es werden 4 Abfallarten unterschieden (Tabelle 7.9).

Auf einer unfallchirurgischen Normalstation findet man in der Regel nur Müll der Gruppe A und B. Als Sammelbehälter eignen sich verschließbare Müllsäcke oder andere Einwegbehältnisse. Ist die Entsorgung und der Transport des Gesamtmülls im Krankenhaus so sicher gestaltet, daß eine Keimverbreitung nicht befürchtet werden muß, kann Müll

Tabelle 7.9. Abfallarten

> Gruppe A: Abfälle, an deren Entsorgung keine besonderen Anforderungen zu stellen sind. Hausmüll, Küchenabfälle.
>
> Gruppe B: Abfälle, an deren Entsorgung innerhalb des Krankenhauses (Sammlung und Transport) besondere Anforderungen zu stellen sind, da die Gefahr einer Keimverbreitung im Krankenhaus besteht, so z. B. durch Blut, Sekrete bzw. Exkremente kontaminierte Abfälle; Kanülen, Skalpelle und ähnliche Gegenstände mit Verletzungsrisiko müssen getrennt in festen Behältnissen gesammelt werden.
>
> Gruppe C: Abfälle, an deren Entsorgung innerhalb und außerhalb des Krankenhauses (Sammlung, Transport, Lagerung und Beseitigung) besondere Anforderungen zu stellen sind. Dies sind Abfälle, die aufgrund § 10 A des Bundesseuchengesetzes gesondert behandelt werden müssen, weil sie mit Erregern übertragbarer Erkrankungen behaftet sind und dadurch eine Verbreitung der Krankheit zu befürchten ist (infektiöser Müll). Dieser Müll ist speziell zu kennzeichnen.
>
> Gruppe D: Sonderabfälle, bei denen besondere Maßnahmen aus nicht-infektionspräventiver Sicht zu treffen sind. Hierunter fallen Arzneimittel, Chemikalien, brennbare Flüssigkeiten, radioaktive Stoffe, Körperteile und Organabfälle.

der Gruppe A und B zusammen transportiert werden.

Abfälle der Gruppe B und C dürfen beim Sammeln nicht umgeleert werden, die Behälter müssen besonders gekennzeichnet sein. Abfall der Gruppe C darf auch im Zentrallager nicht umgefüllt werden. Müllsäcke sind in unreinen Arbeitsräumen zu lagern und sollten möglichst täglich zum Zwischenlager des Krankenhauses in geschlossenen Rücklaufbehältern (zumindest bei Gruppe B und C) transportiert werden. Rücklaufbehälter müssen bei Kontamination mit Abfall der Gruppe A gereinigt werden, bei Gruppe B und C desinfiziert und gereinigt werden.

Abfälle der Gruppe A und B werden einer Verbrennungsanlage oder Deponie ohne weitere Behandlung zugeführt. Abfall der Gruppe C ist entweder zu verbrennen oder kann nach Desinfektion (Dampfdesinfektionsverfahren) wie Hausmüll entsorgt werden.

7.4
Perioperative Grundprinzipien

7.4.1
Infektionsvermeidung und -bekämpfung

Die wohl folgenschwerste Komplikation im Rahmen der postoperativen Behandlung ist die Manifestation einer Wund- und Weichteilinfektion. Die postoperative Frühinfektion wird in der Literatur mit einer unterschiedlichen hohen Inzidenz beschrieben.

Grundsätzlich hängt die Entstehung einer Infektion von 2 wesentlichen Gesichtspunkten ab:

1. Patientengebundene Faktoren. Alter und Vorerkrankung des Patienten beeinflussen die Prognose einer postoperativen Wunde und damit die Entstehung einer möglichen Infektion. Hierbei sind insbesondere die Stoffwechselerkrankungen zu nennen, die vielfach einen prognostisch ungünstigen Faktor darstellen. Zusätzlich besteht insbesondere beim polytraumatisierten oder beim alten Menschen eine Immunsuppression, die zu einer erhöhten Inzidenz von Infektionen beiträgt.

2. Chirurgische Gesichtspunkte. Ohne Zweifel hat sowohl das prä- als auch das intraoperative Management einen deutlichen Einfluß auf die Entstehung einer Infektion.

Intraoperativ muß mit einer besonderen hygienischen Sorgfalt gearbeitet und das oberste Gebot der Sterilität berücksichtigt werden (s. Kap. 6.7). Intraoperativ ist sowohl das Ausmaß des iatrogen erzeugten Weichteilschadens (Präparation, Darstellung des Operationsgebietes mit Halteinstrumenten) sowie die Operationsdauer für das Infektionsrisiko verantwortlich.

Infektionen auf der Normalstation entstehen auf 2 Wegen: *exogen* durch Keime aus der Umgebung des Patienten und *endogen* durch die patienteneigene Flora.

Exogene Krankenhausinfektionen sind leichter zu bekämpfen als endogene. Man nimmt heute an, daß ca. 50–70 % aller Krankenhausinfektionen auf endogenem Weg entstehen. Die Luft als Überträger einer Krankenhausinfektion spielt in der Chirurgie eine untergeordnete Rolle. Circa 90 % aller exogen verursachten Krankenhausinfektionen werden durch direkten Kontakt, vorwiegend der Hände, übertragen (Daschner 1987).

Die Hauptursachen krankenhauserworbener Infektionen in der Chirurgie und die Rolle der Infektionsübertragung durch Gegenstände auf der Normalstation sind zu differenzieren (Tabelle 7.10).

Generell kann man sich merken, daß Gegenstände eine um so geringere Rolle spielen, je weiter sie vom Patienten entfernt sind. Unwichtig sind beispielsweise Fußböden, Möbel und elektrische Überwachungsgeräte.

Als Beispiel für die Entstehung einer Krankenhausinfektion sei hier die postoperative Staphylococcus-aureus-Wundinfektion angeführt. Es konnte gezeigt werden, daß bei z.B. postoperativen Staphylococcus-aureus-Wundinfektionen 42 % aus der körpereigenen Flora des Patienten entstanden, d. h. daß der Patient den infizierenden Staphylococcus-aureus-Stamm bereits in die Klinik mitgebracht hat. 58 % der Wundinfektionen entstanden aus der Umgebung, also exogen. In 40 % kann der Nasen-Rachen-Raum der Chirurgen bzw. des Personals als Infektionsquelle lokalisiert werden.

Tabelle 7.10. Die häufigsten Krankenhausinfektionen mit den wichtigsten prädisponierenden Faktoren. Die prozentualen Angaben der Infektionsrate sind auf alle Krankenhausinfektionen (= 100%) bezogen. (Nach Adam u. Daschner 1993)

Infektion / Faktoren	%	Infektion / Faktoren	%
Harnwegsinfektionen Blasenkatheter!! Offene Urindrainagesysteme Blasenspülungen im offenen System Mangelnde Sorgfalt beim Katheterlegen Schlechte Pflegetechnik Blasentraining	37%	**Sepsis** Nichtbeachtung der häufigsten Sepsisursachen (Venenkatheter, Blasenkatheter, Wundinfektionen, Beatmungspneumonie) Unzureichende Pflegetechniken bei Venenkatheter, Blasenkatheter, intubierten Patienten	8%
Wundinfektionen Mangelnde chirurgische Technik Fehlerhafte Hautdesinfektion Rasur am Abend vor der Operation Offene Saugdrainage Langer präoperativer Krankenhausaufenthalt, schwere Grundkrankheiten Unkenntnis der postoperativen Wundinfektionsrate Ungenügende Disziplin im Operationssaal und auf der Station Viel Bewegung, viele Personen, viel Sprechen im Operationssaal	31%	**Infektionen der Haut** Schlechte Pflege der Haut Schlechte Venenkatheterpflege	3%
		Intraabdominelle Infektionen Mangelhafte Operationstechnik	1%
		Kardiovaskuläre Infektionen Mangelhafte Operationstechnik Schlechte Hautdesinfektion Fehlerhafte Antibiotikaprophylaxe	1%
Atemwegsinfektionen Unzureichende physikalische Maßnahmen Unkritische Antibiotikatherapie Mangelnde Desinfektion und Sterilisation von Beatmungs- und Inhalationszubehör Schlechte Absaug- und Pflegetechnik Schlechte Mundpflege Verneblung unsteriler Flüssigkeiten	16%	**Sekundärinfektionen bei Verbrennungen** Mangelhafte Pflegetechnik Fehlerhafte Antibiotikaprophylaxe Fehlerhafte Antibiotikatherapie Kontamination der Haut durch Baden/Duschen (kontaminiertes Leitungswasser!)	1%

Präventive Maßnahmen

■ **Verbandwechsel.** Vom Personal ist vor und nach jedem Patientenkontakt eine Händedesinfektion zu verlangen. Ein Verbandwechsel sollte nach Möglichkeit von 2 Personen durchgeführt werden. Die Reihenfolge des Verbandwechsel ist grundsätzlich von aseptischen Wunden zu möglicherweise infizierten Wunden.

Jeder Verbandwechsel wird mit Handschuhen (Einmalhandschuhe unsteril oder steril) vorgenommen und erfolgt nach der sog. No-touch-Technik (d. h. Entfernen des Verbandes mit Handschuhen oder Pinzette, ohne die Wunde mit der Hand zu berühren).

Bei der Versorgung infektiöser oder besonders infektionsgefährdeter Patienten ist ein Schutzkittel zu tragen. Das Tragen von Mundschutz und Haarschutz ist nur bei Versorgung von Wunden mit großer Fläche, z. B. Verbrennung bzw. ausgedehnten Staphylokokkenwundinfektionen, notwendig.

Das Verbandmaterial ist grundsätzlich von einer zweiten Person anzureichen, um Gegenstände auf dem Verbandwagen oder den Verbandwagen selbst (Schubladen) nicht zu kontaminieren. Ideal sind einzeln verpackte Verbandsets für jeden einzelnen Verbandwechsel, der Verbandwagen verbleibt dann außerhalb des Patientenzimmers.

Am Ende der Verbandvisite wird der Verbandwagen und die Arbeitsfläche gereinigt bzw. desinfiziert.

■ **Raum und Gerätehygiene.** In vielen chirurgischen Kliniken wird auch heute noch Raumdesinfektion durch Versprühen oder Vernebeln von Desinfektionsmitteln routinemäßig bei fraglicher Kontamination durchgeführt. Dabei werden alle Gegenstände im Zimmer belassen und einschließlich Boden-, Wand- und Deckenmobiliar mit einem Desinfektionssprühmittel überzogen. Nach einer Einwirkzeit von 4–6 h wird der Raum wieder geöffnet und eine Reinigung oder Scheuerwischdesinfektion vorgenommen. Diese Desinfektionsmethode stammt aus einer Zeit, als man noch glaubte, die meisten Krankenhausinfektionen würden durch die Luft übertragen.

Raumgesprühte Desinfektionen. Diese sind eine unnötige zeit- und kostenaufwendige Desinfektionsmethode. Sie sollten durch die wesentlich wirksamere, schnellere und billigere Scheuerwischdesinfektion ersetzt werden. Das heißt, daß Bettgestell, Nachtkasten, Fußböden etc. mit einem in Desinfektionsmittel getränkten, frisch gewaschenen Putzlappen abgewischt werden.

Bettendesinfektion. Diese erfolgt meist zentral über die Bettenzentrale. Diese ist häufig im Keller einer Klinik lokalisiert und mit speziell ausgebildetem Personal versehen. In einigen Krankenhäusern wird dies auch durch Pflegepersonal (zumindest an Wochenenden) übernommen. Die Reinigung der Betten erfordert automatische Reinigungsdesinfektionsmaschinen für Bettgestelle. Sie erfolgt chemothermisch mit anschließender Desinfektion. Inwiefern eine solche Reinigung und Desinfektion erforderlich ist, wird in verschiedenen Fachkreisen diskutiert. Eine andere Möglichkeit ist der umgekehrte Weg, daß das Reinigungspersonal die Betten auf der Station reinigt. Hier wird auch zwischen der Notwendigkeit einer Reinigung und der Notwendigkeit einer Desinfektion unterschieden. Daschner beschreibt ein System, wonach verschiedene Bettenkategorien entsprechend den jeweiligen Kontaminationsstufen unterschieden werden. Hier werden 3 Gruppen differenziert. Dabei werden die Kategorie A und B als Infektionsbetten bezeichnet.

- Gruppe A: Betten, die potentiell mit meldepflichtigen, übertragbaren Erkrankungen kontaminiert sind.
- Gruppe B: Betten, die mit Patientenmaterial kontaminiert waren (Blut, Eiter, Stuhl, Urin etc.).
- Gruppe C: Diese werden als sog. »Hotelbetten« bezeichnet.

Entsprechend wurde eine farbliche Kennzeichnung vorgenommen, und die Reinigung erfolgt dann entweder gereinigt und desinfiziert (Kategorie A und B), wogegen die Kategorie C lediglich gereinigt wurde. Diese Einschränkung ist sinnvoll, da nur ein geringer Prozentsatz (0,7 % im Kollektiv von Daschner) aller Betten von Patienten mit meldepflichtigen Infektionskrankheiten belegt sind. Der Prozentsatz für die chirurgischen Stationen waren 0,2 % für die Kategorie A und 10,7 % für die Kategorie B.

Der Bettenreinigungsdienst kommt in diesen Fällen auf die Station, reinigt dort die »Hotelbetten« manuell mit einem umweltschonenden Reinigungsmittel, und nur die Infektionsbetten werden sowohl gereinigt als auch desinfiziert.

Die Matratzen sind in einem Plastikschoner bzw. waschbaren Schonbezug eingehüllt, der bei Verschmutzung mit Blut, Stuhl und Urin usw. scheuerwisch desinfiziert oder gewaschen wird.

Flächendesinfektion. Ebenso bedeutend ist die sog. Flächendesinfektion. Diese beinhaltet die Reinigung und Desinfektion von Flächen, Instrumenten und Gegenständen, die als potentielle Überträger von Erregern von Krankenhausinfektionen angesehen werden. Gegenstände, die entfernt vom Patienten sind, sind extrem selten ein Erregerreservoir für Krankenhausinfektionen. Eine routinemäßige Desinfektion ist daher unnötig. Dies gilt auch für Waschbecken und Siphons. Verschiedene Untersuchungen haben gezeigt, daß Waschbeckensiphons von Sekreten und Exkrementen der Patienten und den Händen des Personals kontaminiert werden, eine umgekehrte Kontamination aus dem Siphon dagegen fast nie erfolgt. Zur Desinfektion von Flächen genügt deren bloßes Einsprühen nicht. Das Desinfektionsmittel muß auf der Fläche verrieben werden. Vor allem bei der Instrumentendesinfektion ist auf die richtige Konzentration und Einwirkzeit zu achten. Bei der Desinfektion von blutkontaminierten Instrumenten müssen Konzentrationen und Einwirkzeiten gewählt werden, die die Hepatitisviren abtöten.

Fußbodendesinfektion. Die Fußbodendesinfektion, die ebenfalls zur Flächendesinfektion gehört, ist sehr umstritten. Sowohl Fußboden als auch Wände und Decken eines Zimmers spielen als Erregerreservoir für Krankenhausinfektionen kaum eine Rolle. Bakterien, die sich auf dem Fußboden befinden, werden kaum in der Luft aufgewirbelt. Eine routinemäßige Fußbodendesinfektion der meisten Zimmer einer Klinik ist daher nicht notwendig.

Eine Raumdesinfektion ist daher auch nach Empfehlung der Weltgesundheitsorganisation (WHO) nicht routinemäßig durchzuführen. Diese Maßnahme gilt lediglich für Operationssäle, Infektionsstationen und Räumen, in denen invasive Eingriffe vorgenommen werden.

■ **Perioperative Antibiotikaprophylaxe.** Die perioperative Antibiotikaprophylaxe hat das Ziel, die postoperative Infektionsrate nach Einhaltung aller hygienischen Maßnahmen weiter zu senken. Grundsätzlich besteht die Indikation zur perioperativen Antibiotikaprophylaxe bei Einbringen von Implantaten (Osteosynthesen, Endoprothesen) und bei größeren Weichteileingriffen (Wundklasse I und II). Zum Zeitpunkt des Hautschnittes muß ein wirksamer Gewebespiegel erreicht sein. Der Antibiotikaschutz ist nur für die Dauer der möglichen Kontamination sinnvoll. Die Berücksichtigung der Gesichtspunkte verlangt organisatorische und wirtschaftliche Aspekte, die ein einheitliches Schema fordern (Tabelle 7.11).

Antibiotika können auch als prophylaktische Maßnahmen bei Kontamination von wesentlichen anatomischen Strukturen wie Gefäß-Nerven-Bündel, Knorpel, Sehnen indiziert sein, wo sich ein radikales Débridement nicht ausreichend durchführen läßt (Daschner 1987; Platt 1984). Sie können jedoch eine saubere chirurgische Wundbehandlung nicht ersetzen und Fehler in der chirurgischen Wundversorgung nicht ausgleichen.

Die perioperative Antibiotikaprophylaxe dient ausschließlich dazu, solche Keime, die während eines Eingriffes im sterilen Bereich transportiert werden, an der Ansiedlung und Vermehrung zu hindern. Weiterhin muß der Immunstatus des Patienten berücksichtigt werden, der unter folgenden Umständen gemindert sein kann: hohes Alter, Diabetes mellitus, Leberzirrhose, chronisch obstruktive Lungenkrankheiten (COLD),

Tabelle 7.11. Perioperative Antibiotikaprophylaxe

Körperregion	Prophylaxe	Art der Prophylaxe
Obere Extremität	• Interne Osteosynthesen an Humerus, Radius und Ulna • Endoprothetik • Rockwood- und ACLR-Operation • Großer TU-Operation	Elzogram 3 × 2 g i.v. 1. Gabe mindestens 10 min, höchstens 2 h vor Inzision bzw. Blutsperre
Untere Extremität	• Interne Osteosynthesen an Femur, Tibia und Fibula • Korrekturosteotomien • Arthrodesen • Endoprothetik • Kniebandchirurgie • Arthroskopischer Ersatz des vorderen Kreuzbandes • Arthroskopischer Ersatz des hinteren Kreuzbandes • Großer TU-Operation	Elzogram 3 × 2 g i.v. 1. Gabe mindestens 10 min, höchstens 2 h vor Inzision bzw. Blutsperre
Wirbelsäule	HWS-BWS- und LWS-Operationen	s.o.
Becken	Interne Osteosynthese	s.o.

Keine Antibiotikaprophylaxe z. B. bei:
- Implantatentfernung
- diagnostischer Arthroskopie
- arthroskopischer Meniskuschirurgie o. ä.
- Schulterarthroskopie (SAD, Kapsularrhapie)
- kleiner und mittlerer Weichteiloperation

hämatologische onkologische Grunderkrankung, Immunsuppression und andere (Tabelle 7.12).

Eine perioperative Antibiotikaprophylaxe ist bei kleineren und mittleren Operationen (Implantatentfernung, Arthroskopie, kleinen und mittleren Weichteiloperationen) nicht indiziert.

In der Unfallchirurgie hat sich der Einsatz eines Cephalosporins der II. Generation zur i.v.-Applikation bewährt. Dieses Präparat wird intravenös über einen Zeitraum von 15 min appliziert und sollte möglichst 2 h vor Beginn der Operation wirksam werden. Bei längeren Eingriffen soll die Gabe dieses Cephalosporines nach ca. 4 h wiederholt werden.

Die Applikation soll als Einzelbolus verabreicht werden, eine weitere i.v.-Gabe ist im Verlauf nicht erforderlich. In den Fällen, in denen anschließend eine Antibiotikatherapie indiziert ist, kann diese oral, wiederum als Cephalosporin, verabreicht werden.

Infektbekämpfung

Trotz aller Vorsichtsmaßnahmen lassen sich Infektionen in der Chirurgie nicht völlig vermeiden. Postoperative Infektionen hängen ab von Begleiterkrankungen, vom Ort des Eingriffes, von der Dauer und der Technik der Operation, vom Alter des Patienten, von der Dauer der präoperativen Klinikaufenthalte und vom Ausmaß der Kontamination. Zur Bekämpfung einer postoperativ aufgetretenen Infektion sind verschiedene Maßnahmen erforderlich.

■ **Wundrevision.** Die Wundrevision kann als Sonderform des Débridements angesehen werden. Die Indikation zur chirurgischen Wundrevision ist eine schwerwiegende Entscheidung, die vom erfahrensten Arzt ge-

Tabelle 7.12. Risikogruppen für postoperative Infektionen

Allgemeine Faktoren	Lokale Faktoren

Alter
Ernährungszustand
Vitaminmangel
Alkoholabusus
Begleiterkrankungen:
  Diabetes mellitus
  Urämie
Medikamente:
  Kortikosteroide
  Chemotherapie
  Antikoagulanzien
Bestrahlung
Schock
Hypoxie
	Wundlokalisation
	Wundform und -ausdehnung
	Gewebedurchblutung
	Wundödem
	Verschmutzungsgrad
	Kontamination
	Traumatisierende Behandlung

troffen werden sollte. Die Wundrevision ist ein Notfalleingriff und muß zu jeder Tages- und Nachtzeit durchgeführt werden können. Das Fortschreiten eines potentiellen Infektes kann katastrophale Auswirkungen haben, so daß subjektive, beschwichtigende Überlegungen des Erstbehandlers absolut fehl am Platze sind. Da die Dimension einer Wundrevision häufig die Ausdehnung des Ersteingriffes überschreitet, hat sie immer unter ausreichender Analgesie und unter sterilen Kautelen im Operationssaal zu erfolgen. Bei infektgefährdeten oder infizierten Wunden verbietet sich die örtliche Umspritzung der Wunde mit einem Lokalanästhetikum. Hier ist immer die Allgemeinanästhesie oder die weit davon anzulegende Regionalblockade notwendig. Die Wundrevision besteht in der kompletten Wiedereröffnung der Wunde bis in den letzten Wundwinkel hinein. Nach Gewinnen eines Wundabstriches folgt ein sorgfältiges Débridement der Wundflächen unter Exzision sämtlichen nekrotischen und potentiell infizierten Gewebes. Auch der Hautrand muß dabei im Bereich der Hautnaht und der Perforationsstellen exzidiert werden.

■ **Adjuvante Maßnahmen bei Wundinfekt.** Die Behandlung einer infizierten Wunde ist immer eine chirurgische Maßnahme. Daneben können aber auch adjuvante therapeutische Maßnahmen zum Einsatz kommen, die die Heilungschancen verbessern. Diese unterstützende Behandlung zielt auf die Stärkung der eigenen allgemeinen Infektabwehr, auf die Verbesserung der lokalen Wundheilungschancen und auf die zusätzliche Keimabtötung durch Antibiotika ab.

So ist z. B. die korrekte Einstellung eines entgleisten Diabetes mellitus eine die Wundheilung unterstützende Maßnahme. Die Förderung der lokalen Durchblutung und des örtlichen Sauerstoffangebotes unterstützt die Wundheilung wesentlich. Die Verbesserung der phagozytären Funktion der Granulozyten und die Makrophagenaktivierung zur Steigerung der antibakteriellen Kapazität der Leukozyten ist hierbei ein noch wenig beachtetes Gebiet. Gute Erfolge hinsichtlich der Beschleunigung des Wundreinigungsprozesses, der Gewebeneubildung und der schnelleren Reduktion offener Wundflächen zeigt die Behandlung z. B. mit 10 %iger Kochsalzlösung. Auch andere adjuvante Maßnahmen sind beschrieben.

Diese die Infektabwehr und Wundheilung verbessernden therapeutischen Möglichkeiten werden in Zukunft sicher einen noch viel höheren Stellenwert erhalten.

■ **Antibiotikatherapie.** Die Hoffnung, durch den systemischen Einsatz von Antibiotika die Gefahr einer Wundinfektion komplett eliminieren zu können, wurde schon bald nach Einführung der Antibiotika begraben. Die Resistenzentwicklung durch ungezielte Medikamentengabe und die zunehmenden generalisierten Nebenwirkungen, wie Allergien, sollten den Antibiotikaeinsatz auf klar begrenzte Indikationsstellungen reduzieren (Polk u. Ausobsky 1983; Stone et al. 1979). Bei gut lokalisierten Wundinfektionen und normaler Infektresistenz des Patienten gibt es keine Indikation für eine systemische oder lokale Antibiotikagabe. Besteht die Indikation zur systemischen Antibiotikagabe, sollte diese so früh wie möglich erfolgen. Sie richtet sich nach der klinischen Diagnose der infizierten Wunde. Die Indikation zur systemischen Antibiotikatherapie ist gegeben bei einer fortschreitenden Entzündung, besonders in der Nähe gefährdeter Körperregionen (Hand, Gesicht, Gelenke) oder bei Infektionen anatomischer Strukturen, wenn ein radikales Débridement nur unter erheblichem Funktionsverlust möglich wäre, und bei Vorliegen von allgemeinen Faktoren, die die Wundheilung und Infektresistenz beeinträchtigen. Das Antibio-

Tabelle 7.13. Zeitpunkt der Antibiotikumgabe und Rate der Wundinfektionen (Nach Adam u. Daschner 1993)

Zeitpunkt der Gabe in h vor dem Eingriff	Anzahl der Patienten	Anzahl der Wundinfektionen [%]
2–24	369	14 (3,8)*
0– 2	1708	10 (0,59)
bis 3 (nach dem Eingriff)	282	4 (1,4)
>3 (nach dem Eingriff)	488	16 (3,3)*
Summe	2847	44 (1,5)

* statistisch signifikant $p < 0{,}0001$

tikum muß in der Regel nach Gewinnen eines Wundabstriches noch vor Bestimmung der Keime und deren Resistenzlage gegeben werden. Bei seiner Wahl ist daher vom üblichen Erregerspektrum bei den meisten Wundinfektionen, wie Staphylokokken und Streptokokken, auszugehen (Daschner 1987; Trott 1985). Wegen der ausgezeichneten Wirksamkeit im grampositiven Bereich eignen sich hier Penicillinpräparate. Bei Penicillinallergie sind Cephalosporine bedingt (Kreuzallergie) und Erythromycinersatzpräparate einsetzbar. Die Penicilline besitzen vor allen anderen Antibiotika die stärkste antigene Wirkung, weshalb die Häufigkeit allergischer Reaktionen bis zu 10 % beträgt. Ein breites Wirkungsspektrum gegen die in der Traumatologie zu erwartenden Bakterien (Staphylococcus aureus, Staphylococcus epidermidis, auch penicillinasebildende Stämme und teilweise gramnegative Stäbchen) weisen die Basiscephalosporine (Cephalozolingruppe) auf, die sich im stationären Bereich bewährt haben (Neu 1982). Zu achten ist auf die Kreuzresistenz bei Staphylococcus aureus mit penicillinasefesten Penicillinen (Oxacillin und Flucloxacilline), die jedoch nicht nur notwendigerweise bei Staphylococcus epidermidis besteht.

Zur oralen Langzeittherapie seltener Indikationen [z. B. Zustand nach Totalendoprothesen-(TEP-)Wechsel bei TEP-Infektionen] eignen sich die älteren oralen Cephalosporine (z. B. Cefadroxil). Der Antibiotikaeinsatz kann jedoch nie die saubere chirurgische Wundbehandlung ersetzen und erfordert immer eine engmaschige Wundkontrolle.

Durch chirurgische Sanierung des Infektherdes, unterstützt durch die oben angeführten flankierenden Maßnahmen, sollte ein Wundinfekt unter Kontrolle gebracht werden können.

7.4.2
Wund- und Drainagenpflege

Postoperative Wundbehandlung

Grundlegende Kenntnisse über die Wundheilung und die Prinzipien der Wundbehandlung ermöglichen erst eine optimale chirurgische Therapie mit dem Ziel der

Restitutio ad integrum. Das Ziel jeder Wundbehandlung ist die Ausheilung mit der geringsten Narbenbildung. Dies ist in der Regel durch direkten Wundverschluß möglich. Primäre Wundheilung gibt es jedoch nur ohne Wundinfektion. Die generelle Kontamination von traumatischen Wunden mit der potentiellen Infektionsgefahr setzt daher eine eingehende *Wundbeurteilung* im stationären Verlauf voraus. Die Überprüfung der peripheren Durchblutung, Motorik und Sensibilität gehört indirekt auch zu jeder Wundnachsorge und sollte engmaschig im postoperativen Verlauf dokumentiert werden.

Der Wundverband hat das Ziel, die Wunde über ein bestimmtes Zeitintervall vor sekundärer Kontamination zu schützen, die Hämatom- und Ödembildung zu reduzieren und Wundränder zu immobilisieren. Dadurch kann u.a. auch die Spannung von der Wunde auf eine größere Fläche verteilt werden. Wunden in Gelenknähe oder Wunden, die durch Bewegungen unter Spannung geraten könnten, sind gerade bei verletzten Extremitäten ggf. durch Anlage einer Gipsschiene oder einer temporären externen Fixation ruhigzustellen (Trott 1985). Mit der Hochlagerung des verletzten Körperteiles wird die Abschwellung gefördert.

Die *Wundnachsorge* beinhaltet die Terminierung der notwendigen Wundkontrolle und die der Fadenentfernung nach 5–10 Tagen. Jeder Patient muß darauf hingewiesen werden, daß bei erneut auftretenden oder anhaltenden Wundschmerzen eine sofortige Benachrichtigung des Pflegepersonals erfolgen muß. Die häufigsten postoperativen Schmerzursachen sind zu enge Verbände, die durch Verbandwechsel beseitigt werden können. Die sofortige Wundinspektion ist bei anhaltendem Wundschmerz unbedingt notwendig. Hierbei ist besonders auf die Vorboten eines beginnenden Infektes wie verstärktes Wundödem, anhaltende Überwärmung oder Rötung zu achten. Trockene Wunden sollten ohne Verband offen gelassen werden, da Verbände neben schnürenden Effekten auch als feuchte Kammer eine Keimbesiedlung ermöglichen können.

Überwachung von Wunddrainagen

Neben der Überwachung des Wundverbandes ist v.a. die Kontrolle der Wunddrainagen essentiell. Jegliche Drainage muß bezüglich ihrer Funktion kontrolliert werden. Die daraus zu folgernden Beobachtungen hängen von den jeweiligen Aufgaben des Drainagesystems ab. Grundsätzlich gilt, daß das abgeleitete Sekret auf Menge, Aussehen (Farbe, Beimengungen) und ggf. Geruch kontrolliert werden muß. Um den aktuellen Drainagestand rasch erfassen zu können, ist es ratsam, diesen bei der postoperativen Übernahme des Patienten zu markieren, sowie mit Datum und Uhrzeit zu versehen. Die Beobachtungen sind im Sinne einer Verlaufskontrolle fortlaufend zu dokumentieren.

Schmerzen, die auf Drainagen zurückzuführen sind, müssen ernst genommen werden. Die Ursache ist abzuklären (z. B. Schmerzen durch Sekretverhaltung bei Verstopfung, Drainagedislokation).

Die Patienten sind so zu lagern, daß der freie Abfluß und die Durchgängigkeit des Ableitungssystems gewährleistet sind, d.h. Drainagen durch Lagerung nicht abgeknickt werden. Die Ableitung ist dabei so zu führen, daß kein Zug ausgeübt wird (Schmerzen) und das System nicht abknickt.

Drainageein- bzw. -austrittsstellen sind regelmäßig zu verbinden und auf Entzündungszeichen zu kontrollieren. Die Häufigkeit des Verbandwechsels hängt von der Art und Lokalisation der Drainage ab.

Jegliche Diskonnektion der Ableitesysteme beinhaltet die Gefahr des Keimeintrittes und somit der Infektion. Deshalb sollen Drainagen, Sonden und Kathetersysteme möglichst selten unterbrochen, sondern stets geschlossen (geschlossenes System) gehalten werden.

Redon-Drainge. In der Unfallchirurgie findet v.a. die sog. Redon-Drainage (Redon: französischer Chirurg 1954) Anwendung. Sie ist die gebräuchlichste Gewebedrainage. Sie wird vorwiegend in das Unterhautfettgewebe oder subfaszial plaziert. Es handelt sich um eine geschlossene Saugdrainage mit unkontrolliertem Sog (also nicht einstellbar). Der dünne Kunststoffschlauch hat seitlich mehrere Perforationen, so daß Sekret aus dem gesamten Wundbereich abgesaugt werden kann. Außen ist der Schlauch mit einer Vakuumflasche verbunden (Einmalartikel). Das Schlauchsystem ist in verschiedenen Stärken erhältlich. Durch den kontinuierlichen Sog werden die Wundflächen fest auseinandergepreßt und eine Hohlraumbildung vermieden. Wundsekret oder Blutaustritt (Hämatombildung) wird so verhindert. Ihrer Funktion nach entspricht die Redon-Drainage einer Blutungsdrainage mit Sog.

Redon-Drainagen werden nicht an der Haut fixiert.

Wegen der Gefahr einer aufsteigenden Infektion bei längerer Verweildauer werden Redon-Drainagen deshalb nach spätestens 24 h angezogen und nach etwa 48 h gezogen. Es sei denn, sie fördern noch erhebliche Flüssigkeitsmengen, dann sollte die Drainage häufig gedreht und leicht angezogen werden, um den Sog noch einmal zu verbessern.

7.4.3
Thromboembolien- und Thromboseprophylaxe

Thromboembolische Ereignisse sind auch heute noch eine der häufigsten Komplikationen in der operativen Medizin. Das erweiterte Operationsspektrum und die damit verbundenen Eingriffe in die Homöostase des Menschen sind für ein erhöhtes Thromboembolierisiko mitverantwortlich. Die Inzidenz tödlicher Lungen-

Tabelle 7.14. Prädisponierende Faktoren

- Chirurgische Eingriffe und Trauma
- Schwangerschaft und Puerperium
- Kardiale Erkrankung
- Neurologische Erkrankung
- Maligne Erkrankung
- Orale Kontrazeptiva
- Alter
- Übergewicht
- Varizen
- Vorangegangene Thrombose
- Längere Immobilisation
- Nikotinabusus

embolien liegt in den USA bei 200 000/Jahr und in der BRD bei 25 000/Jahr. Die Häufigkeit von Beinvenenthrombosen ist ungleich höher. Die Rate postoperativer Beinvenenthrombosen ohne Prophylaxe beträgt in der Allgemeinchirurgie 20–30 % und erreicht 50–70 % in der Traumatologie und Orthopädie. Tödliche Lungenembolien ereignen sich in der Allgemeinchirurgie mit einer Häufigkeit von 0,5–1 % und bei älteren Patienten mit Frakturen des koxalen Femurendes mit einer Häufigkeit von 4–10 % (Bergquist 1983; National Institutes of Health Consensus Conference Statement 1986; Streicher et al. 1988). Das postthrombotische Syndrom als lokaler Spätschaden und die pulmonale Hypertension infolge rezidivierter kleinerer Lungenembolien verursachen hohe Morbiditätsraten. Das postthrombotische Syndrom tritt bei 90 % der unbehandelten tiefen Beinvenenthrombose auf, und selbst bei 30 % nach adäquater Therapie (Wuppermann 1986).

Als wichtige Komponenten sind prädisponierende Faktoren in das Thromboserisiko miteinzubeziehen (Tabelle 7.14).

Diagnostik von Thromboembolien

Die klinische Diagnostik tiefer Bein- und Beckenvenenthrombosen ist problematisch. Nur 20 % der Thrombosen werden klinisch erfaßt. Thrombosen bleiben also häufig klinisch inapparent wegen der oft fehlenden Beeinflussung der Hämodynamik des venösen Rückstromes aufgrund der meist vorhandenen Doppel- und Mehrläufigkeit der Venen an der unteren Extremität. Posttraumatische und postoperative Schwellungszustände können ebenso leicht verkannt werden. Die klinische Treffsicherheit der Lungenembolien beträgt 20–50 %. Für die objektive Diagnostik von Thrombosen stehen verschiedene Methoden zur Verfügung (Tabelle 7.15).

Bei klinischem Verdacht kann mit der *aszendierenden Phlebographie* der Nachweis des Thrombus und seiner Lokalisation geführt werden. Darüber hinaus kann das Alter und ein evtl. vorhandener frei flottierender Anteil des Thrombus festgestellt werden.

Die neueren Methoden wie die *Sonographie* mit und ohne Kompression (hochauflösende Real-time-Sonographie) und die farbkodierte zweidimensionale *Duplexsonographie* (Doppler-Ultraschalltechnik) ermöglichen den Nachweis von Thrombosen mit ausreichender Sicherheit nur bis zur Poplitealregion. Die weiter peripher gelegenen Thromben können hiermit nicht bzw. nicht sicher diagnostiziert werden.

Die gleichen Einschränkungen gelten im wesentlichen auch für die *Venenverschlußplethysmographie*. Der *Radiofibrinogentest* hat eine herausragende Bedeutung bei den nichtinvasiven Methoden als Screeningverfahren zur Feststellung von Thromboseinzidenz und zur Identifikation von Risikogruppen. Der Test ist hoch sensitiv und auch spezifisch. Seine Aussagekraft kann nach chirurgischen Eingriffen und Verletzungen an der unteren Extremität jedoch eingeschränkt sein. Der Radiofibrinogentest ist nicht für den routinemäßigen Einsatz geeignet. Insbesondere zur Diagnostik von Beckenvenenthrombosen bei Becken- und Acetabulumfrakturen hat sich seit neuestem die Anwendung der Kernspintomographie (NMR) bewährt.

Die objektive Diagnostik von Lungenembolien erfolgt mittels der Lungenperfusions- und Ventilationsszintigraphie oder mit Hilfe eines Thorax-CT.

Thromboembolieprophylaxe

Bei Beachtung der Nutzen-Risiko- und Kosten-Nutzen-Relation ist eine effektive, praktikable und für den Patienten akzeptable Thromboembolieprophylaxe heute in der Chirurgie, insbesondere in der Traumatologie und Orthopädie, obligat (Oster et al. 1987; Salzman u. Davis 1980). Bisher gibt es keine zuverlässige Methode, die präoperativ das individuelle Risiko für eine postoperative thromboembolische Komplikation bestimmt. Dennoch erscheint es sinnvoll, das individuelle Risikoprofil, z. B. in Form einer Checkliste, präoperativ zu erfassen, um danach den Patient einer bestimmten Risikogruppe zuzuordnen, die einer besonders intensiven Thromboseprophylaxe bedarf (Tabelle 7.16). Auch bei Jugendlichen mit entsprechenden Risikofaktoren besteht ein Thromboserisiko, weshalb eine Thromboseprophylaxe in Einzelfällen angezeigt sein kann (Zionts et al. 1983).

Tabelle 7.15. Diagnostik von Thrombosen

- Aszendierende Phlebographie
- Ultraschalltechnik
- Venenverschlußplethysmographie
- Radionuklidtechniken (^{125}J-Fibrinogentest)
- MRT

Tabelle 7.16. Thromboembolieprophylaxe

1. Physikalische Maßnahmen
   - Kompressionsstrümpfe mit abgestufem Andruck
   - Frühmobilisation
2. Medikamentöse Standardprophylaxe
   - Niedermolekulares Heparin/DHE
     (z. B. Mono-Embolex NM)
     1 × 1500 IE aPTT/Tag s.c., ab Operationstag, 2 h präoperativ
3. Bei Kontraindikationen gegen DHE
   - Niedermolekulares Heparin (z. B. Mono-Embolex NM)
   Kontraindikationen:
   - Koronare Herzkrankheit Stadium III und IV
   - Arterielle Verschlußkrankheit Stadium III und IV
   - Frakturen mit schwerem Weichteilschaden
   - Diabetes mellitus mit fortgeschrittener Mikroangiopathie
   - Sepsis
   - Intensivpflichtige Patienten
4. Hochrisikopatienten – kalkulierte Heparinprophylaxe
   (z. B. Tibiakopfluxationsfrakturen, Beckenringfrakturen)
   Präoperativ
   bis 12 h präoperativ: 150 IE Heparin/kg KG/24 h i.v.
   (Perfusor)
   2 h präoperativ: 1 × 5000 IE Heparin s.c.
   Postoperativ
   Tag 0–2: 150 IE/kg KG/24 h i.v. (Perfusor)
   PTT 37–42″
   Tag 3–4: 300 IE/kg KG/24 h i.v. (Perfusor)
   PTT 37–42″
   ab Tag 4: überlappend Phenprocoumon
   bzw. niedermolekulares Heparin
5. Intensivstation
   - Unfraktioniertes Heparin:
     10 000 IE/24 h i.v. (Perfusor), ca. 150 IE Heparin/kg KG/24 h
6. Ambulanter Bereich
   - Bei hohem thrombogenem Risiko:
     niedermolekulares Heparin/DHE, 1 × 1500 IE aPTT/Tag s.c.

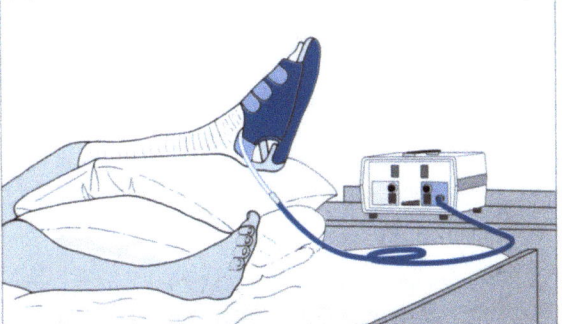
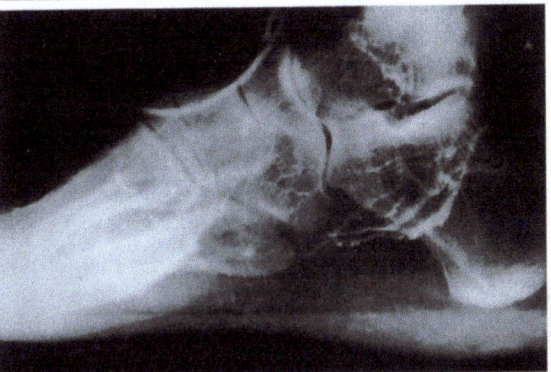
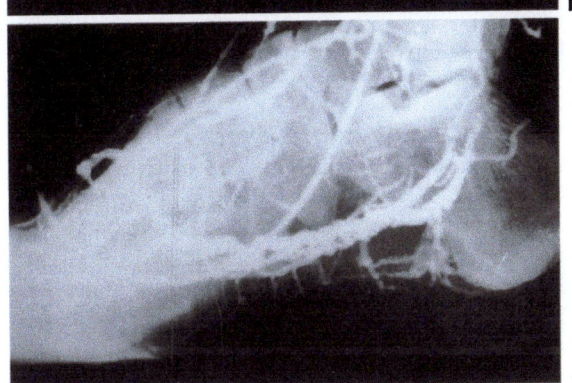

Abb. 7.11. Pneumatische Kompressionsschiene zur Thromboseprophylaxe (**a** und **b**). Phlebographischer Nachweis der Kompressionswirkung im Fußbereich, (**b**) vor pneumatischer Kompression, (**c**) bei Kompression

Die perioperative Thromboseprophylaxe basiert im wesentlichen auf physikalischen und medikamentösen Maßnahmen.

■ **Physikalische Maßnahmen.** Die physikalisch-mechanischen Prophylaxemaßnahmen richten sich im wesentlichen gegen den thrombogenen Faktor »venöse Stase«. Während die Hochlagerung der Beine und die Kompressionsstrümpfe mit von distal nach proximal abfallendem Kompressionsdruck zu einer Flußbeschleunigung ohne echte Volumenflußzunahme führen, verursacht sowohl die aktive Bewegung, wie Frühmobilisation, Bettgymnastik und Bettfahrrad, als auch die maschinelle Bewegung, wie elektrische Wadenstimulation oder intermittierende pneumatische Kompression, auch eine Volumenflußzunahme (Abb. 7.11). Die Wirksamkeit einfacher physikalischer Methoden als alleinige prophylaktische Maßnahme konnte bisher nicht belegt werden. Verfahren wie die elektrische Wadenstimulation, die intermittierende pneumatische Kompression sowie elastische Kompressionsstrümpfe mit abgestuftem Andruck senken v.a. bei allgemeinchirurgischen Patienten die Häufigkeit postoperativer Venenthrombosen signifikant im Vergleich zu Kontrollgruppen ohne Prophylaxe (Gruber 1983). Die einfachen, im wesentlichen nebenwirkungsfreien physikalischen Methoden sind keine Alternative zur medikamentösen Prophylaxe, sie sind aber dennoch wichtige adjuvante Maßnahmen in der Thromboembolieprophylaxe. Die apparativen Verfahren sind personalintensiv.

■ **Medikamentöse Maßnahmen.** Medikamentöse Maßnahmen umfassen zahlreiche Ansätze für die Thromboseprophylaxe. Die am weitesten verbreitete Substanz ist heute das niedermolekulare Heparin.

Kolloidale Substanzen. Kolloidale Substanzen wie Dextran 70 senken die Rate tödlicher Lungenembolien signifkant. Die antithrombotische Wirkung von Dextran beruht im wesentlichen auf der Hämodilution, der Beeinflussung des Faktors VIII und I und der Thrombozytenaggregationshemmung durch Thrombozyten-coating. Eine mögliche kardiale Dekompensation und anaphylaktische Reaktionen sind Nachteile von Dextran.

Orale Antikoagulanzien. Orale Antikoagulanzien vom Typ des Cumarins können sehr effektiv sein. Mit einem 2-Stufen-Verfahren, mit prä- und postoperativ unterschiedlicher Dosierung, wurde die Häufigkeit tiefer Venenthrombosen bei Patienten mit elektiven Eingriffen am Hüftgelenk signifikant von 16 auf 2 % gesenkt, ohne Zunahme klinisch relevanter Blutungen.

Aufgrund möglicher erheblicher Nebenwirkungen bzw. aufgrund aufwendiger labordiagnostischer Überwachung haben Dextran und Cumarinderivate die Vorstellung einer einfach praktikablen, generellen Thromboseprophylaxe nicht erfüllt.

Thrombozytenaggregationshemmer. Thrombozytenaggregationshemmer, wie Acetylsalicylsäure, sind wegen fehlender Wirksamkeit im venösen Schenkel zur Thromboseprophylaxe in der Chirurgie nicht geeignet.

Heparine. Unfraktioniertes Heparin: Die Low-dose-Heparinprophylaxe mit unfraktioniertem Heparin (2 × 5000 IE s.c.) ist die am besten überprüfte perioperative Prophylaxemethode. Aus zahlreichen Studien ist bekannt, daß hierdurch bei allgemeinchirurgischen Patienten eine signifikante Senkung der postoperativen Thrombose- und Lungenemboliefrequenz erzielt werden konnte. Insbesondere bei hüftchirurgischen Eingriffen zeigte sich jedoch keine signifikante Änderung der Thromboemboliefrequenz. Erst die Einführung des Kombinationsprinzips Heparin plus Dihydroergotamin (DHE) (2 oder 3 × 5000 IE Heparin plus 0,5 mg DHE) brachte im Bereich der Traumatologie und Orthopädie hinsichtlich der Thromboembolieinzidenz eine entscheidende Verbesserung. Andererseits sind mit DHE auch Komplikationen in Form von vasospastischen Zwischenfällen aufgetreten, so z.B. bei Frakturen mit schwerem Weichteilschaden. Dies machte eine gezielte Indikation unter Beachtung der Kontraindikationen erforderlich. Die DHE-Vasospasmusinzidenz liegt seit 1983 bei 0,003 %.

Niedermulekulare Heparine: Die Entwicklung der niedermolekularen Heparine hat zu neuen Aspekten in der perioperativen Thromboembolieprophylaxe geführt. Als Vertreter der Klasse der Glykosaminoglykane mit niedrigem Molekulargewicht werden sie durch spezielle chemische Verfahren aus unfraktioniertem Heparin gewonnen. Während die Molekulargewichtsverteilung von unfraktioniertem Heparin zwischen 3000 und 30 000 Dalton liegt und das mittlere Molekulargewicht ca. 15 000 Dalton beträgt, liegt das mittlere Molekulargewicht der niedermolekularen Heparine zwischen 4000 und 8000 Dalton. Die einzelnen Heparinfraktionen zeigen in Abhängigkeit vom Molekulargewicht eine unterschiedliche Inhibierungsaktivität bezüglich der Gerinnungsfaktoren. Die Anti-IIa-Aktivität sowie die Anti-IXa- und Anti-XIa-Aktivität sind sehr gering bei niedrigem Molekulargewicht, während die Anti-Xa-Aktivität besonders bei den niedermolekularen Fraktionen ausgeprägt ist. Zusätzlich besteht eine nennenswerte Anti-XIIa-Aktivität. Die verbesserten pharmakologischen Eigenschaften der niedermolekularen Heparine sind eine verlängerte Halbwertszeit, eine höhere Bioverfügbarkeit, eine geringere Interaktion mit Thrombozyten, eine größere Affinität zum Gefäßendothel und eine profibrinolytische Wirkung. Außer der hohen Affinität zu Faktor Xa via AT III sind die Interaktionen mit dem Gefäßendothel, die fibrinolytische Wirkung und die geringe Interaktion mit den Thrombozyten bei der antithrombotischen Aktivität von niedermolekularen Heparinen von besonderer Bedeutung. Die wesentlich längere Halbwertszeit der niedermolekularen Heparine ist die Grundlage für die tägliche Einmalapplikation. Die einzelnen niedermolekularen Heparine zeigen eine beachtenswerte Heterogenität. Sie unterscheiden sich in ihrem spezifischen pharmakologischen Profil und können nicht miteinander verglichen werden.

Die klinischen Erfahrungen mit den niedermolekularen Heparinen wurden bisher in verschiedenen Studien gesammelt. Hierbei ist zu unterscheiden zwischen einer Prophylaxe mit niedermolekularem Heparin als Monosubstanz und einer Prophylaxe mit niedermolekularem Heparin in Kombination mit DHE. Die Ergebnisse der Studien bei allgemeinchirurgischen Patienten ergaben, daß die tägliche Einmalgabe von niedermolekularem Heparin als Monosubstanz genauso effektiv und sicher ist wie die 2 mal tägliche Applikation von unfraktioniertem Heparin. Nicht für alle niedermolekularen Heparine liegen Erfahrungen in der Traumatologie und Orthopädie vor. Für das Kombinationsprinzip niedermolekulares Heparin/DHE wurde die Gleichwertigkeit zum bisherigen Low-dose-Heparin/DHE bei Patienten der Allgemeinchirurgie und der Traumatologie sowie Orthopädie dokumentiert. In einer prospektiven Verlaufskontrolle an über 33 000 Patienten traten keine schwerwiegenden vasospastischen Reaktionen auf. Bei diesem Prophylaxeprinzip wurde wiederum der Synergismus von Heparin und DHE ausgenützt. Der Schlüssel für das Verständnis dieses spezifischen Synergismus liegt in der vaskulären Topographie des Heparineffektes. Heparin haftet am Gefäßendothel und führt de facto zu einer signifikanten Gerinnungshemmung, ohne daß es im Blut nachweisbar sein muß. DHE führt über eine Venentonisierung zur Veränderung der Gefäßgeometrie und bedingt somit eine erhöhte endotheliale Bioverfügbarkeit des Heparins. Möglicherweise beeinflußt DHE auch die während und nach Operationen auftretende Relaxation der glatten Muskelzellen, die zu Endothelrissen führt und somit Ursache von Venenthrombosen sein kann.

Da die Hälfte der Thrombosen schon intraoperativ entsteht, empfiehlt es sich, mit der Prophylaxe präoperativ zu beginnen. Während mit der klassischen Lowdose-Heparinprophylaxe 2 h präoperativ begonnen wird, scheint es aufgrund pharmakologischer Eigenschaften der niedermolekularen Heparine sinnvoll, hier mit der Prophylaxe früher (z. B. 12 h vor der Operation) zu beginnen. Dadurch kann eine vermehrte Blutungsneigung zum Zeitpunkt der Operation vermieden werden. Die generelle Thromboembolieprophylaxe sollte postoperativ bis zur Vollmobilisation durchgeführt werden.

■ **Thromboembolieprophylaxe beim Polytrauma und bei Hochrisikopatienten.** Das Thromboembolierisiko ist beim polytraumatisierten Patienten primär infolge des hypovolämisch-traumatischen Schocks und insbesondere durch ein ausgedehntes Weichteiltrauma erhöht. Sekundär wird das Risiko durch Immobilisation mit Stase in den Bein- und Beckenvenen und durch eventuelle septische Komplikationen bestimmt. Aufgrund der Pathophysiologie besteht beim Polytrauma schon in der Frühphase die Indikation zur Prophylaxe thromboembolischer Komplikationen (Bosch et al. 1988). Neben einer adäquaten Schockbehandlung und Verbesserung der Mikrozirkulation durch Volumensubstitution kann die Gabe von Frischblut und Fresh Frozen Plasma (FFP) zur Verbesserung der Hämostasesituation notwendig werden. Die frühestmögliche Stabilisierung von Extremitätenverletzungen dient der Beseitigung von mechanischer Unruhe und damit von gerinnungsaktivierenden Prozessen. Beim polytraumatisierten Patienten ist die Elimination von Heparin aus dem Plasma aufgrund der schock- und traumabedingten Blockade des retikuloendothelialen Systems (RES) und bei gestörtem Heparinkatabolismus verzögert. Somit gewährleistet die niedrig dosierte kontinuierliche i. v.-Applikation von Heparin (10 000 IE/24 h) einen gleichmäßigen Spiegel und eine situationsgerechte Dosierung (Estes u. Poulin 1975). Auf einen ausreichend hohen Antithrombin-III-Spiegel im Plasma (70–80%) sollte geachtet werden. Diese Form der intravenösen Heparinprophylaxe kann bei allen Patienten auf der Intensivstation durchgeführt werden.

Die besondere Problematik einer Thromboembolieprophylaxe bei Patienten mit Frakturen der unteren Extremität liegt darin, daß die Venenthrombose unmittelbar nach dem Trauma und damit meist vor der Aufnahme in eine Klinik entstehen kann. Dies erklärt auch die teils verminderte Effektivität einer Thromboseprophylaxe (Schlag et al. 1986). Bei Patienten mit extrem hohem Thromboembolierisiko (z. B. bei Knieluxationsfrakturen, Beckenringfrakturen) ist die Indikation für eine kalkulierte Prophylaxe mit intravenös appliziertem Heparin kontinuierlich über 24 h gegeben. In besonderen Fällen kann dann postoperativ bei fortbestehendem, hohem thrombogenem Risiko auf ein Cumarinderivat umgestiegen werden.

■ **Thromboseprophylaxe beim poststationären und ambulanten Patienten.** In Anbetracht der heute kürzeren stationären Behandlungsdauer von chirurgischen Patienten besteht das Thromboembolierisiko im häuslichen Bereich fort (Scurr et al. 1988). Ein weiteres wichtiges Kollektiv sind ambulante Patienten mit immobilisierter oder teilimmobilisierter unterer Extremität und thrombogenen Risikofaktoren (Zagrodnick u. Kaufner 1990). Hier bietet die risikoarme, tägliche Einmalapplikation eines niedermolekularen Heparins eine hervorragende Möglichkeit, die Thromboembolieprophylaxe auf poststationäre und ambulante Patienten auszudehnen. Allerdings gibt es für diesen Bereich der Thromboembolieprophylaxe bisher nur wenige Erfahrungswerte.

7.4.4
Dekubitusprophylaxe

Dekubitalulzera sind leider auch heute unvermeidbare Komplikationen bei der Behandlung des Unfallverletzten. Ihre Entstehung ist einerseits auf das spezielle Patientenkollektiv zurückzuführen, andererseits ist sie aber abhängig von einer adäquaten Lagerung und Pflege des Patienten auf der Intensiv- und Normalstation. Hierfür trägt jedes einzelne Teammitglied Verantwortung. Die Vermeidung obliegt sowohl dem ärztlichen als auch pflegerischen Personal.

Prädisponierende Faktoren
Die Entstehung des Dekubitalulkus ist an kein bestimmtes Alter gebunden. Sie entstehen jedoch überwiegend bei älteren Patienten mit reduziertem Allgemeinzustand. Diese Druckgeschwüre können gerade für den älteren Patienten eine sehr behindernde, beeinträchtigende und z. T. lebensbedrohliche Komplikation darstellen.

Die wesentliche Ursache für die Entstehung eines Druckgeschwürs ist eine unphysiologische lokale Druckbelastung. Hierdurch kommt es zur Einschränkung der lokalen Durchblutung und damit zum fortschreitenden Gewebeschaden in Form eines Ulkus.

Eine häufige Lokalisation für diese Druckgeschwüre sind Schädelhinterhaupt, Schulterblätter, Steißbein, Ellenbogen, Trochanter major sowie die Ferse. Diese Regionen sind durch ihre verhältnismäßig geringe Weichteil- oder Fettpolsterung besonders gefährdet.

Ausschlaggebend für die Entstehung eines Druckulkus ist nicht allein das Körpergewicht und die Gewebekonstitution im allgemeinen, sondern häufig führen verletzungsspezifische Gewebeveränderungen zu einer Potenzierung des schädigenden Effektes. Hierzu zählen einerseits die postoperative bzw. posttraumatische Schocksymptomatik, das aus dem Trauma resultierende generalisierte Ödem, sowie die häufig durch das Trauma resultierende Immobilität. Die Immobilität kann einerseits Folge einer Bewußtseinstrübung oder Bewußtlosigkeit sein.

Ein weiterer bedeutender Faktor in diesem Zusammenhang ist die Gefährdung bei teilgelähmten oder gelähmten Patienten. Zuletzt sind für die Immobilität auch verletzungsspezifische Kriterien ausschlaggebend (Wirbelsäulenverletzung, Beckenverletzungen, multiple Verletzungen an den unteren Extremitäten).

Dekubitalulzera werden in 5 Schweregraden eingeteilt, wobei die Ausdehnung in die Tiefe entscheidend ist:

Grad I: Weiße Aufliegefläche. Die Druckmarkierung ist nach sofortiger Entlastung reversibel.

Grad II: Es ist nach längerer Belastung ein geröteter Hautbezirk mit scharfer Begrenzung bei intakter Epidermis entstanden. Die Rötung ist innerhalb von Stunden durch Lagerungswechsel reversibel.

Grad III: Eine weiterhin bestehende Druckbelastung führt bei starker Rötung über eine Blasenbildung zu größeren Defekten der Epidermis und des Coriums.

Grad IV-V: Geschwürbildung bis zu schwerwiegenden Drucknekrosen im Muskelgewebe der Gewebekapsel unter Einschluß von Sehnen und Bänder bis zur zusätzlichen Knochenbeteiligung als Osteomyelitis und deren septischen Begleiterscheinung.

Bei unfallverletzten, älteren Menschen lassen sich Dekubitalulzera nur durch spezielle Lagerungstechniken in Spezialbetten vermeiden. Nach verschiedenen Verletzungen und besonders beim polytraumatisierten Patienten ist die richtige Lagerung entscheidend. Die erfolgreiche Prophylaxe von Dekubitalulzera wird durch eine Druckentlastung des betroffenen Gewebebezirkes und durch ein regelmäßiges Umlagern des Patienten erreicht. Wenn dies durch den schlechten Allgemeinzustand nicht möglich ist, sollte eine hohe Lagerung oder eine Weichlagerung durchgeführt werden, ggf. ist der Auflagedruck auf eine größere Fläche zu verteilen.

Hautpflege bei der Dekubitusprophylaxe

In regelmäßigen Intervallen ist die Haut bei besonders gefährdeten Patienten sorgfältig auf beginnende Druckbelastungszeichen zu untersuchen. Auch eine regelmäßige Reinigung des Patienten durch Waschen mit hautschonenden ph-neutralen Seifen ist essentiell. Das kontinuierliche Einreiben mit dem PC-30-Öl bewirkt bei der Hautpflege die notwendige Förderung der Elastizität der Haut sowie Abschirmung gegen Schweiß und Urin. Eine ungünstige Wirkung hat das häufige Einreiben mit Franzbranntwein, da dies zu einem Austrocknen der Haut und spröder Oberfläche führen kann.

Dekubitalulkuswundbehandlung

Der große Substanzverlust wird durch eine Granulationsbildung früher oder später aufgefüllt. Der verbleibende Epitheldefekt schließt sich entweder durch eine spontane Abheilung mit Epithelialisierung oder durch chirurgische Maßnahmen.

Die konservative Behandlung erfolgt durch sachgemäße Lagerung und damit Druckentlastung. Eine Wundreinigung mit isotoner Kochsalzlösung sowie eine Wunddesinfektion bei Nachweis einer Infektion und ggf. feuchte Verbände sind angezeigt. Begleitend kann eine Therapie mit Hydrokolloidverbänden angezeigt und sinnvoll sein.

Tritt unter diesen lokalen Behandlungen keine Abheilung ein, so ist die chirurgische Behandlung angezeigt. Nach der Exzision besteht das Ziel in einer trag- und belastungsfähigen Weichteildeckung der Geschwürregion. Dabei sind Knochenvorsprünge zu beseitigen. Zur Deckung eines Druckgeschwürs stehen sowohl lokale Spalthaut als auch plastische Maßnahmen (myoplastische Deckung) zur Verfügung.

Die Maßnahme zur Prophylaxe und die erforderlichen Therapieschritte sind nachvollziehbar zu dokumentieren: Macht der Zustand eines Patienten gesonderte Pflegemaßnahmen erforderlich, dann müssen diese Maßnahmen am Krankenbett dokumentiert werden.

7.4.5
Mobilisierung und Krankengymnastik

Begleitend mit der Mobilisierung des Patienten im Bett erfolgt auch zunehmend eine Mobilisation außerhalb des Bettes. Durch den höheren Mobilisationsgrad tritt die eigentliche Atemtherapie, außer bei Patienten mit Atelektasen oder Pneumonien, langsam in den Hintergrund. Die Mobilisierung des Patienten außerhalb des Bettes ist in der Anfangsphase sehr stark von einer Unterstützung durch die Pflegekraft, den Arzt bzw. die Krankengymnastin geprägt. Erst schrittweise wird der Patient an die Mobilisation mit Teilbelastung herangeführt. Hierzu sind teilweise spezielle Gehhilfen (Gehwagen, Achsel/Unterarmgehstützen, Rollator etc.) erforderlich.

Vorbereitung zur Frühmobilisation

Für die Frühmobilisation sind gewisse Voraussetzungen zu erfüllen. Hierzu gehört eine Vorbereitungspha-

Tabelle 7.17. Indikation zur Elektrotherapie

Schmerzlinderung
Durchblutungsförderung
Detonisierung von Muskulatur
Stoffwechselsteigerung
Muskelkräftigung
Resorptionsförderung
Innervationsschulung

Tabelle 7.18. Elektrotherapie und Strommobilisation

Gleichstrom: Galvanischer Strom, Iontophorese
Niederfrequenzstrom (<1000 Hz): Faradischer Strom, Schwellstromstimulator, TENS (Transkutane elektrische Nervenstimulation), Exponentialstrom, diadynamischer Strom, Ultrareizstrom, Hochvoltreizstrom, Nadelimpulsstrom
Mittelfrequenz (1000 Hz–1000 kHz): Interferenzstrom
Hochfrequenz (über 1000 kHz): Ultraschall, Ultraschall kombiniert mit Diadynamik, Kurzwelle, Dezimeterwelle, Mikrowelle

se, in der die Muskulatur vorbereitet, gelockert und eine Durchblutungsverbesserung erzielt wird. Dafür sind die Anwendung von kryo- oder wärmetherapeutischen Maßnahmen (z.B. heiße Rolle) indiziert. Bei Nerventeillähmungen kann auch eine vorangehende Elektrotherapie erforderlich sein. Die Indikationen zur Elektrotherapie lassen sich auf wenige eingrenzen (Tabelle 7.17). Die für die stationäre Behandlung einsetzbaren Geräte müssen bestimmte Grundbedingungen erfüllen (Tabelle 7.18).

Bei Übungsbehandlungen, die einer allgemeinen Kräftigung dienlich sind, werden bestimmte Geräte eingesetzt. Diese sollen im weiteren Tagesverlauf auch unabhängig von der krankengymnastischen Anleitung eigenständig benutzt werden. Hierzu gehören Therapie- oder Deuser-Bänder (dehnbare Bänder mit unterschiedlicher Stärke und Länge), Hanteln und Gewichtsmanschetten. Begonnen werden die selbständigen Kräftigungsübungen mit leichten Gewichten (250–500 g). Zur Steigerung müssen unterschiedlich schwere Gewichte vorgehalten werden (2–4 kg). Eine gute Übungsmöglichkeit bieten Gewichte, welche mittels Klettverschluß um Fußgelenke oder Unterarme angebracht werden und somit eine aktive Bewegung mit Belastung ermöglichen.

Aktive Mobilisation auf der Station
Nach entsprechender Vorbereitung kann bereits am 1. postoperativen Tag mit einer Frühmobilisation begonnen werden. Diese beinhaltet, bei liegenden Wunddrainagen vor dem ersten Verbandwechsel, lediglich eine eingeschränkte Mobilisation (Bettkante, kurzes Aufstehen, Mobilisation im Patientenzimmer).

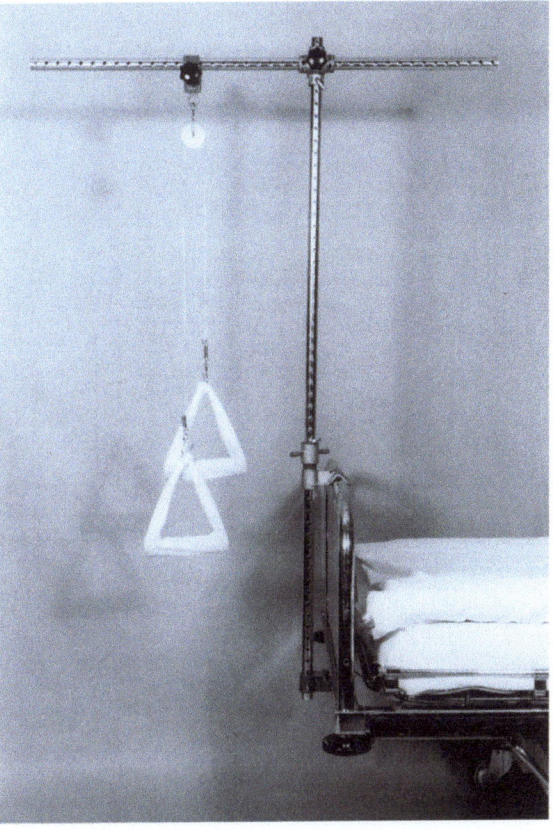

Abb. 7.12. Schultermobilisator. Dieser ist am Bett fixiert und stellt eine galgenförmige Konstruktion aus Lochstabgeräten dar. Über eine Umlenkrolle sind 2 Griffe an einem Seil verbunden. Hierdurch kann durch aktive Bewegung des gesunden Armes eine passive Mobilisation der operierten Schulter sowohl in Abduktion als auch in Ante- und Retroversion erfolgen

Am 2. postoperativen Tag wird nach Entfernung der Wunddrainagen und nach einem Verbandwechsel eine zunehmende Mobilisation begonnen.

Die aktive Mobilisation der oberen Extremität wird z.B. mittels des sog. Schultermobilisators erreicht (Abb. 7.12).

Nach Operationen am Becken, Hüfte und im Bereich der unteren Extremität ist der Patient nur bedingt gehfähig und es sind verschiedene Mobilisationshilfen erforderlich (Tabelle 7.19). Welche Gehhilfen letztendlich zum Einsatz kommen, richtet sich nach

Tabelle 7.19. Betten/Lagerung/Transport

Geräte zur Mobilisation auf Station
Rollator, Gehwagen mit Unterarmtisch
Gehböcke (starr oder beweglich)
Achselstützen/Unterarmgehstützen
Vierpunktstütze
Fritz-Stock

Tabelle 7.20. Normierte Mobilisationsrichtlinien

Mobilisa-tionsgrad	Mobilisationsmöglichkeit
0	Bettruhe
1	Aufsetzen an die Bettkante
1½	Umsetzen in den Lehnstuhl
2	Aufstehen mit Rollstuhl zum Waschen/Toilette
3	Rollstuhl
4	Mobilisation mittels Gehwagen
5	Aufstehen mit Gehstützen und 15 kg Teilbelastung
6	Aufstehen mit Gehstützen und 30 kg Teilbelastung
7	Vollbelastung

der therapeutisch angestrebten Gangart, den Be- und Entlastungsformen, der Koordinationsfähigkeit, dem Gleichgewicht und der Kraft des Patienten.

Hilfreich für das Pflegepersonal und die Physiotherapeuten ist in diesem Stadium ein Kreisel, der das Umsetzen vom Bett in den Rollstuhl bzw. auch auf den Toilettenstuhl erleichtert. Wird eine Mobilisation mittels Unterarm- oder Achselstützen angestrebt und ist eine Teilbelastung eines Beines notwendig, so empfiehlt sich eine Einteilung in unterschiedliche Mobilisationsgrade (Tabelle 7.20). Dies ermöglicht ein schematisiertes Vorgehen, wobei jedem Mobilisationsgrad eine Zahl zugeordnet ist und somit für die Dokumentation eine einheitliche und damit unverwechselbare Festlegung erfolgt.

Bewegungssegmentstützende und -kontrollierende Schienen
Um diese Mobilisationsphase zu erleichtern oder generell zu ermöglichen, sind häufig gelenkstützende oder bewegungskontrollierende Schienenapparate notwendig. In Abhängigkeit vom Verletzungsmuster kommen in den unterschiedlichen Körperregionen Schienen oder Bandagen in Betracht.

▪ **Verletzungen im Halsbereich.** Bei Verletzungen oder nach Operationen im Bereich der HWS finden Zervikalstützen aus weichen oder starren Materialien Verwendung. Weiche Materialien werden lediglich zur Ruhigstellung, beispielsweise nach HWS-Distorsion, genutzt. Sie finden ebenfalls Anwendung als Erinnerungshilfe, falls nur eine begrenzte Bewegung im Bereich der HWS erlaubt ist.

Harte Materialien bieten hingegen einen besseren Schutz und eine höhere Festigkeit. Sie werden bei konservativer Behandlung von Frakturen und nach Wirbelsäulenoperationen im Bereich der HWS angewandt. Wichtig bei Zervikalstützen ist ein hoher Tragekomfort für den Patienten, um eine gute Compliance zu erreichen (Abb. 7.13).

▪ **Verletzungen der oberen Extremität.** Hier müssen unterschiedliche Verbände für die Ruhigstellung diffe-

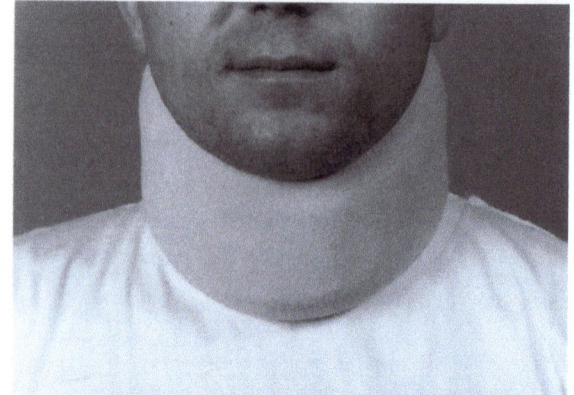
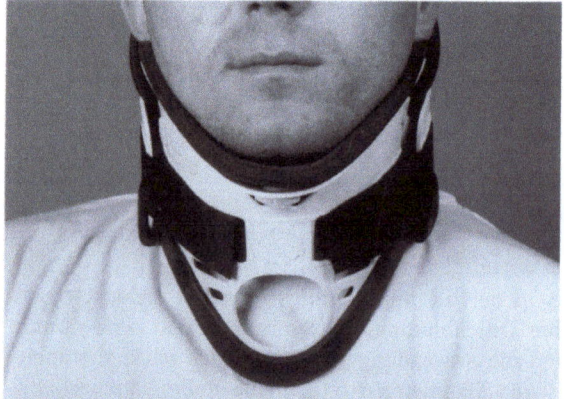
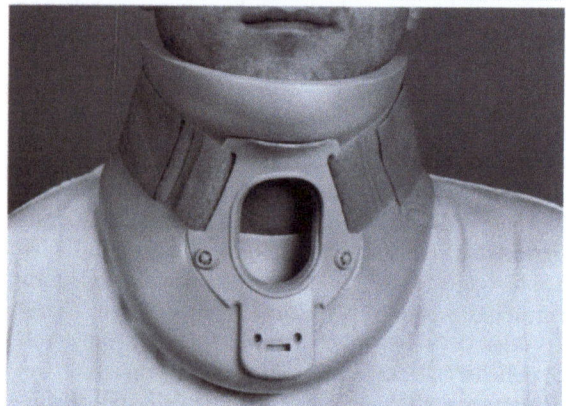

Abb. 7.13 a–c. Zervikalstützen

renziert werden. Redressierende Verbände sind z. B. bei AC-Gelenksprengung, bei Klavikulafraktur oder Oberarmfraktur einsetzbar.

Hiervon abzugrenzen sind Schienen, die als sog. »Brace« im Rahmen der konservativ-funktionellen Frakturbehandlung Anwendung finden. So ist z. B. bei der Humerusfraktur, bei guter Stellung der Frakturenden, eine konservative Behandlung möglich und die Anlage eines Oberarmbraces nach 10–20 Tagen sinnvoll. Ebenso stellt die isolierte Ulnafraktur eine Indikation zur Bracebehandlung dar.

Im Rahmen der postoperativen Mobilisierung nach Gelenkkontraktur kann insbesondere für das Knie- und Ellenbogengelenk eine sog. »Quengelschiene« eingesetzt werden (Dyna-Splint) (Abb. 7.14).

■ **Verletzungen der unteren Extremität.** Neben der herkömmlichen Methode der Mobilisierung im Gipsverband hat sich in den letzten Jahren zunehmend eine frühfunktionelle Behandlung unter Einsatz industriell gefertigter Schienen bewährt. Diese ermöglichen die frühe Mobilisierung des Patienten und wirken damit der Gefahr von Thrombosen entgegen.

Auch hier müssen Schienen, die der Ruhigstellung dienen, von Schienen, die der begrenzten Bewegung dienen, abgegrenzt werden.

Schienen mit begrenzter Beweglichkeit: Das Hüftgelenk kann mittels einer Orthese mit Gelenk geschützt werden. Hierbei werden die Flexion und Extension durch die Festlegung des Bewegungsausmaßes beschränkt. Eine Innen- bzw. Außenrotation und eine Abduktion bzw. Adduktion werden zuverlässig verhindert oder in fixierter Stellung gehalten (Derotationsschiene). Diese Schienen werden um das Becken und

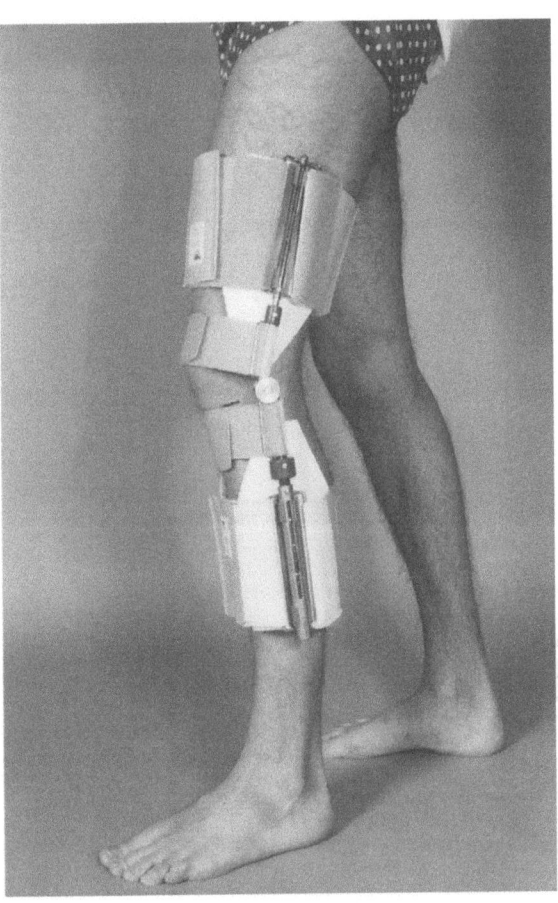

Abb. 7.15 a–c. Verschiedene Schuhe nach Operation an Pilon, OSG und Fuß. Hierzu eignen sich Schuhe mit mittlerem oder hohem Schaft. In diesen Schaft werden zur Stabilisierung Kunststoffstangen eingearbeitet, um einen sicheren Halt zu gewährleisten. Unterschiedliche Winkel des OSG werden durch Einlegesohlen erstellt. Bei Sprunggelenkfrakturen oder bei Arthrodesen des USG kann ein kurzer Schuh zum Einsatz kommen. Der Vorteil gegenüber der gewöhnlichen Gipsversorgung liegt in der Reduktion des Thromboserisikos und ebenfalls in der Möglichkeit, den Schuh auszuziehen, wenn keine Belastung durchgeführt wird (z. B. im Bett). Ferner ist bei eingeschränkten Weichteilverhältnissen eine gute Pflege möglich

Abb. 7.14. Dyna-Splint. Dieser ermöglicht es bei Verkürzung der Muskulatur und entsprechender Gelenksteife, mittels verstellbarer Federkraft entweder das Gelenk in Flexion oder Extension passiv aufzudehnen. Er kräftigt gleichzeitig die antagonistische Muskulatur, indem der Patient gegen die Federkraft anspannt. Diese Art der Schienung ist auch für das Handgelenk und die Fingergelenke möglich

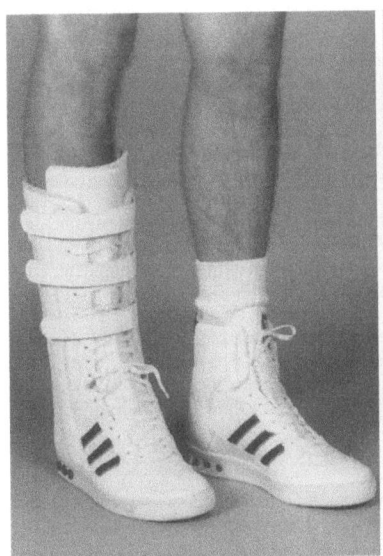

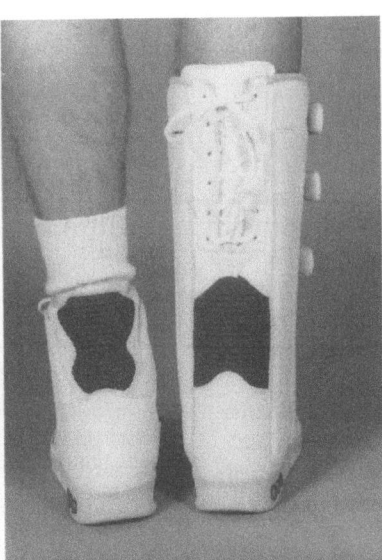

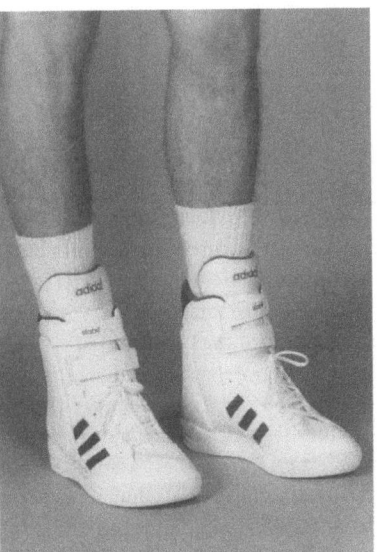

a **b** **c**

Tabelle 7.21. Nachbehandlungsschema nach Ersatz des vorderen Kreuzbandes

Zeit postoperativ	Bewegungsumfang	Belastung
1. Tag	ROM-Brace in Streckung blockiert	Keine
2. Tag–Entlassung	ROM-Brace 0/0/90° Erweiterung des Bewegungsumfangs nach Beschwerden, Entfernung des ROM-Brace wenn schmerzfrei	Bis ½ Körpergewicht
Entlassung bis 3. Woche	0/0/90°	½ Körpergewicht
4. bis 6. Woche	0/0/90°	Vollbelastung, wenn Muskeltonus regelrecht
7. bis 12. Woche	Frei	Vollbelastung Alltagsbelastbarkeit meist nach 3 Wochen
Ab 13. Woche	Frei	Vollbelastung

Tabelle 7.22. Achillessehnenruptur Nachbehandlungsprogramm

- Ab 1. Tag: Sofortige Vollbelastung
- Ab der 3. Woche: Fahrradfahren oder Ergometer (geringer Kraftaufwand).
- Ab der 4. Woche: Rehaprogramm im Spezialschuh (isometrischen Übungen, isokinetisches Fahrrad und Koordinationsübungen, PNF sowie Elektro- und Kryotherapie).
- Ab der 6. Woche: Leg-press-Training, außerdem wird in der operativen Gruppe zusätzlich eine manuelle Therapie zur Verbesserung des Gleitverhaltens im Narbenbereich durchgeführt.
- Ab der 8. Woche: Die Behandlung im Schuh ist bei ausreichender, sonographischer evaluierter Sehnenheilung abgeschlossen. Zur Vorbereitung auf sportliche Aktivitäten wird das zwischenzeitlich eingeleitete Training zur Kräftigung der Wadenmuskulatur forciert, des weiteren werden die koordinativen Übungen intensiviert (isometrische, isokinetische Übungen, unbeschränktes Fahrradfahren, Schwimmen, Laufband ohne Steigung, Einbeinstehen auf der Weichkernmatte, Therapiekreisel etc.).
- Ab der 12. Woche: Beginn mit Lauftraining auf ebenem Gelände, welches unter Koordinationstraining zum Kurvenlauf und Steigerungsläufen gesteigert wird. Die Sportfähigkeit ist in Abhängigkeit vom muskulären Status in der Regel zwischen der 14. und 16. Woche wiederhergestellt. Eine Ferseneinlage von 1 cm für insgesamt ein halbes Jahr nach Trauma wird empfohlen.

den Oberschenkel fixiert. Im Liegen können sie bequem abgenommen werden.

Speziell bei Verletzungen des Kniebandapparates, des distalen Femurs oder Tibiakopfes wird beim Mobilisieren des Patienten eine Fixierung eines bestimmten Bewegungsausmaßes (ROM-Schienen) notwendig, um eine Gefährdung durch eine Ausgleichsbewegung beim Laufen zu vermeiden.

Schienen zur Ruhigstellung: Um Patienten mit einer Fraktur des oberen Sprunggelenkes, des Pilon tibiale oder einer Ruptur der Achillessehne zu mobilisieren, werden häufig Spezialschuhe zur Fixierung in einer bestimmten Stellung benötigt (Abb. 7.15).

Die beschriebenen ROM-Schienen und die festen Schuhe für das obere Sprunggelenk ermöglichen die successive Freigabe bestimmter Bewegungsrichtungen oder Bewegungsausmaße. Dies eignet sich besonders zur Entwicklung und Anwendung von Nachbehandlungsschemata für die ambulante Behandlung (Tabelle 7.21 und 7.22), da mit der Festlegung einer Belastung und der Fixierung eines Bewegungsausmaßes der Patient in der Lage ist, eigenständig und mit ambulanter krankengymnastischer Übungsbehandlung seine Mobilisation zu Hause durchzuführen. Zwischenzeitliche Verlaufskontrollen können ambulant stattfinden.

Zuletzt sollen noch redressierende Schienen Erwähnung finden, die bei neurologischen Ausfällen zum Einsatz kommen. Hier ist insbesondere die Radialisschiene zur Fixierung bei Ausfall der Handgelenkstrekker zu erwähnen. Im Bereich der unteren Extremität wird häufig bei Ausfall des N. peronaeus ein sog. »Heidelberger-Winkel« angewandt.

Literatur

Adam D, Daschner F (1993) Infektionsverhütung bei operativen Eingriffen. Wissenschaftliche Verlagsgesellschaft, Stuttgart

Bergqvist D (1983) Postoperative thromboembolism. Frequency, etiology, prophylaxis. Springer, Berlin Heidelberg New York

Bosch U, Reilmann H, Sturm J, Kleemann WJ, Windus G (1988) Lungenembolierisiko nach intravenöser Heparin-Prophylaxe beim polytraumatisierten Patienten. Langenbecks Arch Chir 373: 214–216

Daschner F (1987) Antibiotika in der Chirurgie: sinnvolle und weniger sinnvolle Anwendungen. Chir Praxis 37: 729–734

Estes JW, Poulin PF (1975) Pharmacokinetics of heparin. Distribution and elimination. Thromb Diath Haemorrh 33: 26–37

Gruber UF (1983) Physikalische Einwirkung. In: Koller F, Duckert F (Hrsg) Thrombose und Embolie. Schattauer, Stuttgart

National Institutes of Health Consensus Conference Statement (1986) Prevention of venous thrombosis and pulmonary embolism. JAMA 256: 744–749

Neu HC (1982) Clinical uses of cephalosporins. Lancet 2: 252–255

Oster G, Tuden RL, Colditz GA (1987) A cost-effectiveness analysis of prophylaxis against deep-vein thrombosis in major orthopedic surgery. JAMA 257: 203–208

Platt R (1984) Antibiotic prophylaxis in surgery. Rev Infect Dis 6 (Suppl 4): S 880–6

Polk HC Jr, Ausobsky JR (1983) The role of antibiotics in surgical infections. Adv Surg 16: 225-275

Salzman EW, Davies GC (1980) Prophylaxis of venous thromboembolism: analysis of cost effectiveness. Ann Surg 191: 207-218

Schlag G, Gaudernak T, Pelinka H, Kuderna H, Welzel D (1986) Thromboembolic prophylaxis in hip fracture. Acta Orthop Scand 57: 340-343

Scurr JH, Coleridge Smith PD, Hasty JH (1988) Deep venous thrombosis: a continuing problem. BMJ 297: 28

Stone HH, Haney BB, Kolb LD, Geheber CE, Hooper CA (1979) Prophylactic and preventive antibiotic therapy: timing, duration and economics. Ann Surg 189: 691-699

Streicher HJ, Kussmann J, Koppenhagen K et al. (1988) Thromboembolie-Prophylaxe in der Chirurgie - heute obligat? Langenbecks Arch Chir 373: 136-140

Trott A (1985) Principles and techniques of minor wound care. (Abstract)

Wuppermann T (1986) Ulcus cruris, Varizen, and Thrombose. Springer, Berlin Heidelberg New York

Zagrodnick J, Kaufner HK (1990) Ambulante Thromboembolieprophylaxe in der Traumatologie durch Selbstinjektion von Heparin. Unfallchirurg 93: 331-333

Zionts LE, McCampbell EJ, Szentfulopi T, Goodman RM, Harvey JP Jr (1983) Deep-vein thrombosis in children following trauma. A report of two cases. J Bone Joint Surg Am 65: 839-840

**Teil II Präklinische Behandlung
des Verletzten**

KAPITEL 8

Erstmaßnahmen des Notarztes

P. KALBE, A. SEEKAMP und H. TSCHERNE

8.1	Eintreffen am Unfallort	189
8.2	Beurteilung der Vitalfunktion	189
8.3	Sicherung der Vitalfunktion beim Erwachsenen	194
8.3.1	Kreislaufstabilisierung	194
8.3.2	Atmung	196
8.3.3	Analgesie und Sedierung	201
8.4	Sicherung der Vitalfunktion beim Kind	201
8.5	Behandlung der Einzelverletzungen	202
8.5.1	Schädel-Hirn-Trauma	202
8.5.2	Wirbelsäule	204
8.5.3	Thorax	205
8.5.4	Abdomen und Becken	209
8.5.5	Extremitäten	210
8.6	Polytrauma und spezielle Verletzungen	213
8.6.1	Polytrauma	213
8.6.2	Gefäßverletzungen	213
8.6.3	Schuß- und Stichverletzungen	215
8.6.4	Brandverletzungen	215
8.6.5	Starkstromverletzungen	217
8.7	Patiententransport	217
8.8	Dokumentation und rechtliche Aspekte	218
	Literatur	218

8.1
Eintreffen am Unfallort

Unmittelbar bei Eintreffen des Notarztes am Unfallort hat dieser neben medizinischen Aufgaben zunächst organisatorische Aufgaben zu übernehmen. Vorrangig zu klären sind Fragen nach der Anzahl der Verletzten und der Schwere der Verletzungen. Hiernach ist zu prüfen, ob die personellen wie technischen Ressourcen ausreichen oder aber noch weitere Rettungsmittel oder z. B. Bergungsgerät angefordert werden muß. Diese Aufgaben sind überwiegend zu delegieren an Mitarbeiter der Rettungsorganisationen bzw. Feuerwehr. Das Absichern der Unfallstelle als auch das Retten der Patienten aus Autowracks muß mit dem Einsatzleiter der Feuerwehr und der Polizei eng abgestimmt werden, damit es nicht zur Gefährdung des Patienten und des rettenden Personals kommt. Nach Sichtung aller Patienten muß entschieden werden, ob der Notarzt vor Ort allein mit der Situation zurecht kommt, evtl. unter Delegation der Therapie Leichtverletzter an das Rettungspersonal, oder ob weitere Notärzte erforderlich sind (Abb. 8.1). Der zuerst am Einsatzort eintreffende Notarzt ist automatisch ärztlicher Einsatzleiter an der Unfallstelle und für die Einweisung der nachkommenden Rettungsmittel zuständig. In Städten und Regionen, wo der Leitende Notarzt als Institution eingerichtet ist, wird dieser von der Rettungsleitstelle bei Großunfällen bestellt und übernimmt dann bei Eintreffen am Unfallort die weitere Koordination, nachdem er sich von dem zuerst am Unfallort eingetroffenen Notarzt in die Situation hat einweisen lassen.

Im nächsten Schritt wendet sich der Notarzt dem Patienten zu, welcher am dringlichsten einer notärztlichen Therapie bedarf. Bei einem eingeklemmten Patienten ist vorrangig zu entscheiden, ob die Vitalfunktionen so stabil sind, daß der Patient zunächst aus dem Wrack gerettet werden kann oder ob er sofort intubiert und beatmet werden muß. Infusionen sollten in jedem Fall vor weiteren Maßnahmen angelegt werden (Abb. 8.2). Bevor Anweisung an das Rettungspersonal zur Rettung des Patienten aus dem Wrack gegeben wird, muß der Notarzt sich einen Überblick verschaffen, inwieweit Extremitäten eingeklemmt sind, die evtl. beim Retten weiteren Schaden nehmen könnten (z. B. Einklemmung des Unterschenkels und Fußes). Störungen der Vitalfunktionen erfordern eine sofortige Behandlung (Abb. 8.3 und 8.4). Die Therapie beginnt also vor der Diagnostik, eine in der Chirurgie ungewöhnliche, hier aber notwendige Prioritätensetzung (Levison u. Trunkey 1982; Shaftan 1983; Spilker 1986).

8.2
Beurteilung der Vitalfunktion

Zur Beurteilung der Vitalfunktion (Abb. 8.5) sind die folgenden 3 Organsysteme zu untersuchen: Zunächst muß der neurologische Status erhoben werden, dann muß die Atmungsfunktion und als drittes die Herz-Kreislauf-Funktion beurteilt werden.

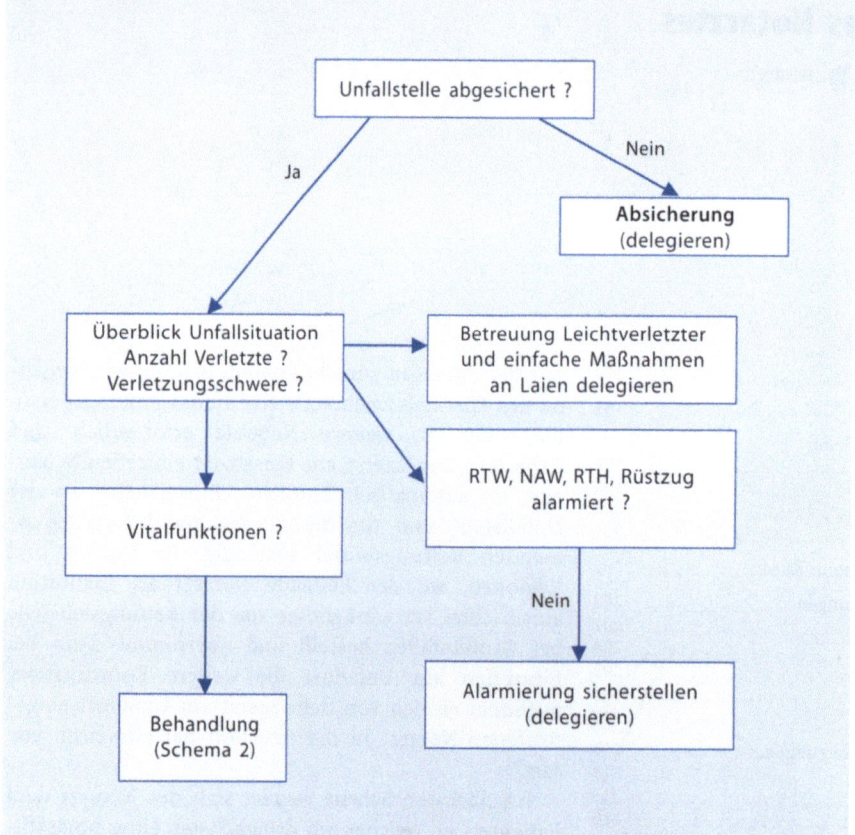

Abb. 8.1. Check-up

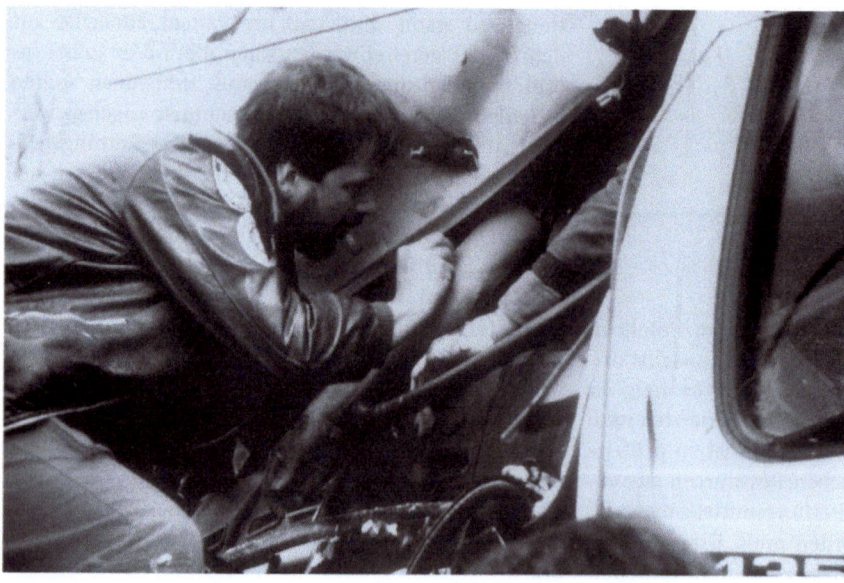

Abb. 8.2. Anlegen der Infusion beim eingeklemmten Patienten

Neurologischer Status
Zunächst mag es etwas verwunderlich wirken, daß die Beurteilung des neurologischen Status an erster Stelle angeführt wird, jedoch wird die neurologische Situation meist bereits unbemerkt beurteilt, denn sobald der Patient auf Ansprache reagiert, ist bereits eine Information über den Bewußtseinszustand gewonnen. Reagiert der Patient nicht auf Ansprache, ist die Abwehrreaktion zu prüfen, sowie die peripheren Reflexe. Läßt sich auch hierüber keine weitergehende Information

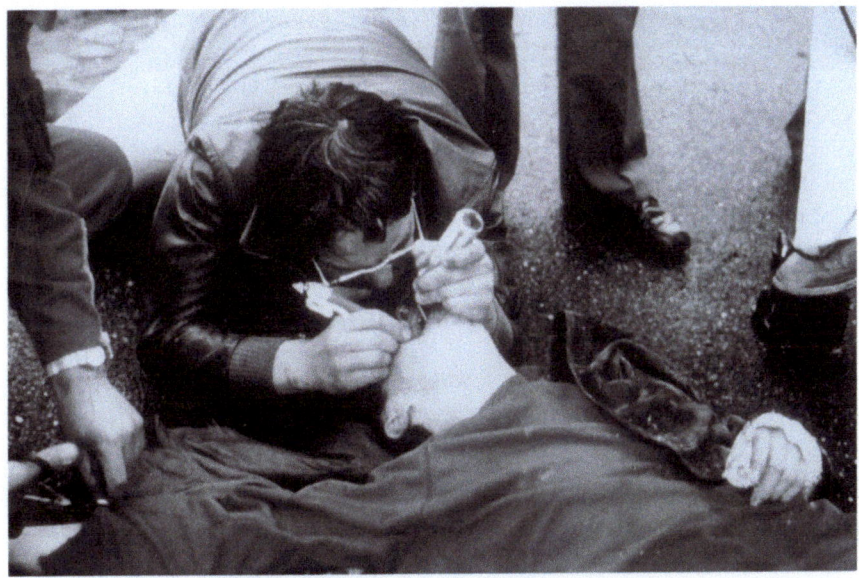

Abb. 8.3. Intubation auf der Straße

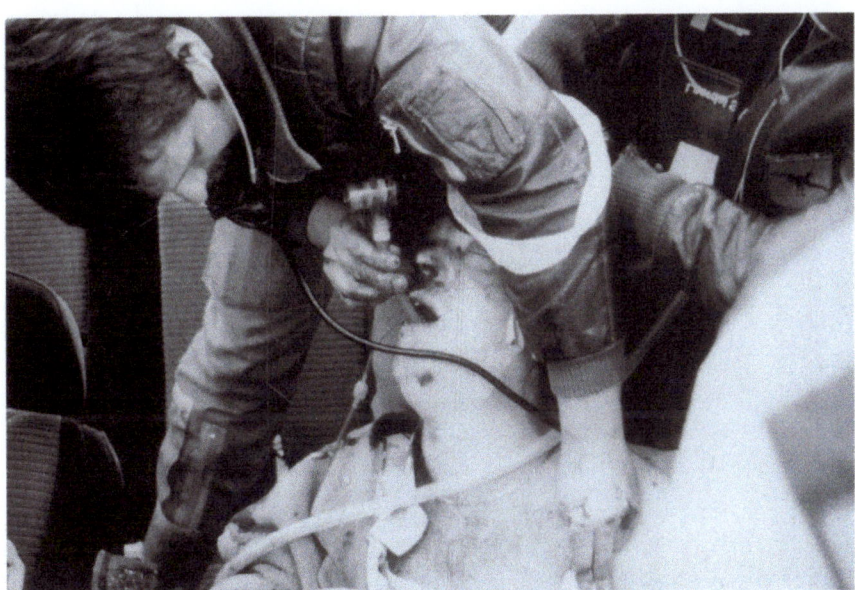

Abb. 8.4. Intubation beim eingeklemmten Patienten

gewinnen, ist als nächstes der Pupillenstatus zu erheben. Der Bewußtseinszustand sollte abschließend mit der Glasgow-Coma-Scale (GCS) (Tabelle 8.1) festgehalten werden.

Respiratorischer Status
In bezug auf die Atmungssituation ist primär auf das Atmungsmuster zu achten, insbesondere bei einem noch bewußtseinsklaren Patienten. Dieser wird dann u. U. auch Luftnot angeben und z. B. eine Tachypnoe zeigen. Bei einem tief bewußtlosen schwerverletzten Patienten wird das Atmungsmuster eher als verbliebene Schnappatmung imponieren.

Herz/Kreislauf
Die Herz-Kreislauf-Funktion ist am schnellsten palpatorisch über den Karotispuls zu klären, in Verbindung mit einer EKG-Ableitung. Ein zentral-peripheres Pulsdefizit läßt bereits auf eine schwere Zentralisation bei hämorrhagischem Schock schließen. Ein weiterer Parameter zur Beurteilung ist hier das kapilläre Refill von mehr als 3 s. Des weiteren sollte auch schon zu diesem Zeitpunkt nach größeren äußeren Blutungen Ausschau gehalten werden, soweit sich diese ohne große Diagnostik feststellen lassen. Das Stillen einer solchen akuten Blutung ist sinnvoll, noch bevor die Kreislaufsituation mit entsprechenden Volumenersatzmitteln stabilisiert wird

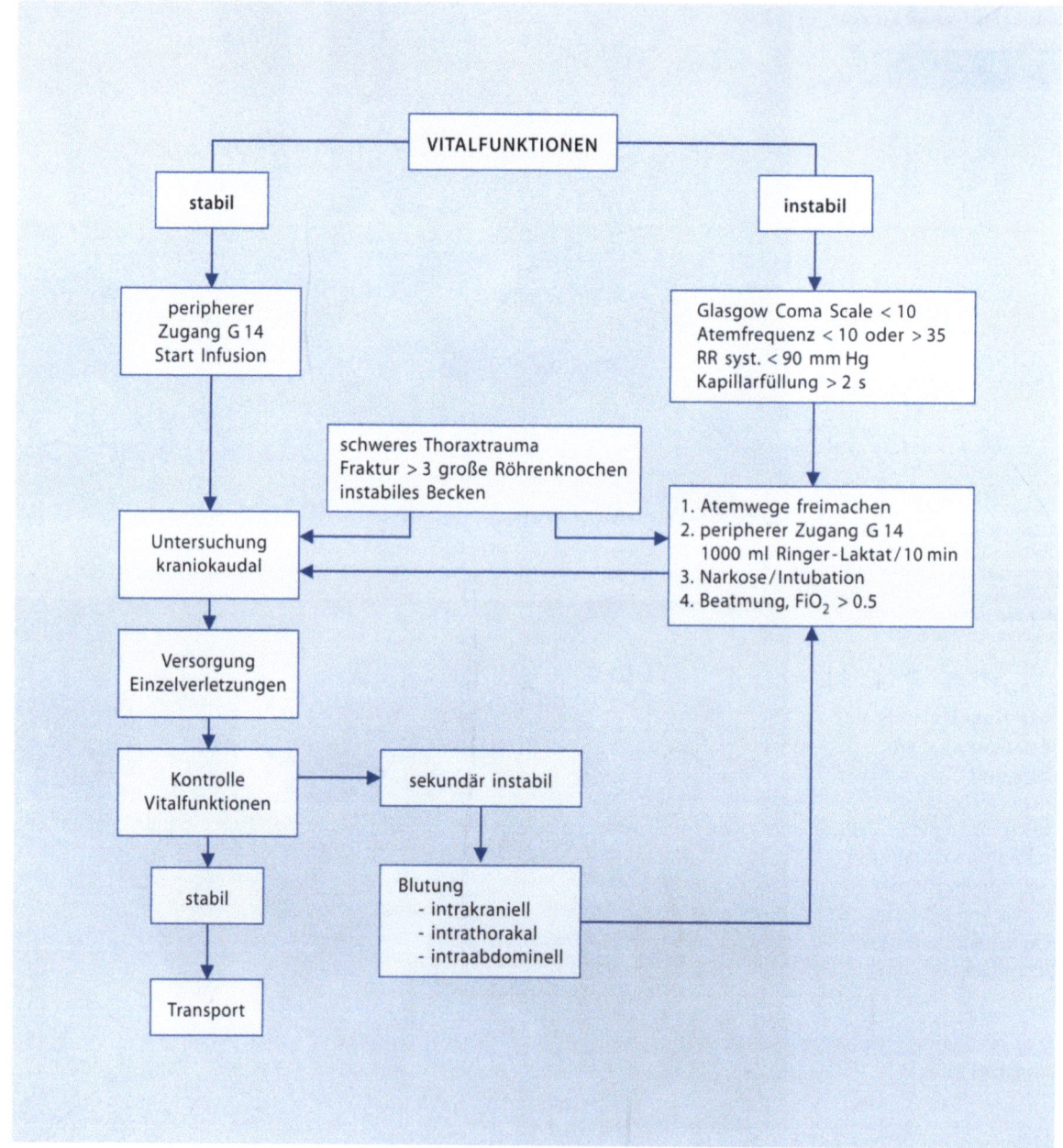

Abb. 8.5. Vitalfunktionen

und man mit einer zeitraubenden Rettung des Patienten aus dem Wrack beginnt. Eine akute Lebensbedrohung fällt oft sofort ins Auge (Zyanose, Luftnot, Blutung). Diese akutbedrohlichen Situationen (Verlegung der Atemwege, spritzende arterielle Blutungen, Brand bei Einklemmung) erfordern sofortiges Handeln.

Reanimation – ja oder nein?

Ist der mehrfachverletzte Patient bereits am Unfallort nach klinischen Kriterien verstorben (weite lichtstarre Pupillen sowie Atem- und Kreislaufstillstand), sollten Reanimationsversuche unterbleiben, da diese Patienten mit multiplen stumpfen Verletzungen praktisch keine Chance auf ein längeres Überleben haben. Andererseits kann eine Reanimation durchaus erfolgreich sein, wenn der Kreislaufstillstand ausschließlich durch einen hohen Blutverlust bedingt war und entsprechend rasch ausgeglichen werden kann. Diese Differenzierung ist präklinisch jedoch nicht immer eindeutig, und auch die Prognose hinsichtlich zentralneurologischer Spätschäden ist unsicher. In jedem Fall sollten Reanimationsversuche unterbleiben, wenn die Verletzungen offensichtlich mit dem Überleben nicht vereinbar sind.

Tabelle 8.1 Glascow Coma Scale (GCS)

	Punkte
Augen öffnen (E)	
spontan	4
auf Ansprache	3
auf Schmerzreiz	2
nicht	1
Beste motorische Reaktion (M)	
auf Aufforderung	6
gezielte Schmerzabwehr	5
ungezielte Fluchtreaktion	4
Beugesynergie	3
Streckmechanismen	2
keine	1
Sprachliche Reaktion (V)	
orientiert	5
verwirrt	4
unangemessene Worte	3
unverständliche Laute	2
keine	1

GCS = E + M + V = 3–15 Punkte:
Patienten mit GCS > 9 sind immer wach.
Patienten mit GCS < 7 sind immer komatös.
Patienten mit GCS > 8 sind zu 90% komatös.
Patienten mit GCS = 8 sind zu 53% komatös.

Der eingeklemmte Patient

Bei eingeklemmten Schwerverletzten ist eine besonders gute Zusammenarbeit zwischen dem Notarzt und dem technischen Einsatzleiter notwendig (Adamek 1987). Dringliche Therapiemaßnahmen (Infusion, Intubation, Beatmung, Thoraxdrainage) werden in jedem Fall vor Beginn der technischen Rettung durchgeführt. Es ist vorteilhaft, wenn der Notarzt mit den wesentlichen technischen Hilfsmitteln zur Rettung eingeklemmter Personen (Brechstange, Force-Axt, Hydrospreizer, Rettungsschere, Seilzugwinde etc., Abb. 8.6) vertraut ist, so daß er deren Effekt und die möglichen Auswirkungen auf die eingeklemmten Körperteile beurteilen kann. Wenn der Zustand des Patienten noch während der Einklemmung stabilisiert werden kann, sollte man möglichst schonend vorgehen, auch wenn dies einen Zeitverlust bedeutet.

Das Entfernen aus dem Fahrzeug erfolgt meist mit dem Rautek-Griff (Adamek 1987, Köhnlein 1971). Wenn ausreichend Platz zur Verfügung steht, kann man auch die Schaufeltrage unter den Verletzten schieben.

Verletzungsspezifische Lagerung

Entsprechend den Verletzungen gibt es verschiedene Möglichkeiten, den Patienten zu lagern. Dies ist notwendig, da einerseits weiterer Schaden vermieden werden kann (z. B. bei Wirbelsäulenverletzungen mit neurologischen Ausfällen) und andererseits eine Linderung der Schmerzen erreicht wird (Abb. 8.7).

Ein SHT sollte grundsätzlich in 30°-Oberkörperhochlagerung mit seitlicher Abstützung des Kopfes gelagert werden. Bei Verdacht auf eine Verletzung der HWS wird diese in einer Krawatte ruhiggestellt und der Patient auf einer Vakuummatratze gelagert, solange nicht ausgeschlossen ist, daß auch die übrige Wirbelsäule verletzt ist. Patienten mit Thoraxprellung und Rippenfrakturen sollten, wenn keine Gegenanzeigen vorliegen, auf die verletzte Seite gelagert werden. Beim stumpfen Bauchtrauma sollten die Beine in Hüfte und Knie in 90°-Beugung gelagert werden zur Entlastung der Bauchdecken. Frakturen der Extremitäten werden nach Reposition vorzugsweise in Luftkammerschienen ruhiggestellt (s. Abschn. 8.5.5).

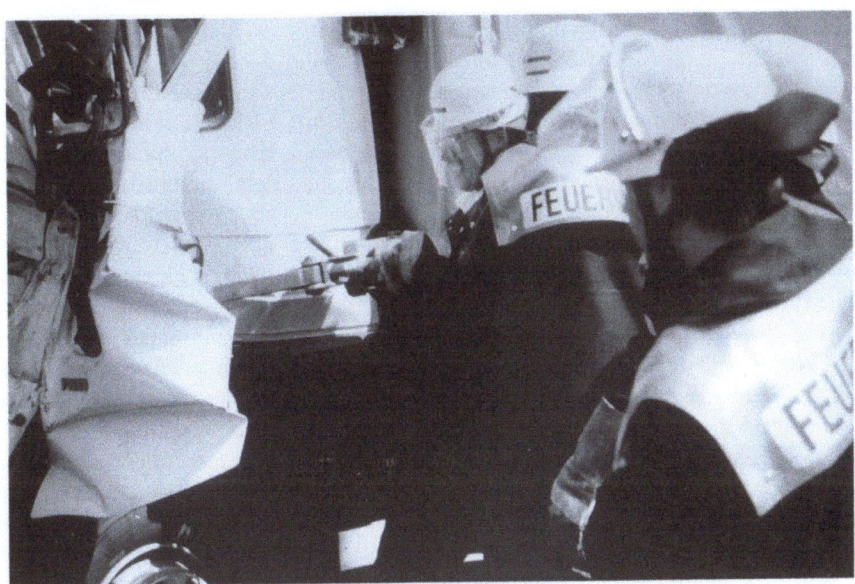

Abb. 8.6. Bergung eines eingeklemmten Patienten

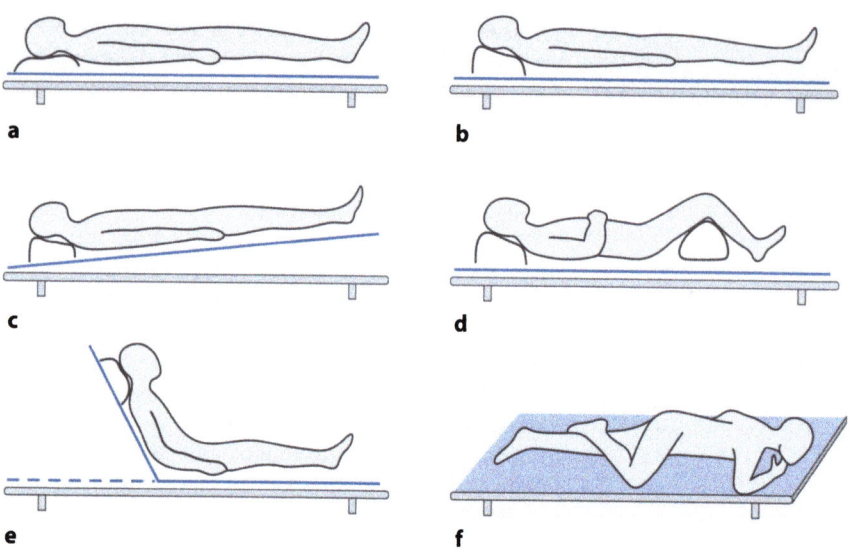

Abb. 8.7 a–f. Lagerungstechniken: (a) Flachlagerung, (b) Kopfhochlagerung, (c) Trendelenburg-Lagerung, (d) Lagerung bei Bauchtrauma, (e) Oberkörperhochlagerung, (f) Stabile Seitenlage

8.3
Sicherung der Vitalfunktion beim Erwachsenen

Die Empfehlungen der American Heart Association (AHA) zur Sicherung der Vitalfunktionen zur Reanimation (Oestern et al. 1983) stellen eine Art Weltstandard dar und bilden unter Adaptation an die europäischen Verhältnisse (Hörnchen et al. 1987; Lindner u. Ahnefeld 1987; Moecke 1987 a, b; Trübenbach 1987) die Grundlage für das hier empfohlene Vorgehen.

8.3.1
Kreislaufstabilisierung

An der Unfallstelle bietet der traumatisch-hämorrhagische Schock nur selten das klassische Bild mit blasser kaltschweißiger Haut, Hypotonie und Tachykardie. Insbesondere junge Menschen, die einen hohen Anteil der Schwerverletzten stellen, können auch größere Blutverluste lange kompensieren (Shires 1985 b). Um eine Unterschätzung der Schocktiefe zu vermeiden, orientiert man sich daher am Verletzungsmuster, an der Gesamtverletzungsschwere (Adamek 1985) und an der Kapillarfüllung.

Die Behandlung konzentriert sich daher auf den raschen Ausgleich des Volumendefizits und die Normalisierung des Herzzeitvolumens, wobei die unerwünschten Wirkungen der infundierten Flüssigkeit auf die Lunge, Niere und das Immunsystem möglichst gering sein sollten. In den USA wird zur Schockbekämpfung überwiegend die Kombination von Kristalloiden und Blut eingesetzt (Shires 1985 a). Da Blut im präklinischen Bereich nicht zur Verfügung steht, bleibt hier allein die Infusion ausreichender Mengen kristalloider Lösungen (Committee on Trauma of the American College of Surgeons 1986 a; Singh et al. 1992) oder hypertoner Lösungen (Vasser et al. 1990, 1993 a, b).

Speziell in der BRD wird die Art des Volumenersatzes kontrovers diskutiert, wobei vielfach (Klose 1987) für den präklinischen Bereich Kolloide wegen der größeren Volumenwirksamkeit favorisiert werden. Kristalloide bieten dagegen den Vorteil guter Steuerbarkeit und geringer Kosten (Sturm u. Wisner 1985). Der für Kolloide propagierte osmotische Effekt (Plasmaexpander) spielt wahrscheinlich wegen der frühen Membranschädigung im Schock nur eine geringe, wenn nicht gar schädliche Rolle.

Sturm favorisierte aufgrund seiner experimentellen und klinischen Erfahrungen Ringer-Laktat als Infusionslösung. In einer Literaturübersicht (Sturm u. Wisner 1985) weist er darauf hin, daß die widerstreitenden Meinungen auch im amerikanischen Schrifttum (Dahn et al. 1979; Jelenko et al. 1979; Moss et al. 1981; Rackow et al. 1983; Shoemaker et al. 1981; Virgilio et al. 1979; Weaver et al. 1978) teilweise auf nicht vergleichbare Rahmenbedingungen der entsprechenden Studien zurückzuführen sind. Eine Überlegenheit der Kolloide über die Kristalloide scheint zumindest bei jungen herz- und nierengesunden Verletzten weder klinisch noch experimentell nachweisbar zu sein. Darüber hinaus werden die kolloiden Volumenersatzmittel mit zahlreichen unerwünschten Wirkungen (Gerinnungsstörungen, immunologische Effekte, RES-Blockierung) in Zusammenhang gebracht (Ring u. Messmer 1977; Sturm u. Wisner 1985; Sturm et al. 1991).

Unbestreitbar ist die präklinische Behandlung des traumatisch-hämorrhagischen Schocks mit Kristalloiden fast immer möglich, wenn ausreichend große venöse Zugänge zur Verfügung stehen (Sturm u. Wisner 1985). Bei schwer instabilen Kreislaufverhältnissen sollte auf die Infusion von Kolloiden nicht verzichtet werden.

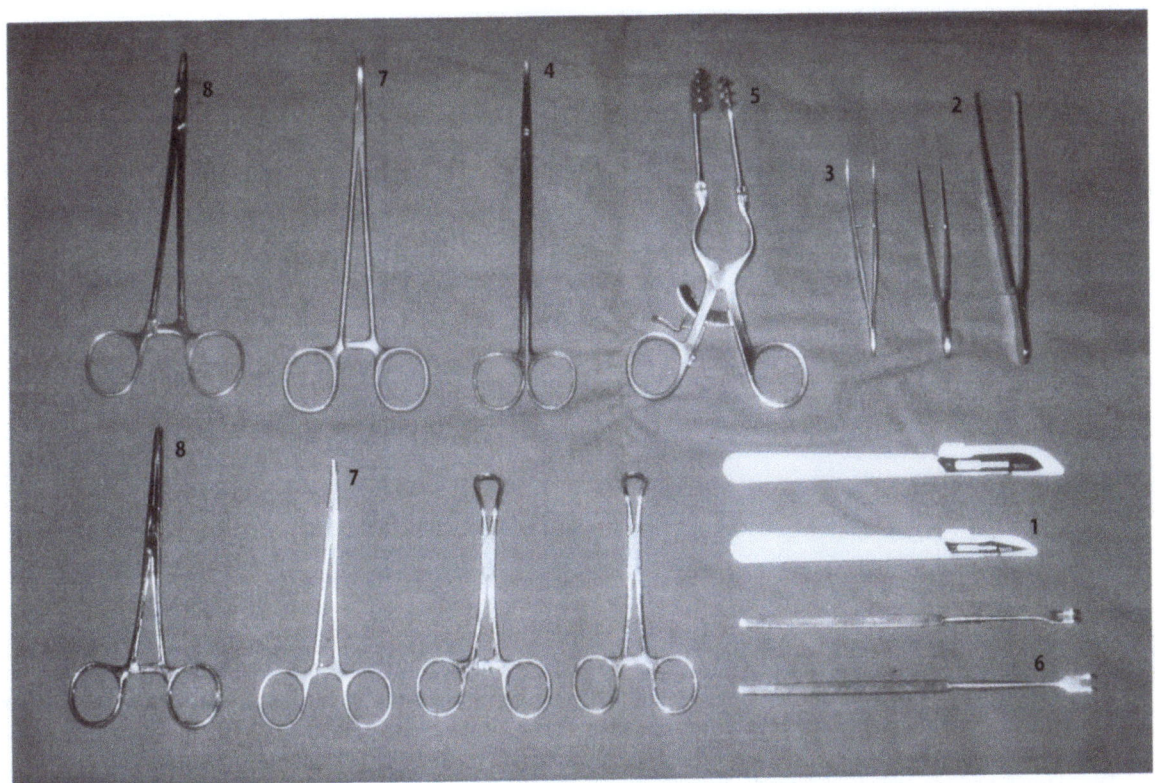

Abb. 8.8. Venae-sectio-Set (*1* Skalpell, *2* chirurgische Pinzette, *3* anatomische Pinzette, *4* Schere, *5* Wundspreizer, *6* kleine Häkchen, *7* Klemmen, *8* Nadelhalter)

Zugänge

Zur Infusionstherapie werden mehrere großlumige (13–14 gg.) peripher venöse Zugänge gelegt, bevorzugt an den unverletzten Armen (Shires 1985b). Bei bereits kollabierten peripheren Venen lassen sich oft noch Zugänge in der V. jugularis externa und V. femoralis plazieren. *Zentrale Zugänge* (V. subclavia, V. jugularis interna) sind wegen der erheblich geringeren Durchflußmenge und wegen häufiger Komplikationen (Pneumothorax, Arterienverletzung) weniger geeignet (Committee on Trauma of the American College of Surgeons 1986a; Shatney 1987). Alternativ können nach der Seldinger-Technik großlumige Katheter in die großen zentralen Venen plaziert werden (Hansbrough et al. 1983; Millikan et al. 1984; Becker et al. 1995).

Bei Zugangsproblemen bietet sich auch im präklinischen Bereich die Venae sectio an. Hierzu wird in der Regel die V. saphena knapp proximal der Sprunggelenksebene freigelegt. Sofern Hinweise auf eine Verletzung der großen Venen der unteren Extremitäten oder der V. cava inferior vorliegen, werden Venen der Kubitalregion (V. basilica, V. cephalica) bevorzugt (Meyer u. Crass 1982).

Procedere. Nach Desinfektion und sterilem Abdecken querer Hautschnitt 2 Querfinger proximal und medial des Innenknöchels und Freilegen der V. saphena durch Spreizen der Schere in Längsrichtung. Anschlingen der Vene mit 2 Fäden und distale Ligatur. Mit der feinen Schere schräge Durchtrennung der Venenvorderwand auf der Hälfte des Lumens. Abklemmen durch Zuziehen des proximalen Anschlingfadens und vorsichtiges Einschieben eines Kunststoffkatheters weit nach proximal unter Vermeidung einer Intimaläsion. Bei richtiger Lage läuft die Infusion im Schuß. Knüpfen der proximalen Ligatur. Großflächige Fixation des Katheters auf der Haut mit Heftpflaster, adaptierender Hautverschluß, steriler Verband (Abb. 8.8, und 8.9).

Läuft die Infusion nicht ausreichend, wird der Katheter ein Stück zurückgezogen, um eine Obstruktion durch eine Venenklappe zu vermeiden. Häufigste Fehlerquellen sind die intramurale Lage des Katheters infolge einer Intimaläsion und die irrtümliche Katheterisierung einer zu kleinen Begleitvene.

Volumenersatz

Der Volumenersatz wird sofort im Schuß oder als Druckinfusion begonnen, so daß innerhalb der ersten 10 min mindestens 1000 ml Ringer-Laktat infundiert werden. Möglichst wird noch ein 2. großlumiger venöser Zugang gelegt. Läßt sich der Kreislauf durch die

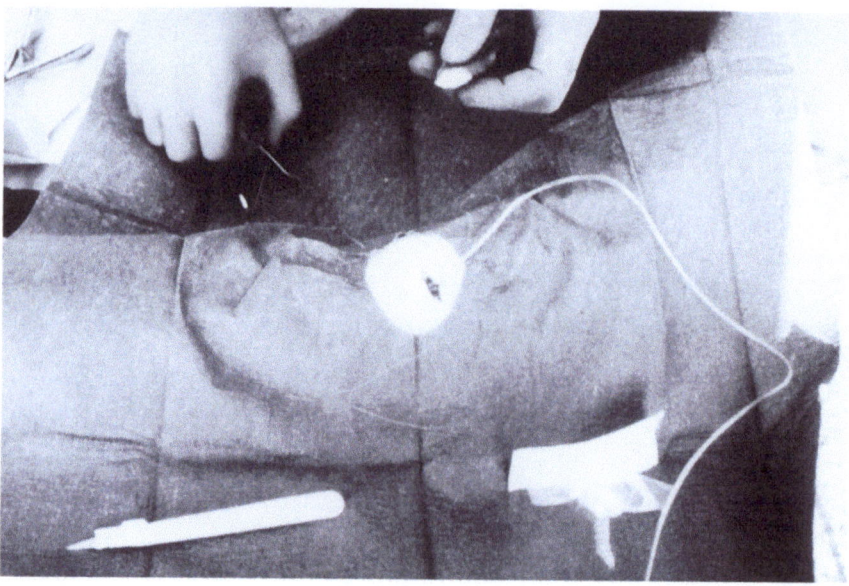

Abb. 8.9. Venae-sectio-Technik

Druckinfusion nicht stabilisieren, ist eine operationsbedürftige Massenblutung anzunehmen und daher der Transport in die Klinik vordringlich.

Die Druckinfusion wird während der gesamten Erstversorgung und während des Transportes fortgesetzt. Der Fluß darf erst reduziert werden, wenn entweder der Kreislauf stabil ist oder feststeht, daß die Verletzungen weniger gravierend sind. Es ist also initial stets vom schlechtesten Fall auszugehen. Eine Überinfusion ist zumindest beim herz- und nierengesunden jungen Schwerverletzten nicht zu befürchten. Die Gefahr besteht eher in einer zu geringen Infusionsmenge (Illers u. Dick 1985).

8.3.2 Atmung

Freie Atemwege
Die Verlegung der oberen Luftwege ist die häufigste vermeidbare Todesursache beim Schwerverletzten. Häufig reichen einfache Maßnahmen wie das manuelle Säubern des Mund- und Rachenraumes, die Entfernung von Zahnprothesen oder das Vorziehen des Unterkiefers aus, um freie Atemwege zu gewährleisten.

In den Richtlinien der AHA wird das Überstrecken des Kopfes als einfachste Maßnahme zum Freimachen der Atemwege empfohlen. Da dies bei begleitenden HWS-Verletzungen mit dem Risiko einer Halsmarkschädigung verbunden ist, empfiehlt die AHA für professionelle Helfer zusätzlich den Kieferzug entsprechend dem modifizierten Esmarchschen Handgriff (Betz u. Krueger 1982) (Abb. 8.10). Sofern Hilfsmittel zur Verfügung stehen, bietet sich das Einführen eines nasopharyngealen Wendl-Tubus an, der im Gegensatz zum oropharyngealen Guedel-Tubus weniger komplikationsträchtig ist (Gorgaß u. Driessen 1984).

Die stabile Seitenlage (Hossli u. Sefrin 1983; Köhnlein et al. 1987) ist für den professionellen Ersthelfer nur dann von Bedeutung, wenn ein bewußtloser Patient erbricht oder bei einer starken Blutung im Mund-Nasen-Rachen-Raum die technischen Voraussetzungen zur Intubation bzw. Absaugung nicht innerhalb kürzester Zeit zur Verfügung stehen.

Einen sicheren Aspirationsschutz bietet letztlich nur die endotracheale Intubation. Da es bei bis zu 40 % der nicht intubierten Notfallpatienten zu einer stummen Aspiration mit der Gefahr nachfolgender pulmonaler Infektionen kommt (Sefrin u. Gaab 1983), wird die Indikation zur Intubation und Beatmung immer häufiger schon präklinisch gestellt (Tabelle 8.2). Voraussetzung hierfür ist eine ausreichend tiefe Narkose, da sonst ab-

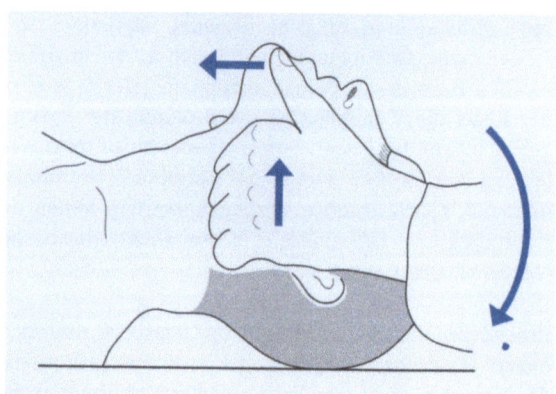

Abb. 8.10. Esmarch-Handgriff

Tabelle 8.2. Indikation zur Intubation am Notfallort

1. Störung der Vitalfunktion

Atemstillstand
Irreversible Atemwegsverlegung
Dyspnoe bei Thoraxtrauma
Zentrale Atemstörung
Tiefe Bewußtlosigkeit
Starke Blutung des Mund- Nasen- Rachen-Raums
Schwerer Kreislaufschock

2. Verletzungsmuster

Polytrauma mit TS < 10, PTS Schweregruppe III
Schweres Thoraxtrauma
Stumpfes Bauchtrauma mit Schock
Beckenüberrolltrauma
Schweres SHT mit GCS < 10
Hohe Querschnittslähmung mit Atemstörung
Multiple Frakturen großer Röhrenknochen
Schwere Gesichts- und Nasopharyngealverbrennungen

Tabelle 8.3. Empfohlene Tubusgrößen

Alter	Tubusgröße (mm[a])	Tubusgröße (Charr[a])
Kinder[b]		
Neugeborene < 2500 g	2,5	12
Neugeborene > 2500 g	3,0	14
Säuglinge (6 Monate)	3,5	16
Kleinkinder (1 Jahr)	4,0	18
2 Jahre	4,5	20
Ab 3 Jahre: Außenumfang in Charr = 18 + Alter		
Frauen	7,0–8,0	30–34
Männer	8,0–9,0	34–38

[a] Innendurchmesser (ID) in mm, Umrechnung vom Außenumfang (AU) in Charriere: [AU-2] : 4 = ID.
[b] Bis zum Alter von 10 Jahren bzw. Charr. werden ungeblockte Tuben verwendet.

Faustregel 1: Größe des kleinen Fingers des Patienten entspricht der notwendigen Tubusgröße.
Faustregel 2: Der Tubus, der problemlos das Nasenloch passieren würde, hat die richtige Größe.

gesehen von der psychischen Belastung des Patienten eine erhöhte Katecholaminausschüttung mit Vertiefung des Schockzustandes ausgelöst wird (Sefrin 1986).

Intubation

Die orale endotracheale Intubation ist präklinisch einfacher und sicherer als die nasale (Abb. 8.11 und 8.12; Tabelle 8.3). Bei Mittelgesichtsfrakturen ist eine nasale Intubation ohnehin wegen der Gefahr einer Via falsa kontraindiziert. In Situationen, wo die klinische Intensivtherapie letztlich eine nasale Intubation zur Dauerbeatmung erfordert (z. B. Verbrennungen), kann während der Erstversorgung in der Klinik nasal umintubiert werden.

Bei der Intubation erleichtert der relativ starre Magill-Tubus aus Hartgummi, evtl. in Verbindung mit einem Führungsstab, das Vorgehen. Bei schwierigen Verhältnissen erlaubt der stark gekrümmte Oxford-Tubus ausnahmsweise auch eine Intubation ohne Sicht des Kehlkopfeinganges. Dieser Tubus weist aber ansonsten Nachteile bei der Handhabung auf. Nach erfolgreicher Intubation wird mit dem Beutel kräftig beatmet und über beiden Thoraxhälften und dem Epigastrium auskultiert, um die endotracheale Lage zu verifizieren. Außerdem wird auf Seitenunterschiede des Atemgeräusches geachtet, um eine einseitige Intubation (meist rechts) korrigieren zu können. Dieser Fehler ist relativ häufig und kann zu Atelektasen in der nicht belüfteten

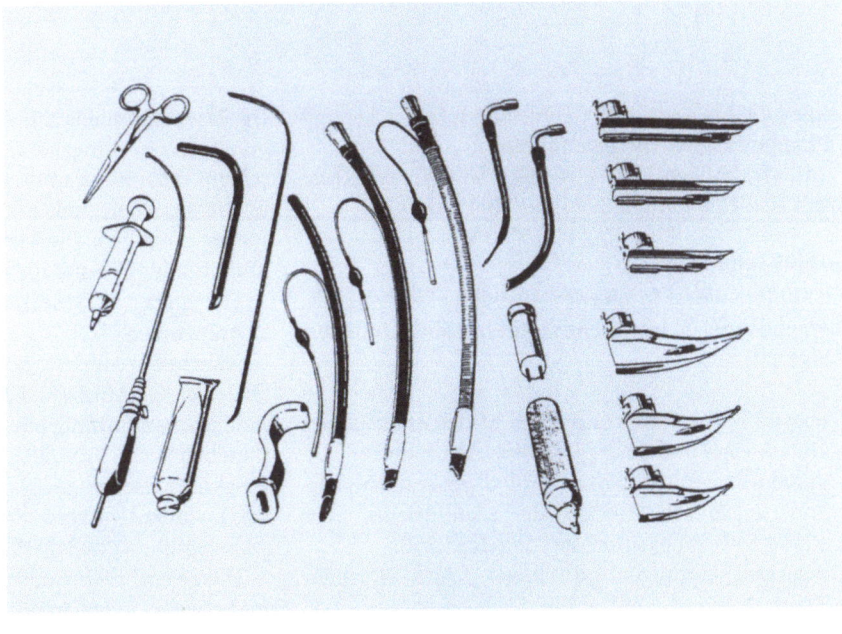

Abb. 8.11. Intubationsbesteck (von links nach rechts: Klemme, Blockerspritze, Führungsmandrins, Guedel-Tubus, Tubus, Laryngoskop mit geradem und gebogenem Spatel)

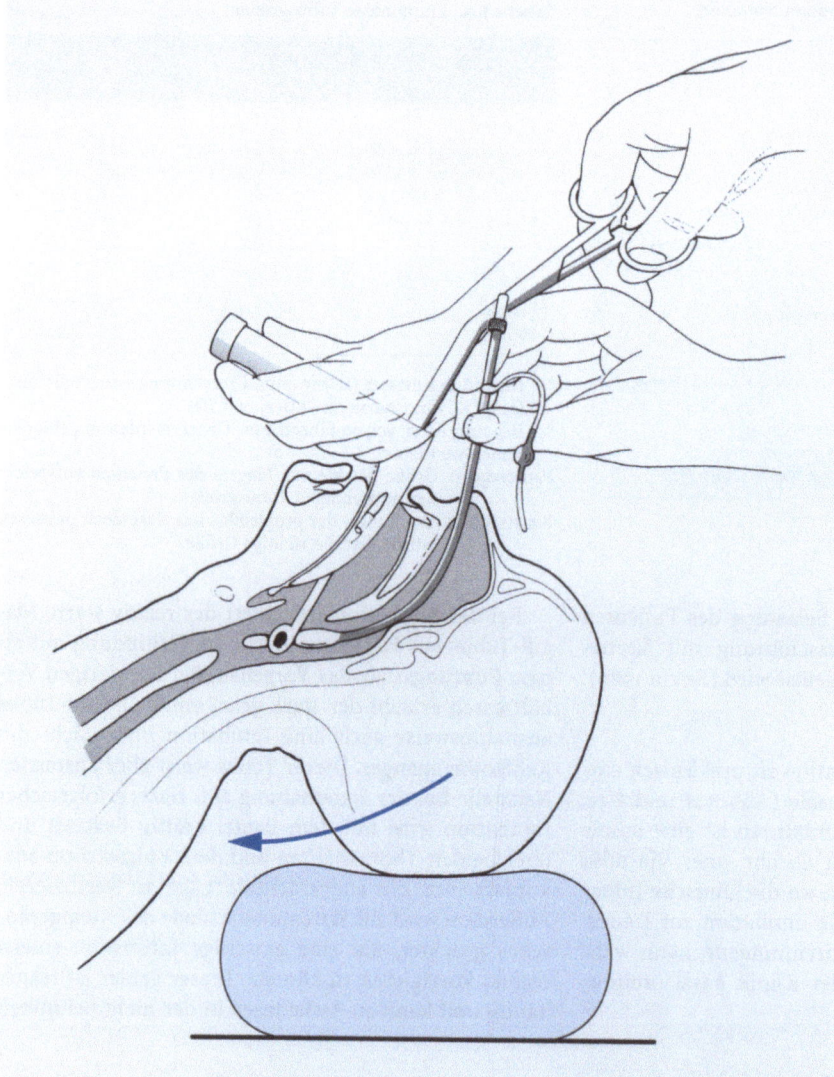

Abb. 8.12. Korrekte Intubation. In Rückenlage des Patienten wird die Stimmritze mit dem Laryngoskop eingestellt. Unter Sicht wird nun der Spatel über den Zungengrund bis zur Epiglottis vorgeschoben. Durch Anheben nach ventral richtet sich die Epiglottis auf und gibt die Sicht auf den Kehlkopfeingang frei

Lunge oder bei gestörtem Gasaustausch in der belüfteten Lunge zu einer Hypoxie führen.

In der richtigen Lage wird der Tubus fixiert. Dazu eignet sich eine Mullbinde besser als Pflaster.

Notfallkoniotomie

Die Koniotomie ist in seltenen Ausnahmefällen bei unüberwindbaren Intubationshindernissen indiziert (Abb. 8.13):

- ausgedehnten Verletzungen des Mittelgesichtes, des Unterkiefers und des supraglottischen Raums,
- anatomischen Variationen und degenerativen Veränderungen wie Ankylose der Kiefergelenke oder starke Bewegungseinschränkung der HWS,
- massiven Blutungen im Mund- Nasen- Rachen- Raum.

Die Tracheotomie ist für den präklinischen Bereich ungeeignet. Der Eingriff dauert zu lange, die anatomischen Verhältnisse sind insbesondere bei einer Struma unübersichtlich und Blutungen aus den Halsvenen schwer zu stillen. Die Methode der Wahl ist daher die Koniotomie (Thieme 1987; Kant u. Fritz 1993).

Die operative Technik ist im einzelnen der Abb. 8.14 zu entnehmen.

Alternativ hierzu werden fertige Koniotomiesets (NU-TRAKE, Mini Trach) angeboten, die jedoch keine wesentlichen Vorteile bieten. Ihre Handhabung ist umständlich und Komplikationen (Trachealperforation, Ringknorpelschädigung) sind häufig (Bjoraker et al. 1987). Außerdem sind die Einmalsets teuer und komplizieren die Notfallausrüstung.

Die gelegentlich empfohlene Methode, mehrere Plastikverweilkanülen perkutan in das Lig. cricothyreoi-

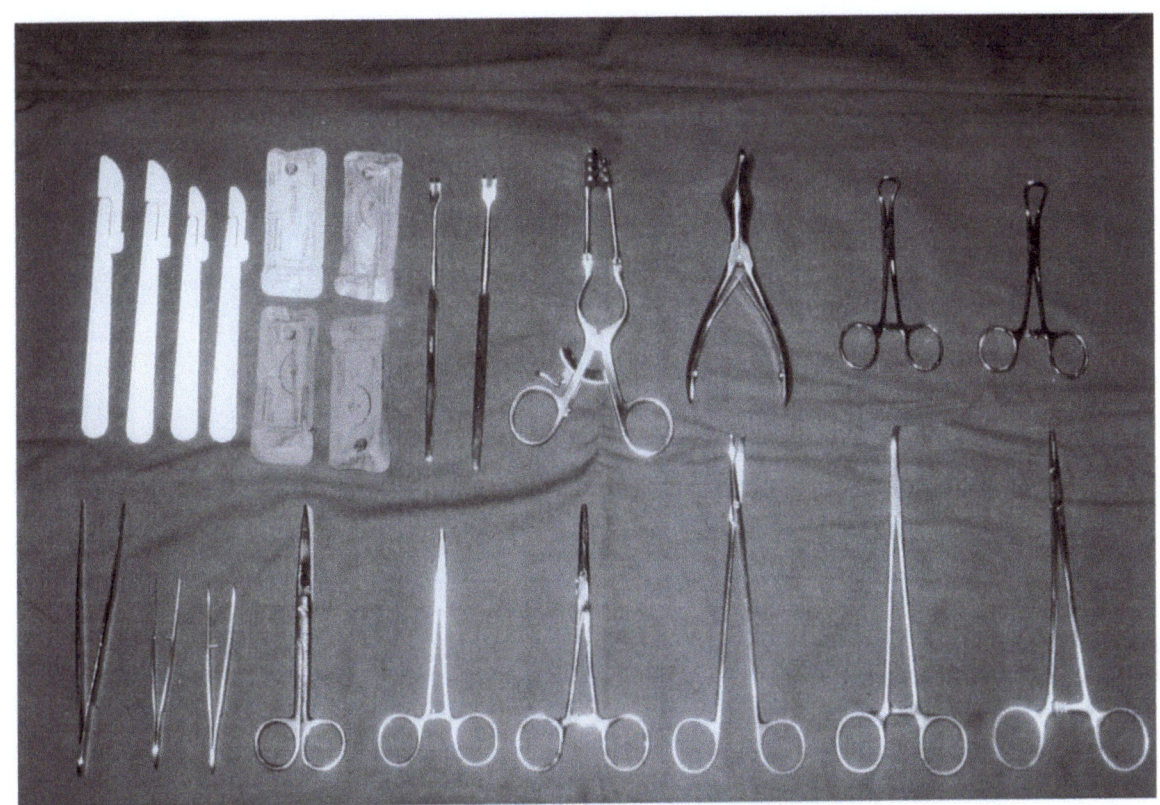

Abb. 8.13. Koniotomiebesteck (von links nach rechts: Skalpell, chirurgische und anatomische Pinzette, kleine Häkchen, Wundspreizer, Spekulum, Schere, Klemmchen, Nahtmaterial)

deum zu stecken, ist weniger günstig, da die Kanülen leicht abknicken und eine Beatmung über diese Anordnung nicht möglich ist.

Beatmung

Aus der Intubationsindikation folgt in der Regel auch die Indikation zur Beatmung. Beim Polytraumatisierten treten schon frühzeitig strukturelle und funktionelle Lungenveränderungen ein (Trentz 1982), häufig liegt eine unerkannte Hypoxämie vor. Die Letalität kann durch frühzeitige Beatmung gesenkt werden (De Pay et al. 1983; Schmitz et al. 1982; Sefrin u. De Pay 1985; Trupka et al. 1995). Daher wird heute häufig schon am Unfallort intubiert und beatmet, auch wenn die Atemwege nicht verlegt sind (Adamek 1986, 1987; Gorgaß u. Driessen 1984; Illers u. Dick 1985; Kalbe u. Kant 1988; Kant u. Kalbe 1986; Pfenninger 1986; Richling 1987; Sefrin u. Gaab 1983; Singbartl 1985; Singbartl et al. 1983). Allerdings darf die Indikation nicht schematisch gestellt werden, da in jedem Fall das individuelle Verletzungsmuster, die örtlichen Umstände, die Erfahrung des Notartzes und die Transportdauer zu berücksichtigen sind.

Im Rettungsdienst werden pneumatisch betriebene tragbare Beatmungsgeräte verwendet, die eine differenzierte Einstellung des Atemminutenvolumens, der Atemfrequenz und des FiO_2 erlauben (Adamek 1985).

Es wird bedarfsadaptiert normofrequent mit großen Atemvolumina beatmet (Tabelle 8.4). Beim SHT wird

Tabelle 8.4. Beatmungseinstellung

	Atemzugvolumen	Atemfrequenz	PEEP
Erwachsene	15 ml/kg KG	10–12	5 cm H_2O
– schweres Thoraxtrauma	15 ml/kg KG	10–12	10 cm H_2O[a]
– schweres SHT	15 ml/kg KG	12–15	0–5 cm H_2O[a]
Kinder	15 ml/kg KG	20–40[b]	0–5 cm H_2O[a]

[a] Soweit kreislaufmäßig toleriert.
[b] Je nach Alter.

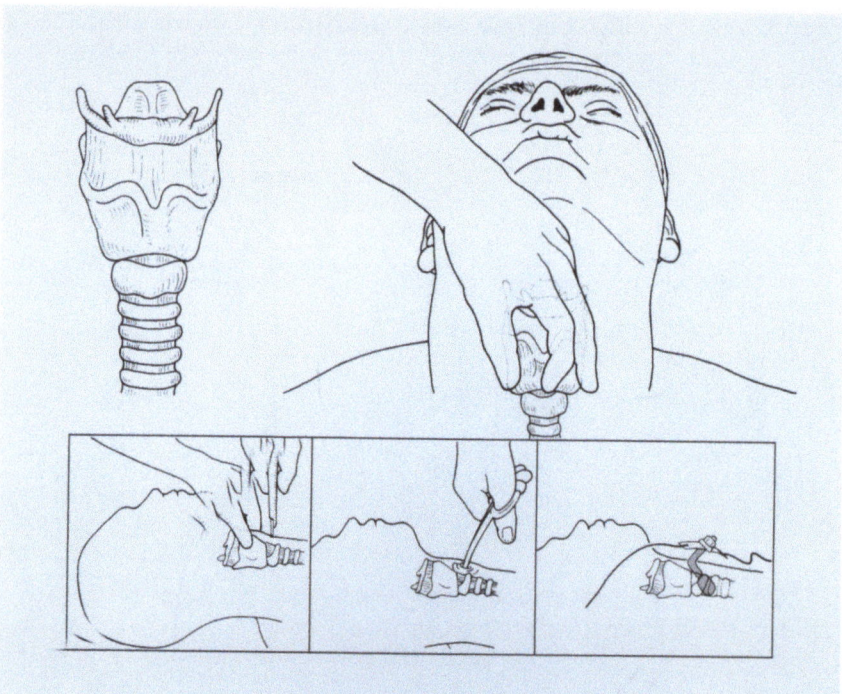

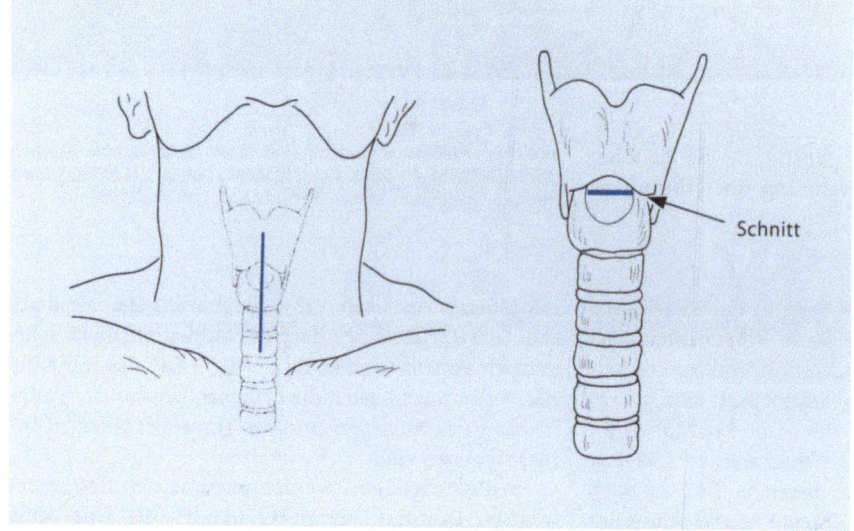

Abb. 8.14. Koniotomietechnik: (a) Hautschnitt, (b) Koniotomie

eine milde Hyperventilation angestrebt, da sich hierdurch der intrakranielle Druck senken läßt (Sefrin u. Gaab 1983; Singbartl 1985). Die Überwachung und Steuerung der Beatmung erfolgt durch Pulsoxymetrie und in zunehmendem Maße auch durch Capnometrie.

Der FiO_2 beträgt anfangs immer 1,0. Er wird aber möglichst rasch auf 0,5 reduziert, da experimentell nachgewiesen wurde, daß bereits nach 30 minütiger Beatmung mit reinem Sauerstoff ultrastrukturelle Veränderungen der Pneumozyten und ein fokal betontes interstitielles Lungenödem auftreten können (Schnoy et al. 1982).

Durch Aufsetzen eines speziellen Ventils auf den Ausatemschenkel kann auch ein PEEP (Positive Endexpiratory Pressure) bis zu 10 cm H_2O appliziert werden, der die Oxygenisierung verbessert und die Atelektasenbildung vermindert. Allerdings erschwert der PEEP den venösen Rückstrom. Bei schwerem Schock ist daher eine Reduktion des PEEP notwendig, wenn kein ausreichender arterieller Blutdruck mehr aufgebaut wird. Auch beim schweren SHT ist ein PEEP über 5 cm H_2O ungünstig, da der venöse Rückstrom aus dem intrakraniellen Gefäßsystem behindert wird (Schütz u. Dick 1987).

Problematisch ist die häufige Kombination eines SHT mit einem schweren Thoraxtrauma, bei der ein PEEP von bis zu 10 cm H_2O zu vertreten ist, wenn gleichzeitig der Oberkörper hochgelagert wird (Abbushi et al. 1980). Sollte der arterielle Blutdruck bei diesem PEEP absinken, kann man versuchen, das HZV durch Katecholamine zu verbessern.

Im Vergleich zur maschinellen Beatmung weist die Handbeatmung mit dem Atembeutel einige Nachteile auf. Der maximale FiO_2 ist auch bei Verwendung eines Sauerstoffreservoirs geringer als bei maschineller Beatmung. Reproduzierbare Werte für die Beatmungsfrequenz und das Atemminutenvolumen sind kaum erreichbar. Außerdem ist der Notarzt unnötig gebunden und kann andere notwendige therapeutische Maßnahmen nicht durchführen.

8.3.3
Analgesie und Sedierung

Die Gabe von Analgetika am Unfallort wurde lange Zeit als obsolet angesehen, da hierdurch die Beurteilung der Bewußtseinslage und des abdominellen Tastbefundes beeinträchtigt wird. Diese Auffassung kann heute nicht mehr aufrecht erhalten werden.

Es wurde experimentell und in klinischen Studien (Sefrin 1986) nachgewiesen, daß durch starke Schmerzen und den dadurch bedingten Streß die Katecholaminausschüttung zunimmt, was zu einer Vertiefung des Schocks und einer Verstärkung der respiratorischen Insuffizienz führt. (Riemasch-Becker 1982).

Abgesehen davon ist die Bedeutung der klinischen Untersuchung beim SHT und beim stumpfen Bauchtrauma durch die Einführung objektiver Untersuchungsmethoden (CCT, Sonographie, Abdominallavage) gesunken. Operationsindikationen werden heute kaum noch allein aufgrund klinischer Symptome gestellt.

Bei einem schweren SHT oder einem stumpfen Bauchtrauma mit Schock und vermuteter intraabdomineller Blutung ist ohnehin bereits am Unfallort die Intubation und Beatmung indiziert. Dies erhöht natürlich die Verantwortung des Notarztes, der zuvor aufgrund einer sorgfältigen Untersuchung Verdachtsdiagnosen stellen muß, die dann später in der Klinik durch die aufgeführten apparativen Verfahren überprüft werden.

Eine ausreichende analgetische Wirkung bei verletzungsbedingten Schmerzen ist nur von stark wirksamen Präparaten zu erwarten, die in der Regel unter das Betäubungsmittelgesetz fallen. Die Applikation erfolgt ausschließlich intravenös. In der Notfallmedizin hat sich die fraktionierte Injektion von Fentanyl (Fentanyl) (1–2 µg/kg KG) wegen des raschen Wirkeintritts, der kurzen Halbwertszeit und der dadurch erreichten guten Steuerbarkeit bewährt. Andere synthetische Opiate sind zwar ebenfalls effektiv, wirken aber meist zu langsam und zu lange, sind weniger gut individuell dosierbar und erhöhen daher das Risiko von Kreislaufkomplikationen. Als Alternative bietet sich Ketamin (Ketanest) in einer niedrigen Dosierung (0,25–0,5 mg/kg KG) an, welches neben hypnotischen auch über sehr gute analgetische Eigenschaften verfügt.

Eine isolierte Analgesie wird überwiegend bei Einzelverletzungen notwendig sein. Sie sollte auch großzügig angewendet werden, wenn der Patient zunächst keine Schmerzen angibt, aber noch am Unfallort eine Fraktur reponiert wird.

Zur Intubation muß die Analgesie mit einer ausreichenden Sedation kombiniert werden.

Die Prämedikation mit Atropin ist umstritten und wird überwiegend abgelehnt (Dick 1986), da der Kardiaverschlußdruck herabgesetzt und damit das Risiko der Regurgitation und Aspiration verstärkt wird.

Zur Narkoseeinleitung am Unfallort hat sich die Kombination aus dem stark wirksamen synthetischen Opiat Fentanyl (Fentanyl) (4–8 µg/kg KG) und Midazolam (Dormicum) (0,1–0,2 mg/kg KG) bzw. Ketamin (Ketanest) (1–3 mg/kg KG) besonders bewährt. Midazolam zeichnet sich im Vergleich zu anderen Benzodiazepinen (Dick 1986) durch einen schnelleren Wirkungseintritt und eine bessere Steuerbarkeit (Eliminationshalbwertszeit 1–3 h (List u. Ponhold 1983)) aus.

Ketamin wird wegen der geringen Blutdruckbeeinträchtigung als Einleitungsnarkotikum häufig bevorzugt, wenn bei einem instabilen Schockzustand nicht genügend Zeit zur Volumensubstitution vor Narkosebeginn bleibt.

Die Anwendung von ultrakurz wirkenden Barbituraten mit Fentanyl ist auf Ausnahmen begrenzt, da schon geringe Dosen zu einem massiven Blutdruckabfall führen können und praktische Erwägungen (Lagerung, umständliches Auflösen) gegen die Barbiturate sprechen. Im Gegensatz zu Dick (1986) raten Sefrin u. De Pay (1985) von Muskelrelaxanzien ab, da sonst bei Intubationsschwierigkeiten eine lebensgefährliche Situation eintreten kann. Wer am Unfallort relaxiert, muß auch die Koniotomie sicher beherrschen.

Zur Fortführung der Narkose während der Erstversorgung und des Transportes eignen sich die oben aufgeführten Pharmaka in geringer Dosierung. Sofern auf dem NAW ein Narkosekreisteil zur Verfügung steht, kann die Narkose natürlich auch mit Inhalationsanästhetika (Dick 1986) und O_2 aufrecht erhalten werden.

8.4
Sicherung der Vitalfunktion beim Kind

Für die Beurteilung der Schocktiefe bei Kindern ist es wichtig, die erheblichen Unterschiede der physiologischen Parameter in den verschiedenen Altersstufen zu

Tabelle 8.5. Physiologische Parameter bei Kindern

Alter	Blutdruck systolisch/diastolisch (mm Hg)	Mittelwerte für Herzfrequenz (min^{-1})	Atemfrequenz (min^{-1})
Neugeborene	60/40	120	40
Säuglinge	70/40	120	40
Kleinkinder	80/50	100	30
Schulkinder	100/60	80	20

beachten (Tabelle 8.6). Bei der Blutdruckmessung muß die Manschettengröße den Körperproportionen angepaßt werden, da zu große Manschetten zu niedrige Werte ergeben.

Im Prinzip erfolgt die präklinische Versorgung von unfallverletzten Kindern wie bei Erwachsenen. Allerdings sind die folgenden Abweichungen zu beachten:

Beatmung

Für Säuglinge und Kleinkinder stehen spezielle Masken und Atembeutel zur Verfügung. Zur Intubation empfiehlt sich für Säuglinge der gerade Foregger-Spatel, für Kinder werden kleine Macintosh-Spatel benutzt. Die notwendigen Tubusgrößen sind aus der Tabelle 8.4 zu entnehmen. Bis zu einem Alter von 10 Jahren bzw. bis zur Tubusgröße Charr 26 werden ungeblockte Tuben verwendet, da es bei Kindern besonders leicht zu Druckschäden der Trachea kommt (Lim u. Miller 1982). Um eine einseitige Intubation zu vermeiden, muß der kurze Abstand zwischen Stimmritze und Tubusspitze beachtet werden, der für Neugeborene und Säuglinge 2 cm, für Kleinkinder 3 cm und für Schulkinder 4 cm beträgt.

Weiterhin wird bei Kindern Atropin (0,01 mg/kg KG) als Prämedikation empfohlen, um vagale Reaktionen mit Bradykardie oder Asystolie zu vermeiden (Altemeyer u. Lemburg 1986).

Die Beatmung erfolgt in Anpassung an die physiologischen Verhältnisse mit einer höheren Frequenz als bei Erwachsenen (Tabelle 8.4 und 8.5). Das Atemvolumen wird am besten unter Sichtkontrolle der Thoraxexkursionen reguliert.

Kreislauf

Mehr noch als bei jungen Erwachsenen besteht bei Kindern die Gefahr, daß aufgrund der guten Kompensation über die Herzfrequenzsteigerung das Ausmaß des Schocks unterschätzt wird. Der Zusammenbruch der Herz-Kreislauf-Funktion erfolgt dann abrupt und ohne Zwischenstufen (Altemeyer et al. 1980). Außerdem ist zu bedenken, daß Blutverluste, die bei Erwachsenen als banal anzusehen sind, bei Kindern schnell ein lebensbedrohliches Ausmaß erreichen. So können bei Kindern z. B. auch intrakranielle Blutungen zu einem hypovolämischen Schock führen (Exsternbrink u. Kinzl 1986).

Ein Hinweis auf einen insuffizienten Kreislauf sind fehlende Radialis- bzw. Brachialispulse bei erhaltenem Karotispuls. Die präklinische Schockbekämpfung kann auch bei Kindern mit Ringer-Laktat erfolgen, wobei initial 20–30 ml/kg KG (Altemeyer et al. 1980) gegeben werden. Die weitere Infusion erfolgt so lange, bis die peripheren Pulse wieder tastbar sind oder der Blutdruck der Altersnorm (Tabelle 8.5) entspricht.

Als Zugangswege werden auch bei Kindern die peripheren Venen bevorzugt, wobei die verwendeten Kanülen natürlich kleinere Durchmesser (18–24 gg.) haben. Bei Säuglingen und Neugeborenen können auch Venen der Kopfhaut punktiert werden.

8.5 Behandlung der Einzelverletzungen

8.5.1 Schädel-Hirn-Trauma

Schädel-Hirn-Verletzungen stehen bei Verkehrsunfällen mit 50–70 % in der Häufigkeit an erster Stelle. Vor allem ist aber die Schwere des SHT häufig entscheidend für die Gesamtprognose.

Ein erster Eindruck von der Bewußtseinslage ergibt sich aus der Reaktion auf Ansprache. Die tiefe Bewußtlosigkeit ergibt sich schon aus dem klinischen Aspekt. Dabei ist insbesondere auf konvulsive Krämpfe bzw. Streck- oder Beugeautomatismen als Anzeichen einer schweren Hirnschädigung zu achten. Die Beurteilung der Pupillenweite und -form kann entscheidende Hinweise auf eine intrazerebrale Raumforderung geben. Die Muskeleigenreflexe und die Pyramidenbahnzeichen werden in der Regel nicht untersucht, sofern nicht der Verdacht auf eine neurologische Symptomatik besteht, wie z. B. bei Wirbelsäulenfrakturen.

Zur Quantifizierung der Verletzungsschwere beim SHT hat sich inzwischen die Glasgow-Coma-Scale (Teasdale u. Jennett 1974) weitgehend durchgesetzt (Committee on Trauma of the American College of Surgeons 1986b; Sprick 1984) (s. Tabelle 8.1).

Das Ziel der Erstbehandlung eines SHT ist eine ausreichende Oxygenierung der Hirnzellen. Essentiell sind daher die Maßnahmen zur Sicherung der Vitalfunktionen, insbesondere der adäquaten Ventilation und Perfusion sowie die Lagerung. Der medikamentösen Therapie kommt nur adjuvante Bedeutung zu (Kretschmer 1985; Singbartl 1985; Singbartl et al. 1983).

Eine optimale Oxygenierung läßt sich letztlich nur durch die endotracheale Intubation und Sauerstoffbeatmung sicherstellen. Durch eine milde Hyperventilation läßt sich außerdem nachweislich ein erhöhter ICP senken (Pfenninger 1986; Richling 1987; Sefrin u. Gaab 1983; Singbartl 1985; Singbartl et al. 1983; Hartwig et al. 1993).

! Bei gleichzeitigem traumatischem Schock ist eine Zurückhaltung bei der Infusionsmenge nicht sinnvoll, da zunächst der Kreislauf stabilisiert werden muß, um über eine Normalisierung des arteriellen Blutdrucks einen ausreichenden zerebralen Perfusionsdruck zu gewährleisten. Dies ist auch bei der Narkoseeinleitung zu berücksichtigen, da hier der Blutdruck meist abfällt.

Zerebrale Krämpfe müssen unbedingt durchbrochen werden, da diese zu einem massiv erhöhten zerebralen O_2-Verbrauch führen. Meist gelingt dies durch ein Benzodiazepin (Diazepam, Midazolam), ausnahmsweise müssen Barbiturate (Methohexital, Thiopental) eingesetzt werden. Ansonsten bleibt die aufwendige Barbituratbehandlung auf die klinische Anwendung unter Intensivüberwachung und kontinuierlichem Hirndruckmonitoring beschränkt (Pfenninger 1986; Baxt et al. 1985).

Als einfache, jedoch effektive Maßnahme zur Hirnödemprophylaxe wird die Hochlagerung des Oberkörpers um etwa 30° empfohlen (Abbushi et al. 1980; Pfenninger et al. 1984), sowie die seitliche Stabilisierung des Kopfes durch entsprechende Polster (Abb. 8.15).

Bei allen aufgeführten Therapiemaßnahmen ist aber zu bedenken, daß die Prognose letztlich weitgehend durch die Schwere und Lokalisation der Hirnverletzung (Primärschaden) beeinflußt wird und sich die präklinische Behandlung lediglich darauf beschränken kann, die Auswirkung (Sekundärschaden) zu mildern. Im Vordergrund der Bemühungen steht hier die Begrenzung des posttraumatischen Hirnödems.

Die Applikation hoher Dosen von synthetischen Kortikoiden am Unfallort (Kretschmer 1984; Shires 1985a) wird kontrovers beurteilt (Gaab u. Dietz 1989; Kobrine 1984). Überwiegend wird in der Literatur die präklinische Applikation von Kortikoiden trotz fehlenden Wirkungsnachweises empfohlen (Engelhardt 1985b; Konzert-Wenzel 1985; Kretschmer 1985; Pfenninger 1986; Sefrin u. Gaab 1983), wobei man davon ausgeht, daß eine kurzzeitige Kortisontherapie keine wesentlichen unerwünschten Wirkungen hat. Poungvarin et al. (1987) wiesen jedoch eine statistisch signifikant erhöhte Komplikationsrate (Infekte, Diabetes)

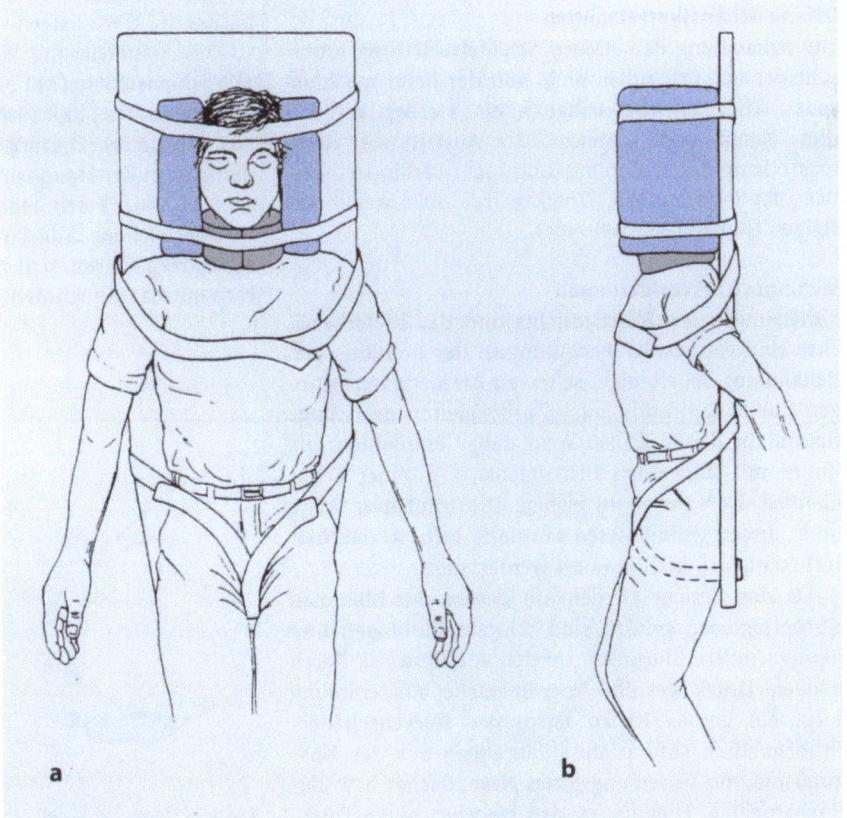

Abb. 8.15 a, b. Lagerung des Kopfes bei Halswirbelsäulenverletzung

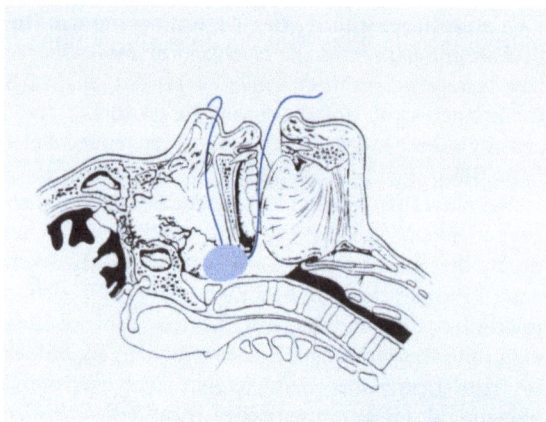

Abb. 8.16. Mittelgesichtsblutung. Durch Anlegen einer Bellocq-Tamponade kann eine Mittelgesichtsblutung notfallmäßig ausreichend tamponiert werden

bei der Kortisontherapie von supratentoriellen Blutungen nach. Blaisdell (1981) beschreibt eine ungünstige Beeinflussung der zellulären Immunität, was insbesondere beim Polytraumatisierten mit ohnehin gestörter Immunabwehr (MacLean 1983) die Sepsisgefahr erhöht. Eine überzeugende Indikation für die präklinische Kortisonbehandlung beim SHT läßt sich daher bei fehlendem Wirkungsnachweis und zahlreichen Risiken nicht ableiten.

Offene Schädelverletzungen

Die Behandlung der offenen Schädelverletzung unterscheidet sich prinzipiell nicht von der beim geschlossenen SHT. Es wird lediglich ein steriler Verband ohne Kompression angelegt. Der Austritt von Hirnmasse kann durch Kompression nicht verhindert werden, der intrakranielle Druck würde aber weiter ansteigen (Konzert-Wenzel 1985).

Mittelgesichtsverletzungen

Verletzungen des Mittelgesichts und des Kieferbereiches sind von großer Bedeutung in der präklinischen Behandlung, da sie nicht selten zu Atemwegsverlegungen durch Aspiration oder Zurückgleiten der Zunge führen. In diesen Fällen wird daher empfohlen, die Zunge mit Hilfe eines Instruments, z. B. einer Tuchklemme, nach vorne zu ziehen. Die Intubation kann unter diesen Verhältnissen schwierig sein, so daß hier rechtzeitig ggf. koniotomiert werden muß.

Da das Gesicht zu den am besten durchbluteten Körperregionen gehört, sind schwere Blutungen hier häufig. Äußere Blutungen werden vorzugsweise durch lokalen Druck gestillt. Instrumentelle Abklemmung birgt ein großes Risiko iatrogener Nervenschäden. Problematisch sind profuse Blutungen aus der Nase aufgrund von Verletzungen des Nasendaches bzw. der Rachenregion. Hier hat es sich bewährt, einen Foley-Urinkatheter durch die Nase in den Nasopharynx einzuführen und den Ballon mit ca. 10 ml Flüssigkeit aufzublasen. Dieser wirkt dann unter sanftem Zug nach vorne als Tamponade (Walton et al. 1982). Bei anhaltender Blutung tamponiert man zusätzlich die Nase von vorne mit einer Mullbinde (Abb. 8.16).

Die Frage, ob ein Verletzter mit schwerem SHT direkt in eine neurochirurgische Spezialklinik transportiert werden soll, wird gegensätzlich diskutiert (Karimi-Nejad 1987).

Die 1. Stunde nach dem Unfall kann für Diagnostik, Erstversorgung und Transport verwendet werden. Eine Verzögerung über diesen Zeitraum hinaus ist aber nicht zu rechtfertigen, da sonst die operative Versorgung der epiduralen Hämatome mit guter Prognose beeinträchtigt wird.

8.5.2
Wirbelsäule

Schwierigkeiten bereitet die Diagnose einer Wirbelsäulenverletzung v. a. beim Bewußtlosen. Solange nicht das Gegenteil bewiesen ist, wird immer von einer instabilen HWS ausgegangen. Insbesondere wird dann eine Überstreckung des Kopfes zum Freimachen der Atemwege vermieden. Liegen Hinweise auf eine HWS-Fraktur vor (Hämatom, Schwellung, tastbare Fehlstellung, hohe Querschnittslähmung), muß vor der Intubation die HWS extern stabilisiert werden.

Die Stabilisierung der HWS erfolgt durch eine HWS-Manschette (Abb. 8.17). Die Lagerung auf der Vakuummatratze ohne zusätzliche Schienung reicht nicht aus (Abb. 8.18). Die angebotenen Modelle unterscheiden sich in der Handhabung und Stabilität (Aprahamian et al. 1984; Fertig 1988).

Übertriebene Angst vor Rückenmarksschäden darf nicht dazu führen, daß bei bewußtlosen Motorradfahrern auf das Abnehmen des Helms verzichtet wird, da

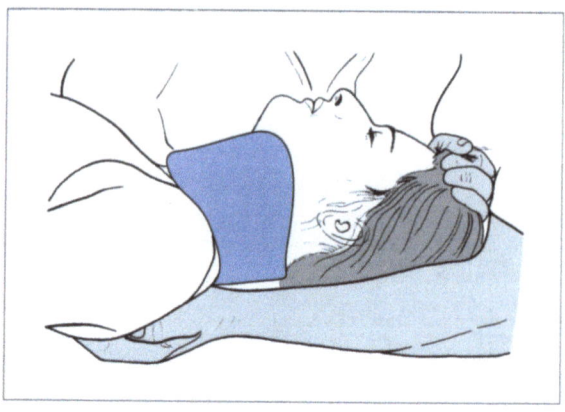

Abb. 8.17. HWS-Lagerung

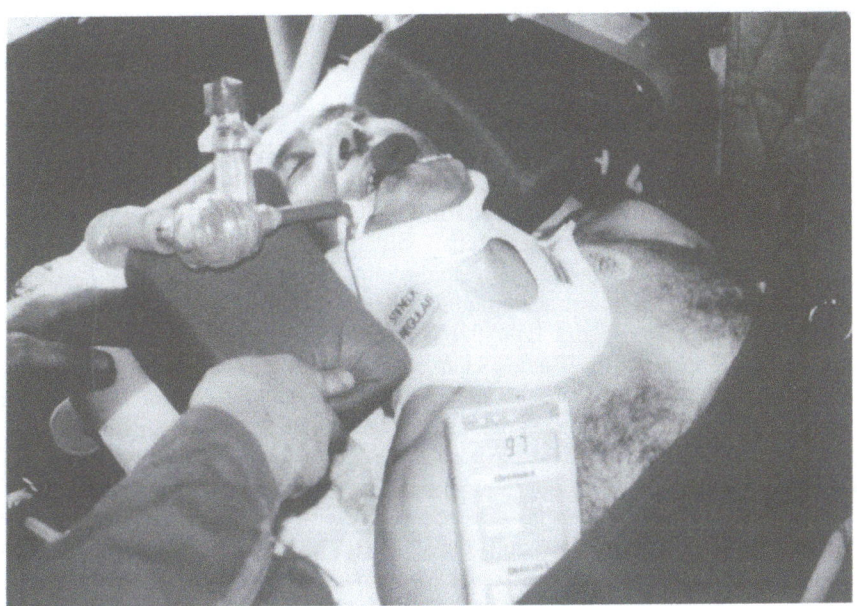

Abb. 8.18. Lagerung während des Transportes

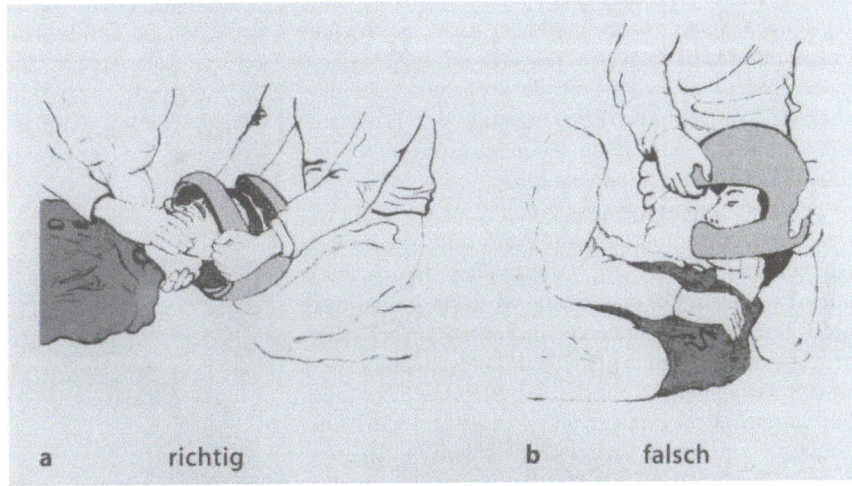

Abb. 8.19. a, b. Abnahme des Schutzhelmes bei HWS-Verletzungen: **a** richtig, **b** falsch

die Sicherung freier Atemwege von vitaler Bedeutung ist. Sofern die richtige Technik mit 2 Helfern und unter Extension angewendet wird, sind keine Schäden zu befürchten. Die Halteriemen werden im Notfall mit einer kräftigen Schere durchtrennt (Abb. 8.19).

Um Verletzungen der BWS und LWS festzustellen, muß der Patient auf die Seite gedreht werden, und die Wirbelsäule wird dann auf Fehlstellung, Schwellung und Hämatome sowie Druck- und Klopfschmerzen untersucht.

Repositionsversuche am Unfallort sind nicht angezeigt. Meist ergibt sich eine axiale Ausrichtung schon durch die Umlagerung, wobei sich die Schaufeltrage bewährt hat (McGuire et al. 1987). So ist auch ein kurzer Transport bis zum Rettungsfahrzeug möglich (Fertig et al. 1987). Die manuellen Umlagerungstechniken (Schaufelgriff, Brückengriff) (Zäch 1984) sind weitgehend verlassen.

Zur Stabilisierung von BWS- und LWS-Frakturen ist die evakuierte Vakuummatratze geeignet. Die Schaufeltrage wird zuvor entfernt, da die Matratze sonst nicht ausreichend eng anmodelliert werden kann.

8.5.3
Thorax

Verletzungen des Brustkorbes sind in der Häufigkeit zwar den SHT nachgeordnet (Echtermeyer u. Kalbe 1985; Engelhardt 1985a), sie erhöhen jedoch die Letalität beim Polytrauma erheblich. Nach Lewis (1982) sind 1/4 der unfallbedingten Todesfälle in Friedenszeiten auf Thoraxtraumen zurückzuführen.

Das besondere Problem der Thoraxverletzungen ist, daß diese häufig nicht erkannt werden. (Obertacke et al. 1987). Es muß daher gezielt nach Hinweisen wie Prellmarken, Instabilität sowie Krepitation bei Kompression gesucht werden. Nur sehr selten findet man als Folge einer intrathorakalen Druckerhöhung ein Perthes-Braun-Syndrom mit subkonjunktivalen Blutungen und Petechien in der Haut des Gesichts und der oberen Thoraxapertur (Hiemer et al. 1982). Beim bewußtseinsklaren Patienten helfen auch die Schmerzangaben weiter, wobei aber auch schon einzelne Rippenfrakturen ohne wesentliche Vitalgefährdung zu starken Schmerzen führen können.

Wichtige objektive Zeichen für eine schwere Beeinträchtigung der Atemfunktion sind Tachypnoe (> 35 Atemzüge/min), angestrengte Atemexkursionen mit Einsatz der Atemhilfsmuskulatur und eine Zyanose (Boyd u. Cowley 1983). Das für eine schwere Thoraxwandinstabilität typische Phänomen der paradoxen Atmung findet man eher selten (Glinz 1978). Ein Thoraxwandemphysem kann, muß aber nicht durch einen Pneumothorax bedingt sein. Das sehr seltene Mediastinalemphysem weist auf zentrale Bronchus- oder Trachealverletzungen hin. Eine Stauung der Halsvenen weist indirekt auf einen Spannungspneumothorax oder eine Perikardtamponade hin.

Perkussionen und Auskultation sind am Unfallort wegen der Umgebungsgeräusche nur selten zu verwerten. Allenfalls sollte eine Lungenödem (Hochdrucködem) auffallen. Ein Pneumothorax ist auskultatorisch nicht immer zu verifizieren, insbesondere bei Überdruckbeatmung. Selbst beim Spannungspneumothorax ist das Atemgeräusch auf der betreffenden Seite meist nur abgeschwächt (Spilker 1982). Insgesamt haben der klinische Aspekt der Verletzten (Atemarbeit, Atemfrequenz, Zyanose) und die Unfallanamnese die höhere Aussagekraft.

Bei gestörter Atemfunktion hat die Sicherung freier Atemwege eine besonders große Bedeutung. Beim Thoraxtrauma mit Dyspnoe ist in der Regel die endotracheale Intubation und Beatmung indiziert. Als PEEP wird 10 cm H_2O angestrebt, sofern dadurch kein Blutdruckabfall eintritt. Ist die Intubation nicht möglich, wird dem Verletzten die Atemarbeit durch eine halbsitzende Lagerung erleichtert, sofern der Kreislauf dies zuläßt.

Instabiler Thorax
Bei einem instabilen Thorax, wie. z. B. durch Rippenstückbrüche oder beidseitige sternumnahe Rippenfrakturen, bewegt sich ein Stück der Thoraxwand gegensinnig zum übrigen Thorax, nach innen bei Inspiration und nach außen bei Exspiration. Der Aufbau eines negativen Drucks im Pleuraspalt ist behindert, so daß die Atemmechanik erheblich gestört wird. Die Stabilisierung der Thoraxwand erfolgt am einfachsten und effektivsten als »innere Schienung« durch Intubation und Überdruckbeatmung. Ist dies nicht möglich, lagert man den Patienten auf die verletzte Seite und versucht, die Thoraxwand durch manuellen Druck zu stabilisieren. Der Erfolg dieser Maßnahme ist aber durch die so ausgelösten Schmerzen begrenzt.

Spannungspneumothorax
Eine besondere Gefährdung des Patienten stellt der Spannungspneumothorax dar. Er entsteht durch eine lappenförmige Lungenverletzung (z. B. Anspießung bei Rippenfrakturen), die den Eintritt von Luft in den Pleuraraum bei der Inspiration erlaubt, welche bei der Exspiration nicht wieder entweichen kann (Ventilmechanismus). Vital bedrohlich sind sowohl der gestörte Gasaustausch der kollabierten Lunge als auch der gestörte venöse Rückstrom aufgrund der Mediastinalverschiebung (Abb. 8.20 und 8.21).

Bei Spontanatmung ist der Spannungspneumothorax selten, so daß er früher in der Notfallmedizin eine geringe Rolle spielte. Dies hat sich geändert, seitdem die Indikation zur präklinischen Intubation und Überdruckbeatmung häufiger gestellt wird. Durch den Überdruck bei der Beatmung kann sich aus einem ein-

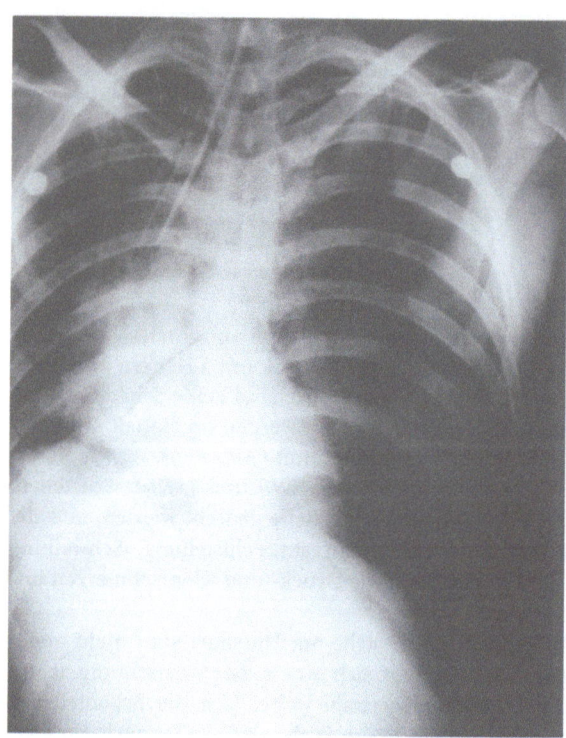

Abb. 8.20. Spannungspneumothorax links

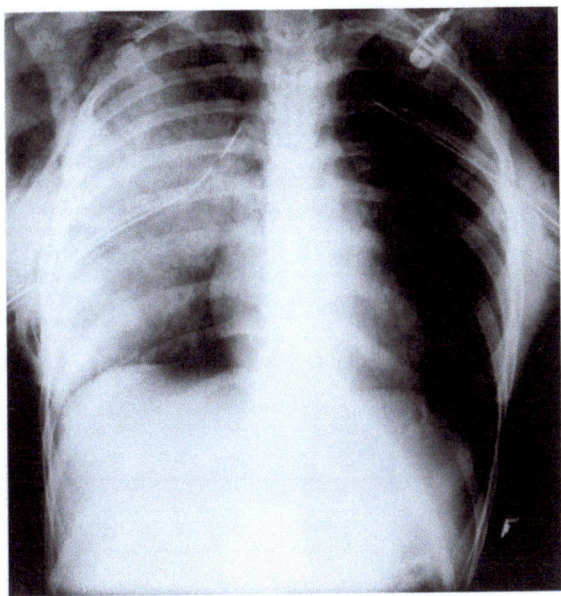

Abb. 8.21. Spannungspneumothorax, entlastet

Tabelle 8.6. Indikation zur Thoraxdrainage am Unfallort

Spannungspneumothorax
Überdruckbeatmung bei Thoraxtrauma mit: – Pneumothorax – Rippenfrakturen – Hautemphysem – Schuß- oder Stichverletzung des Thorax – bevorstehendem Lufttransport
Offener Pneumothorax nach Abdichtung

fachen Pneumothorax in kurzer Zeit ein Spannungspneumothorax entwickeln. Daher sind Thoraxdrainagen bei jedem beatmeten Patienten mit schwerem Thoraxtrauma notwendig (Tabelle 8.6). Die Indikation sollte nicht auf den dringenden Verdacht eines Spannungspneumothorax (Spilker 1982) beschränkt werden. Bei richtiger Technik sind Komplikationen selten (Daly et al. 1985; Engelhardt 1985a; Holch et al. 1993). Das klassische Tiegel-Ventil ist ungeeignet, da durch die spitze Metallkanüle Lungenverletzungen entstehen können. Die einfache Punktion ist nur akzeptabel, wenn keine Thoraxdrainage zur Verfügung steht. Der perkutane Katheter nach Matthys hat sich nicht bewährt, da der Katheter bei dem fast immer vorhandenen kombinierten Hämatopneumothorax leicht verstopft.

Fertige Thoraxdrainagensets werden als Einmalartikel angeboten. Aus Gründen der Kosten- und Platzersparnis ist die Verwendung eines chirurgischen Notfallinstrumentariums in Verbindung mit silikonisierten Kunststoffdrainagen (Lewis 1982; Mattox et al. 1986) günstiger (Abb. 8.22).

Das Vorgehen ist im einzelnen den Abb. 8.23 und 8.24 zu entnehmen.

Offener Pneumothorax

Eine offene Thoraxverletzung mit resultierendem Pneumothorax ist selten, wenn stumpfe Thoraxverletzungen vorherrschen. Lebensgefahr entsteht nicht nur durch den Kollaps der betreffenden Lunge, sondern v.a. durch die gestörte Atemmechanik mit Mediastinalflattern. Dies trifft jedoch nur für größere Lecks (»sucking wounds«) zu, wenn die Thoraxwunde ge-

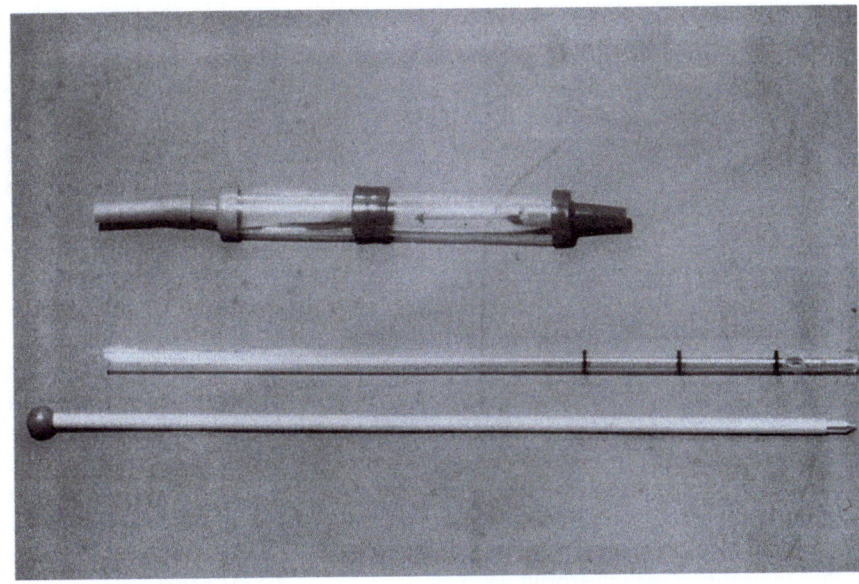

Abb. 8.22. Thoraxdrainage und Heimlich-Ventil. Ein Heimlich-Ventil ist nur ausnahmsweise bei spontan atmenden Patienten notwendig. Bei Beatmung ist es überflüssig und wegen der möglichen Obstruktion durch eingedrungenes Blut sogar gefährlich

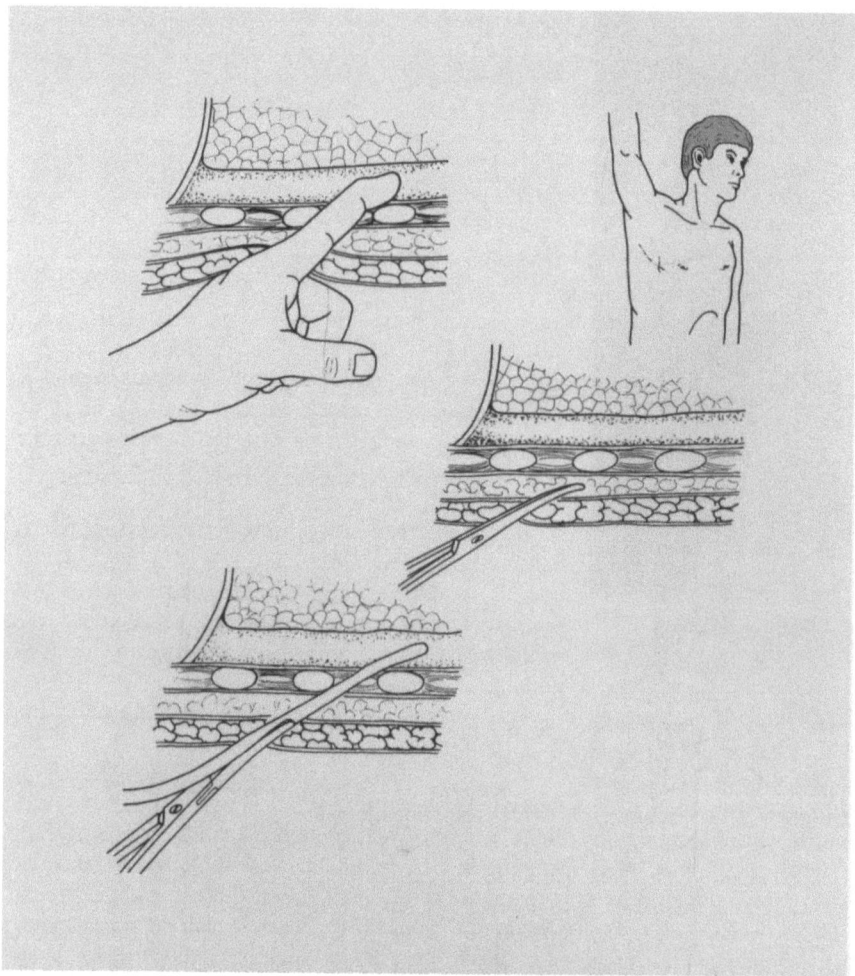

Abb. 8.23. Thoraxdrainagetechnik. Unbedingte Voraussetzung ist eine ausreichende Analgesie. Der Zugang zum Thorax liegt zwischen vorderer und hinterer Axillarlinie und nie kaudal des Mamillenniveaus (etwa 4. ICR, modifizierte Bülau-Position). Die Wunde wird steril verbunden und die Drainage mit einer kräftigen Naht oder Heftpflaster fixiert. Bei beatmeten Patienten darf die Drainage nicht abgeklemmt werden

nauso groß ist wie die Glottisöffnung (Cox u. Feltis 1980). Eine sofortige Abdeckung des Lecks mit einem luftdichten Verband, z.B. einer Salbenkompresse, ist dann notwendig. Der offene Pneumothorax wird in einen geschlossenen umgewandelt. Um einen Spannungspneumothorax zu vermeiden, muß der Pleuraraum gleichzeitig drainiert werden (Cox u. Feltis 1980; Lewis 1982), so daß es sich anbietet, die Drainage in die Komplikationswunde zu legen. Alternativ kann die Atemmechanik auch durch Intubation und Beatmung normalisiert werden (Glinz 1978).

Begleitverletzungen bei stumpfem Thoraxtrauma

Eine seltene Komplikation eines stumpfen Thoraxtraumas (Lewis 1982) ist die Herzbeuteltamponade. Klinisches Kennzeichen ist ein schwerer Kreislaufschock bei hochgradig gefüllten Halsvenen. Die notwendige Maßnahme ist eine Perikardpunktion. Da eine Perikardpunktion bei falscher Indikation Rhythmusstörungen und Myokardverletzungen auslösen kann, sollte ihre Indikation genau überprüft werden.

Eine lange Kanüle wird vom kostoxiphoidalen Winkel links aus schräg nach kranial und leicht nach dorsal unter fortlaufender Aspiration vorgeschoben. Man zielt auf die linke Schulter. Nach Eintritt in den Herzbeutel kann Blut aspiriert werden.

Herzkontusionen sind wohl relativ häufig, werden aber meist nicht bemerkt, da sie meist nicht zu einer wesentlichen Kreislaufbeeinträchtigung führen. Im Notfall-EKG fallen Arrhythmien oder ein infarktähnliches Bild auf (Hoffmann u. Schockenhoff 1983). Bei bedrohlichen Rhythmusstörungen wird mit Lidocain behandelt, wobei die kardiodepressive Wirkung zu beachten ist.

Eine Zwerchfellruptur, Ösophagusperforation oder Verletzung der großen Gefäße ist präklinisch kaum zuverlässig zu diagnostizieren oder zu behandeln. Zwerchfellrupturen treten links nicht selten auf, so daß hier insbesondere beim Legen einer Thoraxdrainage erhöhte Vorsicht geboten ist.

Auf die Behandlung weiterer seltener Komplikationen (Luftembolie, Tracheobronchialruptur) geht Lewis (1982) näher ein.

Abb. 8.24. Das Legen einer Thoraxdrainage am Unfallort

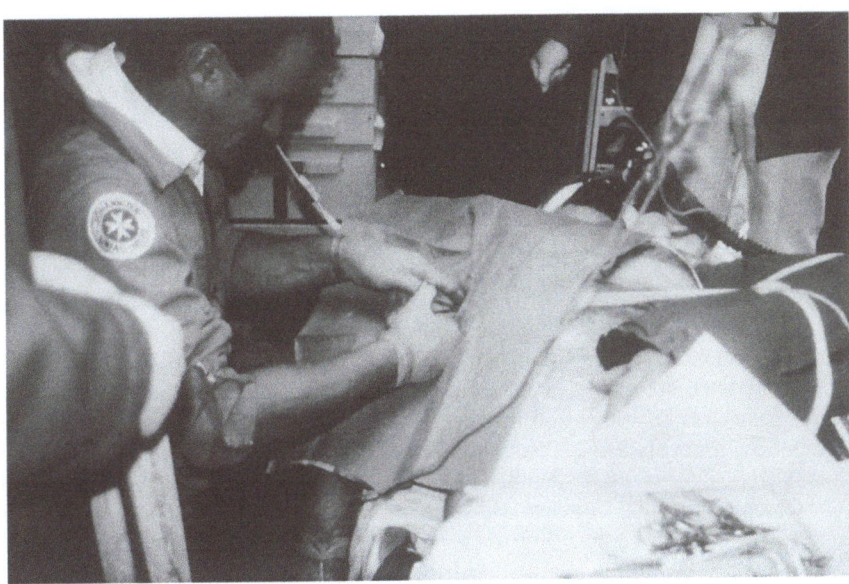

8.5.4
Abdomen und Becken

Diese Verletzungen haben insbesondere bei schwerer Gewalteinwirkung entscheidenden Einfluß auf die Überlebenschancen. Die meisten vermeidbaren posttraumatischen Todesfälle sind auf übersehene Abdominalverletzungen bzw. Massenblutungen zurückzuführen (Meyer u. Crass 1982; West et al. 1979).

Bei stumpfen Verletzungen ist die Diagnose einer Abdominalverletzung schwierig. Leitsymptome bei bewußtseinsklaren Patienten sind Spontan- bzw. Palpationsschmerz und Abwehrspannung. Bei Frakturen der kaudalen Rippenabschnitte ist immer mit Leber- bzw. Milzverletzungen zu rechnen. Beim Bewußtlosen erhält man Hinweise durch Kontusionsmarken oder eine auffällige Vorwölbung des Abdomens. Durch Perkussion kann dabei eine Magenüberblähung durch falsche Maskenbeatmung recht gut differenziert werden.

Offenes Bauchtrauma

Offene Verletzungen des Abdomens sind äußerst selten. Schußwunden werden lediglich steril verbunden. Bei einem Eingeweideprolaps ist ein feuchter Verband erforderlich. Eine Reposition prolabierter Organe ist nur bei gestörter Durchblutung, z.B. infolge einer Mesenterialtorsion, dringlich.

! Bei Pfählungsverletzungen wird der Gegenstand zunächst in der Wunde belassen, da hierdurch eine evtl. auftretende Massenblutung tamponiert wird, z.B. bei nicht erkennbarer Verletzung der V.cava. Der Gegenstand wird notfalls körpernah abgetrennt und steril verbunden. Eine Fremdkörperentfernung findet in jedem Fall erst in der Klinik statt.

Beckenverletzungen

Durch Reposition der Fehlstellung lassen sich die verletzungsbedingten Blutverluste verringern. Dies ist im präklinischen Bereich jedoch nur begrenzt möglich. Auf jeden Fall müssen aber unnötige Bewegungen des Beckens vermieden werden, die zu weiteren Gefäßläsionen führen könnten. Umlagerungen erfolgen daher mit der Schaufeltrage.

Die Stabilität des Beckenringes wird bei der Routineuntersuchung einerseits durch axiale Kompression und damit Überprüfung einer vorderen Beckeninstabilität, andererseits durch nach innen und außen gerichtete symmetrische Stauchung der Beckenschaufeln festgestellt. Instabile Beckenverletzungen sind immer mit starken Blutverlusten verbunden.

In Anbetracht der diagnostischen Probleme kommt der sorgfältigen Unfallanamnese eine besonders große Bedeutung zu. Bei Überrolltraumen ist immer von schweren Abdominal- und Beckenverletzungen auszugehen. Auch die Perianalregion sollte bei der Untersuchung am Unfallort inspiziert werden.

Das wesentliche Problem der Verletzungen des Abdomens und des Beckens ist der schwer einzuschätzende Blutverlust, so daß der konsequente Volumenersatz im Vordergrund steht.

Als unterstützende Maßnahme wird die Hochlagerung der Beine zur Autotransfusion empfohlen. Durch Unterlegen von Decken wird eine Beugung der Beine im Hüftgelenk von maximal 30° durchgeführt. Stärkere Beugung bedeutet eine Kompression der großen Venen und eine Behinderung des venösen Rückstroms. Die Verbesserung des venösen Rückstroms wird allerdings wahrscheinlich durch die Erhöhung des peripheren Widerstandes wieder aufgehoben, so daß keine wesentliche Erhöhung des HZV zu erwarten ist (Sibbald et al. 1979). Da im Rahmen eines Polytraumas häufig nicht nur ein SHT (Kontraindikation), sondern auch Frakturen der unteren Extremitäten vorliegen, ist diese Lagerung häufig nicht praktikabel und spielt nur eine geringe Rolle.

Unter der Vorstellung, daß durch lokalen Druck zumindest die diffusen Blutungen aus den venösen Beckenplexus zu stillen sind, wurde von Flint et al. (1979) die Applikation der Antischockhose (ASH) empfohlen.

Zur präklinischen Behandlung des traumatisch-hämorrhagischen Schocks wird in den USA häufig die ASH eingesetzt, die in älteren Arbeiten als MAST (Military Antishock Trousers) und im neueren amerikanischen Schrifttum als PASG (Pneumatic Antishock Garments) bezeichnet wird. Es handelt sich um Luftkammerschienen, die in 3 Anteilen beide Beine und das untere Abdomen bis zum Rippenbogen umschließen. Zur Schockbekämpfung werden entweder nur die Beinteile oder alle 3 Kompartimente gefüllt (Committee on Trauma of the American College of Surgeons 1986 a). Trotz zahlreicher Einzelberichte über gute therapeutische Erfolge (Civetta et al. 1976; Helm et al. 1986; Thomas et al. 1986) wird dieses Konzept der Schockbehandlung heftig kritisiert.

Holcroft et al. (1984) konnten experimentell nachweisen, daß der erhöhte venöse Rückstrom aus der Peripherie durch einen erhöhten venösen Widerstand (wahrscheinlich aufgrund der Kompression von abdominellen Venen und der V. cava inferior) aufgehoben wird. Die Umverteilung des Blutstromes von den subdiaphragmalen Organen zum Herzen und zum Gehirn wird als möglicherweise schädlich im Rahmen des MOV angesehen (Holcroft et al. 1984).

Ohnehin sind schwere Komplikationen durch die ASH bekannt, wobei auch schon nach relativ kurzen Applikationszeiten Kompartmentsyndrome, teilweise mit Amputationsfolgen, im Vordergrund stehen (Brotmann et al. 1982; Maull et al. 1981; Tempelman et al. 1987). Durch zu rasches Ablassen des Drucks in der Klinik ohne entsprechende Volumensubstitution kann ein deletärer Blutdruckabfall ausgelöst werden.

Darüber hinaus wurde in 2 randomisierten Studien in den USA nachgewiesen (Mackersie et al. 1984; Mattox et al. 1986), daß sich die Überlebensrate von Unfallpatienten durch die ASH nicht verbessern läßt, solange die Rettungszeiten unter 30 min bleiben. Die Indikation für die ASH ist daher trotz positiver Einzelfallberichte (Thomas et al. 1986) bei einem gut ausgebauten Rettungswesen auf die mögliche Stabilisierung instabiler Beckenfrakturen begrenzt.

Bei Blutaustritt aus der Urethra als Hinweis auf eine Verletzung der ableitenden Harnwege wird die Indikation zum Blasenkatheter bei der präklinischen Versorgung zurückhaltend gestellt (Egghardt u. de Petricoui 1988).

8.5.5
Extremitäten

Diese häufigen Verletzungen (Echtermeyer u. Kalbe 1985) stehen in der Dringlichkeit hinter der Stabilisierung der Vitalfunktionen zurück. Sie dürfen jedoch nicht vernachlässigt werden, da Infekte und andere Komplikationen die häufigste Ursache für langdauernde Arbeitsunfähigkeit und dauernde Invalidität sind.

Im Vordergrund steht die frühzeitige Beseitigung von örtlichen Zirkulationsstörungen der Weichteile und die Infektprophylaxe.

Die Diagnose von Frakturen und Luxationen ist in den meisten Körperregionen aufgrund der systematischen körperlichen Untersuchung relativ einfach. Die Extremitäten werden sämtlich am entkleideten Patienten auf Stabilität geprüft und alle Gelenke werden durchbewegt. Zur Erstuntersuchung gehört unbedingt die Erhebung des peripheren Pulsstatus schon vor der Behandlung. Außerdem wird auf Ischämiezeichen (Blässe, Kälte, Zyanose) geachtet. Sofern der Patient kooperativ ist, wird ein orientierender Neurostatus erhoben.

Grobe Fehlstellungen werden beseitigt, um den Druck auf die umgebenden Weichteile und die damit verbundene lokale Ischämiegefahr zu beseitigen (Tscherne 1983). Dabei erfolgt lediglich eine Ausrichtung der Extremität in der Längsachse, was nicht mit einer exakten Reposition unter klinischen Bedingungen vergleichbar ist. Zuvor wird ein Analgetikum gegeben. Die Schmerzen lassen nach Beseitigung der Fehlstellung meist deutlich nach.

Reposition
Die Reposition erfolgt durch vorsichtigen Zug in der Längsachse der verletzten Extremität und vorsichtige direkte Manipulation. Am Bein wird peripher am günstigsten die Ferse umfaßt. Am Arm ist auf die Rechtwinkelstellung des Ellenbogens zu achten, da sonst anschließend die Luftkammerschiene nicht angelegt werden kann.

Gelegentlich kommt es durch das Einrichten zur Abschwächung oder zum Verschwinden der peripheren Pulse, so daß u. U. die Ruhigstellung modifiziert werden muß.

Repositionsversuche bei Luxationen großer Gelenke sind im präklinischen Bereich nicht indiziert. Die Extremität wird lediglich in einer schmerzarmen Position unterpolstert und fixiert. Zwar würde einem erfahrenen Chirurgen z. B. die frühzeitige Reposition einer Schulterluxation keine größeren Schwierigkeiten bereiten, wegen des Komplikationsrisikos (zusätzliche Frakturen, Plexusschädigung, Axillarisschaden) ist hiervon jedoch auch aus Haftungsgründen abzuraten, zumal durch die verzögerte Reposition nach der Röntgendiagnostik in der Klinik kein Schaden entstehen dürfte.

Gleiches gilt für die Hüftluxation, die unter präklinischen Bedingungen kaum einzurichten ist.

Anders ist die Situation bei Luxationen und Luxationsfrakturen mit Zeichen einer neurovaskulären Kompression bzw. bei massiver Weichteilspannung. Klassisches Beispiel ist hier die Ellenbogen- oder Kniegelenkluxation mit fehlenden peripheren Pulsen, wobei ein schonender Repositionsversuch unter ausreichender Analgesie bzw. in Narkose indiziert ist. Dies gilt auch für die Luxationsfrakturen des Sprunggelenkes, die einerseits zu schweren Zirkulationsstörungen des umgebenden Haut- bzw. Weichteilmantels führen und andererseits meist leicht durch Umkehrung des Verletzungsmechanismus einzurichten sind.

Zur Ruhigstellung eignen sich verschiedene speziell für den Rettungsdienst entwickelte Schienen, wobei Luftkammer- und Vakuumschienen den Vorteil eines geringen Platzbedarfes haben.

Offene Frakturen

Offene Frakturen stellen keine Kontraindikation für die präklinische Reposition dar (Südkamp u. Kalbe 1986). Man muß zwar damit rechnen, daß Keime in die Komplikationswunde verschleppt werden. Die Infektionsgefahr ist trotzdem relativ gering, da es sich meist um gering pathogene Umweltkeime handelt und später in der Klinik ohnehin ein sorgfältiges operatives Wunddébridement durchgeführt wird. Die Komplikationswunde wird an der Unfallstelle steril verbunden. Durch die Reposition kommt es zu einer Entlastung der Weichteile, was eine Verringerung der Infektrate (Rojczyk u. Tscherne 1982; Südkamp et al. 1993) zur Folge hat. Der Notarzt sollte sich ein möglichst exaktes Bild der Weichteilverletzung machen, damit der Verband bei Übergabe des Patienten in der Klinik zur Inspektion nicht wieder abgenommen werden muß. Der Verband vom Unfallort sollte erst in der Operationsvorbereitung abgenommen werden.

Proximale Oberarm- und Oberschenkelfrakturen

Diese Frakturlokalisation birgt Probleme bei der Stabilisierung mittels Luftkammerschienen, da diese im Bereich der Frakturen enden. Eine ausreichende Stabilisierung läßt sich erreichen, wenn man z.B. am Oberschenkel zusätzlich in die Luftkammerschiene lateral eine Kramer-Schiene einsteckt und diese mit Dreieckstüchern oder Binden am Becken fixiert (Abb. 8.25). Einfacher und besser gelingt dies mit dem Sager-Traction-Splint, der aber nicht überall verfügbar ist. Nach der Reposition muß ein leichter Längszug aufrechterhalten werden. Dann wird der Patient mit Hilfe der Schaufeltrage auf die Vakuummatratze umgelagert; diese wird im Frakturbereich sorgfältig anmodelliert (Kinzl 1986). Am Oberarm empfiehlt sich eine zusätzliche Fixation am Thorax in Form eines einfachen Desault-Verbandes mit Hilfe von Dreieckstüchern oder breiten Binden.

Distale Oberschenkelfrakturen

Bei distalen Femurfrakturen kommt es relativ häufig zu einer Kompression der A. femoralis durch das distale Fragment, das durch den Muskelzug nach dorsal disloziert wird. Sind daher bei dieser Frakturlokalisation nach der Reposition die Fußpulse nicht mehr tastbar, muß das Kniegelenk z.B. durch Unterlegen einer Decke vermehrt gebeugt werden, bis die Pulse wieder tastbar sind. Läßt sich hierdurch die Gefäßkompression nicht beseitigen, muß man auf die Fixierung durch die Luftkammerschiene verzichten.

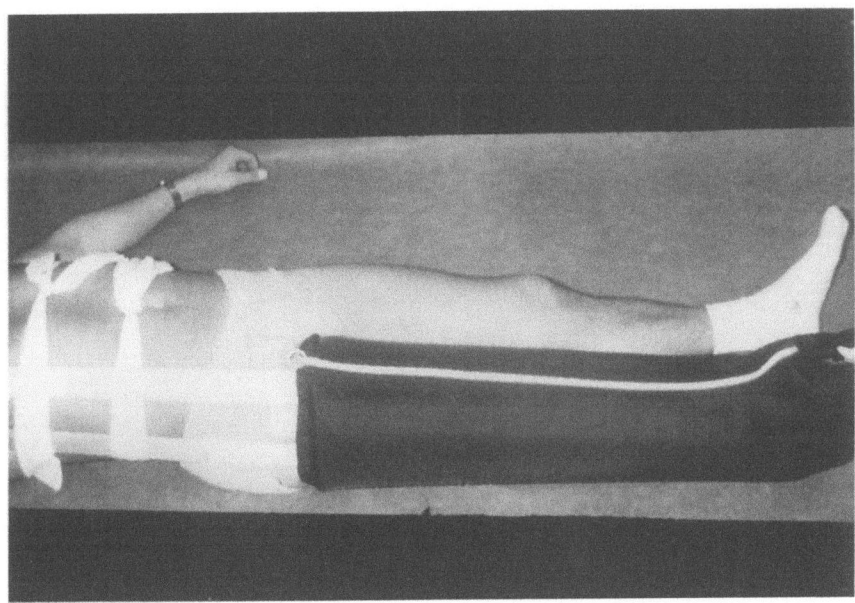

Abb. 8.25. Lagerung eines Patienten mit Oberschenkelfraktur

Amputationsverletzungen

Bei Amputationen muß an die Möglichkeit der Replantation gedacht werden. Diese kommt insbesondere bei glatter Abtrennung von Gliedmaßenabschnitten in Betracht, am häufigsten im Finger- und Handbereich. Häufig wird nicht bedacht, daß auch Gesichtsanteile (Nase, Ohren) und Kopfhaut bei Skalpierungsverletzungen replantiert werden können.

Nach der aktuellen Rechtsprechung muß nach dem Amputat gesucht werden (Brüser 1984; Fertig 1985; Schlund 1984). Auch wenn eine Replantation nicht in Betracht kommt, sollte das Amputat mitgegeben werden, da es als Reservoir für Knochen- und Hauttransplantationen bei der Stumpfversorgung verwendet werden kann.

Bei der Erstbehandlung des Stumpfes steht die Blutstillung durch sterilen Druckverband im Vordergrund, was meist wegen der Kontraktion arterieller Gefäße unproblematisch ist. Der Druckverband ist auch bei fehlender Blutung anzulegen, da es möglich ist, daß nach der Kreislaufstabilisierung wieder eine Blutung aus dem Stumpf auftritt. Nur selten ist eine Blutsperre mittels Blutdruckmanschette notwendig. Bei anhaltender Blutung aus stammnahen Arterien, die durch einen Druckverband schwierig zu kontrollieren ist, kommt ausnahmsweise auch das Abklemmen mit einer weichen Gefäßklemme in Betracht.

Das Amputat wird in eine sterile trockene Kompresse eingeschlagen. Bei Skalpierungsverletzungen sollte man die Wundfläche feucht halten (sterile Kochsalz- oder Ringer-Lösung). Anschließend wird das Amputat wasserdicht in einen Kunststoffbeutel verpackt. Dieser Beutel wird in einen 2. Beutel gelegt, der zu gleichen Teilen mit Eiswürfeln und Wasser gefüllt ist (Abb. 8.26). Dabei muß man unbedingt vermeiden, daß das Amputat mit Wasser benetzt wird, da es sonst mazeriert und nicht replantierbar ist. Auch direkter Kontakt zwischen Eis und Amputat ist zu vermeiden.

Replantatbeutel gehören laut DIN-Norm zur Ausstattung aller RTW und KTW. Prinzipiell eignen sich auch andere wasserdichte Kunststoffbeutel. Im Notfall kann man sich auch mit sauberen unsterilen Behältnissen, wie z. B. Abfallbeuteln, Einkaufstüten etc., behelfen.

Bei der Auswahl des Transportzieles sollte eine mögliche Replantation berücksichtigt werden. Im Vordergrund steht aber die Lebenserhaltung, so daß durch die Verfolgung eventueller Replantationschancen nicht die sonstige Behandlung verzögert werden darf.

Wundbehandlung

Die Wertigkeit der Wundbehandlung hat mit der Fortentwicklung der Notfallmedizin deutlich abgenommen. Während in älteren Erste-Hilfe-Anleitungen Wundverbände einen breiten Raum einnehmen, wird die Behandlung von unkomplizierten Wunden heute eher als sekundär angesehen und steht gegenüber der Erhaltung der Atem- und Kreislauffunktion zurück.

Wesentliche Bedeutung erhalten Weichteilwunden durch die damit verbundenen Komplikationen. Es muß daher auf mögliche versteckte Zusatzverletzungen (offene Schädel-, Thorax-, Abdominal- oder Gefäßverletzung, offene Fraktur) geachtet werden.

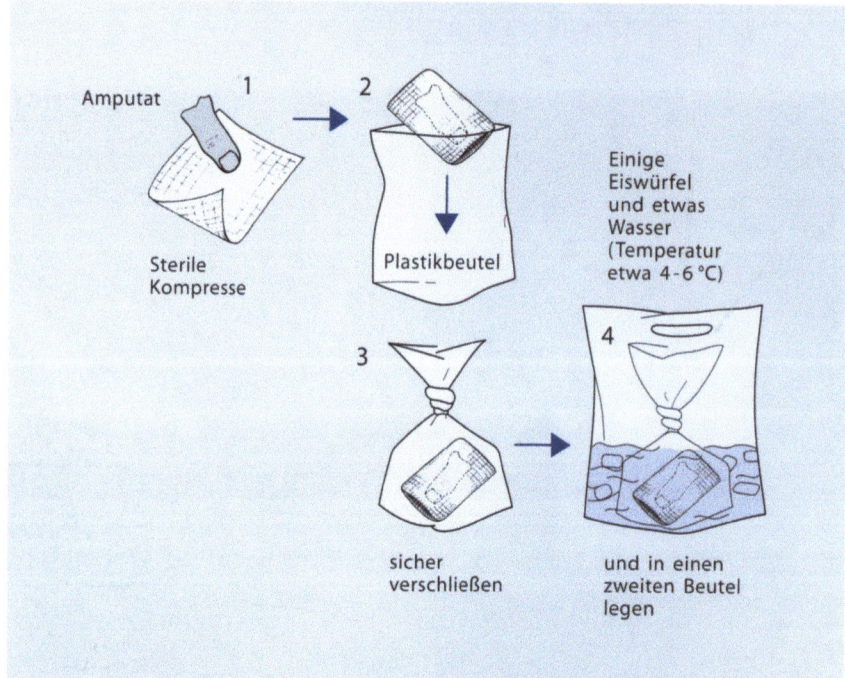

Abb. 8.26. Amputatasservierung

Die Prinzipien der Therapie sind die Entlastung der Weichteile von lokalem Druck (z. B. dislozierte Knochenfragmente) und die Vermeidung einer Kontamination mit pathogenen Keimen.

Für Verbände haben sich sterile Einzelkompressen bewährt, die durch unsterile Binden und Pflaster fixiert werden. Für große Wundflächen und Verbände bei offenen Frakturen ist es praktischer, die zahlreichen benötigten Kompressen als vorbereitetes Set mitzuführen.

8.6
Polytrauma und spezielle Verletzungen

8.6.1
Polytrauma

Als Mehrfachverletzung oder Polytrauma bezeichnet man eine gleichzeitig entstandene Verletzung mehrerer Körperregionen oder Organsysteme, wobei wenigstens eine Verletzung oder die Kombination mehrerer Verletzungen lebensbedrohend ist. Wesentlich ist, daß auch aus der Kombination mehrerer, allein nicht lebensgefährlicher Verletzungen (z. B. Extremitätenfrakturen) eine vitale Bedrohung resultieren kann. Ein solches Verletzungsmuster ist allerdings relativ selten, so daß die Lebensbedrohung bei den meisten Polytraumen ganz entscheidend durch die Schwere der Körperhöhlenverletzungen (Schädel, Thorax, Abdomen) bestimmt wird (Konzert-Wenzel 1985).

Abweichend von dieser Definition wird gelegentlich auch dann von einem Polytrauma gesprochen, wenn nur *eine* schwere Verletzung vorliegt oder nur *ein* Organgebiet betroffen ist, z. B. bei einem isolierten SHT oder Beckentrauma, welches per se lebensbedrohlich sein kann (Monotrauma, Tscherne 1985).

Bei der präklinischen Versorgung des Polytraumatisierten stellt sich die Frage, in welcher Reihenfolge die einzelnen Verletzungen behandelt werden sollen. Die Stabilisierung der Vitalfunktionen setzt hierbei die Prioritäten. So ist z. B. eine Extremitätenwunde a priori als nachrangig einzuschätzen, es sei denn, es liegt eine massive Blutung vor, die einen sofortigen Druckverband erfordert.

Probleme können sich auch ergeben, wenn sich die Behandlungsrichtlinien mehrerer Verletzungen widersprechen. Der beim Thoraxtrauma notwendige PEEP kann beim schweren SHT kontraindiziert sein oder bei einem ausgeprägten Volumenmangel zu einem Blutdruckabfall führen. Ein weiteres Beispiel ist die Diskrepanz zwischen der Oberkörperhochlagerung beim SHT und der Schocklagerung. Hier sind therapeutische Kompromisse notwendig, wobei man wiederum der Wiederherstellung der Vitalfunktionen Priorität vor prophylaktischen Maßnahmen einräumen muß. So wird man in den aufgeführten Beispielen z. B. den PEEP vermindern und auf die Oberkörperhochlagerung verzichten.

Nach Sicherung der Vitalfunktionen und dafür evtl. erforderlichen Maßnahmen werden die Verletzungen versorgt. Vor dem Abtransport muß sich der Notarzt vergewissern, daß der Patient komplett untersucht wurde und die Verletzungen primär versorgt sind.

Während des Transportes ist eine kontinuierliche Überwachung des Patienten erforderlich. Hierzu gehören ein EKG, eine regelmäßige Blutdruckmessung, Überwachung des Beatmungsdruckes, Messung der peripheren Sauerstoffsättigung und Protokollierung von Art und Menge der Infusionslösungen. Ein weiteres Auskühlen des Patienten ist durch das Abdecken des Patienten mit einer Wärmefolie zu vermeiden.

Verschiedene Untersuchungen belegen, daß der größte Temperaturverlust während der Rettungsphase auftritt (Helm et al. 1995). Die Hypothermie beeinflußt die Blutgerinnung negativ (Bernabei et al. 1992; Ferrara et al. 1990) und mindert entscheidend die Überlebenschancen.

8.6.2
Gefäßverletzungen

Gefäßverletzungen sind bei Unfallpatienten häufig, jedoch meist geschlossen und daher nicht unmittelbar zugänglich. Der Blutverlust bei Frakturen, insbesondere des Beckens und des Oberschenkels, wird häufig unterschätzt. Eine therapeutische Beeinflussung ist hier nur durch Ruhigstellung und äußeren Druck durch eine Luftkammerschiene zu erreichen. Die Volumenverluste müssen großzügig ausgeglichen werden.

Schwere äußere Blutungen sind bei stumpfen Traumen selten und machen nur etwa 10 % der Gefäßverletzungen aus. Dabei führen Einrisse zu stärkeren Blutungen als komplette Durchtrennungen, da bei ersteren die lokalen Blutstillungsmechanismen versagen. Bei kompletter Gefäßdurchtrennung kontrahiert sich die Muskularis der Arterien, so daß es zu einer vorübergehenden, wenn auch nicht zuverlässigen Blutstillung kommt.

Bei jeder penetrierenden Wunde im Verlauf der großen Gefäße muß an eine Arterienverletzung gedacht werden. Auch stark dislozierte Frakturen und schwere Weichteilschäden sowie Ausfälle peripherer Nerven (Lim u. Miller 1982) sind verdächtig. Basis der Diagnose ist der periphere Pulsstatus.

Die Unterscheidung zwischen arteriellen und venösen Blutungen ist beim manifesten Schock oft erschwert, da Hypotonie und Hypoxie die typische hellrote Farbe und das Pulsieren der arteriellen Blutung fehlen kann. Außerdem muß man damit rechnen, daß eine Blutung im Schock aufgrund der Zentralisation

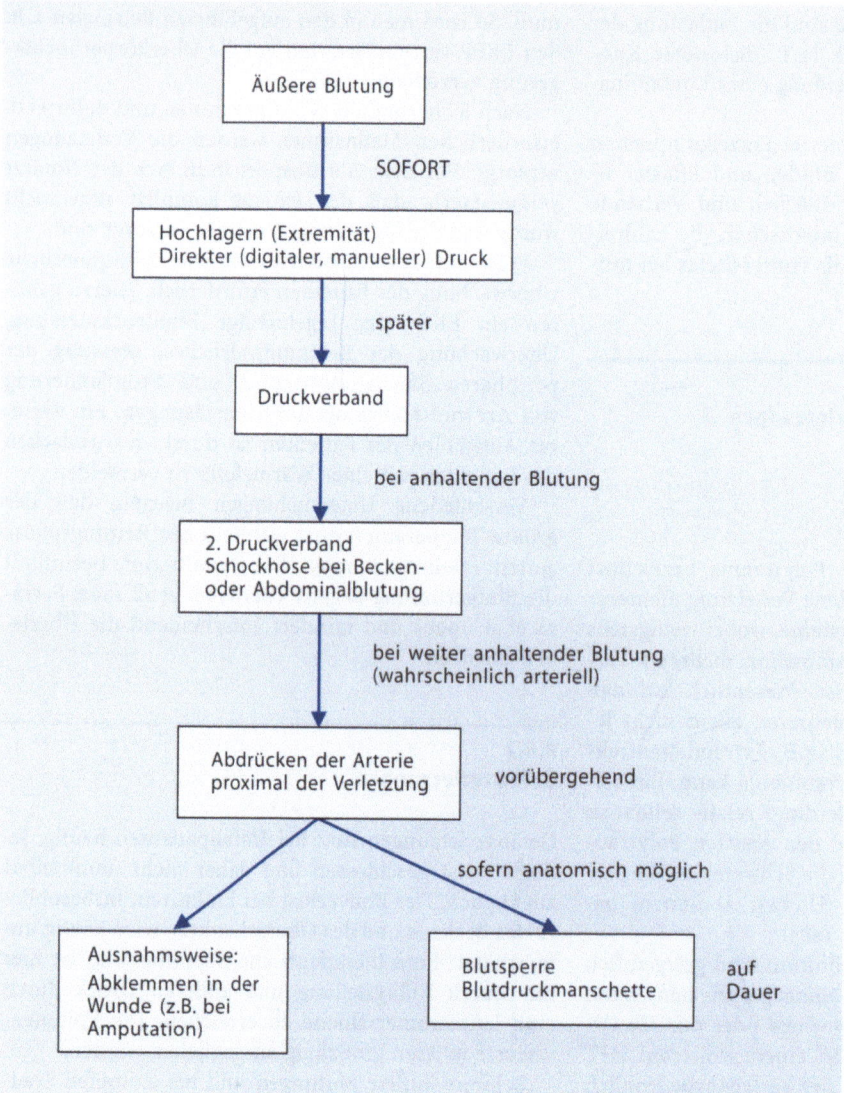

Abb. 8.27. Äußere Verletzungen

zunächst spontan sistiert, dann aber nach Auffüllen des Volumendefizits zu erheblichen Blutverlusten führt.

Absoluten Vorrang hat zur Lebenserhaltung die rasche und effektive Blutstillung. Maßnahmen zur Beseitigung der Ischämie sind von sekundärer Dringlichkeit (Abb. 8.27).

Bei venösen Blutungen genügt bereits die Hochlagerung der Verletzungsstelle, was allerdings bei Frakturen häufig nicht praktikabel ist. Dann reicht immer ein einfacher Druckverband aus (Abb. 8.28). Bei starken venösen Blutungen (z. B. aus Varizen) muß rasch direkt komprimiert werden, bis ein entsprechender Verband zur Stelle ist. Bei Verletzungen großer herznaher Venen besteht theoretisch das Risiko einer Luftembolie, so daß hier eine Hochlagerung des Oberkörpers vermieden werden muß (Dunant 1979).

Arterielle Blutungen

Bei arteriellen Blutungen besteht die Therapie prinzipiell in der Anwendung eines lokalen Drucks an der Verletzungsstelle. Zunächst wird digital komprimiert, wobei hygienische Schutzmaßnahmen zu beachten sind. Es ist unerläßlich, daß zum Infektionsschutz des Rettungspersonals (Hepatitis und HIV) Schutzhandschuhe getragen werden, solange eine Kontamination mit Blut oder Körpersekreten möglich ist (Gürtler et al. 1987).

Stark blutende Wunden werden mit sterilen Kompressen, notfalls aber auch mit sauberen Taschentüchern, Handtüchern etc., tamponiert und einige Minuten manuell komprimiert. Danach wird der Druck durch zirkuläre Touren mit einer elastischen Binde aufrechterhalten. (Mehrkens 1986; Dunant 1979). Steht die Blutung hierdurch nicht, wird der lokale Druck

8.6.3
Schuß- und Stichverletzungen

Schuß- und Stichverletzungen sind in Friedenszeiten in Mitteleuropa sehr viel seltener als in den USA. Bei profusen Blutungen aus penetrierenden Wunden des Thorax oder Abdomens sind die therapeutischen Möglichkeiten vor Ort sehr begrenzt.

Insofern kann es bei diesen Verletzungen ausnahmsweise einmal angezeigt sein, ohne weitere Primärversorgung am Unfallort einen möglichst raschen Transport zum nächsten chirurgischen Zentrum (»load and go«) durchzuführen, wo dann als einzig sinnvolle Therapiemaßnahme die örtliche Blutstillung über eine Thorakotomie bzw. Laparotomie durchgeführt wird. Während des Transportes werden die Vitalfunktionen soweit wie möglich stabilisiert. Eine spezielle Verletzung stellt die Stichverletzung des Metzgers dar. Es handelt sich um eine typische Messerstichverletzung der Leistenregion mit Verletzung der Femoralisgefäße. Zur Blutstillung kommt hier praktisch nur der kräftige direkte Druck (Faust) auf die Verletzungsstelle in Betracht, der während der gesamten Erstversorgung und auf dem Transport aufrechterhalten werden muß.

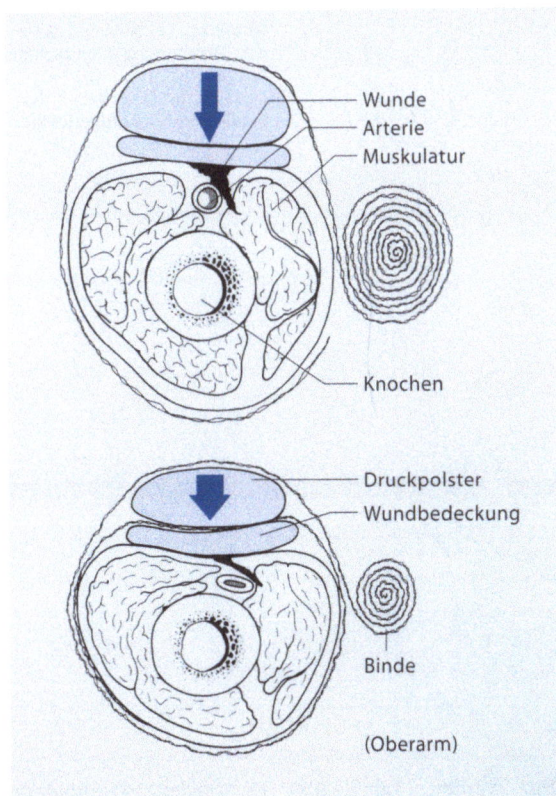

Abb. 8.28. Druckverband

durch Auflegen von weiteren Kompressen, Verbandpäckchen usw. verstärkt und erneut zirkulär gewickelt.

Reichen diese Maßnahmen ausnahmsweise einmal nicht aus, wird allgemein die Kompression der Arterie proximal der Verletzung an den klassischen Druckpunkten empfohlen (Mehrkens 1986). Im Rettungsalltag spielt dies aber nur eine geringe Rolle. Auch ein Tourniquet als proximale Blutsperre ist sehr selten notwendig. Die in zahlreichen Erste-Hilfe-Anleitungen noch ausführlich dargestellten Blutsperren durch Knebelverbände mit Dreieckstüchern sollten ebenso unterlassen werden wie das Abschnüren mit Gürteln, Binden usw. Als einfache und schonende Blutsperre bietet sich am Oberarm eine Blutdruckmanschette an. (Mehrkens 1986). Die Uhrzeit beim Anlegen der Blutsperre muß dokumentiert werden.

Der Versuch, blutende Gefäße direkt in der Wunde abzuklemmen, führt meist nicht zum Erfolg, da eine sichere Differenzierung der Strukturen aufgrund der blutungsbedingten Sichtbeeinträchtigung nicht möglich ist. Dagegen besteht die Gefahr, daß zusätzlich parallel verlaufende Nerven und Gefäße geschädigt werden und die spätere Rekonstruktion beeinträchtigt wird.

8.6.4
Brandverletzungen

Erste Maßnahme ist immer die Entfernung des Patienten aus dem Brandbereich. Bei Fahrzeugbrand oder akuter Brandgefahr ist es ausnahmsweise auch angezeigt, Verletzte unverzüglich mit dem Rautek-Griff aus einem Fahrzeug zu retten. Das Feuer am brennenden Menschen muß sofort erstickt werden, z.B. durch Mantel, Jacke, Decke, Vorhang oder Kissen bzw. durch Rollen am Boden, durch Einwickeln in einen Teppich oder sogar durch Absprühen mit einem Feuerlöscher.

Zur Abschätzung des Verbrennungsausmaßes muß die verbrannte Kleidung entfernt werden, sofern sie nicht mit der Haut verbacken ist. Für die Festlegung der Therapie ist v.a. die Größeneinschätzung der Verbrennung von Bedeutung. Hierzu hat sich die Neunerregel bewährt (Abb. 8.29). Alternativ kann man die verbrannte Körperoberfläche auch anhand der Handflächenregel festlegen, welche besagt, daß eine Handfläche des Verbrannten (mit Fingern) 1% der Körperoberfläche entspricht. Die Tiefenbeurteilung ist im präklinischen Bereich schwierig, da der erstbehandelnde Arzt die Verbrennung in einem frühen Stadium sieht, bevor sich die endgültige Verbrennungstiefe etabliert hat (Tabelle 8.7) (Lehmköster u. Zellner 1985).

Besonders sorgfältig müssen das Gesicht und der Nasen-Rachen-Raum auf Rußspuren inspiziert werden,

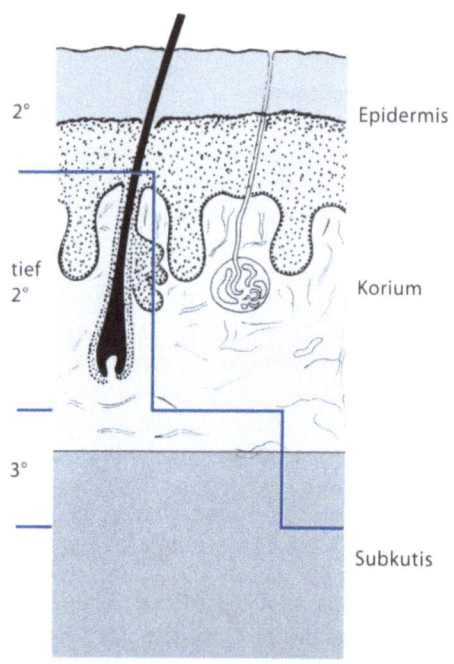 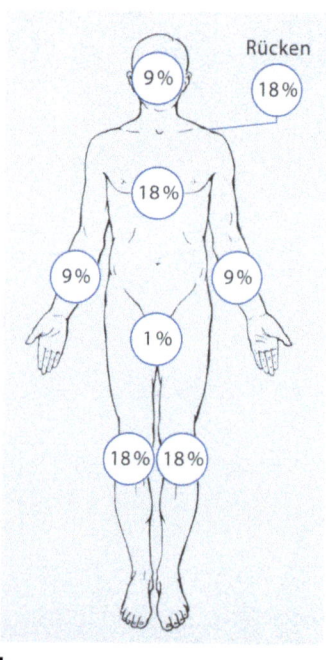

Abb. 8.29. (a) Schweregrad der Verbrennung entsprechend d. Hautstrukturen, (b) Neunerregel mit %-Angaben der beteiligten Körperoberfläche

Tabelle 8.7. Verbrennungsgrade

	Verbrennung		
	I°	II°	III°
Schmerz	+	+	–
Blasen	–	+	+
Rötung	+	+	–
Haut	Epidermis	Mit Kutis	Mit Kutis/Hautorganen
Heilung	+	+	–

Tabelle 8.8. Erstbehandlung bei Verbrennungen

Entfernung der Kleider
Kaltwasser (ca. 20 °C) Behandlung (nur innerhalb der ersten 20 min!!)   → Schmerzlinderung   → senkt den Stoffwechsel (»nachbrennen«)   → geringere Ödembildung   → weniger Kreislaufbelastung   → schnellere Abheilung
i. v.-Schmerzbekämpfung

da Schleimhautverbrennungen besondere Maßnahmen erfordern.

Der erste therapeutische Schritt besteht in der frühestmöglichen Kühlung der verbrannten Hautbezirke mit kaltem Wasser (Köhnlein 1971). Aber auch noch bis zu 1 h nach der Schädigung kann die Kühlung effektiv sein (Raine et al. 1981). Schon die Entfernung der Kleidung sollte unter laufendem Wasser durchgeführt werden (Tabelle 8.8). Es werden verschiedene Wassertemperaturen zwischen 4 °C und 22 °C empfohlen. Eis ist ungeeignet, da es zu Erfrierungen mit zusätzlichem Zellschaden kommen kann. Aus dem gleichen Grund wird auch vor chemischen Eispackungen gewarnt. Die Verwendung von Eiswasser ist möglich, auch das Abreiben mit Schnee ist durchaus geeignet. Häufig werden sich Wasserquellen in der Nähe des Brandherdes anbieten, z.B. Dusche oder Badewanne einer benachbarten Wohnung oder auch das Wasser aus einem Löschfahrzeug.

Bei ausgedehnten Verbrennungen, welche die Kühlung großer Hautbezirke erfordern, muß an das Risiko einer zentralen Hypothermie gedacht werden, die unbedingt zu vermeiden ist. Hier sind Kinder wegen ihrer im Vergleich zur Körpermasse größeren Oberfläche besonders gefährdet. Zellner (Lehmköster u. Zellner 1985) lehnt die Kaltwasserbehandlung wegen des Hypothermierisikos prinzipiell ab.

Die Kühlung führt neben der Verminderung des lokalen Ödems und der Eingrenzung des Schadens zu einer fast völligen Schmerzfreiheit. Sie sollte während der gesamten Erstversorgung weitergeführt werden, den Abtransport aber nicht verzögern. Hierdurch ergeben sich meist Kühlzeiten von 20–30 min. Spezielle Verbandanordnungen mit nicht anhaftenden, nicht flusenden sterilen Wundauflagen erlauben es, die Kühlung mit Hilfe von Infusionslösungen in begrenztem Maß auch während des Transportes weiterzuführen (Pietron u. Amon 1981). Aluminiumbeschichtete Verbände sind weniger geeignet, da sie die Wärmeabstrahlung durch Reflexion behindern und das Wundexsudat nicht aufnehmen (Moecke 1987a). Zellner sieht in der behinderten Wärmeabstrahlung allerdings einen Vorteil im Sinne einer Hypothermieprophylaxe (Lehmköster u. Zellner 1985).

! Möglichst früh und noch vor Beginn der Kühlung sollte auch ein großlumiger venöser Zugang gelegt werden, wobei auch Venen im Bereich der verbrannten Haut punktiert werden können (Lehmköster u. Zellner 1985).

Es wird eine Elektrolytlösung, z. B. Ringer-Laktat, infundiert (Demling 1983). Der Flüssigkeitsbedarf ist bei ausgedehnten Verbrennungen erheblich, so daß eine Überinfusion bei intakter Nierenfunktion nicht zu erwarten ist.

Die Wasserkühlung kann die Schmerzen nicht vollständig vermeiden, so daß außerdem ein Analgetikum gegeben werden muß, zumal auch schwere Hautverbrennungen mit Zerstörung der sensiblen Nerven immer von Zonen erst- und zweitgradiger Hautschädigungen umgeben sind.

Die Indikation zur Intubation und Beatmung wird bei isolierter Verbrennung zurückhaltend gestellt, sofern nicht Kombinationsverletzungen vorliegen.

Bei Verbrennungen des Gesichts und des Nasen-Rachen-Raumes kann es zu einem raschen Ödem des Larynx kommen, welches die Luftwege massiv beeinträchtigt. Es ist daher eine frühzeitige Intubation und Beatmung erforderlich. Sind die Luftwege bereits verlegt, sollte man keine Zeit mit frustranen Intubationsversuchen verlieren, sondern koniotomieren.

Bei Verbrennungen über 10% beim Erwachsenen und über 5% beim Kind sowie bei Beteiligung des Gesichts, der Luftwege, der Hände oder Füße und des Perineums ist immer der Transport in ein Krankenhaus notwendig. Für Schwerverbrannte ist die direkte Einlieferung in ein Zentrum für Schwerverbrannte günstig, wenn dieses innerhalb kurzer Zeit z. B. mit einem RHS erreicht werden kann. Zuvor muß über die Rettungsleitstelle die Aufnahmebereitschaft des Zentrums abgeklärt werden. Hierdurch darf keine Verzögerung notwendiger Therapiemaßnahmen entstehen. Im Zweifelsfall ist es günstiger, den Schwerbrandverletzten in das nächste Krankenhaus zu bringen, von wo aus dann parallel zur klinischen Erstversorgung die Weiterleitung in das nächste aufnahmebereite Zentrum organisiert werden kann.

8.6.5
Starkstromverletzungen

Bei der Rettung stehen die Sicherheitsmaßnahmen zum Schutz der Retter im Vordergrund. Die Stromeinwirkung muß sicher unterbrochen sein. Besonders bei Wechselstrom kann es zum Kammerflimmern kommen, wenn der elektrische Impuls in die vulnerable Phase des Kammerkomplexes einfällt. Dann muß sofort nach Abschalten des Stroms mit der kardiopulmonalen Reanimation begonnen werden.

Die lokale Stromeinwirkung führt fast immer zu tiefen Nekrosen der Haut, der Muskulatur und der Gefäße, wobei die Schädigung das von außen sichtbare Maß meist übersteigt (Engelhardt 1987). Die Erstbehandlung entspricht der Verbrennungsbehandlung.

8.7
Patiententransport

Der Unfallverletzte wird in der Regel mit dem Fahrzeug transportiert, mit dem auch das Rettungsteam zum Unfallort kam. Schwerverletzte werden im Rettungswagen vom Notarzt begleitet, wenn eine dauernde Überwachung und Behandlung während des Transportes notwendig ist.

Für bestimmte Verletzungsmuster ist der Rettungshubschrauber vorzuziehen. Dies gilt wegen des besonders erschütterungsarmen und schonenden Transportes insbesondere für instabile Wirbelsäulenverletzungen und Polytraumatisierte und wegen der hohen Geschwindigkeit für alle Verletzungen, die eine Behandlung in einer weiter entfernten Spezialklinik erfordern. Bei der Entscheidung über das Transportmittel müssen auch die örtlichen Verkehrsverbindungen sowie der Zustand und die Verkehrsdichte der benutzten Straßen erwogen werden (Adamek 1987).

Die richtige Auswahl der geeigneten Zielklinik ist entscheidend für die Prognose des Schwerverletzten. Im Sinne der »Rettungskette« darf die zeitgerechte und umfassende Versorgung nicht bei der Aufnahme in der Klinik enden.

Über die Rettungsleitstelle wird das Eintreffen in der Klinik frühzeitig angekündigt, so daß Vorbereitungen möglich sind. Sofern dies zeitliche Vorteile bringt, entnimmt man an der Unfallstelle venöses Blut, das mit einem Polizei- oder Rettungsdienstfahrzeug in die Klinik vorausgeschickt wird. Bei Eintreffen des Verletzten sind dann die wichtigsten Laborparameter und insbesondere die Blutgruppe schon bekannt.

Die klinische Versorgung eines Polytraumas stellt an die Klinik sehr hohe Anforderungen bezüglich der Organisation, der technischen Ausrüstung und der personellen Ausstattung (Dölp u. Schuster 1986). Eine optimale Versorgung ist nur in unfallchirurgischen Zentren möglich (Boyd et al. 1987; Committee on Trauma of the American College of Surgeons 1986c; Trunkey 1982; West et al. 1979). Der Arzt am Unfallort muß also unbedingt über die Ressourcen der möglichen Zielkrankenhäuser informiert sein und seine Auswahl daran ausrichten. Näheres hierzu findet sich im Kap. 2.2).

8.8
Dokumentation und rechtliche Aspekte

Die im Rettungsdienst durchgeführte Dokumentation beschränkt sich noch allzuoft auf administrative Daten und grobe Kategorisierung der medizinischen Aspekte (Riediger 1983). Auch für die Therapie und die Abschätzung der weiteren Prognose ist zusätzlich eine Quantifizierung der Verletzungsschwere zu fordern (Champion et al. 1981; Rether et al. 1986), da nur so ein statistischer Nachweis des therapeutischen Nutzens möglich ist (Baxt u. Moody 1983, 1987; Baxt et al. 1985; Boyd u. Cowley 1983; Champion et al. 1981; Jacobs et al. 1984), (s. auch Kap. 2.2.1).

Prinzipiell ist der Arzt gegenüber dem Patienten zur Dokumentation verpflichtet. Dies gilt mit gewissen Einschränkungen auch für die präklinische Phase. Eine unzureichende Dokumentation kann zur Beweiserleichterung für den Patienten bis zur Beweisumkehr führen (Hirsch 1986). Aus der präklinischen Dokumentation sollten daher zumindest die Befunde und die durchgeführten Maßnahmen hervorgehen, zumal diese Angaben auch in der weiterbehandelnden Klinik benötigt werden (Lippert 1985).

Allgemeine Rechtsgrundlagen

Hilfe bei Unglücksfällen zu leisten, ist eine humanitäre Pflicht. Sie ist in § 323c Strafgesetzbuch als strafbewehrte Rechtspflicht festgeschrieben (Hirsch 1986). Mit der Ausweitung der Notfallmedizin von der reinen Ersten Hilfe zur vorgezogenen Intensivbehandlung rückt die rechtliche Beurteilung allerdings in die Nähe der für ärztliche Behandlung im allgemeinen geltenden Rechtsregeln. Die notärztliche Behandlung wird also nicht mehr allein am § 323c StGB gemessen, sondern an spezifischen Anforderungen, die sich am Fachkundenachweis Rettungsdienst orientieren.

Durch die Eingliederung in einen notärztlichen Dienst kommt der Notarzt in eine sog. Garantenstellung (Hirsch 1986; Lippert 1986) zum Notfallpatienten, d. h. er hat eine gesteigerte Hilfeleistungspflicht. Unterläßt er schuldhaft einen notwendigen Einsatz, macht er sich u. U. nicht nur wegen unterlassener Hilfeleistung strafbar, sondern wegen fahrlässiger Körperverletzung oder Tötung (Hirsch 1986).

Haftungsfragen

Eine straf- oder zivilrechtliche Haftung des Notarztes kommt dann in Betracht, wenn er die erforderliche Hilfe nicht oder nicht richtig leistet. Welche Maßnahmen zu ergreifen sind, richtet sich nach Art und Schwere der Verletzungen und nach den zur Verfügung stehenden sachlichen und personellen Mitteln. So ist die Haftungspflicht bei einem Massenunfall oder reinen Großschadensereignis natürlich begrenzt.

Wird der Notfallpatient durch eine falsche Maßnahme geschädigt, haftet der Notarzt ebenfalls, allerdings nur, sofern er fahrlässig handelt, d. h. »die im Verkehr erforderliche Sorgfalt« außer acht läßt. Für die Beurteilung der Fahrlässigkeit sind insbesondere die Umstände und Bedingungen zu berücksichtigen, unter denen der Notarzt arbeiten muß. Für die Diagnose und Therapie am Unfallort unter Zeitdruck und mit u. U. unzulänglichen Mitteln gilt daher nicht der gleiche Sorgfaltsmaßstab wie in der Klinik.

Übernahmeverschulden

Wer im Notarztdienst tätig wird, hat dafür einzustehen, daß er die Kenntnisse und Fähigkeiten besitzt, die heute von einem Notarzt erwartet werden. Stellt er sich dem Notarztdienst zur Verfügung, ohne die entsprechende Qualifikation zu haben, trifft ihn ein sog. Übernahmeverschulden (Hirsch 1986). Dieser Sachverhalt ist um so bedeutsamer, als tarifvertraglich die Teilnahme am Notarztdienst als Dienstpflicht festgelegt wurde, wobei als Eignungsmerkmal lediglich eine einjährige klinische Tätigkeit festgeschrieben war (Lippert 1986). Um sich nicht in die Gefahr eines Übernahmeverschuldens zu bringen, sollte der Arzt daher die Teilnahme am Notarztdienst ablehnen, wenn er nicht eine ausreichende Qualifikation hat. Der Fachkundenachweis »Rettungsdienst« stellt einen Standard dar, der bei der Prüfung eines schuldhaften Behandlungsfehlers als Sorgfaltsmaßstab von den Gerichten herangezogen werden dürfte (Lippert 1987; Sefrin u. Gaab 1983).

Organisationsverschulden

Der leitende Arzt des Notarztdienstes hat dafür Sorge zu tragen, daß die eingesetzten Notärzte die erforderliche Qualifikation haben. Die den Rettungsdienst durchführende Organisation ist dafür verantwortlich, daß dem Notarzt geschultes Personal in einem einsatzfähigen Fahrzeug mit funktionierendem Gerät und den erforderlichen Medikamenten zur Verfügung steht (Lippert 1986). Die Ausstattung der Fahrzeuge sollte in Absprache zwischen dem leitenden Arzt und der Rettungsorganisation festgelegt werden, wobei die jeweiligen DIN-Normen (Deutsches Institut für Normung 1982; Schmidt 1988; Ufer 1988) als Mindestanforderung anzusehen sind.

Literatur

Abbushi W, Herkt G, Speckner E, Birk M (1980) Beeinflussung des Hirndruckes bei Patienten mit Schädel-Hirn-Trauma durch PEEP-Beatmung und Oberkörper-Hochlagerung. Anaesthesist 29: 521–524

Adamek L (1985) Notfallbeatmungsgeräte für den Rettungsdienst. Rettungsdienst 8: 523–525

Adamek L (1986) Die Primärversorgung von Thoraxverletzten am Unfallort. Unfallchirurgie 12: 148–152

Adamek L (1987) Die Rettung eingeklemmter Personen – technische Möglichkeiten und medizinische Notwendigkeiten. Notfallmedizin 13: 236-249

Adamek L, Izbicki JR, Engelhardt GH, Lenkewitz B (1986a) Allgemeine Massnahmen in der präklinischen Erstversorgung Schwerverletzter. Notarzt 2: 100-103

Adamek L, Izbicki JR, Izbicki W, Engelhardt GH, Lenkewitz B (1986b) Die Versorgung des Thoraxtraumas am Unfallort. Notarzt 2: 104-109

Adamek L, Lenkewitz B, Engelhardt GH (1987a) Spezifische Erstmassnahmen beim Schädel-Hirn, Bauch- und Extremitätentrauma am Unfallort. Notarzt 3: 161-166

Adamek L, Lenkewitz B, Engelhardt GH (1987b) Kriterien der Transportfähigkeit und der Transport schwerverletzter Patienten. Notarzt 3: 78-81

Altemeyer KH, Lemburg P (1986) Erstversorgung und Reanimation von Kindern. In: Ahnefeld FW, Dick W, Kilian J, Schuster H-P (Hrsg) Klinische Anaesthesiologie und Intensivmedizin. Springer, Berlin Heidelberg New York, S 110-113

Altemeyer KH, Breucking E, Dick W (1980) Fehlermöglichkeiten bei der Erstversorgung schwerverletzter Kinder. Notfallmedizin 6: 959-963

Aprahamian C, Thompson BM, Finger WA, Darin JC (1984) Experimental cervical spine injury model: evaluation of airway management and splinting techniques. Ann Emerg Med 13: 584-587

Baxt WG, Moody P (1983) The impact of a rotorcraft aeromedical emergency care service on trauma mortality. JAMA 249: 3047-3051

Baxt WG, Moody P (1987) The impact of advanced prehospital emergency care on the mortality of severely brain-injured patients. J Trauma 27: 365-369

Baxt WG, Moody P, Cleveland HC et al. (1985) Hospital-based rotorcraft aeromedical emergency care services and trauma mortality: a multicenter study. Ann Emerg Med 14: 859-864

Becker T, Kawalla G, Hubrich V, Schmidt U, Tscherne H (1995) Der Stellenwert eines weitlumigen Infusionssystems bei schwer Polytraumatisierten. Rettungsdienst 18: 12-18

Bernabei AF, Levison MA, Bender JS (1992) The effects of hypothermia and injury severity on blood loss during trauma laparotomy. J Trauma 33: 835-839

Betz A, Krueger P (1982) [Spinal injuries. Assessment and emergency management at the site of the accident] Wirbelsäulenverletzungen. Beurteilung und Erstmassnahmen am Unfallort. MMW Munch Med Wochenschr 124: 353-354

Bjoraker DG, Kumar NB, Brown AC (1987) Evaluation of an emergency cricothyrotomy instrument. Crit Care Med 15: 157-160

Blaisdell FW (1981) Controversy in shock research. Con: The role of steroids in septic shock. Circ Shock 8: 673-682

Boyd DR, Cowley RA (1983) Comprehensive regional trauma/emergency medical services (EMS) delivery systems: the United States experience. World J Surg 7: 149-157

Boyd CR, Tolson MA, Copes WS (1987) Evaluating trauma care: the TRISS method. Trauma Score and the Injury Severity Score. J Trauma 27: 370-378

Brotman S, Browner BD, Cox EF (1982) MAS trousers improperly applied causing a compartment syndrome in lower-extremity trauma. J Trauma 22: 598-599

Brüser P (1984) Amputat-Sicherung am Unfallort – juristische Aspekte. Notfallmedizin 10: 633-634

Canizaro PC, Prager MD, Shires GT (1971) The infusion of Ringer's lactate solution during shock. Changes in lactate, excess lactate, and pH. Am J Surg 122: 494-501

Champion HR, Sacco WJ, Carnazzo AJ, Copes W, Fouty WJ (1981) Trauma score. Crit Care Med 9: 672-676

Civetta JM, Nussenfeld SR, Rowe TR et al. (1976) Prehospital use of the military anti-shock trouser (MAST). JACEP 5: 581-587

Committee on Trauma of the American College of Surgeons (1986a) Appendix E to hospital resources document: Treatment protocol for prehospital management of the trauma patient. Bull Am Coll Surg 10: 29-36

Committee on Trauma of the American College of Surgeons (1986b) Appendix F to hospital resources document: Field categorization of trauma patients (field triage). Bull Am Coll Surg 10: 37-41

Committee on Trauma of the American College of Surgeons (1986c) Hospital and prehospital resources for optimal care of the injured patient. Hospital Resources Document and Appendix A: Qualification of trauma-care personnel. Bull Am Coll Surg 71: 4-16

Cox WA, Feltis JM (1980) The management of war wounds of the chest. In: Daughtry DC (ed) Thoracic trauma. Little, Brown, Boston, pp 207-221

Dahn MS, Lucas CE, Ledgerwood AM, Higgins RF (1979) Negative inotropic effect of albumin resuscitation for shock. Surgery 86: 235-241

Daly RC, Mucha P, Pairolero PC, Farnell MB (1985) The risk of percutaneous chest tube thoracostomy for blunt thoracic trauma. Ann Emerg Med 14: 865-870

De Pay AW, Hohlbach G, Puursche R (1983) Zum Einfluss der präklinischen Beatmung auf die Prognose des Polytraumatisierten. Hefte Unfallheilkd 156: 209-216

Demling RH (1983) Improved survival after massive burns. J Trauma 23: 179-184

Dick W (1983) Die Narkose bei Notfallpatienten. Therapiewoche 33: 6410-6424

Dick W (1986) Schmerzbekämpfung, Sedierung, Anästhesie. In: Ahnefeld FW, Dick W, Kilian J, Schuster H-P (Hrsg) Notfallmedizin. Springer, Berlin Heidelberg New York Tokyo, S 83-90

Dölp R, Schuster H-P (1986) Fortführung der Erstversorgung von Notfallpatienten in der Klinik. In: Ahnefeld FW, Dick W, Kilian J, Schuster H-P (Hrsg) Klinische Anaesthesiologie und Intensivmedizin. Springer, Berlin Heidelberg New York Tokyo, S 327-330

Dunant JH (1979) Notfallmassnahmen bei Blutung. Ther Umsch 36: 1059-1061

Echtermeyer V, Kalbe P (1985) Die präklinische Versorgung des Schwerverletzten. Teil 2: Erfahrungen im Rettungsdienst, 12-Jahres-Statistik des Rettungszentrums der Med. Hochschule Hannover. Fortschr Med 103: 425-428

Egghardt G, de Petriconi R (1988) Präklinische Diagnostik und Erstversorgung bei urologischen Notfällen. Notfallmedizin 14: 14-27

Engelhardt G (1985a) Thoraxtrauma – Erstmassnahmen am Unfallort. Notarzt 1: 1-6

Engelhardt GH (1985b) Schädel-Hirn-Trauma: Versorgung am Unfallort. Rettungsdienst 8: 73-77

Engelhardt GH (1987) Elektrounfall und thermische Folgen. In: Kontokollias JS (Hrsg) Akutmassnahmen bei thermischen Schädigungen. Stumpf & Kossendey, Edewecht, S 80-85

Externbrink T, Kinzl L (1986) Erstversorgung des mehrfach verletzten Kindes. Notarzt 2: 175-178

Ferrara A, MacArthur JD, Wright HK, Modlin IM, McMillen MA (1990) Hypothermia and acidosis worsen coagulopathy in the patient requiring massive transfusion. Am J Surg 160: 515-518

Fertig B (1985) Amputationsverletzungen – auf die Erstversorgung kommt es an. Rettungsdienst 8: 22-26

Fertig B (1988) Unstabile Angelegenheiten, Möglichkeit der Erstversorgung von Halswirbelverletzungen. Rettungsdienst 11: 72-76

Fertig B, Baller S, Huber M, Murr M (1987) Viel bestaunt, zu wenig genutzt, Rettungsgerät Schaufeltrage. Rettungsdienst 10: 366-370

Flint LM Jr, Brown A, Richardson JD, Polk HC (1979) Definitive control of bleeding from severe pelvic fractures. Ann Surg 189: 709-716

Gaab MR, Dietz H (1989) Ultrahohe Dexamethason-Kurzzeittherapie bei Schädel-Hirn-Trauma. Rationale und Design einer Multicenter-Studie. Neurochir Stuttg 32: 93-100

Gorgaß B (1982) Probleme und Gefahren bei Intubation und Beatmung im Rettungsdienst. In: Schildberg FW, De Pay AW (Hrsg) Atemstörungen im Rettungsdienst. Perimed, Erlangen, S 172-182

Gorgaß B, Driessen A (1984) Medikamentöse Vertiefung der Bewusstlosigkeit zur Sicherung der Vitalfunktionen. In: De Pay AW, Dageförde J, Neundörfer B, Scriba PC (Hrsg) Die unklare Bewusstlosigkeit interdisziplinäre Aspekte. Zuckschwerdt, München Bern Wien, S 265-273

Gürtler LG, Eberle J, Deinhardt F (1987) Wahrscheinlichkeit einer möglichen Infektion mit dem LAV/HTLV-III-Virus bei Reanimationsmassnahmen. Notarzt 3: 92–93

Hansbrough JF, Cain TL, Millikan JS (1983) Placement of 10-gauge catheter by cutdown for rapid fluid relacement. J Trauma 23: 231–234

Hartwig E, Dirks B, Oldenkott P, Pfenninger E, Helm M, Kinzl L (1993) Versorgung des Schädel-Hirn-Verletzten am Unfallort und bei Klinikaufnahme. Unfallchirurg 96: 564–568

Helm M, Thomas A, Bock KH (1986) Einsatz der Anti-Schock-Hose bei einem polytraumatisierten Patienten. Notfallmedizin 12: 803–806

Helm M, Lampl L, Hauke J, Bock KH (1995) Akzidentelle Hypothermie bei Traumapatienten. Von Relevanz bei der präklinischen Notfallversorgung? Anaesthesist 44: 101–107

Hiemer W, Jaschke W, Beyer B (1982) Das Perthes-Braun-Syndrom als Symptom des schweren stumpfen Thoraxtraumas im Kindesalter. Aktuelle Traumatol 12: 174–177

Hirsch G (1986) Rechtliche Aspekte der Behandlung und Dokumentation in der Prähospitalphase. Notarzt 2: 47–48

Hoffmann P, Schockenhoff B (1983) Contusio cordis – eine nicht seltene Komplikation beim Thoraxtrauma. Notfallmedizin 9: 149–159

Holch M, Kant CJ, Stalp M (1993) Präklinische Thoraxdrainage (Nutzen und Risiko). Rettungsdienst 16: 258–259

Holcroft JW, Link DP, Lantz BM, Green JF (1984) Venous return and the pneumatic antishock garment in hypovolemic baboons. J Trauma 24: 928–937

Hornchen U, Schuttler J, Stoeckel H (1987) Neue Aspekte zur medikamentösen Therapie der kardiopulmonalen Reanimation. Anasth Intensivther Notfallmed 22: 51–55

Hossli G, Sefrin P (1983) Erste Hilfe. Perimed, Erlangen

Illers G, Dick W (1985) Wie entstehen Fehler und Gefahren bei der Behandlung Polytraumatisierter? Notfallmedizin 11: 30–43

Jacobs LM, Sinclair A, Beiser A, D'Agostino RB (1984) Prehospital advanced life support: benefits in trauma. J Trauma 24: 8–13

Jelenko C 3d, Williams JB, Wheeler ML, Callaway BD, Fackler VK, Albers CA, Barger AA (1979) Studies in shock and resuscitation, I: use of a hypertonic, albumin-containing, fluid demand regimen (HALFD) in resuscitation. Crit Care Med 7: 157–167

Kalbe P, Kant CJ (1988) Erstmassnahmen am Unfallort aus der Sicht des Unfallchirurgen. Orthopäde 17: 2–10

Kant CJ, Fritz KW (1993) Indikation und Technik der Koniotomie am Notfallort. In: Kontokollias JS, Rogensburger D (Hrsg) Arzt im Rettungsdienst. Stumpf & Kossendey, Edewecht

Kant CJ, Kalbe P (1986) Die Erstbehandlung des Polytraumas am Unfallort. Rettungsdienst 9: 463–468

Karimi-Nejad A (1987) Neurologische Befundaufnahme und ihre Dokumentation in Notarztdienst. Notarzt 3: 109–111

Kinzl L (1986) Erstversorgung von Frakturen. In: Ahnefeld FW, Dick W, Kilian J, Schuster H-P (Hrsg) Klinische Anaesthesiologie und Intensivmedizin. Springer, Berlin Heidelberg New York Tokyo, S 91–94

Klose R (1987) Erstbehandlung bei schwerem Trauma: Volumenersatz-Kristalloide oder Kolloide? Notfallmedizin 13: 322–328

Kobrine AI (1984) The question of steroids in neurotrauma. To give or not to give [editorial]. JAMA 251: 68

Köhnlein HE (1971) Experimentelle Grundlagen der lokalen Verbrennungsbehandlung. I. Monatsschr Unfallheilkd Versich Versorg Verkehrsmed 74: 507–523

Köhnlein H-E, Weller S, Vogel W (1987) Erste Hilfe. (Abstract)

Konzert-Wenzel J (1985) Schwerpunkte der Diagnostik und Erstversorgung bei Mehrfachverletzten. In: Konzert-Wenzel J, Prokscha GW, Theisinger W (Hrsg) Erstversorgung im Notarztdienst. Urban & Schwarzenberg, München Wien Baltimore, S 97–134

Kretschmer H (1984) Für und wider Dexamethason bei schweren Schädel-Hirn-Traumen. Unfallheilkunde 87: 119–125

Kretschmer H (1985) Akutbehandlung des Schädel-Hirn-Traumas. (Abstract)

Lehmköster A, Zellner PR (1985) Der Verbrennungsnotfall. Rettungsdienst 8: 327–336

Levison M, Trunkey DD (1982) Initial assessment and resuscitation. Surg Clin North Am 62: 9–16

Lewis FR (1982) Thoracic trauma. Surg Clin North Am 62: 97–104

Lim RC Jr, Miller SE (1982) Management of acute civilian vascular injuries. Surg Clin North Am 62: 113–119

Lindner KH, Ahnefeld FW (1987) Mechanische Massnahmen zur kardiopulmonalen Reanimation. Anasth Intensivther Notfallmed 22: 137–141

Lippert H-D (1985) Die Pflicht zur Dokumentation von Massnahmen im Notarztdienst. Notfallmedizin 11: 1245–1248

Lippert H-D (1986) Status und Stellung des Notarztes im Rettungswesen. Notarzt 2: 8–13

Lippert H-D (1987) Realisierung und Rechtsfolgen des Fachkundenachweises in den Bundesländern. Notfallmedizin 13: 396–401

List WF, Ponhold H (1983) Vergleichende Untersuchungen der Wirkung von Midazolam und Hypnomidate auf die Herz- und Kreislauffunktion. Anaesthesist 32: 395–398

Mackersie RC, Christensen JM, Lewis FR (1984) The prehospital use of external counterpressure: does MAST make a difference? J Trauma 24: 882–888

MacLean LD (1983) Systemic antibacterial mechanisms in trauma. World J Surg 7: 119–124

Mangiante EC, Hoots AV, Fabian TC (1988) The percutaneous common femoral vein catheter for volume replacement in critically injured patients. J Trauma 28: 1644–1649

Mattox KL, Bickell WH, Pepe PE, Mangelsdorff AD (1986) Prospective randomized evaluation of antishock MAST in posttraumatic hypotension. J Trauma 26: 779–786

Maull KI, Capehart JE, Cardea JA, Haynes BW Jr (1981) Limb loss following Military Anti-Shock Trousers (MAST) application. J Trauma 21: 60–62

McGuire RA, Neville S, Green BA, Watts C (1987) Spinal instability and the log-rolling maneuver. J Trauma 27: 525–531

Mehrkens H-H (1986) Blutstillung. In: Ahnefeld FW, Dick W, Kilian J, Schuster H-P (Hrsg) Klinische Anaestesiologie und Intensivmedizin. Springer, Berlin Heidelberg New York Tokyo, S 53–56

Meyer AA, Crass RA (1982) Abdominal trauma. Surg Clin North Am 62: 105–111

Millikan JS, Cain TL, Hansbrough J (1984) Rapid volume replacement for hypovolemic shock: a comparison of techniques and equipment. J Trauma 24: 428–431

Moecke HP (1987a) Basismassnahmen zur Lebensrettung Erwachsener. Notfallmedizin 13: 80–101

Moecke HP (1987b) Sofortmassnahmen zur Lebensrettung Erwachsener. Notfallmedizin 13: 250–262

Moecke H, Lophmann H (1987) Der Verbrennungsunfall. In: Kontokollias JS (Hrsg) Akutmassnahmen bei thermischen Schädigungen. Stumpf & Kossendey, Edewecht, S 67–79

Moss GS, Lowe RJ, Jilek J, Levine HD (1981) Colloid or crystalloid in the resuscitation of hemorrhagic shock: a controlled clinical trial. Surgery 89: 434–438

Obertacke U, Wissing H, Schmit-Neuerburg KP (1987) Der Stellenwert des Notarztrettungswesens in der Grossstadt Essen - Erfahrungen der ersten zehn Jahre. Notfallmedizin 13: 186–208

Oestern HJ, Sturm J, Lobenhoffer HP, Nerlich M, Schiemann M, Tscherne H (1983) Möglichkeiten zur Klassifizierung von Verletzungen beim Polytraumatisierten. Langenbecks Arch Chir Suppl: 195–199

Pfenninger E (1986) Gibt es Neues bei der Erstversorgung des akuten Schädel-Hirn-Traumas? Notfallmedizin 12: 14–24

Pfenninger E, Mehrkens H-H, Lindner KH (1984) Akutes Schädel-Hirn-Trauma: Möglichkeiten und Grenzen der Oberkörperhochlagerung. Notfallmedizin 10: 1061–1068

Pietron HP, Amon K (1981) Erfahrungen mit dem Rettungssystem „Burnpac". Notfallmedizin 7: 947–949

Poungvarin N, Bhoopat W, Viriyavejakul A et al. (1987) Effects of dexamethasone in primary supratentorial intracerebral hemorrhage. N Engl J Med 316: 1229–1233

Rackow EC, Falk JL, Fein IA et al. (1983) Fluid resuscitation in circulatory shock: a comparison of the cardiorespiratory effects of albumin, hetastarch, and saline solutions in patients with hypovolemic and septic shock. Crit Care Med 11: 839–850

Raine TJ, Heggers JP, Robson MC, London MD, Johns L (1981) Cooling the burn wound to maintain microcirculation. J Trauma 21: 394–397

Rether JR, Kalbe P, Otte D (1986) Eignung von Verletzungsschwere-Skalen zur Beurteilung der Erstversorgung und der Langzeit-Verletzungsfolgen. In: Bundesanstalt für Strassenwesen (Hrsg) Unfall- und Sicherheitsforschung Strassenverkehr. Wirtschaftsverlag NW, Bremerhaven, S 74–81

Richling B (1987) Der gegenwärtige Stand in der Behandlung des Hirnödems. Anaesthesist 36: 191–196

Riediger G (1983) Was leistet eine schnelle und qualifizierte Notfallhilfe? Notfallmedizin 9: 198–220

Riemasch-Becker C (1982) Die Bedeutung der Schmerzreduktion für den respiratorischen Notfallpatienten. In: Schildberg FW, De Pay AW (Hrsg) Atemstörungen im Rettungsdienst. Perimed, Erlangen, S 202–205

Ring J, Messmer K (1977) Incidence and severity of anaphylactoid reactions to colloid volume substitutes. Lancet 1: 466–469

Rojczyk M, Tscherne H (1982) Bedeutung der präklinischen Versorgung bei offenen Frakturen. Unfallheilkunde 85: 72–75

Schlund GH (1984) Hätte der Arzt nach dem Daumen suchen sollen? Notfallmedizin 10: 271–281

Schmidt H (1988) Bedeutung der Normung in der Rettungskette. Rettungsdienst 11: 22–26

Schmitz JE, Ahnefeld FW, Grünert A, Kilian J, Dick W (1982) Verringert frühzeitige Intubation am Unfallort posttraumatische respiratorische Komplikationen? Notfallmedizin 8: 892–898

Schnoy N, Blümcke S, Barckow D, Schirop T (1982) Ultrastrukturelle Frühveränderungen des Alveolarepithels nach normobarer Ventilation reinen Sauerstoffs. In: Schildberg FW, De Pay AW (Hrsg) Atemstörungen im Rettungsdienst. Perimed, Erlangen, S 183–187

Schütz I, Dick W (1987) Kontroverse Aspekte der PEEP-Beatmung in der Notfallmedizin. Notfallmedizin 13: 342–355

Sefrin P (1986) Auswirkung der Schmerzes als pathogenetischer Faktor in der Notfallmedizin am Beispiel des Polytraumatisierten. In: Sefrin P (Hrsg) Der Schmerz in der Notfallmedizin. Zuckschwerdt, München Bern Wien San Francisco, S 11–17

Sefrin P, De Pay AW (1985) Frühzeitige Beatmung im Rettungsdienst bei Polytrauma. Notfallmedizin 11: 1040–1045

Sefrin P, Gaab M (1983) Schädelhirntrauma: Welche Sofortmassnahmen ergreifen? Notfallmedizin 9: 413–435

Shaftan GW (1983) The initial evaluation of the multiple trauma patient. World J Surg 7: 19–25

Shatney CH (1987) Resuscitation and evaluation of victims of blunt multisystem trauma. Acta Anaesthesiol Belg 38: 267–274

Shires GT (ed) (1985a) Initial care of the injured patient. In: Principles of trauma care. Mc Graw Hill, New York, pp 105–109

Shires GT (ed) (1985b) Principles and management of hemorrhagic shock. In: Principles of trauma care. Mc Graw Hill, New York, pp 3–42

Shoemaker WC, Schluchter M, Hopkins JA, Appel PL, Schwartz S, Chang PC (1981) Comparison of the relative effectiveness of colloids and crystalloids in emergency resuscitation. Am J Surg 142: 73–84

Sibbald WJ, Paterson NA, Holliday RL, Baskerville J (1979) The Trendelenburg position: hemodynamic effects in hypotensive and normotensive patients. Crit Care Med 7: 218–224

Singbartl G (1985) Die Bedeutung der präklinischen Notfallversorgung für die Prognose von Patienten mit schwerem Schädel-Hirn-Trauma. Anasth Intensivther Notfallmed 20: 251–260

Singbartl G, Cunitz G, Hamrouni H (1983) Die qualitative Wirkung der Beatmungstherapie/kontrollierten Hyperventilation beim cerebralen Trauma. Anaesthesist 32: 382–391

Singh G, Chaudry KI, Chaudry IH (1992) Crystalloid is as effective as blood in the resuscitation of hemorrhagic shock. Ann Surg 215: 377–382

Spilker D (1986) Der Traumatisierte als Notfallpatient. In: Ahnefeld FW, Dick W, Kilian J, Schuster HP (Hrsg) Klinische Anästhesie und Intensivmedizin. Springer, Berlin Heidelberg New York Tokyo, S 194–199

Spilker ED (1982) Thoraxdrainage – Pro und Kontra. Notfallmedizin 8: 218–219

Sprick C (1984) Terminologie bewusstseinsgestörter Zustände. In: De Pay AW, Dageförde J, Neundörfer B, Scriba PC (Hrsg) Zuckschwerdt, München Bern Wien, S 13–21

Sturm JA, Wisner DH (1985) Fluid resuscitation of hypovolemia. Intens Care Med 11: 227–230

Sturm JA, Regel G, Tscherne H (1991) Der traumatisch-hämorrhagische Schock. Chirurg 62: 775–782

Südkamp NP, Barbey N, Veuskens A, Tempka A, Haas NP, Hoffmann R, Tscherne H (1993) The incidence of osteitis in open fractures: an analysis of 948 open fractures (a review of the Hannover experience). J Orthop Trauma 7: 473–482

Südkamp N, Kalbe P (1986) Präklinische Erstbehandlung offener Frakturen. Rettungsdienst 9: 634–639

Teasdale G, Jennett B (1974) Assessment of coma and impaired consciousness. A practical scale. Lancet 2: 81–84

Templeman D, Lange R, Harms B (1987) Lower-extremity compartment syndromes associated with use of pneumatic antishock garments. J Trauma 27: 79–81

Thieme E (1987) Indikation und Technik der Koniotomie. AGNN: Informationsschrift der AGNN 4: 12–15

Thomas A, Dieing W, Schäfer HP, Bock KH (1986) Brauchen wir in Deutschland die Anti-Schock-Hose im Rettungsdienst? Rettungsdienst 9: 4–9

Trentz O (1982) Veränderungen in der frühen posttraumatischen Phase. In: Schildberg FW, De Pay AW (Hrsg) Atemstörungen im Rettungsdienst. Perimed, Erlangen, S 44–46

Trübenbach T (1987) Basismassnahmen zur Lebensrettung von Kindern. Rettungsdienst 10: 682–685

Trunkey DD (1982) Society of University Surgeons. Presidential address: On the nature of things that go bang in the night. Surgery 92: 123–132

Trupka A, Waydhas C, Nast Kolb D, Schweiberer L (1995) Der Einfluss der Frühintubation auf die Reduktion des posttraumatischen Organversagens. Unfallchirurg 98: 111–117

Tscherne H (1983) Management offener Frakturen. Hefte Unfallheilkd 162: 10–32

Tscherne H (1985) Sofortmassnahmen bei Polytrauma am Unfallort. In: Bundesärztekammer (Hrsg) Fortschritte und Fortbildung in der Medizin. Deutscher Ärzte-Verlag, Köln, S 181–196

Ufer MR (1988) Die rechtliche Bedeutung der DIN-Normen im Rettungsdienst. Rettungsdienst 11: 346–355

Vassar MJ, Perry CA, Holcroft JW (1990) Analysis of potential risks associated with 7.5% sodium chloride resuscitation of traumatic shock [published erratum appears in Arch Surg 1991 Jan; 126(1):43]. Arch Surg 125: 1309–1315

Vassar MJ, Fischer RP, O'Brien PE, Bachulis BL, Chambers JA, Hoyt DB, Holcroft JW (1993a) A multicenter trial for resuscitation of injured patients with 7.5% sodium chloride. The effect of added dextran 70. The Multicenter Group for the Study of Hypertonic Saline in Trauma Patients. Arch Surg 128: 1003–1011

Vassar MJ, Perry CA, Holcroft JW (1993b) Prehospital resuscitation of hypotensive trauma patients with 7.5% NaCl versus 7.5% NaCl with added dextran: a controlled trial. J Trauma 34: 622–632

Virgilio RW, Rice CL, Smith DE, James DR, Zarins CK, Hobelmann CF, Peters RM (1979) Crystalloid vs. colloid resuscitation: is one better? A randomized clinical study. Surgery 85: 129–139

Walton RL, Hagan KF, Parry SH, Deluchi SF (1982) Maxillofacial trauma. Surg Clin North Am 62: 73–96

Weaver DW, Ledgerwood AM, Lucas CE, Higgins R, Bouwman DL, Johnson SD (1978) Pulmonary effects of albumin resuscitation for severe hypovolemic shock. Arch Surg 113: 387–392

West JG, Trunkey DD, Lim RC (1979) Systems of trauma care. A study of two counties. Arch Surg 114: 455–460

Zäch GA (1984) Retten und Lagern von Wirbelsäulenverletzten. Notarzt 1–7

**Teil III Klinische Behandlung
des Schwerverletzten**

Allgemeine Aspekte

H. J. Oestern und G. Regel

9.1 Epidemiologie 225
9.2 Verletzungsmuster 226
9.3 Scoringsysteme 227
9.3.1 Anatomische Scores 228
9.3.2 Physiologische Scores 230
9.3.3 Biochemische Scores (D. Nast-Kolb) .. 231
9.4 Klinischer Verlauf 233
9.4.1 Phaseneinteilung 236
9.4.2 Todesursachen 237
   Literatur 238

Die Behandlung Unfallverletzter ist eine medizinische Aufgabe von hohem ethischem Rang. Sie hat in den letzten Jahren einen grundsätzlichen Wandel erfahren. Das heutige präklinische und klinische multidisziplinäre Management des Schwerverletzten zeigt beispielhaft die Geschwindigkeit auf, mit der sich die Medizin entwickelt. Die Versorgung Schwer- und Mehrfachverletzter erfordert ein Höchstmaß an Organisation, eine gut ausgebaute Logistik und einen hohen Ausbildungsstand der behandelnden Ärzte.

Wir unterscheiden bei der Behandlung von Unfallverletzten zwei Begriffe:

- Unter einer Mehrfachverletzung (Polytrauma) versteht man gleichzeitig entstandene Verletzungen mehrerer Körperregionen oder Organsysteme, die einzeln für sich oder in ihrer Kombination lebensbedrohlich sind.
- Der Begriff schwere Verletzung (Barytrauma) kennzeichnet eine schwerwiegende Einzelverletzung, die für sich lebensgefährlich ist, Funktionsstörungen nicht traumatisierter Organe nach sich ziehen kann und bei welcher gravierende Defektheilungen mit schweren Funktionseinbußen zu erwarten sind.

9.1 Epidemiologie

Die Qualität der Versorgung Mehrfachverletzter ist nur dann abschätzbar, wenn man ausgewählte epidemiologische Daten dabei berücksichtigt. Diese Daten ermöglichen einen genauen Einblick in die Art und Schwere dieses Krankheitsbildes.

Einige dieser epidemiologischen Daten werden daher für unser Patientenkollektiv im Zeitraum von 1982–1991 hier dargestellt.

Patientenspezifische Daten
Männliche Unfallopfer überwiegen bei weitem (in unserem Patientengut: 73,7 %). Dies unterscheidet sich deutlich von der Geschlechtsverteilung im Straßenverkehr (Bundesstatistik), wo nicht dieser hohe Anteil männlicher Verkehrsteilnehmer festzustellen ist (BAST).

Eine Differenzierung verschiedener Altersgruppen (hier in Dekaden) zeigt, daß ein Häufigkeitsgipfel zwischen 20–29 Jahren besteht (Abb. 9.1).

Weiterhin zeigt sich eine unterschiedliche Verteilung der Altersgruppen auf die jeweiligen Unfallarten (PKW, Zweirad, Fußgänger) (Regel et al. 1993).

Unfallart und Unfallzeit
Der größte Teil unserer Patienten verunglückte im Straßenverkehr. Der prozentuelle Anteil schwankt zwischen 83 und 89 %. Vergleicht man die letzten beiden Jahrzehnte, ist die auffälligste Veränderung die Zunahme der Zweiradunfälle (Abb. 9.2). 1972 waren unter un-

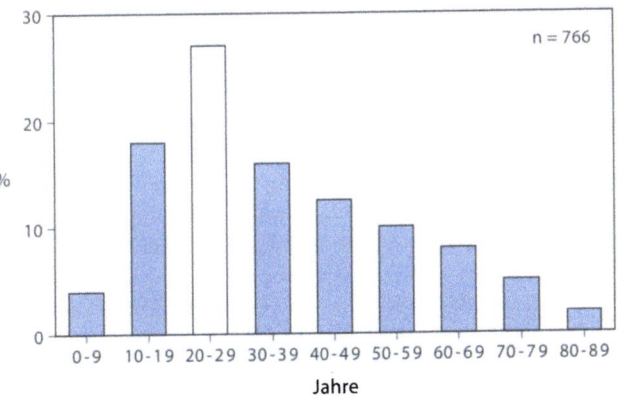

Abb. 9.1. Altersverteilung Mehrfachverletzter

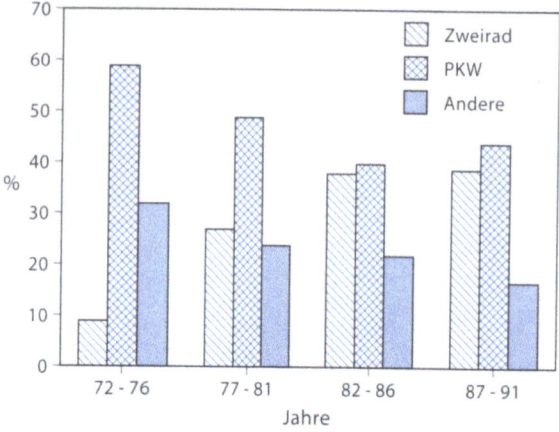

Abb. 9.2. Unfallursachen

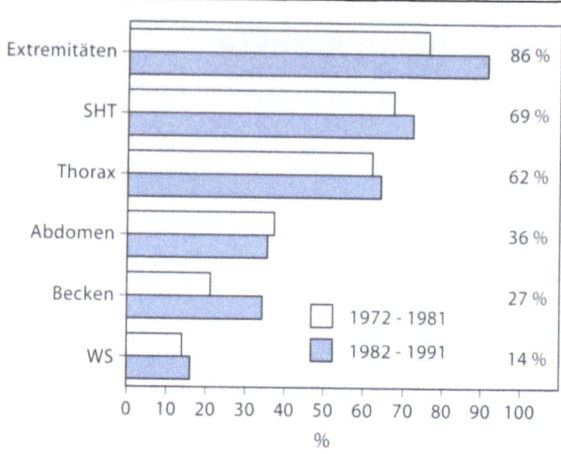

Abb. 9.3. Verletzungsmuster in Prozent

seren Patienten fast keine Radfahrer und nur in 9% Fahrer und Beifahrer motorisierter Zweiräder. 1981 verunglückten dagegen 28% unserer Schwerverletzten mit einem Zweirad, zu 17% motorisiert, zu 11% als Radfahrer.

Im gleichen Zeitraum ging der Anteil der bei PKW-Unfällen polytraumatisierten Personen von 61 auf 40% zurück. 1991 sahen wir 21% motorisierte Zweiradunfälle, 15% verunfallte Radfahrer und 38% PKW-Unfälle.

9.2
Verletzungsmuster

In unserem Patientenkollektiv erlitten die Schwerverletzten im Durchschnitt 7,6 Einzelverletzungen. In den meisten Fällen handelte es sich um eine stumpfe Gewalteinwirkung.

Die Mehrheit dieser Patienten erlitt Extremitätenfrakturen, 2/3 weisen ein SHT und/oder eine Schädelfraktur auf. Ebenso häufig kamen Verletzungen des Thorax vor. Abdominelle Läsionen (36%), Becken- (27%) und Wirbelsäulenverletzung (14%), waren dagegen seltener (Abb. 9.3):

- **SHT.** Eine Schädel-Hirn-Verletzung ließ sich bei 69% der Mehrfachverletzten nachweisen. 42,8% davon wurden als SHT I. Grades, 27,4% als SHT Grad II und 29,8% als SHT Grad III gemäß der Definition von Tönnis u. Loew (1953) gewertet. Die Bedeutung des SHT für die Intensivdauer und Letalität wird später gesondert behandelt.
- **Thoraxtrauma.** Eine stumpfe Thoraxverletzung sahen wir in 62% aller Patienten. Die am häufigsten diagnostizierte thorakale Verletzung war die stumpfe Parenchymverletzung der Lunge (Lungenkontusion) mit 72,6%. Der Anteil der anderen Verletzungen

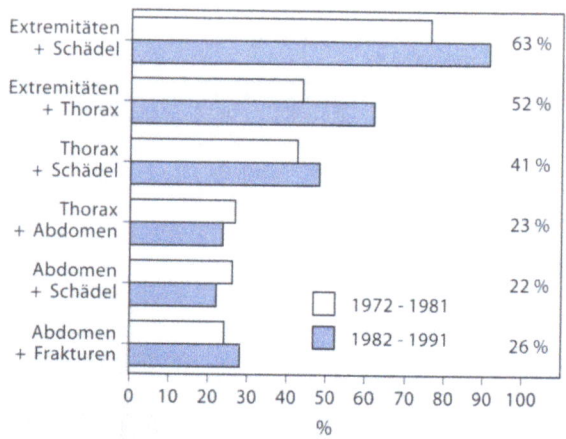

Abb. 9.4. Verletzungskombinationen

zeigt keinen signifikanten Unterschied im Vergleich der beiden Jahrzehnte.
- **Bauchtrauma.** Ein abdominelles Trauma, welches zur Laparotomie führte, wurde in 36,2% des Gesamtkollektivs beobachtet. Milz und Leber zeigten hier die höchste Verletzungsfrequenz (38 bzw. 32,4%).
- **Beckentrauma.** Eine Beckenverletzung wurde bei 27,3% der Mehrfachverletzten diagnostiziert. Hiervon hatten 87,6% eine Beckenringfraktur, 38,8% eine zusätzliche Azetabulumfraktur. Eine isolierte Beteiligung des Azetabulums sahen wir in 11,7%. Komplexe Frakturen wurden in 14,7% und komplexe offene Verletzungen in 3% nachgewiesen. Insgesamt konnten wir eine Zunahme der Beckenverletzungen über den gesamten Untersuchungszeitraum feststellen.
- **Extremitätenverletzungen.** 86% aller Patienten wiesen Frakturen der Extremitäten auf. Hierbei überwiegen die Frakturen der unteren Extremität. Fe-

murfrakturen wurden in 27,6%, Unterschenkelbrüche in 21,3% und eine Beteiligung des Fußskeletts in 34,2% der Fälle nachgewiesen. Offene Frakturen betrafen v. a. den Ellenbogen (30,8%) und den Unterschenkel (34,5%). Bei den anderen Schaftlokalisationen betrug der Anteil an offenen Verletzungen 22–27%. Der Vergleich des Verletzungsmuster in den Zeitabschnitten 1971–1981 und 1982–1991 zeigt keinen wesentlichen Verteilungsunterschied. Lediglich in den letzten Jahren ist eine tendentielle Zunahme der Becken- und Extremitätenverletzungen nachzuweisen.

- Verletzungskombinationen. Die häufigste Kombination bei Betrachtung der Verletzungsarten waren die der Extremitäten und des Schädels mit 63%. Dies wird gefolgt von der Kombination von Extremitäten und Thorax (52%) (Abb. 9.4).

9.3 Scoringsysteme

Die Prognose Polytraumatisierter wird v. a. durch die Verletzungsschwere bestimmt, welche neben der Summe der Verletzungen auch deren Auswirkungen auf den Organismus umfaßt. Diese wiederum sind in hohem Maße abhängig von präexistenten Faktoren wie Alter und Vorerkrankungen, und von der Qualität der Behandlung, in die die Dauer des therapiefreien Intervalls, präklinische Maßnahmen und Komplikationen eingeschlossen sind.

Wegen der komplexen Problematik der Mehrfachverletzung läßt bei polytraumatisierten Patienten eine rein qualitative Beurteilung keine prognostische Aussage zu. Hämodynamische Parameter und Laborwerte allein sind, insbesondere bei kurzen Rettungszeiten, in der Frühphase ebenfalls wenig hilfreich. Es wurden deshalb zahlreiche Versuche unternommen, die Verletzungsschwere mit Hilfe sog. Scores quantitativ zu erfassen.

Das primäre Ziel dieser Bewertungsskalen bestand darin, sehr inhomogen erscheinende Patientengruppen vergleichbar zu machen, um z. B. die Ergebnisse verschiedener Institutionen im Sinne einer Qualitätskontrolle zu überprüfen oder unterschiedliche Therapieverfahren zu evaluieren. Weiterhin sollten geeignete Klassifikationen eine frühzeitige Risikoabschätzung ermöglichen, um hieraus Hinweise auf die erforderliche Behandlung, z. B. eine Intubation am Unfallort, abzuleiten.

Von den zahlreichen Scores und Indizes, die in den vergangenen 20 Jahren entwickelt wurden, konnten sich in der Praxis nur wenige durchsetzen. Dies sind der Trauma Score unter den präklinisch anwendbaren, physiologischen Indizes und die auf der Abbreviated Injury Scale basierenden anatomischen Klassifikationen wie der Injury Severity Score. Im deutschen Sprachraum hat darüber hinaus der Polytraumaschlüssel Verbreitung gefunden (Tabelle 9.1).

Biochemische Parameter, in neuerer Zeit v. a. die quantitativ nachweisbaren, durch Trauma und Schock freigesetzten Mediatoren, besitzen in erster Linie für die Verlaufsbeobachtung auf der Intensivstation Bedeutung.

Scoresysteme sollen nicht als Konkurrenz, sondern als Ergänzung zur klinischen Beurteilung verstanden werden.

Sie sind inzwischen unverzichtbare Instrumente für vergleichende Untersuchungen in der Traumatologie geworden und bilden die Grundlagen für qualitätskontrollierende und -sichernde Maßnahmen. Trotz der nachgewiesenen Bedeutung von Schweregradklassifikationen für die Beurteilung großer Patientengruppen bleibt die Einschätzung der individuellen Prognose sehr problematisch. Die begrenzte Vorhersagegenauigkeit der verfügbaren Indizes rechtfertigt im Einzelfall keine schwerwiegenden Konsequenzen. Ein Score darf nicht unreflektiert und unvorbereitet eingesetzt werden. Um Fehlinterpretationen zu vermeiden, muß der Anwender mit den Grenzen und den spezifischen Schwächen der Methode vertraut sein (Waydhas et al. 1994).

Tabelle 9.1. Scoresysteme zur Klassifizierung der Verletzungsschwere

Erscheinungsjahr	Score
1969	SIMBOL Rating System
1971	Abbreviated Injury Scale
1971	Trauma Index
1974	Injury Severity Score
1974	IPCAR Score
1974	CHOP-Index
1974	Renal Index
1975	Respiratory Index
1979	Acute Trauma Index
1979	Illness Injury Severity Index
1980	Triage Index
1980	Anatomic Index
1980	Hospital Trauma Index
1980	Modified Injury Severity Scale
1981	Trauma Score
1981	Global Score
1982	CRAMS-Scale
1983	Wisconsin Trauma Index
1983	SAT-Schema
1985	Polytraumaschlüssel
1985	Modified Vital Index
1986	Arnold-Schema
1986	Prehospital Index
1986	Vital Signs Score
1987	Pediatric Trauma Score
1987	Geriatric Trauma Survival Score
1987	TRISS
1989	Revised Trauma Score
1990	Anatomisches Profil
1990	ASCOT
1993	Mortality Risk Ratio

Kein Scoresystem wird endgültig sein, solange der Fortschritt in der Medizin die therapeutischen Möglichkeiten und damit die Prognose der betroffenen Patienten kontinuierlich sich verbessert. Um diese Veränderungen angemessen berücksichtigen zu können, müssen Schweregradklassifikationen in regelmäßigen Abständen kritisch überprüft und ggf. korrigiert werden.

9.3.1
Anatomische Scores

Anatomische Kriterien basieren auf einer pathologisch-anatomischen Beschreibung der Verletzungen, verbunden mit einer dem Einfluß auf die Prognose entsprechenden Bewertung der Einzeldiagnosen. Die Bewertung kann auf Expertenkonsens oder auf statistischer Analyse beruhen.

Abbreviated Injury Scale (AIS)

Die AIS besteht nach mehreren Revisionen inzwischen aus einem umfangreichen Katalog mit über 2000 Diagnosen und Symptomen und ordnet alle Einzelverletzungen einem von sechs Schweregraden zu (Tabelle 9.2).

Injury Severity Score (ISS)

Aus der Summe der Quadrate der höchsten AIS-Schweregrade der 3 am schwersten betroffenen Körperregionen (Kopf und Hals, Gesicht, Thorax, Abdomen, knöchernes Becken und Extremitäten, Körperoberfläche) errechnet sich der $ISS = AIS\,1^2 + AIS\,2^2 + AIS\,3^2$. Bei Vorliegen dreier AIS-6-Verletzungen nimmt der ISS definitionsgemäß den Wert 75 (Baker et al. 1974) an.

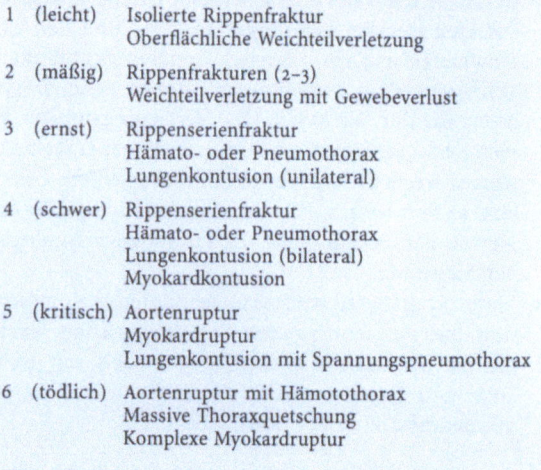

Tabelle 9.2. Bewertung der Thoraxverletzungen (exemplarisch) nach der Abbreviated Injury Scale (1990 Revision)

1	(leicht)	Isolierte Rippenfraktur Oberflächliche Weichteilverletzung
2	(mäßig)	Rippenfrakturen (2–3) Weichteilverletzung mit Gewebeverlust
3	(ernst)	Rippenserienfraktur Hämato- oder Pneumothorax Lungenkontusion (unilateral)
4	(schwer)	Rippenserienfraktur Hämato- oder Pneumothorax Lungenkontusion (bilateral) Myokardkontusion
5	(kritisch)	Aortenruptur Myokardruptur Lungenkontusion mit Spannungspneumothorax
6	(tödlich)	Aortenruptur mit Hämotothorax Massive Thoraxquetschung Komplexe Myokardruptur

Wesentliche Schwächen des ISS bestehen in der fehlenden Berücksichtigung mehrerer schwerer Verletzungen einer Körperregion und in der relativen Unterbewertung der Schädel-Hirn-Verletzung (Copes et al. 1990). Hieraus ergeben sich starke Schwankungen der Letalität bei einem ISS von 16–25 (Abb. 9.5). Der Score korreliert also in einem weiten Bereich nicht mit der Zielgröße. Hinzu kommt die sehr inhomogene Zusammensetzung einiger ISS-Gruppen. So werden beispielsweise einem ISS von 25 gering gefährdete Patienten mit je einer Verletzung der Schweregrade AIS 3 und 4 verschiedener Regionen ebenso zugeordnet, wie solche mit einer oder mehrerer lebensbedrohlicher Verletzungen einer Körperregion und entsprechend hohem Risiko.

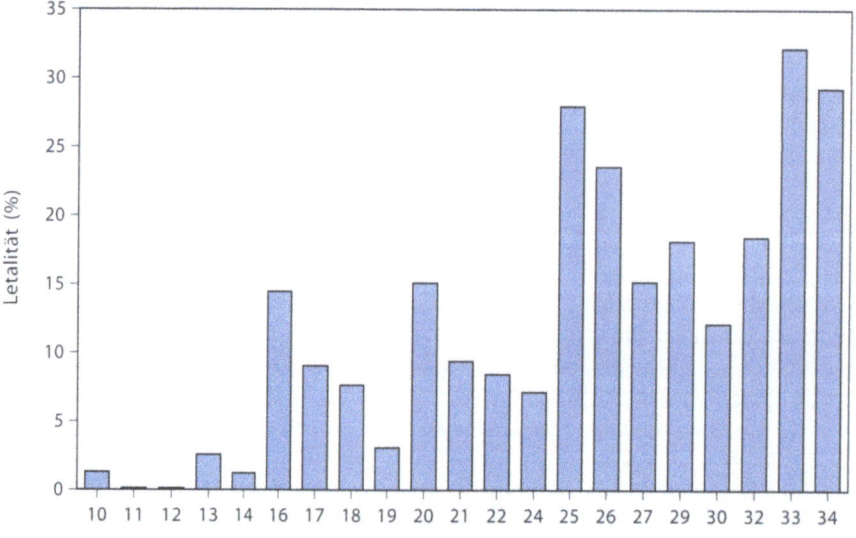

Abb. 9.5. Fehlende Korrelation des ISS mit der Letalität bei ISS-Werten unter 30. Hohe Sterblichkeit bei ISS-Werten von 16 und 25, d.h. in erster Linie bei schweren bzw. kritischen Verletzungen einer Körperregion; vergleichbare Letalitätszahlen sind erst wieder bei deutlich höherem ISS zu verzeichnen (Patientengut der Major Trauma Outcome Study)

Anatomisches Profil (AP)

Als Alternative wurde deshalb das AP (Copes et al. 1990) mit Berücksichtigung aller Diagnosen entwickelt. Alle Verletzungen der AIS-Schweregrade 3–5 werden nach ihrer Lokalisation 3 Komponenten (A–C) zugeordnet, in Komponente D werden die Verletzungen der AIS-Schweregrade 1 und 2 und die Gesichtsverletzungen zusammengefaßt (Tabelle 9.3). Jede dieser Komponenten wird durch die Quadratwurzel der Summe der Quadrierten AIS-Werte aller Einzelverletzungen bewertet:

$$A, B, C, D = \sqrt{AIS_1^2 + \ldots + AIS_n^2}$$

Bei Vorliegen einer AIS-6-Verletzung erhält die entsprechende Komponente den Wert 13.

Tabelle 9.3. Anatomisches Profil: Körperregionen und AIS-Schweregrade der in den einzelnen Komponenten erfaßten Verletzungen

Komponente	Region	AIS
A	Schädel, Gehirn, Rückenmark	3–5
B	Hals und Thorax	3–5
C	Abdomen, Becken, Wirbelsäule und Extremitäten	3–5
D	Gesicht	1–4
	Alle Regionen	1–2

Polytraumaschlüssel (PTS)

Beim PTS (Tab. 9.4) handelt es sich um einen anatomisch orientierten Score mit differenzierter Bewertung des Patientenalters (Oestern et al. 1985; Oestern u. Kabus 1994). Das zugrundeliegende Konzept unterscheidet sich wesentlich von dem der AIS und den auf ihr basierenden Klassifikationen. Die Bewertung der Einzelverletzungen beruht nicht auf Expertenmeinung, sondern entspricht ihrem tatsächlichen, durch Diskriminanzanalyse ermittelten Einfluß auf die Letalität (Abb. 9.6). Die Berechnung der Gesamtverletzungsschwere ist durch einfache Addition möglich, so daß bereits nach Abschluß der Erstdiagnostik eine frühzei-

Tabelle 9.4. Polytraumaschlüssel (revidierte Fassung). Berechnung der Gesamtverletzungsschwere durch Addition der für Glasgow Coma Scale, Einzelverletzungen, Alter und biochemische Parameter vergebenen Punkte

	Punkte		Punkte
Schädel		**Thorax**	
GCS 9–12	2	Sternum, Rippenfrakturen (1–3)	1
GCS 6–8	4	Rippenserienfraktur	4
GCS 3–5	16	Rippenserienfraktur beidseits	10
Mittelgesichtsfraktur	1	Pneumothorax	2
Schwere Mittelgesichtsfraktur	2	Hämatothorax	1
		Lungenkontusion	3
Abdomen		Lungenkontusion beidseits	5
Milzruptur	5	Aortenruptur	16
Leberruptur	8		
Ausgedehnte Leberruptur	10	**Becken**	
Pankreasverletzung	8	Beckenfraktur (einfach)	2
Magen-, Darm-, Nieren-, Mesenterialverletzung	5	Beckenfraktur (kombiniert)	5
		Becken- und Urogenitalverletzung	8
Extremitäten		Wirbelfraktur	2
Oberschenkeltrümmerfraktur	8	Querschnittlähmung	8
Oberschenkelfraktur	6	Beckenquetschung	12
Oberarm, Schulter	4		
Unterschenkelfraktur	2	**Alter**	
Patella-, OSG-Fraktur, Kniebandruptur, Unterarm- und Ellenbogenfraktur	1	≤39 Jahre	0
		40–54 Jahre	1
Gefäßverletzung		55–59 Jahre	2
– Oberschenkel	5	60–64 Jahre	3
– Oberarm	4	65–69 Jahre	5
– Unterschenkel, Unterarm	2	70–74 Jahre	8
2° und 3° offene Fraktur	3	≥75 Jahre	17
Weichteilverletzung	1		
		Basendefizit	
Quotient p_aO_2/F_iO_2		≤ −16	26
≤ 50	22	−14 bis −15,9	20
50–99	12	−12 bis −13,9	14
100–149	8	−10 bis −11,9	9
150–199	5	−8 bis −9,9	5
200–149	3	−6 bis −7,9	3
250–299	2	−4 bis −5,9	1
300–349	1	≥ −3,9	0
≥350	0		

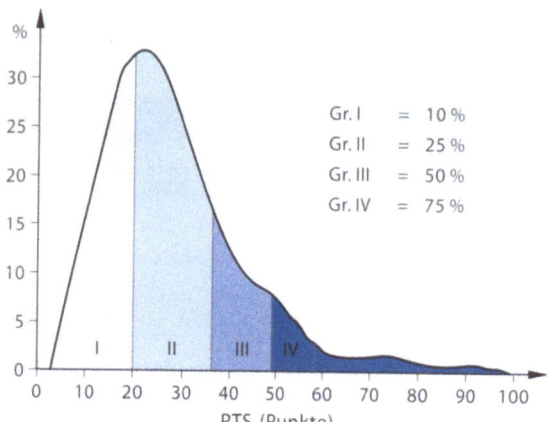

Abb. 9.6. Häufigkeitsverteilung der PTS-Gruppen und Letalität (n = 780) (in %)

tige Risikoeinschätzung möglich ist. Hinsichtlich der Vorhersagegenauigkeit übertrifft der PTS den ISS und ist bei Einbeziehung einfacher biomechanischer Parameter (Basendefizit) erheblich aufwendigeren Scoresystemen ebenbürtig.

Geriatric Trauma Survival Score

Finelli et al. (1989) konnten nachweisen, daß bei der Autopsie 30% der älteren polytraumatisierten Patienten eine erhebliche Koronararterienstenose aufwiesen. Wahrscheinlich sind deshalb kardiale Vorerkrankungen als wesentliche Teilursache für den Tod in dieser Patientengruppe anzusehen. Etwa die Hälfte aller älteren Patienten, die nach einem Trauma versterben, haben ein MOV im Gegensatz zur jüngeren Bevölkerung, die vorzugsweise am SHT versterben (De Maria et al. 1987; Finelli et al. 1989; Martin u. Teberián 1990). Diese Feststellung bewog De Maria et al. (1987), einen Score beim „alten Menschen" zu entwickeln, den sog. Geriatric Trauma Survival Score = 0,9 × (Alter − 65) + 0,6 × (ISS) + 14,9 (Sepsis) + 10,6 × (kardiale Komplikationen). Die Einbeziehung der Sepsis und kardiologischer Komplikationen beinhaltet lediglich die Berücksichtigung der An- bzw. Abwesenheit einer dieser Komplikationen und wurde entweder mit 1 oder 0 Punkten bewertet. Der mittlere Score für Überlebende betrug 18 +/− 9,5 Punkte im Gegensatz zu den nicht Überlebenden mit 37,8 +/− 2 Punkten.

9.3.2
Physiologische Scores

Physiologisch orientierte Scoresysteme erlauben eine frühzeitige quantitative Beurteilung der Auswirkungen der Verletzungen auf den Organismus, indem einfache Parameter der Vitalfunktionen (Bewußtseinslage, Kreislauf und Atmung) anhand einer Punkteskala bewertet werden (s. Tabelle 9.1). Die Funktion des ZNS wird im Rahmen der meisten dieser Scores durch die Glasgow Coma Scale (Teasdale u. Jenett 1974) oder eine ihrer Komponenten beurteilt.

Trauma Score

Wichtigster Vertreter der großen Gruppe physiologisch orientierter Klassifikationen für Mehrfachverletzte ist der Trauma Score nach Champion et al. (1981), dessen Entwicklung die Konsequenzen einer wiederholten kritischen Überprüfung zeigt.

Der ursprünglich als Triagehilfe für Assistenzpersonal entwickelte Index erfaßte neben der Bewußtseinslage lediglich Kapillarfüllung und Atemtechnik. Als Resultat einer kritischen Überprüfung enthielt der 1981 publizierte Trauma Score zusätzlich den systolischen Blutdruck und die Atemfrequenz. Jede Variable wurde mit 2−5 Punkten bewertet, maximal waren 16 Punkte zu erreichen.

Revised Trauma Score

Im Revised Trauma Score von 1989 sind die von subjektiver Beurteilung abhängigen Parameter Atemtechnik und Kapillarfüllung nicht mehr enthalten. Die Skalierung der verbleibenden Parameter wurde vereinheitlicht (jeweils 0−4 Punkte) und durch regressionsanalytisch ermittelte Koeffizienten gewichtet (Tabelle 9.4 und 9.5).

Durch diese Revision wurde der Trauma Score objektiver und korreliert bei angemessener Bewertung der Schädel-Hirn-Verletzung jetzt nahezu linear mit der Letalität. Eine präklinische Risikobeurteilung ist durch einfache Addition der ungewichteten Punkte weiterhin möglich, Patienten mit weniger als 12 Punkten sind als gefährdet einzustufen.

CRAMS-Scale

Ein weiterer Score, der nicht nur Anwendung in der präklinischen, sondern auch in der frühen klinischen Beurteilung findet, ist der CRAMS-Scale, der Kreislauf,

Tabelle 9.5. Bewertung der Parameter und Berechnung des RTS

GCS	P_{syst} [mmHG]	AF [1/min]	Punkte
13–15	>89	10–29	4
9–12	76–89	>29	3
6– 8	50–75	6– 9	2
4– 5	1–49	1– 5	1
3	0	0	0

RTS = 0,9368 · GCS + 0,7326 · P_{syst} + 0,2908 · AF.
RTS = *GCS* Glasgow Coma Scale, P_{syst} systolischer Blutdruck, *AF* Atemfrequenz).

Atmung, Abdominalbefund, Motorik und Sprache mit jeweils 0–2 Punkten bewertet (s. Teil II) (Emerman et al. 1991; Gormican 1982).

Durch die Verwendung dynamischer Variablen gestatten physiologische Scores insbesondere bei längeren Rettungs- und Transportzeiten eine Beurteilung des präklinischen Verlaufes. Physiologische Scores messen nur die Reaktion auf das Trauma, wenn entsprechende Veränderungen eingetreten sind. Kurz nach dem Trauma kann sich, solange der Kreislauf und Atmung kompensiert sind, auch bei sehr schweren Verletzungen eine falsch-negative Aussage ergeben. Umgekehrt können vom Trauma unabhängige Faktoren wie Alkohol und Drogen zu falsch-positiver Bewertung führen. Eine frühzeitige intensive Therapie (Narkose, Intubation, aggressive Volumensubstitution) kann die Parameter so erheblich beeinflussen, daß das Ergebnis nicht mehr zu verwerten ist.

Kombinierte Scores

Erwartungsgemäß läßt sich durch Kombination verschiedener Scores und Berücksichtigung mehrerer prognostisch relevanter Faktoren die Vorhersagegenauigkeit verbessern.

TRISS-Methode. Im Rahmen der Major Trauma Outcome Study (MTOS), einer nordamerikanischen Studie, die von 1982–1989 die Daten von über 150 000 Unfallverletzten erfaßte (Champion et al. 1990a, b), wurde die individuelle Überlebenswahrscheinlichkeit nach der TRISS-Methode berechnet (Boyd et al. 1987) (Tabelle 9.6). Dieser Trauma and Injury Severity Score kombiniert Revised Trauma Score, Injury Severity Score und Patientenalter, wobei der Verletzungsmechanismus durch unterschiedliche, in der MTOS ermittelte Regressionskoeffizienten berücksichtigt wird.

Mit Hilfe der TRISS-Methode können insgesamt etwa 97 % aller Patienten und 99 % der Überlebenden korrekt prognostisch eingeschätzt werden. Die Sensitivität, d.h. die Identifizierung der später Verstorbenen, beträgt bei penetrierenden Verletzungen um 80 %, bei stumpfem Trauma jedoch nur etwa 60 % (Champion et al. 1990, 1996).

ASCOT-Verfahren. Um die unbefriedigende Vorhersagegenauigkeit zu verbessern, wurde auf Basis des umfangreichen Datenmaterials der MTOS eine neue Methode entwickelt: A Severity Characterization of Trauma (Champion et al. 1990). Im ASCOT-Verfahren wird der ISS durch die Komponenten A, B und C des anatomischen Profils ersetzt, wodurch alle schwereren Verletzungen erfaßt werden, und das Patientenalter differenzierter bewertet (Tabelle 9.7). Bei Anwendung von ASCOT wird eine Sensitivität von 86 % bei penetrierenden und immerhin fast 70 % bei stumpfen Verletzungen erreicht (Champion 1996). Trotz der aufwendigeren Methodik dürfte sich ASCOT deshalb als internationales Standardverfahren zur Klassifizierung der Verletzungsschwere etablieren.

Tabelle 9.6. Berechnung der Überlebenswahrscheinlichkeit nach der TRISS-Methode

$$\text{Überlebenswahrscheinlichkeit} = \frac{1}{1+e^{-b}}$$
$$b = b_0 + b_1\,(RTS) + b_2\,(ISS) + b_3\,(\text{Alter})$$

Koeffizient	Variable	Verletzungsmechanismus	
		Stumpf	Penetrierend
b_0		−1,2470	−0,6029
b_1	RTS	0,9544	1,1430
b_2	ISS	−0,0768	−0,1516
b_3	Alter	−1,9052	−2,6676

(*RTS* Punktzahl Revised trauma Score, *ISS* Punktzahl Injury Severity Score, e = 2,718282). Die Variable Alter wird bei Patienten, die 55 Jahre und älter sind, mit dem Wert 1 berücksichtigt. Bei jüngeren Patienten wird der Wert 0 eingesetzt, das Alter bleibt also in der Formel unberücksichtigt.

Tabelle 9.7. Berechnung der Überlebenswahrscheinlichkeit nach dem ASCOT-Verfahren

$$\text{Überlebenswahrscheinlichkeit} = \frac{1}{1+e^{-k}}$$
$$k = k_0 + k_1\,(GCS) + k_2\,(P_{syst}) + k_3\,(AF) + k_4\,(A) + k_5\,(B) + k_6\,(C) + k_7\,(\text{Alter})$$

Koeffizient	Variable	Verletzungsmechanismus	
		Stumpf	Penetrierend
k_0		−1,1570	−1,1350
k_1	GCS	0,7705	1,0626
k_2	P_{syst}	0,6583	0,3638
k_3	AF	0,2810	0,3332
k_4	A	−0,3002	−0,3702
k_5	B	−0,1961	−0,2053
k_6	C	−0,2086	−0,3188
k_7	Alter	−0,6355	−0,8365

GCS, P_{sysp}, *AF*: RTS-Werte für Glasgow Coma Scale, Blutdruck und Atemfrequenz. *A, B, C*: Komponenten des anatomischen Profils. Bewertung des Alters: 0–54 Jahre: 0, 55–64 Jahre: 1, 65–74 Jahre: 2, 74–84 Jahre: 3, >84 Jahre: 4

9.3.3
Biochemische Scores (D. Nast-Kolb)

Ergänzend zur definitiven Klassifizierung der Verletzungsschwere ermöglicht das biochemische Scoring eine Beurteilung des weiteren klinischen und hier speziell des intensivmedizinischen Verlaufs (Tabelle 9.8). Hierfür bieten sich als dynamische Parameter routinemäßig erhobene Laborwerte an. Beispiel für biochemisch orientierte Scores sind der:

Biochemischer Parameter	Tag	Organversagen		Letalität	
		Sensitivität (%)	Spezifität (%)	Sensitivität (%)	Spezifität (%)
Elastase (500 ng/ml)	1	71	63	56	91
Neopterin (30 nmol/ml)	3	Keine Vorhersage		77	80
Kathepsin B (190 mU/l)	1	50	89	Keine Vorhersage	
C-reaktives Protein	3	Keine Vorhersage		57	95
Laktat	1	Keine Angaben		60	89
AT III	1	79	52	Keine Vorhersage	

Tabelle 9.8. Gebräuchliche biochemische Parameter, die einen positiven Vorhersagewert aufweisen. (Nast-Kolb et al. 1991)

Respiratory Index:

$$[(pB - pH_2O) F_iO_2 - p_aCO_2 - p_aO_2] : p_aO_2$$

und der

CHOP-Index:

$$CHOP = \sqrt{\left(\frac{C-1}{0,5}\right)^2 + \left(\frac{H-37}{6}\right)^2 + \left(\frac{O-292}{15}\right)^2 + \left(\frac{P-127}{21}\right)^2}$$

(C: Kreatinin, H: Hämatokrit, O: Osmolalität, P: systolischer Blutdruck)

die ebenso wie die übrigen in Tabelle 9.7 aufgeführten Scores primär für Schwerverletzte entwickelt wurden. In der klinischen Praxis wurden diese Indizes inzwischen durch die umfangreicheren und interdisziplinär anwendbaren Intensivscores (s. Kap. 14) verdrängt. Zur Optimierung der Aussagekraft erfassen diese neben biochemischen auch physiologische Parameter, therapeutische Maßnahmen und vorgegebene Faktoren wie Alter und Begleiterkrankungen.

Parameter des biochemischen Monitoring
Die 3 Aufgaben des biochemischen Monitoring beinhalten die Prädiktion von frühen Organfunktionsstörungen eines Organversagens bzw. eines letalen Ausgangs nach schwerem Trauma.

Bewährt haben sich die folgenden biochemischen Parameter für das Monitoring bei polytraumatisierten Patienten (Tabelle 9.8):

- Elastase
- Neopterin
- Kathepsin B
- C-reaktives Protein
- Antithrombin III
- Laktat
- Zytokine

■ **Elastase.** Die Elastase ist eine neutrale Protease und wird nach Aktivierung aus den azurophilen Granula der polymorphkernigen, neutrophilen Granulozyten bzw. auch aus den Makrophagen freigesetzt. Ihre Aufgabe ist die lysosymale Auflösung von Zellstrukturen. Damit ist sie wesentlich an Reparationsvorgängen beteiligt. Eine signifikante Erhöhung von Plasma-Elastase-Spiegeln nach schwerem Trauma ist vielfach beschrieben worden. Bei Elastasemessungen zum Zeitpunkt der Klinikaufnahme wurde bei einem Diskriminierungswert von 200 ng/ml eine Sensitivität von 84 % und ein positiv prädiktiver Wert von 67 %, jedoch nur eine Spezifität von 39 % hinsichtlich eines späteren Organversagens gezeigt (Nast-Kolb et al. 1991). Zum Zeitpunkt maximaler Plasma-Elastase-Konzentrationen (in der Regel innerhalb der ersten 6 h nach Trauma) war jedoch bei einem Diskriminierungswert von 500 ng/ml die Spezifität mit 71 % ausreichend hoch, die Sensitivität betrug zu diesem Zeitpunkt 63 %. Frühere Untersuchungen von Pachter et al. zeigten eine Sensitivität von 88 % und eine Spezifität von 83 % für das spätere Auftreten eines Organversagens (Pacher et al. 1989).

■ **Neopterin.** Erhöhte Neopterinspiegel werden als Ausdruck einer gesteigerten Makrophagenaktivierung bei polytraumatisierten Patienten gewertet. Plasma-Neopterin-Spiegel haben keinen prädiktiven Aussagewert hinsichtlich eines im weiteren Verlauf nach Polytrauma auftretenden Organversagens. Für den weiteren, frühen posttraumatischen Verlauf (Tag 3) zeigten erhöhte Plasma-Neopterin-Spiegel bei einem Diskriminierungswert von 30 nmol/ml eine Sensitivität von 77 % bei einer Spezifität von 93 % für ein späteres Versterben (Nast-Kolb et al. 1991). Ist im späten posttraumatischen Verlauf (ab Tag 5) jedoch eine zusätzliche exzessive Steigerung des Plasma-Neopterins zu beobachten, ist dies überwiegend Folge der Retention von Neopterin im Rahmen eines Nierenversagens.

■ **Kathepsin B.** Die lysosymale Cysteinprotease Kathepsin B wird nach Aktivierung v. a. aus Makrophagen/Monozyten, zu einem sehr geringen Anteil jedoch auch aus polymorphkernigen neutrophilen Granulozyten freigesetzt. Nach schwerem Trauma ist als Zeichen der gesteigerten Makrophagenaktivierung eine deutliche Erhöhung von Kathepsin B beschrieben.

Mit Hilfe von Kathepsin B konnte bereits bei Klinikaufnahme bei einem Diskriminierungswert von 190 mU/l ein späteres Organversagen mit einer Sensitivität von 50 % und einer Spezifität von 89 % vorhergesat werden (Nast-Kolb et al. 1991).

Die Letalität konnte hingegen durch erhöhte Kathepsin-B-Werte nicht prognostiziert werden.

- **C-reaktives Protein (CRP).** Akut-Phase-Proteine, wie das C-reaktive Protein, wurden in der Vergangenheit ebenfalls für das biochemische Monitoring nach schwerem Trauma herangezogen. So konnte eine persistierende Erhöhung des CRP bei polytraumatisierten Patienten mit letalem Organversagen gefunden werden (Nast-Kolb et al. 1991). Eine exakte Korrelation zwischen dem Auftreten von Komplikationen in der posttraumatischen Phase und erhöhten Akutphaseproteinspiegeln wurde bisher jedoch nicht beschrieben (Ertel u. Faist 1993). Hinsichtlich eines späteren Versterbens zeigte das CRP am 3. posttraumatischen Tag eine Sensitivität von 57 % bei einer Spezifität von 95 %.

- **Laktat.** Als Folge der reduzierten Gewebedurchblutung und der damit verbundenen Gewebehypoxie (Umstellung zum anaeroben Stoffwechsel) beim hämorrhagischen bzw. traumatisch-hämorrhagischen Schock kommt es zu einer Erhöhung der Plasma-Laktat-Spiegel. In mehreren Studien korrelierte die Höhe der Plasma-Laktat-Konzentrationen mit dem späteren Auftreten eines Organversagens bzw. ebenfalls mit der Letalität polytraumatisierter Patienten (Brandl 1989). In einer neueren Untersuchung von Roumen et al. (1993) zeigten schwerstverletzte Patienten, die später ein ARDS bzw. MOV entwickelten, ab Tag 2 signifikant erhöhte Plasma-Laktat-Spiegel. Die korrelierten ebenfalls im täglichen Verlauf (ab Tag 2 nach Trauma) mit dem MOV-Score nach Goris et al. (1985). Hinsichtlich eines späteren Versterbens polytraumatisierter Patienten zeigten in einer anderen Untersuchung die Plasma-Laktat-Spiegel schon bei Klinikaufnahme eine Sensitivität von 60 % bei einer Spezifität von 89 %.

- **Antithrombin III.** Antithrombin III hemmt sowohl die Wirkung einzelner Blutgerinnungsfaktoren als auch die von Kallikrein. Ein persistierender Abfall der Antithrombin-III-Plasmaspiegel wurde vielfach nach Trauma beschrieben. Schon am 1. posttraumatischen Tag korrelierte ein mit unter 80 % erniedrigtes AT III mit dem späteren Auftreten eines MOV (Nast-Kolb et al. 1991). Die Sensitivität für ein Organversagen lag bei 79 %, die Spezifität bei 52 %. Eine direkte Korrelation mit dem späteren Versterben der Schwerstverletzten konnte hingegen nicht gefunden werden (Nast-Kolb et al. 1991).

- **Zytokine.** In der Vergangenheit ist vielfach versucht worden, Plasma-Zytokin-Spiegel bei polytraumatisierten Patienten mit dem späteren Auftreten eines MOV bzw. dem Versterben dieser Patienten zu korrelieren. So konnten bei schwerstverletzten Patienten (ISS > 25) zum Zeitpunkt der Klinikaufnahme u. a. signifikant höhere Interleukin-6-Plasma-Spiegel im Vergleich zu leichter verletzten Patienten gemessen werden. Obgleich eine Reihe von Untersuchungen an polytraumatisierten Patienten versucht, Plasma-Zytokin-Spiegel mit dem späteren Auftreten eines Organversagens bzw. dem Versterben dieser Patienten zu korrelieren, gibt es bisher keine einheitlichen Ergebnisse. Zur endgültigen Bewertung der prognostischen Aussagekraft von Plasma-Zytokin-Spiegeln bei schwerstverletzten Patienten müssen weitere Untersuchungen abgewartet werden.

> Zusammenfassend ermöglichen die biomechanischen Parameter Elastase, Kathepsin B und Antithrombin III die Prognose eines späteren Organversagens mit ausreichender Sensitivität und Spezifität schon am 1. posttraumatischen Tag (Tabelle 9.8) (Nast-Kolb et al. 1991). Hinsichtlich des späteren Versterbens von schwerstverletzten Patienten erweisen sich am 1. Tag nur der Plasma-Laktat-Spiegel und die Elastase als prognostisch wertvoll.

Durch eine Kombination der zuvor genannten biomechanischen Parameter ließ sich die prognostische Aussagekraft hinsichtlich eines später auftretenden Organversagens bzw. des Versterbens von polytraumatisierten Patienten noch erhöhen.

Obgleich Plasma-Zytokin-Spiegel schon vielfach zur Prognosebeurteilung bei Schwerstverletzten herangezogen werden, sind die Angaben in der Literatur hier noch widersprüchlich. Da jedoch alle biomechanischen Parameter durch eine Vielzahl von Faktoren, wie Streß, Kurznarkosen oder Wunddébridements, verändert werden, sollte – trotz der zuvor dargestellten Ergebnisse – immer eine Beurteilung im Verlauf erfolgen (Ertel u. Faist 1993).

9.4 Klinischer Verlauf

Die Erfahrung bei der Behandlung von Mehrfach- und Schwerverletzten hat gezeigt, daß sich in den meisten Fällen ein charakteristischer klinischer Verlauf beobachten läßt. Dieser beruht im wesentlichen auf typischen pathogenetischen Abläufen, die mit diesen schweren Verletzungen einhergehen. Die Berücksichtigung dieses charakteristischen Verlaufsmusters im Rahmen des eigenen Behandlungskonzept ist von größter Bedeutung, da nur sich hierdurch Komplikationen im posttraumatischen Verlauf vermeiden lassen.

Bereits in den frühen Beschreibungen des Schockgeschehens werden verschiedene Perioden im Ablauf eines Polytraumatisierten dargestellt. War in den ersten Jahrzehnten dieses Jahrhunderts vor allen Dingen der Volumenmangelschock Haupttodesursache, so waren es nach dem 2. Weltkrieg insbesondere die Schockfolgeerkrankungen, die das Schicksal eines Polytraumatisierten bestimmten. Während des Korea-Krieges war dies v.a. die Schockniere, später die Schocklunge bzw. das ARDS und schließlich in den heutigen Tagen das MOV (Abb. 9.7, Tabelle 9.9).

1969 hat Tscherne die Versorgung des Schwerverletzten nach Dringlichkeitsstufen gegliedert. Hierbei unterschied er unterschiedliche Verletzungsmuster und unterteilte sie in 3 Dringlichkeitsstufen:

- Dringlichkeitsstufe 1: unstillbare innere oder äußere Blutungen, Verlegungen oder Funktionseinschränkungen der Lunge, sowie Herztamponaden und Hirndrucksymptomatiken.
- Dringlichkeitsstufe 2: Verletzungen wie der Brust-, Bauch- und Urogenitalorgane, Rückenmarkkompressionen, offene Schädel-Hirn-Verletzungen sowie Luxationen, Amputationen und große Weichteilverletzungen.
- Dringlichkeitsstufe 3: zweizeitige Organrupturen, subakute Subduralhämatome, Liquorfisteln sowie Osteosynthesen und rekonstruktive Eingriffe.

Allen Dringlichkeitsstufen vorangestellt wurde von Tscherne die Stabilisierung der Kreislaufverhältnisse, außer es liegt eine unstillbare Blutung, welche eine Schocktherapie frustran werden läßt, vor. Diese ist dann vorrangig zu versorgen.

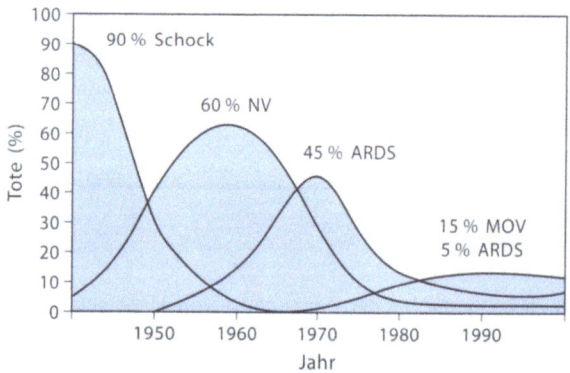

Abb. 9.7. Veränderungen der Todesursache und -häufigkeit in den letzten 50 Jahren

1978 hat Wolff detaillierte Behandlungsprioritäten herausgestellt (Wolf et al. 1978). Er unterteilte seine Behandlungstaktik in 5 Phasen. Die erste Phase nannte er die Reanimationsphase. In dieser Phase wird der Patient intubiert und hämodynamisch stabilisiert. Phase zwei beschrieb er mit der 1. Operationsphase, welche unaufschiebbare operative Therapien zur Stabilisierung des Patienten beinhaltete. Die anschließende Stabilisierungsphase, Phase drei, sollte der weiteren Stabilisierung des Patienten auf der Intensivstation dienen. In dieser Phase soll sich die kardiale, respiratorische sowie die Stoffwechsellage stabilisieren. Nach einer Stabilisierung des Patienten folgt Phase 4, die 2. Operationsphase. Hierin sollte die definitive chirurgische Versorgung stattfinden. Im Anschluß daran definierte er die Erholungsphase, in welcher der Patient extubiert werden soll.

1978 hat auch Schweiberer therapeutische Richtlinien zur Behandlung des Schwerverletzten herausgegeben und dabei eine Phaseneinteilung vorgenommen (Schweiberer et al. 1978). Vor Eintritt in das therapeutische Stufenschema soll der Patient jedoch erst genau untersucht werden, um die Verletzungsschwere festzulegen. Er unterschied 3 Verletzungsschweregrade von mäßig verletzt bis lebensbedrohlich verletzt. Nach dieser Einteilung tritt der therapeutische Stufenplan ein. Nach einer Stabilisierung des Patienten definierte er die Phase der Sofortoperation zur Behandlung großer äußerer Blutungen, Verletzungen von parenchymatösen Organen, sowie Entlastungen von intrakraniellen Einblutungen. In der Phase der verzögerten Primäroperation werden Verletzungen, welche nicht primär, aber nach längerer Dauer sekundär zum Tode führen können, z.B. der inneren parenchymatösen Organe und 2. bis 3. gradig offene Frakturen behandelt. Als letzte Phase postulierte Schweiberer die Phase der Sekundäroperation. Hier werden Frakturen behandelt, welche keine vitale Bedrohung für den Patienten darstellen.

1983 wurden von Trunkey 3 repräsentative Phasen im posttraumatischen Verlauf beschrieben, die sich im wesentlichen in den typischen Todesursachen unterschieden (s. S. 237, Abb. 9.8). Daraus leitete er zunächst eine unterschiedliche Prognose, aber auch unterschiedliche präklinische und klinische Therapiekonzepte ab. Diese Phaseneinteilung ist die verbreitetste in den USA.

Dittmer stellte 1983 ein Stufenschema zur Versorgung eines Schwerverletzten 1983 vor. Die Einteilung beinhaltete eine Reanimationsphase, ein 1. Operationsphase, eine Stabilisierungsphase, eine 2. Operationsphase und die Rehabilitationsphase.

1986 wurde dann von Schweiberer et al. (Nast-Kolb et al. 1986) ein Stufenplan zur Versorgung von Frakturen des schwerverletzten Patienten veröffentlicht. Hier wurden die Stufen 1, 1a, 2, 3, 4, 5 genannt. Stufen 1 und 1a beinhalteten lebensrettende Sofortmaßnahmen

Tabelle 9.9. Phasen der Polytraumaversorgung, Literaturübersicht

Autor	Einteilung
Tscherne (1969)	Dringlichkeitsstufe 1 (Soforteingriffe) • schwere innere/äußere Blutungen • Lungenverletzungen mit z.B. Asphyxie, Pneumothorax • Hirndruck • Herztamponade Dringlichkeitsstufe 2 (verzögerte Primäreingriffe) • Verletzungen Bauch-, Brust-, Harnorgane • Rückenmark- und offene Hirnverletzungen • periphere Gefäßverletzungen, offene Frakturen, Luxationen, Augenverletzungen Dringlichkeitsstufe 3 (Sekundäreingriffe) • zweizeitige Organrupturen • subakute, chronische Subduralhämatome • Osteosynthesen • plastische Eingriffe
Wolf et al. (1978)	Reanimationsphase • Respiration -Kreislauf Erste Operationsphase • unaufschiebbare Versorgung lebensbedrohlicher Verletzungen Stabilisierungsphase • kardiale, pulmonale, renale Stabilisierung • Stoffwechsel- und Infektstabilisierung Zweite Operationsphase • definitive chirurgische Versorgung Erholungsphase
Schweiberer et al. (1978)	Sofortoperation • Gefäßverletzungen, Verletzungen parenchymatöser Organe • intrakranielle Verletzungen • Lungenverletzungen Verzögerte Primäroperationen • Versorgung kompensierter Verletzungen, welche letztendlich jedoch tödlich verlaufen können • Abdomenverletzungen, schwere Frakturen Sekundäroperationen • Versorgung nicht lebensbedrohlicher Verletzungen, evtl. konservative Therapie
Dittmer et al. (1983)	Reanimationsphase Erste Operationsphase Stabilisierungsphase Zweite Operationsphase Rehabilitationsphase
Schweiberer et al. (1987)	Stufe 1 und 1a • lebensrettende Sofortmaßnahmen Stufe 2 • Kreislaufstabilisierung • Diagnostik Stufe 3 • geplante operative Notfallversorgung • Vesorgung von Frakturen, organerhaltende Operationen Stufe 4 • intensivmedizinische Behandlung Stufe 5 • funktionserhaltende, rekonstruktive Maßnahmen
Trentz (1993)	Akut- oder Reanimationsphase (1.–3. Stunde) • Phase alpha (lebensrettende Sofortmaßnahmen) • Phase bravo (dringliche Sofortmaßnahmen) • Phase charlie (dringliche obligate Maßnahmen) • Phase delta (Komplettierung der Diagnostik) Primärphase (3.–72. Stunde) Sekundärphase (3.–10. Tag) Tertiärphase (nach dem 10. Tag)

und Operationen, ohne die Versorgung von Frakturen. In dieser Phase sollte nur eine sterile Abdeckung offener Frakturen und eine Ruhigstellung durch Luftkammerschienen zur Vermeidung weiterer Gewebetraumatisierungen erfolgen. In Phase 2 werden neben der weiteren Kreislaufstabilisierung und Überwachung die ersten diagnostischen Schritte zur Frakturdiagnostik und Beurteilung der Extremitätensituation durchgeführt. Innerhalb dieser Phase sollte das weitere Vorgehen zur Versorgung des Patienten geplant werden. Die direkte geplante operative Notfallversorgung findet dann in Phase 3 statt. Hier werden organerhaltende Operationen durchgeführt und Frakturen mit hoher Gefährdung für den Patienten, wie z. B. offene Frakturen, Frakturen mit Gelenkbeteiligung, versorgt. Phase 4 stellt den Zeitraum der Versorgung auf der Intensivstation dar. Phase 5 beinhaltet funktionserhaltende und rekonstruktive Maßnahmen (verzögerte Operationen). 1987 wurde dieser Stufenplan sogar in den präklinischen Verlauf vorgezogen. Die beschriebene Versorgung innerhalb der Stufe 1 sollte dabei bereits an der Unfallstelle beginnen.

Trentz et al. haben 1994 einen detaillierten Versorgungsplan des Schwerverletzten erarbeitet. Der posttraumatische Verlauf wird hier in

- die Akut- oder Reanimationsphase (1.–3. Stunde),
- die Primärphase (3.–72. Stunde),
- die Sekundärphase (3.–10. Tag) und
- die Tertiärphase (nach dem 10. Tag) eingeteilt.

Innerhalb der Akut- oder Reanimationsphase werden von Nast-Kolb et al. (1994) die Phase Alpha (lebensrettende Sofortmaßnahmen in der 1. Minute), die Phase Bravo (dringliche Sofortmaßnahmen der ersten 5 min), die Phase Charlie (dringliche obligate Maßnahmen der ersten 30 min) und die Phase Delta (Komplettierung der Diagnostik und Therapie) unterschieden. Jedoch ist innerhalb dieses Schemas jederzeit ein Wechsel in der Reihenfolge zur erforderlichen Intervention bei plötzlicher Verschlechterung des Zustandes des Patienten möglich.

9.4.1 Phaseneinteilung

Betrachtet man den posttraumatischen Verlauf, so lassen sich unter Berücksichtigung der Pathophysiologie 5 Phasen differenzieren:

- Reanimationsphase
- Stabilisierungsphase
- Labile Phase
- Regenerations- oder Entgleisungsphase
- Rehabilitationsphase

Diesen klinischen Phasen können gleichzeitig gewissen Therapieabschnitten, sog. „Perioden", zugeordnet werden, auf die in Kap. 10 näher eingegangen wird.

■ **Reanimationsphase.** Diese Phase umfaßt den Zeitraum von der Klinikaufnahme bis zur Beseitigung einer vitalen Lebensbedrohung. Zu diesen akut lebensbedrohlichen Situationen gehören die externen oder internen Massenblutungen, die lebensbedrohliche Atemstörung, die akute Kreislaufinsuffizienz oder der zerebrale Notfall bei intrazerebraler Blutung. Die Beseitigung dieser Vitalbedrohung führt jedoch nicht zu einer vollständigen Stabilisierung des Patienten, sondern lediglich zu einem Status, der es erlaubt, unter weiterer respiratorischer und hämodynamischer Unterstützung die operative Behandlung fortzusetzen. Erreicht mach diesen Status nicht, so ist ggf. jegliche Notfalltherapie abzubrechen und eine intensivmedizinische Behandlung einzuleiten (z. B. ausgeprägte Hypothermie, entgleiste Gerinnung, akutes respiratorisches Versagen).

■ **Stabilisierungsphase.** Diese posttraumatische Phase führt kontinuierlich zu einer Stabilisierung der hämodynamischen und pulmonalen Situation, sowie zu einer Homöostase unter entsprechender Substitution. In dieser Phase werden entweder intensivmedizinische oder primärchirurgische Maßnahmen fortgeführt. Eingeschlossen sind die sog. dringlichen Operationen oder Primäroperationen. Die Stabilisierungsphase sollte den Zeitraum von 72 h nicht überschreiten. Eine dann immer noch anhaltende Instabilität mit Anzeichen eines prolongierten Schocks ist prognostisch als außerordentlich ungünstig zu bewerten.

■ **Labile Phase.** In diesem Zeitabschnitt (72 h bis etwa 5 Tage) ändert sich an dem Zustand des Patienten wenig. Die klinischen Parameter zeigen weder eine weitere Verschlechterung noch eine deutliche Erholung an. Häufig ist noch eine forcierte Volumentherapie erforderlich, die Darmfunktion hat noch nicht wieder eingesetzt. Der Patient hat meist Fieber. Labor- und Gerinnungsparameter haben sich noch nicht wieder normalisiert. In dieser Phase kann ein Fehler in der intensivmedizinischen Therapie oder auch ein großes operatives Trauma zu einer Verschlechterung des Zustandes führen.

■ **Regenerations- oder Entgleisungsphase.** Ein erstes Zeichen für die Erholung des Patienten ist die Rückbildung der generalisierten Flüssigkeitseinlagerung. Die Wiederherstellung der normalen Zell- und Gefäßpermeabilität führt zur Flüssigkeitsrückresorption (interne Volumenverschiebung in den Intravasalraum) mit Anstieg der Urinausscheidung. Hierdurch entwickelt sich die sog. „Negativbilanz" (größere Flüssigkeitsausfuhr als -einfuhr). Gleichzeitig steigen die Thrombozytenzahlen, die anfangs nach Polytrauma um etwa 60 000 schwanken. Die Peristaltik setzt wieder ein, welches u. a. am Rückgang des Magensondenrefluxes deutlich wird. Respiratorische Störungen bilden sich zurück, hämodynamische Parameter, z. B. des pulmonalen Kreislaufs (pulmonalarterieller Druck), normalisieren sich. Der Beginn dieser Entwicklung ist für die Planung des weiteren chirurgischen Vorgehens entscheidend. Im Gegensatz dazu kann in diesem Zeitraum genauso auch eine rasche Entgleisung der Organfunktionen auftreten. Regelmäßig kündigt sich diese durch metabolische Störungen (respiratorische Alkalose, dann metabolische Azidose), vermehrter Volumenbedarf, Verschlechterung der respiratorischen Funktion und Leberfunktionsstörungen mit Anstieg des Bilirubins an. Intensivmedizinische Maßnahmen müssen diese Störungen ausgleichen und den Zustand stabilisieren. Im Endzustand kann der Tod im MOV eintreten.

■ **Rehabilitationsphase.** In den Fällen, in denen eine Regeneration eintritt, ist der Patient zunächst von einer noch andauernden katabolen Stoffwechsellage gezeichnet. Erst mit dem zunehmenden oralen Kostaufbau und der gezielten Mobilisierung mit intensiver Physiotherapie tritt das Stadium der fortschreitenden medizinischen Rehabilitation ein. Zu diesem Zeitpunkt werden die letzten Maßnahmen ergriffen, um ein einwandfreies funktionelles Ergebnis zu erreichen. Hieran schließt sich zunehmend auch die soziale und berufliche Reintegration an.

9.4.2
Todesursachen

Die Ursache für den Unfalltod hat in den letzten 50 Jahren durch Fortschritte in der medizinischen Versorgung einen enormen Wandel erfahren (Abb. 9.7 und 9.8). Wo früher der Tod durch hämorrhagischen Schock in der Frühphase nach Trauma verursacht wurde, stehen heute Einzel- oder Multiorganversagen im Vordergrund. TRUNKEY unterteilte den Unfalltod nach dem Zeitpunkt seines Eintrittes in 3 Gruppen. Im Diagramm ergeben sich dadurch in Abhängigkeit vom Zeitpunkt der Verletzung 3 Häufigkeitsgipfel (Abb. 9.9).

Der erste Gipfel, der alle sofortigen Todesfälle zusammenfaßt, ist durch die Verletzungen des Gehirns, des Hirnstammes und des Rückenmarkes sowie der Massenblutung aus Herz und der großen Blutgefäße verursacht. Auch unter günstigen medizinischen Bedingungen wären nur wenige Patienten aus dieser Gruppe zu retten. Der zweite Häufigkeitsgipfel, die „frühen Todesfälle", ist im wesentlichen durch schwere innere Blutungen in Schädel, Brustkorb oder dem

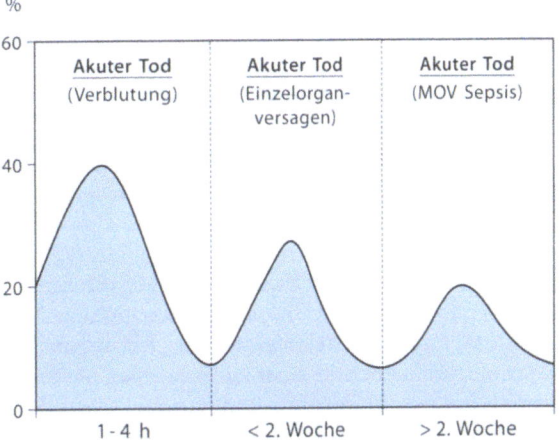

Abb. 9.8. Unterschiedliche Todeszeitpunkte nach schwerem Trauma

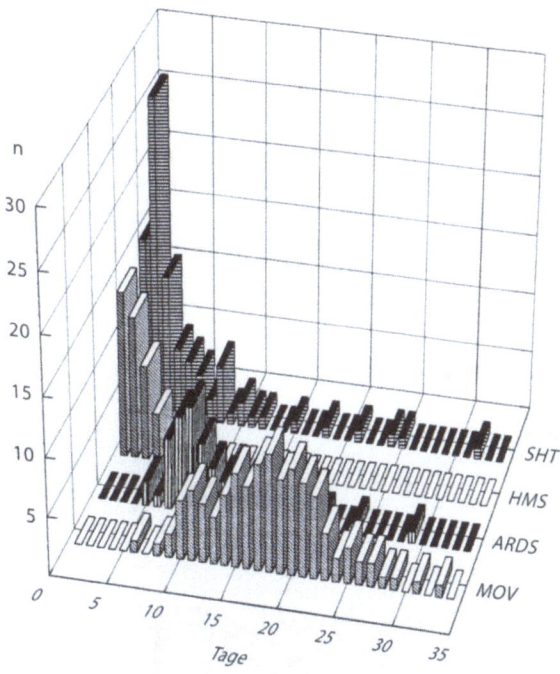

Abb. 9.9. Verteilung der Todesursachen im eigenen Patientenkollektiv

Bauchraum charakterisiert. Diese Patienten versterben innerhalb der ersten Stunden nach der Verletzung. Beinahe alle derartigen Verletzungen sind jedoch durch die heutigen medizinischen Mittel behandelbar. Allerdings beeinflußt die Zeitspanne zwischen Verletzung und Behandlung die mögliche Hilfe und die Prognose des Patienten.

Unter der Bezeichnung „späte Todesfälle" sind die Patienten zusammengefaßt, die innerhalb von Tagen bzw. Wochen nach der Verletzung versterben. In nahezu 80% dieser Patienten liegt entweder eine Infektion oder das Versagen einer oder mehrerer Organsysteme vor.

Diese Todesfälle stellen weiterhin ein chirurgisches und intensivmedizinisches Problem dar.

Zeitpunkt und Häufigkeit der wichtigsten Todesursachen in unserem Patientenkollektiv sind in Abb. 9.9 aufgezeigt. Deutlich wird der unterschiedliche Todeszeitpunkt in den verschiedenen Krankheitsbildern. Meist führen logistische Probleme (lange Rettungszeiten, inadäquate Schockbehandlung, verzögerte operative Versorgung) in der Frühphase zu pathogenetischen Störungen mit Beeinträchtigung des Immunsystems und schließlich zu einer zunehmenden hämodynamischen, respiratorischen und metabolischen Störung. Das Ausmaß dieser Störungen wird durch die Schwere des initialen Traumas (Hypovolämie, Ausdehnung des Weichteilschadens, Anzahl und Art der Frakturen) und durch die Dauer, die diese Schädigung unbeeinflußt anhält, bestimmt. Die ablaufenden Pathomechanismen führen rasch zu einer generalisierten Schädigung aller Körperzellen. Nach einem Intervall der Latenz bilden sich in der Spätphase zunehmende Anzeichen einer geschwächten Immunabwehr, einer unbeherrschbaren Infektion und einer zunehmenden Organdysfunktion. Diese sind in der Spätphase dann schwer beeinflußbar und können bisher lediglich symptomatisch durch Unterstützung der Einzelorganfunktion (Beatmung, Dialyse etc.) beeinflußt werden.

Literatur

Baker SP, O'Neill B, Haddon W, Jr., Long WB (1974) The injury severity score: a method for describing patients with multiple injuries and evaluating emergency care. J Trauma 14: 187–196

Boyd CR, Tolson MA, Copes WS (1987) Evaluating trauma care: the TRISS method. Trauma Score and the Injury Severity Score. J Trauma 27: 370–378

Champion HR, Sacco WJ, Carnazzo AJ, Copes W, Fouty WJ (1981) Trauma score. Crit Care Med 9: 672–676

Champion HR, Copes WS, Sacco WJ et al. (1990a) The Major Trauma Outcome Study: Establishing national norms for trauma care. J Trauma 30: 1356–1365

Champion HR, Copes WS, Sacco WJ et al. (1990b) A new characterization of injury severity. J Trauma 30: 539–546

Champion HR, Copes WS, Sacco WJ, Frey EF, Holcroft JW, Hoyt DB, Weigelt JA (1996) Improved prediction from ASCOT over TRISS: Results of an independent study. J Trauma 40: 42–49

Copes WS, Champion HR, Sacco WJ (1990) Progress in characterizing anatomic injury. J Trauma 30: 1200–1207

DeMaria EJ, Kenney PR, Merriam MA, Casanova LA, Gann DS (1987) Survival after trauma in geriatric patients. Ann Surg 206: 738–743

Dittmer H, Faist E, Lauterjung KL, Heberer G (1983) Die Behandlung des Polytraumatisierten in einem Klinikum. Chirurg 54: 260–266

Emerman CL, Shade B, Kubincanek J (1991) A comparison of EMT judgment and prehospital trauma triage instruments. J Trauma 31: 1369–1375

Ertel W, Faist E (1993) Immunologisches Monitoring nach schwerem Trauma. Unfallchirurg 96: 200–212

Finelli FC, Jonsson J, Champion HR, Morelli S, Fouty WJ (1989) A case control study for major trauma in geriatric patients. J Trauma 29: 541–548

Goris RJ, te Boekhorst TP, Nuytinck JK, Gimbere JS (1985) Multiple-organ failure. Generalized autodestructive inflammation? Arch Surg 120: 1109–1115

Gormican SP (1982) CRAMS Scale: Field triage of trauma victims. Ann Emerg Med 11: 132–135

Martin RE, Teberian G (1990) Multiple trauma and the elderly patient. Emerg Med Clin North Am 8: 411–420

Nast-Kolb D, Kessler S, Duswald KH, Betz A, Schweiberer L (1986) Extremitätenverletzungen polytraumatisierter Patienten: stufengerechte Behandlung. Unfallchirurg 89: 149–154

Nast Kolb D, Jochum M, Waydhas C, Schweiberer L (1991) Die klinische Wertigkeit biochemischer Faktoren beim Polytrauma. Hefte Unfallheilkd 215: 1–162

Nast-Kolb D, Waydhas C, Kanz G, Schweiberer L (1994) Algorithmus für das Schockraummanagement beim Polytrauma. Unfallchirurg 97: 292–302

Oestern HJ, Kabus K (1994) Vergleich verschiedener Traumascoresysteme. Unfallchirurg 97: 177–184

Oestern HJ, Tscherne H, Sturm J, Nerlich M (1985) Klassifizierung der Verletzungsschwere. Unfallchirurg 88: 465–472

Pachter HL, Hofstetter SR, Liang HG, Hoballah J (1989) Traumatic injuries to the pancreas: the role of distal pancreatectomy with splenic preservation. J Trauma 29: 1352–1355

Regel G, Lobenhoffer P, Lehmann U, Pape HC, Pohlemann T, Tscherne H (1993) Ergebnisse in der Behandlung Polytraumatisierter. Eine vergleichende Analyse von 3406 Fällen zwischen 1972 und 1991. Unfallchirurg 96: 350–362

Roumen RM, Hendriks T, Wevers RA, Goris JA (1993) Intestinal permeability after severe trauma and hemorrhagic shock is increased without relation to septic complications. Arch Surg 128: 453–457

Schweiberer L, Dambe LT, Klapp F (1978) Die Mehrfachverletzung: Schweregrad und therapeutische Richtlinien. Chirurg 49: 608–614

Teasdale G, Jennett B (1974) Assessment of coma and impaired consciousness. A practical scale. Lancet 2: 81–84

Trunkey DD (1984) Is ALS necessary for pre-hospital trauma care? [editorial]. J Trauma 24: 86–87

Tscherne H (1969) Der schwere Unfall: Erweiterte Erste Hilfe - Reihenfolge der Versorgung. Chir. Univ.-Klinik Graz, S. 151–156

Waydhas C, Nast Kolb D, Kick M et al. (1994) Operationsplanung von sekundären Eingriffen nach Polytrauma. Unfallchirurg 97: 244–249

Wolff G, Dittmann M, Frede KE (1978) Klinische Versorgung des Polytraumatisierten. Indikationsprioritäten und Therapieplan. Chirurg 49: 737–744

Pathophysiologie

G. REGEL, M. GROTZ und A. SEEKAMP

10.1	Traumatisch-hämorrhagischer Schock	239
10.1.1	Hämodynamische und respiratorische Störungen	239
10.1.2	Periphere Mikrozirkulationsstörungen	241
10.1.3	Intestinale Mikrozirkulationsstörungen	243
10.1.4	Weichteil- und Knochenschaden	244
10.1.5	Direktes Organtrauma	245
10.2	Interaktion humoraler und zellulärer Mechanismen	246
10.2.1	Humorale Plasmakaskadensysteme	246
10.2.2	Zelluläre Systeme	247
10.2.3	Zelluläre Produkte	248
10.2.4	Zeitlicher Verlauf der Aktivierung	249
10.3	Multiorgandysfunktionssyndrom	250
	Literatur	253

Der Begriff »traumatisch-hämorrhagischer Schock« ist mit dem Krankheitsbild des Schwerstverletzten untrennbar verbunden. Anders als bei dem sog. hämorrhagischen Schock, wie er z. B. bei perforierenden Verletzungen (Stich- oder Schußverletzungen) vorkommt, spielen beim traumatisch-hämorrhagischen Schock neben dem Blutverlust, das Trauma selbst, d. h. der Weichteil- und Knochenschaden bzw. das direkte Organtrauma, sowie die Hypoxämie und die Massentransfusion für die weiteren pathophysiologischen Abläufe und damit für die spätere Entwicklung von Schockfolgeerkrankungen (MOV) eine entscheidende Rolle (Abb. 10.1).

10.1 Traumatisch-hämorrhagischer Schock

Beim polytraumatisierten Patienten folgt auf den traumatisch-hämorrhagischen Schock ein äußerst komplexes multifokales pathophysiologisches Geschehen, welches prinzipiell zum Ziel hat, den durch das Trauma entstandene Gewebeschaden abzubauen und eine Regeneration zu erzielen. Die Summe dieser Reaktionen wird als »host defense response« bezeichnet. Aufgrund der besonderen Situation beim schwerstverletzten Patienten laufen diese Reaktionen häufig nicht mehr geordnet ab, einzelne Systeme aktivieren bzw. potenzieren sich sogar gegenseitig. Gemeinsame Endstrecke dieser Reaktionen ist die Entwicklung eines Einzel- oder Multiorganversagens.

10.1.1 Hämodynamische und respiratorische Störungen

Hypovolämie

Infolge des Blutverlustes kommt es zur Hypovolämie mit nachfolgender Hypotension. Dieser intravaskuläre Volumenmangel induziert Störungen sowohl in der Makro- als auch in der Mikrozirkulation (Abb. 10.2). Im Bereich der Makrozirkulation kommt es im Rahmen der sympathikoadrenergen Streßreaktion über Freisetzung von Katecholaminen (Adrenalin und Noradrenalin) bzw. von anderen Streßhormonen (z. B. Kortison, Vasopressin oder ACTH) zu einer Aktivierung von α_1-Rezeptoren und in der Folge zu einer Umverteilung des HZV (»Zentralisation«). Dies führt primär zu einer Minderperfusion der Splanchnikus-

Abb. 10.1. Pathophysiologische Faktoren beim Trauma

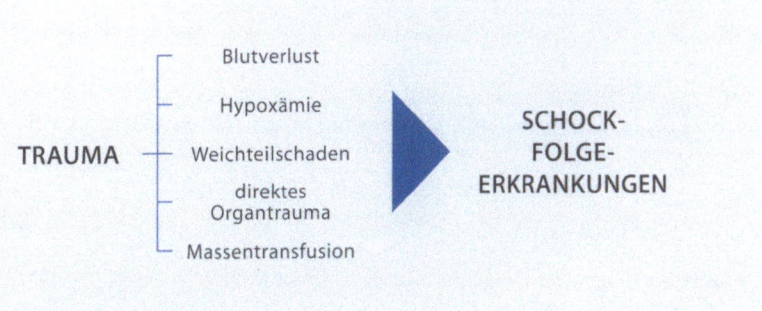

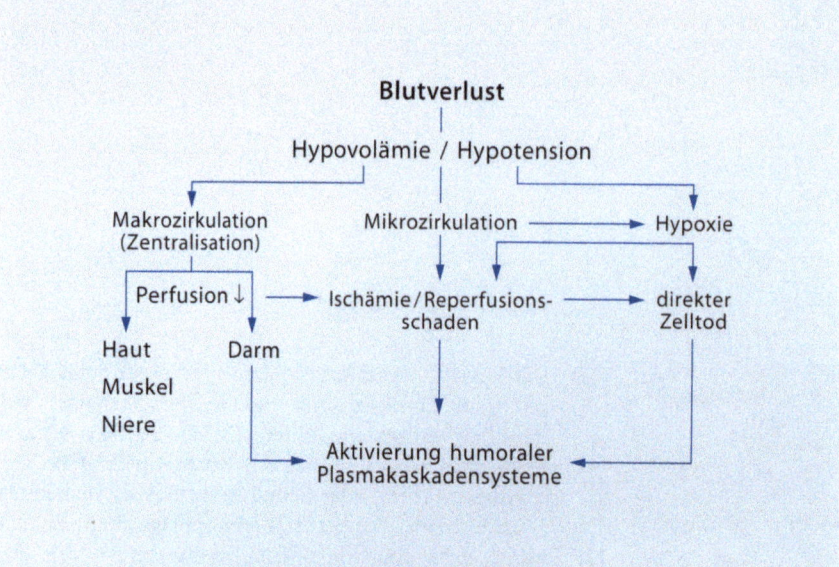

Abb. 10.2. Die Hypovolämie führt zu Makro- und Mikrozirkulationsstörungen

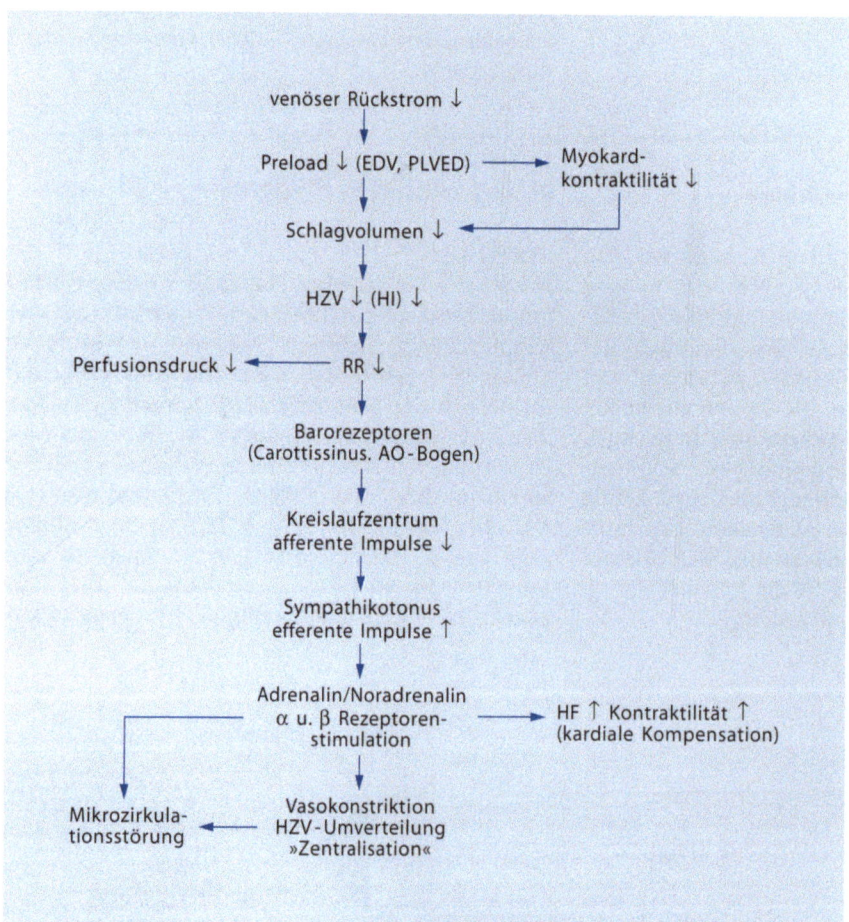

Abb. 10.3. Reaktive Vasokonstriktion als Endstrecke der sympathikoadrenergen Stimulation

organe (Verdauungsorgane, Nieren) bzw. der Haut und Muskulatur, später auch von anderen Organen. Parallel führt die Hypovolämie im Bereich der Mikrozirkulation zu einer reaktiven Konstriktion von prä- bzw. postkapillären Gefäßabschnitten (Arteriolen/Venolen) und damit sowohl zu einem erhöhten arteriovenösen Shunt im Kapillarbett als auch zu einer verminderten Strömungsgeschwindigkeit des Blutes (Dorinsky u. Gadek 1989; Rutherford et al. 1976) (Abb. 10.3).

Hypoxämie

Die Hypoxämie nach schwerem Trauma ist zumeist bedingt durch eine Minderbelüftung der Lunge. Dies kann vielfältige Gründe haben: Verlegung der Atemwege, Aspiration, schmerzbedingte flache Atmung oder auch das direkte Organtrauma der Lunge. Die Hypoxämie führt im pathophysiologischen Sinne letztendlich ebenfalls zu einer Hypoxie der Zelle mit all ihren nachfolgend beschriebenen Folgen.

10.1.2 Periphere Mikrozirkulationsstörungen

Ischämie

Mit Abnahme der Kapillardurchblutung kommt es zu einer schockspezifischen inhomogenen Verteilung des Blutflusses. Eine periphere Minderperfusion verursacht eine zunehmende Gewebehypoxie und führt, bedingt durch die Aktivierung des anaeroben Stoffwechsels, zu einer Ansammlung saurer Metabolite. Im weiteren Verlauf kommt es kompensatorisch zu einer atonischen Weitstellung präkapillärer Gefäßabschnitte. Der Einstrom von Blut in die Kapillaren nimmt bei tonisch verengten postkapillären Gefäßen zu und führt in der Folge zu einer generalisierten Flußverminderung im Gefäßbett mit Stase und Aggregation von zellulären Blutbestandteilen – dem Sludgephänomen der Erythrozyten bzw. Thrombozyten sowie zur Ausbildung von Mikrothromben (Leukozyten, Thrombozytenbestandteile) (Abb. 10.4).

Anaerober/aerober Stoffwechsel

Die verminderte Gewebeperfusion hat ein Mißverhältnis von Sauerstoffangebot und Sauerstoffbedarf zur Folge. Dies führt direkt zur Zellhypoxie bzw. -ischämie (O_2-Minderversorgung) (Cain u. Curtis 1991). Die Störungen des Zellmetabolismus in einer anaeroben Stoffwechsellage erhöhen den ATP-Verbrauch. Pathophysiologisch kommt es während der Ischämiephase zu einer metabolisch bedingten Umsetzung von ATP über AMP, Adenosin und Inosin zu Hypoxanthin, während gleichzeitig das Enzym Xanthindehydrogenase in eine Xanthinoxidase umgesetzt wird (Roy 1983) (Abb. 10.5). Wird die Sauerstoffversorgung der Zelle nicht wiederhergestellt, kommt es somit zunächst zu einer Zellschädigung und im weiteren Verlauf zum Zelltod. Das Absterben von organspezifischen Zellen kann dann letztendlich zu einer Organdysfunktion führen (Harkema u. Chaudry 1990).

Wird die anaerobe Situation in eine aerobe umgewandelt, bildet sich mit der Anlieferung von Sauerstoff über eine Aktivierung der Xanthinoxidase Xanthin aus Hypoxanthin (Granger et al. 1981, 1986). Bei dieser Reaktion werden Sauerstoffradikale freigesetzt, die durch direkte und indirekte Mechanismen das Kapillarendothel schädigen. Zum einen verursachen die Sauerstoffradikale direkt eine Oxygenierung der Zellmembranen der Endothelzellen, zum anderen wirken sie als chemotaktischer Reiz für neutrophile Granulozyten. Eine unabdingbare Voraussetzung für die schädigende Potenz der Neutrophilen ist deren Adhärenz an den Endothelzellen. Diese Adhärenz ist vermittelt durch Ad-

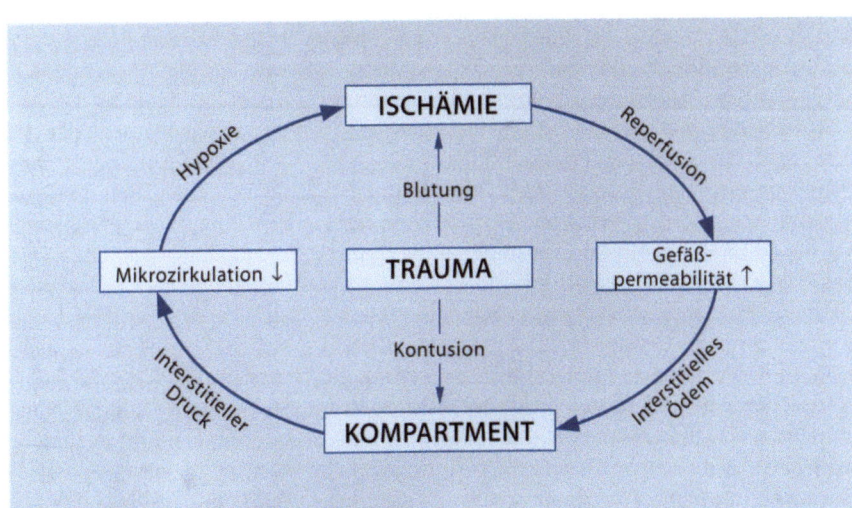

Abb. 10.4. Pathophysiologische Vorgänge in der Ischämiephase

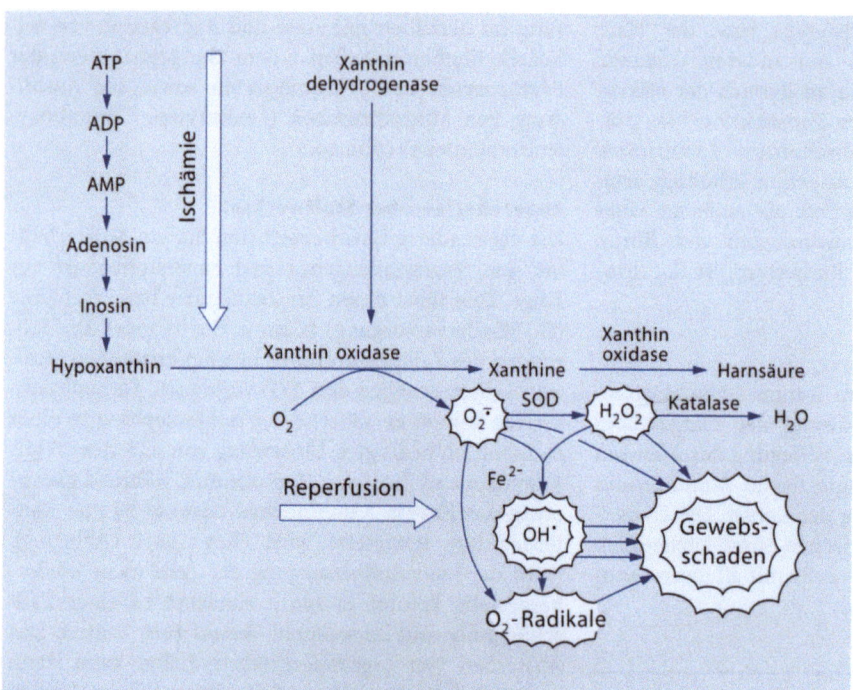

Abb. 10.5. Pathophysiologische Vorgänge in der Reperfusionsphase

häsionsmoleküle, die an der Zelloberfläche sowohl des Endothels als auch der Granulozyten vorkommen. Nach neueren Erkenntnissen ist belegt, daß Sauerstoffradikale selbst durch Stimulierung der Expression von Adhäsionsmolekülen zu einer vermehrten Adhärenz von Granulozyten am Endothel führen. Durch Freisetzung weiterer Sauerstoffradikale und Proteasen seitens des Granulozyten wird der Endothelzellverband aufgelöst.

Reperfusion
In der klinischen Situation entspricht die Wiederherstellung der aeroben Stoffwechsellage der Reperfusion. Diese erfolgt isoliert z. B. durch Aufheben eines Tourniquets wie der Blutsperre oder der Rekonstruktion eines rupturierten Gefäßes, generalisiert aber auch nach Volumenausgleich eines hämorrhagischen Schocks. So wichtig die Reperfusion für den Erhalt der Zellfunktion ist, stellt sie zunächst eine Gefahr für das reperfundierte Areal dar. Durch den Permeabilitätsschaden entsteht ein ausgeprägtes interstitielles Ödem mit Erhöhung des interstitiellen Druckes, erneuter Verminderung der Mikrozirkulation und resultierender Hypoxämie. Der Kreis schließt sich hier und es kommt zur Ischämie. Bei Nichterkennen dieser Situation entsteht ein kritisch hoher Gewebedruck, welcher zu Druckschäden und Zellhypoxie führt (Abb. 10.4). Es folgt ein venöser Rückstau und letztendlich eine weitere Minderperfusion auch großer Gefäße. Diese Situation wird generell als »Kompartmentsyndrom« bezeichnet. Die einzig sinnvolle Therapie in diesem Zusammenhang ist die rechtzeitige Entlastung durch Fasziotomie, um dem Anstieg des Gewebedrucks entgegenzuwirken.

Sekundärer Organschaden
Während der Reperfusion werden die im ischämischen Areal aktivierten neutrophilen Granulozyten in den systemischen Kreislauf gespült und adhärieren innerhalb des nächstgelegenen Kapillarbettes. In bezug auf die Extremitäten handelt es sich um das pulmonale Gefäßbett. Das klinische Bild eines sekundären Lungenschadens nach langer Extremitätenischämie ist geprägt von einem interstitiellen Lungenödem und dementsprechend ausgeprägter zentraler Hypoxie. Die pathophysiologischen Abläufe in der Lunge entsprechen denen im primär ischämischen Areal. Diese Zusammenhänge wurden bereits 1969 von der Forschungsgruppe um Blaisdell beschrieben (Stallone et al. 1969). Die Veränderungen der Lunge finden sich auch als sekundärer Schaden bei einer Ischämie anderer Organe. Umgekehrt zeigen andere Organe verglichen mit der Lunge bei einer Extremitätenischämie bzw. Reperfusion nur einen sehr geringen Schaden. Die Lunge scheint somit ein besonders sensibles Organ gegenüber den neutrophilen Granulozyten zu sein. Tatsächlich hat sich gezeigt, daß die Lunge z. B. über neutrophilenassoziierte Adhäsionsmoleküle (E-Selectin) verfügt, die sich in der Niere oder der Muskulatur nicht nachweisen ließen (Mulligan et al. 1992; Seekamp et al. 1993) oder aber funktionell bedeutungslos waren. Diese stehen möglicherweise mit dieser selektiven Reaktion in der Lunge im Zusammenhang.

10.1.3
Intestinale Mikrozirkulationsstörungen

Ischämie des Darmes

Der Gastrointestinaltrakt nimmt in der Pathogenese der Folgeerkrankungen nach traumatisch-hämorrhagischem Schock eine Sonderrolle ein, von manchen Autoren wird er sogar als »motor of multiple organ failure« bezeichnet (Meakins 1990). Aufgrund der hohen Dichte an α_1-Rezeptoren gehört der Darm im Rahmen der sympathikoadrenergen Reaktion während des traumatisch-hämorrhagischen Schocks zu den primär minderperfundierten Organen. Dies dient einer Umverteilung und damit Sicherstellung der Durchblutung der sog. »Vitalorgane« Herz und Gehirn. Dieser Vorgang wird auch als »Zentralisation« bezeichnet. Durch die Ausschüttung von weiteren humoralen vasoaktiven Substanzen, wie Angiotensin II, Vasopressin (ADH) (Gunther et al. 1980; McNeill et al. 1977) bzw. der Prostaglandine F2α, B2, D2, sowie der Leukotriene C4 und D4 (Banks et al. 1985; Chapnick et al. 1978; Granger et al. 1980), wird dieser Effekt noch verstärkt. Obgleich es im Darm selbst zu einer lokalen Umverteilung des Blutes von der Muskularis zu den oberflächlichen Bereichen der Mukosa kommt (Redfords et al. 1984; Lundgren et al. 1973), können selbst kurze Perioden mit Hypoperfusion des Splanchnikusgebietes zu Läsionen im Bereich der Darmmukosa führen (Haglund u. Svanvik 1987). Histologisch finden sich zunächst kleine oberflächliche Nekrosen des Epithelzellverbandes an den Zottenspitzen (Bulkley 1985), bei länger anhaltender intestinaler Ischämie kommt es dann zu einer flächenhaften Epithelschädigung (Chiu et al. 1970). Die Darmschleimhaut, die im Normalzustand eine sehr wirkungsvolle Barriere gegen Mikroorganismen bzw. ihre Bestandteile darstellt, verliert ihre Integrität – es wird vom sog. »leaky gut-durchlässigen Darm« gesprochen (Abb. 10.6) (Fink 1991).

Bakterielle Translokation

Im Normalzustand stellt die Darmschleimhaut eine sehr wirkungsvolle Barriere gegen Mikroorganismen bzw. ihre Bestandteile (Endotoxin, Peptidoglykane) dar. Infolge einer intestinalen Ischämie entstehen jedoch Läsionen im Bereich der Darmmukosa. Die zuvor beschriebene natürliche Barriere ist beeinträchtigt und die Permeabilität der Darmmukosa steigt (Abb. 10.6). Die dadurch mögliche lokale bzw. systematische Ausbreitung (über die Pfortader bzw. intestinale Lymphbahnen) von Bakterien und Endotoxin wird bakterielle Translokation genannt (Berg u. Garlington 1979; Deitch et al. 1985). Das Konzept der bakteriellen Translokation vermag den Widerspruch aufzuklären, warum polytraumatisierte Patienten bei nicht vorliegendem septischem Fokus ein »septiformes« klinisches Bild zeigen

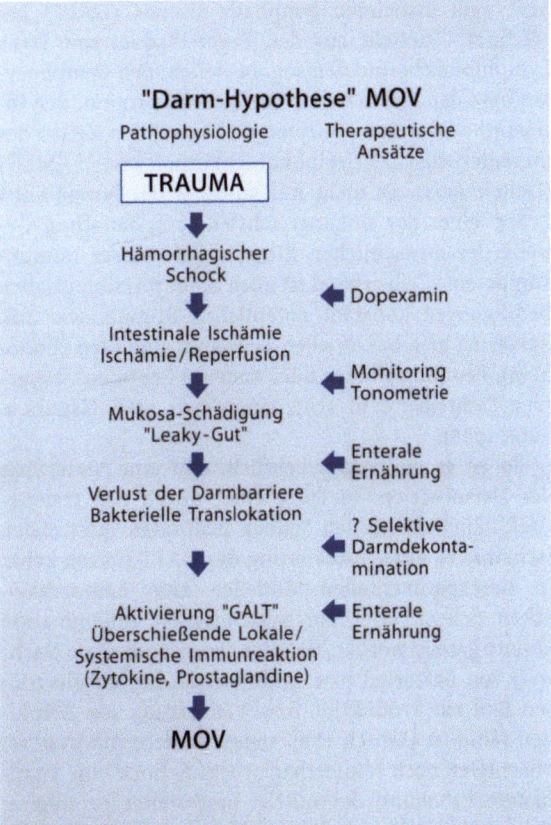

Abb. 10.6. Pathophysiologische Vorgänge bei Darmischämie

(Goris et al. 1985; Border et al. 1987). Tierexperimentell konnte das Konzept der bakteriellen Translokation in einer Reihe von Versuchsanordnungen, wie Schock, Trauma, Verbrennung etc. (Deitch 1992) bestätigt werden. Obwohl sich laborklinisch deutliche Hinweise einer erhöhten Darmpermeabilität auch bei polytraumatisierten Patienten finden (Pape et al. 1994; Roumen et al. 1993; Deitch 1990), wird die klinische Relevanz der bakteriellen Translokation noch diskutiert (Rush et al. 1988; Moore et al. 1991). Zusammenfassend besteht heute die Auffassung, daß translozierende intestinale Bakterien und/oder Endotoxin als Trigger dienen, die eine zunächst intestinale und später auch systemische Immunantwort einleiten und aufrechterhalten (Deitch 1992).

Der ischämische Darm als potentielles Immunorgan

Die Bedeutung des intestinalen Immunsystems für die Pathogenese chronisch entzündlicher Darmerkrankungen, wie der Colitis ulcerosa oder des Morbus Crohn, ist in den letzten Jahren erkannt und umfassend in der Literatur beschrieben worden (Schreiber et al. 1992; Braegger u. MacDonald 1994; Breese et al. 1994; McCabe et al. 1993). Das intestinale Immunsystem – auch als Darm assoziiertes lymphatisches Gewebe bzw. »gut associated lymphatic tissue« (GALT) bezeichnet – besteht aus den Peyer-Plaques mit ihren Lymphfollikeln und den sog. M-Zellen, den Lymphozyten bzw. den Plasmazellen der Lamina propria, den intraepithelialen Lymphozyten (IEL) und den Zellen des mesenteriellen Lymphknotenkomplexes (MLN) (Deitch 1992). Es stellt mit 50–70% der lymphoiden Zellen eines der umfangreichsten lymphatischen Gewebe des menschlichen Körpers dar. Dieser immunkompetente Zellverband ist auch unter physiologischen Bedingungen konstant potentiellen Stimuli, wie z.B. Bakterien bzw. bakteriellen Zellwandprodukten (Endotoxin, Peptidoglykanen oder anderen Peptiden), ausgesetzt (Schreiber et al. 1992; James et al. 1988; Nagura u. Sumi 1988).

So ist es nur wahrscheinlich, daß eine Verletzung der Darmbarriere in Folge einer durch den traumatisch-hämorrhagischen Schock bedingten intestinalen Ischämie zu einer Aktivierung des GALT führen kann. In tierexperimentellen Modellen zum hämorrhagischen Schock oder zur systemischen Inflammation konnte gezeigt werden, daß der Darm auch ohne Nachweis von Bakterien bzw. Endotoxinen im portal-venösen Blut zur Produktion bzw. Freisetzung von Zytokinen fähig ist (Deitch et al. 1994). Andere Autoren beobachteten nach hämorrhagischem Schock eine signifikante Erhöhung der mRNA bestimmter proinflammatorischer bzw. immunregulatorischer Zytokine in Peyer-Plaques und im mesenteriellen Lymphknotenkomplex (Shenkar u. Abraham 1993; Shenkar et al. 1994).

Folgende pathophysiologische Mechanismen werden diskutiert: Translozierende Bakterien bzw. ihre Produkte können in der Lamina propria der Darmwand durch lokale phagozytäre Zellen festgehalten werden und damit eine Zytokinantwort des GALT auslösen. Im Bereich des GALT bzw. der Darmwand selbst gibt es multiple Zelltypen, bei denen bereits in anderen experimentellen Anordnungen eine Zytokingeneration bzw. Zytokinsekretion nachgewiesen werden konnte:

- Bereich der Lamina propria (Reinecker et al. 1993; Bao et al. 1993);
- intraepitheliale Lymphozyten (Cerf-Bensussan et al. 1985);
- Paneth-Zellen (Schmauder-Cock et al. 1994);
- Epithelzellen in Form von Zellkulturen (McGee et al. 1993; Jones et al. 1993).

Neben der Freisetzung von Zytokinen aus immunkompetenten Zellen im Bereich des Darmes kommt es ebenfalls zu einer lokalen Aktivierung von humoralen Kaskadensystemen bzw. phagozytären Zellsystemen. Durch das massive Einwirken antigener Strukturen (Bakterien bzw. bakterieller Zellbandbestandteile), die positive Rückkopplung der humoralen zellulären Systeme, aber auch durch die Beeinträchtigung von Kontrollmechanismen bei schwerverletzten Patienten kommt es zu einer überschießenden immuninflammatorischen Reaktion, der sog. »Mediatorexplosion« (Deitch 1992).

Dieses Konzept paßt zum Phänomen der Immunzellprägung: Ischämie bzw. Hypoxie prägen lokal immunkompetente Zellen (Makrophagen, neutrophile Granulozyten, Lymphozyten), die bei erneuter Stimulation, z.B. durch Bakterien bzw. bakterieller Zellwandbestandteile, mit einer überschießenden immuninflammatorischen Antwort reagieren (Fong et al. 1990). Obwohl diese Immunantwort den schwerstverletzten Patienten primär vor einer Infektion schützen soll, hat sie für ihn sekundär deletäre Folgen. So können die primär nützlichen proinflammatorischen Mediatoren wie Zytokine und Arachidonsäuremetabolite, zu einer nicht mehr kontrollierbaren immuninflammatorischen Antwort und letztendlich zum MOV führen (Deitch 1992).

Die im Bereich des intestinalen Immunsystems gebildeten Mediatoren können den Darm zum einen über das Pfortadersystem in Richtung Leber verlassen, zum anderen können sie auch direkt über intestinale Lymphbahnen und den Ductus thoracicus die Lunge erreichen. Dies würde erklären, warum das respiratorische System das am häufigsten betroffene Organsystem im Rahmen des MOV ist.

10.1.4
Weichteil- und Knochenschaden

Ausgenommen die pathologische Fraktur, z.B. bei Osteoporose, Osteomalazie oder Metastasen, entsteht jede Fraktur durch eine äußere Gewalteinwirkung und ist damit von einem Weichteiltrauma begleitet. Aus klinischer Relevanz werden offene und geschlossene Frakturen voneinander unterschieden und die Beteiligung von Nerven und Gefäßverletzungen wird als besonders schwerwiegend betrachtet.

Die genaue Quantifizierung des Weichteilschadens und die Frage, welchen Heilungsverlauf der Weichteilschaden nehmen wird, läßt sich mangels spezifischer diagnostischer Möglichkeiten bisher nur unbefriedigend beantworten. Eine Möglichkeit bieten hier im systemischen Kreislauf gemessene biochemische Parameter, wie z.B. die alkalische Phosphatase, Elastase, Hydroxyprolin und Fibronektin, sowie die Kreatinkinase und die Laktatdehydrogenase. Nachteil dieser Parameter ist, daß sie bei allen Wundheilungsprozessen involviert und nicht für ein lokal begrenztes Geschehen spezifisch sind. Zur lokalen Beurteilung der Vitalität von Muskulatur eignen sich z.B. nuklearmedizinische Untersuchungen mit Tc-99-Methylendiphosphat oder aber die kernspintomographische Untersuchung.

Im klinischen Alltag haben sich diese Methoden nicht durchgesetzt, da sie für eine rasche Entscheidungsgrundlage zu aufwendig sind. Eine neue Methode, welche sich jedoch erst noch klinisch bewähren muß, besteht in der intramuskulären Sauerstoffmessung (Seekamp et al. 1994). Diese Methode bietet den Vorteil, daß der momentane Status des Weichteilschadens quantifiziert werden kann und eine fortwährende Verlaufskontrolle möglich ist. Da die Hypoxie des Gewebes eine zentrale Rolle in der Pathophysiologie des Weichteilschadens spielt, wird durch die Sauerstoffmessung der pathophysiologische Zustand direkt reflektiert.

Die durch die Gewebehypoxie ausgelösten pathophysiologischen Vorgänge entsprechen denen der bereits dargestellten Störung der peripheren Mikrozirkulation mit des Gefahr eines Kompartmentsyndroms und eines sekundären Organschadens.

Eine wesentliche zweite pathophysiologische Komponente stellt die traumatische Zellschädigung als solches dar. Verbunden mit der Einschwemmung zerstörten Zellgewebes in den Kreislauf kommt es zu einer Aktivierung zellulärer und humoraler Kaskadensysteme (s. Abschn. 10.2). Bei Patienten mit schwerem Weichteiltrauma ist nach Trauma eine signifikante Überaktivierung der unspezifischen Immunabwehr, verglichen mit Patienten gleicher Gesamtverletzungsschwere mit weniger ausgeprägtem Weichteiltrauma, zu beobachten. Dies führt im weiteren Heilungsverlauf zu einer vorübergehenden Erschöpfung der unspezifischen Immunabwehr zwischen dem 2. und 7. Tag nach Trauma (Regel et al. 1991, 1989). Zeitlich kreuzt sich dieser Zustand mit dem Auftreten nekrotischen Gewebes, welches abgebaut werden muß, und der zunehmenden Gefahr der Ansiedlung pathogener Keime. Zu diesem Zeitpunkt ist daher das geplante wiederholte chirurgische Débridement die wichtigste therapeutische Maßnahme, um den Heilungsprozeß voranzutreiben.

Die Fraktur per se (Knochenschaden), selbst langer Röhrenknochen, hat für die Prognose des Patienten im Vergleich zum Weichteilschaden geringere Bedeutung. Dies ist insbesondere auf die heutigen Operationsverfahren und die frühzeitige definitive Versorgung zurückzuführen. Die wesentliche Gefahr, welche von Frakturen ausgeht, liegt in der Einschwemmung freigesetzten Knochenmarks in den systemischen Kreislauf. Diese pathogenetische Wirksamkeit der Knochenmarkeinschwemmung entspricht den früheren Vorstellungen der sog. »Fettembolie« (Pape et al. 1992a, b, 1993). Damals stand v. a. die mechanische Wirkung der Strombahnbehinderung in der Lunge durch Fetttröpfchen im Vordergrund. Vor allem experimentelle Arbeiten belegen jedoch, daß die Fetteinschwemmung weniger über den direkten mechanischen Blockademechanismus wirkt als vielmehr über eine Induktion pathobiochemischer Mechanismen (Pape et al. 1992). Fett führt über die Aktivierung humoraler sowie zellulärer Kaskadensysteme und im weiteren durch die Bildung von Prostaglandinderivaten zu einem raschen Permeabilitätsschaden, v. a. durch die im Bereich der Lungenkapillaren, aber auch anderer Organsysteme. In jüngster Zeit wird diesen Mechanismen wieder mehr Beachtung geschenkt, da intramedulläre Stabilisierungsverfahren auch in der Lage sind, eine Knochenmarkeinschwemmung in den Kreislauf zu verursachen, welches insbesondere auf eine vorgeschädigte Lunge negative Auswirkungen haben kann (Pape et al. 1992 a, b, 1993).

10.1.5
Direktes Organtrauma

Eine direkte traumatische Schädigung parenchymatöser Organe, besonders der Lunge und Leber, führt über den Weg einer fulminanten Organfunktionsstörung zu einer Verstärkung der Schocksymptomatik (Demling 1987; Regel et al. 1991).

Bei der Lungenkontusion ist eine direkte Einschränkung der respiratorischen Funktion, zum einen infolge der direkten Organverletzung (interstitielle bzw. intraalveoläre Blutung), aber auch infolge der schmerzbedingten flachen Atmung, zu beobachten. Dies bedingt wiederum eine verminderte funktionelle Residualkapazität (FRC) und hat einen Kollaps von Alveolen und Bronchiolen zur Folge. Zusammenfassend führen die zuvor geschilderten Abläufe zu einer Verstärkung der Hypoxämie und damit letztendlich zu einer Zellschädigung (Fulton u. Jones 1975; Regel et al. 1990). Parallel kommt es durch das direkte Lungentauma und dem vermehrten Anfall von Blutbestandteilen als auch von Gewebedebris zu einer Aktivierung vielfältiger humoraler wie auch zellulärer Kaskadensysteme. So findet sich bei Patienten mit einer isolierten Lungenkontusion eine erhöhte Aktivität der polymorphkernigen neutrophilen Granulozyten (PMNL), insbesondere nach ihrer Passage in die Lungenbläschen (nachweisbar in der bronchoalveolären Lavage) (Regel et al. 1988). In Kombination mit einer Mehrfachverletzung kommt es zu einer »Überstimulierung« der neutrophilen Granulozyten. Es wird vermutet, daß die gesteigerte Degranulation (Freisetzung von Proteasen, Sauerstoffradikalen etc.) dieser unspezifischen Immunzellen auch in den nicht geschädigten Lungenarealen für die Entwicklung eines generalisierten Permeabilitätsschadens verantwortlich ist (Regel et al. 1988).

10.2
Interaktion humoraler und zellulärer Mechanismen

Durch die zuvor geschilderten Pathomechanismen kommt es nach traumatisch-hämorrhagischem Schock zu einer Aktivierung verschiedener humoraler Plasmakaskadensysteme. Dadurch bedingt bzw. parallel dazu werden zahlreiche zelluläre Systeme aktiviert. Zelluläre Produkte (inflammatorische Mediatoren) induzieren zum einen als Aktivatoren über den Weg einer positiven »Amplifikation« wiederum humorale und zelluläre Systeme, zum anderen führen sie als Effektoren zur funktionellen bzw. strukturellen Zellschädigung (Abb. 10.7). Welches dieser nachfolgend im einzelnen beschriebenen Systeme bzw. Mediatoren von herausragender Bedeutung in der inflammatorischen Reaktion nach traumatisch-hämorrhagischem Schock ist und damit die Schrittmacherrolle für die Entwicklung des MOV nach schwerem Trauma übernimmt, ist gerade aufgrund der vielfältigen Interaktion dieser Systeme bzw. Mediatoren noch umstritten.

10.2.1
Humorale Plasmakaskadensysteme

Die Aktivierung von humoralen Kaskadensystemen dient einerseits der »Alarmierung« (Chemotaxis), andererseits der »Kenntlichmachung« (Opsonierung) unspezifischer Immunzellen (zelluläre Systeme). Bei kleineren Verletzungen verlaufen diese Vorgänge im Rahmen einer lokalen abakteriellen Entzündungsreaktion.

Bei schwerstverletzten Patienten hingegen kommt es zu einer generalisierten überschießenden Reaktion (Cerra 1987) und in der Folge zu einer »Autoaggression«. Folgende humorale Plasmakaskadensysteme werden unterschieden:

Blutgerinnungssystem

Das Gewebetrauma, speziell in Verbindung mit den Frakturen langer Röhrenknochen, führt zu einer Zerstörung von Zellstrukturen. Im Bereich des Gefäßendothels liegt subendotheliales Kollagen frei. In der Folge kommt es zum einen über den Faktor VIII (Willebrand-Faktor) zur Adhäsion und zunächst zu einer reversiblen Aggregation von Thrombozyten. Parallel dazu wird zunächst das extrinsische System (innerhalb von Sekunden) über die Freisetzung von Gewebethromboplastin (Phospholipoprotein), dann auch das intrinsische System (innerhalb von Minuten) der Gerinnungskaskade über das Kallikreinsystem aktiviert. In der Endstrecke dieses Kaskadensystems wird Prothrombin zu Thrombin umgewandelt. Letztlich können Thrombin, Fibrinopeptide sowie Fibrinmonomere eine Endothelzellschädigung bewirken (Abb. 10.8).

Fibrinolysesystem

Gleichzeitig mit der Aktivierung der Gerinnungskaskade erfolgt die Aktivierung der Fibrinolyse. Plasminogenaktivatoren initiieren die Bildung von Plasmin aus Plasminogen. Der wichtigste endogene Plasminogenaktivator ist der Gewebeplasminogenaktivator (t-PA). Direkt nach Trauma kommt es zu einer massiven Bildung bzw. Freisetzung von t-PA aus den zerstörten Zellen. Direkt darauf erfolgt eine ebenso intensive Aus-

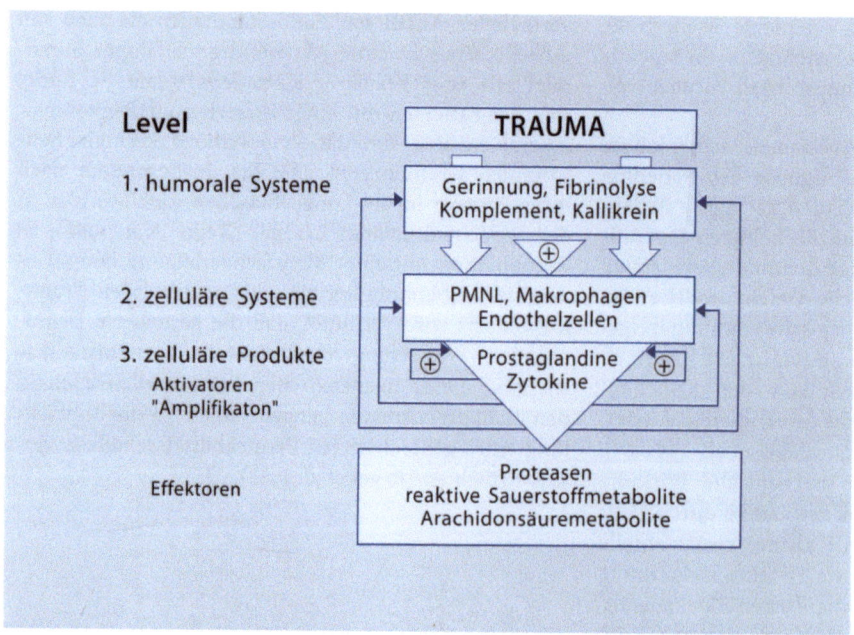

Abb. 10.7. Aktivierung humoraler und zellulärer Systeme nach Trauma

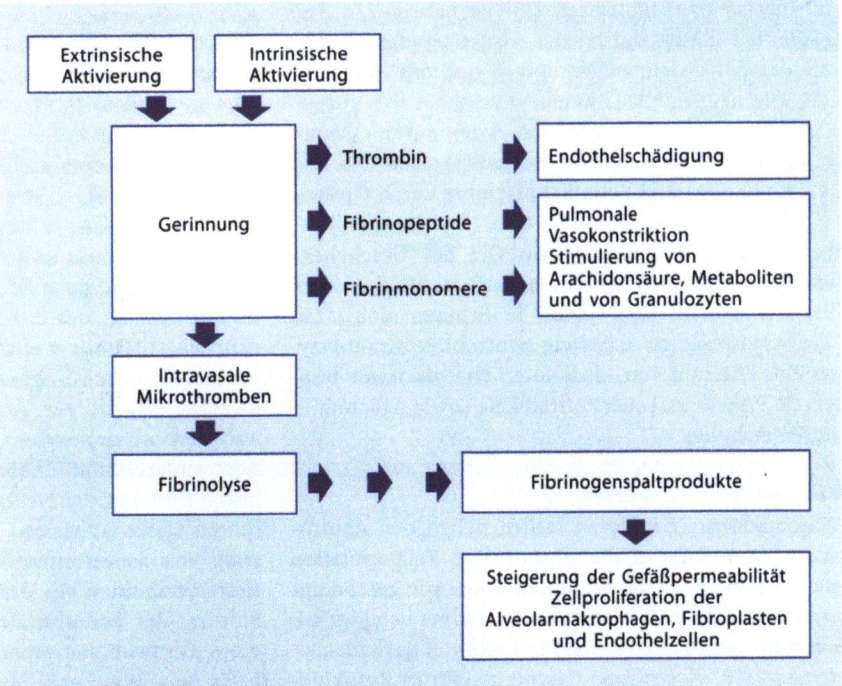

Abb. 10.8. Aktivierung der wesentlichen Kaskadensysteme nach Trauma

schüttung des im Endothel synthetisierten Plasminogen-Aktivator-Inhibitors vom Typ I. Fibrinogenspaltprodukte führen über eine direkte Endothelzellschädigung zu einer erhöhten Gefäßpermeabilität sowie zu einer Proliferation von Alveolarmakrophagen, Fibroblasten und Endothelzellen (Abb. 10.8).

Komplementsystem
Dem aus mehr als 30 interagierenden Plasma- und Membranproteinen bestehenden Komplementsystem wird nach traumatisch-hämorrhagischem Schock eine besondere Bedeutung beigemessen. Blutungen wie auch der Weichteilschaden sind meist Auslöser des Komplementsystems. Es wird ein »klassischer« und ein »alternativer« Weg der Komplementaktivierung unterschieden.

Die Aktivierung des *klassischen* Weges setzt die Bindung humoraler Antikörper (IgG, IgM) bzw. Antigen-Antikörper-Komplexe voraus. Die Aktivierung des *alternativen* Weges erfolgt über unspezifische Stimuli (Proteasen, bakterielle Bestandteile). Für die Entwicklung des posttraumatischen Endothelschadens stellen v. a. die Fragmente C3 und C5 die wesentlichen Komponenten dar. Die Aktivierung der Komplementkomponente C3 führt zu ihrer Spaltung in 2 biologisch aktive Substanzen C3a und C3b. C3a führt als sog. »Anaphylatoxin« über eine Aktivierung der Mastzellen zu einer lokalen Permeabilitätserhöhung (Solomkin 1981; Zilow et al. 1986), C3b als Opsonin führt zur Aktivierung von polymorphkernigen neutrophilen Granulozyten (PMNL) und Makrophagen (MØ). Eine Überstimulation kann eine autoaggressive Zerstörung des Kapilarendothels bewirken. Der Komplementfaktor C5a wirkt als Chemotaxin und neutrophiler Stimulator; C5b induziert über den Komplex C5b–C9 eine Zytolyse. Zusammenfassend führt dies zu einer Permeabilitätserhöhung.

Kallikrein-Kinin-System
Das Plasma-Kallikrein-Kinin-System steht in engem Zusammenhang mit der Koagulation und Fibrinolyse. Nach Gewebetrauma bewirken Faktoren des intrinsischen Systems der Blutgerinnung eine Umsetzung von Präkallikrein zu Kallikrein. Kallikrein spielt selbst wiederum eine wichtige Rolle im Gerinnungsprozeß (s. oben), weiterhin induziert es eine Chemotaxis und aktiviert den neutrophilen Granulozyten bzw. mononukleäre Zellen. Letztendlich führt Kallekrein ebenfalls zu einer Freisetzung von Kininen (z. B. Kallikrein, Bradykinin) aus Kininogen. Kallikrein und Bradykinin bewirken zum einen eine Steigerung der Endothelpermeabilität, zum anderen über Arachidonsäuremetabolite eine pulmonale Vasokonstriktion bzw. eine periphere Vasodilatation.

10.2.2 Zelluläre Systeme

Neutrophile Granulozyten (PMNL)
Polymorphkernige, neutrophile Granulozyten gehören zu den Hauptvertretern des unspezifischen phagozytären Immunsystems. Ihre Aufgabe ist die Beseitigung

von inerten bzw. biologisch aktiven Substanzen. Der größte Teil dieser Substanzen wird über die Lymphe bzw. das Blutsystem aufgenommen und dort phagozytiert. Der neutrophile Granulozyt zeichnet sich zusätzlich dadurch aus, daß nach Anlockung durch Chemotaxine (z. B. Thrombin, Komplementfaktoren C3a und C5a, Kallikrein) und Kenntlichmachung durch Opsonine (z. B. Komplementfaktor C3b, Immunglobuline) ebenfalls eine Phagozytose am Ort des Geschehens (Blutung, Wunde, Weichteilschaden) stattfinden kann (Bergmann et al. 1978; Janoff u. Scherer 1968). Zur Phagozytose setzen aktivierte neutrophile Granulozyten eine Vielzahl von Mediatoren frei, darunter lysosymale Proteasen, Sauerstoffradikale sowie Arachidonsäuremetabolite.

Makrophagen/Monozyten
Mononukleäre Phagozyten stellen neben den neutrophilen Granulozyten die phagozytäre Zellpopulation dar, die maßgeblich an der Eliminierung von geschädigtem Gewebe bzw. Zelldebris nach Trauma beteiligt ist. Makrophagen können durch Produkte von Kaskadensystemen (z. B. Komplementfaktoren, Fibrin, Zytokine) aktiviert werden. Die Kenntlichmachung (Opsonierung) von Fremdstoffen zur Einleitung des Phagozytoseprozesses wird über Immunglobuline vermittelt. So stimulierte Makrophagen können ein breites Spektrum an Proteasen, toxischen Sauerstoffverbindungen, Arachidonsäuremetabolite und Zytokine produzieren (Border et al. 1976; Fong et al. 1990; Yurt 1986), wie auch zur weiteren Aktivierung der bereits zuvor beschriebenen Komplementkaskaden beitragen (O'Flaherty et al. 1983; Ogle et al. 1989). Obwohl diese Immunantwort den polytraumatisierten Patienten primär schützen soll, kann sie für ihn sekundär deletäre Folgen haben. So können primär nützliche proinflammatorische Mediatoren, wie Zytokine oder Arachidonsäuremetabolite, zu einer nicht mehr kontrollierbaren immuninflammatorischen Antwort führen (Faist 1994, Deitch 1992).

Endothelzellen und ihre Interaktion mit neutrophilen Granulozyten
Endothelzellen stellen im Rahmen der inflammatorischen Reaktion nach Trauma sowohl ein Mediatorzellsystem als auch Zielzellen der Effektoren dar. Die Interaktion des neutrophilen Granulozyten mit der Endothelzelle wird im wesentlichen über sog. »cell adhesion molecules« (CAM) vermittelt (Abb. 10.9). Sie beginnt mit einem Rollen des neutrophilen Granulozyten entlang der Endothelzelle. Unter dem Einfluß von Zytokinen (TNF, IL-1), aber auch Thrombin, terminalen Komplementfaktoren bzw. Sauerstoffradikalen (Cioffi et al. 1993) kommt es zur Ausbildung von Selektinen. Das P-Selektin, auch ELAM-1 genannt, wird auf den Endothelzellen, das L-Selektin auf den Neutrophilen exprimiert (Dosquet et al. 1992). Rollen die neutrophilen Granulozyten langsam genug, kommt es in einem weiteren Schritt zur Ausbildung von β2-Integrinen auf den Granulozyten (CD11/18-Komplex), welche über »intercellular CAM« (ICAM-1, ICAM-2) zu einer festen Bindung des Neutrophilen an die Endothelzelle führen (feste Adhäsion). Nun kommt es zur Freisetzung von Sauerstoffradikalen, Proteasen, Arachidonsäuremetaboliten aus dem Neutrophilen, welches eine Störung der endothelialen Integrität mit Ausbildung eines Permeabilitätsschadens zur Folge hat (Lefer u. Lefer 1993; Winn et al. 1993). Die neutrophilen Granulozyten beginnen entlang eines chemotaktischen Gradienten bzw. vermittelt über ein »platelet endothelial CAM« (PECAM-1) in den extravaskulären Raum einzuwandern (transendotheliale Migration) und im interstitiellen und periinterstitiellen Raum einen Schaden auszulösen (Delisser et al. 1994).

10.2.3
Zelluläre Produkte

Aktivatoren

■ **Zytokine.** Der Begriff Zytokine beschreibt eine Gruppe von extrazellulär auftretenden Peptiden, welche als Transmitter zwischen verschiedenen immunkompetenten und inflammatorisch relevanten Zellen fungieren und die Immunantwort des Organismus koordinieren. Das heute als »Zytokinnetzwerk« bezeichnete System zeichnet sich durch seine äußerste Komplexität aus; alle aufgeführten Zytokine induzieren die Bildung der jeweils anderen und ihre Toxizität wird synergistisch durch sie selbst bzw. durch andere Faktoren verstärkt (Faist 1994, Tracey 1991). Als bedeutendste Zytokine in der inflammatorischen Reaktion nach Trauma werden der Tumor-Nekrose-Faktor (TNF), das Interleukin-1 (IL-1) und das Interleukin-6 (IL-6) angesehen (Deitch 1992).

TNF scheint Initiator der inflammatorischen Zytokinreaktion (Ayala et al. 1991; Fischer et al. 1991; Hesse et al. 1988); es folgen IL-1 und IL-6. Der Komplementfaktor C5a, antigene Strukturen von Mikroorganismen sowie Zytokine selbst (Djeu et al. 1988; O'Garra 1989;

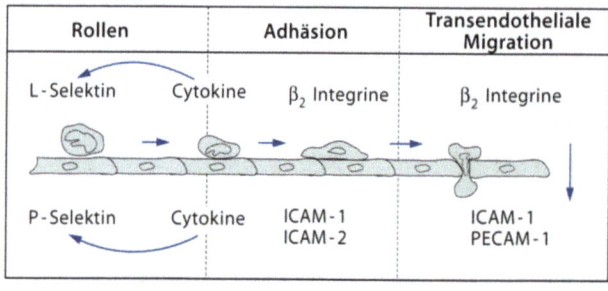

Abb. 10.9. Granulozyt-Endothel-Zellinteraktion

Rosenstreich et al. 1978; Tracey et al. 1989) können die Produktion bzw. Freisetzung von Zytokinen aus Monozyten (Schindler et al. 1990), Makrophagen (Ayala et al. 1991; Beutler et al. 1986), Kupffer-Sternzellen der Leber (Hesse et al. 1987), Lymphozyten (Aggarwall 1985) sowie Endothel- als auch Epithelzellen induzieren. Obwohl Zytokine ebenfalls direkt zytotoxische Eigenschaften besitzen, erscheint die schädigende Wirkung über eine Aktivierung weiterer Mediatorsysteme bedeutender (Beutler et al. 1986). So fördern Zytokine die Adhärenz von neutrophilen Granulozyten an den Endothelzellen über eine vermehrte Expression von Adhäsionsmolekülen (Gamble et al. 1985; Strieter et al. 1989; Salyer et al. 1990; Pober 1988). Weiterhin aktivieren sie polymorphkernige neutrophile Granulozyten und Makrophagen zur Bildung von Sauerstoffradikalen bzw. zur Ausschüttung von Proteasen und Arachidonsäuremetabolite (Shalby et al. 1985; Schleiffenbaum u. Fehr 1990).

Effektoren

Effektoren wie Proteasen, reaktive Sauerstoffmetabolite bzw. Arachidonsäuremetabolite sind letztendlich direkt an der Reparation von verletztem Gewebe beteiligt. Werden die zuvor beschriebenen Systeme jedoch – wie beim polytraumatisierten Patienten – überaktiviert, führt dies in der Folge zu einer Zerstörung von gesundem Gewebe im Sinne einer »Autoaggression«.

■ **Proteasen.** Makrophagen und polymorphkernige neutrophile Granulozyten (PMNL) setzen nach Stimulierung eine Anzahl von Proteasen, wie Elastase, Kollagenase oder Kathepsin B frei (Jochum et al. 1993, Nast-Kolb 1992). Die Freisetzung von Proteasen aus neutrophilen Granulozyten ist eng mit dem Ausmaß der Zellschädigung verbunden. Die aggressiven lysosomalen Enzyme sind in der Lage, unspezifische Eiweißstrukturen abzubauen. Folge ist ein generalisierter Permeabilitätsschaden, der zum späteren Organversagen beiträgt.

■ **Reaktive Sauerstoffmetabolite.** Neutrophile Granulozyten (PMNL) wie auch Makrophagen sind nach Aktivierung in der Lage, reaktive Sauerstoffmetabolite (ROM) zu bilden und freizusetzen (»respiratory burst«) (Strieter et al. 1990).

Freie Sauerstoffradikale induzieren zum einen den Prozeß der Lipidperoxidation und führen somit zu einer Störung der Kontinuität von Zellmembranen, zum anderen besitzen sie eine direkt zytotoxische Wirkung (Tate et al. 1982; Varani et al. 1985) und führen somit zum Gewebeuntergang (Strieter et al. 1990). Neben dem erhöhten Sauerstoffverbrauch ist die Radikalfreisetzung anhand der Abgabe von Lichtquanten meßbar; die Lichtemission wird als Chemilumineszenz (CL) bezeichnet.

■ **Arachidonsäuremetabolite (Prostaglandine, Leukotriene).** Die Aktivierung der zuvor dargestellten Kaskadensysteme, wie auch andere spezifische und unspezifische Reize (Zytokine, Sauerstoffradikale) führen zur Bildung und Freisetzung von Arachidonsäuremetaboliten aus Makrophagen und neutrophilen Granulozyten.

Unter den Arachidonsäuremetaboliten muß zwischen Prostaglandinen und Leukotrienen unterschieden werden. Über die Zyklooxygenase werden Prostaglandine, wie das Prostaglandin D_2 und E_2, ebenso das Prostazyklin und das Thromboxan A_2 gebildet. Die Leukotriene B_4, C_4, D_4 und E_4 werden hingegen über Lipooxygenase synthetisiert.

Zusammenfassend führen die Metaboliten von Arachidonsäure zu einer Chemotaxis, zu einer Leukostase, wiederum zu einer Aktivierung von polymorphkernigen neutrophilen Granulozyten und damit letztendlich zu einer Verstärkung des generalisierten Permeabilitätsschadens.

10.2.4
Zeitlicher Verlauf der Aktivierung

In der Pathogenese des MOV spielt das sog. »two-hit Phänomen« die entscheidende Rolle (Meakins 1990). Der Ausdruck »two-hit« wird für das biologische Phänomen gebraucht, bei dem durch eine initiale Schädigung (»first-hit«) Kaskadensysteme so geprägt werden, daß es bei einer weiteren Schädigung (»second-hit«) zu einer »Entgleisung« kommt (Deitch 1992).

First hit

So führt der traumatisch-hämorrhagische Schock als »first hit« beim polytraumatisierten Patienten zu einer initialen Prägung mit Aktivierung humoraler und zellulärer Systeme. Klinisch zeigt sich dies als eine generalisierte »inflammatorische Reaktion«.

Zum »first-hit« tragen beim polytraumatisierten Patienten die Schädigungsmechanismen Blutverlust, Hypoxämie, Weichteil- und Knochenschaden und direktes Organtrauma (z. B. Lungenkontusion) bei.

Die pathophysiologische Bedeutung dieser Schädigungsmechanismen ist bereits ausgeführt worden (s. Abschn. 10.1.1–10.1.5).

Second hit

Im weiteren posttraumatischen Verlauf kann nun jede zusätzliche Schädigung als »second-hit« zu einer massiven Mediatorproduktion durch die zuvor geprägten bzw. aktivierten Systeme führen. Dies wird als Mediatorexplosion oder »überschießende immuninflammatorische Reaktion« bezeichnet (Abb. 10.10) (Deitch 1992).

Als »second hit« kommen beim schwerstverletzten Patienten die folgenden Schädigungsmechanismen in Betracht:

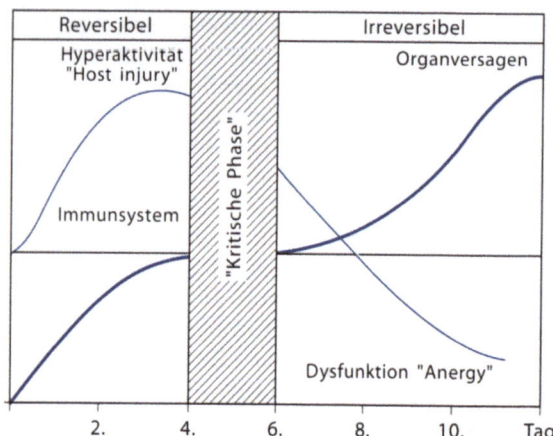

Abb. 10.10. Die »vulnerable Phase« nach Trauma stellt einen kritischen Zeitraum für die Entgleisung der unspezifischen Immunabwehr dar

- **Operationstrauma.** Das Operationstrauma als solches scheint nicht unwesentlich für die erneute Aktivierung der durch den »first-hit«, also das eigentliche Trauma, geprägten humoralen und zellulären Systeme zu sein.

- **Falscher Operationszeitpunkt.** Neben dem eigentlichen Operationstrauma hat sich in den letzten Jahren zunehmend die Wahl des Operationszeitpunktes als wesentlich für die spätere Entwicklung eines MOV nach schwerem Trauma herausgestellt (Johnson et al. 1985; Tscherne et al. 1987b; Goris et al. 1982; Bone et al. 1989, Waydhas 1994). So zeigt sich, daß gerade polytraumatisierte Patienten, die nicht innerhalb der ersten 24 h, sondern zwischen dem 2. und 5. Tag operativ versorgt werden, eine höhere Rate von Spätkomplikationen, v.a. MOV, zeigen (Tscherne 1987a; Regel et al. 1989). Die durch das eigentliche Trauma geprägten zuvor beschriebenen Systeme werden durch das erneute Operationstrauma in ihrer »vulnerablen« Phase getroffen und somit zu einer überschießenden immuninflammatorischen Reaktion angeregt (s. Abb. 10.10).

- **Massentransfusion.** Eine Massentransfusion von Erythrozytenkonzentraten bzw. Vollblutkonserven, wie sie oft im Verlauf nach schwerem Trauma zum Ausgleich des Blutverlustes notwendig wird, kann zu einer weiteren Aktivierung der zuvor geprägten humoralen und zellulären Systeme führen.

Die Zirkulation von zerstörten Blutbestandteilen führt nachweislich zu einer Aktivierung von Plasmakaskadensystemen und konsekutiv zu einer Stimulierung unspezifischer Immunzellen (neutrophile Granulozyten, Makrophagen). Zusätzlich wird eine immunsuppressive Wirkung der Massentransfusion diskutiert.

- **Auftreten von z. B. nosokomialen Infektionen.** Das Auftreten von nosokomialen Infektionen während der intensiv-medizinischen Behandlung des polytraumatisierten Patienten kann ebenfalls im Sinne eines als »second-hit« zu einer erneuten Aktivierung der durch das eigentliche Trauma geprägten Systeme führen. Die überschießende immuninflammatorische Reaktion ist die Folge.

- **Unzureichendes Débridement.** Ein unzureichendes Débridement von nekrotischem Gewebe hat ähnliche Folgen, wie sie bereits zuvor für die Weichteilverletzung beschrieben wurden. Auch dies spielt als Second-hit-Mechanismus eine Rolle. Nekrotisches Gewebe wird als antigene Struktur erkannt und zieht ebenfalls eine immuninflammatorische Reaktion nach sich.

- **Temporäre Hypoxie.** Am Unfallort wird zumeist eine orale Intubation des polytraumatisierten Patienten vorgenommen. Als präventive Maßnahme wird zum Ausschluß einer möglichen zusätzlichen Infektionsquelle, zumeist in den ersten Tagen der intensivmedizinischen Behandlung, eine nasale Umintubation oder die Anlage eines Tracheostomas vorgenommen. Während dieses Vorganges kann es vorübergehend zu einem hypoxischen Zustand des Patienten kommen, der wiederum die Veränderungen der geprägten homoralen bzw. zellulären Kaskadensysteme bedingen kann.

- **Verzögerte enterale Ernährung.** Der hypermetabole Status, der sich im Rahmen der immuninflammatorischen Situation nach Polytrauma einstellt, führt zu einem zunehmenden Verbrauch von Proteinen bzw. Fett aus körpereigenen Reserven. Im Vergleich zur parenteralen Zuführung dieser Nährstoffe hat die enterale Ernährung des polytraumatisierten Patienten deutliche Vorteile: Nährstoffe, die enteral verabreicht werden, können besser genutzt werden. Gleichzeitig wird die intestinale Barriere durch eine Anzahl von Mechanismen geschützt: Peristaltik, Schleimschicht, sekretorisches Immunglobulin A. Die Rate der bakteriellen Translokation zeigt sich in tierexperimentellen Modellen signifikant erniedrigt (Deitch 1992). Eine verzögert einsetzende enterale Ernährung kann somit über die zuvor genannten Mechanismen ebenfalls zu einer erneuten Aktivierung der zuvor durch den »first-hit« geprägten humoralen bzw. zellulären Kaskadensysteme führen.

10.3
Multiorgandysfunktionssyndrom

Das MOV als klinische Entität hat in den letzten 20 Jahren an Bedeutung gewonnen. Zum ersten Mal wurde es als Syndrom von Tilney et al. 1973 an einem

Patientenkollektiv mit Aortenaneurysma beschrieben. Akuter massiver Blutverlust führte zum postoperativen Versagen anfänglich nicht beteiligter Organe. Im Jahre 1975 beschrieb Baue das Syndrom auch beim Traumapatienten (Baue 1975). Der eigentliche Begriff »Multiorganversagen (multiple organ failure (MOF)/multiple system organ failure (MOSF))« wurde in den darauffolgenden Jahren von Border et al. (1976), Eiseman et al. (1977) und Fry et al. (1980) geprägt.

Zunächst wurde das MOV als Komplikation im Rahmen der Sepsisentwicklung betrachtet. 1985 zeigten jedoch Goris et al. anhand einer vergleichenden Studie an polytraumatisierten Patienten bzw. Patienten mit schwerer intraabdomineller Sepsis, daß das MOV auch Ausdruck einer abakteriellen inflammatorischen Reaktion sein kann (Goris et al. 1985). Diese Hypothese konnte in den Folgejahren bestätigt werden.

1992 wurde das MOV auf der Consensus-Konferenz des American College of Chest Physicians (ACCP) und der Society of Critical Care Medicine (SCCM) umfassender als »Multiple organ dysfunction syndrome (MODS)« – dem Multiorgandysfunktionssyndrom – definiert (Bone et al. 1992); dynamische Veränderungen der einzelnen Organfunktionen ließen sich dokumentieren.

Pathophysiologisch kommt es infolge der zuvor beschriebenen überschießenden immuninflammatorischen Antwort (positive Amplifikation der Schockmediatoren) nach traumatisch-hämorrhagischem Schock mit der Zunahme des generalisierten Permeabilitätsschadens bzw. der Gewebedestruktion zu Störungen der organspezifischen Funktion.

Klinisch führt dies typischerweise ca. 48–96 h nach dem ursprünglichen Trauma (Latenzphase) zu einem sequentiell auftretenden Versagen mehrerer Organsysteme – dem sog. Multiorgandysfunktionssyndrom (Faist et al. 1983, Regel et al. 1991, Regel et al. 1996). Die klinischen Manifestationen des MOV sind zahlreich.

Sequenz des Organversagens

Obwohl das akute Lungenversagen zumeist dem Syndrom vorausgeht, evtl. sogar einen Triggerfaktor darstellt (Border et al. 1976; Faist et al. 1983), kann das Muster des Organversagens nach schwerem Trauma bei verschiedenen Patienten sehr unterschiedlich sein. Typischerweise ist das Syndrom eine kumulative Sequenz von verschiedenen Einzelorganversagen. Bestimmte Kombinationen von Einzelorganversagen, wie z. B. das Lungen- und Leberversagen, werden in der Literatur als besonders ungünstig angesehen (Matuschak u. Rinaldo 1988; Schwarz et al. 1989). Die typische Sequenz des Organversagens bei Patienten nach Trauma ist schwer zu analysieren, da dies von der Definition des Einzelorganversagens und der Sensitivität und Spezifität der benutzten Parameter abhängt. In 50 % der Patienten kommt es im Verlauf zunächst zu einem Lungen- und dann einem Leberversagen (Tabelle 10.1) (Regel et al. 1996; Fry et al. 1980; Goris et al. 1985; Deitch 1993; McMenamy et al. 1981). Eine Differenzierung zwischen 2 Arten des MOV, dem »Einphasen-Organversagen« als schnelles Muster und dem »Zweiphasen-Organversagen« als ein verzögertes Muster einer Verschlechterung der Organfunktion ist in der Literatur ebenfalls beschrieben worden (Faist et al. 1983).

Zwischen der Anzahl der versagenden Organsysteme und der Letalität ist beim MOV vielfach ein direkter Zusammenhang gesehen worden (Tabelle 10.2). Mit einem Ausfall von mehr als 3 Organsystemen wird

Tabelle 10.1. Sequenz des Organversagens nach Angaben in der Literatur

Autor	1. Organ	2. Organ	3. Organ
Baue (1975)	Lunge	Niere	Leber
Border et al. (1976)	Lunge	Herz	Leber
Cerra (1987)	Lunge	Leber	Niere
Deitch (1993)	Lunge	Leber	Darm
Fry et al. (1980)	Lunge	Leber	Darm
Goris et al. (1985)	Lunge	Leber	Darm
McMenamy et al. (1981)	Lunge	Leber	Herz
Regel et al. (1995)	Lunge	Herz	Leber

Tabelle 10.2. Letalität in Relation zur Anzahl der versagenden Organsysteme

Autor	Anzahl der versagenden Organsysteme				
	1	2	3	4	5
Barie et al. (1994)	3	19	62	83	93
Crump et al. (1988)	13	35	75	93	
Faist et al. (1983)	57	14	73	100	
Frey et al. (1980)	30	60	85	100	
Friedman et al. (1993)	40	60	99		
Goris et al. (1985)		0	16	17	100
Hebert et al. (1993)	24	26	70	60	100
Knaus et al. (1985)	41	68	100		
Marshall et al. (1995)	7	26	49	69	83
Phadke u. Jiandani (1993)		8	19	70	92
Sauaia et al. (1994)	31	42	80	82	

je nach Definition des Einzelorganversagens und Auswahl des Patientenguts eine Sterbewahrscheinlichkeit von fast 100 % beschrieben. Diese Zahlen belegen ein weiteres Mal die Bedeutung des MOV als schwerstes Krankheitsbild bzw. Komplikation nach schwerem Trauma.

Lungenversagen

Die Lunge ist durchgehend das erste Organ, bei dem die Funktionseinschränkung zu beobachten ist. Das akute Lungenversagen, auch ARDS genannt (acute respiratory distress syndrome), wurde zum ersten Mal im Jahre 1967 von Ashbaugh et al. in der Literatur erwähnt. Seither spielt es, nicht nur im Rahmen eines MOV, sondern ebenfalls als Einzelorganversagen eine bedeutende Rolle als Krankheitsbild von intensivmedizinischen, z. B. auch polytraumatisierten Patienten. In der Literatur wird das respiratorische Versagen heute vielfach auch als »Schrittmacher« des MOV beschrieben. In klinischen Studien ist der Respirationstrakt normalerweise das zuerst und am häufigsten dekompensierende Organsystem (Faist et al. 1983; Regel et al. 1995). Manche Autoren behaupteten sogar, daß ein MOV ohne Lungenversagen nicht möglich sei (Faist et al. 1983). Für die Dominanz des Lungenversagens im Krankheitsbild MOV des polytraumatisierten Patienten gibt es mehrere Gründe: Zunächst ist das respiratorische Versagen häufig mit einem direkten Lungenschaden (z. B. Lungenkontusion) vergesellschaftet, welcher zu einer pulmonalen Verschlechterung und später zu der Entwicklung eines ARDS führen kann (Regel et al. 1988; Fulton u. Peter 1970). Der zweite pathomechanische Grund ist die Theorie des »ersten Filters«: Damit ist die direkte Konfrontation der Lungenkapillaren mit Zelldebris, Toxinen, aktivierten Blutzellen und Zytokinen gemeint. Dies ist wiederum mit einer Permeabilitätsveränderung verbunden und führt somit zu der Entwicklung eines interstitiellen Lungenödems. Veränderungen der Gefäßpermeabilität mit begleitender Albuminextravasation in das Interstitium konnten nach Trauma bei einem Maximum von 48 h bei Mehrfachverletzten gezeigt werden (Abb. 10.11) (Sturm et al. 1986). In der Folge kommt es, wie in dieser Studie gezeigt werden konnte, zu einem stetigen Anstieg des extravaskulären Lungenwassers (EVLW), was wiederum aus einer Dekompensation der Lymphdrainage resultiert und direkt zu einem pulmonalen interstitiellen Ödem führt. Die Prädominanz der Lunge ist durch die hohe Sensibilität gegenüber allen Veränderungen und durch relativ geringe Kompensationsmechanismen erklärt.

Leberversagen

Die Leber wird typischerweise in der Literatur als das zweite versagende Organsystem angegeben (s. Tabelle 10.1). Andere klinische Studien zeigen hingegen, daß das hepatische System erst spät versagt und mit einer geringeren Letalität verbunden ist als das Versagen des respiratorischen oder kardiovaskulären Systems (Regel et al. 1996). Die Leber zeigt eine Verschlechterung aller 3 Funktionen Synthese/Exkretion/RES-Klärfunktion im posttraumatischen Verlauf (Schwartz et al. 1989). Zuerst verschlechtert sich das RES-System aufgrund der großen Belastung mit Zelldebris. Das Ergebnis ist eine relative Abnahme der Clearancefunktion, obwohl eine kompensatorische Zunahme gemessen wird (Regel et al. 1991). Das Leber RES wird somit umgangen (»Shuntphänomen«) und die zu klärenden Substanzen werden in die Lunge abtransportiert, wo sie zu den obengenannten Veränderungen führen. Entsprechende klinische Studien zeigen in der Proteinsynthese und exkretorischen Funktion der Leber eine frühe Dysfunktion und einen ver-

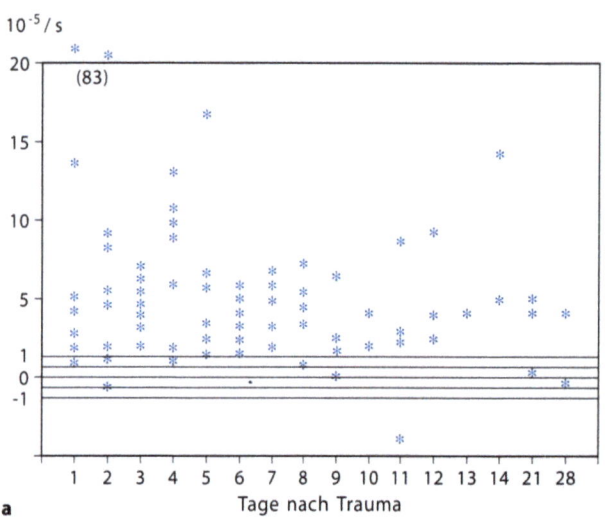

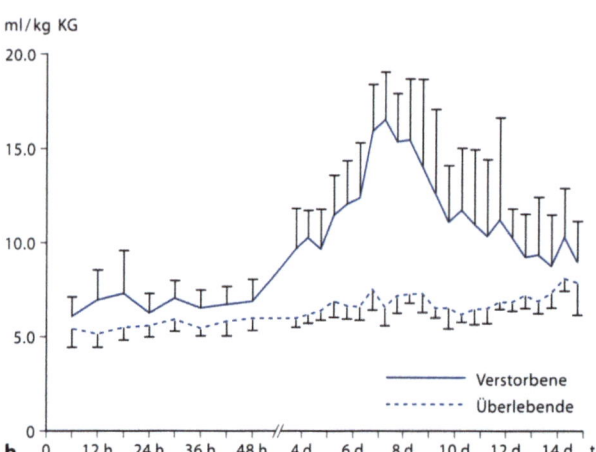

Abb. 10.11. Interstitielles Lungenödem: Veränderungen der Gefäßpermeabilität mit begleitender Albuminextravasation in das Interstitium konnten nach Trauma bei einem Maximum von 48 h bei Mehrfachverletzten gezeigt werden. In der Folge kommt es zum Anstieg des extravaskulären Lungenwassers (EVLW)

späteten Ausfall. Der genaue Mechanismus, welcher zu diesem protrahierten Verlauf führt, wird weiterhin diskutiert. Offensichtlich sind die Veränderungen des RES mit einer Störung der Leberzellintegrität assoziiert. Die Bedeutung anderer Mechanismen, wie z. B. die Interaktion mit anderen humoralen und zellulären Komponenten, wurde bereits nachgewiesen (Bankey u. Cerra 1993).

Herz-Kreislauf-Versagen

Herz und Kreislauf versagen meist zu einem späteren Zeitpunkt. Wenn ein Patient ein Herz-Kreislauf-Versagen entwickelt, so ist dies mit einer sehr hohen Letalität verbunden. Die Funktion des kardiovaskulären Systems läßt sich am einfachsten über die »blutdruckangepaßte Herzfrequenz« (PAR) dokumentieren. Dieser Index zeigt eine hohe Validität in anderen Studien (Marshall et al. 1995). Die Bestimmung des Herzindex, der das zirkulierende Blutvolumen pro Zeiteinheit beschreibt, bedarf hingegen einer Katheterisierung der Pulmonalarterie, was nicht bei allen Patienten möglich ist bzw. mit schwerwiegenden Komplikationen behaftet sein kann. Offensichtlich ist die Dekompensation des kardiovaskulären Systems die terminierende Variable, welche später zum Eintritt des Todes führt – unabhängig von therapeutischen Bemühungen. Speziell adrenerge Substanzen zeigen in diesem Zustand keinen Effekt.

Nierenversagen

Ein isoliertes Nierenversagen wird bei Patienten nach schwerem Trauma heute nur noch selten gefunden, da mittels heutiger Behandlungsverfahren – hier sei v. a. die Volumentherapie genannt – dieses zumeist kompensiert werden kann (Pape 1992 b). Falls eine renale Funktionsstörung nach schwerem Trauma auftritt, zeigt sich diese im frühen intensivmedizinischen Verlauf. Als Schädigungsmechanismus wird zumeist beides angegeben: eine initiale Ischämie von renalem Gewebe infolge der Minderperfusion im Splanchnikusgebiet, welche dann zu einem Abfall des Kreatinins führt. Weiterhin kommt es zu einer Störung der kapillären Integrität im Bereich der renalen Tubuli, was möglicherweise zu einem interstitiellen Ödem führt und die Exkretions- und Resorptionsfunktion stört (Regel et al. 1991).

Literatur

Aggarwal BB, Kohr WJ, Hass PE et al. (1985) Human tumor necrosis factor. Production, purification, and characterization. J Biol Chem 260: 2345-2354

Ashbaugh DG, Bigelow DB, Petty TL, Levine BE (1967) Acute respiratory distress in adults. Lancet 2: 319-323

Ayala A, Wang P, Ba ZF, Perrin MM, Ertel W, Chaudry IH (1991) Differential alterations in plasma IL-6 and TNF levels after trauma and hemorrhage. Am J Physiol 260: R167-71

Bankey PE, Cerra FB (1993) Hepatic dysfunction in shock and organ failure. In: Schlag G, Redl H (eds) Pathophysiology of shock, sepsis and organ failure. Springer, Berlin Heidelberg New York Tokyo, pp 948-960

Banks RO, Gallavan RH Jr, Zinner MH, Bulkley GB, Harper SL, Granger DN, Jacobson ED (1985) Vasoactive agents in control of the mesenteric circulation. Fed Proc 44: 2743-2749

Bao S, Goldstone S, Husband AJ (1993) Localization of IFN-gamma and IL-6 mRNA in murine intestine by in situ hybridization. Immunology 80: 666-670

Barie PS, Hydo LJ, Fischer E (1994) A prospective comparison of two multiple organ dysfunction/failure scoring systems for prediction of mortality in critical surgical illness. J Trauma 37: 660-666

Baue AE (1975) Multiple, progressive, or sequential systems failure. A syndrome of the 1970s. Arch Surg 110: 779-781

Berg RD, Garlington AW (1979) Translocation of certain indigenous bacteria from the gastrointestinal tract to the mesenteric lymph nodes and other organs in a gnotobiotic mouse model. Infect Immunnol 23: 403-411

Bergmann MJ, Guerrant RL, Murad F, Richardson SH, Weaver D, Mandell GL (1978) Interaction of polymorphonuclear neutrophils with Escherichia coli. Effect of enterotoxin on phagocytosis, killing, chemotaxis, and cyclic AMP. J Clin Invest 61: 227-234

Beutler B, Krochin N, Milsark IW, Luedke C, Cerami A (1986) Control of cachectin (tumor necrosis factor) synthesis: mechanisms of endotoxin resistance. Science 232: 977-980

Bone LB, Johnson KD, Weigelt J, Scheinberg R (1989) Early versus delayed stabilization of femoral fractures. A prospective randomized study. J Bone Joint Surg Am 71: 336-340

Bone RC, Balk RA, Cerra FB et al. (1992) Definitions for sepsis and organ failure and guidelines for the use of innovative therapies in sepsis. The ACCP/SCCM Consensus Conference Committee. American College of Chest Physicians/Society of Critical Care Medicine [see comments]. Chest 101: 1644-1655

Border JR, Chenier R, McManamy RH, La Duca J, Seibel R, Birkhahn R, Yu L (1976) Multiple systems organ failure: muscle fuel deficit with visceral protein malnutrition. Surg Clin North Am 56: 1147-1167

Border JR, Hassett J, LaDuca J et al. (1987) The gut origin septic states in blunt multiple trauma (ISS = 40) in the ICU. Ann Surg 206: 427-448

Braegger CP, MacDonald TT (1994) Immune mechanisms in chronic inflammatory bowel disease. Ann Allergy 72: 135-141

Breese EJ, Michie CA, Nicholls SW et al. (1994) Tumor necrosis factor alpha-producing cells in the intestinal mucosa of children with inflammatory bowel disease. Gastroenterology 106: 1455-1466

Bulkley GB, Kvietys PR, Parks DA, Perry MA, Granger DN (1985) Relationship of bloos flow and oxygen consumption to ischemic injury in the canine small intestine. Gastroenterology 89: 852-857

Cain SM, Curtis SE (1991) Experimental models of pathologic oxygen supply dependency. Crit Care Med 19: 603-612

Cerf Bensussan N, Guy Grand D, Griscelli C (1985) Intraepithelial lymphocytes of human gut: isolation, characterisation and study of natural killer activity. Gut 26: 81-88

Cerra FB (1987) Hypermetabolism, organ failure, and metabolic support. Surgery 101: 1-14

Chapnick BM, Feigen LP, Hyman AL, Kadowitz PJ (1978) Differential effects of prostaglandins in the mesenteric vascular bed. Am J Physiol 235: H326-32

Chiu CJ, McArdle AH, Brown R, Scott HJ, Gurd FN (1970) Intestinal mucosal lesion in low-flow states. I. A morphological, hemodynamic, and metabolic reappraisal. Arch Surg 101: 478-483

Cioffi WG, Burleson DG, Pruitt BA Jr (1993) Leukocyte responses to injury. Arch Surg 128: 1260-1267

Committee on Injury Scaling (1990) Abbreviated Injury Scale 1990 Revision. Association for the Advancement of Automovement Medicine, Des Plaines, Illinois

Copes WS, Champion Hr, Sacco WJ, Lawnick MM, Keast SL, Bain LW (1988) The Injury Severity Score revisited. J Trauma 28: 69-77

Crump JM, Duncan DA, Wears R (1988) Analysis of multiple organ system failure in trauma and nontrauma patients. Am Surg 54: 702-708

Deitch EA (1990) Intestinal permeability is increased in burn patients shortly after injury. Surgery 107: 411-416

Deitch EA (1992) Multiple organ failure. Pathophysiology and potential future therapy [see comments]. Ann Surg 216: 117-134

Deitch EA (1993) Multiple organ failure. Adv Surg 26: 333-356

Deitch EA, Xu D, Franko L, Ayala A, Chaudry IH (1994) Evidence favoring the role of the gut as a cytokine-generating organ in rats subjected to hemorrhagic shock. Shock 1: 141-146

DeLisser HM, Newman PJ, Albelda SM (1994) Molecular and functional aspects of PECAM-1/CD31. Immunol Today 15: 490-495

Demling RH (1987) Pulmonary edema: current concepts of pathophysiology, clinical significance, and methods of measurement. World J Surg 11: 147-153

Djeu JY, Blanchard DK, Richards AL, Friedman H (1988) Tumor necrosis factor induction by Candida albicans from human natural killer cells and monocytes. J Immunol 141: 4047-4052

Dorinsky PM, Gadek JE (1989) Mechanisms of multiple nonpulmonary organ failure in ARDS. Chest 96: 885-892

Dosquet C, Weill D, Wautier JL (1992) Molecular mechanism of blood monocyte adhesion to vascular endothelial cells. Nouv Rev Fr Hematol 34 (Suppl): S55-9

Eiseman B, Beart R, Norton L (1977) Multiple organ failure. Surg Gynecol Obstet 144: 323-326

Faist E, Baue AE, Dittmer H, Heberer G (1983) Multiple organ failure in polytrauma patients. J Trauma 23: 775-787

Faist E, Hartl HW, Baue AE (1994) Immunmechanistik der posttraumatischen Hyperinflammation. Immun Infekt 22: 203-213

Fink MP (1991) Gastrointestinal mucosal injury in experimental models of shock, trauma, and sepsis. Crit Care Med 19: 627-641

Fischer E, Marano MA, Barber AE et al. (1991) Comparison between effects of interleukin-1 alpha administration and sublethal endotoxemia in primates. Am J Physiol 261: R442-52

Fong Y, Moldawer LL, Shires GT, Lowry SF (1990) The biologic characteristics of cytokines and their implication in surgical injury. Surg Gynecol Obstet 170: 363-378

Friedmann BC, Williams JF, Knauss WA (1993) Multi-system organ failure (MSOF): outcome and clinical implications. (Abstract)

Fry DE, Pearlstein L, Fulton RL, Polk HC Jr (1980) Multiple system organ failure. The role of uncontrolled infection. Arch Surg 115: 136-140

Fulton R, Jones C (1975) The cause of post-traumatic respiratory insufficiency in man. Surg Gynecol Obstet 140: 179-184

Fulton RL, Peter ET (1970) The progressive nature of pulmonary contusion. Surgery 67: 499-506

Gamble JR, Harlan JM, Klebanoff SJ, Vadas MA (1985) Stimulation of the adherence of neutrophils to umbilical vein endothelium by human recombinant tumor necrosis factor. Proc Natl Acad Sci USA 82: 8667-8671

Goldfarb MA, Ciurej TF, McAslan TC, Sacco WJ, Weinstein MA, Cowley RA (1975) Tracking respiratory therapy in the trauma patient. Am J Surg 129: 255-258

Goris RJ, Gimbrere JS, van Niekerk JL, Schoots FJ, Booy LH (1982) Early osteosynthesis and prophylactic mechanical ventilation in the multitrauma patient. J Trauma 22: 895-903

Granger DN, McCord JM, Parks DA, Hollwarth ME (1986) Xanthine oxidase inhibitors attenuate ischemia-induced vascular permeability changes in the cat intestine. Gastroenterology 90: 80-84

Granger DN, Rutili G, McCord JM (1981) Superoxide radicals in feline intestinal ischemia. Gastroenterology 81: 22-29

Gunther S, Gimbrone MA Jr, Alexander RW (1980) Identification and characterization of the high affinity vascular angiotensin II receptor in rat mesenteric artery. Circ Res 47: 278-286

Haglund U, Bulkley GB, Granger DN (1987) On the pathophysiology of intestinal ischemic injury. Clinical review. Acta Chir Scand 153: 321-324

Harkema JM, Chaudry IH (1990) Oxygen delivery and multiple organ failure. In: Deitch EA (ed) Multiple organ failure: pathophysiology and basic concepts of therapy. Thieme, Stuttgart New York, pp 87-103

Hebert PC, Drummond AJ, Singer J, Bernard GR, Russell JA (1993) A simple multiple system organ failure scoring system predicts mortality of patients who have sepsis syndrome. Chest 104: 230-235

Hesse DG, Davatelis G, Felsen D (1987) Cachectin/tumor necrosis factor gene expression in Kupffer cells. J Leukoc Biol 42: 422

Hesse DG, Tracey KJ, Fong Y et al. (1988) Cytokine appearance in human endotoxemina and primate bacteremia. Surg Gynecol Obstet 166: 147-153

James SP, Zeitz M, Kanof M, Kwan WC (1988) Intestinal lymphocyte populations and mechanisms of cell mediated immunity. Immunol Allergy Clin North Am 8: 369-391

Janoff A, Scherer J (1968) Mediators of inflammation in leukocyte lysosomes. IX. Elastinolytic activity in granules of human polymorphonuclear leukocytes. J Exp Med 128: 1137-1155

Jochum M, Machleidt W, Neuhof H et al. (1993) Porteinases. In: Schlag G, Red IH (eds) Pathophysiology of shock sepsis and organ failure. Springer, Berlin Heidelberg New York Tokyo, pp 55-61

Johnson KD, Cadambi A, Seibert GB (1985) Incidence of adult respiratory distress syndrome in patients with multiple musculoskeletal injuries: effect of early operative stabilization of fractures. J Trauma 25: 375-384

Jones SC, Trejdosiewicz LK, Banks RE, Howdle PD, Axon AT, Dixon MF, Whicher JT (1993) Expression of interleukin-6 by intestinal enterocytes. J Clin Pathol 46: 1097-1100

Knaus WA, Draper EA, Wagner DP, Zimmerman JE (1985) Prognosis in acute organ-system failure. Ann Surg 202: 685-693

Lefer AM, Lefer DJ (1993) Pharmacology of the endothelium in ischemia-reperfusion and circulatory shock. Ann Rev Pharmacol Toxicol 33: 71-90

Lundgren O, Svanvik J (1973) Mucosal hemodynamics in the small intestine of the cat during reduced perfusion pressure. Acta Physiol Scand 88: 551-563

Marshall JC, Cook DJ, Christou NV, Bernard GR, Sprung CL, Sibbald WJ (1995) The mulitple organ dysfunction score: a reliable descriptor of a complex clinical outcome. Crit Care Med (in press)

Matuschak GM, Rinaldo JE (1988) Organ interactions in the adult respiratory distress syndrome during sepsis. Role of the liver in host defense. Chest 94: 400-406

MacCabe RP, Secrist H, Botney M, Egan M, Peters MG (1993) Cytokine mRNA expression in intestine from normal and inflammatory bowel disease patients. Clin Immunol Immunopathol 66: 52-58

McGee DW, Beagley KW, Aicher WK, McGhee JR (1993) Transforming growth factorbeta and IL-1 beta act in synergy to enhance IL-6 secretion by the intestinal epithelial cell line, IEC-6. J Immunol 151: 970-978

McMenamy RH, Birkhahn R, Oswald G et al. (1981) Multiple systems organ failure: I. The basal state. J Trauma 21: 99-114

McNeill JR, Wilcox WC, Pang CC (1977) Vasopressin and angiotensin: reciprocal mechanisms controlling mesenteric conductance. Am J Physiol 232: H260-6

Meakins JL (1990) Etiology of multiple organ failure. J Trauma 30: S165-8

Moore FA, Moore EE, Poggetti R, McAnena OJ, Peterson VM, Abernathy CM, Parsons PE (1991) Gut bacterial translocation via the portal vein: a clinical perspective with major torso trauma. J Trauma 31: 629-636

Mulligan MS, Polley MJ, Bayer RJ, Nunn MF, Paulson JC, Ward PA (1992) Neutrophildependent acute lung injury. Requirement for P-selectin (GMP-140). J Clin Invest 90: 1600-1607

Nagura H, Sumi Y (1988) Immunological functions of the gut – role of the mucosal immune system. Toxicol Pathol 16: 154-164

Nast-Kolb D, Waydhas C, Jochum M, et al. (1992) Biochemische Faktoren als objektive Parameter zur Prognoseabschätzung beim Polytrauma. Unfallchirurg 95: 59-66

O'Flaherty JT, Kreutzer DL, Ward PA (1983) Chemotactic influences on the aggregating swelling and foreign surface adhesion of human leukocytes. Am J Pathol 90: 537

O'Garra A (1989) Interleukins and the immune system 2. Lancet 1: 1003-1005

Ogle CK, Johnson C, Guo XL, Ogle JD, Solomkin JS, Alexander JW (1989) Production and release of C3 by cultured monocytes/macrophages isolated from burned, trauma, and septic patients. J Trauma 29: 189-194

Pape HC, Dwenger A, Regel G et al. (1992a) Pulmonary damage after intramedullary femoral nailing in traumatized sheep – is there an effect from different nailing methods? J Trauma 33: 574-581

Pape HC, Regel G, Sturm JA, Tscherne H (1992b) Ist das posttraumatische Nierenversagen therapeutisch zu beeinflussen? Unfallchirurg 95: 419-425

Pape HC, Auf'm'Kolk M, Paffrath T, Regel G, Sturm JA, Tscherne H (1993) Primary intramedullary femur fixation in multiple trauma patients with associated lung contusion – a cause of posttraumatic ARDS? J Trauma 34: 540-547

Pape HC, Dwenger A, Regel G et al. (1994) Increased gut permeability after multiple trauma Br J Surg 81: 850-852

Phadke AY, Jiandani PG (1993) Mulitple system organ failure: a study of outcome [see comments]. J Assoc Physicians India 91: 498-499

Pober JS (1988) Cytokine mediated activation of vascular endothelium. Physiology and pathology. Am J Pathol 133: 76-83

Redfors S, Hallback DA, Haglund U, Jodal M, Lundgren O (1984) Blood flow distribution, villous tissue osmolality and fluid and electrolyte transport in the cat small intestine during regional hypotension. Acta Physiol Scand 121: 193-209

Regel G, Sturm JA, Friedl HP, Nerlich M, Bosch U, Tscherne H (1988) Die Bedeutung der Lungenkontusion für die Letalität nach Polytrauma. Möglichkeiten der therapeutischen Beeinflussung. Chirurg 59: 771-776

Regel G, Dwenger A, Gratz KF, Nerlich ML, Sturm JA, Tscherne H (1989) Humorale und zelluläre Veränderungen der unspezifischen Immunabwehr nach schwerem Traum. Unfallchirurg 92: 314-320

Regel G, Seekamp A, Aebert H, Wegener G, Sturm JA (1990) Bronchoscopy in severe blunt chest trauma. Surg Endosc 4: 31-35

Regel G, Sturm JA, Pape HC, Gratz KF, Tscherne H (1991) Das Multiorganversagen (MOV). Ausdruck eines generalisierten Zellschadens aller Organe nach schwerem Trauma. Unfallchirurg 94: 487-497

Regel G, Grotz M, Weltner T, Sturm JA, Tscherne H (1996) The pattern of organ failure after severe trauma. World J Surg

Reinecker HC, Steffen M, Witthoeft T, Pflueger I, Schreiber S, MacDermott RP, Raedler A (1993) Enhanced secretion of tumour necrosis factor-alpha, IL-6, and IL-1 beta by isolated lamina propria mononuclear cells from patients with ulcerative colitis and Crohn's disease. Clin Exp Immunol 94: 174-181

Rosenstreich DL, Vogel SN, Jacques AR, Wahl LM, Oppenheim JJ (1978) Macrophage sensitivity to endotoxin: genetic control by a single condominant gene. J Immunol 121: 1664-1670

Rush BF Jr, Sori AJ, Murphy TF, Smith S, Flanagan JJ Jr, Machiedo GW (1988) Endotoxemia and bacteremia during hemorrhagic shock. The link between trauma and sepsis? Ann Surg 207: 549-554

Rutherford RB, Balis JV, Trow RS, Graves GM (1976) Comparison of hemodynamic and regional blood flow changes at equivalent stages of endotoxin and hemorrhagic shock. J Trauma 16: 886-897

Sacco WJ, Milholland AV, Ashman WP et al. (1977) Trauma indices. Comput Biol Med 7: 9-20

Salyer JL, Bohnsack JF, Knape WA, Shigeoka AO, Ashwood ER, Hill HR (1990) Mechanisms of tumor necrosis factor-alpha alteration of PMN adhesion and migration. Am J Pathol 136: 831-841

Sauaia A, Moore FA, Moore EE, Haenel JB, Read RA, Lezotte DC (1994) Early predictors of postinjury multiple organ failure. Arch Surg 129: 39-45

Schindler R, Mancilla J, Endres S, Ghorbani R, Clark SC, Dinarello CA (1990) Correlations and interactions in the production of interleukin-6 (IL-6), IL-1, and tumor necrosis factor (TNF) in human blood mononuclear cells: IL-6 suppresses IL-1 and TNF. Blood 75: 40-47

Schleiffenbaum B, Fehr J (1990) The tumor necrosis factor receptor and human neutrophil function. Deactivation and cross-deactivation of tumor necrosis factor-induced neutrophil responses by receptor down-regulation. J Clin Invest 86: 184-195

Schmauder Chock EA, Chock SP, Patchen ML (1994) Ultrastructural localization of tumour necrosis factor-alpha. Histochem J 26: 142-151

Schreiber S, Raedler A, Stenson WF, MacDermott RP (1992) The role of the mucosal immune system in inflammatory bowel disease. Gastroenterol Clin North Am 21: 451-502

Schwartz DB, Bone RC, Balk RA, Szidon JP (1989) Hepatic dysfunction in the adult respiratory distress syndrome. Chest 95: 871-875

Schweiberer L, Nast Kolb D, Duswald KH, Waydhas C, Muller K (1987) Das Polytrauma – Behandlung nach dem diagnostischen und therapeutischen Stufenplan. Unfallchirurg 90: 529-538

Seekamp A, Mulligan MS, Till GO, Ward PA (1993) Requirements for neutrophil products and L-arginine in ischemia-reperfusion injury. Am J Pathol 142: 1217-1226

Seekamp A, Till GO, Mulligan MS, Paulson JC, Anderson DC, Miyasaka M, Ward PA (1994) Role of selectins in local and remote tissue injury following ischemia and reperfusion. Am J Pathol 144: 592-598

Shalaby MR, Aggarwal BB, Rinderknecht E, Svedersky LP, Finkle BS, Palladino MA Jr (1985) Activation of human polymorphonuclear neutrophil functions by interferon-gamma and tumor necrosis factors. J Immunol 135: 2069-2073

Shenkar R, Abraham E (1993) Effects of hemorrhage on cytokine gene transcription. Lymphokine Cytokine Res 12: 237-247

Shenkar R, Chang TH, Abraham E (1994) Cytokine expression in Peyer's patches following hemorrhage and resuscitation. Shock 1: 25-30

Solomkin JS, Jenkins BS, Nelson RD, Chenoweth D, Simmons RL (1981) Neutrophil dysfunction in sepsis IV. Evidence for the role of complement activation products in cellular deactivation. Surgery 90: 319

Stallone RJ, Herbst J, Blaisdell FW, et al. (1969) Pulmonary changes following ischemia of the lower extremities and their treatment. Am Rev Respir Dis 100: 813-823

Stallone RJ, Lim RC Jr, Blaisdell FW (1969) Pathogenesis of the pulmonary changes following ischemia of the lower extremities. Ann Thorac Surg 7: 539-549

Strieter RM, Kunkel SL, Showell HJ, Remick DG, Phan SH, Ward PA, Marks RM (1989) Endothelial cell gene expression of a neutrophil chemotactic factor by TNF-alpha, LPS, and IL-1 beta. Science 243: 1467-1469

Strieter RM, Lynch JP 3 d, Basha MA, Standiford TJ, Kasahara K, Kunkel SL (1990) Host responses in mediating sepsis and adult respiratory distress syndrome. Semin Respir Infect 5: 233-247

Sturm JA, Wisner DH, Oestern HJ, Kant CJ, Tscherne H, Creutzig H (1986) Increased lung capillary permeability after trauma: a prospective clinical study. J Trauma 26: 409-418

Tate RM, Vanbenthuysen KM, Shasby DM, McMurtry IF, Repine JE (1982) Oxyradical-mediated permeability edema and vasoconstriction in isolated perfused rabbit lungs. Am Rev Respir Dis 126: 802-806

Tilney NL, Bailey GL, Morgan AP (1973) Sequential system failure after rupture of abdominal aortic aneurysms: an unsolved problem in postoperative care. Ann Surg 178: 117-122

Tracey KJ (1991) Tumor necrosis factor (cachectin) in the biology of septic shock syndrome. Circ Shock 35: 123-128

Tracey KJ, Vlassara H, Cerami A (1989) Cachectin/tumour necrosis factor. Lancet 1: 1122-1126

Trentz O (1993) Management des Mehrfachverletzten. Ther Umsch 50: 491–499

Tscherne H, Regel G, Sturm JA, Friedl HP (1987a) Schweregrad und Prioritäten bei Mehrfachverletzungen. Chirurg 58: 631–640

Tscherne H, Sturm JA, Regel G (1987b) Die prognostische Bedeutung der Frühversorgung am Beispiel des Unfallpatienten. Langenbecks Arch Chir 372: 37–42

Varani J, Fligiel SE, Till GO, Kunkel RG, Ryan US, Ward PA (1985) Pulmonary endothelial cell killing by human neutrophils. Possible involvement of hydroxyl radical. Lab Invest 53: 656–663

Waydhas C, Nast-Kolb D, Kick M, et al. (1994) Operationsplanung von sekundären Eingriffen nach Polytrauma. Unfallchirurg 97: 244–249

Winn RK, Mihelicic D, Vedder NB, Sharar SR, Harlan JM (1993) Monoclonal antibodies to leukocyte and endothelial adhesion molecules attenuate ischemia-reperfusion injury. Behring Inst Mitt 229–237

Yurt RW (1986) Host defenses in trauma general surgery and thermal injury. In: Shires GT, Davis JM (eds) Raven, New York, pp 19–36

Akutversorgung

G. REGEL, PH. LOBENHOFFER und H. TSCHERNE

11.1	Grundprinzipien	257
11.2	Akutperiode	261
11.2.1	»Der erste Blick«	261
11.2.2	Schockbehandlung	266
11.2.3	Der Check-up	269
11.2.4	Lebensrettende Sofortoperationen	282
11.2.5	Reevaluierung	295
	Literatur	296

Eine wichtige Voraussetzung für die Behandlung des Schwer- und Mehrfachverletzten ist, daß zu jedem Zeitpunkt nicht eine Einzelverletzung therapiert wird, sondern die Summe der Verletzungen und daß die möglichen Komplikationen, die aus ihrer Gesamtheit resultieren könnten, berücksichtigt werden. Die Versorgungsstrategie muß daher gewisse Grundregeln erfüllen und ein standardisiertes Behandlungskonzept vorgeben. Im folgenden sollen wichtige Grundprinzipien der Versorgung unter Berücksichtigung des pathophysiologischen Hintergrundes aufgeführt werden.

11.1 Grundprinzipien

Schwerverletzte Patienten werden allgemein nach standardisierten Richtlinien geborgen und in ein Krankenhaus transferiert. In der präklinischen Phase ist die Dauer der Alarm- und Rettungszeiten, d. h. ein gut ausgebautes und flächendeckendes Rettungssystem, von entscheidender Bedeutung, um die Zeitdauer der präklinischen Phase auf ein Minimum zu reduzieren (Kap. 8).

Den nächsten Abschnitt der Versorgung eines schwerverletzten Patienten stellt die Akutbehandlung im Schockraum des erstversorgenden Krankenhauses dar. Hier muß sich das Traumateam zum Ziel setzen, in kürzester Zeit sowohl Klarheit über die Verletzungen zu erhalten, als auch die notwendige pulmonale und hämodynamische Stabilisierung des Patienten zu erreichen. Mehrere Untersuchungen haben gezeigt, daß der Zeitaufwand für Akutdiagnostik und -therapie in der Notaufnahme für die Überlebenswahrscheinlichkeit von entscheidender Bedeutung ist (Law et al. 1982; Driscoll u. Vincent 1992; McNicholl 1994).

Dieser definierte Zeitraum sollte maximal 1 h betragen und damit die sog. »golden hour of shock« nicht überschreiten (Cowley et al. 1974). Nachweislich führt eine Zeitverzögerung in diesem Abschnitt zu einem prolongierten Schock und kann damit potentiell auch zur Entstehung von posttraumatischen Spätkomplikationen beitragen. Patienten, welche bei schwerem Trauma innerhalb 1 h die Notaufnahme mit vollständiger Diagnostik verlassen, zeigen eine deutlich niedrigere Mortalität (Law et al. 1982). Die Einhaltung dieser »golden hour« ist jedoch nicht allein von der Anzahl der zur Verfügung stehenden Mitarbeiter (Ärzte, Schwestern) abhängig, sondern auch nachweislich von der Organisationsstruktur des Traumateams (Kap. 1). Um einen hohen Organisationsgrad zu erreichen, muß einem Traumateam grundsätzlich ein erfahrener Unfallchirurg vorstehen. Nur durch schnelle situationsadaptierte Entscheidungen und Anordnungen können weitere notwendige Untersuchungen zur Diagnosestellung rasch durchgeführt und damit eine kurze Aufenthaltsdauer in der Notaufnahme gewährleistet werden. Sämtliche diagnostischen und therapeutischen Handlungen müssen dabei synchron ablaufen (»horizontal structure«), um gleichermaßen unnötige Zeitverzögerungen zu vermeiden.

Systematisches Vorgehen

Die Behandlung des schwerverletzten Patienten erfordert aufgrund teils lebensbedrohlicher Situationen eine ausgefeilte Organisationsstruktur, die sowohl diagnostische als auch operative Taktiken beinhaltet. Diese müssen sorgfältig koordiniert werden, da Fehler im Entscheidungsablauf die Prognose des Patienten erheblich beeinflussen.

Der Entscheidungsablauf wird im wesentlichen durch die Qualifikation des Erstbehandelnden bestimmt. Sie basiert dabei nicht nur auf dem Wissen, vielmehr auch auf der Erfahrung aus vergleichbaren Situationen (Nerlich u. Tscherne 1987).

Der traditionelle Ablauf der Erstversorgung orientiert sich zumeist an vorgegebenen, teils hausinternen klinischen Konzepten, sowie an dem Kenntnisstand der Versorgung von Einzelverletzungen. Hierbei bleiben Interaktionen und auch die mögliche Potenzierung von Verletzungsfolgen beim Mehrfachverletzten unberücksichtigt.

Meist wird anhand der erhobenen klinischen und laborchemischen Daten ein therapeutisches Konzept erarbeitet. Die Erfahrung zeigt aber, daß hierbei häufig andere *wesentliche Aspekte unberücksichtigt* bleiben. Während des Behandlungsablaufes können sich rasch klinische Symptome verändern, die für den Zustand des Patienten bedeutend sind. Somit muß das Behandlungskonzept zu jedem Zeitpunkt verändert werden können. Hierbei kann es gerade beim Unerfahrenen zu einem ineffizienten Handeln und einem ungeordneten Ablauf kommen.

Zwangsläufig werden auch heute noch Schwerverletzte unter mangelhaften Bedingungen von in der Polytraumaversorgung Unerfahrenen versorgt. Gerade in solchen Situationen ist ein Organisationsschema, das sich an Algorithmen orientiert, hilfreich. Algorithmen dienen insbesondere dem Unerfahrenen als Leitkonzept, welches ein systematisches und problemorientiertes Vorgehen bei der initialen Diagnostik und Therapie ermöglicht (Nerlich u. Tscherne 1987).

■ **Der Algorithmus als Entscheidungshilfe.** Ein Algorithmus ist ein Stufenkonzept, welches orientierend an Einzeldiagnosen und Symptomen Behandlungspunkte nach Priorität staffelt. Zur übersichtlichen Darstellung kann dieses Fließdiagramm durch separate Bausteine, sog. Module, ergänzt werden, durch die das Vorgehen problemorientiert modifiziert wird (Abb. 11.1). Die einzelnen Entscheidungsschritte berücksichtigen jeweils immer die vorangegangenen therapeutischen Maßnahmen (Kanz et al. 1994). Sind die therapeutischen Schritte in ihrer Gewichtung gleich bedeutend, so werden diese auf einer Ebene dargestellt. Insbesondere bei der Behandlung von Schwerverletzten hat sich dieses Vorgehen bewährt, da es zeitsparend arbeitet, Fehlreaktionen vermeidet und dem Unerfahrenen als wichtiger Leitfaden dient.

Welche Vorteile die Anwendung eines Algorithmus in der Initialversorgung haben kann, wird aus der Inzidenz des frühen Unfalltodes, die ca. 10% der Patienten bei schwerer Verletzung beträgt, deutlich: Nur wenn spezifische diagnostische und therapeutische Schritte simultan und innerhalb einer bestimmten Zeitlimitierung erfolgen, kann der Patient überleben (Driscoll u. Vincent 1992). Konventionelle Behandlungstaktiken reichen in diesem Falle daher nicht aus. In dieser Situation bleibt keine Zeit für eine Interpretation des klinischen Zustandes. Subjektive Beurteilungskriterien müssen hier ausgeschlossen werden. Die Orientierung an einem Algorithmus bietet hierbei spezifische und objektive Managementkriterien und schließt eine subjektive Bewertung und Interpretation weitgehend aus (Nast-Kolb 1994).

Untersuchungen von Bishop et al. (1991) verdeutlichen, daß gerade bei Patienten mit einem Verletzungsschlüssel ISS zwischen 20 und 50, der Algorithmus eine Reduktion der Mortalität bewirken konnte. Bei Patienten mit einer Verletzungsschwere von >50 Punkten nach ISS konnte auch die Anwendung des Algorithmus den klinischen Verlauf nicht wesentlich beeinflussen. Diese Patienten weisen lebensbedrohliche Verletzungen auf, bei denen die schlimmste Prognose vorgegeben ist, weitgehend unabhängig von der Thera-

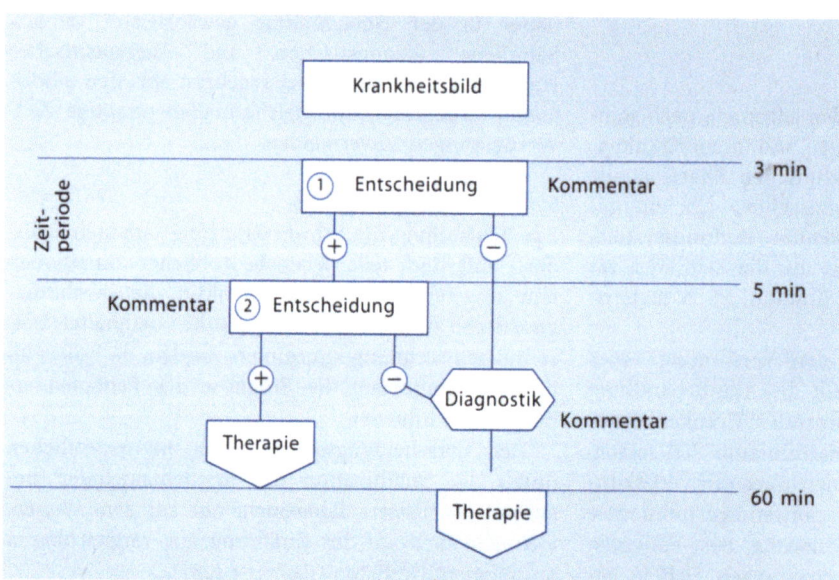

Abb. 11.1. Ein Algorithmus ist ein Fließdiagramm, das in Abhängigkeit von der Zeit unterschiedliche, voneinander abhängige diagnostische und therapeutische Schritte wiedergibt und somit eine Orientierungshilfe bei der Behandlung Schwerstverletzter bietet

Zeitraum	Periode	Verletzung	Diagnostik	Chirurgie
0.–1. Stunde	Akute Periode	1. Traumatische Verlegung der Atemwege 2. Unstillbare innere/äußere Massenblutung, penetrierende Gefäßverletzung 3. Spannungspneumothorax 4. Herzbeuteltamponade 5. Beckenüberrolltrauma	"Erster Blick" Rö: Schädel 2Ebenen Thorax a.-p. Becken a.-p. Sono: Abdomen (1.) "Check-up" Rö: Extremitäten 2 Ebenen urologische Diagnostik Spezialaufnahmen (Schräggelenk, Becken ala/obturator etc.) Sono: Abdomen (2.) CT: CCT CT Thorax/Becken	Lebenserhaltende Soforteingriffe (1. Operationsphase)
0.–72. Stunde	Primäre Periode	· Hirnverletzungen · Augen/Mittelgesichtsverletzungen · Rückenmarkskompression · Viszeralverletzungen	"Reevaluierung (1.)"	Primäreingriffe (2. Operationsphase)
		· Fx. mit Gefäßverletzung · Fx. mit Kompartment · Fx. offen	· Neurostatus · Blutgase/Beatmung · Gerinnung · Schockzeichen · Hypothermie (<32°C)	(+) · Gefäßversorgung / + temporäre Fx.-Fixation · Fasziotomie · Débridement (−) · Gefäßversorgung / + definitive Fx.-Fixation · Fasziotomie · Débridement
		Fx. geschlossen · Tibia · Femur · Becken · Wirbelsäule	"Reevaluierung (2.)" · Kriterien wie oben	Temporäre Fixation · Tibia — Extension, pin-less · Femur — Fixateur externe, Distraktor · Becken — Fixateur externe, Zwinge · Wirbelsäule — Halofixateur, Lagerung (−) Definitive Fx.-Fixation
3.–14. Tag	Sekundäre Periode	· ausgedehnte Weichteildefekte · Mittelgesichts-Frontobasisverletzungen · Fx. der oberen Extremität · komplexe Gelenkrekonstruktion	"Reevaluierung (3.)" Kriterien für sekundäre Operation Scores · Apache II · Goris · Biochemie	Sekundäreingriffe (3. Operationsphase) (+) weitere Intensivmedizin Behandlung erneute Reevaluierung (−) Definitive Operationsversorgung
Wochen-Monate	Tertiäre Periode	· schlechte Weichteildeckung · offene Wundbehandlung · verzögerte Knochenheilung		Tertiäreingriffe (4. Operationsphase) · Weichteilverschluß/Plastische Deckung · Knochentransplantation · Korrekturoperation

Abb. 11.2. Periodeneinteilung bei der Behandlung des Schwerverletzten. Jede Periode gibt einen abgegrenzten Zeitraum im posttraumatischen Verlauf wieder und ordnet diesem jeweils entscheidende diagnostische und therapeutische Schritte zu. Jede Periode endet mit einer Beurteilung des Allgemeinzustandes, die mit dem Begriff »Reevaluierung« hier wiedergegeben ist (nähere Erläuterung s. Text)

pie. Bei einem ISS < 20 können leichte Behandlungsfehler ohne Einfluß auf die Prognose des Patienten bleiben.

Orientierung an klinischen Perioden

Die Erstversorgung des Schwer- oder Mehrfachverletzten orientiert sich an der Kenntnis typischer posttraumatischer Verlaufsmuster (s. Kap. 9). Diese begründen sich heutzutage auf zum größten Teil bekannte pathophysiologische Abläufe. Die Orientierung an diesen definierten Zeitabläufen erleichtert das systematische Vorgehen in diesem Zusammenhang (Tscherne 1969).

Wir haben im posttraumatischen Verlauf des Schwerverletzten 4 verschiedene Zeitabschnitte differenziert:

- Akute oder Reanimationsperiode (1. bis 3. Stunde)
- Primäre oder Stabilisationsperiode (1–72 h)
- Sekundäre oder Regenerationsperiode (3. bis 14. Tag)
- Tertiäre oder Rehabilitationsperiode (Wochen bis Monate nach Trauma)

■ **Akute oder Reanimationsperiode.** Diese Phase umfaßt den Zeitraum von der Aufnahme bis zur Beseitigung einer möglichen akut lebensbedrohlichen Situation. Die Abklärung dieser Gefährdung obliegt der »Ersten-Blick-Diagnose«. Dieser Diagnostik folgt dann an erster Stelle die Behandlung einer lebensbedrohlichen Atemstörung, zunächst durch Freimachen der Atemwege und dann ggf. Intubation, Beatmung und möglicherweise in diesem Zusammenhang eine Thoraxdekompression (Thoraxdrainage). Simultan sollte die sofortige Erkennung und Beseitigung einer hämodynamischen Störung erfolgen. Hierzu zählen in erster Linie die Behandlung der Massenblutung und die kontinuierliche Bekämpfung des traumatisch-hämorrhagischen Schocks.

Eine vollständige Akutdiagnostik, der sog. »Checkup«, erfolgt dann, wenn keine akute Lebensgefährdung ein vorgezogenes, unmittelbares operatives Handeln erforderlich macht. Ansonsten wird die Diagnostik nach diesem operativen Eingriff und somit vor Beginn der Primärperiode vervollständigt.

■ **Primär- oder Stabilisierungsperiode.** Dieser Zeitraum beginnt mit Aufhebung der akut lebensbedrohlichen Situation und damit dem Erreichen einer »augenscheinlichen« Stabilität der wichtigsten Funktionsgrößen (Hämodynamik, pulmonaler Gasaustausch und Neurostatus).

Im Normalfall schließt die weitere operative Versorgung unmittelbar an die Akutperiode an. Voraussetzung ist jedoch zu diesem Zeitpunkt eine »Reevaluierung« des Patienten, um auch andere Kriterien in die Beurteilung des Allgemeinzustandes eingehen zu lassen (Abb. 11.2). Zeigt diese Reevaluierung, daß der Patient weiterhin gefährdet ist und eine weitere operative Versorgung den Allgemeinzustand evtl. verschlechtern könnte, so muß trotzdem bei spezifischen Verletzungen zumindest eine »Notfallversorgung« erfolgen. So ist, z. B. bei Frakturen mit Gefäßbeteiligung oder Kompartmentsyndrom, die Wiederherstellung der Gefäßkontinuität bzw. die Kompartmentspaltung erforderlich (Abb. 11.2). Die Fraktur wird dann mit einfachen Mitteln temporär stabilisiert, z. B. am langen Röhrenknochen mittels Fixateur externe.

Die Primärperiode sollte den Zeitraum von 72 h nicht überschreiten. Eine dann immer noch anhaltende Störung der oben genannten Funktionsgrößen ist prognostisch als außerordentlich ungünstig zu bewerten.

■ **Sekundärperiode.** In diesem Zeitabschnitt (72 h bis etwa 14 Tage) sollte eine weitgehende Stabilisierung des Allgemeinzustandes eingetreten sein. Irreführend sind in diesem Zusammenhang jedoch die routinemäßig erfaßten klinischen Laborparameter, die zunächst häufig weder eine weitere Entgleisung noch eine deutliche Erholung anzeigen. In dieser Phase kann ein Fehler in der intensivmedizinischen Therapie oder auch ein großes operatives Trauma zu einer Verschlechterung des Zustandes führen. Daher muß vor einer weiteren operativen Versorgung zunächst wiederum eine Reevaluierung erfolgen. Hierbei kommen insbesondere intensivmedizinische Scores zur Beurteilung des Patientenzustandes zum Einsatz (Abb. 11.2). Zeigen diese eine Erholung an, so können zu diesem Zeitpunkt zeitaufwendigere Eingriffe, wie z. B. die Versorgung von komplexen Mittelgesichtsfrakturen, Wirbelsäulen- oder Beckenfrakturen oder auch eine aufwendige Gelenkrekonstruktion, vorgenommen werden.

Tritt zu diesem Zeitpunkt eine Entgleisung der Organfunktionen ein, so sind supportive Maßnahmen im Rahmen der intensivmedizinischen Behandlung von erheblicher Bedeutung. Läßt sich diese Situation nicht rechtzeitig ausreichend beherrschen, kann der Tod im Rahmen des Einzel- oder Multiorganversagens (MOV) eintreten.

■ **Tertiärperiode.** Die endgültige Rehabilitation wird operativ durch korrigierende Eingriffe begleitet. Dies beinhaltet bei verzögerter Fraktur- oder Weichteilheilung endgültige rekonstruktive Maßnahmen (Abb. 11.2).

11.2 Akutperiode

Das primäre Ziel dieser Periode ist es, eine akute Lebensbedrohung unmittelbar zu erkennen und diese durch die geeignete Sofortmaßnahme abzuwenden. Eine unmittelbare, vitale Bedrohung kann durch:

- eine Asphyxie bei gewissen Traumen der oberen Luftwege (z.B. Larynxverletzung),
- einen Spannungspneumothorax,
- eine akute hämodynamische Insuffizienz durch Herztamponade,
- eine innere oder äußere Massenblutung
- eine offensichtlich lebensbedrohliche Verletzung (z.B. Überrolltrauma) auftreten.

In diesen Fällen muß durch sofortige Diagnosestellung, »dem ersten Blick«, innerhalb weniger Sekunden bzw. Minuten eine Entscheidung gefällt werden, um dann durch eine lebensrettende chirurgische Sofortmaßnahme eine Abwendung der Vitalbedrohung zu erzielen. Verletzungen dieser Dringlichkeit können dazu führen, daß ein Patient ohne weitere Diagnostik zunächst in den Operationssaal weitergeleitet und unmittelbar operiert werden muß.

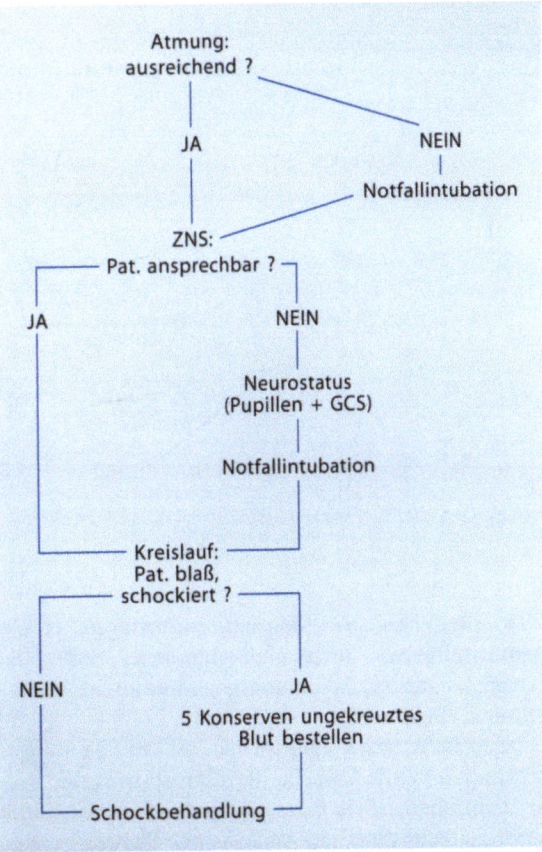

Abb. 11.3. Der Algorithmus »der erste Blick« dient im wesentlichen der Erkennung und Behandlung von lebensgefährlichen Zuständen. Im Mittelpunkt steht die Beurteilung einer Atem- oder Kreislaufstörung sowie einer Störung des Neurostatus

11.2.1 »Der erste Blick«

Bei der Aufnahme des Schwerverletzten im Schockraum gilt es, unmittelbar Störungen der Vitalfunktionen zu erkennen und rasch ihre Behebung zu ermöglichen. Hierzu benötigt man ein strukturiertes Entscheidungskonzept, welches sich zur Erleichterung an einem Algorithmus orientieren kann (Abb. 11.3).

Störung der respiratorischen Funktion
In diesem Zusammenhang ist zunächst zu klären, ob eine Störung der respiratorischen Funktion vorliegt. Diese erkennt man klinisch an der dann bestehenden Hypoxie. Hierbei können verschiedene Symptome oder Befunde im Vordergrund stehen, wie z.B. Dyspnoe, Zyanose, Stridor, Bewußtlosigkeit, abnorme Atembewegung oder schwere Gesichts-, Hals- oder Thoraxverletzungen. Diese Aspekte bilden wichtige Kriterien für die Entscheidung (Abb. 11.4), ob:

- eine Atemwegsstörung (Atemwegsverlegung) oder
- eine thorakale Respirationsstörung oder
- eine zentrale Störung (SHT, Schock) vorliegt.

Ursache für eine *Atemwegsstörung* kann jegliche Art der Atemwegsverlegung sein. Hierzu zählen

- Mittelgesichtsfrakturen mit Verlegung des Nasopharynx,
- Unterkieferfrakturen mit Verlegung des Kehlkopfes durch den Zungengrund,
- direkte Kehlkopf- und Tracheaverletzungen,
- Aspiration von Blut, Mageninhalt oder Fremdkörper (Zahnprothesen) im Bereich des gesamten oberen Atemwegtraktes.

Läßt sich die Atemwegsverlegung lokalisieren, so ist der erste Schritt die Entfernung des Hindernisses und anschließend das Freihalten der Atemwege. Liegt das Atemwegshindernis auf Höhe des Kehlkopfes oder der subglottischen Region, so kann auch eine Notfallkoniotomie oder -tracheotomie erforderlich sein (s. Kap. 8.4). Der nächste Schritt ist dann die Sicherung einer ausreichenden Atmung, diese kann durch thorakale oder zentrale Respirationsstörungen kompromittiert sein.

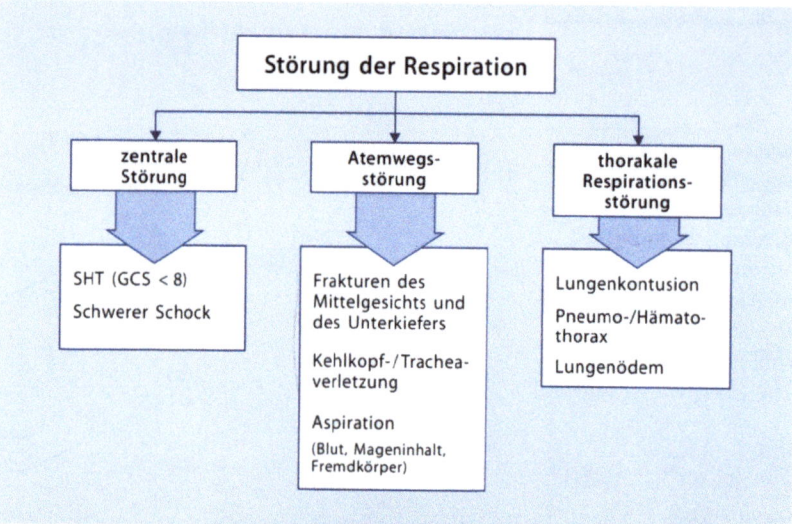

Abb. 11.4. Eine Störung der respiratorischen Funktion kann auf 3 wesentlichen Ursachen beruhen

Bei den *thorakalen Respirationsstörungen* ist die Ateminsuffizienz durch eine thorakale Verletzung (Lungenkontusion, Spannungspneumothorax, Hämatothorax) begründet.

Die erste Entscheidung ist hier, ob ein Spannungspneumothorax die Ursache der Atemstörung ist. Dieser kann ähnlich wie beim Hämatothorax nur durch sofortige Entlastung und Anlage einer Thoraxdrainage behoben werden. Weitere Ursachen in Zusammenhang mit einem Thoraxtrauma lassen sich nur durch adäquate Beatmung und damit »innere Schienung« des Thorax beheben. Selten treten Komplikationen ein, die durch Verlegung der Trachea im Bereich des Mediastinums eine respiratorische Störung erzeugen (ausgeprägtes Mediastinalemphysem, Tubusperforation im Bereich des hinteren Mediastinums).

Die Ausbildung eines fulminanten Lungenödems ist selten, dieses kann einerseits durch Ausbildung eines kardialen Ödems auftreten. Hintergrund ist hier eine möglicherweise mit dem Unfall einhergehende kardiale Dekompensation (am häufigsten Myokardinfarkt). Andererseits tritt in einzelnen Fällen beim stumpfen Thoraxtrauma das sog. Hochdrucködem (Abb. 11.5) auf. Dieses wird durch die Kompression des Thorax und damit stumpfe mechanische Einwirkung auf das Lungenparenchym und eine nachfolgende Ödembildung verursacht. Therapeutisch unterscheiden sich beide Krankheitsbilder wesentlich hinsichtlich Volumentherapie und dem möglichen Einsatz eines Diuretikums. Bei beiden Ödemformen ist eine kontinuierliche Absaugung und eine sofortige Beatmung, jedoch mit unterschiedlich hohem PEEP, erforderlich (Hüfner 1995).

Für die *zentrale respiratorische Störung* kann einerseits ein schweres SHT verantwortlich sein. Dieses wird am besten anhand des GCS verifiziert. Andererseits kann auch bei einem schweren Schockzustand mit zentraler Hypoxie eine zerebrale Störung auftreten, die in eine zunehmende respiratorische Insuffizienz mündet. Gerade die Bedeutung der Verletzungsschwere und damit des traumatisch-hämorrhagischen Schocks, wird in diese Situation vom Notarzt häufig unterschätzt. Ist in diesem Zusammenhang beim Monotrauma noch häufig eine weitere Beobachtung bei Spontanatmung gerechtfertigt, so ist beim Schwer- und Mehrfachverletzten unbedingt eine Intubation und Beatmung unter Standardbedingungen zur Gewährleistung einer adäquaten Oxygenierung (Kap. 8) zu fordern.

Grundvoraussetzung für eine adäquate Beatmung des Schwerverletzten zu diesem Zeitpunkt ist mindestens ein Atemzugvolumen von 8–10 ml/kgKG, ein PEEP von 5 mm Hg und eine Sauerstoffsättigung der Inspirationsluft von mindestens 50%.

Kontrolle des Neurostatus

Dort, wo eine Intubation und damit eine Analgosedierung erforderlich ist, muß zuvor der neurologische Status erhoben oder vom Notarzt erfragt werden. Die Kontrolle des Neurostatus (Abb. 11.3) geschieht meist in Zusammenhang mit der Abklärung der Atemstörung. Die Überprüfung des Pupillenstatus und der Pupillenreaktion gibt bereits wichtige Hinweise für das Vorliegen einer allgemeinen zentralen Störung (seitengleich weite Pupillen bzw. Anisokorie) oder einer möglichen Herdsymptomatik (bei Blickdeviaton, unterschiedlicher Pupillenreaktion oder Pupillengröße im Seitenvergleich). Der Lichtreflex repräsentiert die Funktion des II. und III. Hirnnerven. Der Kornealreflex erfordert einen intakten V. und VII. Hirnnerven. Der oculozephale Reflex ist abhängig von dem III. und VI. Hirnnerven.

Zusätzlich gibt der GCS wichtige Hinweise hinsichtlich des Neurostatus und hat den bisher besten prädik-

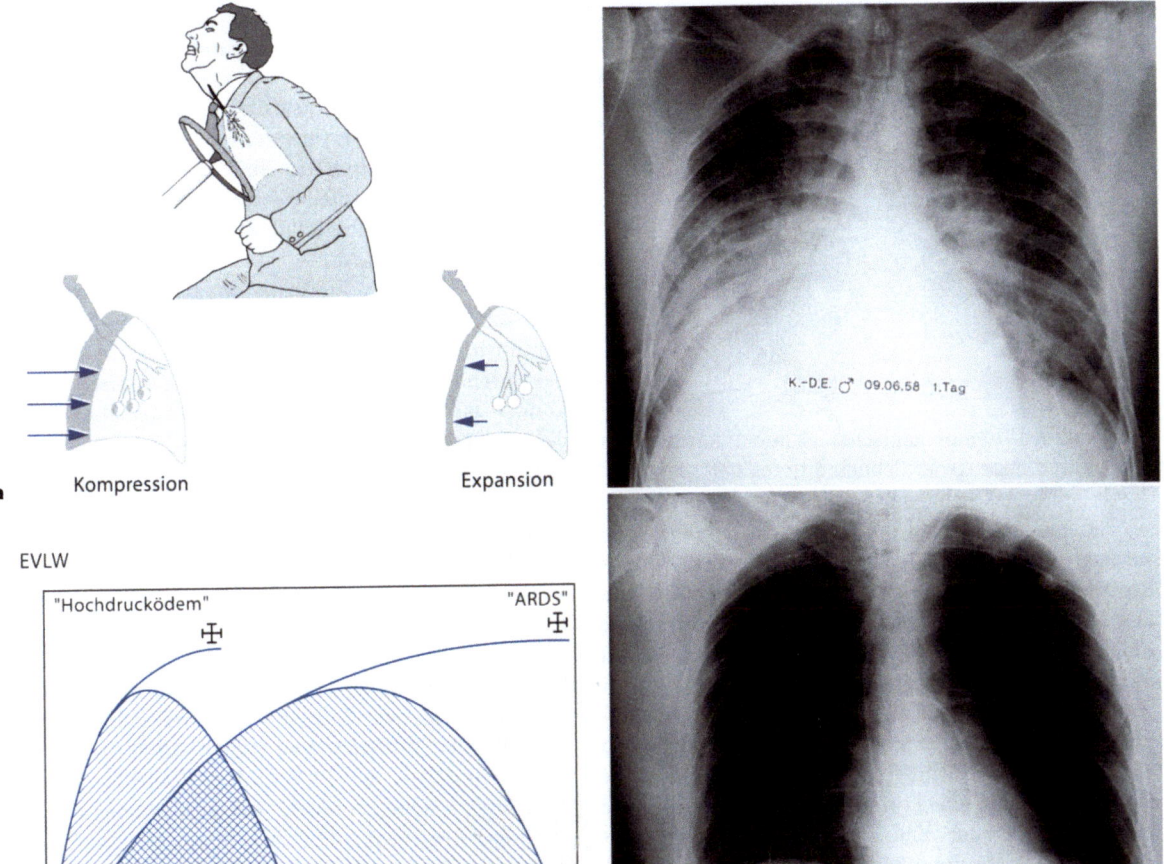

tiven Wert hinsichtlich der Prognose des SHT (Katz u. Alexander 1994). Außerdem gibt diese Skala eine wichtige Entscheidungshilfe bezüglich der weiteren Diagnostik:

- bei GCS < 10 sollte ein Computertomogramm des Schädels
- bei GCS < 8 sollte eine kontinuierliche intrakranielle Druckmessung erfolgen.

Unabhängig von möglichen anderen Störungen ist bei neurologisch nachweisbarer zunehmender Somnolenz eine Intubation und Beatmung sowie eine rasche diagnostische Abklärung der Bewußtseinsstörung anzustreben. Diese Maßnahme sollte jedoch nie vor Überprüfung auch der peripheren Neurologie erfolgen.

Abklärung der Kreislauffunktion

Der nächste Aspekt, der zu diesem Zeitpunkt eine Sofortentscheidung verlangt, ist die Störung der Kreislauffunktion (Abb. 11.3). Hierzu gehört die unmittelba-

Abb. 11.5 a–c. Das sog. Hochdrucködem ist eine seltene Entität, die bei Thoraxtrauma vorkommt und durch stumpfe Gewalteinwirkung bei reflektorischem Glottisschluß zu einer nur Sekunden dauernden Erhöhung des hydrostatischen Drucks in den Lungenkapillaren führt (**a**). Es entsteht somit ein interstitielles Ödem, das kurzzeitig mit einer Steigerung des extravaskulären Lungenwassers einhergeht. Bei adäquater Behandlung (Intubation und PEEP-Beatmung) kommt es rasch zur Rückbildung und unterscheidet sich somit vom herkömmlichen interstitiellen Ödem (ARDS) im weiteren Verlauf (**b**). Das Röntgenbild zeigt den fulminanten Verlauf und die rasche Konsolidierung nach 48 Stunden (**c**)

re Abklärung, inwieweit eine Schocksymptomatik vorliegt. Der traumatisch-hämorrhagische Schock muß dabei von anderen möglichen Schockformen, wie dem kardiogenen und im seltenen Fall auch dem neurogenen Schock, abgegrenzt werden.

Differentialdiagnose verschiedener Schockformen. Nicht immer liegt ein hypovolämischer Schock vor, auch andere Ursachen können in Einzelfällen beim Traumapatienten zur Schocksymptomatik beitragen.

Tabelle 11.1. Kreislaufverhaltensmuster bei hypovolämischem und kardiogenem Schock im Vergleich

Parameter	Hypovolämischer Schock	Kardiogener Schock
MAP (mm Hg)	↓	↓↓
HF (n/min)	↑	↑↑
Urin (ml/h)	↓	↓
ZVD (cm H_2O)	↓	↑
TPR (dyn. s. cm^{-5})	↑	↑
HI (l/min/m^2)	↓	↓↓
VO_2 (ml/min/m^2)	↓↓	↓
$AVDO_2$ (ml/100 ml)	Ø↓	↑

Hier müssen hämorrhagischer Schock, kardiogener Schock und neurogener Schock differenziert werden.

Als klinisches Leitsymptom kann als »Blickdiagnose« der Füllungszustand der Halsvenen herangezogen werden: Beim traumatisch-hämorrhagischen Schock liegt meist ein interner oder externer Blutverlust vor. Die Halsvenen sind verstrichen. Nach Kontrolle des Blutverlustes und der Flüssigkeitssubstitution kommt es langsam zum Restitutium.

Eine obere Einflußstauung ist hingegen Leitsymptom beim kardiogenen Schock. Hier besteht lediglich ein relatives Volumendefizit. Die Ursache für diese Schockform kann eine koronare Herzerkrankung, eine Herzkontusion oder eine akute Herzeinengung aufgrund eines Spannungspneumothorax oder einer Perikardtamponade sein.

Mit Hilfe einer erweiterten Diagnostik u. a. mit Pulmonaliskatheter kann eine genauere Differenzierung erfolgen (Tabelle 11.1).

Eine relative Hypovolämie liegt auch vor bei neurogenem Schock. Ursache hierfür ist meist eine spinale Genese. Trotz fehlendem Blutverlust kommt es bei dieser Pathogenese zu einem relativen Volumenverlust in der Peripherie (verstrichene Halsvenen). Der spinale Schock resultiert in einer erhaltenen Perfusion der Haut (sog. »warme« Perfusion) unter Verlust der zentralen Perfusion. Diese Schockform ist vielfach schwer vom hypovolämischen Schock zu differenzieren (Mondy u. Blaisdell 1995).

■ **Kardiogener Schock.** Liegt ein kardiogener Schock vor, so muß sofort geklärt werden, ob dieser Folge eines direkten kardialen Geschehens (Myokardinfarkt etc.) oder einer indirekten Störung ist. Hierzu zählen Verdrängung des Herzens durch Perikardtamponade, Spannungspneumothorax, Hämatothorax und in seltenen Fällen eine abdominelle Blutung, die zur kardialen Beeinträchtigung führt. Bei den indirekten Ursachen ist eine unmittelbare chirurgische Intervention erforderlich (Thoraxdrainage, Perikardpunktion, Notfallthorakotomie). Liegt eine direkte Störung der Herzfunktion vor, so ist eine entsprechende medikamentöse Therapie einzuleiten. In diesen Fällen ist unbedingt vorher abzuklären, inwiefern parallel eine Hypovolämie vorliegt.

Eine akute kardiale Insuffizienz kann für eine Hypotonie beim Schwerverletzten verantwortlich sein. Dieses wird auf den ersten Blick durch die gestauten Halsvenen als Anzeichen des Rechtsherzversagens ersichtlich und wird bestätigt durch die Messung des zentralvenösen Druckes.

Hierbei können 4 Ätiologien für das Pumpversagen und damit den Rückstau im pulmonalen Kreislauf verantwortlich sein. Diese lassen sich nicht anhand der peripheren Füllungsdrücke differenzieren und können auch zusammen mit einem möglichen Blutverlust für die bestehende Hypotonie verantwortlich sein.

- Myokardinfarkt
- Herzkontusion
- Herzbeuteltamponade
- Spannungspneumothorax

Ein *Myokardversagen* kann unabhängig vom Trauma Folge eines Myokardinfarktes sein. Dies muß immer bei Patienten mittleren und hohen Alters, wenn bei Verkehrsunfällen der PKW außer Kontrolle geraten war, berücksichtigt werden. Ein kardiogener Schock als Folge des Myokardinfarktes kann gleichzeitig jedoch auch Folge einer Hypovolämie und Anoxie oder sogar aufgrund einer akuten Katecholaminfreisetzung im Rahmen des Unfalles verursacht sein. Die Diagnose wird in jedem Fall anhand des EKG gestellt und durch laborchemische Untersuchungen (CKMB) bestärkt. Die Therapie beinhaltet die medikamentöse Aufhebung der begleitenden Arrhythmie. Diese Patienten benötigen zusätzlich ein intensives kardiales Monitoring und eine konsiliarische Betreuung durch den diensthabenden Internisten.

Im Ausnahmefall kann auch durch ein Thoraxtrauma mit nachfolgender Luftembolie eine Störung der koronaren Zirkulation auftreten und damit die lokale Ischämie entstehen. Dieser Nachweis ist jedoch schwierig und würde eine Notfallthorakotomie mit Abklemmung des Lungenhilus erfordern. Diese Maßnahme hat Seltenheitswert.

Die *Herzkontusion* ist eine Differentialdiagnose zur myokardialen Ischämie. Auch hier ist die Diagnostik schwierig. Diese wird ausschließlich in Zusammenhang mit dem stumpfen Thoraxtrauma beobachtet und tritt v. a. bei einer stumpfen Verletzung der vorderen Thoraxwand sowie bei einer begleitenden Sternumfraktur auf. Eine Abgrenzung gegenüber dem Herzinfarkt ist insofern nicht erforderlich, da die Therapie in beiden Fällen eine medikamentöse Behandlung der Arrhythmie und des Herzversagens unter kontinuierlichem invasivem Monitoring ist.

Die *Herztamponade* ist ein klassisches Beispiel des kardialen Versagens mit allen Zeichen des kardiogenen Schockes. Der Nachweis eines erhöhten zentralvenösen Druckes bei niedrigem systemischem Druck bei Patienten mit stumpfen oder penetrierenden Thoraxverletzungen sollte den Verdacht auf eine Herztamponade wecken.

> **CAVE**
> Das Fehlen einer Verbreiterung des Herzschattens im Röntgenbild schließt eine akute Herzbeuteltamponade nicht aus

Die Diagnose und damit auch Akutbehandlung besteht in der Perikardpunktion (Abb. 11.6).

Bereits nach Aspiration von 10 ml zeigt sich eine klinische Verbesserung mit Anstieg des HZV und damit des peripheren Blutdruckes. Bleibt diese Maßnahme erfolglos oder tritt im Verlauf ein Herzstillstand ein, so ist hier eine der seltenen Indikationen für eine Notfallthorakotomie im Schockraum zu sehen. Diese wird normalerweise zwischen dem 4. und 5. ICR links ausgeführt. Nach Eröffnung des Perikards in kraniokaudaler Richtung (Schonung des N. phrenicus) werden Blut und Koagel entfernt und die meist im Myokard sich befindende Perforation wird digital komprimiert. Dann kann durch 1–2 transmurale Stiche zunächst temporär und effektiv die Herzwunde verschlossen und eine Herzmassage durchgeführt werden. Unter Reanimationsbedingungen wird der Patient dann in den Operationssaal zur weiteren Versorgung gebracht.

Der *Spannungspneumothorax* verursacht ebenfalls bei Progredienz ein Herzversagen, meist in Form einer zunehmenden Rechtsherzinsuffizienz. Der positive intrathorakale Druck senkt den venösen Rückstrom aus der V. cava, und die Verschiebung des Mediastinums kann eine Abknickung oder Einengung dieser Gefäße verursachen. Der Spannungspneumothorax ist ein akutes Krankheitsbild mit rasch zunehmender Zyanose und beim beatmeten Patienten rascher Steigerung des Beatmungsdruckes. Eine zunächst bestehende Tachykardie wird bei Progredienz in eine Bradykardie überführt. Eine rasche Diagnose und sofortige Entlastung ist hier lebenserhaltend.

■ **Traumatisch-hämorrhagischer Schock.** Dieser zeichnet sich durch klassische klinische Parameter aus:

Der mittlere oder systolische Blutdruck, oder auch der sog. Schockindex (Herzfrequenz/systolischer Blutdruck), hat unter den Bedingungen moderner Rettungsmedizin in Europa (kurze Transportwege, dichtes Netz an Rettungsmitteln) heute keine echte Aussagekraft mehr (Sturm et al. 1991). So zeigt z. B. der Schockindex bei Patienten, die später an den Folgen des traumatisch-hämorrhagischen Schocks im Mul-

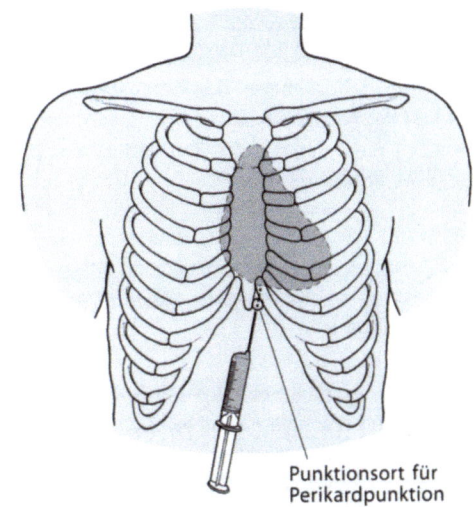

Abb. 11.6. Perikardpunktion. Die Standardtechnik beinhaltet die Punktion vom linken Rand des Xiphoids am Übergang zur Rippe, 45° abgewinkelt auf die linke Schulter zielend. Die Nadel wird langsam unter Aspiration vorgeschoben, bis entweder Blut aspiriert wird oder durch Berührung des Epikards eine Veränderung der QRS-Zacke auftritt. Wenn Blut aspiriert wird, sollte soviel wie möglich entfernt werden

tiorganversagen verstorben sind, nur selten pathologische Werte in der Initialphase an (Regel et al. 1991). Diese Tatsache wird durch die noch vorhandene kompensatorische schockspezifische Vasomotion gerade beim häufig betroffenen jungen, gefäßgesunden Patienten verschleiert.

Wesentlich sensitiver ist die Beurteilung der peripheren Kapillardurchblutung. Der sog. »kapilläre Füllungsdruck« wird am Nagelbett oder an den Konjunktiven abgelesen und ermöglicht damit eine semiquantitative Beurteilung der peripheren Zirkulation und damit auch des Schockausmaßes (Sturm et al. 1991).

Ein weiterer sensitiver klinischer Parameter ist die Beurteilung anhand der Urinausscheidung. Nur bei ausreichender Zirkulation scheidet die Niere genügend aus. Besteht ein Volumenmangel, findet sofort eine Flüssigkeitsresorption statt, die Ausscheidung sistiert. Eine Mindestausscheidung von 30 ml/30 min ist zu fordern. Weitere konventionelle invasive Meßmethoden, wie z. B. die Messung des zentralvenösen Drucks, versagen bei Zentralisation. Der ZVD steigt außerdem bei Erhöhung des intrathorakalen Druckes (z. B. beim Thoraxtrauma oder auch bei Beatmung mit PEEP) deutlich an und ist dann nicht verwendbar. Erweitertes invasives Monitoring, wie z. B. der Einsatz des pulmonal-arteriellen Katheters (Swan-Ganz-Katheter) ermöglicht die Bereitstellung aussagekräftiger Daten, wie z. B. des HZV oder des mittleren pulmonal-arteriellen Druckes. Das Legen eines solchen Katheters ist jedoch in der Akutversorgung vielfach schwer zu praktizieren und daher meist der intensivmedizinischen Überwachung vorbehalten.

Deutlich einfacher ist die Erfassung von laborchemischen Meßgrößen.

Metabolische Veränderungen (anaerober Stoffwechsel) im Rahmen des Schocks werden am besten durch den pH-Wert, den Basenüberschuß (BE) oder den Laktatwert angezeigt.

Varianzanalysen, basierend auf klinischen und experimentellen Studien, haben eine gute Korrelation dieser Werte mit der Schockschwere gezeigt (Bakker et al. 1991; Dunham et al. 1991; Roumen et al. 1993; Siegel et al. 1993). Ein Base excess größer −6 bis −7 läßt regelmäßig auf eine schwere Verletzung schließen.

Da diese Zeichen jedoch nur beschreibend sind und der Ätiologie nicht auf den Grund gehen, ist gleichzeitig abzuklären,

- inwiefern die Ursache indirekt Ausdruck des Gewebetraumas ist und damit nachfolgend mit den Zeichen eines traumatisch-hämorrhagischen Schocks einhergeht.
- ob Zeichen eines indirekten Volumenverlustes (z. B. Verbrennung, venöses Pooling), oder
- ob Zeichen einer Hämorrhagie nachweisbar sind.

Im letzteren Fall sind externe von internen Blutungen zu differenzieren. Externe Blutungen lassen sich rasch diagnostizieren und sofort behandeln. Bei inneren Blutungen ist die Ergründung der Ursache schwieriger, jedoch ist durch Differenzierung der 3 Stammregionen eine Massenblutung meist leicht abzugrenzen:

- Thorakale Massenblutung
- Abdominelle Massenblutung
- Pelvine Massenblutung

Die Abgrenzung einer Massenblutung ist durch wenige entscheidende diagnostische Schritte möglich (Thorax- und Beckenröntgenübersicht, Abdomensonographie).

Liegt eine Massenblutung und damit ein Schockzustand vor, so ist unabhängig von der Genese zunächst eine forcierte Infusions- und Transfusionstherapie anzustreben. Grundvoraussetzung für die Schockbehandlung ist die Bereitstellung von warmen Infusionen und entsprechenden Blutkonserven. Diese sollten spätestens bei Erkennung des Schockzustandes von der Blutbank angefordert werden. Meist liegt jedoch bereits bei präklinischem Verdacht auf eine Massenblutung eine Meldung vor, und Blutkonserven sind bei Eintreffen des Patienten bereitgestellt.

Simultan mit der Erkennung und Behandlung einer respiratorischen Störung, der Abklärung des Neurostatus und der genauen Analyse der Kreislaufstörung (meist ein traumatisch-hämorrhagischer Schock) folgt somit die eigentliche Schockbehandlung.

11.2.2
Schockbehandlung

Diese stellt einen wesentlichen Punkt bei der Akutversorgung dar. Eine verzögerte Einleitung der Schockbehandlung kann zu posttraumatischen Spätkomplikationen führen und verschlechtert die Prognose des Patienten nachweislich. Daher ist eine Optimierung des Vorgehens essentiell und wird mit Fortschreiten der Zeit schwieriger und ineffektiver.

Bereits bei der präklinischen Versorgung sollten zumindest 2 großlumige peripher-venöse Zugänge gelegt worden sein. Hierüber erfolgt eine forcierte Volumentherapie als Druckinfusion (Abb. 11.7).

Die peripher-venösen Zugänge sind meistens im Bereich des Unterarmes und der Cubita plaziert und sollten sicher fixiert werden, um eine Dislokation zu vermeiden. Bei Eintreffen in der Notaufnahme können diese Zugänge im Bedarfsfall durch weitere ergänzt werden. Hierzu bietet sich als mögliche Punktionsstelle die V. jugularis externa an. Einfache zentral-venöse Katheter im Bereich der V. jugularis interna oder subclavia haben den Nachteil, daß sie nicht großlumig sind. Hier sollte, wenn erforderlich, der 3lumige Katheter zum Einsatz kommen.

Liegen dann immer noch nicht ausreichend Zugänge vor, so kann eine Venae sectio durchgeführt werden, hier ist vorzugsweise die V. saphena magna oberhalb des Innenknöchels zu präparieren und entsprechend mit einem großlumigen Katheter zu versehen.

Die forcierte Volumentherapie beinhaltet die Gabe von vorgewärmter Kristalloidlösung und gleichzeitig die Gabe von Bluttransfusionen (Abb. 11.8).

- Isotone Kristalloidlösung ist während der Initialversorgung der Volumenersatz erster Wahl, da sie sowohl eine Wiederherstellung des Plasmavolumens als auch des interstitiellen Volumens erreicht.

Kristalloide stellen ebenfalls Puffersubstanzen dar und werden deshalb empfohlen, da sie zu einer Korrektur der Azidose führen. Ringer-Laktat findet meist Verwendung. Natriumbikarbonat wird in Einzelfällen bei extremer Azidose (<5) substituiert. Zuckerlösungen sind in dieser Phase nicht indiziert, da die Glukose nicht verwertet, die schockinduzierte Hyperglykämie verstärkt, und die osmotische Diurese unterstützt wird.

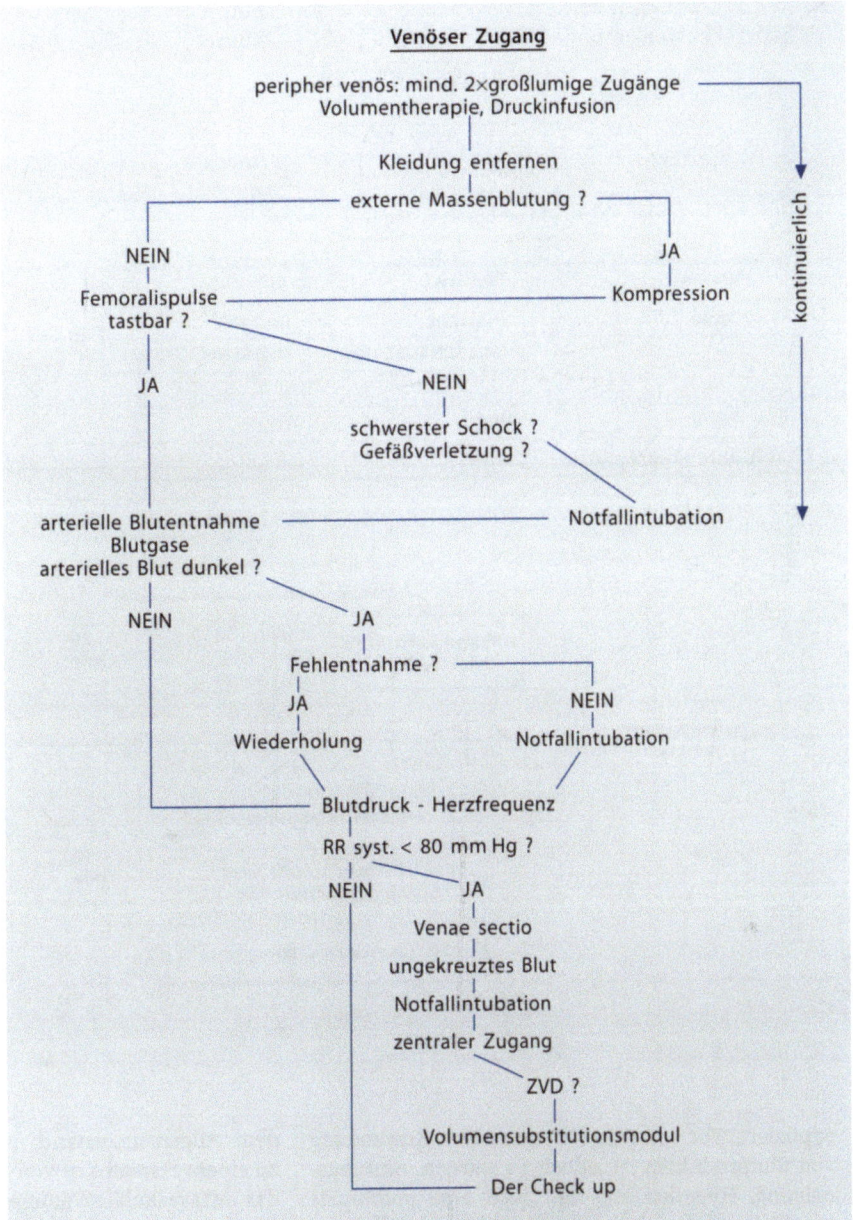

Abb. 11.7. Der Algorithmus »Schockbehandlung«

- Hypertone Lösungen sind in den letzten Jahren vielfach insbesondere nach Trauma eingesetzt worden. Hierbei unterscheidet man zwischen einer einmaligen präklinischen Bolusgabe und einer kontinuierlichen prä- und frühklinischen Verabreichung (Holcroft et al. 1987). Bevorzugt werden hypertone Kochsalzlösungen (mit z.B. 1600 mosmol). Andererseits konnte aber auch der Vorteil einer gleichzeitigen hypertonen Kochsalz- und Kolloidlösung-Kombination bewiesen werden.
- Kolloidale Lösungen sind effektive Volumenexpander. Diese sind jedoch kostenintensiv und in bezug auf die Störung der Mikrozirkulation hämodynamisch nicht effektiver. Zusätzlich erhöhen sie die Inzidenz des Lungenödems nachweislich. Kolloidale Lösungen sind daher zur Substitution nur bei sehr niedrigen Serumprotein- und Serumalbuminwerten und bei niedrigen Gerinnungsfaktoren im posttraumatischen Verlauf indiziert und dann in Form von FFP. Meist sollte diese Substitution sich auf den späteren posttraumatischen Verlauf beschränken, wenn es zu einer Stabilisierung der Gefäßmembran gekommen ist (Holcroft u. Trunkey 1974; Sturm et al. 1979; Vassar et al. 1988).
- Bluttransfusionen werden nach Ankunft in der Klinik ergänzend bei hämodynamischer Instabilität

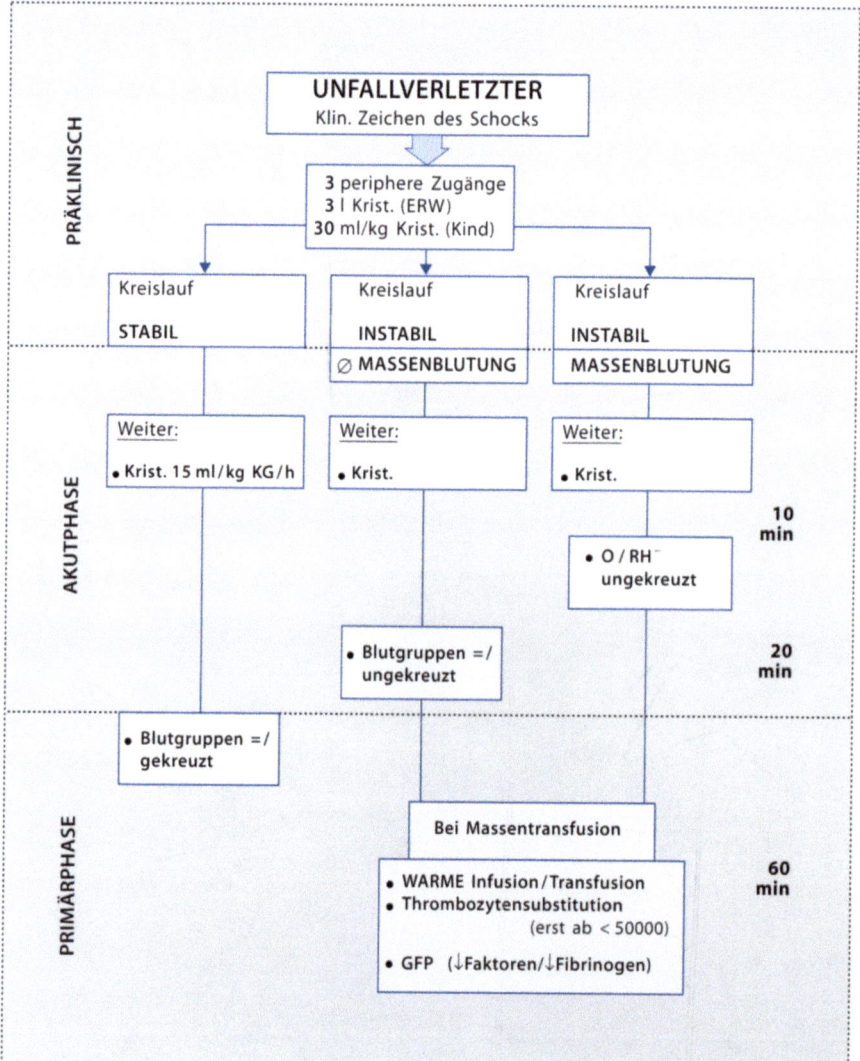

Abb. 11.8. Volumensubstitution nach Kreislaufstatus und Massenblutung. Beachte das abgestufte Vorgehen in Abhängigkeit von der Zeit (nähere Erläuterung s. Text)

appliziert. Vor unkritischer exzessiver Anwendung von Blutprodukten ist jedoch zu warnen. Blutungsneigung, Hyperkaliämie und auch eine pulmonale Insuffizienz sind beschrieben (Singh et al. 1992; Warnock et al. 1982; Sharp et al. 1981; Cavallieri et al. 1994). Ebenso ist das Risiko einer Virusinfektion bei Massentransfusionen zu berücksichtigen.
- Synthetische Hämoglobinlösungen schließen dieses Risiko aus und haben gleichzeitig den Vorteil, daß die Mikrozirkulation verbessert und die O_2-Verwertung in der Peripherie erhöht wird. Diese Substanzen befinden sich zur Zeit jedoch noch in der klinischen Untersuchung.

Eine Verdünnung durch Infusionsbehandlung hat insofern Vorteile, weil die Blutviskosität, die beim Schock zunimmt, auf einem niedrigen Niveau gehalten und damit die periphere Mikrozirkulation verbessert wird. Bei schwerverletzten Patienten, in vorher gesundem Allgemeinzustand, wird eine Hämodilution bis zu einem Hämatokrit von 20 % toleriert, vorausgesetzt, das intravaskuläre Volumen wird gehalten (Nieri 1989). Bei älteren Patienten ist lediglich ein Hämatokrit von 30 % tolerabel.

Spezielle Gesichtspunkte bei begleitendem SHT. Eine ausreichende Volumensubstitution beim Schwerverletzten mit hypovolämischem Schock und zusätzlich geschlossenem SHT zu garantieren, stellt eine besondere Herausforderung dar (Feldman u. Fish 1991; Mondy u. Blaisdell 1995). In diesen Fällen ist das Ziel weiterhin die Erhaltung der Gewebeperfusion, gleichzeitig darf jedoch eine substitutionsbedingte Verschlechterung der zerebralen Durchblutung durch volumenbedingte intrakranielle Drucksteigerung nicht verursacht werden. Das Problem hierbei ist, daß eine Volumensubstitution ohne Zunahme des Gesamtkörperwassers nicht möglich ist (Rosner u. Daughton 1990). So konnten Modelle des hämorrhagischen Schocks zeigen, daß bei exzessiver Gabe von isotoner Flüssigkeit ein Anstieg des intrakraniellen Druckes auch dann auftritt, wenn keine Schädel-Hirn-Verletzung vorliegt (Gunnar et al. 1988; Prough et al. 1985). Der negative Einfluß des gesteigerten intrakraniellen Druckes auf den neurologischen Verlauf gilt als bewiesen (Uzzell et al. 1986). Als Alternative sind hypertone Kochsalzlösungen aufgrund ihres osmotischen Effektes und ihrer Fähigkeit, eine hämodynamische Stabilität mit geringen Flüssigkeitsvolumen wiederherzustellen, bei Patienten mit SHT eingesetzt worden. (Battistella u. Wisner 1991). Der Mechanismus, der hier postuliert wird, scheint die Dehydratation von Gehirnarealen zu sein, die eine intakte Blut-Hirn-Schranke aufweisen (Wisner et al. 1992; Matteucci et al. 1993).

■ **Blutsubstitution.** Eine gleichzeitige Blutgabe ist bei Vorliegen einer Hämorrhagie essentiell, um den O_2-Transport in die Peripherie zu optimieren. Wegen der Gefahr der HIV-Übertragung sind die früher beachteten Grenzwerte heute etwas niedriger anzusetzen. Bisher wurde aus rheologischen Gründen ein Hb von etwa 10 g/dl angestrebt. Da Hämoglobin und Hämatokrit den Blutverlust nur verzögert widerspiegeln, müssen sich die Anforderung und Gabe von Blutkonserven zusätzlich an der Verletzungsschwere und dem klinischen Blutverlust orientieren.

Bei ausgeprägter Blutung soll 0-Rhesus-negatives Blut bereitstehen. Dies stellt eine absolute Notfallindikation dar. Es ist zu beachten, daß vor der Gabe von 0-Rhesus-negativem Blut unbedingt Blut zur Blutgruppenbestimmung entnommen werden muß, da nach Beginn der Transfusion die Bestimmung erschwert wird. Nachteil dieser Transfusionsart ist die relative Seltenheit der Blutgruppen 0-Rhesus-negativ.

Prinzipiell sollte es möglich sein, nach Blutspendeausweis oder Erkennungsmarke (bei Soldaten) direkt blutgruppengleiche Konserven bereitzustellen. Aus rechtlichen Gründen wird dies jedoch von vielen Blutbanken abgelehnt. Die Bestimmung der Blutgruppe des Patienten bedarf allerdings nur weniger Minuten. Daher sollte *bei direkt angegliederter Blutbank* blutgruppengleiches Blut innerhalb von etwa 15–20 min nach Einlieferung des Patienten verfügbar sein. Diese Blutkonserven sind jedoch dann nicht gegen das Patientenblut gekreuzt und bergen daher ein gewisses Risiko, das der behandelnde Arzt tragen muß.

Blutgruppengleiches, gekreuztes Blut ist am besten geeignet. Hier sollte die Zeit zur Bereitstellung von 5–10 Blutkonserven nicht über 30–40 min liegen. In jedem Fall ist vor Einsatz von Blutkonserven eine mögliche externe Massenblutung abzuklären und ggf. eine sofortige Blutstillung einzuleiten. Meistens verwenden wir Erythrozytenkonzentrate. Die Gabe von spezifischen Blutkomponenten hängt von den ersten Laborergebnissen ab. Eine Thrombozytopenie wird nur bei < 50 000/µl Thrombozyten und Ausschluß einer chirurgischen Blutung substituiert, ein Fibrinogen-, Faktor-V- oder -VIII-Mangel wird in der Initialphase mittels FFP behandelt.

Die Volumentherapie folgt ebenfalls einem standardisierten Schema. Orientierende Meßgrößen sind in diesem Zusammenhang neben der fortlaufenden Blutdruckmessung über einen zwischenzeitlich gelegten arteriellen Zugang, die Kontrolle des zentralvenösen Druckes (zentraler Venenkatheter) und der Urinausscheidung über den zwischenzeitlich eingeführten Blasenkatheter. Arterieller Katheter, zentralvenöser Katheter und Blasendauerkatheter sind somit wichtige Maßnahmen, die zusätzlich simultan vom Notfallteam bereits im Rahmen der Akutbehandlung durchgeführt werden sollten.

Dieses Flußdiagramm verdeutlicht, daß zunächst die Infusionstherapie schematisiert ablaufen sollte und die Fortführung der Infusionsbehandlung dann von 3 Faktoren abhängig ist, einerseits von der Reaktion des Kreislaufs, von der Urinproduktion und dem aktuellen Wert des zentralvenösen Drucks. Durch diese drei Größen lassen sich verschiedene Störungen aufdecken und entsprechend läßt sich die Volumengabe steuern.

Ist nach standardisierter maximaler Flüssigkeitssubstitution eine Kreislaufstabilität zu erreichen, so kann bei erhaltener oder gesteigerter Urinproduktion diese Therapie beibehalten werden. Als Richtgrößen gelten eine Kristalloidtherapie mit 15 ml/kgKG/h und ein Hämoglobinwert von ≥10 g%.

Besteht weiterhin Kreislaufinstabilität bei rückläufiger Urinproduktion, so muß eine Massenblutung abgeklärt werden. Eine sistierende Urinproduktion kann im seltenen Fall auch eine postrenale Ursache (Hindernis im Bereich der ableitenden Harnwege) haben. Diese ist unmittelbar auszuschließen und mit der maximalen Infusionstherapie fortzufahren. Liegt keine postrenale Ursache vor, so liegt meist eine prärenale Störung vor, diese kann einerseits durch Hypovolämie bedingt sein, andererseits eine kardiale Ursache haben. In diesem Fall ist zur weiteren diagnostischen Abklärung ein Pulmonaliskatheter indiziert.

Die Schockbehandlung ist ein dynamischer Prozeß. Liegt bei den vorgegebenen Maßnahmen weiterhin eine Kreislaufinstabilität vor, so ist meist eine anhaltende Blutung hierfür die Ursache, die Erstdiagnostik, der sog. »check up«, klärt dabei den Ursprung der dann vorliegenden Blutung, und es wird die entsprechende chirurgische Maßnahme eingeleitet.

11.2.3
Der Check-up

Nur in seltenen Fällen muß die Akutdiagnostik aufgrund einer lebensbedrohlichen Situation abgebrochen und eine operative Maßnahme zwischengeschaltet werden. Diese Situation liegt lediglich vor:

> - bei einer penetrierenden thorakalen Verletzung mit Herzbeuteltamponade,
> - bei abdominellen Verletzungen mit anhaltender Kreislaufinstabilität trotz Massentransfusion und sonographisch rasch zunehmender intraabdomineller freier Flüssigkeit,
> - bei externer Massenblutung nach penetrierender Verletzung (z.B. Stichverletzung der A. femoralis),
> - bei einem Überrolltrauma des Beckens.

In allen anderen Fällen wird entsprechend dem Polytraumaalgorithmus mit der Erstdiagnostik fortgefahren (Abb. 11.9).

Dieses Stadium wird als sog. »Check-up« bezeichnet und beinhaltet eine gründliche klinische Untersuchung zur Erfassung des Gesamtverletzungsmusters und dessen Schwere. Hierbei werden systematisch in kraniokaudaler Richtung sämtliche Körperregionen genau untersucht.

In dieser Phase erfolgen ergänzend zu den bereits in der »Ersten-Blick-Phase« durchgeführten Röntgenaufnahmen des Thorax und des Beckens, die Aufnahmen des Schädels und der HWS. Der Röntgenkontrolle des Thorax (z.B. nach Intubation, Legen eines zentralen

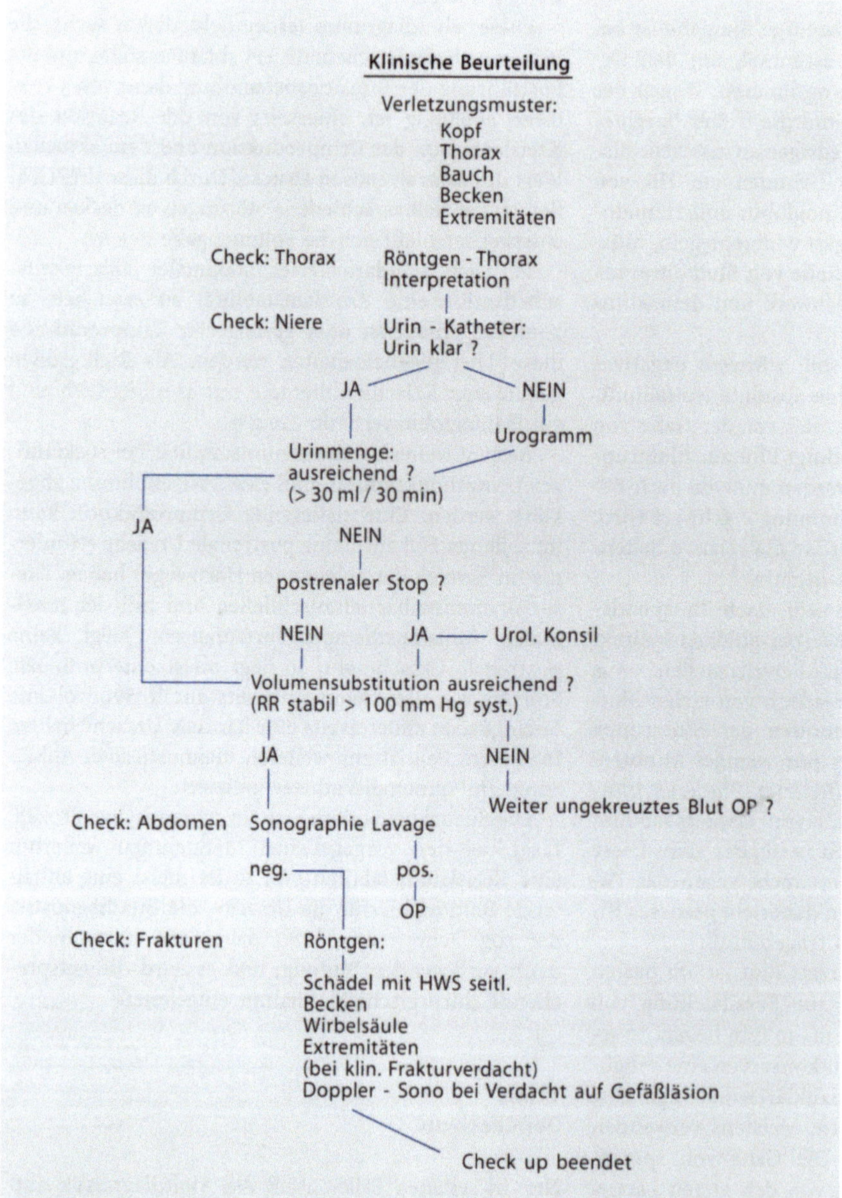

Abb. 11.9. Der Algorithmus »Check-up«

```
                    Klinische Beurteilung
                    Verletzungsmuster:
                         Kopf
                         Thorax
                         Bauch
                         Becken
                         Extremitäten

  Check: Thorax      Röntgen - Thorax
                     Interpretation

  Check: Niere       Urin - Katheter:
                     Urin klar ?
                    JA ─────── NEIN
                     │          │
                     │       Urogramm
                  Urinmenge:
                  ausreichend ?
                  (> 30 ml / 30 min)
       JA            │
        │           NEIN
        │            │
        │       postrenaler Stop ?
        │            │
        │        NEIN   JA ─── Urol. Konsil
        │         │
        │   Volumensubstitution ausreichend ?
        │   (RR stabil > 100 mm Hg syst.)
        │         │
        │        JA         NEIN
        │         │          │
        │         │     Weiter ungekreuztes Blut OP ?
  Check: Abdomen   Sonographie Lavage
                  neg. ──── pos.
                             │
                            OP
  Check: Frakturen   Röntgen:
                     Schädel mit HWS seitl.
                     Becken
                     Wirbelsäule
                     Extremitäten
                     (bei klin. Frakturverdacht)
                     Doppler - Sono bei Verdacht auf Gefäßläsion

                     Check up beendet
```

Venenkatheters, Einbringung einer Thoraxdrainage) oder des Beckens (bei Beckenverletzungen die Inlet- und Outletaufnahmen des Beckens oder die Ala- und Obturatoraufnahme bei Azetabulumfrakturen) folgt die Röntgendiagnostik offensichtlicher Frakturen. Ebenfalls ergänzend zur Diagnostik der ersten Minuten wird zu diesem Zeitpunkt ein erneuter Abdomensonographiebefund erstellt. Liegt keine Massenblutung vor oder tritt erst mit suffizienter Schockbehandlung eine Blutung in den Vordergrund, so kann auch zu diesem Zeitpunkt häufig erstmals freie Flüssigkeit sonographisch nachgewiesen werden.

Der Check-up wird unterbrochen, falls sich im Verlauf eine erneute hämodynamische Instabilität zeigt und die operative Blutstillung angeschlossen werden muß. Ansonsten wird diese eingehende Erstdiagnostik bis zum Abschluß fortgeführt, um vor Verlegung des Patienten zur Primärversorgung in den Operationssaal oder vor unmittelbarer Verlegung auf die Intensivstation einen kompletten Diagnosekatalog erstellt zu haben.

Schädel

Untersuchung. Bei der Untersuchung des Schädels erfolgt zunächst die Palpation und vorsichtige Kompression der Schädelkalotte, hierbei kann eine mögliche Schädelimpression oder -fraktur nachgewiesen werden. Eine offene Verletzung muß ausgeschlossen werden.

Insbesondere im Bereich der Kopfhaardeckung werden häufig Rißquetschwunden oder auch eine Skalpierungsverletzung übersehen. Hier muß das Ausmaß genau verifiziert werden, notfalls unter Rasur der Kopfhaare. Dieses ist wichtig, um u. a. Fremdkörpereinsprengungen (Glassplitter) auszuschließen. Arterielle Blutungen, die häufig nicht unmittelbar erkennbar sind, können dann gestillt werden.

Im nächsten Schritt erfolgt die Untersuchung des Gesichtsschädels. Hier gilt es im wesentlichen eine versorgungsbedürftige Instabilität frühzeitig abzuklären und eine mögliche arterielle Blutung im Bereich des Nasopharynx frühzeitig zu tamponieren (Abb. 11.10).

Im Bereich der Orbita wird auf sichere palpatorische Frakturzeichen geachtet. Perforierende Augenlid- oder Bulbusverletzungen werden häufig übersehen und müssen frühzeitig verifiziert werden. Ist der Patient spontanatmend, so kann die Augenmotorik und der Visus kontrolliert werden. Bei bewußtlosen Patienten wird der Kornealreflex geprüft. Beim intubierten Patienten kann lediglich neben der Pupillenkontrolle eine Untersuchung des Augenhintergrundes erfolgen (Konsiliararzt). Frakturen des Orbitabodens zeigen sich evtl. bei der Inspektion in Form einer Bulbusabweichung.

Im Bereich der Nasenwurzel sind Verletzungen des Nasenseptums und des Nasenbeins zu beachten. Zum Ausschluß einer Mittelgesichtsfraktur wird eine Stabilitätsprüfung vorgenommen. Hierzu wird der Oberkiefer gefaßt und vorsichtig in ventrodorsaler Richtung verschoben (Abb. 11.11). Auch hier müssen perforierende Verletzungen des Vestibulum ori beachtet werden. Ein Zahnverlust ist auszuschließen. Häufig lassen sich bei bestehender Blutung im Nasopharynxbereich intraorale Verletzungen schwer abgrenzen. Hier ist ggf. eine Mundreinigung mit einer Kompresse und eine genaue Inspektion der Mundhöhle sowie des Vestibulums erforderlich.

Im nächsten Schritt erfolgt die Überprüfung der Kieferokklusion, hierdurch lassen sich häufig Frakturen des Oberkiefers und Unterkiefers am besten abgrenzen. Ist die Okklusion nicht vollständig, ist auch an eine Luxation im Kiefergelenk zu denken.

Ein wesentlicher Aspekt ist die genaue Inspektion des äußeren Gehörganges, hier liegen häufig Blutungen vor. Die Abgrenzung von Außen- und Mittelohrverletzungen mit Trommelfellzerreißung erfolgt ggf. durch Spiegelung. Blutungen müssen immer auch den Verdacht auf eine Felsenbeinfraktur erwecken.

Nativröntgen. Ist die klinische Untersuchung abgeschlossen, so ist die Röntgenaufnahme des Schädels in

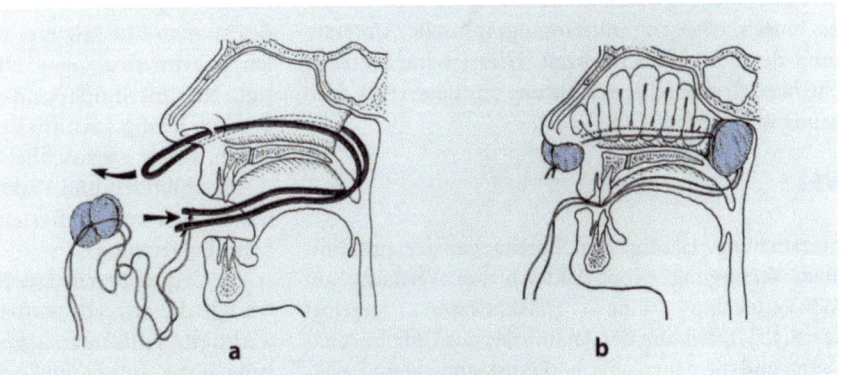

Abb. 11.10 a, b. Tamponademöglichkeiten bei Blutungen aus dem Nasopharynx

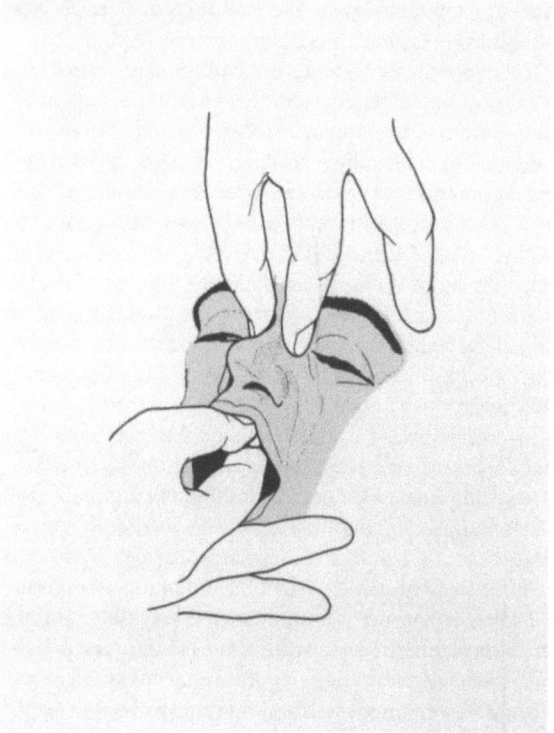

Abb. 11.11. Prüfung der Mittelgesichtsstabilität bei LeFort-II- und -III-Verletzungen

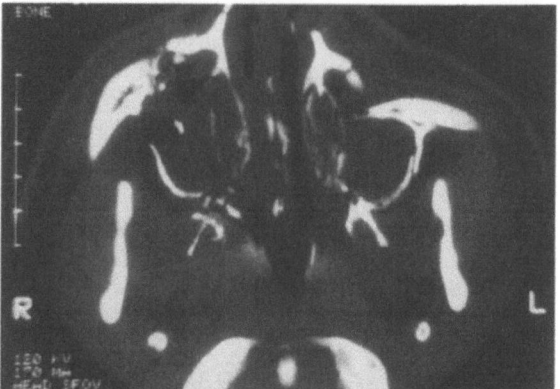

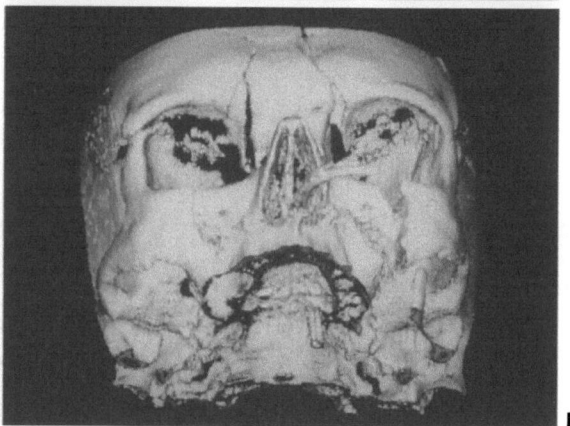

Abb. 11.12a, b. CT des Mittelgesichts: a Standardhorizontalschnitt, b 3-D-Rekonstruktion

2 Ebenen mit Darstellung der HWS bis C7 Standard. Kopf und Hals bleiben bis zum Ausschluß einer HWS-Verletzung orthograd unter leichter Extension gelagert. Besteht Verdacht auf eine Hinterhauptverletzung, wird zusätzlich die Hinterhauptaufnahme durchgeführt. Liegt eine Verletzung der Orbita vor, kann ein Orbitavergleich erfolgen. Besteht der Verdacht einer Kiefergelenkluxation, einer Kollumfraktur oder Jochbeinfraktur, so ist hier u. a. als erweiterte Diagnostik eine Korbhenkelaufnahme durchzuführen.

Erweiterte Diagnostik. Eine weitere Abgrenzung der Mittelgesichtsfrakturen mit Abklärung einer Einblutung in die entsprechenden Höhlen des Gesichtsschädels oder einer Schädelbasisfraktur lassen sich am besten durch eine computertomographische Untersuchung des Schädels abgrenzen. Hier ist im Mittelgesichtsbereich eine feine Schichtung zur besseren Verifizierung erforderlich (Abb. 11.12).

HWS

Untersuchung. Häufig wird bereits bei der präklinischen Versorgung prophylaktisch bei Verdacht auf HWS-Verletzung eine Halskrawatte angelegt (Kap. 8.5.2). Erhebung der Anamnese, des Unfallmechanismus und die neurologische Erstuntersuchung bestätigen meist diesen Verdacht. Wichtig ist aber unter allen Umständen die klinische Untersuchung bei Klinikaufnahme. Beim bewußtseinsklaren Patienten können die Art der Bewegungseinschränkung oder Bewegungsschmerzen zusätzlich wichtige Hinweise geben.

Nativröntgen. In allen Fällen ist im Rahmen der seitlichen Röntgenaufnahme des Schädels auch eine Darstellung der HWS vorzunehmen. Durch Längszug an den Armen wird insbesondere eine Darstellung des 6. und 7. Halswirbelkörpers in der seitlichen Röntgenaufnahme angestrebt (Abb. 11.13). Lassen sich aufgrund des starken Muskelzuges diese trotzdem nicht darstellen, so wird eine sog. »Schwimmeraufnahme« angefertigt. Nur hierdurch sind HWS-Verletzungen, die besonders häufig auch im Bereich der unteren HWS auftreten, sicher auszuschließen.

Instabilitäten und Frakturen der unteren HWS zählen zu den am häufigsten übersehenen Verletzungen beim Polytrauma.

Im Gegensatz zur amerikanischen Empfehlung halten wir die seitliche Aufnahme der HWS nicht für die wichtigste Hilfsuntersuchung, die noch vor Durchführung einer Intubation erfolgen sollte. Die iatrogene

Abb. 11.13 a–c. Längszugtechnik zur Darstellung des unteren HWS-Abschnittes (**a**); Röntgendarstellung HWK 6/7 vor (**b**), und nach Längszug (**c**)

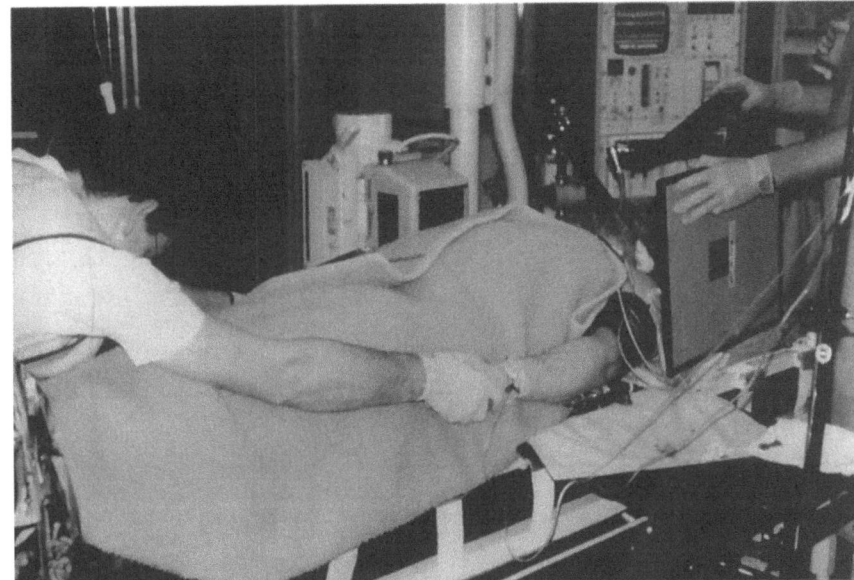

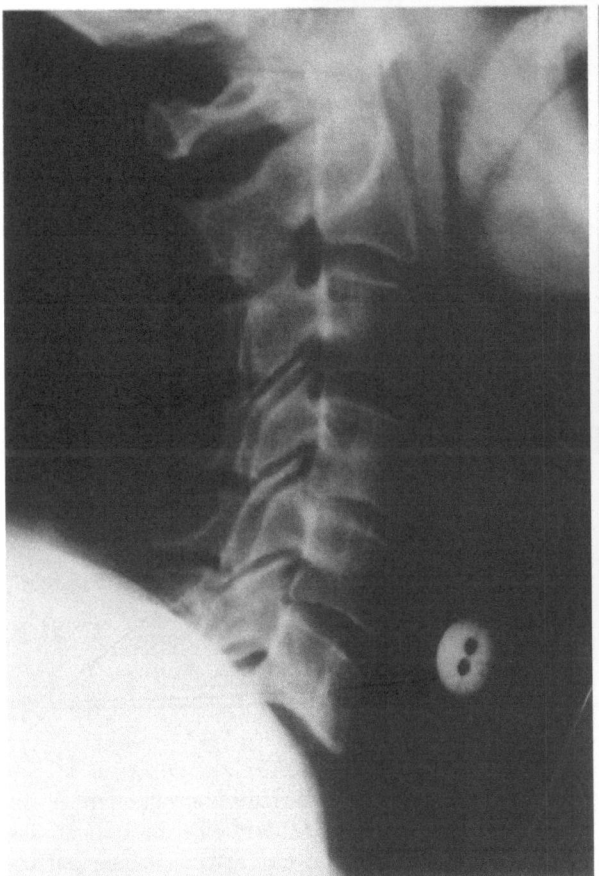

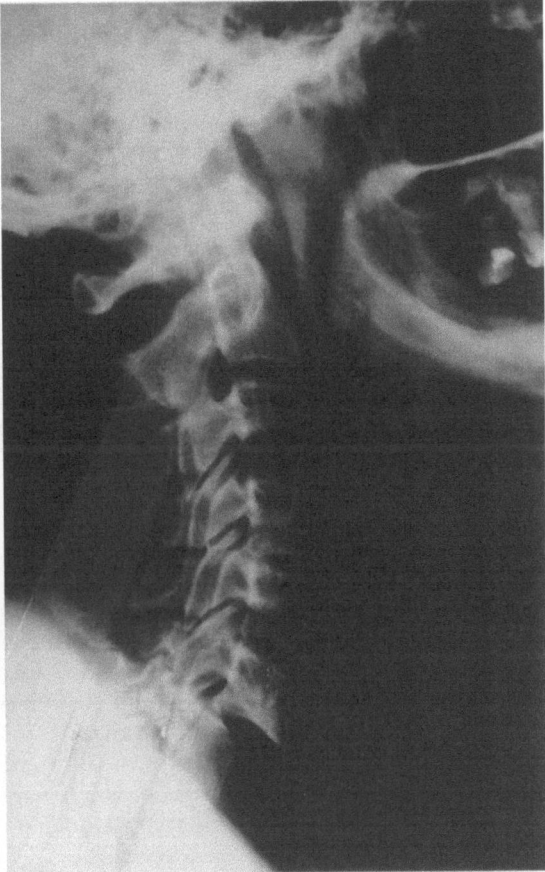

Verschlimmerung einer HWS-Verletzung ist extrem selten und steht in keinem Verhältnis zum Schaden einer aufgeschobenen Intubation. Gegebenenfalls läßt sich auch bei liegender Halskrawatte eine schonende Intubation durchführen.

Erweiterte Diagnostik. Als erweiterte Diagnostik erfolgt bei nahezu jeder knöchernen HWS-Verletzung eine Computertomographie mit sagittaler Reformation. Bei Verdacht auf eine diskoligamentäre Verletzung wird zunächst eine dynamische Untersuchung unter

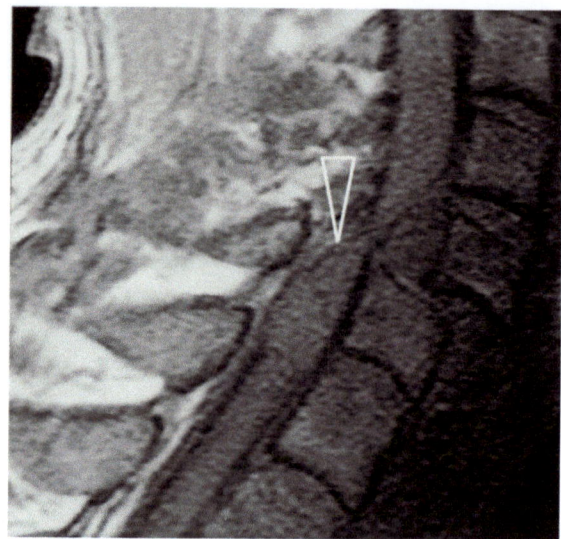

Abb. 11.14. Kernspintomographie der HWS (sagittale Reformation). Beachte die Einengung des Spinalkanals (Pfeil)

Durchleuchtung, und bei Nachweis einer Instabilität und bei Verdacht auf eine Bandscheibenbeteiligung ggf. eine Kernspintomographie (NMR) (Abb. 11.14) durchgeführt.

Thorax

Untersuchung. Bei der Inspektion wird insbesondere auf Prellmarken und auf den Nachweis einer Gurtmarke geachtet. Andererseits ist der Nachweis einer oberen Einflußstauung oder einer asymmetrischen Atemexkursion eine wertvolle Information. Hiermit läßt sich der Verdacht eines Thoraxtraumas bestätigen.

Bei der Palpation sind durch Kompression des Thorax lateral und in sagittaler Richtung knöcherne Verletzungen des Brustkorbes nachzuweisen. Ein wichtiger Hinweis für eine Thoraxverletzung ist der Nachweis eines Hautemphysems. Ein ausgeprägtes Hautemphysem bei Beatmung ist bereits als Notfallindikation für die Einbringung einer Thoraxdrainage zu sehen.

Nach axialer Drehung des Patienten werden die dorsale Thoraxwand und die BWS inspiziert. Hier ist eine Stufenbildung oder eine tastbare Lücke zwischen den Dornfortsätzen (bei Flexions-/Distraktionsverletzung) ein wichtiger Hinweis für eine Verletzung der BWS. In gleicher Weise wird auch die LWS untersucht.

Nativröntgen. Die Röntgenthoraxaufnahme a. p. gehört zur Standarddiagnostik. Die erste Röntgenaufnahme erfolgt bereits unmittelbar nach Umlagerung des Patienten auf die Trage im Schockraum. Da jedoch das Thoraxtrauma eine Dynamik aufweist und nachweislich Zeichen eines Pneumothorax, Hämatothorax oder einer Lungenkontusion sich erst im Verlauf darstellen

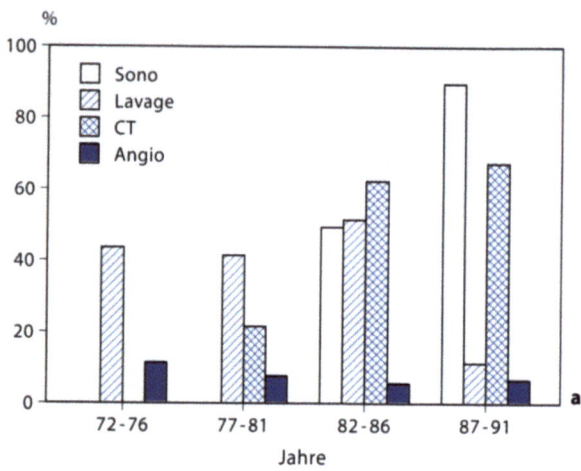

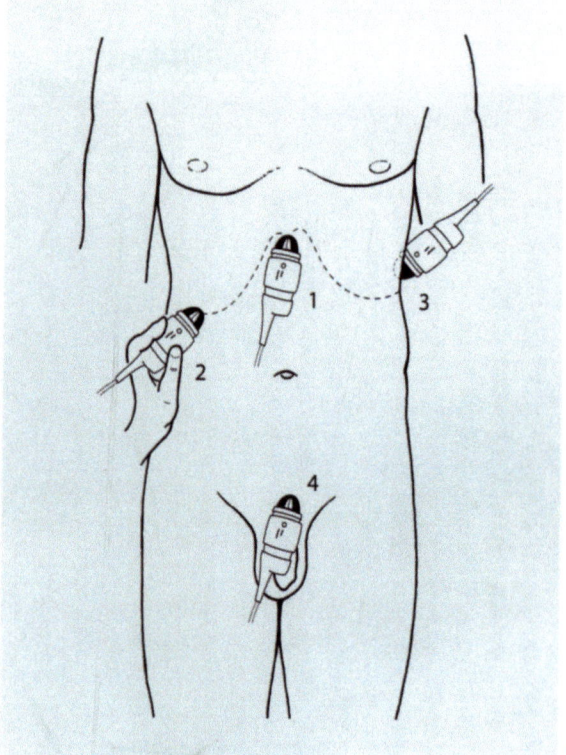

Abb. 11.15 a, b

können, ist hier eine Verlaufskontrolle bereits im Schockraum erforderlich. Diese sollte im Rahmen des Check-up nach Durchführung entsprechender Sofortmaßnahmen (zentraler Katheter, Thoraxdrainage) erfolgen.

Erweiterte Diagnostik. Eine ergänzende Diagnostik erfolgt meist im Zusammenhang mit einer im Nativbild feststellbaren Mediastinalverbreiterung (s. Abb. 11.20). Hier stellt die Computertomographie mit Kontrastmitteldarstellung ein wichtiges Hilfsmittel dar.

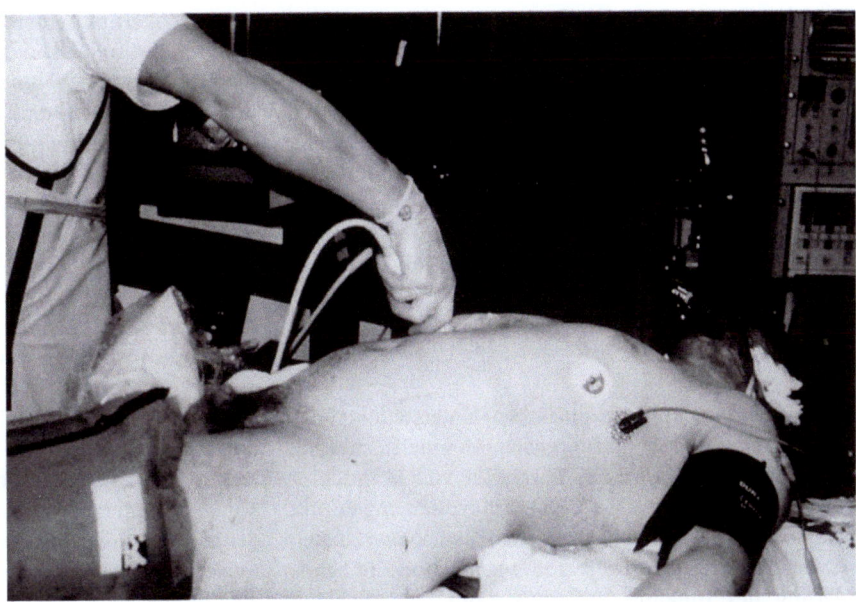

◁ **Abb. 11.15.** Die Sonographie des Abdomens hat im letzten Jahrzehnt die Peritoneallavage weitgehend ersetzt (**a**); Das Schema zeigt die Positionierung des Schallkopfes zur Darstellung des Perikards (*1*), rechten (*2*) und linken (*3*) oberen Quadranten und des Douglas'schen Raumes (*4*) [nach Rozycki 1995] (**b**); Die Technik ist einfach, sensitiv und wiederholt im posttraumatischen Verlauf durchführbar (**c**); Freie Flüssigkeit zwischen Milz und oberem Nierenpol (*Pfeil*) (**d**)

Abdomen

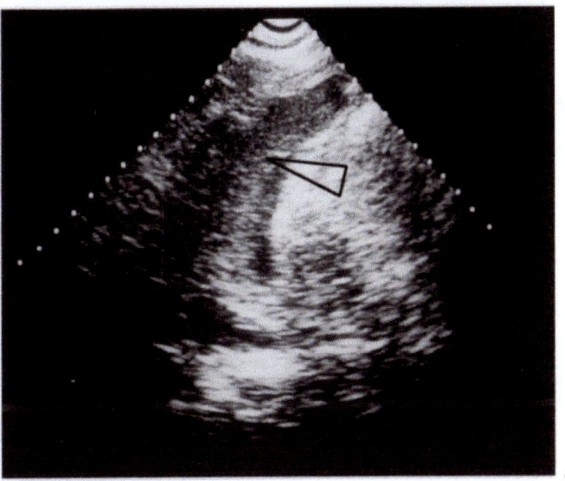

Die Anamnese gibt bereits wichtige Hinweise auf die Art der intraabdominellen Verletzung:

Stumpfes Abdominaltrauma entsteht durch direkte Gewalteinwirkung mit Ruptur parenchymatöser Organe. Bei Dezeleration, z. B. bei Sturz aus großer Höhe, kann es zu Verletzungen an den Aufhängungen mobil fixierter Organe kommen (Ertel u. Trentz 1996). Scherkräfte entstehen z. B. bei Überrolltraumen als Avulsionsverletzungen.

Penetrierendes Trauma (Stich- und Schußverletzungen) führt vorwiegend zu isolierten Verletzungen, wobei die Verletzungsschwere abhängig von der Tiefe und Lokalisation des Wundkanals ist. Bei den Schußverletzungen ist es besonders wichtig, die Art der Schußwaffe und damit die Mündungsgeschwindigkeit, die Masse des Geschosses und die Projektilform zu erfragen. Schwerwiegende Verletzungen entstehen vorwiegend bei Hochrasanzgeschossen, die bei Aufprall zersplittern (Ertel u. Trentz 1996).

Eine besondere Entität stellen die Pfählungsverletzungen dar, bei denen auch Eindringungsorte und -tiefe wichtige Informationen über die Art der Verletzung wiedergeben.

Untersuchung. Die klinische Inspektion (pralles Abdomen, Prellmarken, offene Wunden) ist ebenso wie der Palpationsbefund meist unspezifisch, häufig auch weil der Patient bereits bei Eintreffen intubiert und sediert ist. Die Sonographie als wesentliches diagnostisches Mittel hat die bisher bevorzugte Peritoneallavage nahezu vollständig abgelöst (Abb. 11.15 a). Die jederzeit wiederholbare Ultraschalluntersuchung wird vom Chirurgen notfallmäßig unter der Fragestellung »freie intraabdominelle Flüssigkeit« durchgeführt und hat dabei einen hohen Aussagewert (Abb. 11.15 b, c) (Rozycki 1995).

Nativröntgen. Eine Abdomenübersicht in a. p. oder seitlicher Ansicht ist höchst selten indiziert. Eine Indikation kann lediglich der Verdacht auf freie Organperforation ohne Nachweis freier Flüssigkeit darstellen. Ansonsten sind andere diagnostische Methoden weitaus sensitiver.

Erweiterte Diagnostik. Eine erweiterte Diagnostik mit computertomographischer Untersuchung ist in den USA weit verbreitet und wird auch in Europa immer häufiger angewandt (Donohue et al. 1987). Eine absolute Indikation besteht in den Fällen, wo bei Verdacht auf ein stumpfes Bauchtrauma die Sonographie durch ein begleitendes Hautemphysem oder durch Adipositas erschwert wird. Zusätzlich in den Fällen, wo die Möglichkeit einer konservativen Therapie bei nur begrenzt nachweisbarer freier Flüssigkeit in der Sonographie abgeklärt werden muß. Wesentlich ist auch die Möglichkeit einer Differenzierung von Organläsionen.

Becken

Untersuchung. Bei der klinischen Untersuchung des Beckens gilt es rasch abzugrenzen, ob eine Instabilität des Beckenringes vorliegt. Dieses ist von besonderer Bedeutung, da instabile Beckenringverletzungen mit massiven, teilweise lebensbedrohlichen Blutverlusten einhergehen können (Kap. 11, S. 290). Schon die Schilderung des Unfallmechanismus kann hier Anhaltspunkte bieten. Absturz und Überrolltraumen sind in hohem Maße mit instabilen Beckenverletzungen vergesellschaftet. Die klinische Stabilitätsprüfung erfolgt durch die manuelle laterale sowie anteriore-posteriore Stauchung des Beckenringes über beiden Beckenkämmen bzw. der Symphyse. Von großer Bedeutung ist, inwieweit lediglich eine Rotationsinstabilität (Stabilität des hinteren Beckenringes teilweise erhalten) vorliegt, bzw. eine komplette Zerreißung der hinteren Strukturen mit kompletter Lösung der Beckenhälfte vom Stammskelett besteht. Ein eher »federnder« Befund bei der ap-Kompression ist mit hoher Wahrscheinlichkeit mit einer Rotationsinstabilität vergesellschaftet, während die Möglichkeit, eine oder beide Beckenhälften im Rahmen der Palpation frei zu bewegen, nur bei einer kompletten Lösung der Beckenhälfte möglich ist. Liegt eine solche schwerwiegende Zerreißung vor (Verletzung Typ C), so sollte von weiteren Manipulationen und Bewegungen des Patienten abgesehen werden, um nicht größere Blutungen zu provozieren.

Die weitere klinische Untersuchung umfaßt im wesentlichen eine sorgfältige Inspektion der Beckenweichteile, insbesondere werden alle Orifizien auf Blutaustritt untersucht. In die Untersuchung mit einzuschließen ist der perineale Bereich, nach der Röntgenuntersuchung auch der dorsale Beckenbereich. Eine rektale und evtl. vaginale Untersuchung schließen die klinische Untersuchung des Beckens ab. Läßt sich bei der rektalen oder vaginalen Untersuchung Blut nachweisen, muß die Diagnostik erweitert werden, um eine offene Beckenverletzung auszuschließen bzw. deren Ausmaß genau zu eruieren. Rektale Verletzungen nach Beckenfrakturen sind häufig mit perinealen Wunden und Sphinkterdurchtrennungen vergesellschaftet, so daß hier meist durch Inspektion und Palpation das Ausmaß der Verletzung erkannt werden kann. Beim Mann sollte in jedem Fall die Lage der Prostata kontrolliert werden, um eine Urethraruptur frühzeitig zu erkennen (Abb. 11.16).

Nativröntgen. Die Beckenübersichtsaufnahme ist eine essentielle Standarduntersuchung bei allen Polytraumatisierten und somit auch bei dem klinischen Verdacht auf eine Beckenfraktur immer durchzuführen. Auf ihr ist in über 90% der Fälle schon die korrekte Diagnose zu stellen. Auf alle Fälle lassen sich grobe Fehlstellungen und Beckenringinstabilitäten sofort darstellen. Besteht auf der Beckenübersichtsaufnahme der Verdacht auf eine Verletzung des hinteren Beckenringes (Rotationsinstabilität Typ B oder Translationsinstabilität Typ C), so werden im Rahmen der Primärdiagnostik Schrägaufnahmen angefertigt, um durch die Projektion in 90° zueinanderstehenden Ebenen einen genauen Eindruck von der Dislokationsrichtung im hinteren Beckenring zu bekommen. Bewährt haben sich hier die Inlet- und die Outletprojektion (Abb. 11.17). Auch wenn eine spätere computertomographische Untersuchung geplant ist, führen wir diese Aufnahmen noch durch, da sie eine sofortige Orientierung erlauben und in der Regel schneller verfügbar sind als computertomographische Aufnahmen. Besteht der Verdacht auf eine Azetabulumfraktur, so dient auch hier die Beckenübersichtsaufnahme als Orientierung, und es erfolgt zu einem späteren Zeitpunkt die Ergänzung der radiologischen Diagnostik wiederum durch Schrägaufnahmen, hier die sog. Ala- und Obturatorprojektion.

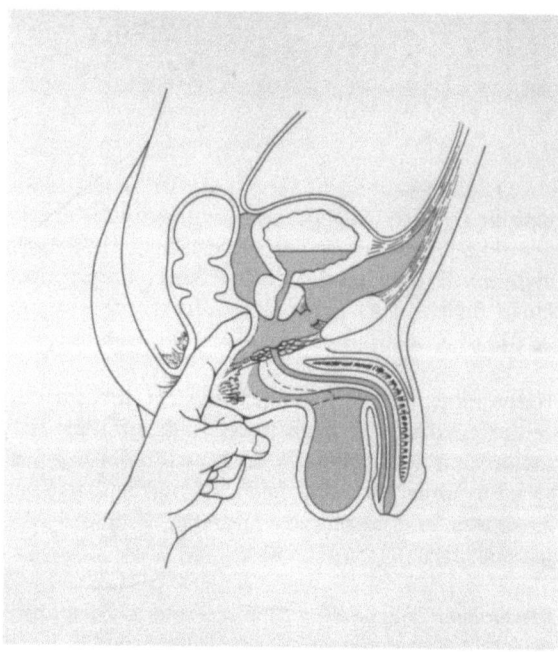

Abb. 11.16. Digitale Austastung der Rektumampulle

Abb. 11.17 a–c. Beckenröntgenaufnahme: **a** a.-p.-Aufnahme, **b** Inlettechnik, **c** Outlettechnik

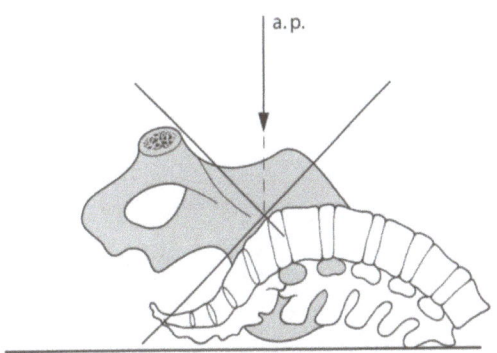

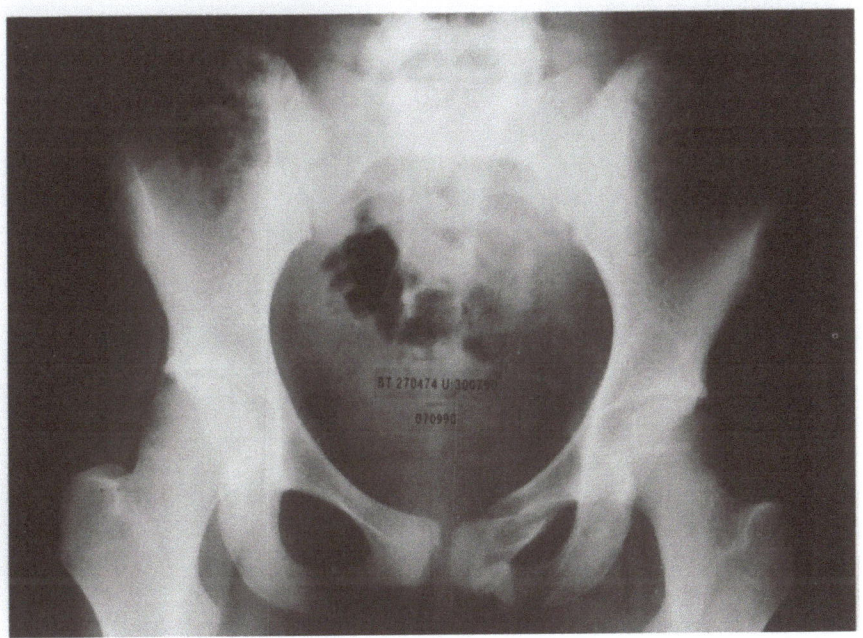

Erweiterte Diagnostik. Läßt sich bei der Inspektion Blutaustritt aus dem Orificium urethrae nachweisen, so ist zunächst von der Anlage eines Dauerkatheters abzusehen. Es wird noch in der Notaufnahme eine Menge von ca. 10– max. 20 ml wasserlösliches Kontrastmittel in das Orifizium injiziert und eine Röntgenaufnahme durchgeführt (Urethrographie). Urethraabrisse lassen sich somit erkennen. Die weitere Therapie erfolgt in Absprache mit den Urologen, entweder durch alleinige intrapubische Harnableitung oder operative Harnröhrenschienung zusammen mit suprapubischer Harnableitung.

Wird nach Kathetereinlage eine Makrohämaturie nachgewiesen, wird zunächst eine Abklärung durch eine retrograde Zystographie durchgeführt (Abb. 11.18).

Durch den Katheter werden 300–500 ml eines wasserlöslichen Kontrastmittels instilliert und eine Beckenübersichtsaufnahme angefertigt. Blasenrupturen insbesondere intraperitoneal, lassen sich hiermit gut erkennen. Wichtig, um keine retroperitonealen kleineren Rupturen zu übersehen, ist die Anfertigung einer Entleerungsaufnahme, da ein kleineres Kontrastmitteldepot als Ausdruck eines Blasenlecks sich hinter dem Kontrastmittelschatten der ersten Aufnahme verbergen kann.

Sind hier Verletzungen ausgeschlossen und besteht weiterhin eine Makrohämaturie, so werden die oberen ableitenden Harnwege zunächst sonographisch und dann durch intravenöse Pyelographie abgeklärt. Es ist darauf zu achten, daß diese Untersuchung mit Leerauf-

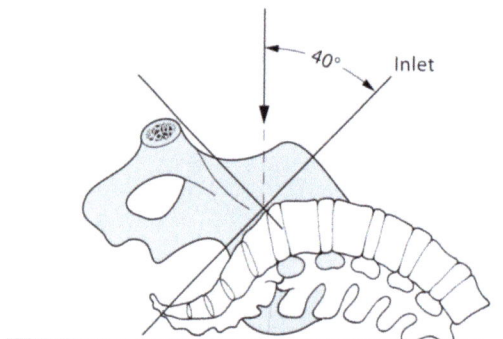

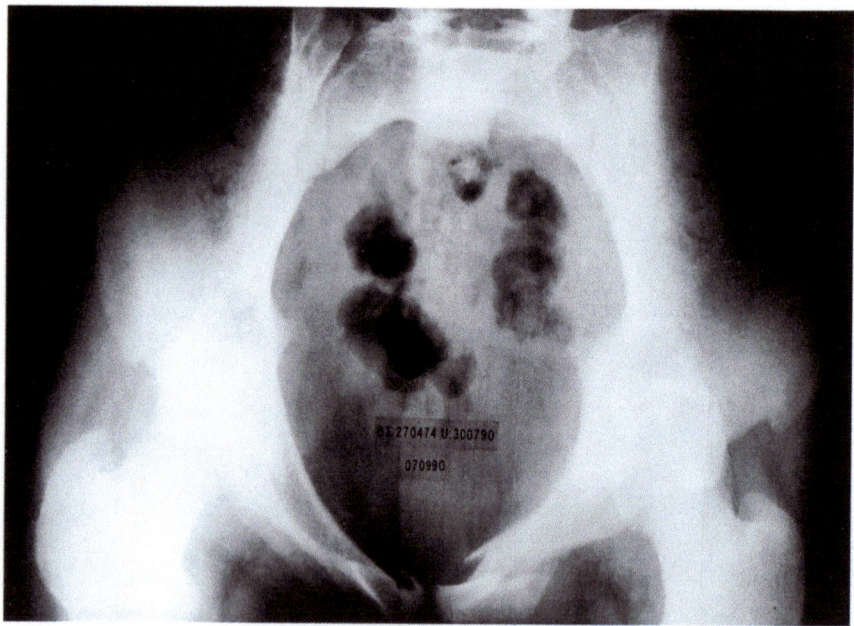

Abb. 11.17 b

nahme, 5- und 15-min-Aufnahme, gelegentlich auch mit Spätaufnahme, zeitintensiv ist und dabei parallel zu anderen Maßnahmen durchgeführt werden muß. Mit der i.v.-Pyelographie lassen sich Verletzungen des inneren Kelchsystems, in manchen Fällen auch des Nierenparenchyms nachweisen. Läßt sich auch hiermit keine eindeutige Klärung erreichen, wird eine computertomographische Untersuchung, bevorzugt mit Kontrastmittelgabe, angeschlossen.

Obere Extremitäten

Untersuchung. Der Check-up im Bereich der oberen Extremitäten beinhaltet die genaue Inspektion und manuelle Untersuchung der Extremitäten auf Wunden, Schwellung, Kompartmentsyndrom und Fehlstellungen. Dabei erfolgt auch die Klassifizierung eines vorliegenden geschlossenen oder offenen Weichteilschadens. Die systematische Untersuchung sämtlicher großer und kleiner Gelenke läßt bereits klinisch Frakturen, Luxationen und Luxationsfrakturen nachweisen oder zumindest eingrenzen, um danach eine spezifische radiologische Untersuchung anordnen zu können.

Die Klassifizierung des offenen Weichteilschadens sollte bereits vom Notarzt vorgenommen und anschließend an das Traumateam weitergegeben werden.

Der Notfallverband, der im Rahmen der präklinischen Versorgung angelegt wurde, bleibt bestehen

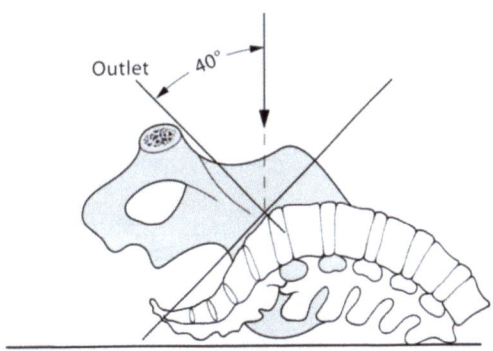

Abb. 11.17 c

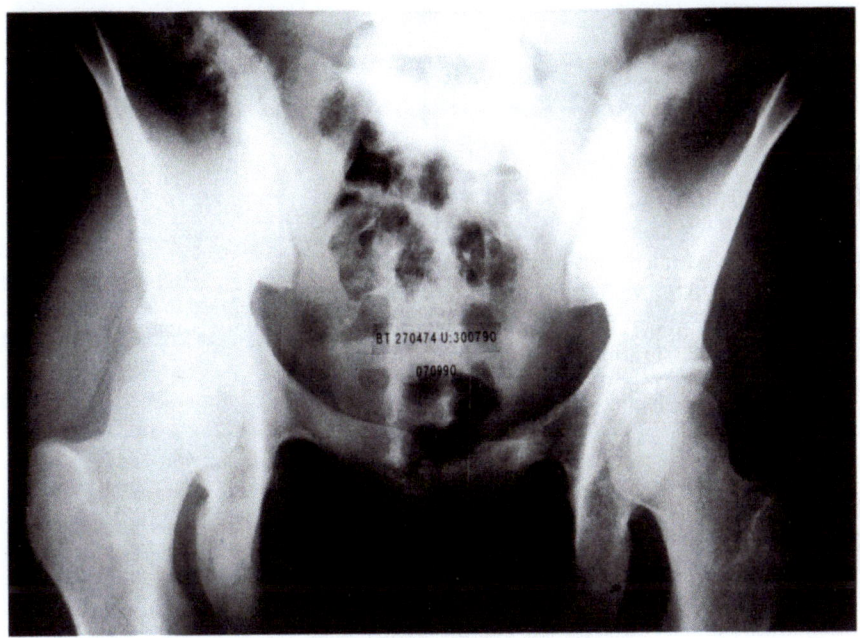

und eine weitere Inspektion der Wunden wird erst im Operationsvorbereitungsraum vorgenommen (s. Kap. 6).

Inhalt der Erstuntersuchung ist ebenfalls die Abgrenzung einer Störung der Durchblutung, Motorik und Sensibilität.

Die Durchblutungsgröße wird durch Überprüfung des Pulsstatus, ggf. bei schwachem oder fehlendem Puls durch die Dopplersonographie bestimmt.

Eine Überprüfung der Motorik und Sensibilität kann nur im wachen Zustand des Patienten erfolgen. In allen anderen Fällen ist lediglich der Reflexstatus zu prüfen. Der initiale neurologische Befund ist sowohl für die Beurteilung zentralnervöser Störungen als auch zur Abgrenzung gegenüber peripheren Verletzungen essentiell.

Nativröntgen. Die initiale Röntgendiagnostik richtet sich ausnahmslos nach dem Untersuchungsbefund.

Erweiterte Diagnostik. Eine erweiterte Diagnostik ist hier im Rahmen der Primärversorgung nicht erforderlich. Eine Ausnahme stellt lediglich der Nachweis einer peripheren Durchblutungsstörung mit fehlenden Pulsen und negativem Dopplersonographiebefund dar, hier kann in vereinzelten Fällen bei nicht offensichtlicher Lokalisation der Gefäßverletzung eine Angiographie (DSA) erforderlich sein (Modrall et al. 1993).

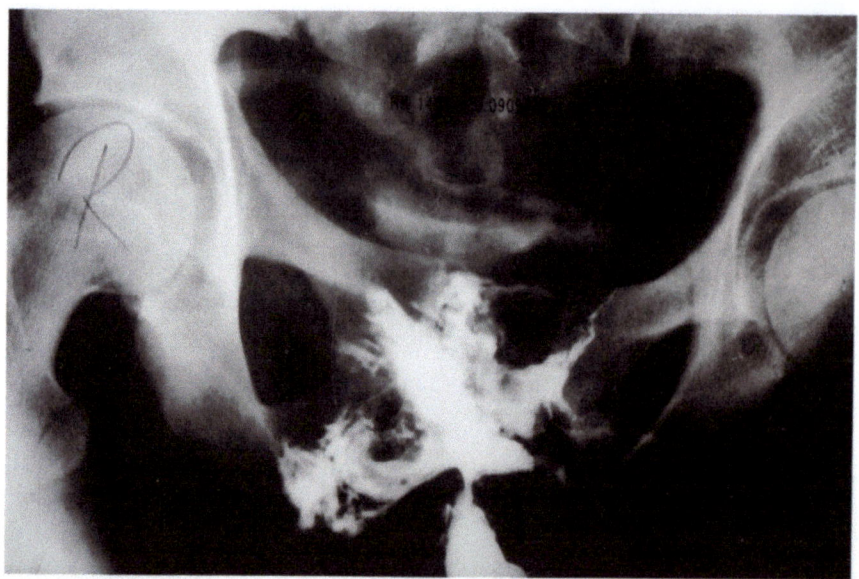

Abb. 11.18. Blasenruptur im Zystogramm

Untere Extremitäten

Untersuchung. Ähnlich wird bei der Untersuchung der unteren Extremitäten verfahren. Meist steht hier neben der Untersuchung der großen und kleinen Gelenke auch eine Stabilitätsprüfung (insbesondere des Kniegelenkes und des OSG) im Vordergrund. Bandinstabilitäten stellen eine häufig übersehene Verletzung dar (Chan 1980).

Nativröntgen. Auch hier reicht die Standardröntgendiagnostik meist aus (Kap. 4), in manchen Fällen sind jedoch zur weiterführenden Abklärung einer Gelenkfraktur 45°-Schrägaufnahmen erforderlich (Tibiakopf, Pilon). Insbesondere in Hinsicht auf die Beurteilung und Behandlung von Komplexfrakturen des Fußes ist eine erweiterte Diagnostik angezeigt. Nur mit diesen Mitteln kann der Operateur sich ein räumliches Bild von z. B. einer schweren Lisfranc- oder Chopart-Luxationsfraktur machen.

Erweiterte Diagnostik. Eine erweiterte Diagnostik (CT) bei Verletzungen der unteren Extremitäten ist in dieser Phase meist nicht erforderlich. Ausnahme können isolierte Frakturen von Tibiakopf und Fuß sein, wenn eine sofortige Versorgung geplant ist. Zur erweiterten Diagnostik zählt auch die Durchführung einer Kompartmentdruckmessung. Verletzungen im Unterschenkel- und Fußbereich sind häufig mit dieser Komplikation vergesellschaftet (Kap. 12).

> Ist diese Untersuchungssequenz abgeschlossen, so schließt sich nun meist die primäre operative Versorgung an. Nur im absolut kritischen Zustand oder bei infauster Prognose wird der Patient unmittelbar auf die Intensivstation verlegt. Eine weitere operative Behandlung erfolgt dann im Intervall nach Stabilisierung des Allgemeinzustandes.
> Als kritischer Zustand ist zu werten:
>
> 1. ein schwerstes SHT (mit maximaler Hirnschwellung). In diesem Fall geht der Patient nach Computertomographie des Schädel) sofort auf die Intensivstation;
> 2. ein kardiogener Schock (z. B. bei Vorliegen eines begleitenden Myokardinfarktes);
> 3. eine schwerwiegende respiratorische Dekompensation (z. B. schwerstes Thoraxtrauma oder Hochdrucködem);
> 4. eine ausgeprägte Hypothermie (bei Temperaturen unter 30 °C). In diesen Fällen führt eine primäre operative Versorgung zu einer erhöhten Letalitätswahrscheinlichkeit.

In diesen Fällen sind zur Stabilisierung der begleitenden Extremitätenverletzungen und des Beckens häufig temporäre Maßnahmen erforderlich. Hierzu zählt nur im Ausnahmefall die Anlage von Extensionen (nur an der unteren Extremität). In den meisten Fällen kann auch auf der Intensivstation die Anlage eines Fixateur externe (sowohl obere als auch untere Extremität und Becken) erfolgen. Diese Maßnahmen können ggf. im chirurgischen Behandlungsraum der Intensivstation oder notfalls auch auf der Intensivstation selbst unter sterilen Kautelen durchgeführt werden.

Dieses setzt voraus, daß auf der Intensivstation gewisse infrastrukturelle Gesichtspunkte erfüllt sind, die denen eines Operationssaals gleichkommen (Kap. 5).

Diagnostische Fehler im Rahmen des Check-up

Trotz sämtlicher technischer Fortschritte ist die genaue Bestandsaufnahme beim Schwerverletzten abhängig von einer sorgfältig durchgeführten, standardisierten klinischen Untersuchung.

Ein hohes Maß an Kritikfähigkeit, eine systematische Untersuchung nach Durchführung der Akutversorgung, die Dokumentation sämtlicher Befunde sowie v.a. die sorgfältige sequentielle Dokumentation sämtlicher physiologischer Parameter sind für die Erstellung einer korrekten Diagnose und eine bessere Behandlung erforderlich. Nur hierdurch kann Morbidität und Mortalität bei diesen Patienten gesenkt werden.

Die Behandlung des Mehrfachverletzten beinhaltet das Risiko, daß bei diesem komplexen Zustandsbild eine Verletzung oder Störung übersehen und daher die Behandlung, bzw. Beseitigung verzögert wird.

Insbesondere beim Hochrasanztrauma mit häufig assoziierten akut lebensbedrohlichen Zuständen kann eine weniger auffällige Verletzung häufig übersehen werden.

Über diagnostische Fehler bei der Behandlung von isolierten Verletzungen ist häufig berichtet worden (Blair et al. 1971; Dehne u. Immermann 1951; Helal u. Skevis 1967; Irving u. Irving 1967; Richardson et al. 1975). Die wesentlich häufigeren Fehler, die im Rahmen des Polytraumas auftreten, sind weit komplexer und schließen eine Vielzahl von übersehenen Verletzungen ein.

Analyse übersehener Verletzungen. Chan et al. (1980) beschreiben in einer retrospektiven Analyse von 327 polytraumatisierten Patienten die Art und Häufigkeit der übersehenen Verletzungen. Der überwiegende Teil dieser Patienten war in einen Verkehrsunfall verwickelt, hierbei 50% als Autofahrer, 24% als Motorradfahrer und 26% als Fußgänger beteiligt.

Übersehene Verletzungen kamen in 12% der Patienten vor, dies bedeutet, daß 4% der insgesamt 1205 Verletzungen nicht erkannt wurden. Hierbei handelt es sich meist um Frakturen. Diese sahen

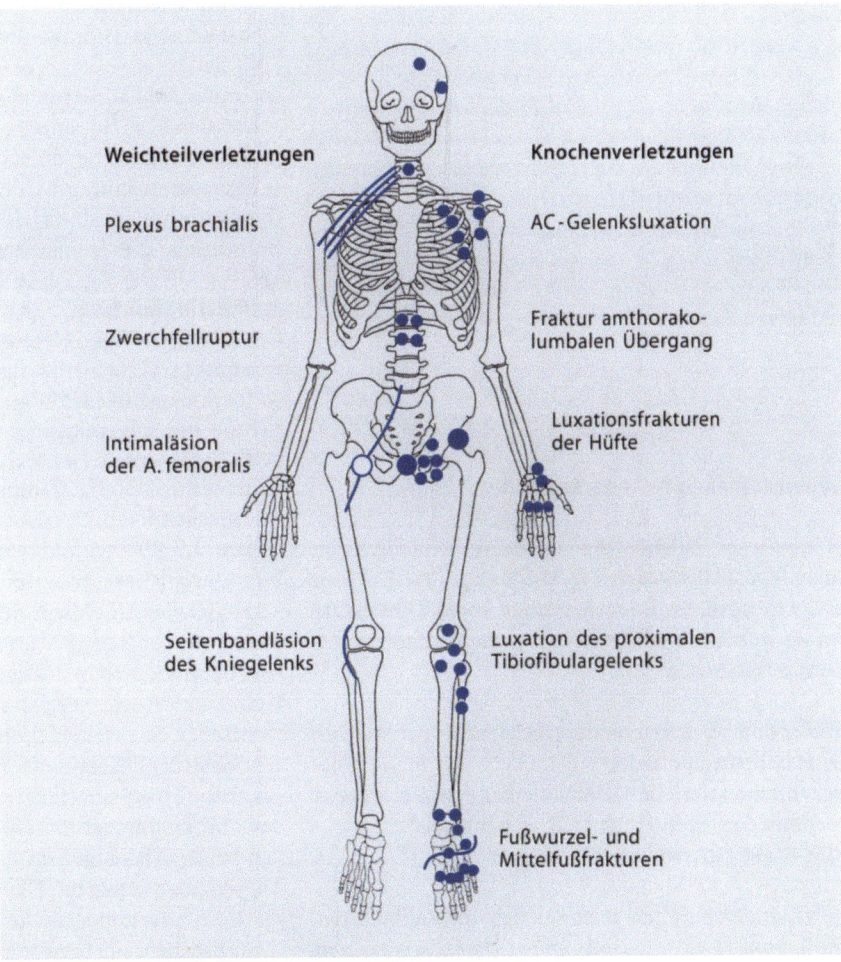

Abb. 11.19. Häufig übersehene Verletzungen. (Nach Chan et al. 1980)

eine Häufung im Bereich großer Gelenke. Die meisten wurden innerhalb von 3 Tagen diagnostiziert, längere Intervalle ließen sich ebenfalls feststellen.

Ursache dieser übersehenen Verletzungen war einerseits eine schlechte Initialuntersuchung. Hierbei wurden Diagnosefehler gleichermaßen durch nicht ausreichende Erfahrung und bei Erfahrung als Fehler erkannt. Es stellte sich dabei heraus, daß Fehler bei der klinischen Untersuchung einerseits die mangelnde systematische Untersuchung bzw. andererseits die Fehlinterpretation von äußerlich sichtbaren Verletzungszeichen waren (Abb. 11.19).

Erschwert wurde die initiale Diagnostik durch die primäre Bewußtlosigkeit, bzw. die bereits bestehende Narkose des Schwerverletzten. In diesen Fällen kann der Schmerz des Patienten nicht als diagnostisches Kriterium herangezogen werden. Andererseits müssen äußere Verletzungszeichen, wie Hämatomverfärbung, Schwellung, bzw. Gelenkerguß als Hinweis für eine Fraktur oder Dislokation in Betracht gezogen werden. Fehler bei der radiologischen Darstellung waren einerseits auf die schlechte Qualität, andererseits auf die schlechte Interpretation der Röntgenaufnahmen zurückzuführen.

Ein wichtiger Faktor in diesem Zusammenhang ist, daß die Diagnostik von 1 Person (dem Oberarzt) überwacht wird, so daß die nicht selten vorkommenden Abweichungen vom standardisierten Vorgehen und die daraus resultierenden diagnostischen Fehler vermieden werden.

Ein Risikofaktor stellt dabei die Anzahl der Verletzungen dar, d.h. je mehr Einzelverletzungen bestehen, um so häufiger kommt eine übersehene Verletzung dazu.

11.2.4
Lebensrettende Sofortoperationen

Nur in seltenen Fällen ist eine operative Behandlung so dringend, daß deswegen die Diagnostik im Rahmen des Check-up unterbrochen werden muß. Diese Ausnahmen wurden in Abschn. 11.2.1 genannt und umfassen im wesentlichen:

- die durch penetrierende Verletzung verursachte Herzbeuteltamponade,
- die offene arterielle Gefäßverletzung mit rasch zunehmendem Blutverlust (z.B. A. femoralis),
- das Beckenüberrolltrauma.

In allen anderen Fällen zeichnet sich im Rahmen der Akutdiagnostik ab, einerseits wie schwer die einzelnen Verletzungen genau zu werten sind, andererseits, ob sich unter der beschriebenen Schockbehandlung eine hämodynamische Stabilisierung einstellt, oder ob der Befund sich trotz dieser Maßnahmen weiter verschlechtert. Die anhaltende Blutung im Stammbereich (Thorax, Abdomen und Becken) steht hierbei eindeutig im Vordergrund:

Mit der Röntgenaufnahme des Thorax und des Beckens, sowie der Abdomensonographie sollten 95% aller gravierenden Blutungen sofort erkennbar sein.

■ **Intrathorakale Blutung.** Die anhaltende thorakale Blutung ist äußerst selten. Sie muß aber rechtzeitig in der Akutphase von anderen thorakalen Begleitverletzungen abgegrenzt werden. Meist lassen sich bereits in der Erstversorgung wichtige Hinweise ermitteln:

- Im Rahmen der präklinischen Versorgung (Unfallmechanismus, klinische Symptomatik, intrabronchiale Blutung, Throaxdrainage)
- Aus dem ersten Thoraxröntgenbild bei Nachweis einer Mediastinalverbreiterung oder eines Hämatothorax.
- Unmittelbar aus der Überwachung des Blutverlustes bei gelegter Thoraxdrainage.

Im initialen Thoraxröntgenbild ist ein Hämatothorax meist sicher abzugrenzen. Nur selten wird durch eine gleichzeitig bestehende schwere Parenchymverletzung (Lungenkontusion) oder eine ausgeprägte Atelektase die Diagnose erschwert. Durch Legen einer Thoraxdrainage ist dies schnell abzuklären (Abb. 11.20).

Mediastinalblutung

Die Diagnose einer Mediastinalverbreiterung im Thoraxröntgenbild wird häufig aufgrund einer schlechten Aufnahmequalität (Röntgenaufnahme im Liegen, Aufnahme bei ungenügender Inspiration) fälschlich gestellt. Läßt sich dieser technische Punkt ausschließen, so ist ein weiteres differentialdiagnostisches Vorgehen erforderlich (Abb. 11.20).

Die im Röntgenbild nachweisbare Mediastinalverbreiterung ist relativ unspezifisch. Ein wichtiges klinisches Zeichen in diesem Zusammenhang ist der Nachweis einer oberen Einflußstauung (Abb. 11.20). Diese läßt bereits eine vorsichtige Differenzierung zwischen Herz- und Aortenverletzung zu. Es muß dann aber rechtzeitig eine weiterführende Diagnostik angeschlossen werden. Es liegt nahe, im Rahmen der erweiterten Erstdiagnostik zunächst eine Computertomographie des Thorax durchzuführen. Diese kann selbstverständlich bei kreislaufstabilem Patienten zur diagnostischen Abgrenzung erfolgen. Häufig ist jedoch auch durch die Computertomographie eine klare Differenzierung nicht möglich, und es können dadurch z.B. Aortenver-

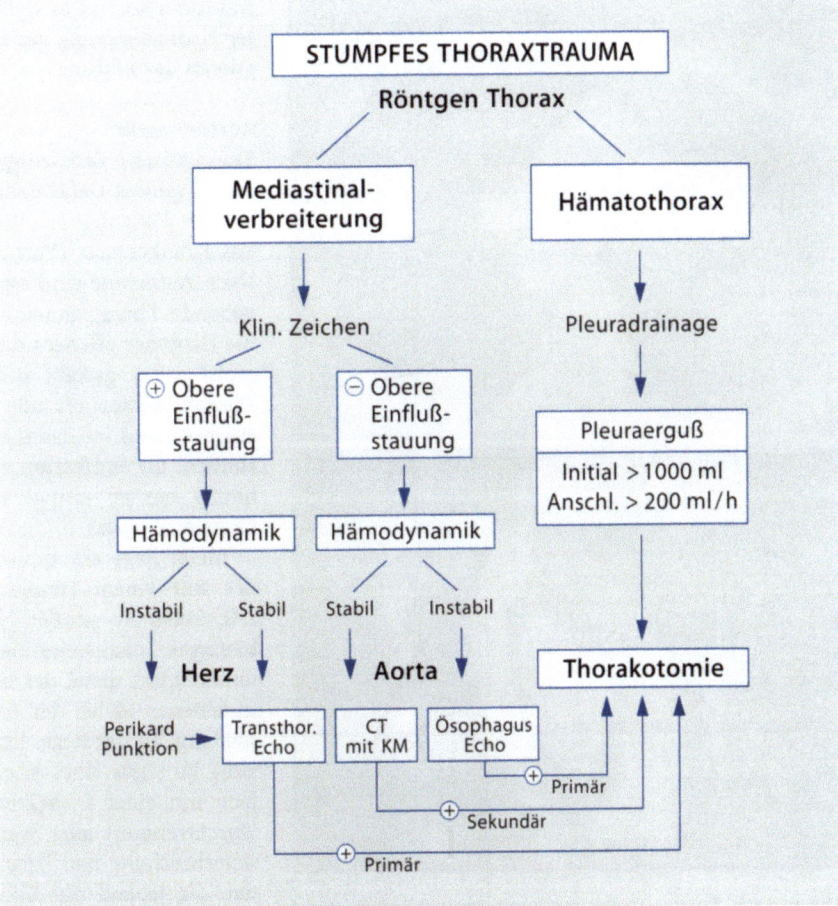

Abb. 11.20. Der Algorithmus »Massenblutung bei stumpfem Thoraxtrauma« (nähere Erläuterung siehe Text)

letzungen nicht ausreichend verifiziert werden. Die Diagnose wird dann erschwert, wenn unmittelbar den großen Gefäßen anliegende mediastinale Hämatome eine akute Blutung vortäuschen. Häufig ist dies jedoch eine Blutung aus kleineren mediastinalen Arterien oder Venen, die im Rahmen eines dezelerierenden Thoraxtraumas auftreten kann (Vollmar 1996).

Bei Verdacht auf eine Verletzung der zentralen mediastinalen Gefäße wurde bis jetzt allgemein die Durchführung einer Angiographie empfohlen, die eine klare Abgrenzung ermöglicht. Mit Einführung der Computertomographie in Spiraltechnik und dreidimensionaler Rekonstruktion steht heute jedoch ein noch besseres Diagnosehilfsmittel in einem noch kürzeren Zeitintervall zur Verfügung (Abb. 11.21) (Mirvis et al. 1987).

Besteht von seiten des klinischen Befundes der Verdacht einer kardialen Blutung, so liegt hier meist eine Perikardtamponade vor. Hier erfolgt bereits im Rahmen der Akutdiagnostik eine Perikardpunktion. Kommt es zur akuten Dekompensation, so ist eine Notfallthorakotomie angezeigt. Weitere diagnostische Maßnahmen sind hier nur zeitraubend. Bei Kreislaufstabilität sollte in erster Priorität die transthorakale Echokardiographie zur Anwendung kommen (Abb. 11.20).

Hämatothorax

Eine kontinuierliche Einblutung im Bereich des Pleuraraumes mit nachfolgendem Hämatothorax wird im Rahmen der Erstbehandlung mittels einer Thoraxdrainage entlastet. Meist ergibt sich aus dem Thoraxröntgenbild die Indikation, falls nicht bereits in der präklinischen Phase durch den Notarzt eine Thoraxdrainage gelegt wurde. Die geeignetste Drainagenlage hierfür ist im Bereich der mittleren Axillarlinie in Höhe des V. ICR (s. Teil II).

Die Drainage sollte nicht kaudal der Mamillenhöhe in den Thorax eingebracht werden, da sonst die Gefahr einer Verletzung des Zwerchfells oder der intraabdominellen Organe besteht. Eine stumpfe Präparation ist immer erforderlich, da häufig aufgrund begleitender abdomineller Verletzungen und des damit verbundenen erhöhten intraabdominellen Druckes das Risiko eines Zwerchfellhochstandes besteht.

Bei unsachgemäßer Perforation der Pleura kann es hier zu Begleitverletzungen kommen. Liegt ein Häma-

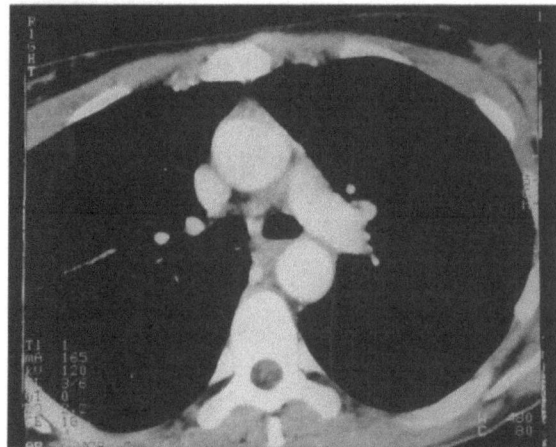
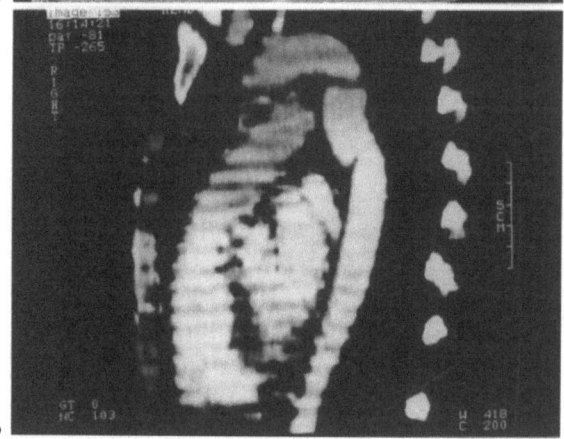

Abb. 11.21 a, b. CT des Thorax mit Kontrastmitteldarstellung der Aorta: a Standardhorizontalschnitt und b sagittale Reformation zeigen eine gedeckte Aortenruptur

tothorax vor, so sollte bei der Drainage generell ein Durchmesser von mindestens 28 Charr. verwendet werden. Hierdurch veringert sich die Gefahr einer frühzeitigen Verstopfung der Drainage durch Koagel. Beim Hämatothorax ist die hintere Drainage mit Plazierung basal im Bereich des Sinus phrenicocostalis angezeigt. Eine vordere Drainage, die im Sinne der Monaldi-Technik im Bereich der Medioklavikularlinie des II. bzw. III. ICR eingebracht wird, ist nur bei einem Pneumothorax sinnvoll, da mittels dieser Technik keine ausreichende Drainage der basalen Abschnitte möglich ist.

Der Nachweis eines Hämatothorax ist nicht unmittelbar mit der Diagnose einer thorakalen Massenblutung verbunden. In den meisten Fällen können bei Verletzungen der Thoraxwand im Sinne einer Rippenserienfraktur auch kleinere Gefäße verletzt sein, die dann meist für eine Blutung verantwortlich sind. Die Indikation zur Thorakotomie besteht daher erst, wenn eine persistierende Blutung von mehr als 200 ml/h über 5 h vorliegt oder der initiale Drainagenverlust in der Größenordnung über 1 l liegt. Bei Rippenserienfrakturen kommt es vielfach nach einigen Stunden unter Normalisierung der Gerinnungsparameter zum Sistieren der Blutung.

Aortenruptur

Traumatische Verletzungen des Herzens und der herznahen großen Gefäße sind vital gefährdend, ein Großteil der Patienten verstirbt bereits vor Einlieferung in das Krankenhaus (Parmley et al. 1958; Trunkey 1984). Nach Aufnahme sind eine rasche Diagnostik und umgehende Therapiemaßnahmen vordringlich. Während die Diagnose offener oder perforierender Verletzungen meist sofort gestellt wird, sind die Folgen stumpfer Thoraxtraumen oft nur schwer einzuschätzen. Dementsprechend ist das therapeutische Vorgehen, insbesondere die Indikation zur notfallmäßigen Operation, häufig nur an wenige Parameter gebunden. (Knott-Craig et al. 1992).

Meist liegt ein typischer Unfallmechanismus vor, der mit einem Dezelerationstrauma einhergeht, so z. B. Sturz aus großer Höhe oder Rasanztrauma. Als häufigste Lokalisation der Aortenruptur wird der Aortenabschnitt distal der linken A. subclavia angegeben, in seltenen Fällen der Ansatz des Truncus brachiocephalicus. In der Regel liegt meist eine gedeckte Verletzung im Sinne eines Aneurysma spurium vor, die vielfach mit einer Dissektion einhergeht. Die komplette Durchtrennung aller Wandschichten mit Kontinuitätsunterbrechung und Exsanguination ist bei den Patienten, die lebend die Klinik erreichen, eher selten. In den meisten Fällen liegt nur eine Durchtrennung des Intima- und Mediazylinders bei erhaltener Adventitia vor. Eine Ausbreitung des Hämatoms intrathorakal wird in den meisten Fällen durch die Pleura parietalis begrenzt (Abb. 11.22). Allerdings ist eine zweizeitige Ruptur jederzeit möglich und droht entweder im Rahmen der Initialdiagnostik oder andernfalls mit Kreislaufstabilisierung (Akins et al. 1985).

Hinsichtlich der Diagnostik und Dringlichkeit therapeutischen Handelns gilt, daß beide unmittelbar vom klinischen Zustand des Patienten bestimmt werden (Arom et al. 1977; Jebara u. Sade 1989). Kreislaufstabile Patienten sollten zunächst eine vollständige Diagnostik einschließlich Spiral-CT mit ggf. 3D-Rekonstruktion und Ösophagusechokardiographie erhalten (Abb. 11.20).

Für die Aortenrupturen loco typico (komplett und inkomplett) gilt, daß nach diagnostischer Bestätigung des initialen Verdachtes eine operative Intervention indiziert ist. Der beste Zeitpunkt für die operative Versorgung wird jedoch weiterhin diskutiert. Eine voreilige, frühe operative Versorgung erscheint gerade beim Mehrfachverletzten nicht sinnvoll, nicht zuletzt, da mehrere Untersuchungen zeigen konnten, daß keine Senkung der Letalität durch eine frühzeitige Versorgung erreicht wird.

Abb. 11.22 a, b. Aortenruptur:
a komplett, b inkomplett

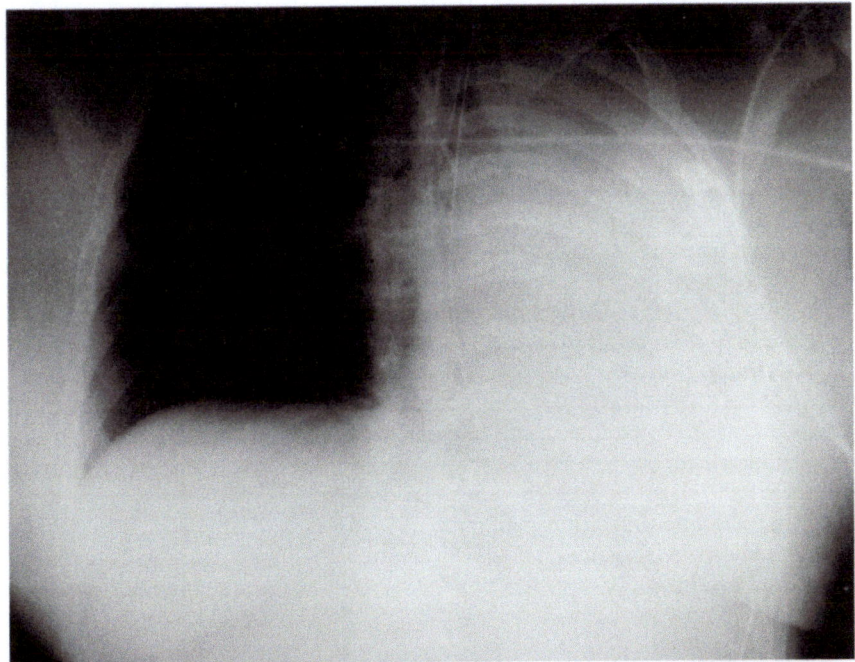
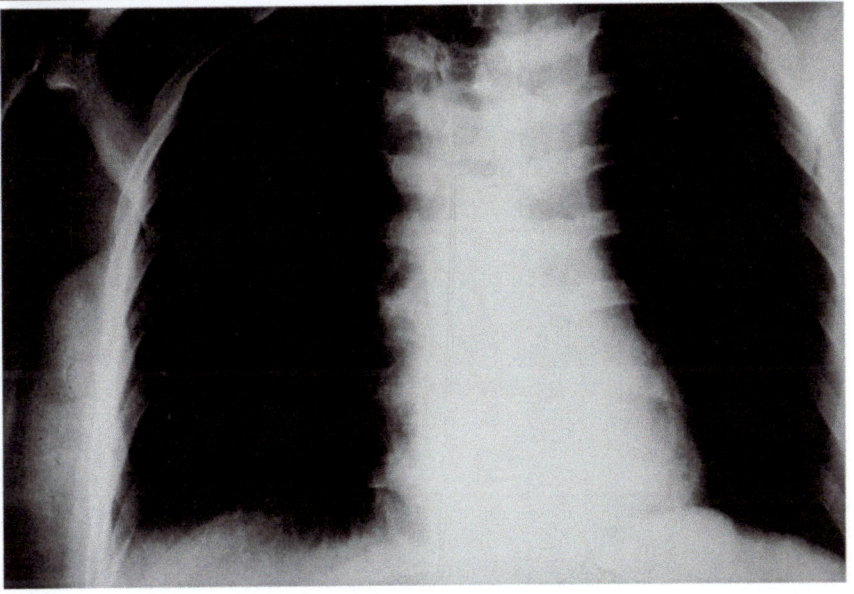

Da die Aortenruptur meist mit anderen ernsthaften Verletzungen (insbesondere einer Lungenkontusion) vergesellschaftet ist, sollte die Operation besser im Intervall nach Stabilisierung des Patienten erfolgen.

> Eine unmittelbare Operationsindikation ergibt sich lediglich bei Kreislaufinstabilität, anhaltender Blutung über die Thoraxdrainagen (> 500 ml/h) oder bei einem Druckgradienten zwischen oberer und unterer Körperhälfte, der mit einer Minderperfusion der unteren Körperhälfte einhergeht (RR mittlere Differenz > 30 mm/Hg).

Der konservative Therapieansatz bei inkompletten Aortenrupturen bei kreislaufstabilen Patienten besteht in einer kontrollierten Blutdrucksenkung, neben der Kontrolle der Blutdruckdifferenz zwischen oberer und unterer Körperhälfte.

Bei operativer Behandlung wird eine linksseitige posterolaterale Thorakotomie im 4. oder 5. ICR durchgeführt. Neben der direkten Rekonstruktion der Aortenwand sowie End-zu-End-Anastomose (Vollmar 1996) ist der prothetische Ersatz des verletzten Aortenabschnittes mit einer Rohrprothese alternativ durchzuführen. In der Regel sollte eine Perfusion der unteren Körperhälfte während dieses Eingriffes durch Linksherzbypass oder extrakorporale Zirkulation gewährleistet werden, da bei alternativen Operationsmethoden im Sinne des »simple clampings« das Risiko der spinalen Minderperfusion mit nachfolgender Paraparese signifikant erhöht ist.

Das Risiko der dafür notwendigen Heparinisierung muß beim Polytraumatisierten genau abgewogen werden (SHT).

Herzverletzungen
Bei unmittelbar vital gefährdeten Patienten kann und sollte nur eine Minimaldiagnostik angestrebt werden. Die Entscheidung für oder gegen ein operatives Vorgehen wird unter Berücksichtigung der wesentlichen Begleitverletzungen (Polytrauma) auf der Basis der Erstdiagnostik gestellt.

Generell gilt, daß eine sichere Verletzung des Herzens eine absolute Operationsindikation ist. Dieses gilt nicht immer bei penetrierenden Thoraxverletzungen (Evans et al. 1979).

In der Regel wird bei kardialen Verletzungen, die den linken Ventrikel betreffen, eine linksanteriore Thorakotomie im 4. ICR empfohlen, da diese auch den Zugang zur Seitenwand des Herzens ohne wesentliche Kreislaufkompromittierung ermöglichen. Die beste Übersicht, auch über den rechten Vorhof und den rechten Ventrikel, gewährleistet die mediane Sternotomie, die alternativ einzusetzen ist.

Kleinere Verletzungen, die ausschließlich eine Herzhöhle eröffnen, können in der Regel ohne extrakorporale Zirkulation versorgt werden. Hierbei werden Blutungen aus den ventrikulären Lazerationen am besten digital kontrolliert und durch perikardarmierte 2.0 oder 3.0 Polypropylennähte in doppelt evertierender Nahttechnik versorgt. Vorhof- und Hohlvenenläsionen werden direkt mit fortlaufenden 4.0 oder 5.0 Polypropylen-Nähten versorgt.

Großflächige Verletzungen der Herzhöhlen, sowie traumatische Septumdefekte und Herzklappenläsionen können nur mit Hilfe extrakorporaler Zirkulation

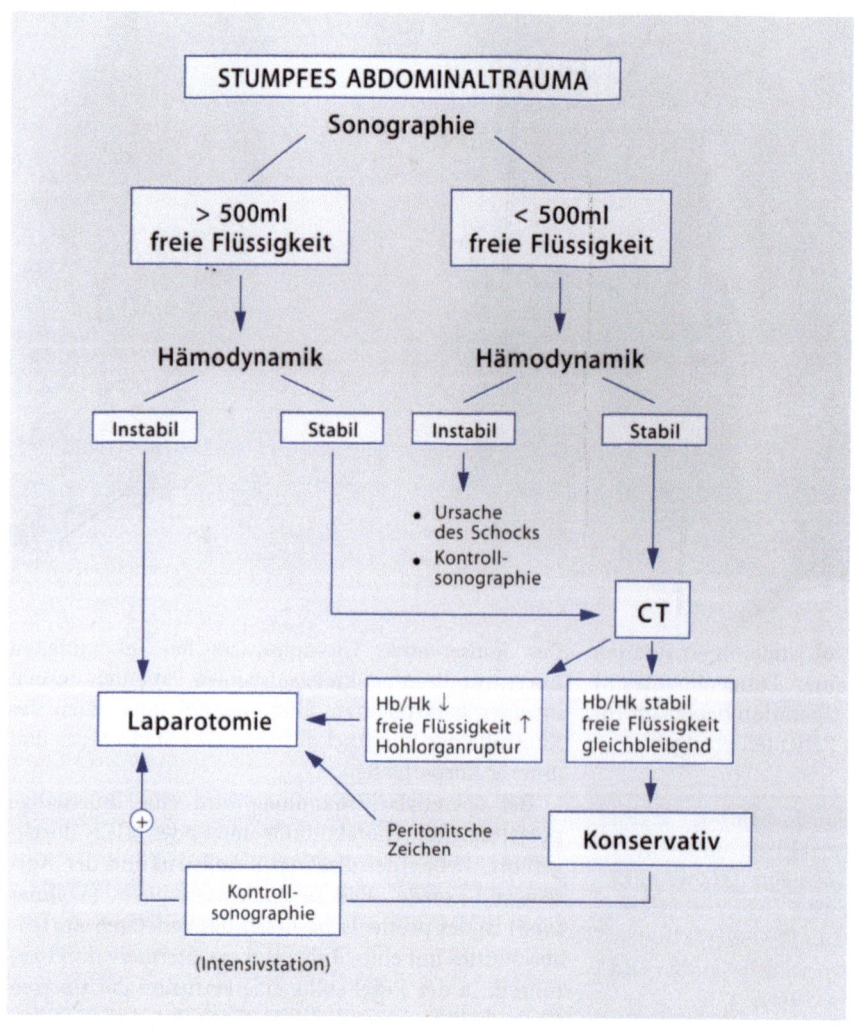

Abb. 11.23. Der Algorithmus »stumpfes Abdominaltrauma«. (Modifiziert nach Ertl u. Trentz 1996)

angegangen werden. In einem erfahrenen Zentrum beträgt die Zeitdauer, einen Patienten mit extrakorporaler Zirkulation zu versorgen, ca. 30 min. Bei hochgradig instabilen Kreislaufverhältnissen muß ggf. eine vorzeitige Notfallthorakotomie durchgeführt werden, um die Blutung temporär digital oder instrumentell zu reduzieren. Die Versorgung durchtrennter kleiner epimyokardialer Gefäße wird ebenfalls kontrovers diskutiert. Die überwiegende Mehrzahl der Autoren ligiert oder clipst die Gefäße, während einige andere die Rekonstruktion am schlagenden oder kardioplegierten Herz mit Hilfe der Herz-Lungen-Maschine anraten (Demitriades 1986; Jebara u. Saade 1989).

Isolierte Verletzungen des Herzens können meistens ohne Einsatz der extrakorporalen Zirkulation versorgt werden und haben bei schneller und effektiver operativer Versorgung eine gute Prognose. In großen Kollektiven wird eine Überlebensrate von über 75 % genannt (Knott-Craig 1992).

Kardiale Verletzungen sowie Aortenrupturen im Rahmen eines Polytraumas weisen auch bei unverzüglicher Versorgung eine beträchtliche Letalität auf (Kirsh et al. 1976; Pickard et al. 1977; Akins et al. 1985).

■ **Intraabdominelle Blutung.** Das therapeutische Vorgehen bei der intraabdominellen Blutung hängt im wesentlichen von der im Ultraschall nachgewiesenen Menge an freier Flüssigkeit und der Hämodynamik des Patienten ab (Abb. 11.23). Eine intraabdominelle Massenblutung (> 500 ml freie Flüssigkeit) bei hämodynamisch instabilen Patienten erfordert immer eine sofortige Laparotomie (Tscherne et al. 1983).

Bei der Notfallaparotomie wird immer die untere Thoraxapertur und die Leistenregion beidseits abgedeckt. Dies ermöglicht z. B. die intraoperative Einlage einer Thoraxdrainage oder eines großlumigen Katheters zur Volumentherapie. Außerdem muß im Extremfall auch die Möglichkeit zur Aortenokklusion mit einem Ballonkatheter gewährleistet sein (Ertel u. Trentz 1996). Die Exploration des Abdomens beim polytraumatisierten Patienten erfolgt am besten über einen medianen Oberbauchschnitt vom Xiphoid bis zum Nabel. Eine Erweiterung des Schnittes unter Linksumschneidung des Nabels und Weiterführung in der Mittellinie bis zur Symphyse ist dann erforderlich, wenn eine Exposition der gesamten Bauchhöhle erfolgen soll. Bei Verletzungen der Lebersegmente 7 und 8 kann die Laparotomie nach rechts im Sinne eines extrathorakalen Querschnitts durchgeführt werden. Erweiterungsmöglichkeiten bei erforderlichem Zweihöhleneingriff sind in Abb. 11.24 gezeigt.

Nach Laparotomie ist der erste Schritt immer der Nachweis der Blutungsquelle. Entleert sich nach Eröffnung des Peritoneums Blut, so sind alle 4 Quadranten des Abdomens der Reihe nach zu explorieren. Da die häufigste Blutung im Bereich des linken oberen Quadranten vorliegt, ist dieser zunächst aufzusuchen, und bei Nachweis einer Blutung wird im ersten Schritt eine Tamponade der Milzloge mit breiten Streifen bzw. Bauchtüchern vorgenommen. Es werden dann die weiteren Quadranten der Reihe nach im Gegenuhrzeigersinn aufgesucht und eine mögliche Blutung ausgeschlossen. Dies verhindert, daß man sich mit einer möglicherweise kleineren Läsion aufhält (z. B. kleinere Einrisse der Milz mit nachfolgender Milzexstirpation), wo gleichzeitig z. B. eine Leberruptur zu einer anhaltenden schweren Blutung führt.

Nach einer schnellen Inspektion aller 4 Quadranten wird im nächsten Schritt die größte Blutungsquelle

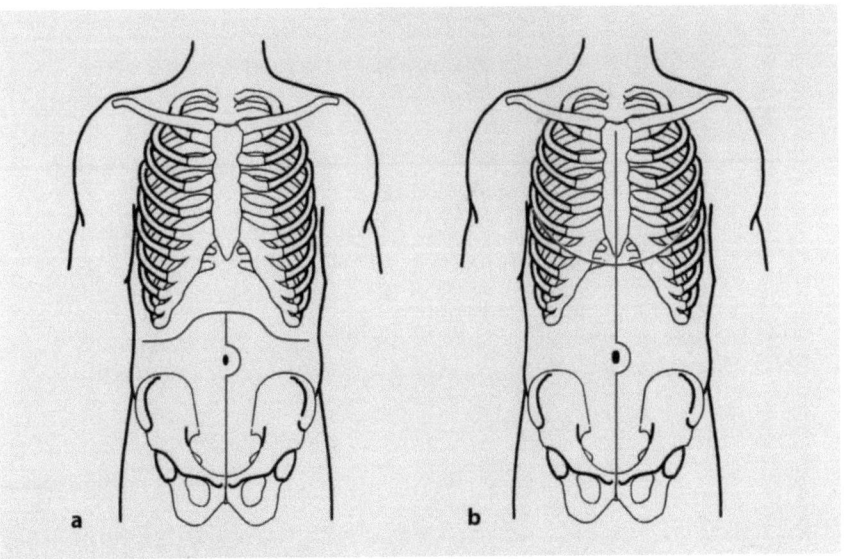

Abb. 11.24 a, b. Unterschiedliche Zugänge bei der Notlaparotomie und Notthorakotomie

aufgesucht, die Tamponaden entfernt und der Verletzungsumfang ermittelt. Die Verletzung mit der größten aktiven Blutung sollte mit erster Priorität behandelt werden.

Nach stumpfem abdominellem Trauma sind am häufigsten Milz, Leber und das Mesenterium im Rahmen einer Massenblutung beteiligt. An vierter Stelle folgt eine retroperitoneale Blutung, welche meist durch eine Nierenruptur oder eine Zerreißung des Beckenrings verursacht wird.

Milzverletzung

Eine Milzverletzung ist der häufigste Grund für eine abdominelle Blutung. Die Entscheidung, ob beim polytraumatisierten Patienten eine Splenektomie erfolgen soll oder nicht, ist abhängig von der Ausdehnung der Verletzung und der Größe des Blutverlustes, der bei der Laparotomie festgestellt wird.

Ist der Blutverlust größer als 1 l, liegt meist eine Zerreißung vor. Dann sollte eine Splenektomie erfolgen. Ist der Blutverlust geringer als 0,5 l zu dem Zeitpunkt der Laparotomie, besteht die Wahrscheinlichkeit, daß die Milz erhalten werden kann. Die meisten Verletzungen, die hilusfern auftreten, sind kontrollierbar und ein Erhalt kann versucht werden. Liegt der Blutverlust zwischen 0,5 und 1 l, sollte im Gegensatz zur isolierten abdominellen Verletzung beim Polytraumatisierten zur Verkürzung der Operationszeit und des beim Erhaltungsversuch verursachten weiteren Blutverlustes eine Splenektomie erfolgen. Orientierend an der Moore-Klassifikation sollte beim Schwerverletzten in jedem Fall ab Grad III eine Splenektomie erfolgen (Abb. 11.25) (Moore 1995). Die Ausnahme ist lediglich bei der kindlichen Milz zu sehen. Hier ist ein Erhalt ratsam.

Bei moderatem Blutverlust und kleineren Einrissen der Milz erfolgt zunächst die Tamponade und dann die Exploration des weiteren Abdomens. Ist nach beendeter Exploration weiterhin eine Milzblutung nachweisbar, so kann nach entsprechender Präparation des Milzhilus vorübergehend eine Abklemmung und dann eine gezielte Behandlung (Ligatur, Infrarotkoagulation, Fibrinklebung oder Kollagenvlieseinlage) bzw. bei tiefen Einrissen eine Kompression der Milz durch ein resorbierbares Netz oder evtl. auch eine Teilmilzentfernung erfolgen.

Leberverletzungen

Führt man eine Differenzierung der Leberverletzungen nach Moore durch, so zeigt sich epidemiologisch, daß 70–80 % einem Schweregrad I und II zuzuordnen sind und damit bei engmaschiger Kontrolle des hämodynamischen Zustandes und isoliertem Vorliegen konservativ behandelt werden können (Abb. 11.25). Liegt jedoch eine signifikante Blutung vor, die eine Laparotomie erforderlich macht, so wird nach Mobilisation der Leber bei stark zerstörten Parenchymanteilen ein atypisches Resektionsdébridement ggfs. mit »Finger-fracture-Technik« vorgenommen. Große Blut- und Gallengefäße werden umstochen oder geklippt, kleinere Blutungen mit Fibrinklebung oder Kollagenvlieseinlage gestillt und die Resektionsflächen mit Infrarotkoagulation (bzw. Argon-Beam) versiegelt. Anatomische Resektionen und die selektive Leberarterienligatur sind nicht indiziert. Mit diesen Maßnahmen lassen sich 90 % der operierten Leberverletzungen behandeln (Ertel u. Trentz 1996). In den wenigen Fällen, wo eine aktive Blutung persistiert, muß die Leber mobilisiert werden, um die Ausdehnung möglicher weiterer Verletzungen festzustellen. Ist eine größere Blutung nachweisbar, so

	Schwere der Verletzung	Chirurgische Therapie	Intraoperative Techniken
Leber	I	Keine	
	II	Hämostatische Agenzien (Fibrinkleber, Kollagen) Selektive Unterbindung	Komplette Lebermobilisierung, Pringle-Manöver, Abklemmen der supra- und infrahepatischen V. cava, "Finger-fracture-Technik" für die Exposition der Verletzung
	III		
	IV	Perihepatische Tamponade, Débridement, partielle Resektion	
	V		
Milz	I	Keine	
	II	Hämostatische Agenzien Infrarotkoagulation Argon-Beam	Hilus abklemmen
	III	Splenektomie (beim Kind: Milzerhalt anstreben)	
	IV		
	V		

Abb. 11.25. Einteilung der Milz- und Leberverletzungen und danach orientiertes therapeutisches Vorgehen (Leber: Kriterien nach Moore et al. 1995)

sollte vorübergehend ein Pringle-Manöver erfolgen, um eine gezielte Blutstillung und gezielte Ligaturen im Bereich des Leberparenchyms vorzunehmen.

Führt nach Mobilisation der Leber die vorübergehende Abklemmung zu einer Persistenz oder Verstärkung der Blutung, so liegt häufig eine Verletzung der Lebervene vor. In diesen Fällen, ebenso wie bei der Leberzerreißung (Moore V), ist die beste Behandlung eine Tamponade, d. h. »packing«, um die Blutung zu beherrschen (Abb. 11.26). In diesen Fällen wird ein vorübergehender Verschluß der Laparotomie vorgenommen, und ein »second look« erfolgt nach 24-36 h, um dann die Tamponaden zu entfernen und nekrotische Leberareale zu debridieren. Tritt zu diesem Zeitpunkt keine Blutstillung ein, so wird erneut tamponiert und das Vorgehen wiederholt sich (»Etappenlaparotomie«).

In 3-5% der Leberverletzungen, insbesondere bei ausgedehnten Verletzungen im Bereich der posterior gelegenen Segmente, kann es aufgrund einer schwerwiegenden Verletzung der Lebervene auf Höhe der V. cava zu unkontrollierbaren Blutungen kommen. In diesen Fällen ist ein Cavashunt oder ein Bypass indiziert (Abb. 11.27).

Nur in Einzelfällen ist bei Zerstörung der Leber eine Lebertransplantation beschrieben (Ringe et al. 1991).

■ **Mesenterialverletzungen** sind in den meisten Fällen peripher gelegen und damit leicht zu behandeln. Nur in Einzelfällen kommt es, und dies im wesentlichen bei penetrierendem Trauma, zu einer zentralen vaskulären Verletzung. Ist die Blutung jedoch nicht beherrschbar, kann auch hier die Mesenterialwurzel distal des Pankreas abgeklemmt und dann eine kontrollierte Blutstillung mit Versorgung der Gefäßverletzung vorgenommen werden. Nur in Einzelfällen ist bei weiter unkontrollierbarer Blutung im Bereich der Mesenterialwurzel eine ausgedehnte Freilegung (Kocher-Manöver) mit Mobilisation der rechten Kolonflexur und des Mesenteriums erforderlich.

■ **Eine Nierenverletzung** in Form einer Nierenblutung ist bereits initial sonographisch als Hämatom im Bereich des Retroperitoneums lateralseitig nachweisbar. Kommt es während der Operation zu keiner weiteren Ausdehnung des Hämatoms, sollte das Retroperitoneum verschlossen bleiben. Dehnt sich das Hämatom zunehmend aus, liegt meist eine arterielle Blutung vor, und es erfolgt eine Darstellung der Nierenarterienabgänge. Nach Abklemmung wird zunächst eine Mobilisation der Niere durchgeführt. Analog zu Leber- und Milzverletzungen sollte auch beim Nierentrauma versucht werden, das Organ zu erhalten. Zeigt sich jedoch beim Patienten in kritischem Allgemeinzustand ein ausgedehnter Parenchymschaden, ist eine Nephrektomie erforderlich. Einrisse der großen Gefäße bzw. ein Abriß des Nierenstiels stellen lebensbedrohliche Ver-

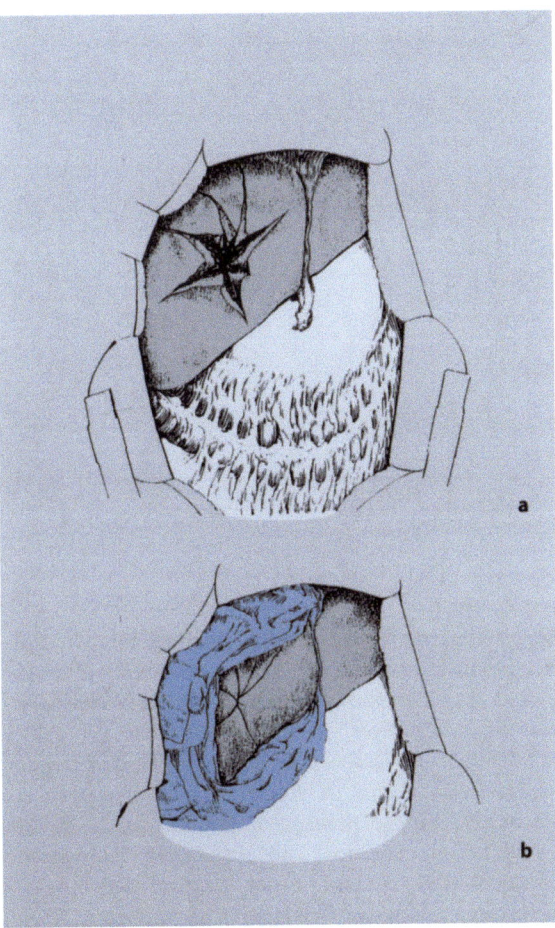

Abb. 11.26 a, b. Leberpacking bei ausgeprägter Zerreißung (Moore IV und V). (Aus: Pichlmayr u. Neuhaus 1986)

letzungen dar und führen ohne adäquate Behandlung nach kürzester Zeit zum Blutungstod.

■ **Verletzungen der abdominellen Aorta und der Iliakalgefäße** sind selten und stellen beim Polytraumatisierten höchste Anforderungen an den Chirurgen. Die Letalitätsrate bei den suprarenalen Aortaverletzungen ist sehr hoch. Wird eine solche Verletzung identifiziert, so erfolgt eine mediane Laparotomie mit Erweiterung bis zum linken Rippenbogen. Es folgt dann eine Mobilisierung der Milz, des Magens und der linken Kolonflexur, unter Darstellung der Aorta vom Zwerchfell bis zur Aortenbifurkation.

Verletzungen, die im Bereich der Iliakalarterie lokalisiert sind, sollten zunächst über eine Freilegung der Aortenbifurkation kontrolliert werden. Erst dann wird schrittweise nach distal präpariert, um die eigentliche Blutungsquelle im Bereich der Iliakalarterie freizulegen.

■ **Verletzungen der großen Venen** stellen ein weit größeres Problem dar als die Arterienverletzungen.

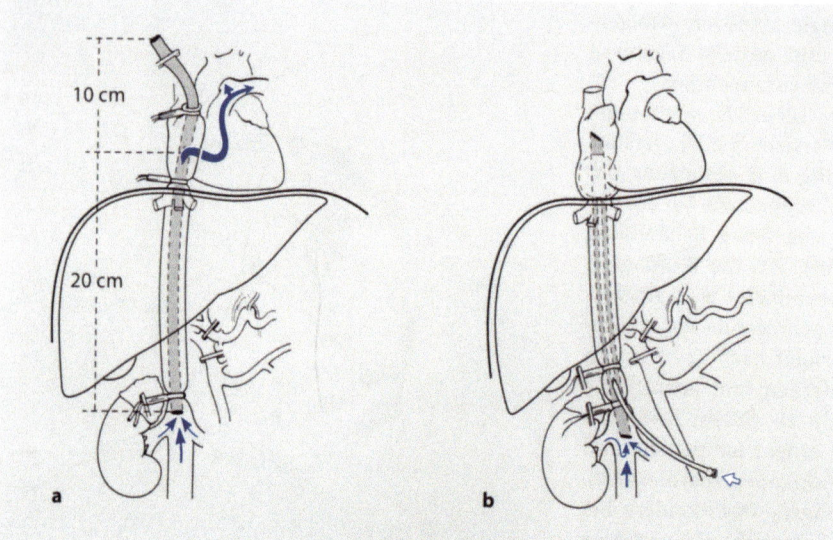

Abb. 11.27 a, b. V.-cava-Shunt: Dies erfordert eine Erweiterung des abdominellen Zuganges nach kranial mit einer Sternotomie und Plazierung eines Vorhofshunts als Kurzschluß von der infrarenalen V. cava zum rechten Vorhof. Alternativ kann ein Shunt zwischen der Femoral- und der Jugularvene oder dem rechten Vorhof als kavaler Bypass angelegt werden. Die Anlage einer hilusnahen Klemme ermöglicht dann bei Bluttrockenheit die gezielte Versorgung der V.-cava-Verletzung oder eine Resektion der zerstörten Lebersegmente

Bei gleichgroßem venösen Fluß führen zahlreiche Kollaterale und auch die besondere Morphologie dieser Gefäße zu einer zunächst nur schwer nachweisbaren Blutungsquelle. Hier ist ein systematisches Vorgehen erforderlich. Bei venösen Verletzungen im Bereich der suprarenalen V. cava ist eine Kocher-Mobilisation erforderlich. Venöse Blutungen können durch direkte Kompression proximal und distal der Rupturstelle zum Stillstand gebracht werden. Danach kann eine gezielte Versorgung der Gefäßverletzung erfolgen. Ebenso wird bei einer infrarenalen Verletzung der V. cava vorgegangen. Hierbei zeigt sich allerdings, daß häufig eine ausgedehnte und gezielte Blutstillung im Bereich der zahlreichen Kollateralen erforderlich ist. Bei Verletzungen der V. iliaca communis bzw. externa kann in gleicher Weise vorgegangen werden. Bei Verletzungen der V. iliaca interna kann häufig nur durch eine vorübergehende Tamponade im Bereich des Beckens eine Blutstillung und Kreislaufstabilisierung erzielt werden. Auch hier ist ein Second look im weiteren Verlauf erforderlich.

Alle weiteren abdominellen Verletzungen führen äußerst selten zu einer schwerwiegenden intraabdominellen Blutung. Ihre Behandlung wird in Kap. 12 besprochen.

■ **Intrapelvine Blutung.** Die Verblutung ist weiterhin die häufigste Todesursache nach schweren Beckenverletzungen. In der Akutperiode gilt es, mit erster Priorität die instabilen Beckenverletzungen zu erkennen, die mit einer hämodynamischen Instabilität einhergehen. Gerade bei diesen kann häufig in der Frühphase, bei nicht rechtzeitiger Erkennung, eine Verblutung auftreten. Andererseits können durch prolongierten Schock und Massentransfusion Spätkomplikationen (ARDS, MOV) entstehen (Pohlemann et al. 1994). Zusätzlich können große Hämatome, ausgedehntes Weichteiltrauma sowie Ausbildung eines extrapelvinen Kompartmentsyndroms eine Mediatorenfreisetzung verstärken, die sowohl die Sepsis als auch das Organversagen zur Folge haben können. Bisher existieren unterschiedliche Behandlungsprotokolle für die Blutstillung bei Massenblutungen des Beckens in der Frühphase. Hierbei werden unterschiedliche Behandlungsmethoden beschrieben (Brown et al. 1984; Cotler et al. 1988; Cryer et al. 1988; Ganz et al. 1991; Gilliland et al. 1982; Moreno et al. 1986; Mucha et al. 1984; Panetta et al. 1985; Trentz et al. 1989; Pohlemann et al. 1994):

1. Selbsttamponade,
2. äußere Tamponade durch MAST-suit,
3. Angiographie und Embolisation,
4. Ligatur der A. iliaca interna,
5. frühzeitige externe oder interne Frakturstabilisierung, sowie
6. gezielte chirurgische Blutstillung.

Algorithmus »pelvine Massenblutung«

Nach unserer Erfahrung hat sich ein abgestuftes Behandlungskonzept bewährt. Dieses Konzept läßt sich in Form eines Algorithmus darstellen (Abb. 11.28).

Dieses Schema differenziert 3 Entscheidungen nach zeitlicher Priorität.

Die *erste Entscheidung*, die innerhalb der ersten 3–5 min nach Eintreffen des Schwerverletzten gefällt werden muß, ist, ob eine chirurgische Blutstillung ohne weitere diagnostische Schritte notwendig ist. Diese Ausnahmesituation tritt bei externen Massenblutungen ein, wo ganz offensichtlich eine Blutungsquelle lokalisiert werden kann, sowie bei Überrolltraumen, bei denen ebenfalls offensichtlich eine schwerste Kombinationsverletzung der abdominellen und pelvinen Or-

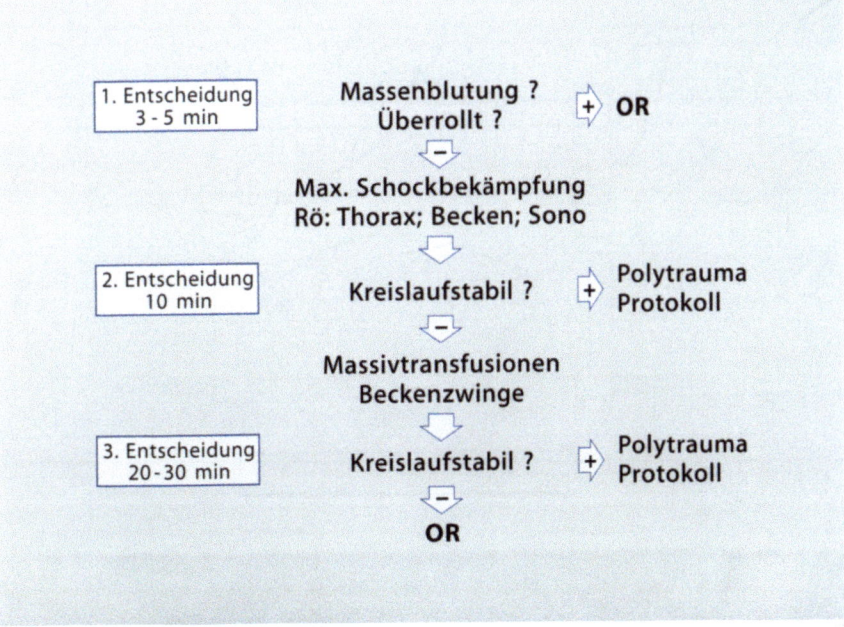

Abb. 11.28. Der Algorithmus »Massenblutung bei stumpfem Beckentrauma«

gane vorliegt. In diesen Fällen ist mit einer Verletzung großer Beckengefäße zu rechnen, die eine solch starke Blutung nach sich ziehen, daß selbst eine aggressive Schockbehandlung initial keinen Erfolg zeigen kann und erst mit der eigentlichen chirurgischen Blutstillung einzudämmen ist.

In diesen Fällen wird der Patient unmittelbar in den Operationssaal unter maximaler Schockbehandlung gefahren und eine Notoperation eingeleitet. Dieser Zustand der drohenden Verblutung erfordert dann eine notfallmäßige Laparotomie, und falls die Blutung nicht unmittelbar lokalisierbar ist, kann vorübergehend eine Abklemmung der abdominellen Aorta erforderlich sein. Ist eine größere Rekonstruktion der pelvinen Gefäße erforderlich, so muß in seltenen Fällen zur Erhaltung der Perfusion der unteren Extremitäten ein aortofemoraler Bypass erfolgen. Die ein- oder beidseitig blinde Ligatur der A. iliaca interna zur arteriellen Einstromdrosselung der Beckenetage hat sich nicht bewährt (Trentz et al. 1989). In allen anderen Fällen, d.h. wenn keine unmittelbare Verblutung droht, kann zunächst im Schockraum die standardisierte Schockbehandlung und weiterführende Diagnostik erfolgen (Abb. 11.28).

Die *zweite Entscheidung* hängt dann von der Reaktion auf diese erstgenannten Maßnahmen ab. Nach etwa 10 min muß festgelegt sein, ob der Patient hämodynamisch stabil wird. Sollte weiterhin eine hämodynamische Instabilität bestehen, so muß zusätzlich eine massive Substitution von Blut erfolgen (Kap. 11.2.2). Stellt sich nach klinischer Untersuchung und erstem Röntgenbild des Beckens a.p. eine Beckeninstabilität dar, so muß eine vordere und hintere Beckeninstabilität differenziert werden. Bei erheblicher hinterer Beckeninstabilität sollte als Erstmaßnahme eine sog. Beckenzwinge (Abb. 11.29) montiert werden. Diese Beckenzwinge ermöglicht durch eine Kompression des hinteren Beckenringes eine rasche Reduktion des Blutverlustes und kann damit lebensrettend sein (Ganz et al. 1991). Die Indikation für diese Maßnahme muß im Einzelfall überprüft werden und sollte bei Sakrumfrakturen nur mit Vorsicht erfolgen. Die Montage erfolgt durch eine einfache standardisierte Technik bereits im Schockraum und behindert weder die weitere Diagnostik (Röntgen-CT) noch im Bedarfsfall die weitere operative Behandlung (Laparotomie) oder intensiv-medizinische Betreuung. Sie stellt jedoch lediglich eine vorübergehende Maßnahme dar und sollte nach Stabilisierung des Patienten möglichst früh in eine interne Fixation überführt werden.

Die *dritte Entscheidung* des Notfallalgorithmus muß innerhalb der nächsten 20–30 min nach Eintreffen erfolgen. Bei Patienten, die weiterhin hämodynamisch instabil bleiben oder nur durch massive Volumentherapie gehalten werden können, ist eine chirurgische Blutstillung anzuschließen. Die häufigsten Blutungsquellen sind im Bereich des perivesikalen und präsakralen Plexus lokalisiert. Diese diffusen Blutungen können über lokalisierte Tamponaden gestillt werden.

Die Tamponade

Eine *spontane Blutstillung* ist limitiert durch fehlende Kompartmentgrenzen im Retroperitonealraum und durch die Zerreißung der Kompartmentgrenzen im kleinen Becken (Beckenboden). Hierdurch können auch Wühlblutungen im Bereich der Gesäß- und Ober-

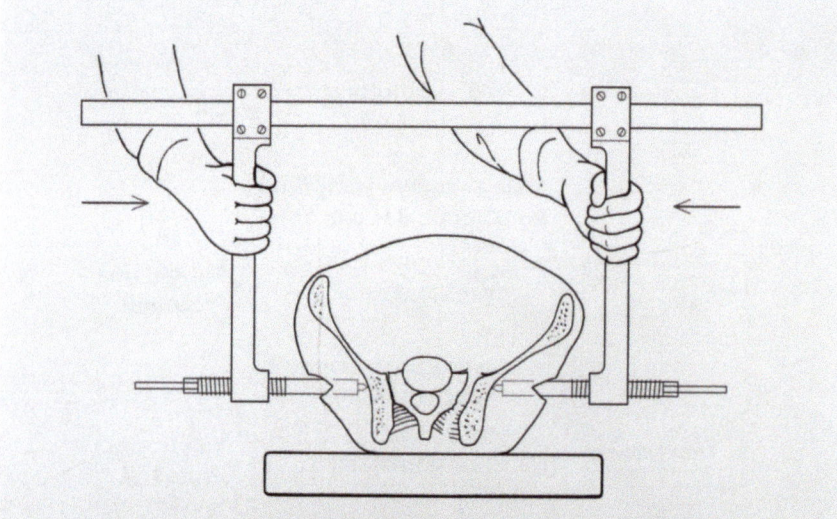

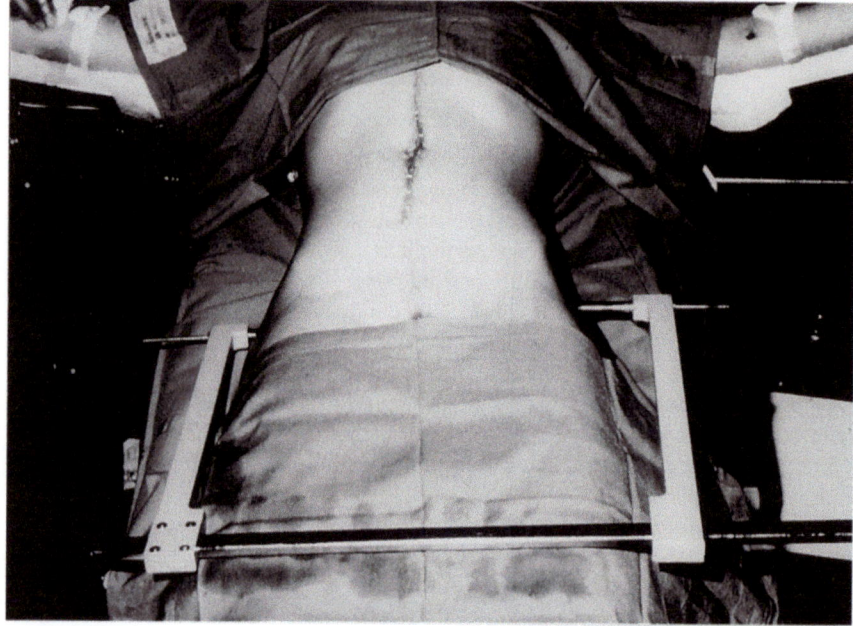

Abb. 11.29 a, b. Notfallbeckenzwinge nach Ganz. **a** Schematische Darstellung (Ganz 1991), **b** Laparotomie und Revisionsoperation bei liegender Beckenzwinge

schenkelregion entstehen. Außerdem sind durch das initiale Trauma häufig bestehende Faszien, Septen sowie knöcherne oder ligamentäre Widerlager zerstört. Eine Selbsttamponade ist somit häufig nicht möglich.

! Ebenso ist die pneumatische äußere Tamponade, die häufig in der amerikanischen Literatur diskutiert wird, keine ausreichende Maßnahme zur vorübergehenden hämodynamischen Stabilisierung. Enorme Komplikationen sind im Zusammenhang mit dieser Technik beschrieben worden.

Eine *effektive Tamponade* kann daher lediglich operativ gezielt durchgeführt werden und sollte möglichst bald nach Basisdiagnostik erfolgen.

Hierzu wird der Patient in Rückenlage gelagert, und nach sterilem Abwaschen erfolgt die Abdeckung des gesamten Abdomens und der Beckenregion vom unteren Rippenbogenrand bis zur Symphyse. Liegt eine hintere Beckeninstabilität vor und ist eine Beckenzwinge angelegt, so muß diese bei der Abdeckung ausgespart werden (Abb. 11.29 b). Bei vertikalen Instabilitäten (C-Verletzungen) sollte gleichzeitig die untere Extremität der betroffenen Seite für ein eventuelles Repositionsmanöver frei abgedeckt werden.

Ließ sich bei der Akutdiagnostik intraperitoneale freie Flüssigkeit in der Sonographie nachweisen, so erfolgt eine längsgerichtete mediane Laparotomie. In diesen Fällen erfolgt eine intraabdominelle Exploration zum Ausschluß einer Massenblutung. Dieses Vorgehen richtet sich nach der standardisierten Technik bei stumpfem abdominellem Trauma (Kap. 12). Ist jedoch bei der Initialdiagnostik keine oder nur wenig intraabdominelle Flüssigkeit sonographisch nachweisbar und ist die Massenblutung mit größerer Wahrscheinlichkeit auf die Beckenregion konzentriert, so erfolgt eine mediane Inzision im Bereich des Unterbauches bis zur Symphyse. Die weitere Exploration ist dann zunächst extraperitoneal. Nach Inzision der Haut zeigt sich meist eine Zerreißung der darunterliegenden pelvinen Weichteile, und nach Entfernung von Hämatom und Koagel läßt sich der paravesikale Raum darstellen und eine Blutung abgrenzen. Größere Blutungen werden ligiert, bei diffusen Blutungen wird zunächst eine Tamponade eingebracht.

Liegt eine hintere Instabilität des Beckens vor und zeigt sich dann eine aus der Tiefe kommende diffuse Blutung, so sollte auf jeden Fall eine weitere digitale Präparation extraperitoneal bis in die präsakrale Region erfolgen (Abb. 11.30). In diesen Fällen ist meist keine weitere chirurgische Präparation erforderlich. Läßt sich hier eine chirurgische Blutstillung erzielen, so wird diese zunächst durchgeführt. Handelt es sich bei dieser aus der Tiefe kommenden Blutung um eine arterielle Massenblutung, so muß im Bedarfsfall auch zur Lokalisierung der Blutung im Bereich des hinteren Beckenringes eine vorübergehende Abklemmung der Aorta infrarenal erfolgen. Handelt es sich um eine venöse Blutung, läßt sich häufig keine sichere Blutungsquelle identifizieren und es handelt sich dann meist um eine diffuse Blutung aus dem präsakralen Venenplexus oder aus der Fraktur des hinteren Beckenringes. In diesen Fällen ist eine Tamponade mit breiten Rollen oder Bauchtüchern indiziert. Hier sind in manchen Fällen bis zu 8 Bauchtücher für eine adäquate Kompression des kleinen Beckens erforderlich.

Erfolgt nach Beseitigung einer intraabdominellen Massenblutung gleichzeitig eine Blutstillung im Bereich des hinteren Beckenringes, so kann dies über einen direkten Zugang mit Fensterung des Peritoneums und damit Zugang zum retroperitonealen Raum geschehen (Trentz et al. 1989).

Ist im weiteren Verlauf durch intensivtherapeutische Maßnahmen (Beseitigung der Hypothermie, Blut- und Gerinnungsfaktorensubstitution) keine ausreichende Blutstillung zu erreichen, so besteht im Ausnahmefall die Indikation zur angiographischen Lokalisierung der Blutung und ggf. gezielte Blutungskontrolle durch Embolisierung oder durch Ballonokklusion. Ist diese radiologische Maßnahme nicht möglich, kann nach Lokalisation der Blutung in der Katheterarteriographie eine gezielte Ligatur oder Gefäßrekonstruktion im zweiten Schritt vorgenommen werden. Eine angiographische Darstellung ist jedoch eine Seltenheit.

Mit hämodynamischer Stabilisierung erfolgt routinemäßig nach 24 bzw. 48 h das Wechseln der Tamponaden. Diese geplante Revision (Second look) erfolgt einerseits zur Kontrolle einer möglichen weiterbestehenden Blutung nach Entfernung der Tamponade, andererseits zum weiteren Débridement und zur Hämatomentfernung. Besteht weiterhin eine diffuse Blutung, so wird erneut mit Bauchtüchern abgestopft, und eine weitere operative Revision erfolgt im Intervall.

Die traumatische Hemipelvektomie

Sie ist als Sonderform der komplexen Beckenverletzungen aufzufassen und gekennzeichnet durch eine weite Auslösung einer Beckenhälfte aus dem Stamm-

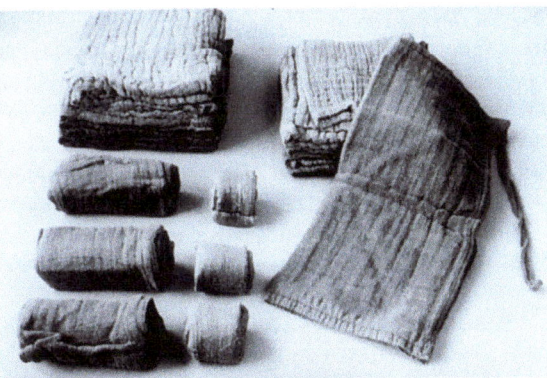
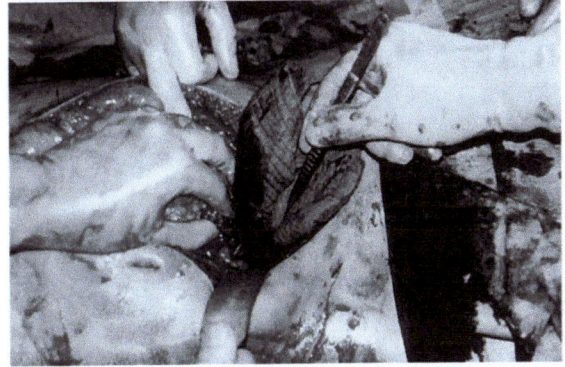
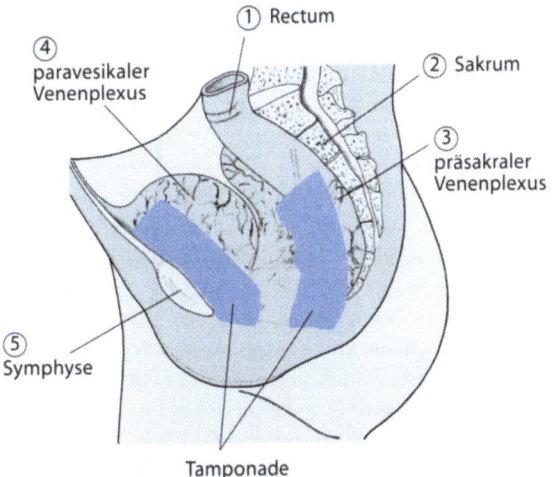

Abb. 11.30. a Beckentamponade, b schematische Darstellung der Tamponadenlage

skelett. Definitionsgemäß liegt eine komplette Durchtrennung der neurovaskulären Strukturen vor. Die Problematik dieser Verletzung liegt im wesentlichen in der primären Entscheidungsfindung zwischen Extremitätenerhalt und Amputation. Die eigenen Erfahrungen zeigen, daß beim Vorliegen einer instabilen Beckenverletzung mit Durchtrennung der neurovaskulären Strukturen Erhaltungsversuche das Leben des Patienten gefährden (Pohlemann 1996). Es wird deswegen folgende Vorgehensweise empfohlen:

Sofortige chirurgische Exploration mit Blutstillung, ggf. passager mit Abklemmung der Aorta. Nach Bestätigung der traumatischen Durchtrennung der großen Gefäßbahnen Revision des Plexus lumbosacralis, der bei diesen weiten Zerreißungen in der Regel gut zugänglich ist. Sind die nervösen Leitungsbahnen komplett durchtrennt oder im Sinne von Ausrißverletzungen elongiert und überdehnt, so sind die Kriterien der traumatischen Hemipelvektomie erfüllt; dies wird chirurgisch komplettiert. Die Weichteildeckung erfolgt zunächst nur passager, da in der Regel auch große Anteile des M. glutaeus maximus später noch nekrotisch werden. Die geplante Revisionsoperation erfolgt nach 48 h, häufig sind auch im täglichen Abstand Débridements notwendig.

Eine Hemipelvektomie zur alleinigen Blutstillung bei erhaltenen neurovaskulären Strukturen ist nicht angezeigt. Hier steht mit Frühstabilisierung, direkter chirurgischer Blutstillung und Tamponade eine Vielzahl von anderen Methoden zur Verfügung.

■ **Intrakranielle Blutung.** Indikation für eine Operation in der Akutphase sind raumfordernde intrakranielle Blutungen und offene Schädel-Hirn-Verletzungen.

Tritt beim bewußtlosen Patienten eine Pupillendifferenz auf, ist eine akute intrakranielle Raumforderung wahrscheinlich. Findet sich zusätzlich eine Frakturlinie im Schädelröntgenbild oder verschlechtert sich die Bewußtseinslage, muß von einer akuten Blutung ausgegangen werden.

Achtung: Nur 22 % der Patienten mit intrakranieller akuter Raumforderung zeigen das klassische freie Intervall: d.h. der Patient war am Unfallort bewußtlos, klarte aber auf und war weitgehend unauffällig. Er trübt dann wieder ein und zeigt bei Klinikaufnahme eine Pupillendifferenz und ist tief bewußtlos.

Beim *epiduralen Hämatom* sind 20 % der Patienten nie und mindestens 20 % der Patienten von Anfang an bewußtlos (Gallagher u. Browder 1968).

Einen absoluten Notfall und eine der wenigen wirklichen Situationen, bei denen ein sofortiges Eingreifen des Chirurgen lebensrettend ist, stellen die akuten intrakraniellen Blutungen, speziell das epidurale Hämatom, dar. Hier muß jede weitere Diagnostik abgebrochen werden. Sofern ein CT sofort verfügbar ist, ist der Zeitverlust bei der Durchführung des CT beim Weg in den Operationssaal sicherlich gerechtfertigt.

In einem Haus ohne CT ist eine Zeitverzögerung durch den Transport in eine neurochirurgische Klinik nicht tolerabel.

Das epidurale Hämatom entsteht durch eine Blutung aus einem Frakturspalt oder klassisch aus einer durch eine Fraktur bedingten Zerreißung eines A.-meningea-Astes. Die *subdurale Blutung* resultiert aus einer Zerreißung der Hirnoberfläche mit Blutansammlung im sog. Subduralraum.

Notfallkraniotomie bei epiduraler Blutung
Auf eine ausgiebige Rasur muß verzichtet werden. Eine schnelle Rasur mit dem Elektrorasierer oder der Schere kann bei langem Haar die Orientierung erleichtern.

Trepanationsort: Liegt ein CT vor, wird direkt über der maximalen Blutungsdicke trepaniert. Kann kein CT angefertigt werden, sollte auf die Fraktur hin trepaniert werden bzw. auf der Seite, auf der zuerst die weite Pupille auftrat. Es sollte auf jeden Fall temporobasal operiert werden, da hier die Meningea die Schädelbasis erreicht (mindestens 60 % der epiduralen Hämatome liegen temporal oder temporobasal) (Krönlein 1895; Jamieson u. Yelland 1968).

Vorgehen: Es wird unmittelbar vor dem Ohr ein ca. 10 cm langer Schnitt durch alle Schichten gemacht. Dann erfolgt das Abschieben von Muskel und Periost vom Knochen und das Einsetzen eines Sperrers. Anschließend wird mit einem beliebigen Bohrer der Knochen aufgebohrt. Da die Blutung zwischen Knochen und Dura liegt, ist eine Dura- oder Hirnverletzung beim Perforieren des Knochens nicht zu befürchten. Das Bohrloch wird mit einem Instrument (Luer, Stanze o.ä.) oder mit dem Bohrer erweitert, und man kann den Blutklot erkennen. Es wird dann mit einem stumpfen Instrument (z.B. Dissektor) der Blutkuchen von der Dura entfernt (Abb. 11.31 a).

Problem: Es läßt sich keine epidurale Blutung finden. Bei subduraler Blutung wird die Dura eröffnet und, wie weiter unten beschrieben, die Kraniotomie erweitert. Ist im Bereich der trepanierten Stelle keine Blutung zu finden, muß entsprechend Abb. 11.31 a an den anderen typischen Stellen ein Bohrloch trepaniert werden. Es besteht auch die Möglichkeit, daß die Blutung auf der Gegenseite zu finden ist.

Gelingt es nicht, die gesamte Blutung zu entfernen oder die Blutungsquelle sicher durch Koagulation zu verschließen, sollte auf einen definitiven Wundverschluß verzichtet werden. Durch die Entlastung ist die akute Lebensgefahr beseitigt und Zeit gewonnen. Der Patient sollte mit abgedeckter Wunde in eine neurochirurgische Klinik zur definitiven Versorgung gebracht werden.

Notfallkraniotomie bei Subduralhämatom

Eine massive, durch die Blutung bedingte Mittellinienverlagerung im CT stellt beim komatösen Patienten die Notfalloperationsindikation dar. Vorsicht bei Mittellinienverlagerungen, die im wesentlichen durch eine schnell einsetzende Schwellung und weniger durch die subdurale Blutung bedingt sind. Hier wird die Operation keine Verbesserung der klinischen Situation bringen.

Beim akuten subduralen Hämatom wird auf der Seite mit der zuerst weit gewordenen Pupille trepaniert. Der Hautschnitt sollte fragezeichenförmig vor dem Ohr erfolgen. Dies erleichtert das Erweitern (Abb. 11.31b). Es wird ein Bohrloch gesetzt und mit dem Kraniotom ein Deckel herausgesägt. Andernfalls werden mehrere Bohrlöcher gesetzt und mit der Gigli-Säge verbunden. Steht dies alles nicht zur Verfügung, muß mit dem Bohrer ein Kranz von Bohrlöchern gesetzt werden, so daß mit Stanze oder Luer o. ä. dann der Deckel herausgenommen werden kann. Beim subduralen Hämatom schimmert die Blutung dunkelblau durch die Dura. Dann erfolgt die Eröffnung der Dura mit einem Skalpell. Da das Blut zwischen Dura und Hirn liegt, ist eine Hirnverletzung nicht zu befürchten.

Die Dura wird entweder sternförmig oder zum Sinus sagittalis hin gestielt eröffnet. Das Hämatom wird mit Faßzangen oder Dissektor herausluxiert. Meist reicht auch reichliches Spülen und Absaugen aus.

Die eigentliche Blutungsquelle ist im verletzten Hirn mit multiplen Arachnoideazerreißungen nicht leicht auszumachen und auch nicht Ziel der Notfallversorgung. Die Dura wird dementsprechend nicht verschlossen und der Patient wird zur weiteren Versorgung vom Neurochirurgen übernommen.

Offene Schädelverletzungen einschließlich Perforationen, Schußverletzungen und Impressionsfrakturen ohne klinischen Hinweis auf eine akute intrakranielle Blutung bedingen keine Unterbrechung der Diagnostik in der Notfallaufnahme. Entscheidungswichtig ist primär der neurologische Befund, insbesondere die Pupillenweite.

Eine offene Wunde kann zuerst steril abgedeckt werden, bis der Patient stabilisiert und die wesentliche Diagnostik einschließlich CT durchgeführt wurde. Die offenen Verletzungen werden dann in der Reihenfolge der dringlichen Versorgung in der Stabilisierungsphase operiert. Andererseits führen großflächige Kopfschwartenverletzungen zu anhaltenden und hämodynamisch wirksamen Blutungen. Ligaturen einzelner Schwartenarterien sind meist frustran. Eine durchgreifende Hautnaht führt immer zu einer sicheren Blutstillung.

Ein nach SHT auftretender Liquorfluß ist keine Indikation zur Notoperation. Es sollte abgewartet werden, ob der Liquorfluß in den nächsten Tagen selbständig zum Sistieren kommt. Dies ist in der Regel

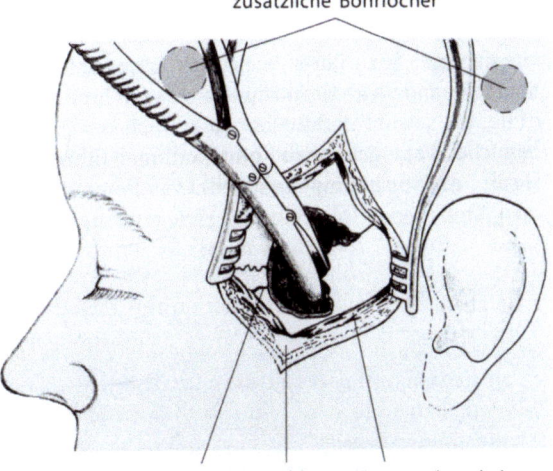

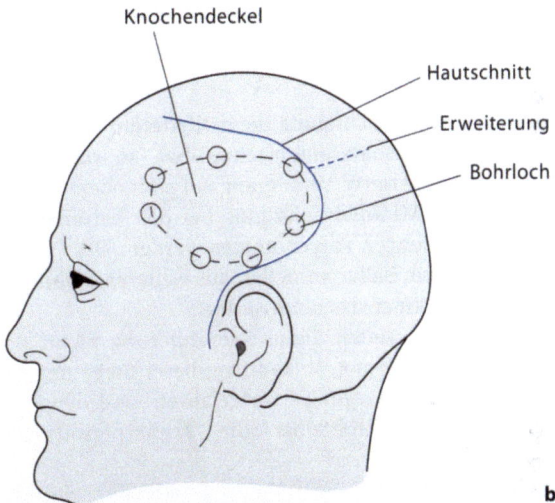

Abb. 11.31. a Erweiterte Bohrlochtrepanation beim epiduralen Hämatom (modifiziert nach Kempe 1968). b Kraniotomie beim subduralen Hämatom

bei allen temporalen Frakturen der Fall. Frontale Läsionen werden dann später mit dem koronaren CT abgeklärt und dann ggf. gedeckt.

Auch die traumatisch bedingte Sinus-cavernosus-Fistel wird erst nach neuroradiologischer Diagnostik zum späteren Zeitpunkt versorgt.

11.2.5 Reevaluierung

Nach Beendigung der *Akutperiode* mit Aufhebung des akut lebensbedrohlichen Zustandes muß unmittelbar abgeklärt werden, ob eine weitere operative Versorgung vorgenommen werden kann oder ob eine Fortführung möglicherweise den Patienten vital gefährden könnte. Daher muß zu diesem Zeitpunkt in Kooperation mit der Anästhesie eine sog. *Reevaluierung* des Patienten erfolgen (Abb. 11.2). Hierzu sind einige wesentliche Kriterien anzuführen, die aus pathophysiologischer Sicht eine mögliche Gefährdung anzeigen. Eine Gefährdung, die sowohl unmittelbar, aber auch mit einer erheblichen Verzögerung zu Komplikationen führen kann (Früh- und Spätkomplikationen). In diesem Zusammenhang können folgende Kriterien genannt werden:

Kriterien der Reevaluierung

- Anzeichen für eine Verschlechterung des neurologischen Status (Pupillenweite, -reaktion)
- Anhaltend schlechte Blutgase bzw. Anstieg des Beatmungsdrucks
- Auftreten von Gerinnungsstörungen
- Anzeichen für einen prolongierten Schock (Zentralisierung, negativer Basenüberschuß)
- Zunehmende Hypothermie

Ist unter Berücksichtigung dieser Kriterien eine signifikante Verschlechterung nachweisbar, so sollte hier die weitere operative Versorgung aufgeschoben und lediglich eine Minimalversorgung bei den betreffenden Einzelverletzungen vorgenommen werden. Der Patient wird in diesem Fall unmittelbar zur weiteren Stabilisierung auf die Intensivstation verlegt.

Spricht von seiten dieser Reevaluierung nichts gegen eine Fortführung, so kann an dieser Stelle mit der operativen Versorgung fortgefahren werden; es schließt sich unmittelbar die Primärperiode an (Abb. 11.2).

Literatur

Akins C, Buckley M, Daggett W, McIduff J, Austen G (1985) Acute traumatic disruption of the thoracic aorta: A te-year experience. Ann Thorac Surg 31: 305-309
Arom KV, Richardson JD, Webb G, Grover FL, Trinkle JK (1977) Subxiphoid pericardial window in patients with suspected traumatic pericardial tamponade. Ann Thorac Surg 23: 545-549
Bakker J, Coffernils M, Leon M, Gris P, Vincent JL (1991) Blood lactate levels are superior to oxygen-derived variables in predicting outcome in human septic shock. Chest 99: 956-962
Battistella FD, Wisner DH (1991) Combined hemorrhagic shock and head injury: effects of hypertonic saline (7.5 %) resuscitation. J Trauma 31: 182-188
Bishop MH, Jorgens J, Shoemaker WC et al. (1991) The relationship between ARDS, pulmonary infiltration, fluid balance, and hemodynamics in critically ill surgical patients. Am Surg 57: 785-792
Blair E, Topuzlu C, Davis JH (1971) Delayed or missed diagnosis in blunt chest trauma. J Trauma 11: 129-145
Brown JJ, Greene FL, McMillin RD (1984) Vascular injuries associated with pelvic fractures. Am Surg 50: 150-154
Cavallieri S, Riou B, Roche S, Ducart A, Roy Camille R, Viars P (1994) Intraoperative autologous transfusion in emergency surgery for spine trauma. J Trauma 36: 639-643
Chan RN, Ainscow D, Sikorski JM (1980) Diagnostic failures in the multiple injured. J Trauma 20: 684-687
Cotler HB, LaMont JG, Hansen ST Jr (1988) Immediate spica casting for pelvic fractures. J Orthop Trauma 2: 222-228
Cowley RA, Sacco WJ, Gill W et al. (1974) A prognostic index for severe trauma. J Trauma 14: 1029-1035
Cryer HM, Miller FB, Evers BM, Rouben LR, Seligson DL (1988) Pelvic fracture classification: correlation with hemorrhage. J Trauma 28: 973-980
Dehne E, Immermann EW (1951) Dislocation of the hip combined with fracture of the femur on the same side. J Bone Joint Surg Am 33: 731-745
Demetriades D (1986) Cardiac wounds. Experience with 70 patients. Ann Surg 203: 315-317
Donohue JH, Federle MP, Griffiths BG, Trunkey DD (1987) Computed tomography in the diagnosis of blunt intestinal and mesenteric injuries. J Trauma 27: 11-17
Driscoll PA, Vincent CA (1992) Variation in trauma resuscitation and its effect on patient outcome. Injury 23: 111-115
Dunham CM, Siegel JH, Weireter L et al. (1991) Oxygen debt and metabolic acidemia as quantitative predictors of mortality and the severity of the ischemic insult in hemorrhagic shock. Crit Care Med 19: 231-243
Ertel W, Trentz O (1996) Das stumpfe und penetrierende Abdominaltrauma. Unfallchirurg 99: 288-303
Evans J, Gray LA, Jr., Rayner A, Fulton RL (1979) Principles for the management of penetrating cardiac wounds. Ann Surg 189: 777-784
Feldman JA, Fish S (1991) Resuscitation fluid for a patient with head injury and hypovolemic shock. J Emerg Med 9: 465-468
Gallagher JP, Browder EJ (1968) Extradural hematoma: Experience with 167 patients. J Neurosurg 29: 1-12
Ganz R, Kurshell RJ, Jakob RP, Kuffer J (1991) The antishock pelvic clamp. Clin Orthop 71-78
Gilliland MD, Ward RE, Barton RM, Miller PW, Duke JH (1982) Factors affecting mortality in pelvic fractures. J Trauma 22: 691-693
Gunnar W, Jonasson O, Merlotti G, Stone J, Barrett J (1988) Head injury and hemorrhagic shock: studies of the blood brain barrier and intracranial pressure after resuscitation with normal saline solution, 3 % saline solution, and dextran-40. Surgery 103: 398-407
Helal B, Skevis X (1967) Unrecognised dislocation of the hip in fractures of the femoral shaft. J Bone Joint Surg Br 49: 293-300
Holcroft JW, Trunkey DD (1974) Extravascular lung water following hemorrhagic shock in the baboon: Comparison between resuscitation with Ringer's lactate and Plasmanate. Ann Surg 180: 408-417
Holcroft JW, Vassar MJ, Turner JE, Derlet RW, Kramer GC (1987) 3 % NaCl and 7.5 % NaCl/dextran 70 in the resuscitation of severely injured patients. Ann Surg 206: 279-288
Hüfner T, Schmidt U, Regel G, Zeichen J, Tscherne H (1995) Das traumatische Hochdrucködem der Lunge. Rettungsdienst 18: 6-11
Irving MH, Irving PM (1967) Associated injuries in head injured patients. J Trauma 7: 500-511
Jamieson KG, Yelland JDN (1968) Extradural hematoma: Report of 167 cases. J Neurosurg 29: 13-23
Jebara VA, Saade B (1989) Penetrating wounds to the heart: a wartime experience. Ann Thorac Surg 47: 250-253
Kanz KG, Eitel F, Waldner H, Schweiberer L (1994) Entwicklung von klinischen Algorithmen für die Qualitätssicherung in der Polytraumaversorgung. Unfallchirurg 97: 303-307
Katz DI, Alexander MP (1994) Traumatic brain injury. Predicting course of recovery and outcome for patients admitted to rehabilitation. Arch Neurol 51: 661-670
Kempe L (1968) Operative neurosurgery. Springer, Berlin Heidelberg New York
Kirsh MM, Behrendt DM, Orringer MB (1976) The treatment of acute rapid deceleration. Ann Surg 184: 308-316
Knott Craig CJ, Dalton RP, Rossouw GJ, Barnard PM (1992) Penetrating cardiac trauma: management strategy based on 129 surgical emergencies over 2 years [see comments]. Ann Thorac Surg 53: 1006-1009

Krönlein RU (1895) Weitere Bemerkungen über die Lokalisation der Hämatome der A. meningea media und deren operative Behandlung. Bruns Beitr Klein Chir 13: 466–477

Law DK, Law JK, Brennan R, Cleveland HC (1982) Trauma operating room in conjunction with an air ambulance system: indications, interventions, and outcomes. J Trauma 22: 759–765

Matteucci MJ, Wisner DH, Gunther RA, Woolley DE (1993) Effects of hypertonic and isotonic fluid infusion on the flash evoked potential in rats: hemorrhage, resuscitation, and hypernatremia. J Trauma 34: 1–7

McNicholl BP (1994) The golden hour and prehospital trauma care. Injury 25: 251–254

Mirvis SE, Kostrubiak I, Whitley NO, Goldstein LD, Rodriguez A (1987) Role of CT in excluding major arterial injury after blunt thoracic trauma. Am J Roentgenol 149: 601–605

Modrall JG, Weaver FA, Yellin AE (1993) Vascular considerations in extremity trauma. Orthop Clin North Am 24: 557–563

Mondy JS, Blaisdell FW (1995) Volume infusion in traumatic shock. In: Goris RJA, Trentz O (eds) The integrated approach to trauma care. The first 24 hours. Springer, Berlin Heidelberg New York Tokyo, pp 88–97

Moore EE, Cogbill TH, Malangoni MA, Jurkovich GJ, Shackford SR, Champion HR, McAninch JW (1995) Organ Injury Scaling. Surg Clin North Am 22: 293–305

Moreno C, Moore EE, Rosenberger A, Cleveland HC (1986) Hemorrhage associated with major pelvic fracture: a multispecialty challenge. J Trauma 26: 987–994

Mucha P Jr, Farnell MB (1984) Analysis of pelvic fracture management. J Trauma 24: 379–386

Nast-Kolb D, Waydhas C, Kanz KG, Schweiberer L (1994) Algorithmus für das Schockraummanagement beim Polytrauma. Unfallchirurg 97: 292–302

Nerlich ML, Tscherne H (1987) Der Trauma-Algorithmus-Entscheidungshilfe bei der Erstversorgung Schwerverletzter. Zentralbl Chir 112: 1465–1472

Panetta T, Sclafani SJ, Goldstein AS, Phillips TF, Shaftan GW (1985) Percutaneous transcatheter embolization for massive bleeding from pelvic fractures. J Trauma 25: 1021–1029

Parmley LF, Mattingly TW, Manion WC, Jahnke EJ (1958) Nonpenetrating traumatic injury of the aorta. Circulation 17: 1086–1101

Pichlmayr R, Neuhaus P (1986) Chirurgische Therapie der Leberruptur. In: Siewert JR, Pichlmayr R (Hrsg) Das traumatisierte Abdomen. Springer, Berlin Heidelberg New York Tokyo

Pickard LR, Mattox KL, Espada R, Beall AC Jr, DeBakey ME (1977) Transection of the descending thoracic aorta secondary to blunt trauma. J Trauma 17: 749–753

Pohlemann T, Bosch U, Gansslen A, Tscherne H (1994) The Hannover experience in management of pelvic fractures. Clin Orthop 69–80

Pohlemann T, Paul CH, Gänsslen A, Regel G, Tscherne H (1996) Die traumatische Hemipelvektomie. Unfallchirurg 99: 304–313

Prough DS, Johnson JC, Poole GV Jr, Stullken EH, Johnston WE Jr, Royster R (1985) Effects on intracranial pressure of resuscitation from hemorrhagic shock with hypertonic saline versus lactated Ringer's solution. Crit Care Med 13: 407–411

Regel G, Sturm JA, Pape HC, Gratz KF, Tscherne H (1991) Das Multiorganversagen (MOV). Ausdruck eines generalisierten Zellschadens aller Organe nach schwerem Trauma. Unfallchirurg 94: 487–497

Richardson JD, McElvein RB, Trinkle JK (1975) First rib fracture: a hallmark of severe trauma. Ann Surg 181: 251–254

Ringe B, Pichlmayr R, Ziegler H et al. (1991) Management of severe hepatic trauma by two-stage total hepatectomy and subsequent liver transplantation. Surgery 109: 792–795

Rosner MJ, Daughton S (1990) Cerebral perfusion pressure management in head injury. J Trauma 30: 933–940

Roumen RM, Hendriks T, Wevers RA, Goris JA (1993) Intestinal permeability after severe trauma and hemorrhagic shock is increased without relatin to septic complications. Arch Surg 128: 453–457

Rozycki N (1995) A prospective study of surgeon performed ultrasound as the primary adjuvant. J Trauma 42

Sharp WV, Stark M, Donovan DL (1981) Modern autotransfusion. Experience with a washed red cell processing technique. Am J Surg 142: 522–524

Siegel JH, Mason Gonzalez S, Dischinger P et al. (1993) Safety belt restraints and compartment intrusions in frontal and lateral motor vehicle crashes: mechanisms of injuries, complications, and acute care costs. J Trauma 34: 736–758

Singh G, Chaudry KI, Chaudry IH (1992) Crystalloid is as effective as blood in the resuscitation of hemorrhagic shock. Ann Surg 215: 377–382

Sturm JA, Lewis FR Jr, Trentz O, Oestern HJ, Hempelman G, Tscherne H (1979) Cardiopulmonary parameters and prognosis after severe multiple trauma. J Trauma 19: 305–318

Sturm JA, Regel G, Tscherne H (1991) Der traumatisch-hämorrhagische Schock. Chirurg 62: 775–782

Trentz O, Buhren V, Friedl HP (1989) Beckenverletzungen. Chirurg 60: 639–648

Trunkey DD (1984) Is ALS necessary for pre-hospital trauma care? [editorial]. J Trauma 24: 86–87

Tscherne H (1969) Der schwere Unfall: Erweiterte Erste Hilfe – Reihenfolge der Versorgung. (Abstract): 151–156

Tscherne H, Oestern HJ, Sturm J (1983) Osteosynthesis of major fractures in polytrauma. World J Surg 7: 80–87

Uzzell BP, Obrist WD, Dolinskas CA, Langfitt TW (1986) Relationship of acute CBF and ICP findings to neuropsychological outcome in severe head injury. J Neurosurg 65: 630–635

Vassar MJ, Moore J, Perry CA, Spisso J, Holcroft JW (1988) Early fluid requirements in trauma patients. A predictor of pulmonary failure and mortality. Arch Surg 123: 1149–1157

Vollmar J (1996) Rekonstruktive Chirurgie der Arterien. Thieme, Stuttgart, S 78–83

Warnock DF, Davison JK, Brewster DC, Darling RC, Abbott WM (1982) Modification of the Haemonetics Cell Saver for optional high flow rate autotransfusion. Am J Surg 143: 765–768

Wisner DH, Battistella FD, Freshman SP, Weber CJ, Kauten RJ (1992) Nuclear magentic resonance as a measure of cerebral metabolism: effects of hypertonic saline resuscitation. J Trauma 32: 351–357

Verzögerte Primärversorgung

G. REGEL, T. POHLEMANN und H. TSCHERNE

12.1	Primärperiode	299
12.1.1	Erweiterte Diagnostik	299
12.1.2	Primäroperationen	299
12.2	Versorgung des Bewegungsapparates	305
12.2.1	Frakturen mit begleitender Gefäßverletzung	305
12.2.2	Frakturen mit Kompartmentsyndrom	307
12.2.3	Offene Frakturen	308
12.2.4	Intraartikuläre offene Frakturen	315
12.2.5	Geschlossene Frakturen	315
12.2.6	Instabile Beckenverletzungen	325
12.2.7	Instabile Verletzungen der Wirbelsäule	330
12.3	Sekundärperiode	330
12.3.1	Sekundärer Wundverschluß	330
12.3.2	Weichteilrekonstruktion	331
	Literatur	331

12.1 Primärperiode

12.1.1 Erweiterte Diagnostik

Eine weiterführende Diagnostik erfolgt zu diesem Zeitpunkt lediglich zur Komplettierung der Befunde, die bei dem Check-up erhoben wurden. Diese orientiert sich meist an den spezifischen Verletzungen des Patienten und sollte folgende Punkte berücksichtigen:

1. Erweiterte kardiopulmonale Messungen, wie z. B. die pulmonale Hämodynamik (Pulmonalarteriendruck und Herzindex). Dies ist speziell für Patienten mit einer verlängerten Schockphase, sowie Patienten mit einem Thoraxtrauma von Bedeutung (s. Kap. 13)
3. Ausschluß einer Gefäßverletzung (Dopplersonographie, Angiographie, DSA)
4. Ausschluß einer Verletzung der Niere oder der ableitenden Harnwege (retrograde Urethrozystographie, Pyelographie, CT)
5. Erweiterte Röntgendiagnostik des Skelettsystems (Schrägaufnahmen, Schichtaufnahmen, CT z.B. bei intraartikulären Verletzungen)

12.1.2 Primäroperationen

Nach abgeschlossener Diagnostik und weiterbestehender bzw. hergestellter hämodynamischer Stabilität können die Verletzungen der zweiten Priorität versorgt werden (Tabelle 12.1). Dieser operative Abschnitt wird auch als »verzögerte Primärchirurgie« oder als »day one surgery« bezeichnet (Trentz 1993). Einige dieser Verletzungen können zu diesem Zeitpunkt simultan versorgt werden, wie z. B. Mittelgesichtsverletzungen und Extremitätenfrakturen.

Hirnverletzungen

Intrakranielle Blutungen (speziell epidurale und subdurale Hämatome) haben in der Akutperiode zunächst – berücksichtigt man die Massenblutung nach Stammverletzungen – eine untergeordnete Bedeutung. In der Primärperiode hingegen steht die Versorgung weiterer intrakranieller Verletzungen (z. B. Schädelimpressionsfraktur, offene Hirnverletzung) an erster Stelle.

Die Lokalisation, die Ausdehnung und die Schwere der Hirnverletzung kann am besten in der CT in diesem Stadium evaluiert werden. Wir sehen eine Indikation zur CT-Untersuchung bei Patienten mit:

- primärer Bewußtlosigkeit (GCS < 10)
- fokalen neurologischen Läsionen
- offenen Hirnverletzungen
- Verschlechterung des klinischen und neurologischen Status
- Schädelfrakturen

Der Grund für die Bewußtlosigkeit muß analysiert und ein möglicher Zusammenhang mit anderen Verletzungen ausgeschlossen werden. Eine fokale Neurologie bei wachen Patienten kann eine isolierte Hirnverletzung bedeuten, in allen anderen Fällen müssen auch andere Verletzungen, z. B. an der A. carotis, ausgeschlossen werden. Die Zunahme eines neurologischen Befundes muß immer als Zeichen einer intrakraniellen Blutung oder eines zunehmenden Hirnödems gewertet werden und stellt eine absolute Indikation für eine CT dar.

Tabelle 12.1. Prioritäten der 2. Operationsphase

1) Hirnverletzungen
2) Augen und Gesichtsverletzungen
3) Zunehmende Kompression des Rückenmarkes
4) Viszerale Verletzungen
5) Verletzungen des Bewegungsapparates
Frakturen mit begleitenden Verletzungen der großen Gefäße
       mit schwerem Kompartmentsyndrom
       mit offenen Weichteilverletzungen
       mit offenen Gelenken
Geschlossene Schaftfrakturen
Beckenringfrakturen
Instabile Wirbelsäulenverletzungen

Nach der ersten Behandlung einer intrakraniellen Verletzung ist in manchen Fällen zusätzlich eine Messung des intrakraniellen Druckes (ICP) notwendig.

Die Indikation zur Messung des ICP ist bei

- allen intrakraniellen Massenläsionen,
- Mittellinienverlagerung,
- erweiterten basalen Zisternen
- und bei Verschlechterung des neurologischen Status in der posttraumatischen Phase

zu sehen. Als allgemeine Richtgröße für die intrakranielle Druckmessung wird ein initialer Wert von < 8 in der GCS angesehen.

Augen und Mittelgesichtsverletzungen

Perforierende Verletzungen der Augen und ausgedehnte Läsionen der Gesichtsweichteile brauchen eine sofortige Behandlung zu Beginn der Primärperiode. In den meisten Fällen ist eine simultane Versorgung dieser Verletzungen und der Extremitätenfrakturen möglich und wünschenswert, um diese Operationsphase zu verkürzen.

Mittelgesichtsfrakturen werden normalerweise zweizeitig versorgt. Initial werden die instabilen Frakturen mit einer intermaxillären Verdrahtung behandelt. Eine definitive Rekonstruktion und Stabilisierung erfolgt nach Abnahme der Gesichtsschwellung, um eine potentielle Wundheilungsstörung oder eine Infektion zu vermeiden (Abb. 12.1 und 12.2).

Dekompression des Rückenmarkes

Eine signifikante Einengung des Spinalkanals bei positiv neurologischem Befund ist eine absolute Indikation zur Operation in der Primärperiode. Nur durch sofortige Dekompression kann der häufig zunehmende neurologische Schaden begrenzt bzw. reduziert werden. Insbesondere beim Schwerverletzten ist aufgrund der Begleitverletzungen die initiale Diagnostik erschwert und auch das therapeutische Vorgehen schon zum Zeitpunkt der präklinischen Versorgung beeinträchtigt. Um so wichtiger ist daher ein systematisches Vor-

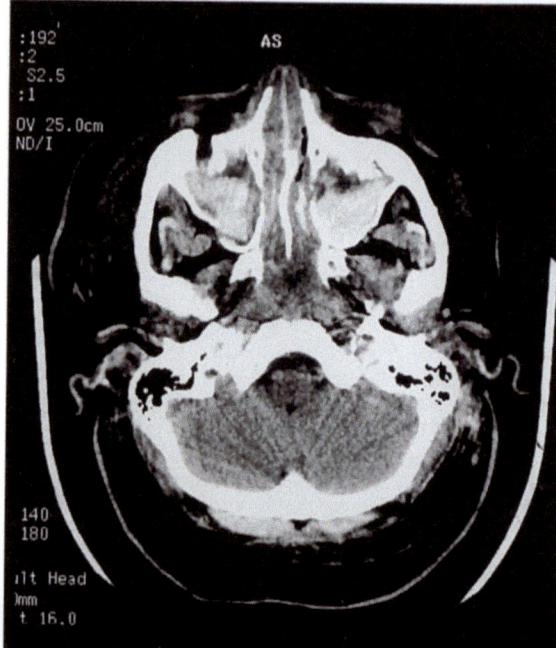

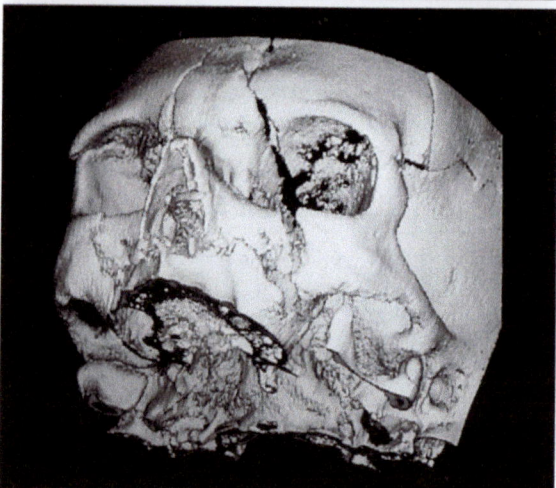

Abb. 12.1. a Axiales CT und **b** 3D-Rekonstruktion einer schweren Mittelgesichtsfraktur (Typ LeFort III)

gehen, welches bereits am Unfallort einsetzen muß (Kap. 8). Der Notarzt muß bereits durch Aufnahme der Unfallanamnese, des Unfallmechanismus und des initialen neurologischen Befundes, die Höhe des Rückenmarksschadens abgrenzen können. Wichtig ist v. a. die Unterscheidung, ob ein inkompletter oder kompletter Querschnitt vorliegt. Eine Progredienz oder eine aufsteigende Lähmung ist extrem selten. Durch eine fachgerechte Rettung und Lagerung des Patienten sowie eine frühzeitige Entscheidung über die adäquate Zielklinik lassen sich mögliche Komplikationen vermeiden (Kap. 2). Ist gerade bei Mehrfachverletzten eine Intubation und Beatmung erforderlich, so

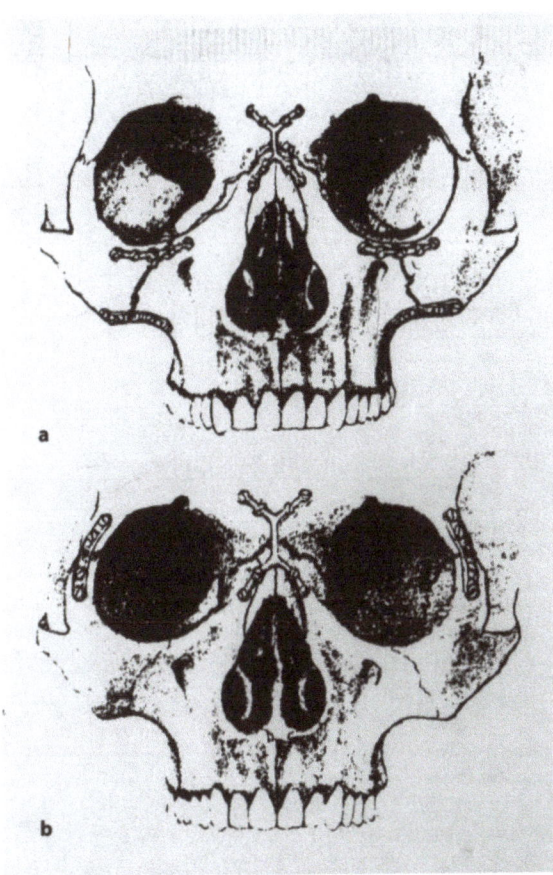

Abb. 12.2 a, b. Kieferchirurgische Versorgung mit Miniplattenosteosynthese am Beispiel der **a** LeFort-II- und **b** LeFort-III-Verletzung

sollte vorher möglichst differenziert eine Überprüfung der Motorik und Sensibilität erfolgen.

■ **Diagnostik.** Besteht beim Eintreffen in der Klinik der vom Notarzt geäußerte Verdacht einer Querschnittlähmung, so ist die Erstdiagnostik unter diesem Gesichtspunkt durchzuführen. Dies bedeutet einerseits, daß bei den simultan ablaufenden Vorgängen die mögliche Instabilität der Wirbelsäule abgeschätzt wird, andererseits muß, bevor eine Dekompression erfolgen kann, erst eine umfassende Diagnostik möglichst mit 3D-CT-Darstellung durchgeführt werden.

Die Erstdiagnostik umfaßt beim Spontanatmenden eine genaue klinische Untersuchung, wobei möglichst die Schmerzlokalisation eingegrenzt werden muß. Läßt sich dies nicht bewerkstelligen, so ist bei entsprechendem Unfallmechanismus und nachweisbarer Neurologie der entsprechende Wirbelsäulenabschnitt gezielt zu röntgen. Vielfach liegt gerade bei Mehrfachverletzten auch eine Serienverletzung vor, so daß auch bei Abgrenzung der Neurologie tieferliegende Abschnitte der Wirbelsäule trotzdem beteiligt sein können.

Die Erstdiagnostik muß eine ausreichende Abklärung dieser Verletzungen gewährleisten, hier ist insbesondere auf Verletzungen im Bereich des okzipitozervikalen und zervikothorakalen Überganges zu achten (s. Check up). Verletzungen des 6. und 7. Halswirbelkörpers werden häufig bei Mehrfachverletzten übersehen und müssen systematisch ausgeschlossen werden. In manchen Fällen ist eine dynamische Untersuchung unter Bildwandlerkontrolle zum Ausschluß einer diskoligamentären Verletzung erforderlich.

Eine weitere diagnostische Abklärung erfolgt dann durch die CT. Hier ist die sagittale und koronare Reformation, sowie die 3D-Darstellung wünschenswert. Hiermit läßt sich die genaue Lokalisation der für die Rückenmarkkompression verantwortlichen Strukturen (Knochenfragmente oder Bandscheibe) darstellen und erleichtert somit die Planung für die vorgesehene Operation.

Nur im Einzelfall ist notfallmäßig eine Kernspintomographie indiziert. Meist können diskoligamentäre Verletzungen durch die Funktionsuntersuchung unter Durchleuchtung abgeklärt werden. Die Kernspintomographie wird dann hauptsächlich eingesetzt, wenn bei nachgewiesener Neurologie keine knöcherne oder diskoligamentäre Verletzung nachzuweisen ist. Hierbei läßt sich abklären, ob die Spinaleinengung aufgrund einer Bandscheibenprotrusion, Rückenmarkkontusion oder durch Einengung des Rückenmarks bei einer epi- oder subduralen Blutung verursacht wurde. Eine Kernspintomographie ist wünschenswert bei medullären Schäden zur Festlegung des Ausmaßes und zur späteren Verlaufskontrolle.

■ **Operative Maßnahmen.** Die Dekompression des Rückenmarks hat bei vorliegender Neurologie eine hohe Priorität im Rahmen der operativen Versorgung der Primärperiode. Hauptindikation für eine möglichst frühzeitige Operation ist

- die Verhinderung zusätzlicher, neu entstehender Schäden, z. B. durch sekundäre Dislokation,
- die schwierige Retention und Mobilisation des Intensivpatienten bei instabilen Verletzungen.

Der Zeitpunkt der Versorgung einer Wirbelsäulenverletzung beim Polytrauma hängt einerseits von der Höhe der Läsion ab, andererseits von der kardiopulmonalen Situation. Eine Orientierung über das nötige Vorgehen bietet in diesem Zusammenhang ein Notfallalgorithmus (Abb. 12.3).

Grundsätzlich sollten beim Mehrfachverletzten nur instabile Wirbelsäulenverletzungen in dieser Periode versorgt werden.

Ist der Patient kardiopulmonal stabil, so erfolgt primär bei vorhandener Neurologie eine Dekompression

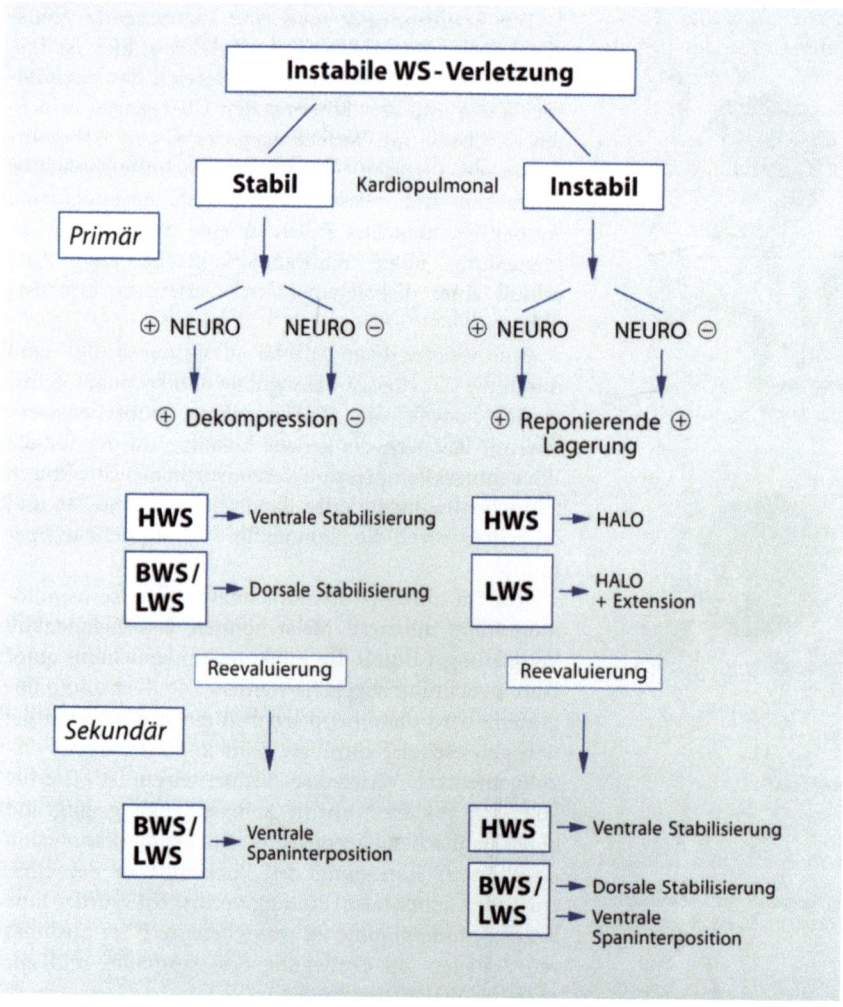

Abb. 12.3. Algorithmus »instabile Wirbelsäule mit und ohne Neurologie«

nach den allgemein anerkannten Prinzipien. Im Bereich der HWS wird meist von ventral dekomprimiert und stabilisiert.

Im Bereich der thorakalen und lumbalen Wirbelsäule erfolgt die Dekompression zu diesem Zeitpunkt ausschließlich von dorsal über eine Hemilaminektomie bzw. Laminektomie. Danach wird von dorsal der Wirbelsäulenabschnitt mittels Fixateur interne ruhiggestellt.

Gleichermaßen erfolgt beim Patienten ohne Neurologie die Stabilisierung des jeweiligen Wirbelsäulenabschnittes.

Ist zur weiteren Versorgung einer BWS- bzw. LWS-Verletzung eine zusätzliche Stabilisierung von ventral (z. B. Spaninterposition) erforderlich, so erfolgt diese nach Reevaluierung des Allgemeinzustandes in der Sekundärperiode.

Ist der Patient jedoch kardiopulmonal instabil, d. h. entweder liegt ein schwerer Schock (Kreislaufinstabilität, Verbrauchskoagulopathie) vor oder es besteht eine schwerwiegende respiratorische Insuffizienz, so ist zu diesem Zeitpunkt keine definitive Versorgung des Wirbelsäulenabschnittes möglich. Es erfolgt daher bei vorliegender Neurologie eine reponierende Lagerung, sie verbessert zum Teil im weiteren Verlauf die neurologische Störung. Zusätzlich erfolgt die Retention bei der HWS-Verletzung durch Halo-Fixateur. Im LWS-Abschnitt kann durch Halo-Fixateur und zusätzliche suprakondyläre Extension beidseits eine temporäre Stabilisierung erzielt werden. Dieses Vorgehen stellt jedoch einen Ausnahmefall dar. Meist kann nach einer kurzen Stabilisierungsphase auf der Intensivstation die definitive Versorgung vorgenommen werden (Abb. 12.3)

Man muß sich immer vor Augen halten, daß die Beseitigung oder Verhütung einer Rückenmarkkompression gerade beim Schwerverletzten eine hohe Priorität hat und der Unfallchirurg auch bei hohem Risiko hinsichtlich einer vitalen Bedrohung eine zwingende Operationsindikation stellen sollte. Das Überleben eines schweren Polytraumas mit irreversibler Querschnittslähmung ist ein tragisches Schicksal.

■ **Perioperative Maßnahmen.** Die Erholung von solchen Verletzungen hängt von der Größe des initialen Schaden ab, wobei Rückenmarködem, Kontusion oder Zerreißung und damit Kontinuitätsunterbrechung verantwortlich sein können. Andererseits spielen mechanische Faktoren, die von einer Kompression der neurologischen Strukturen von außen, wie z. B. durch Knochenfragment oder Bandscheibe, abhängen, eine Rolle. Zwar kann der Operateur den initialen Grad der Zerstörung nicht beeinflussen, jedoch ist eine Behandlung der Instabilität der Wirbelsäule sowie die Entfernung von Knochenfragmenten und der versprengten Bandscheibe möglich und damit eine sekundäre Kompression und fortdauernde Schädigung des Rückenmarks zu verhindern.

Im Rahmen der perioperativen Behandlung sind nur wenige supportive Maßnahmen zur Begrenzung eines weiteren Schadens möglich.

!• Hierzu zählt an erster Stelle die sofortige hochdosierte Gabe von Methylprednisolon, die heutzutage allgemein anerkannt und international eingesetzt wird. Die hochdosierte Gabe von Cortison führt nachweislich zu einer Abnahme der Schwellung.

Eine weitere Maßnahme, die insbesondere bei Para-/Tetraplegie von Bedeutung ist, ist die Thromboseprophylaxe vorzugsweise mit Heparin, da eine erhöhte Thrombose-/Emboliegefahr besteht.

Im Rahmen der intensivmedizinischen Nachbetreuung ist die rasche Mobilisierung des Patienten essentiell. Nur hierdurch können bekannte Komplikationen (Pneumonie, Dekubitus, Thromboembolie) vermieden werden.

Da bei Querschnittslähmung Schutzreflexe und Sensibilität aufgehoben sind, besteht ein erhöhtes Dekubitusrisiko. Daher müssen die prädestinierten Stellen sorgfältig gelagert und im Verlauf inspiziert werden. Zusätzlich müssen bei Gips- und Schienenverbänden mögliche Druckstellen vermieden oder rechtzeitig erkannt und erhoben werden.

Die suprapubische Blasenfistel stellt bei diesen Patienten eine Standardmaßnahme dar. Sie ist eine wichtige Infektionsprophylaxe und erleichtert die Frührehabilitation.

Die mit diesen Rückenmarkverletzungen einhergehende Darmmotalitätsstörung muß entsprechend medikamentös oder durch geeignete pflegerische Maßnahmen begegnet werden. Das Legen eines Darmrohres ist aufgrund der aufgehobenen Sensibilität nur vorsichtig und kurzzeitig vorzunehmen.

Viszerale Verletzungen

Viszerale Verletzungen sind nicht immer mit einer intraabdominellen Massenblutung verbunden, können jedoch u. U. zu einer Lebensbedrohung führen, wenn sie nicht in der Primärperiode erkannt werden.

Die Anamnese ist sehr hilfreich in diesen Fällen, da der Unfallmechanismus wichtige Hinweise auf spezielle Verletzungen geben kann. Speziell thorakale und vertebrale Verletzungen sind häufig mit abdominellen Verletzungen verbunden (Aebi 1986; Blauth et al. 1987). Der diagnostische Wert der Computertomographie wird dabei noch diskutiert (Donohue 1987, Nast-Kolb 1994; Ertel u. Trentz 1996).

Die *Ruptur des Zwerchfells,* eine seltene Läsion bei Mehrfachverletzung (1–7 %), wird häufig übersehen oder durch eine ipsilaterale Thoraxverletzung (Lungenkontusion, Hämatothorax) in der primären Diagnostik verschleiert. Die radiologische Evaluation (Thoraxröntgen, in Zweifelsfällen mit Kontrastmittel durch die Magensonde) kann zu einer definitiven Diagnose führen. Ein Prolaps der Baucheingeweide tritt häufig verzögert auf, sollte aber in der täglich durchzuführenden Thoraxröntgenaufnahme rasch erkannt werden (Abb. 12.4).

Zwerchfellrupturen müssen primär versorgt werden. •!

Obwohl die Zwerchfellruptur aufgrund der besseren Übersicht von thorakal aus leichter zu verschließen wäre, wird diese meist von abdominal versorgt, da sie in einem hohen Prozentsatz mit intraabdominellen Verletzungen kombiniert ist. Der Verschluß wird mit Einzelknopfnähten durchgeführt. Extrem selten sind weiterführende Maßnahmen bei übersehenen Rupturen (Ertel u. Trentz 1996).

Bei den *Verletzungen des Pankreas* ist das Ausmaß der Läsion häufig schwer zu klassifizieren. Subkapsuläres Ödem und Hämatom können hier das wahre Ausmaß der Zerstörung verschleiern. Eine CT-Untersuchung kann häufig eine Pankreasverletzung erstmals aufdecken (Jeffrey 1983). Laborparameter korrelieren nicht mit der Schwere der Verletzung. Einfache Verletzungen erfordern keine operative Maßnahmen ggfs. erfolgt eine gezielte Drainage. Größere Rupturen und Zerstörungen können mit erheblichen Problemen wie Pankreasfisteln, Abszessen und Pseudozystenbildung einhergehen. Die meisten Verletzungen treten auf Höhe der Mesenterialgefäße auf. Stumpfe Verletzungen im Bereich des Pankreasschwanzes werden am besten durch Resektion behandelt. Liegt eine isolierte Verletzung vor, so kann eine sorgfältige Präparation der Milzgefäße erfolgen und damit ein Erhalt der Milz gesichert werden. Sind jedoch mehrere Begleitverletzungen oder ein größerer Blutverlust sowie eine größere Verletzung des Pankreas nachweisbar, so muß mit der Resektion des Pankreasschwanzes auch die Splenektomie erfolgen. In diesem Fall wird eine rasche Mobilisation der Milz und des Pankreasschwanzes vorgenommen, gefolgt von einer Abklemmung der Gefäße auf Höhe der Pankreasverletzung. Bei Bluttrockenheit erfolgt dann die sorgfältige Resektion des Pankreasschwanzes, die Übernähung des verbliebenen Pankreasstumpfes und die Ligatur der Milzgefäße.

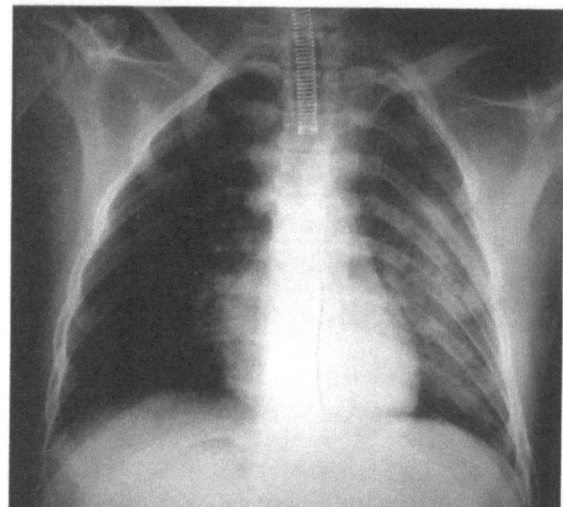

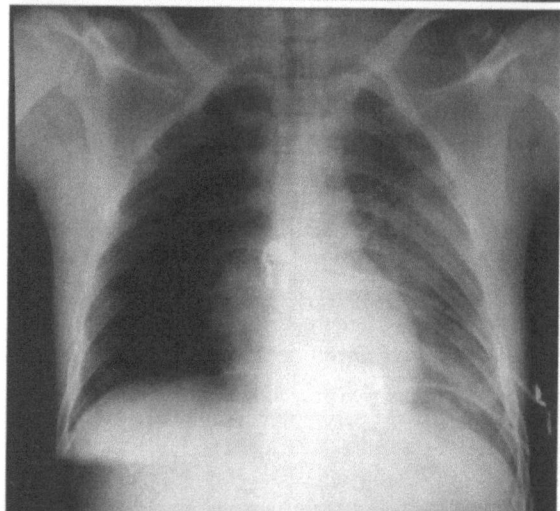

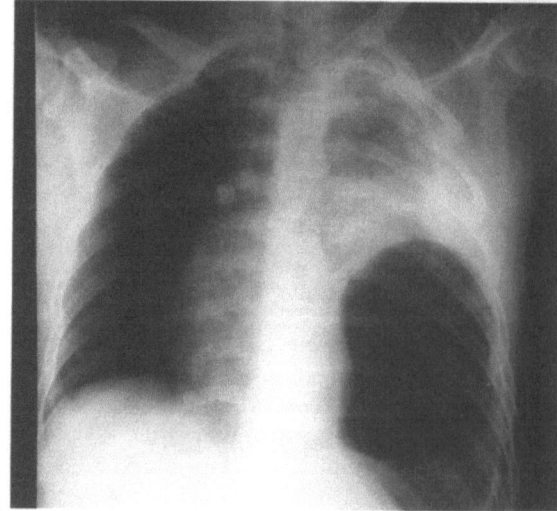

Abb. 12.4 a–c. Übersehene Zwerchfellruptur bei gleichzeitig vorliegender Lungenkontusion: **a** bei Aufnahme des Patienten zunächst nicht aufgefallen; **b** bei weiterer Beatmung auf der Intensivstation; **c** nach Extubation und damit Senkung des intrathorakalen Drucks kommt es zur Ausbildung eines Enterothorax

Die schwerwiegendste Verletzung des Pankreas ist im Kopfbereich oder in Kombination mit einer Verletzung des Duodenums. Bei Verletzung im Kopfbereich oder mit mehr als 50% des Pankreasvolumens erfolgt die Drainage über eine Pankreatikojejunostomie mit einer Roux-Y-Schlinge.

Perforationen von Hohlorganen erfordern immer eine operative Therapie.

Darmverletzungen betreffen in 50% der Fälle den Dünndarm. Insbesondere solitäre *Dünndarmverletzungen* werden häufig übersehen oder erst verspätet nach Auftreten von peritonitischen Zeichen diagnostiziert. Die Rate der Komplikationen und der damit verbundenen Letalität ist hoch (Duodenum bis 50%). Entscheidend für den Therapieerfolg ist eine spannungsfreie Übernähung oder Anastomose bei gut perfundiertem Gewebe (Ertel u. Trentz 1996). Bei Verletzungen des Dünndarms kann eine Anfrischung oder bei Resektion eine primäre Anastomose erfolgen. Diese werden durch direkten Verschluß mit einreihiger Naht behandelt. Ausgedehntere Läsionen erfordern eine Segmentresektion. Ist eine Durchblutungsstörung eines Darmabschnittes nicht auszuschließen, so sollte in jedem Fall gerade bei vorangegangener Verletzung der Mesenterialwurzel ein Second-look erfolgen.

Liegt eine *Dickdarmverletzung* vor, kann eine primäre Naht (zweireihig in Einzelknopftechnik) erfolgen. Voraussetzung hierfür ist, daß das Trauma nicht länger als 3–4 h zurückliegt, die Durchblutung des Darmes gewährleistet und die Kontamination nicht zu ausgedehnt ist. Gibt es jedoch hier Zweifel über die Ausdehnung der Verletzung oder das Ausmaß der Kontamination, sollte der involvierte Anteil des Kolons reseziert und proximal eine doppelläufige Kolostomie angelegt werden. Bei stumpfen oder penetrierenden Verletzungen des Rektums in Begleitung mit einer komplexen Beckenfraktur oder einer Pfählung im Bereich des Damms muß ebenfalls eine Kolostomie angelegt werden. Der aborale Schenkel wird nach Proktoskopie und Sphinkterdehnung über einen Spülkatheter (»rectal wash-out«) und proktoskopischer Ausräumung gereinigt. Zusätzlich muß der Wundkanal ausreichend drainiert werden.

Verletzungen der ableitenden Harnwege

Ureterverletzungen sind eine Rarität. Die Perforationsstelle wird reseziert, die Stümpfe spannungsfrei adaptiert und der Retroperitonealraum drainiert.

Harnblasenrupturen finden sich meist extraperitoneal bei Beckenfrakturen und intraperitoneal bei stumpfem und penetrierendem Bauchtrauma. Intraperitoneale Blasenrupturen müssen operativ versorgt werden. Dabei wird nach Débridement die Blasenwand zweischichtig mit Einzelknopfnähten verschlossen. Während kleinere extraperitoneale Verletzungen nach Einlegen einer Urinableitung konservativ behandelt werden können, müssen größere operativ versorgt und drainiert werden.

Die meisten *Harnröhrenrupturen* treten bei Beckenverletzungen und hier meist bei Männern auf. Entsprechend ist meist der Anteil zwischen Pars prostatica und Pars membranacea betroffen. Bei inkompletten Rupturen kann endoskopisch eine Schienung und dann eine weitere konservative Behandlung vorgenommen werden. Bei kompletter Ruptur wird primär eine perkutane suprapubische Harnableitung angelegt und sekundär eine Rekonstruktion durchgeführt.

12.2
Versorgung des Bewegungsapparates

Das Prinzip der operativen Frakturversorgung ist die übungsstabile Osteosynthese, um eine frühe Mobilisation des polytraumatisierten Patienten zu gewährleisten. Als erstes werden Frakturen mit begleitenden Gefäßverletzungen oder Kompartmentsyndrom behandelt, gefolgt von offenen Gelenk- und Schaftfrakturen (Tabelle 12.1).

12.2.1
Frakturen mit begleitender Gefäßverletzung

Erste Priorität bei der Versorgung der Verletzung des Bewegungsapparates haben die Frakturen mit begleitender Gefäßverletzung.

Die Diagnostik und das Management der Gefäßverletzung beim Extremitätentrauma zeigt eine ständige Erneuerung. Neue chirurgische Techniken ermöglichen eine Wiederherstellung der Kontinuität mit einer sehr niedrigen Rate von postoperativen Thrombosen. Der begrenzende Faktor ist somit der begleitende Weichteil- und Nervenschaden bei der Entscheidung des möglichen Extremitätenerhaltes. Voraussetzung ist, daß die Arterienverletzung rechtzeitig erkannt und dann adäquat behandelt wird.

Ein wesentlicher Bestandteil der Initialdiagnostik ist neben der klinischen Untersuchung die Dopplersonographie. Diese sollte bei jedem klinischen Verdacht (Anamnese, Lokalbefund, periphere Pulse) durchgeführt werden. Die Kombination der klinischen und dopplersonographischen Untersuchung kann die Arterienverletzung hochsensitiv nachweisen (Johansen et al. 1982; Lynch u. Johansen 1991; Schwartz et al. 1993).

Eine Arteriographie ist daher bei eindeutigem Befund (Inspektion, Fraktur auf gleicher Höhe im Röntgenbild, positive Dopplersonographie) nicht immer erforderlich.

Zukünftig können andere nichtinvasive Verfahren, wie die Duplex- und die Farbflußduplextechnologie hier die Sensitivität und Spezifität erhöhen. Hier liegen bereits eindeutige Ergebnisse vor (Bynoe et al. 1991).

Für die Diagnosefindung sind einige Lokalisationen charakteristisch, da sie für die Entstehung einer Gefäßverletzung prädestiniert sind (Abb. 12.5). Hier sind speziell die A. subclavia unter der Klavikula, die A. brachialis am Humerusschaft, die A. cubitalis am Ellbogen, die A. femoralis am Femurschaft und die A. poplitea in einer Knieregion wegen ihrer Fixierung am Knochen gefährdet. Deshalb ist z. B. nach einer Knieluxation eine Verletzung der dortigen Gefäße in 50 % zu finden (Regel et al. 1993; Tscherne et al. 1987).

Wichtig für die Prognose von Frakturen mit begleitender Gefäßverletzung ist das Intervall der Ischämie und der Grad des Reperfusionsschadens. Eine Störung der Muskelfunktion ist bereits nach 2–4 h Ischämie zu sehen, irreversible Schäden entstehen nach 4–6 h, Nervengewebe zeigt bereits nach 30 min einen Funktionsverlust und irreversible Schädigungen können nach 12–14 h vollständiger Ischämie entstehen. Schwere Veränderungen der Kapillaren und des Endothels werden schon nach 4 h Ischämie gesehen. Das Resultat daraus ist eine Veränderung der Kapillarpermeabilität, welche zu einem postischämischen Anschwellen der Weichteile in 30–60 % der Fälle führt. Diese Destruktion verstärkt sich bei mehrfachverletzten Patienten bei generalisierter Hypoxie.

Neben der lokalen Bedeutung des Ischämiereperfusionsschadens ist die Bedeutung für den Gesamtzustand des Schwerverletzten äußerst kritisch zu sehen. Langwierige Rekonstruktionen der Hauptextremitätenarterien bergen die Gefahr einer generalisierten Dekompensation. Unter dem Gesichtspunkt des Lebenerhaltens ist hier frühzeitig die Indikation zur Amputation zu stellen (»life before limb«) (s. Abschnitte unter 12.2.3).

Die Gefäßrekonstruktion bringt einerseits ein iatrogenes Operationstrauma und einen zusätzlichen Blutverlust mit sich. Diese stellen jedoch physiologisch definierbare Belastungen für den Schwerverletzten dar. Mit dem Reperfusionsschaden nach der Eröffnung der Strombahn kommt es zur Stimulation wesentlicher humoraler und zellulärer Systeme. Fernwirkungen mit Störung der Mikrozirkulation in den Schockorganen wie Lunge und Leber können dadurch verursacht werden. Bei abgeschwächter Immunsituation des durch den prolongierten Schock vorbelasteten Patienten kann eine Überforderung des Gesamtorganismus resultieren (Kap. 10.1.2).

Die Indikation zur Wiederherstellung der Strombahn an den Gliedmaßen soll sich daher immer an der Gesamtverletzungsschwere orientieren.

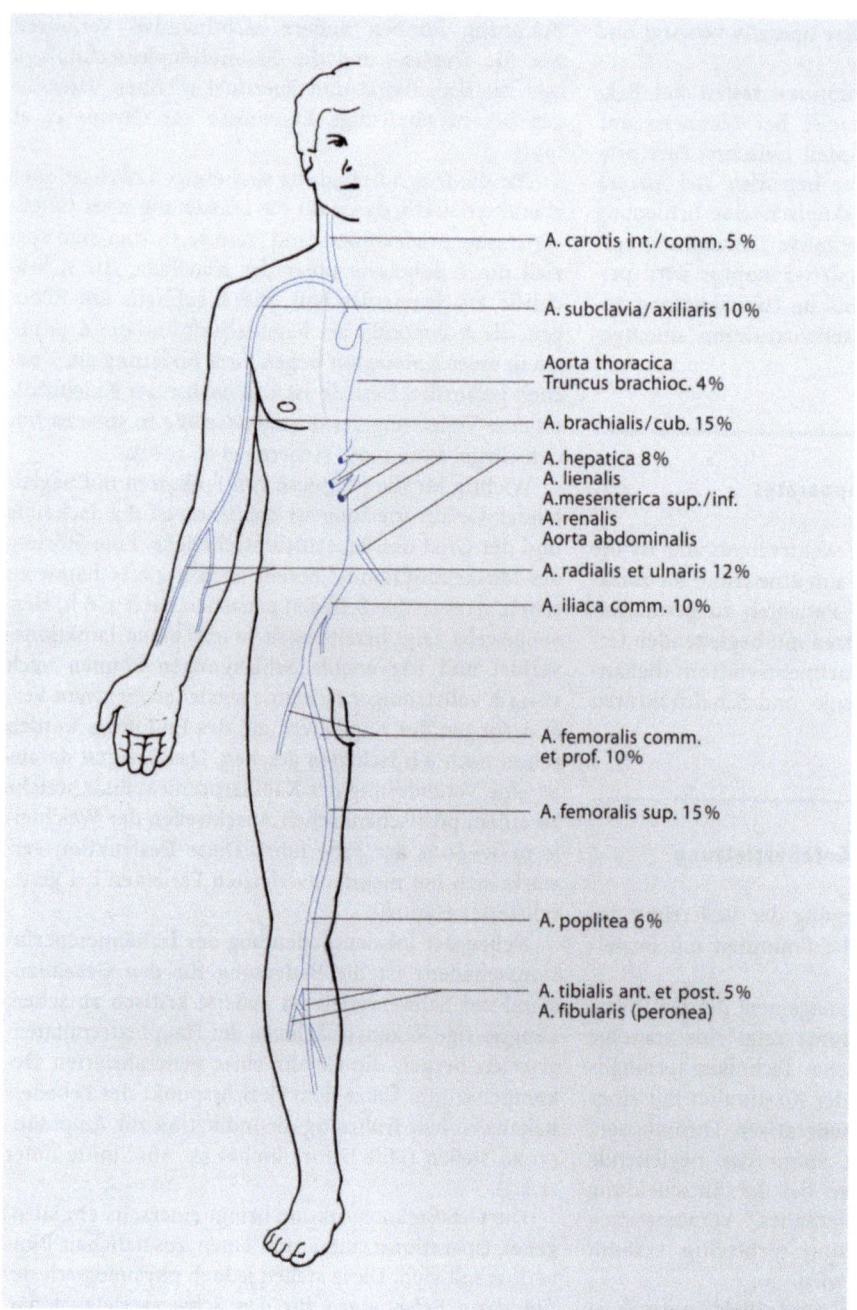

Abb. 12.5. Prädilektionsstellen für Arterienverletzungen

- A. carotis int./comm. 5%
- A. subclavia/axiliaris 10%
- Aorta thoracica
- Truncus brachioc. 4%
- A. brachialis/cub. 15%
- A. hepatica 8%
- A. lienalis
- A. mesenterica sup./inf.
- A. renalis
- Aorta abdominalis
- A. radialis et ulnaris 12%
- A. iliaca comm. 10%
- A. femoralis comm. et prof. 10%
- A. femoralis sup. 15%
- A. poplitea 6%
- A. tibialis ant. et post. 5%
- A. fibularis (peronea)

Entscheidend ist deshalb die schnelle Diagnose und sofortige Behandlung der Gefäßverletzung. Eine Rekonstruktion der arteriellen Läsion hat erste Priorität. In Fällen, wo eine sofortige Versorgung schwierig ist, kann eine Shuntanlage (bei Ischämie 4–6 h) diskutiert werden.

Bei der operativen Versorgung ist eine komplette Abdeckung beider unterer Extremitäten, auch zur möglichen Entnahme eines Venengrafts von der Gegenseite vorzunehmen. Der geeignete Zugang zur Versorgung der Extremitätenverletzung orientiert sich an dem besten Zugang zur Gefäßversorgung. Die sichere Behandlung der Gefäßverletzung hat erste Priorität.

Die Reihenfolge der Versorgungsschritte wird kritisch diskutiert, sinnvoll erscheint die Reihenfolge Osteosynthese, Gefäßrekonstruktion und abschließende Weichteilversorgung. In der amerikanischen Literatur wird jedoch auch das umgekehrte Vorgehen mit zunächst Versorgung des Gefäßes favorisiert (Modrall u. Weaver 1993).

Der zentrale Punkt, der berücksichtigt werden muß, ist die möglichst kurze Ischämiedauer.

Ist die Ischämiephase kurz und ist abzusehen, daß die Stabilisierung der Fraktur nicht zeitkonsumierend ist, kann die Osteosynthese zuerst durchgeführt werden.

Ist jedoch vorauszusehen, daß die Stabilisierung aufwendig ist, so sollte

- entweder die Gefäßrekonstruktion zuerst vorgenommen werden und ggf. als temporäre Stabilisierung ein Fixateur externe angelegt werden,
- alternativ kann auch die aufwendige Knochenstabilisierung nach Einlage eines intraluminalen Shunts erfolgen. Dies stellt jedoch eine Seltenheit dar.

Somit ist die arterielle Perfusion sofort wiederhergestellt (Johansen et al. 1982). Dieses gilt selbstverständlich auch für aufwendige Gefäßrekonstruktionen.

Nach Aufsuchen des proximalen und distalen Stumpfes, entsprechendem Débridement des Gefäßes und Embolektomie sollte immer zunächst mit Heparin gespült werden. Dieses verbessert nachweislich die Prognose der Extremität beim Schwerverletzten (Wagner et al. 1988).

Bevorzugt wird zur Interposition ein autogenes Veneninterponat eingesetzt. Alternative Interponate werden diskutiert (Feliciano et al. 1988).

Verletzungen der Begleitvenen finden sich bei arteriellen Läsionen durch Fraktur in weniger als 20%. Eine Rekonstruktion wird dann empfohlen, wenn die Vene oberhalb des Ellbogen- oder Kniegelenkes durchtrennt ist. Dies geschieht dann simultan zur Versorgung der Arterie. Es gibt jedoch Berichte, wo auch auf dieser Höhe bei Ligatur und prophylaktischer Fasziotomie sowie guter postoperativer Nachsorge keine Amputation erforderlich war (Timberlake et al. 1986). Grund hierfür ist, daß nachweislich fast 60% der venösen Anastomosen innerhalb von 14 Tagen thrombosieren (Meyer et al. 1987). Einfache Rekonstruktionen sollten durchgeführt werden, bei langstreckigen Defekten ist eine Interposition nicht geeignet.

Eine Ausnahme bildet hier lediglich die Poplitealvene, wo eine Rekonstruktion vorgenommen werden sollte (Wagner et al. 1988). Ist die langstreckige Rekonstruktion erforderlich, sollte zur Vermeidung einer sekundären Thrombosierung die Anlage eines temporären AV-Shunts erwogen werden.

Da Wund- und Weichteilheilungsstörungen und Weichteilinfektionen bei dieser Art von Verletzung gefürchtet sind, empfiehlt sich ein besonders ausgedehntes und sorgfältiges Débridement im Rahmen der primären Rekonstruktion. Liegt eine komplexe Frakturform vor oder besteht ein langstreckiger Gefäß- oder Weichteildefekt, so muß die primäre Knochenverkürzung erwogen werden. Dieses erleichtert sowohl den Weichteilverschluß, senkt die Spannung auf der Anastomose und garantiert eine adäquate Deckung des Gefäßabschnittes durch darüberliegende Weichteile. Bei Extremitätenerhalt kann zum späteren Zeitpunkt ggf. die Möglichkeit einer Verlängerung genutzt werden.

12.2.2
Frakturen mit Kompartmentsyndrom

In diesem Zusammenhang ist auch die Entwicklung des Kompartmentsyndroms zu beachten. Das Kompartmentsyndrom führt zu einem Ansteigen des intrafaszialen Druckes, wobei irreversible Muskel-, Nerven- und Gefäßschäden auftreten können. Deshalb ist ein engmaschiges Monitoring insbesondere bei Schwer- und Mehrfachverletzten angezeigt. In diesen Fällen sollte eine kontinuierliche Messung erfolgen.

Früher sah man einen Kompartmentdruck zwischen 30 und 40 mmHg als pathologischen Grenzwert an und die Indikation zur sofortigen Fasziotomie wurde großzügiger gestellt (Echtemeyer et al. 1982; Scola 1991). Eine kritische Bewertung der Spätergebnisse zeigt jedoch erhebliche funktionelle Einbußen. Daher werden nach den heutigen Erfahrungen bei kontinuierlicher Messung und bei klinischer Überwachung neue Richtwerte angestrebt (Whitesides 1996).

Pathologischer Wert:
Blutdruck$_{diastol.}$ − Kompartmentmeßwert < 30 mmHg

Bei diesem Grenzwert sollte eine Fasziotomie durchgeführt werden (Abb. 12.6). In allen anderen Fällen ist zunächst eine Kryotherapie angezeigt (Tscherne et al. 1987). Bei mehrfachverletzten Patienten gilt diese Richtgröße nicht immer, da eine generalisierte Hypoxie schon bei weit niedrigeren Drücken zu irreversiblen Schäden führen kann. In unserem Patientenkol-

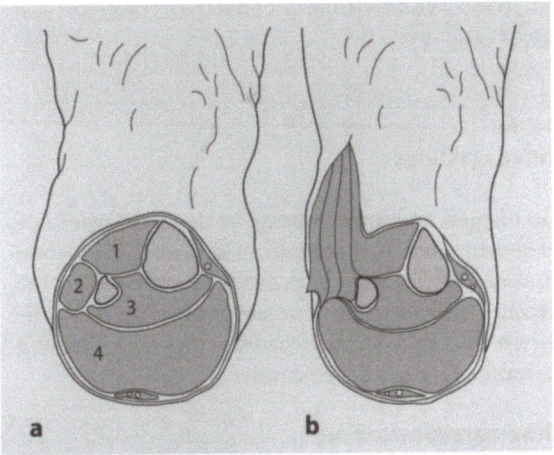

Abb. 12.6 a, b. Faszienspaltung bei Kompartmentsyndrom: a Querschnitt vor Spaltung der 4 Kompartmente, b nach Spaltung über parafibulären Zugang. (Aus: Nerlich et al. 1991)

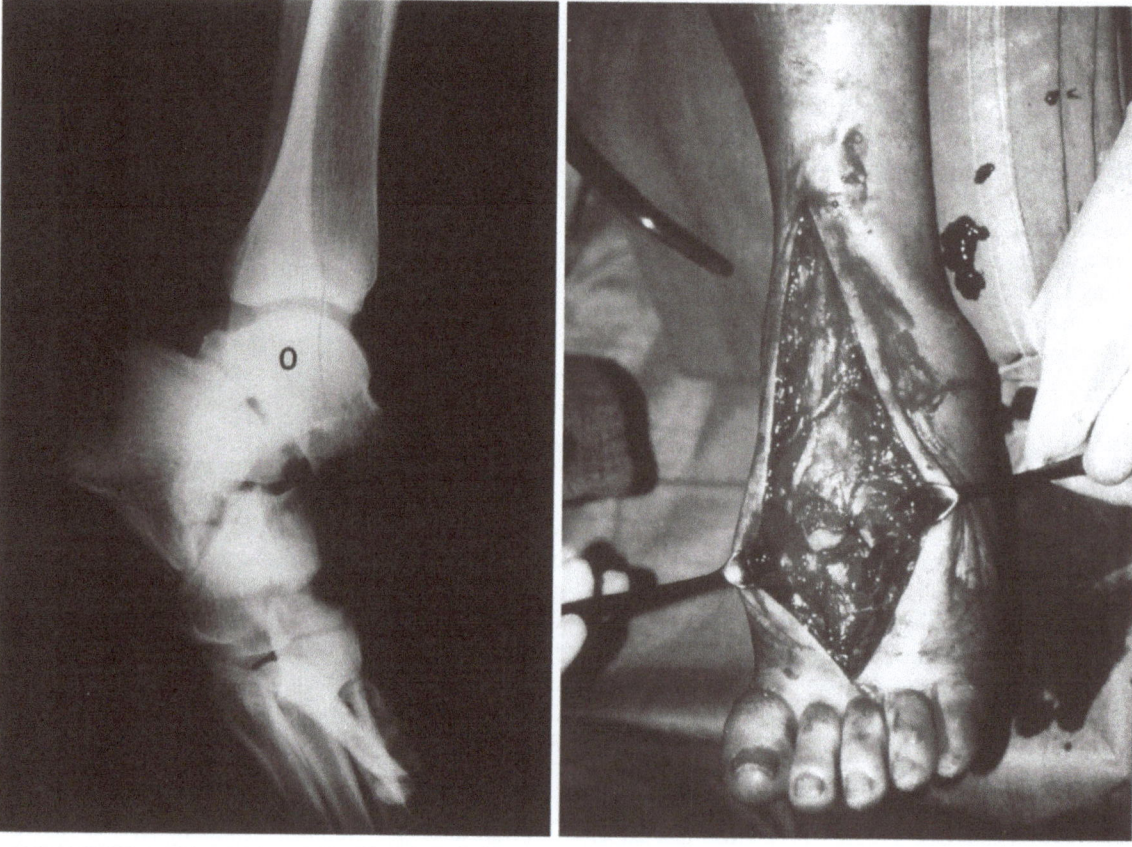

Abb. 12.7. a Komplexe Fußverletzung, b nachfolgende Notfallfasziotomie

lektiv war annähernd die Hälfte der Patienten mit Kompartmentsyndrom polytraumatisiert. Hochrisikopatienten sind speziell solche mit geschlossenen Trümmerbrüchen der proximalen und distalen Tibia sowie komplexen Fußverletzungen (Abb. 12.7) (Hansen 1987; Regel et al. 1993).

12.2.3
Offene Frakturen

Alle offenen Frakturen werden in der Primärperiode behandelt (Bone u. Buchholz 1986; Seibel et al. 1985; Trunkey 1991; Tscherne et al. 1987). Dies beinhaltet ein radikales Débridement, eine ausgiebige Spülung, die Bewertung des Weichteilschadens und anschließend die stabile Fixation der Frakturen.

Schweregradbeurteilung
Die Bewertung des Weichteilschadens sollte den Zeitpunkt der Verletzung, den Unfallmechanismus, das Ausmaß der Gewalteinwirkung und die Frakturschwere berücksichtigen. Zusätzlich ist gerade in Hinsicht auf die Frage des Extremitätenerhaltes, das Ausmaß der Gefäß-Nerven-Beteiligung und der Allgemeinzustand des Patienten in Betracht zu ziehen. Insbesondere bei Hochrasanztrauma wird das Ausmaß des Weichteilschadens häufig unterschätzt, hier ist eine kritische Evaluierung beim initialen Débridement mit genauer Berücksichtigung der möglichen Ausdehnung notwendig.

Der Entscheidungsprozeß bei der Behandlung der offenen Frakturen beginnt mit einer genauen Beurteilung der Schwere der Verletzung, daraus entwickelt sich der Therapieplan. Prinzipiell sind zwei Kategorien von Verletzungen zu unterscheiden:

- Einerseits die Hochrasanztraumen, die häufig bei Mehrfachverletzten vorkommen.
- Andererseits Verletzungen, die mit nur geringer Gewalteinwirkung entstanden sind.

Diese grobe Einteilung erleichtert bereits die weitere Planung (Südkamp 1989).

Frakturen mit geringer Gewalteinwirkung haben weniger Gewebeschaden und können im Prinzip wie eine geschlossene Verletzung behandelt werden. Nach Débridement erfolgt die Stabilisierung ähnlich wie bei den geschlossenen Frakturen. Bei den Hochrasanztraumen ist das spezielle Problem des ausgedehnten Weichteil- und Knochenschadens zu berücksichtigen. Hier ist ein abgestuftes Therapiekonzept erforderlich (Abb. 12.8). Eine sorgfältige Planung unter Berücksichtigung aller wichtigen Aspekte – des Débridements, der initialen Stabilisierung, der möglicherweise späten definitiven Versorgung sowie des Wundverschlusses – ist erforderlich. Die Erfahrung mit diesen Verletzungen hat gezeigt, daß jede Fraktur ihre eigene »Persönlichkeit« hat und daher eine individuelle Behandlung erfordert.

Ein weiterer wichtiger Gesichtspunkt in diesem Zusammenhang ist gerade beim Schwerverletzten auch der Einfluß der Gesamtverletzungsschwere, die Ausdehnung des Schocks und der initiale Blutverlust. Unter Berücksichtigung all dieser Faktoren muß dann ein klares Behandlungskonzept für jeden individuellen Patienten erarbeitet werden.

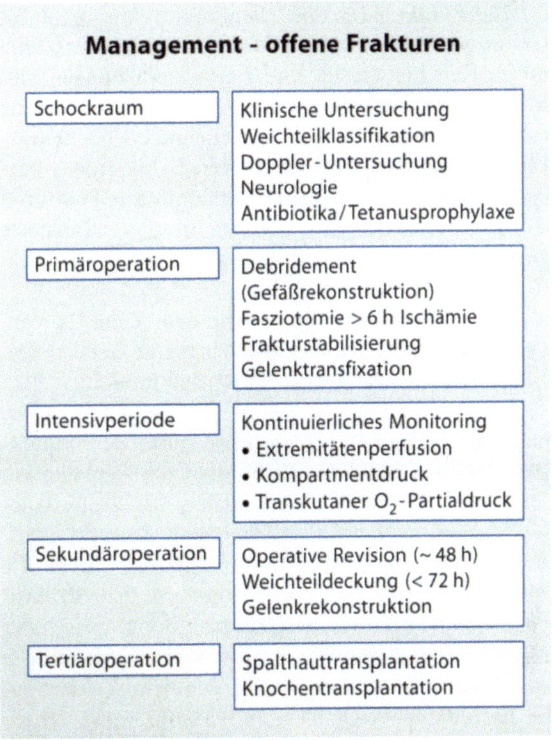

Einteilung des Weichteilschadens
Allgemein anerkannt ist die Fraktureinteilung in geschlossene und offene Brüche. Während für die geschlossenen Frakturen bisher nur eine Klassifizierung zur Verfügung steht, werden die offenen Frakturen in der Literatur meist nach Gustilo eingeteilt (Gustilo 1984, Tscherne et al. 1983). Die eigene, heute geltende Einteilung berücksichtigt diese beiden Klassifikationen (Tabelle 12.2):

Besonders kritisch ist die Beurteilung des Weichteilschadens beim Schwerverletzten. Hier spielt neben der Gewebehypoxie und Azidose noch eine generalisierte Minderperfusion der Extremitäten aufgrund des Blutverlustes und Schockgeschehens eine Rolle. Verschiedene Faktoren und Einflußgrößen können hier die Prognose des Weichteilschadens beeinflussen und einen Circulus vitiosus in Gang setzen (Kap. 10.1.4). Diese Faktoren müssen daher bei der Beurteilung berücksichtigt werden.

Management - offene Frakturen

Schockraum	Klinische Untersuchung Weichteilklassifikation Doppler-Untersuchung Neurologie Antibiotika / Tetanusprophylaxe
Primäroperation	Debridement (Gefäßrekonstruktion) Fasziotomie > 6 h Ischämie Frakturstabilisierung Gelenktransfixation
Intensivperiode	Kontinuierliches Monitoring • Extremitätenperfusion • Kompartmentdruck • Transkutaner O_2-Partialdruck
Sekundäroperation	Operative Revision (~ 48 h) Weichteildeckung (< 72 h) Gelenkrekonstruktion
Tertiäroperation	Spalthauttransplantation Knochentransplantation

Abb. 12.8. Behandlungsschema bei schwerer Weichteilverletzung

■ **Offene Fraktur O1.** Eine Durchtrennung der Haut mit fehlender oder nur geringer Kontusion und einer unbedeutenden bakteriellen Kontamination. Die Haut ist gewöhnlich nur durch ein Knochenfragment in unterschiedlicher Länge durchspießt. In der Regel handelt es sich um einfache Bruchformen.

■ **Offene Fraktur O2.** Durchtrennung der Haut, umschriebene Haut- und Weichteilkontusion sowie eine mittelschwere Kontamination aller Frakturformen.

Tabelle 12.2. Frakturklassifikation bei offenem (O) und geschlossenem (G) Weichteilschaden

G 0 G 1-4 und O 1-5			einfache Frakturen, keine wesentlichen Begleitverletzungen komplizierte Frakturen
G1	O1		oberflächl. Quetschung durch Fragmentdruck, einfache Quer- oder Schrägf.
G2	O2	II, IIIa*	tiefe und kontaminierte Wunde mit begrenzter Weichteilquetschung durch direktes Trauma, inkl. drohendes Kompartment, Mehrfragmentfraktur
G3	O3	IIIb*	ausgedehnte Weichteilverletzung (Kontusion, Decollement) mit Verlust des Periosts, inkl. manifestes Kompartment, Defekt- und Trümmerfraktur.
G4	O4	IIIc*	ausgedehnte Weichteilverletzung (Kontusion, Decollement) mit Verlust des Periosts, *zusätzlich Gefäßverletzung, die eine Rekonstruktion erforderlich macht*, Defekt- oder Trümmerfraktur
	O5		totale oder subtotale Amputation mit kompletter Ischämie, maximal 1/4 der Weichteilzirkumferenz erhalten.

* Nomenklatur gemäß der Gustilo-Einteilung

- **Offene Fraktur O3.** Eine Hautdurchtrennung mit einer ausgedehnten Weichteildestruktion sowie häufig mit zusätzlichen Gefäß- und Nervenverletzungen und starker Wundkontamination. Ebenso zählt jede offene Fraktur mit Ischämie und ausgedehnter Knochenzertrümmerung zu diesem Schweregrad. Außerdem werden Schußbrüche und offene, kontaminierte Frakturen bei landwirtschaftlichen Unfällen in diese Kategorie eingereiht.

- **Offene Fraktur O4.** Entspricht dem Grad O3 vom Weichteilschaden, hat aber zusätzlich eine Gefäßverletzung, welche operativ versorgt werden muß.

- **Offene Fraktur O5.** Totale oder subtotale Amputationen werden nach den Richtlinien der Replantation Committee der International Society for Reconstructive Microsurgery definiert (Biemer u. Duspiva 1981). Hiernach ist eine subtotale Amputation durch die Durchtrennung der wichtigsten anatomischen Strukturen, besonders der Hauptgefäßverbindung, mit totaler Ischämie charakterisiert. Bestehen noch wesentliche anatomische Verbindungen und deutliche Zeichen einer Restdurchblutung, so kann man nur von einer offenen Fraktur O4 sprechen. Vom Weichteilmantel darf nicht mehr als maximal 1/4 der Zirkumferenz erhalten sein.

Rekonstruktion oder Amputation?

Zur genauen Quantifizierung des Weichteilschadens hat sich sowohl aus klinischer als auch aus akademischer Sicht eine weitere Differenzierung mit Einführung von Scoresystemen bewährt (Gregory et al. 1985; McNamara et al. 1994; Helfet et al. 1990) (s. unten). Insbesondere zur Beurteilung der Rekonstruktionsfähigkeit werden diese Scoresysteme eingesetzt.

Die Entwicklung modernern mikrochirurgischer Methoden, neuer Methoden der Knochenrekonstruktion, sowie eine Verfeinerung der Ilisarow-Technik haben dazu geführt, daß bei den schweren offenen Frakturen (O3/O4), insbesondere der unteren Extremität, häufiger ein Erhaltungsversuch durchgeführt wurde. Untersuchungen zu den Langzeitergebnissen dieser Erhaltungsversuche haben jedoch gezeigt, daß häufig schwere funktionelle Einbußen im Vergleich zur primären Amputation bestehen (Georgiadis et al. 1993).

Die bei rekonstruktiver Chirurgie häufig erforderlichen Mehrfacheingriffe und die damit verbundene Länge der Hospitalisations- und Behandlungsphase haben eine nicht unbedeutende soziale Komponente, die der verantwortungsbewußte Chirurg nicht unberücksichtigt lassen darf.

Verschiedene Autoren haben daher nach Kriterien gesucht, die es ermöglichen anhand der Verletzungsschwere über einen Extremitätenerhalt oder Amputation zu entscheiden. Diese Entscheidung ist von besonderer Bedeutung, da sie nicht nur medizinische, sondern auch ökonomische und soziale Folge hat. Medizinisch erscheint der Erhaltungsversuch für den Patienten am besten geeignet, aus sozioökonomischen Gesichtspunkten kann jedoch verlängerte Hospitalisation einen negativen Effekt haben. Aus ökonomischer Sicht führt die verlängerte stationäre Aufenthaltsdauer und der prolongierte Arbeitsausfall zu einer erheblichen Kostensteigerung, die nachweislich größer ist, als bei einer primären Amputation. Die Wahrscheinlichkeit, daß der Patient in das Arbeitsleben wieder zurückkehren kann, ist ungewiß, Rekonstruktionsversuche haben häufig eine Erwerbsunfähigkeit von länger als 2 Jahre zur Folge (Seekamp et al. 1994).

Der behandelnde Intensivmediziner und Chirurg steht daher vor folgender Problematik:

Überlebt der schwerverletzte Patient nach primärer Amputation, stellt sich die Frage, ob die Amputation erforderlich war oder ob ggf. eine Rekonstruktion hätte vorgenommen werden können.

Verstirbt der Patient, stellt sich die Frage, inwieweit die Schwere des Traumas initial nicht erkannt wurde und ob möglicherweise durch eine frühzeitige Amputation der Patient hätte gerettet werden können.

Zuletzt besteht auch eine weitere Möglichkeit, daß der Patient nach primärer Rekonstruktion überlebt, im weiteren Verlauf jedoch Komplikationen und eine Prolongation der Behandlung eintreten. Hier zeigt sich vielfach, daß das funktionelle Ergebnis bei sekundärer Amputation wesentlich schlechter ist als nach initialer Amputation (Bondurant et al. 1988).

Daher sind wir verpflichtet, diese Problematik abzuwägen, um eine klare, eindeutige und akzeptable Richtlinie zu definieren und damit eine Entscheidungshilfe bei der Behandlung schwerster Extremitätenverletzungen zu ermöglichen.

Entscheidungshilfe – Orientierung am klinischen Primärbefund

Gregory entwickelte 1985 nach Analyse von insgesamt 60 Patienten mit offenen Frakturen ein Bewertungsschema, welches es ermögliche, schwerste Verletzungen der unteren Extremität in einen Dreijahreszeitraum zu klassifizieren. 17 Patienten konnte er der schwersten Kategorie »Mangled Extremity Syndrome« (MES) zuordnen (Gregory et al. 1985). Die Klassifikation erfolgte anhand einer retrospektiven Analyse und berücksichtigte die Schwere des Haut- und Weichteilschadens, der Fraktur und der Begleitverletzung von Gefäßen und Nerven. Zusätzlich wurden das Alter des Patienten, mögliche Vorerkrankungen, die Existenz eines prolongierten Schocks und die Zeitdauer bis zur Versorgung in die Bewertung mit einbezogen.

Ebenso wurde die Gesamtverletzungsschwere anhand des ISS berücksichtigt. Der dadurch entstandene Score wurde als »Mangled-Extremity Syndrome Index«

(MESI) bezeichnet. In dieser retrospektiven Analyse wurden 20 Punkte als sog. »cut-off«, d. h. als Entscheidungsgrundlage für eine Amputation angeführt.

Bei 7 der 17 Patienten wurde ein Extremitätenerhalt durchgeführt, diese hatten in allen Fällen weniger als 20 Punkte. Bei den anderen 10 Patienten war eine Amputation erfolgt. Alle hatten mehr als 20 Punkte. Als wesentliches Problem bei der Anwendung dieses Scores wurde die Bewertung bei »exzessivem Trauma einer anatomischen Struktur« erkannt. Hierzu sind v. a. die begleitenden Nervenverletzungen zu rechnen, die für die Prognose der Extremität eine entscheidende Rolle spielen und bei diesem Bewertungsschema möglicherweise nicht ausreichend gewichtet wurden (Gregory et al. 1985).

Eine weitere retrospektive Analyse wurde 1987 von *Howe* et al. durchgeführt. Diese Studie beinhaltet die Analyse von 676 Frakturen der unteren Extremitäten, ebenfalls aus einem Zeitraum von 3 Jahren. Dieser fand eine Korrelation zwischen Prognose des Extremitätenerhalts mit dem Zeitintervall bis zur operativen Versorgung, der Höhe der arteriellen Gefäßverletzungen und der Schwere des Haut-, Muskel- und Knochenschadens. Anhand dieser Kriterien wurde wiederum ein Bewertungsschema erstellt, der als »predictive salvage index« bezeichnet wurde. Dieser Score zeigte eine hohe Prädiktivität (Sensitivität 78%, Spezifität 100%). Als unabhängige Variable wurde der Zeitpunkt der Gefäßwiederherstellung und die Art der Gefäßrekonstruktion angesehen. Der daraus hervorgehende Bewertungsscore unterschied bei Haut-, Muskel- und Knochenschaden eine leichte, mittlere und schwere Verletzung, die jeweils mit 1–3 Punkten bewertet wurde. Die Zusammenfassung der 4 für die Prädiktivität geeigneten Gesichtspunkte wurde in diesem Score berücksichtigt und diesen entsprechend Punkte zugeordnet. Bei diesem Score wird bei mehr als 8 Punkten eine primäre Amputation angestrebt. Hierdurch ließ sich wiederum eine hohe Prädiktivität erreichen (78% Sensitivität, 100% Spezifität).

Es wurde speziell darauf hingewiesen, daß der Verlust des N. tibialis sowohl zu motorischen Störungen als auch zum Verlust der Plantarsensibilität führt. Dies stellt eine extreme Behinderung dar, die mit einem peripheren Medianus- oder Ulnarisschaden zumindest vergleichbar ist (Edmonson 1980). In diesen Fällen wurde ebenfalls eine Amputation primär angestrebt. Diese Ergebnisse müssen jedoch aufgrund der geringen Fallzahl (12 Tibia-, 5 Femurfrakturen und eine Knieluxation) mit Vorsicht bewertet werden.

In einer weiteren retrospektiven Analyse von 26 Verletzungen der unteren Extremität mit Gefäßbeteiligung wurde das Ausmaß des Weichteilschadens, die Ischämiezeit, die Dauer des prolongierten Schocks sowie das Alter des Patienten als prädiktive Werte für eine Amputation herangezogen. Die Autoren entwickelten hieraus einen Score, wobei der Weichteilschaden den höchsten prädiktiven Wert hatte. Eine kumulative Varianzanalyse zeigte, daß dieser Parameter die gleiche Prädiktion hatte wie die Kombination der o. g. 4 Parameter.

Lange definierte anhand seines Patientenkollektivs Variablen, die ebenfalls zur Entscheidungsfindung beim Extremitätenerhalt herangezogen werden können.

Er deutet darauf hin, daß bei gleich schwerem Lokalbefund das Alter, die Art der Vorerkrankungen sowie das soziale Umfeld des Patienten in den Entscheidungsprozeß mit einzubeziehen sind. Von den Extremitäten assoziierten Variablen wird wiederum die Bedeutung des N. tibialis posterior unterstrichen. Hierbei ist die intraoperative Exploration des Nerven und Ausschluß einer Kontusion bzw. Dehnung des Nerven obligat. Insbesondere im Zusammenhang mit Polytrauma sieht er Schwierigkeiten bei der Erstellung eines Scores und damit einer adäquaten prädiktiven Erfassung. Er unterschied daher absolute und relative Indikationen zur primären Amputation (Lange 1985).

Helfet fand bei seinen Untersuchungen 1990, daß die von Lange aufgestellten absoluten Indikationen im Einzelfall schwierig anzuwenden sind (Helfet et al. 1990). Bei einer Literaturübersicht fand er, daß bei III° offenen Tibiafrakturen (Typ III C nach Gustillo) 59% amputiert wurden. 50% davon waren erst sekundär, d. h. zumindest 24 h nach dem Unfall amputiert worden. Er zog daraus den Rückschluß, daß offensichtlich die bisherigen Entscheidungskriterien nicht

Tabelle 12.3. Mangled Extremity Severity Score (MESS). (Nach Helfet et al. 1990)

1. Knochen- und Weichteilverletzung:		
– A-Frakturen	1° gradig offen oder geschlossen	1
– B-Frakturen	1° gradig offen oder geschlossen	2
– C-Frakturen	3° gradig offen oder geschlossen	3
– Amputationsverletzung		4
2. Extremitätenischämie:		
– Puls tastbar		0
– Pulse nicht tastbar bei normalen Kapillarpuls		1*
– kein Puls in Doppler, refill >3 sec. inkomplette Parese		2*
– kein Puls, kalte Extremität, komplette Parese		3*
3. Kreislauf:		
– Systolischer Druck ständig >90 mmHg		0
– zeitweise Hypotension (Kreislauf instabil bis Einlieferung)		1
– anhaltende Hypotension (Kreislauf instabil bis zur chirurg. Versorgung)		2
4. Alter (Jahre):		
<30		0
30–50		1
>50		2
Gesamtpunktzahl:		

* Punktzahl verdoppeln, wenn Ischämiezeit > 6 Std.

ausreichend waren und damit eine verzögerte Amputation resultierte. Aus der retrospektiven Analyse an insgesamt 26 schweren Verletzungen der unteren Extremität mit Gefäßbeteiligung (Typ III C) wurden 4 Kriterien als signifikant befunden:

Das Ausmaß des Knochen- und Weichteilschadens, die Ischämiezeit, der intitiale Schock und das Patientenalter. Der Score, der sich aus diesen 4 Kriterien zusammensetzt, zeigte einen Cut-off bei 7 Punkten (Tabelle 12.3). In einer prospektiven Multicenter-Studie wurde dieser Score verifiziert, es zeigte sich, daß bei >7 Punkten mit 100% Wahrscheinlichkeit eine Amputation indiziert war.

McNamara führte eine letzte Evaluierung des MESS-Score in einer retrospektiven Analyse von 24 Patienten mit III-C-Verletzungen durch und konnte den hohen prädiktiven Wert dieses Bewertungsschemas bestätigen. Zur Verbesserung des prädiktiven Wertes wurden der Nervenschaden und eine differenzierte Bewertung des Knochen- und Weichteilschadens miteinbezogen. Es entstand daraus ein neuer Score, der als NISSSA-Score bezeichnet wurde (McNamara 1994). Mit diesem Score konnte in der retrospektiven Analyse eine Sensitivität von 81,8 % und eine Spezifität von 92,3 % erzielt werden.

Der *Hannover-Fracture-Scale* ist ein ähnliches Bewertungsschema, welches Einsatz findet:

Dieses ist ein Bewertungsschema, welches eine Feineinteilung der offenen und geschlossenen Frakturen erlaubt. Dieses Schema berücksichtigt jeden Teilaspekt der gesamten Extremitätenverletzung. Es werden Frakturtyp, Weichteilschaden, Durchblutungsstörung, Nervenschaden und Gesamtverletzungsschwere nach dem Polytraumaschlüssel Hannover, Kontaminationsgrad und auch der Zeitfaktor berücksichtigt (Tabelle 12.4). Jedes Kriterium wird entsprechend seiner

Tabelle 12.4. Hannover Fraktur Skala

A Fraktur		C Durchblutung	
Frakturtyp A	1	Normal	0
Frakturtyp B	2	Inkomplette Ischämie (Kapillarpuls +)	1
Frakturtyp C	4	Komplette Ischämie	
Knochenverlust	0	<4 h	2
<2 cm	1	4–8 h	3
>2 cm	2	>8 h	5
B Weichteile		**D Nerven**	
Haut (Wunde, Kontusion, Schürfung)		Palmar-Plantar-Sensibilität: ja	0
		nein	1
Nein	0	Finger-Zehen-Motorik ja	0
<1/4 Zirkumferenz	1	nein	1
1/4–1/2 Zirkumferenz	2		
1/2–3/4 Zirkumferenz	3	**E Kontamination**	
>3/4 Zirkumferenz	4		
Hautdefekt		Fremdkörper keine	0
		einzelne	1
Nein	0	massiv	2
<1/4 Zirkumferenz	1		
1/4–1/2 Zirkumferenz	2	Keimnachweis	
1/2–3/4 Zirkumferenz	3	Kein	0
>3/4 Zirkumferenz	4	Aerob. 1 Keimart	2
Tiefe Weichteile (Muskeln, Sehnen, Gelenkkapsel, Bänder) Quetschung, Durchtrennung, Defekt		>1 Keimart	3
		Anaerob	2
		Aerob-anaerob	4
Nein	0		
<1/4 Zirkumferenz	1	**F Allgemeine Begleitverletzungen**	
1/4–1/2 Zirkumferenz	2	Monotrauma, PTS 1	0
1/2–3/4 Zirkumferenz	3	PTS 2	1
>3/4 Zirkumferenz	4	PTS 3	2
Amputation		PTS 4	4
Nein	0		
Subtotale Guillotine	1	**G nur bei WT Score > 2 Punkte**	
Subtotaler Crash	2	Versorgungsbeginn	
Totale Guillotine	3	6–12 h	1
Totaler Crash	4	>12 h	3
		Gesamtpunktzahl:	

prognostischen Bedeutung im weiteren Verlauf mit einer Punktezahl bewertet. Aus der Gesamtpunktzahl resultiert die Einordnung in die Gruppierung O1 bis 5 oder G0 bis 4.

Vergleich obere vs. untere Extremität. Bei schweren offenen Verletzungen der oberen Extremität gelten andere Prinzipien als an den unteren, weshalb im angloamerikanischen Sprachraum der Merksatz entstand:
»Legs are not the same as arms«.

Verschiedene wichtige Faktoren, die für den Erhalt der Funktionen der unteren Extremität bedeutend sind (Fußsensibilität, Kontinuität sämtlicher großer Nerven, Vermeidung von Längenverlusten), haben weniger Konsequenzen bei der oberen Extremität (Zhong-Wei 1981). Andererseits ist die prothetische Versorgung insbesondere bei der Amputation unterhalb des Kniegelenkes einfacher und auch heutzutage ausgereifter als an der oberen Extremität. Daher sind die oben genannten objektiven Scoresysteme an der oberen Extremität nur mit Einschränkung zu verwerten.

Débridement

Hat man sich für eine Rekonstruktion entschieden, so ist der erste Schritt ein kritisches Débridement. Hier sollten alle Weichteilkomponenten in Betracht gezogen werden. Die Gefahr, daß avitales Weichteilgewebe nicht ausreichend entfernt wird, ist gerade beim Schwerverletzten häufig die Gefahr und kann nachweislich zur Verschlechterung des Allgemeinzustandes, im Extremfall bis zum Organversagen beitragen. Hier darf kein Kompromiß eingegangen werden.

Die Rekonstruktion eines ausgedehnten Weichteildefektes ist einfacher als die Sanierung nach primär schlechter Versorgung mit nachfolgendem Weichteil- und Knocheninfekt.

Wichtig ist die ausreichende chirurgische Exposition, sowohl zur Beurteilung als auch zur Behandlung des Weichteilschadens. Hierbei muß auch die Möglichkeit eines ausgedehnten Décollements in Betracht gezogen werden. Unfallmechanismus und genaue klinische Untersuchung des Lokalbefundes sind oftmals ein wichtiges Hilfsmittel bei dieser Beurteilung.

Beim Schwerverletzten besteht beim Verlauf potentiell die Gefahr einer zunehmenden Weichteilnekrotisierung aufgrund einer gestörten Weichteildurchblutung (bei posttraumatischem Ödem, Permeabilitätsschaden, massivem Volumenersatz sowie labiler Kreislaufsituation). Daher sind geplante operative Revisionen nach Trauma erforderlich. Bei diesen sog. Second-look- oder Revisionsoperationen wird nochmals eingehend eine Weichteilbeurteilung vorgenommen. Ein erneutes sorgfältiges Débridement ist dann indiziert und eine weitere Wundreinigung, z.B. mit einer Hochdruckspülung »Jetlavage«, erforderlich (Abb. 12.9). Ist die Prognose der Weichteile weiterhin ungewiß, so kann nach 48 h eine erneute Revisionsoperation »second-look« sinnvoll sein. Erst bei guter Durchblutung ist kein weiteres Débridement erforderlich.

Nach ausgedehntem Débridement, Wiederherstellung der Gefäßkontinuität und Stabilisierung des Knochens sollte eine genaue Planung für die dann erforderliche Weichteilrekonstruktion erfolgen.

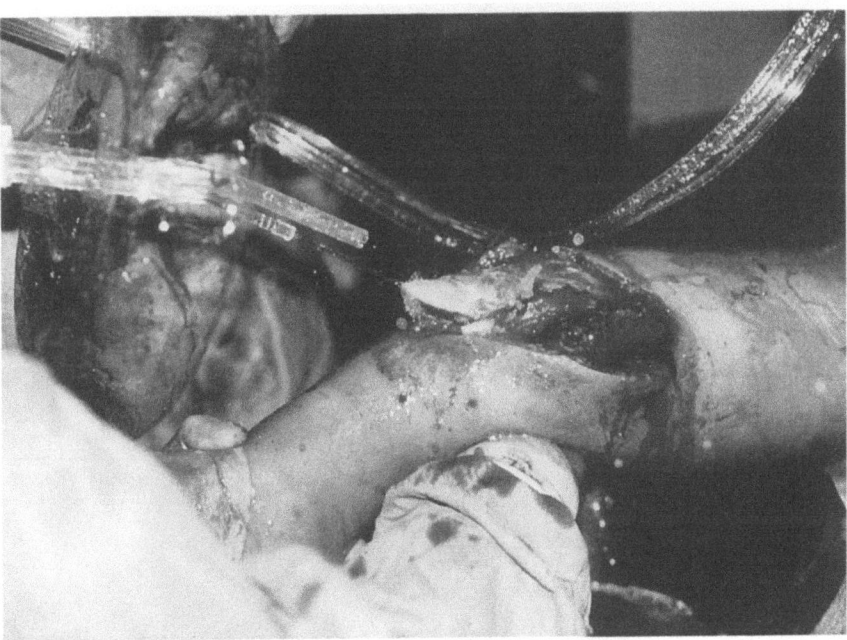

Abb. 12.9. Jetlavage im Einsatz bei offenem Weichteilschaden

Operatives Vorgehen in Abhängigkeit von der Gesamtverletzungsschwere

Die Frage der Rekonstruktionswürdigkeit orientiert sich beim Schwerverletzten nicht nur am Lokalbefund, sondern v. a. an dem Allgemeinzustand des Patienten und dem Ausmaß der Begleitverletzungen (Abb. 12.10). Eine langwierige Rekonstruktion oder sogar Replantation kann bei diesen Patienten zu einer Vitalgefährdung führen. Außerdem ist gerade bei der Mehrfachverletzung die Langzeitprognose der offenen Verletzung zu berücksichtigen. Diese Gesichtspunkte entscheiden über das weitere therapeutische Vorgehen.

■ **Verletzte der PTS-Gruppen I/II mit O3- bzw. O4-Weichteilverletzung.** Bei Patienten des PTS-Schweregrades I und II besteht bei O3- und O4-Extremitätenverletzungen durchweg die Indikation zur Rekonstruktion.

Die Vorgehensweise ist dabei weitgehend standardisiert. Nach ausführlichem und radikalem Débridement erfolgt im Fall des begleitenden Gefäßschadens zunächst die Gefäßanastomose, bei Defekten mit einem autologen Veneninterponat. Daran schließt sich die Stabilisierung der knöchernen Strukturen, heutzutage bei den Schaftfrakturen vorzugsweise durch intramedulläre Schienung (UFN, UTN, Humerusnagel, Trueflex). Diese Osteosyntheseverfahren sind weichteil-

Abb. 12.10. Algorithmus »Rekonstruktion/Amputation« bei offenen Frakturen in Abhängigkeit von der Gesamtverletzungsschwere (modifiziert nach Südkamp 1989); PTS-Gruppen 1: <11/2: 12–30/ 3: 31–49/4: ≥50 Punkte (s. auch Kap. 9)

Tabelle 12.5. Replantationsfähigkeit

1. Replantationsfähigkeit
   Zustand des Patienten (PTS-Gruppe 1–2)

Anoxämiezeit	Warm	Kalt
Makroreplantation	2–4	6
Mikroreplantation	4–6	12

2. Replantationswürdigkeit
   Abschätzung des zu erwartenden funktionellen Ergebnisses im Vergleich zur Amputation mit prothetischer Versorgung

3. Replantationswilligkeit
   (Wünsche und Bedürfnisse des Patienten)

schonender als direkte Verfahren, führen zu keiner Denudierung und nur zur geringen Beeinträchtigung der Vaskularität des Knochens (Krettek et al. 1994).

Vom Ausmaß des Weichteilschadens hängt es ab, wie der Wund- bzw. Defektverschluß durchgeführt wird. In den meisten Fällen ist das Verfahren der Wahl der temporäre Wundverschluß durch einen synthetischen Hautersatz mit sekundären plastischen Maßnahmen.

Prinzipiell muß bei jeder Rekonstruktion bzw. bei jedem Erhaltungsversuch das funktionell zu erwartende Ergebnis dieser Maßnahme besser sein als nach einer Amputation und Anpassung einer gut sitzenden Prothese (Tab. 12.5). !

■ **Verletzte der PTS-Gruppen I/II mit O5-Weichteilverletzung.** In die Gruppe der O5-Frakturen werden die totalen und subtotalen Amputationen eingeordnet (Tabelle 12.2). Vom chirurgischen Vorgehen her sind

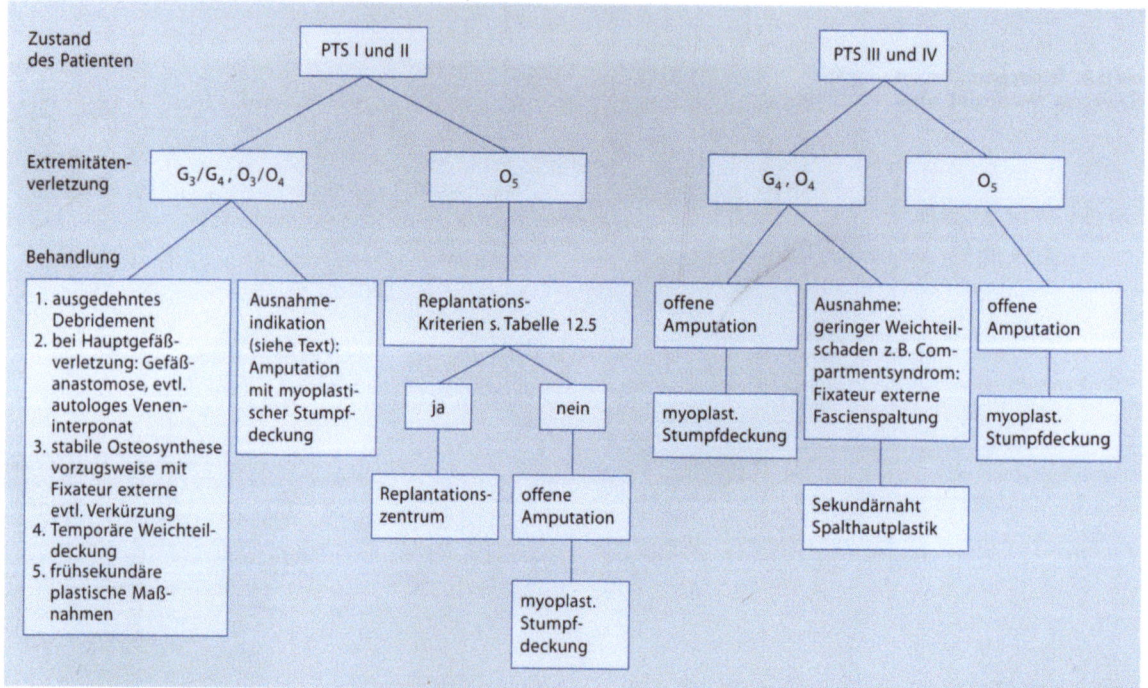

diese gleich zu setzen. Bei allen O5-Verletzungen ist bereits zum Zeitpunkt der Erstversorgung die Möglichkeit der Replantation zu berücksichtigen (Verlegung an eine Spezialklinik). Des weiteren ist durch korrekte Erstmaßnahmen diese Möglichkeit zu sichern. Die Blutstillung am Amputationsstumpf kann meist schon durch Hochlagerung der Extremität und Anlegen eines sterilen Kompressionsverbandes erfolgen. Die Asservierung des Amputates erfolgt nach standardisierten Prinzipien der Notfallversorgung (Kap. 8.5.5.) (Berger et al. 1980; Biemer u. Duspiva 1981; Südkamp et al. 1989).

Amputationsverletzungen bei Kindern sind stets als absolut replantationswürdig anzusehen und zeigen bessere funktionelle Ergebnisse als bei Erwachsenen bei normaler Regenerationsfähigkeit des kindlichen Gewebes.

■ **Schwerstverletzte der PTS-Gruppen III und IV.** Die Erfahrung der letzten Jahre zeigt, daß in unfallchirurgischen Zentren vor dem Hintergrund modernster Intensivmedizin und verbesserter Osteosyntheseverfahren zunehmend schwerste Extremitätenverletzungen technisch zu erhalten sind, die jedoch häufig bei unkritischen Entscheidungen in einer sekundären Amputation enden (Südkamp et al. 1989; Johansen et al. 1990; Hansen 1987).

Bei den schwerstverletzten Patienten der Gruppen III und IV nach dem PTS-Schlüssel mit Extremitätenverletzung O4, O5 und G4 ist von einem Erhaltungsversuch oder einer Replantation unbedingt abzusehen. Hier ist großzügig die Indikation zur primären Amputation unter dem Grundsatz »life before limb« durchzuführen. Die Amputation muß unbedingt im Gesunden erfolgen und in Form einer offenen bzw. Guillotineamputation ausgeführt werden. Der primäre Stumpfverschluß bietet generell ein zu hohes Risiko, da das Gesamtausmaß des Weichteilschadens nicht genau abgeschätzt werden und es insbesondere beim Mehrfachverletzten zur posttraumatischen Anschwellung und damit zur Weichteilgefährdung kommen kann. Ein frühzeitiger Verschluß geht häufig mit erheblichen Komplikationen einher. Erst nachdem der Patient seine »kritische Phase« überwunden hat, kann mehrere Tage nach Trauma der Stumpf myoplastisch verschlossen werden (Sekundärperiode).

12.2.4
Intraartikuläre offene Frakturen

Bei offenen intraartikulären Frakturen wird heute meist zweizeitig vorgegangen. Im ersten Schritt erfolgt ein Débridement und eine Rekonstruktion der Gelenkfläche mittels einer minimal-invasiven Osteosynthesetechnik (MIO) sowie einer Immobilisation des Gelenks mit transartikulärer externer Fixation (TEF) (Abb. 12.11). Die minimal-invasive Osteosynthese beinhaltet die Rekonstruktion des Gelenkes, temporäre Fixation mit Spickdrähten und anschließende Stabilisierung mit Zug- bzw. Stellschrauben. Die Anlage einer Platte ist in diesen Fällen, aufgrund des meist ausgedehnten Weichteilschadens, kontraindiziert (Bastian et al. 1995). Diese kann erst im zweiten Schritt nach Konsolidierung der Weichteile erfolgen. Hierbei wird die dann initial rekonstruierte Gelenkkomponente an den Schaft gebracht. Unter Umständen ist hier initial eine Verkürzung vorzunehmen, um größere Knochen- und Weichteildefekte zu verhindern.

Als Alternative zu der konventionellen Transfixation (TEF) hat sich auch der Einsatz eines Fixateur-Hybrid-Systems modifiziert nach Ilisarow bewährt. Mit dieser Methode kann im Bereich des Weichteilschadens durch metaphysär eingebrachte Drähte und Ringfixation eine Stabilisierung erzielt werden, die nicht eine Transfixation erforderlich macht (Abb. 12.12). Der Hybridrahmen wird dann im Bereich der Diaphyse mit Schanz-Schrauben ähnlich dem Fixateur externe versehen. Diese Art der Stabilisierung hat den Vorteil, daß die aus der Transfixation resultierende Gelenksteife reduziert wird.

12.2.5
Geschlossene Frakturen

Das wichtigste Prinzip der Frakturversorgung generell und besonders bei Mehrfachverletzten ist, daß man für eine definitive oder zumindest vorübergehend stabile Fixation dieser Verletzungen in der Initialphase sorgt. Der Patient muß vor der Verlegung auf die Intensivstation frei von Extensionen und Gipsverbänden sein, um eine frühe Mobilisation während der Intensivphase zu ermöglichen. Dies ist besonders wichtig, da eine stabile Fixation einer Fraktur den Schmerz und den sekundären Weichteilschaden minimiert und eine Freisetzung von Knochenmark mit der Gefahr der Embolisation verhindert. Die Stabilisierung von Extremitätenfrakturen vermindert damit den posttraumatischen Streß, den traumatischen Schock und demzufolge die Inzidenz von posttraumatischen Komplikationen (z.B. ARDS, MOV), welche nachweislich zu einer höheren Morbiditäts- und Letalitätsrate bei diesen Patienten führen.

Schweregradbeurteilung

Als besonders problematisch erweist sich der Weichteilschaden bei den geschlossenen Frakturen, der vielfach schwieriger zu diagnostizieren ist oder unterschätzt wird. Eine Hautkontusion kann bei einer geschlossenen Fraktur jedoch differenziertere therapeutische und prognostische Probleme aufwerfen als eine

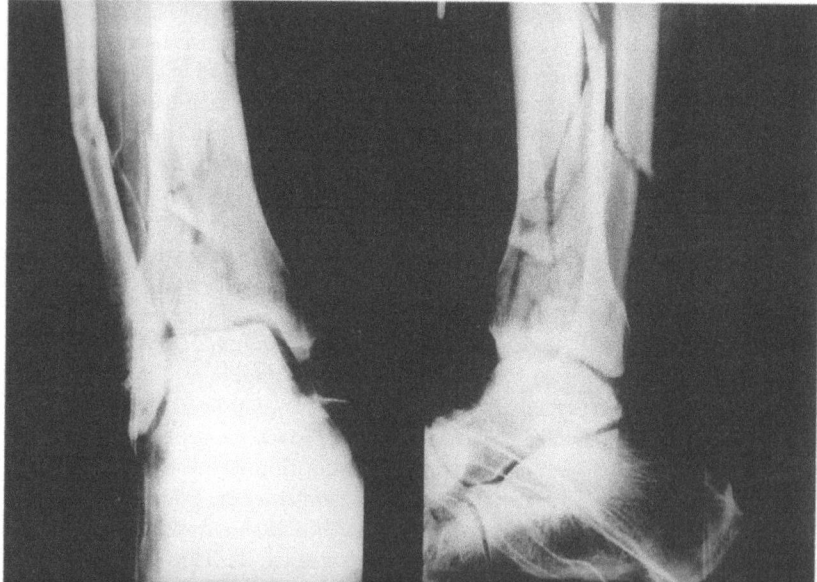
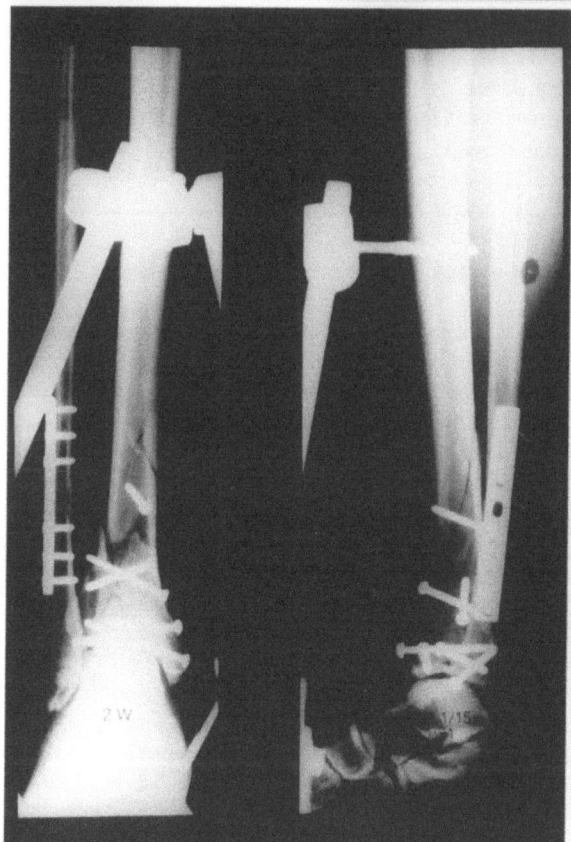
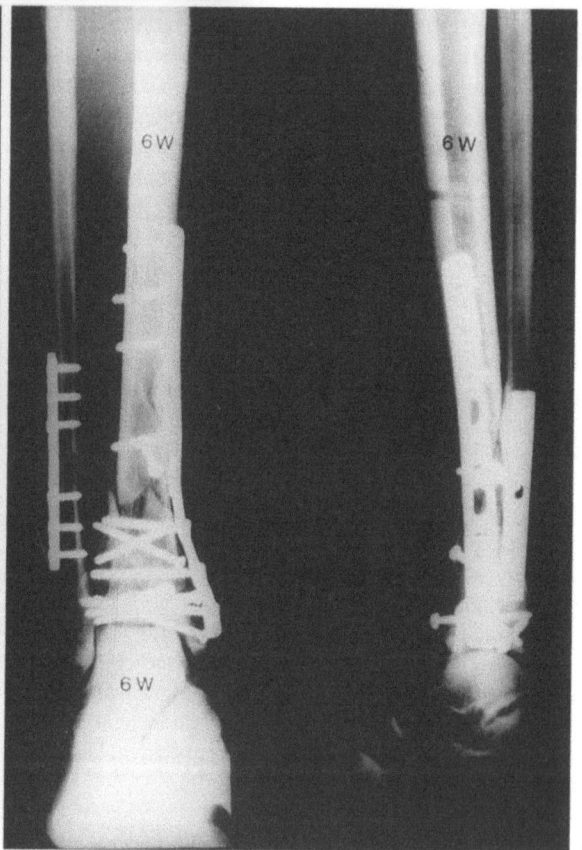

Abb. 12.11. a Zweizeitiges Vorgehen bei der Versorgung einer Pilon-tibiale-Trümmerfraktur. **b** Initiale Osteosynthese der Fibula und externe transartikuläre Fixation (TEF). **c** Im Intervall minimal-invasive Plattenosteosynsthese (MIO) der Tibia nach Konsolidierung der Weichteile

Hautdurchspießung bei einer offenen Fraktur. Hauptkomplikation dieser Hautkontusion ist die Nekrose, die damit einen Infektweg bahnt. Ebenso kann die Kontamination einer tiefen Schürfung zur Infektion beitragen. In diesem Fall ist die natürliche Hautbarriere gegenüber einer Infektion erheblich geschwächt.

Einteilung des Weichteilschadens

Diese Überlegungen sollten bei der Klassifizierung des Weichteilschadens Berücksichtigung finden. Die geschlossenen Frakturen können unter diesem Aspekt folgendermaßen klassifiziert werden (Abb. 12.13) (s. Tabelle 12.2):

Abb. 12.12. a Hybridsystem nach Pilonfraktur, **b** Behandlungsergebnis

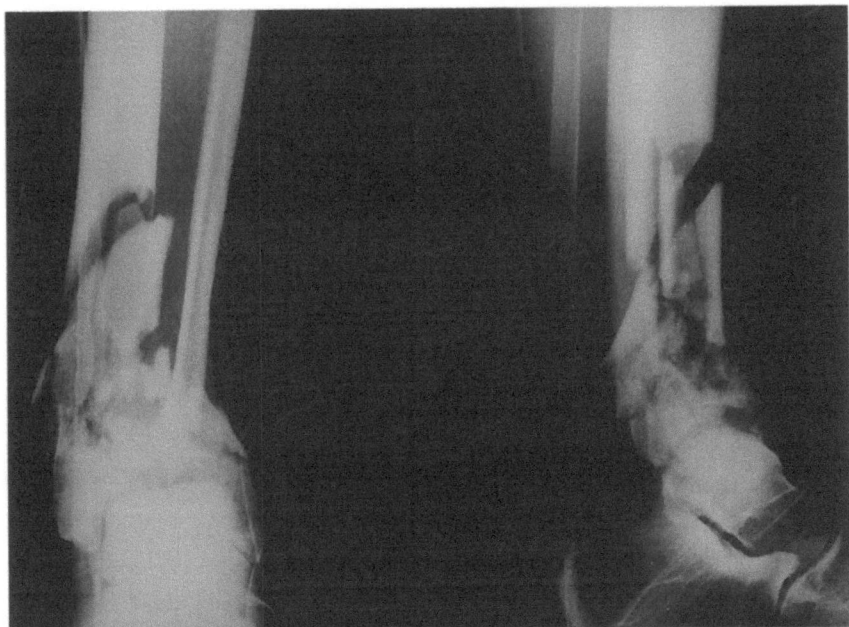
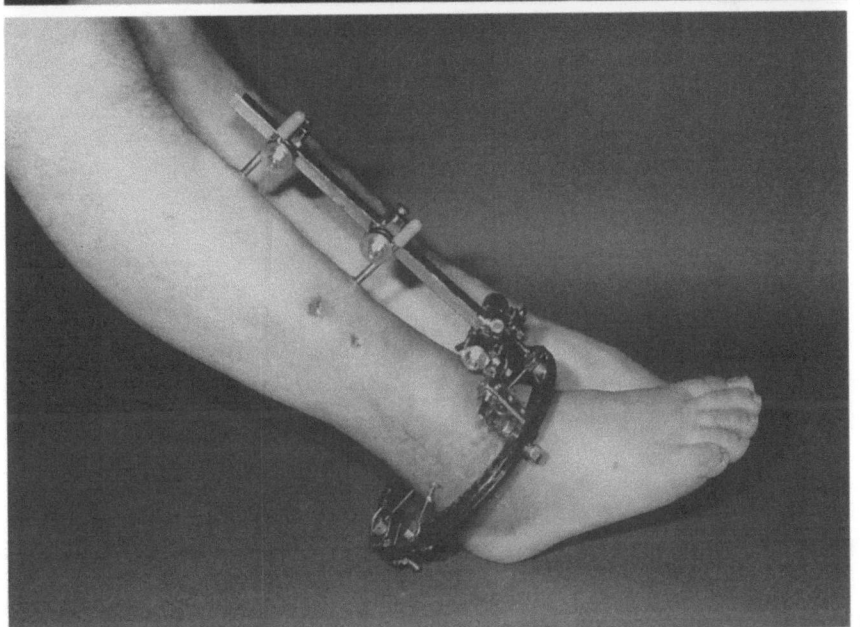

Geschlossene Fraktur G 0. Keine oder nur eine unbedeutende Weichteilverletzung. Die Fraktur G 0 umfaßt einfache Bruchformen, d. h. die Frakturen, die durch indirekten Verletzungsmechanismus entstanden sind.

Geschlossene Fraktur G 1. Eine oberflächliche Schürfung oder Kontusion durch Fragmentdruck von innen, einfach- bis mittelschwere Bruchform.

Geschlossene Fraktur G 2. Tiefe, kontaminierte Schürfung sowie lokalisierte Haut- oder Muskelkontusion aufgrund eines entsprechenden Tangentialtraumas. Auch das drohende Kompartmentsyndrom wird hier zugeordnet. In der Regel liegt ein direktes Trauma vor, mit mittelschweren bis schweren Bruchformen. Als typisches Beispiel kann die geschlossene Zwei-Etagen-Fraktur der Tibia durch Stoßstangenanprall gelten. Aufgrund des Verletzungsmechanismus muß der Weichteilschaden mindestens G 1, meistens aber G 2 sein.

Geschlossene Fraktur G 3. Ausgedehnte Hautkontusion, Hautquetschung oder Zerstörung der Muskulatur, subkutanes Décollement. Ebenfalls bedeutet jedes de-

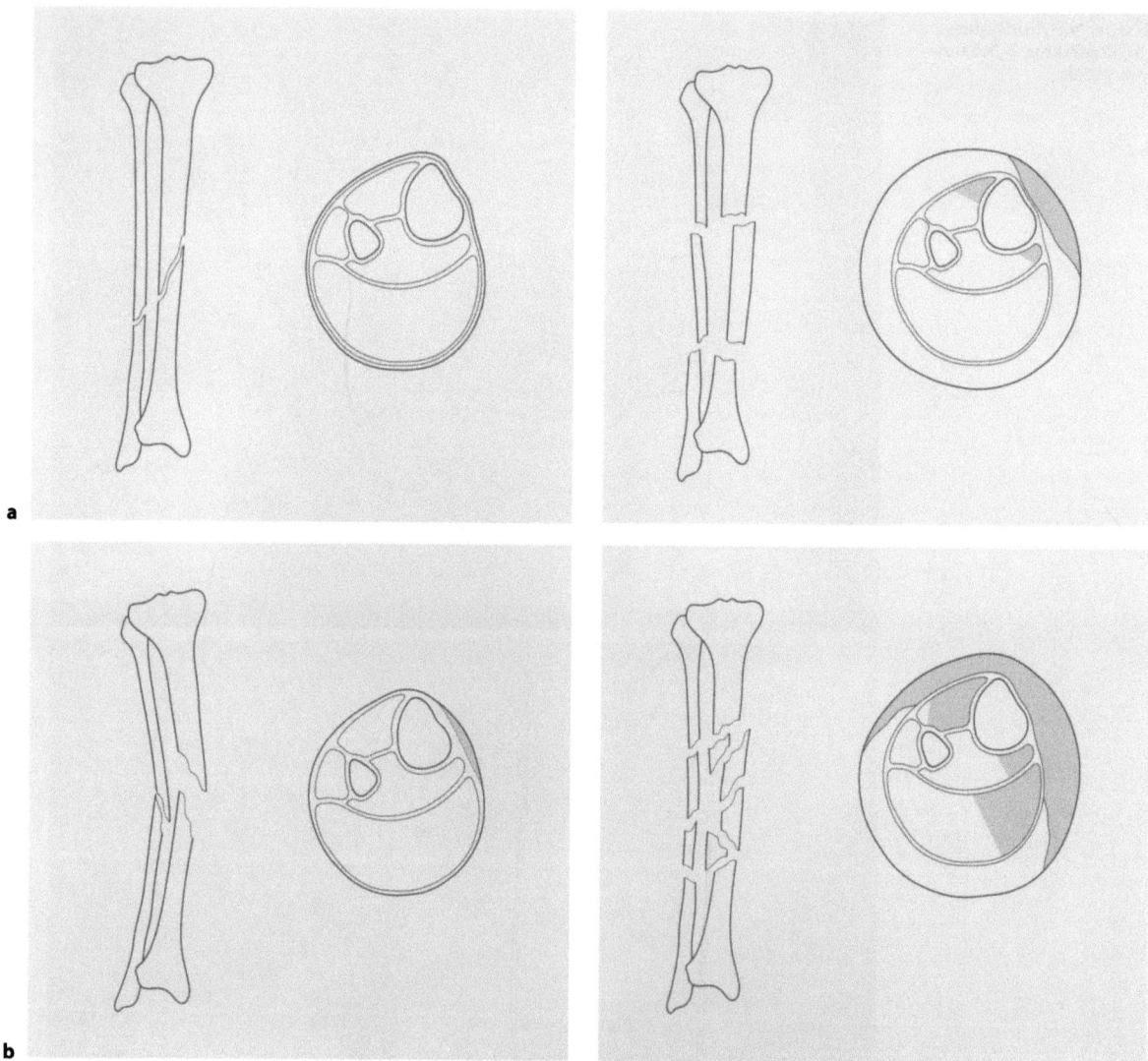

Abb. 12.13 a–d. Klassifikation des geschlossenen Weichteilschadens. **a** Geschlossene Fraktur G 0: Einfache Frakturform, keine oder nur eine unbedeutende Weichteilverletzung. **b** Geschlossene Fraktur G I: Oberflächliche Schürfung *(gepunktetes Areal)*, einfache bis mittelschwere Bruchform. **c** Geschlossene Fraktur G II. Tiefe kontaminierte Schürfung, lokalisierte Haut- oder Muskelkontusion *(gepunktetes Areal)*, mittelschwere Bruchformen (z. B. geschlossene Zweietagenfraktur des Unterschenkelschaftes). **d** Geschlossene Fraktur G III: Ausgedehnte Hautkontusion, Hautquetschung oder Zerstörung der Muskulatur *(gepunktetes Areal)*, schwere Bruchformen

kompensierte Kompartmentsyndrom bei einer geschlossenen Fraktur die Einordnung unter G 3. Diese Gruppe umfaßt schwere Bruchformen und Knochenzertrümmerungen. Durch die Quetschung der Haut und der Weichteile ist der Weichteilschaden und seine Behandlung häufig schwieriger als bei einer offenen Fraktur O 3.

Geschlossene Fraktur G 4. Diese Gruppe beinhaltet die gleichen Verletzungen, wie unter G 3 beschrieben. Gleichzeitig muß jedoch ein signifikanter Gefäßschaden vorhanden sein, der eine operative Revision erfordert.

Prioritäten der Frakturversorgung

Beim Schwerverletzten hat beim Vorliegen von seriellen Verletzungen die Reihenfolge der Stabilisierung von Frakturen eine besondere Bedeutung. Manche Körperabschnitte sind aufgrund ihrer besonderen Weichteilkonfiguration besonders empfänglich für die progrediente Entwicklung eines Weichteilschadens. Daher ergibt sich bei der Frakturversorgung die Prioritätenfolge: Tibia – Femur – Becken – Wirbelsäule – obere Extremität.

In diesem Zusammenhang sollte immer auch an die Möglichkeit einer Simultanversorgung einzelner verletzter Extremitätenabschnitte gedacht werden (Abb. 12.14). Hierzu sind jedoch bestimmte logistische Voraussetzungen zu erfüllen:

Um diesen Prioritäten der Frakturversorgung gerecht zu werden, muß einerseits die Versorgungsreihenfolge bei Serienverletzungen einer Extremität, andererseits müssen bei kontralateralen Frakturen der beiden oberen oder unteren Extremitäten besondere Strategien zur Anwendung kommen.

■ **Ipsilaterale Frakturkombinationen.** Die Serienverletzung im Bereich der *oberen Extremität* stellt insofern eine Besonderheit dar, weil bei der Erstversorgung an der selben Extremität mehrere Verletzungen berücksichtigt werden müssen. Hier sollte die Verletzung in ihrer Gesamtheit betrachtet und möglichst früh eine definitive Versorgung aller Frakturen dieser Extremität vorgenommen werden. Da dies aufgrund des Allgemeinzustandes nicht immer möglich ist, gilt es zunächst die Schaftfrakturen zu immobilisieren. Im Gegensatz zur isolierten Verletzung müssen dann häufig alle beteiligten Extremitätenabschnitte berücksichtigt werden (z. B. auch die Stabilisierung des Oberarmschaftes bei einer Serienverletzung). Ein konservatives Vorgehen mit Gipsruhigstellung ist beim Mehrfachverletzten meist schwierig und sollte daher möglichst vermieden werden (Trentz 1993).

Bei gleichzeitig vorliegenden Frakturen der großen Gelenke ist hier ggf., falls keine definitive Versorgung möglich ist, eine transartikuläre externe Fixation (TEF) angezeigt. In allen Fällen ist bei begleitendem Gefäßschaden eine unmittelbare operative Revision und beim Kompartmentsyndrom eine Fasziotomie des Unterarmes und der Hand vorzunehmen.

Bei Serienverletzungen der *unteren Extremität*, z. B. gleichseitiger Tibia- und Femurschaftfrakturen (»floating knee«), erfolgt wiederum ein flexibles und prioritätenorientiertes Vorgehen (Krettek et al. 1996). Dies geschieht wiederum in Abhängigkeit vom Allgemeinzustand (AZ). Im guten AZ wird über eine kleine Arthrotomie des Kniegelenkes (in 30° Beugung) ein Femurmarknagel retrograd eingebracht. Anschließend wird das Bein aufgestellt und antegrad über den gleichen operativen Zugang die Tibiamarknagelung vorgenommen (Abb. 12.15, 12.16 a und b). Bei fraglichem AZ wird nach Lagerung auf dem Standardtisch die gesamte untere Extremität abgedeckt, zunächst am Oberschenkel ein Distraktor montiert und eine grobe Reposition vorgenommen. Hierdurch ist der Femur vorübergehend stabilisiert und es kann jetzt eine Manipulation am Unterschenkel vorgenommen werden. Es erfolgt im nächsten Schritt die Versorgung der Tibiafraktur nach entsprechendem Protokoll (Abb. 12.15).

Nach diesem Schritt muß entschieden werden, ob der Patient weiterhin hämodynamisch und respiratorisch stabil ist oder ob er mit temporärer Stabilisierung des Femurs, d. h. mit Fixateur externe oder mit liegendem Distraktor, auf die Intensivstation verlegt wird und zu einem späteren Zeitpunkt eine Weiterversorgung mit Femurmarknagelung erfolgt (Abb. 12.17).

Ist der Patient kardiopulmonal stabil, kann der Distraktor als Repositionshilfe benutzt und eine primäre Femurmarknagelung vorgenommen werden.

Die Versorgungspriorität bei gleichzeitig bestehenden Gelenkfrakturen orientiert sich nach der Beeinträchtigung der Gelenkdurchblutung durch fehlende Reposition oder begleitenden Weichteilschaden. Zusätzlich ist die Komplexizität dieser Gelenkfraktur unter dem Gesichtspunkt »Dauer der erforderlichen Versorgung« zu berücksichtigen.

Versorgungspriorität haben in diesem Zusammenhang Hüftkopf- (Pipkin I–III) und Talusfrakturen.

Alle anderen Gelenkfrakturen haben zunächst eine untergeordnete Priorität, vorausgesetzt, es liegen keine weiteren Komplikationen vor (Kompartmentsyndrom, Gefäßbeteiligung, offener Weichteilschaden).

Wichtig in diesem Zusammenhang ist, daß insbesondere »kleinere« Verletzungen, z. B. der Hand- bzw. Fußwurzel und Zehen, im Rahmen dieser Erstversorgung Berücksichtigung finden und wenn möglich anatomisch eingerichtet und zumindest temporär fixiert werden.

■ **Bilaterale Frakturkombinationen.** Bei bilateral auftretenden Frakturen bietet sich die Simultanversorgung an. Insbesondere bei beidseitigen Tibiaschaftfrakturen wird ebenfalls zur einfachen und raschen Handhabung auf einen Extensionstisch verzichtet (Krettek et al. 1994). Beide Beine werden zusammen abgewaschen und abgedeckt. Wegen des Röntgenbildverstärkers (Platzbedarf, Handhabung) erfolgt die Versorgung sequentiell. Zeichnet sich am Ende der Versorgung eine Verschlechterung des Gesamtzustandes des Patienten ab und handelt es sich beidseits um Verletzungen einer erhaltungswürdigen Extremität, so kann die noch nicht versorgte Tibia z. B. mit einem Pinless-Fixateur temporär stabilisiert werden (Abb. 12.18). Nach Stabilisierung des Allgemeinzustandes kann zu einem späteren Zeitpunkt dann die Tibiamarknagelung erfolgen. Der Pinless-Fixateur dient dabei als Repositionshilfe.

Bei den bilateralen Frakturen ergibt sich die Priorität der Versorgung aus dem unterschiedlichen Schweregrad der Begleitverletzungen.

Osteosyntheseverfahren orientierend an der Gesamtverletzungsschwere

Beim Schwerverletzten ist die Art der Osteosynthese nicht allein abhängig von dem Lokalbefund, sondern im erheblichen Maße von dem hämodynamischen und respiratorischen Zustand des Patienten. Hier hat sich ein prioritätenorientiertes Vorgehen bewährt.

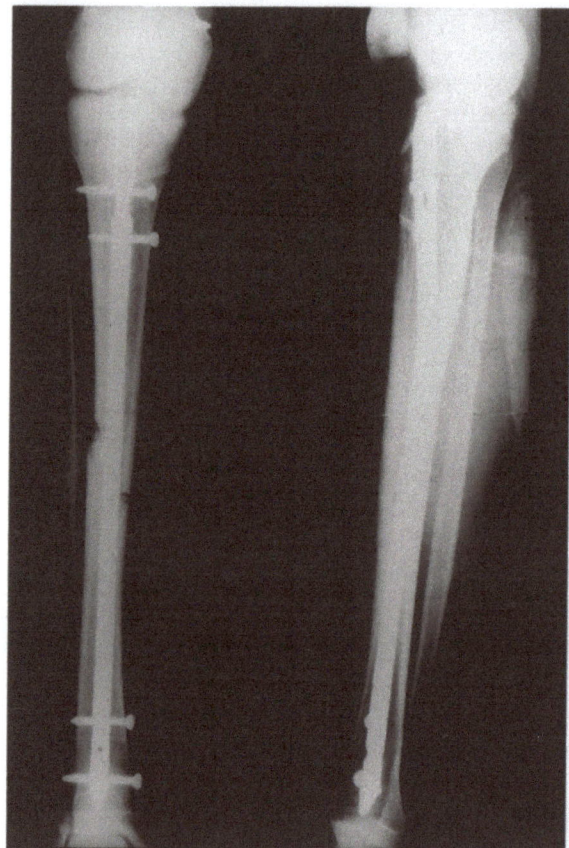
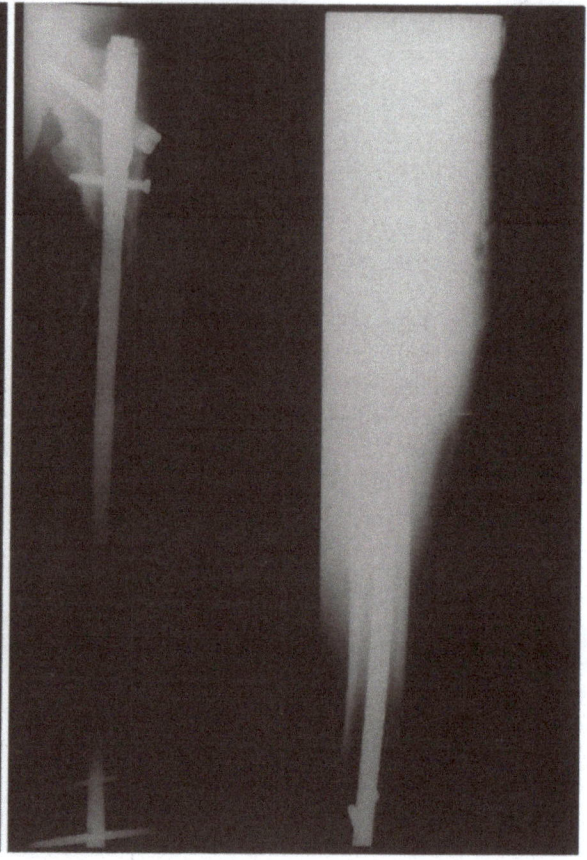

Abb. 12.14 a–d. Beispiel für abgestuftes Vorgehen entsprechend der Prioritätenliste: **a** Tibiafraktur links, **b** Femurfraktur links, **c** Beckenfraktur, **d** Monteggia-Fraktur links. Bei der Primärversorgung erfolgte zunächst die temporäre Stabilisierung des Femurs mit einem großen AO-Distraktor. Anschließend Versorgung der Tibiafraktur mit einem unaufgebohrten Solidnagel (UTN). Der bei der Markraumeröffnung gewonnene Spongiosazylinder wird für die Monteggia-Fraktur asserviert. Diese Fraktur wurde in diesem Fall durch ein zweites Team simultan versorgt. Nach Reevaluierung des Patienten stellte man fest, daß der Patient weiterhin kardiopulmonal stabil ist und versorgte daher im nächsten Schritt die Femurfraktur ebenfalls mit einem unaufgebohrten Solidnagel. Bei erneuter Reevaluierung und weiterhin stabilem Allgemeinzustand erfolgt dann im letzten Schritt die definitive Versorgung der Beckenverletzung

■ **Obere Extremität.** Frakturen im Bereich der oberen Extremität spielen bei Mehrfachverletzten immer eine untergeordnete Rolle. Sind die Verletzungen geschlossen und liegt keine Begleitverletzung (Gefäßschaden, Kompartmentsyndrom) vor, so erfolgt bei einer zentralen Fraktur (Schulter, proximaler Humerus und Humerusschaft) eine Ruhigstellung im Gilchrist-Verband. Hier kann ggf. auch in der Sekundärphase und auch nach erweiterter Diagnostik eine Versorgung vorgenommen werden. Beim Humerusschaft sollte bei Anlegen eines ruhigstellenden Gipsverbandes (Oberarmgips mit Schultereinschluß) bei vorhersehbarer verlängerter Intensivphase eine Ruhigstellung mit *gestrecktem* Ellenbogen erfolgen. Dieses hat den Vorteil, daß eine sonst häufig vorkommende Varisierungstendenz durch den Muskelzug gering gehalten wird.

Alternativ kann im Rahmen der Primärversorgung ggf. eine Fixateur-externe-Anlage am Humerus vorgenommen werden.

Bei Ellenbogenfrakturen erfolgt, falls keine definitive Versorgung möglich ist, eine transartikuläre externe Fixation (TEF).

Gleichermaßen können orientierend am Allgemeinzustand und zur Reduzierung der Operationszeit, am Unterarm, Handgelenk und an der Hand als Alternative zur Gipsruhigstellung eine temporäre Ruhigstellung mit einem Fixateur externe erfolgen.

■ **Untere Extremität.** An der unteren Extremität ergibt sich ebenfalls nach Orientierung am Allgemeinzustand ein abgestuftes Behandlungskonzept.

Bei *infauster Prognose* erfolgt lediglich eine Lagerung der Extremitäten. Bei offenen Frakturen oder Kompartmentsyndrom ist dann ggf. im chirurgischen Behandlungsraum der Intensivstation, d. h. unter intensivmedizinischen Bedingungen eine Wundausschneidung bzw. Fasciotomie unter sterilen Kautelen durchzufüh-

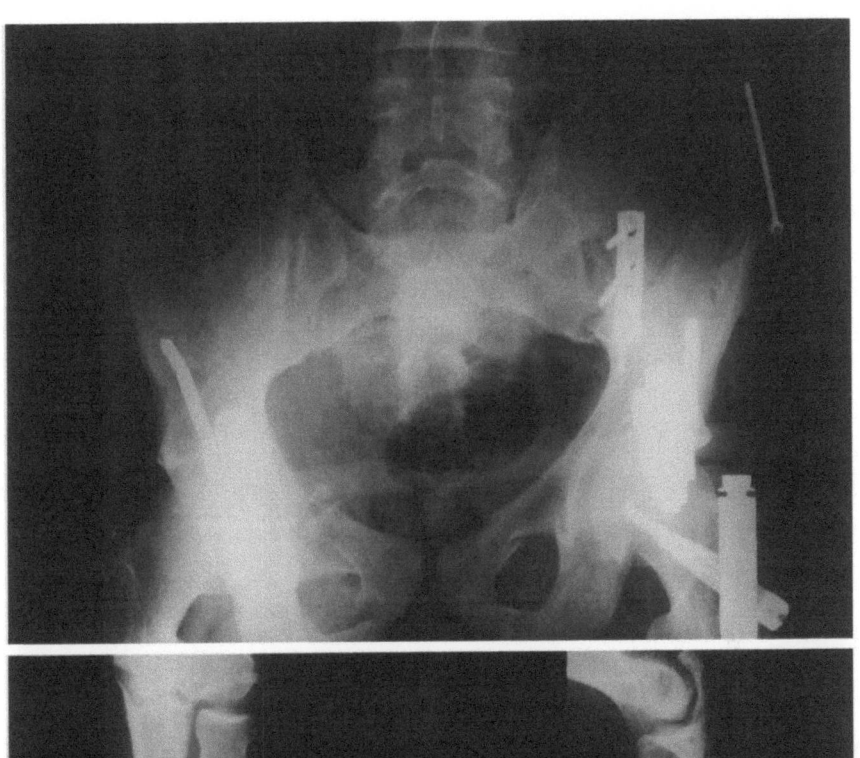
c

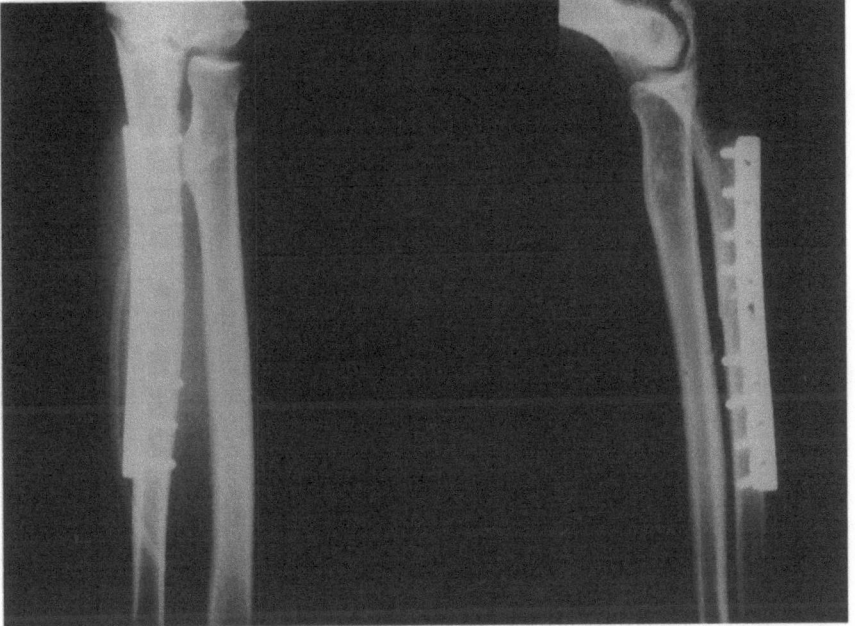
d

ren (Abb. 12.2). Bei *kritischen* Patienten mit schwersten zerebralen, respiratorischen oder hämodynamischen Störungen ist eine temporäre Versorgung indiziert (Abb. 12.15). Hier erfolgt eine Fixateur-externe-Behandlung der Schaftfrakturen und ggf. Transfixation bei Gelenkfrakturen. Diese Maßnahme kann z. B. simultan zur neurochirurgischen operativen Erstversorgung (Kraniotomie) erfolgen. Hier ist ein rasches Handeln und eine rasche Verlegung auf die Intensivstation zur weiteren Überwachung als erste Priorität an zusehen. Ähnlich ist die Anlage des Pinless-Fixateur an der Tibia zu werten. Auch dieses ist eine temporäre Retention und wird sekundär nach Stabilisierung des Patienten, auch auf ein intramedulläres Verfahren gewechselt.

Bei insgesamt *stabilem* kardialen und respiratorischen Zustand kann, wie oben bereits erwähnt, eine abgestufte Versorgung sämtlicher Extremitätenverletzung nach der oben genannten Priorität erfolgen. Somit ist orientierend an der Gesamtverletzungsschwere und je nach Priorität ein flexibles Vorgehen indiziert.

Frakturen langer Röhrenknochen in Verbindung mit einem schweren SHT oder Thoraxtrauma (Lungenkontusion) erfordern nach unserer Erfahrung eine besondere Vorgehensweise (Pape 1993, Pape 1995 b). Wir

Ipsilaterale Femur-Tibia Frakturen

	Guter AZ (+)	Fraglicher AZ (?)	Kritischer AZ (−)
1. Schritt	Femur Retrograde UFN	Femur Distraktor Tibia UTN	Femur Fixateur Tibia Fixateur ("pinless")
2. Schritt	Tibia Antegrade UTN	Femur —(+) UFN | (−) Distraktor	
3. Schritt (sekundär)		Femur UFN	Femur Antegrade UFN Tibia UTN

Abb. 12.15. Unterschiedliche Versorgung ipsilateraler Frakturen der unteren Extremität in Abhängigkeit vom Allgemeinzustand (AZ)

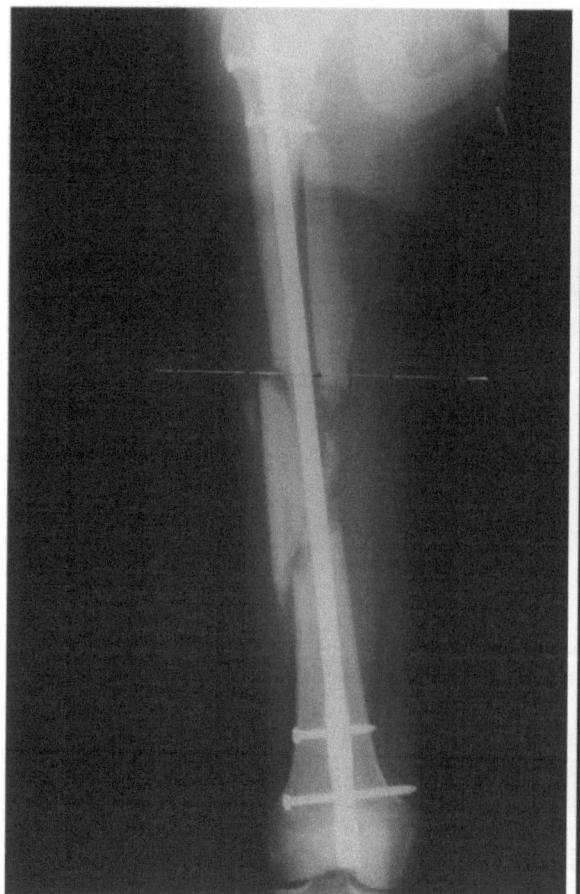
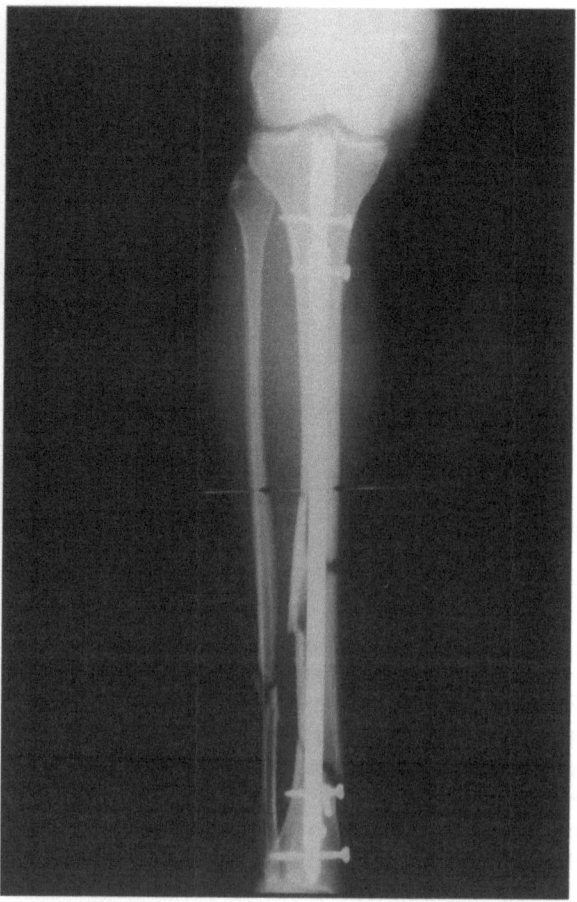

Abb. 12.16. Bei ipsilateraler Femur- und Tibiaschaftfraktur (»floating knee«) erfolgt bei gutem Allgemeinzustand (AZ) eine retrograde Femurmarknagelung im ersten Schritt (**a**). Danach über den gleichen minimal-invasiven Zugang die antegrade Tibiamarknagelung (**b**)

Abb. 12.17. Intensivpatienten mit Distraktor am Femur

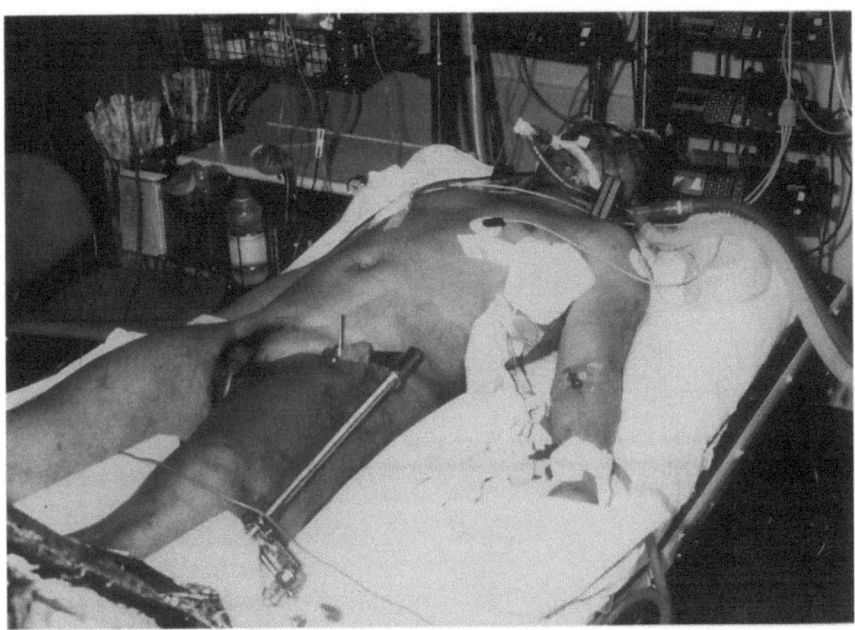

Abb. 12.18. Versorgungsstrategie bei bilateralen Tibiafrakturen in Abhängigkeit vom Allgemeinzustand

	Bilaterale Tibia Frakturen	
1. Schritt	1. UTN	
2. Schritt	Guter AZ (+) 2. UTN (Gegenseite)	Kritischer AZ (−) Fixateur ("pinless")
3. Schritt (sekundär)		2. UTN

fordern in diesem Fall orientierend an der Gesamtverletzungsschwere ein kontinuierliches erweitertes intraoperatives Monitoring der respiratorischen Funktion, der Ventilationsparameter (Kapnographie) und der pulmonalen Hämodynamik. Auf der anderen Seite ist eine intrakranielle Druckmessung bei Patienten mit schweren Kopfverletzungen in dieser Situation obligat (Abb. 12.19) (Hofman u. Goris 1991; van Os et al. 1994; Zink u. Samii 1991) (s. Kap. 13.5).

Femurschaftfraktur bei Polytrauma
Die Femurschaftfraktur repräsentiert eine spezielle Entität bei der Behandlung polytraumatisierter Patienten (Bone et al. 1989; Pape et al. 1993; Seibel et al. 1985; van Os et al. 1994):

Es ist die häufigste Schaftfraktur der langen Röhrenknochen. Von den Schaftfrakturen unserer polytraumatisierten Patienten (bis 1993) waren 1778 Schaftfrakturen des Femurs (48%), gefolgt von 1142 Tibiafrakturen (31%) (Regel et al. 1993). Auf der anderen Seite sind Femurfrakturen mit der höchsten Morbidität vergesellschaftet.

Seit den 80er Jahren wird die primäre Stabilisierung von Femurfrakturen durch die intramedulläre Stabilisierung (IMN) bevorzugt (Bone et al. 1989; Pape et al. 1993; Seibel et al. 1985) (Abb. 12.20).

■ **Marknagelung – Thoraxtrauma.** Eine Einschränkung in bezug auf die primäre Frakturversorgung gilt für die intramedulläre Nagelung des Femurs bei Pa-

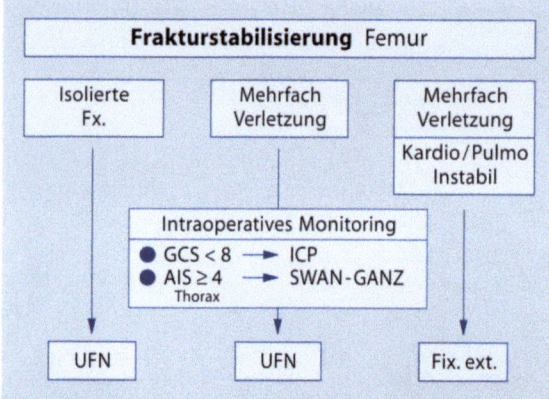

Abb. 12.19. Abgestuftes Vorgehen bei der Versorgung der Femurfraktur unter Berücksichtigung des Allgemeinzustandes und spezieller Begleitverletzungen (SHT, Thoraxtrauma)

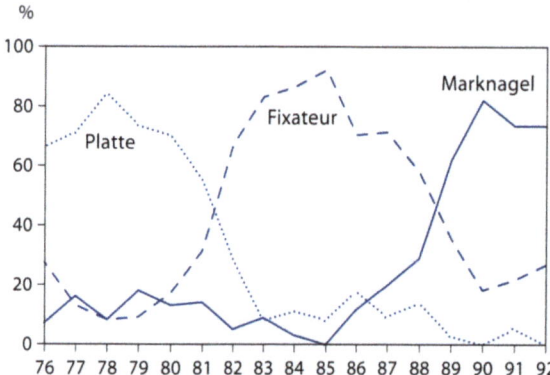

Abb. 12.20. Wechsel des Osteosyntheseverfahrens am Femur von 1976–1992

tienten mit begleitender Lungenkontusion. Hier sind z. T. erhebliche pulmonale Komplikationen gesehen worden (Pape et al. 1995b) (Tabelle 12.6).

Bei Patienten *ohne* Thoraxtrauma (Gruppen NTI und NTII) fanden wir bei primärer Stabilisierung signifikant niedrigere Beatmungs- und Aufenthaltszeiten auf der Intensivstation als bei Patienten nach sekundärer operativer Versorgung. Zusätzlich fanden wir in der Gruppe mit verzögerter Frakturversorgung eine höhere Rate infektiöser pulmonaler Komplikationen (Pape et al. 1995b). Diese Daten zeigen die positive Auswirkung der primären Stabilisierung in dieser Gruppe.

Im Gegensatz hierzu stehen die Ergebnisse bei Patienten *mit* schwerem Thoraxtrauma (Gruppe TI und TII). In dieser Gruppe war bei Durchführung einer primären Oberschenkelmarknagelung eine auffällig hohe Komplikationsrate zu finden. So zeigten Patienten mit Thoraxtrauma und primärer Frakturversorgung (TI) eine signifikant höhere Inzidenz des ARDS (im Vergleich zur Gruppe ohne Thoraxtrauma (NTI). Die Letalität am ARDS war hoch. Der Schweregrad des Thoraxtraumas scheint nicht der alleinige ursächliche Faktor für die Entstehung eines ARDS zu sein, da bei Patienten mit Thoraxtrauma und sekundärer Frakturstabilisierung (TII) die ARDS-Inzidenz nicht erhöht war.

Aus den oben genannten Daten ergibt sich, daß die Kombination von Polytrauma, Thoraxtrauma und primärer Oberschenkelmarknagelung das Risiko einer ARDS-Entstehung beinhaltet. Es handelt sich vermutlich dabei, pathophysiologisch gesehen, um den Aufbohrvorgang, der zu diesem deletären Effekt führt (Wenda 1988, Wenda 1990, Pape 1993).

Tabelle 12.6. Retrospektive Analyse der Komplikationen bei aufgebohrter Femurmarknagelung mit und ohne Thoraxtrauma

Gruppenverteilung und lokale- bzw. Gesamtverletzungsschwere (Kopf, Thorax, gesamt) anhand des Abbreviated Injury Scale (AIS), Hospital Trauma Index (HTI) und Glasgow Coma Scale (GCS)				
Gruppe	n	AIS_{Thorax}	HTI/ISS	GCS
TI	24	3,3 = 0,5	52,2 = 14,7	12,1 = 8,1
TII	26	3,4 = 0,6	55,2 = 7,8	13,7 = 8,7
NTI	33	0,2 = 0,5	33,5 = 15,1	14,8 = 7,1
NTII	23	0,1 = 0,2	43,7 = 13,5	9,1 = 11,1
Pneumonie-/Sepsisinzidenz und Intensiv-/Beatmungszeit (n = 106 polytraumatisierte Patienten)				
Gruppe	Pneumonie [%]	Sepsis [%]	Intensiv [Tage]	Beatmung [Tage]
TI	20,8	12,5	11,8 = 8,6	10,1 = 2,6
TII	11,5	19,2	19,1 = 12,9	13,9 = 2,9
NTI	3,0[a]	9,0	7,6 = 8,5[a]	6,6 = 1,4[a]
NTII	21,7	17,4	17,7 = 10,7	12,7 = 3,2

[a] Signifikanter Gruppenunterschied (p < 0,05)
Gruppe TI: Thoraxtrauma, primäre Oberschenkelmarknagelung (<24 h nach Trauma), Gruppe TII: Thoraxtrauma, sekundäre Marknagelung (>24 h nach Trauma), Gruppe NTI: Kein Thoraxtrauma, primäre Marknagelung, Gruppe NTII: Kein Thoraxtrauma, sekundäre Marknagelung

So zeigte sich in einer prospektiven klinischen Studie eine signifikante Verschlechterung der Oxygenierung bei Patienten, die mit einer Oberschenkelmarknagelung mit Aufbohrung versorgt wurden (Pape et al. 1995). Intraoperativ konnte ein akuter transienter Anstieg des Pulmonalarteriendrucks während der Bohrung beobachtet werden. Postoperativ fiel die Thrombozytenzahl nur bei diesen Patienten. Patienten, die mit der unaufgebohrten Methode versorgt wurden, zeigten keine Zeichen einer pulmonalen Funktionsbeeinträchtigung. Die Frakturversorgung des Femurs ohne Aufbohrung des Markraums zeigt keine perioperativen negativen Auswirkungen auf die Lungenfunktion bei gleicher Verletzungsschwere.

Eine stärkere »Fettembolisierung« der Lunge aufgrund der Markraumbohrung ist hierfür die wahrscheinlichste Erklärung. In tierexperimentellen Untersuchungen konnte die Intravasation von Fett und Markbestandteilen aus dem Femur nach Markraumbohrung gezeigt werden (Stürmer u. Schuchardt 1980; Wenda et al. 1988; Pape et al. 1992). In eigenen tierexperimentellen Untersuchungen fanden wir einen Anstieg zentralvenöser Triglyceridspiegel nach Markraumbohrung (Pape et al. 1992). Es ist technisch schwierig, eine Intravasation intramedullären Fetts im zentralvenösen Blut festzustellen, da keine Emulgierung stattfindet. Statt dessen entstehen aufgrund der hohen Konzentration an Thromboplastin im Knochenmark und aufgrund des relativ niedrigen Blutflusses in der V. cava Thromben unterschiedlicher Größe, die aus Fett und Thrombozyten bestehen (Wenda 1988, 1990).

Zur Zeit ist es noch unklar, ob eine geringgradige mechanische Obstruktion der pulmonalen Strombahn ausreicht, den pulmonalarteriellen Druck zu erhöhen und/oder zu einer Lungenfunktionsverschlechterung (ARDS) zu führen.

Unter Beachtung dieser pathogenetischen Prinzipien erscheinen genaue therapeutische Strategien erforderlich, um ein pulmonales Versagen nach der Marknagelung zu verhindern. In allen Fällen bleibt das Hauptziel die primäre Stabilisierung des Femurs in der Behandlung des polytraumatisierten Patienten. Wenn ein schweres Trauma mit zusätzlichem Lungenschaden vorliegt, sollte jedoch das Aufbohren des Markraums unbedingt vermieden werden.

12.2.6
Instabile Beckenverletzungen

Ein standardisiertes Managementprotokoll erleichtert das Vorgehen bei diesen insgesamt seltenen Verletzungen. Für die Beurteilung der begleitenden Beckenverletzung ist eine eingehende körperliche und radiologische Untersuchung erforderlich. Diese wird im Rahmen des initialen »Check up« durchgeführt. Die unter Kap. 11 aufgeführten klinischen und radiologischen Untersuchungen unter Berücksichtigung des Unfallmechanismus lassen eine sofortige grobe Klassifikation der Beckenverletzung zu. Die zur detaillierten Betrachtung der Beckenverletzung angewendeten ausgedehnten alphanumerischen Klassifikationssysteme (Helfet et al. 1994) sind in dieser Situation nicht praktikabel. Bewährt hat sich eine einfache, auf den Hauptgruppen der AO-Klassifikation basierende A B C-Einteilung (Abb. 12.21). Die Verletzungen des Typs A beinhalten keinen Stabilitätsverlust des Beckenringes. Hier sind Beckenrandabbrüche, Abrißfrakturen und unverschobene Scham- und Sitzbeinverletzungen ohne Beeinträchtigung der hinteren Strukturen eingeordnet. Die Verletzungen des Typs B beinhalten eine wenigstens teilweise erhaltene dorsale Stabilität, es ist zu einer Rotationsbewegung einer oder beider Beckenhälften gekommen. Diese kann als Innenrotationsverletzungen nach seitlichem Anprall imponieren (Abb. 12.22a). Dabei ist zwar der Beckenring in der Regel relativ stabil verkeilt, es liegt aber eine erhöhte Gefahr für intraabdominelle Verletzungen vor (Young et al. 1986; Burgess 1990). Kommt es zu einer Außenrotationsverletzung der sog. »Open-book-Verletzungen, so muß in einem höheren Maße mit urogenitalen Begleitverletzungen und Blutungskomplikationen gerechnet werden (Abb. 12.22b).

> Da insbesondere die Differenzierung zwischen den Verletzungen des Typs B und C einem fließenden Übergang unterliegen kann, wird die Diagnostik durch Anfertigung der angegebenen Schrägaufnahmen (Inlet- und Outlet-Aufnahmen), und in Zweifelsfällen einer CT-Untersuchung ergänzt.

Bei Verletzungen des Typs C liegt eine sog. Translationsverletzung im hinteren Beckenring vor, d.h. alle stabilisierenden Strukturen sind durchtrennt (Abb. 12.23). Eine bzw. beide Beckenhälften sind vom Stammskelett gelöst. Diese Verletzung ist mit einer hohen Rate an Blutungskomplikationen und intrapelvinen Begleitverletzungen vergesellschaftet.

Diese einfache Einteilung hat insbesondere praktische Auswirkungen:

> Verletzungen des Typs A müssen in der Regel *nicht operativ* behandelt werden,
> Verletzungen des Typs B sind durch eine *alleinige Stabilisierung des vorderen Beckenringes* ausreichend auch für eine Frühmobilisation versorgt,
> Verletzungen des Typ C werden *nur durch eine kombinierte hintere und vordere Osteosynthese* ausreichend stabilisiert (Pohlemann et al. 1994).

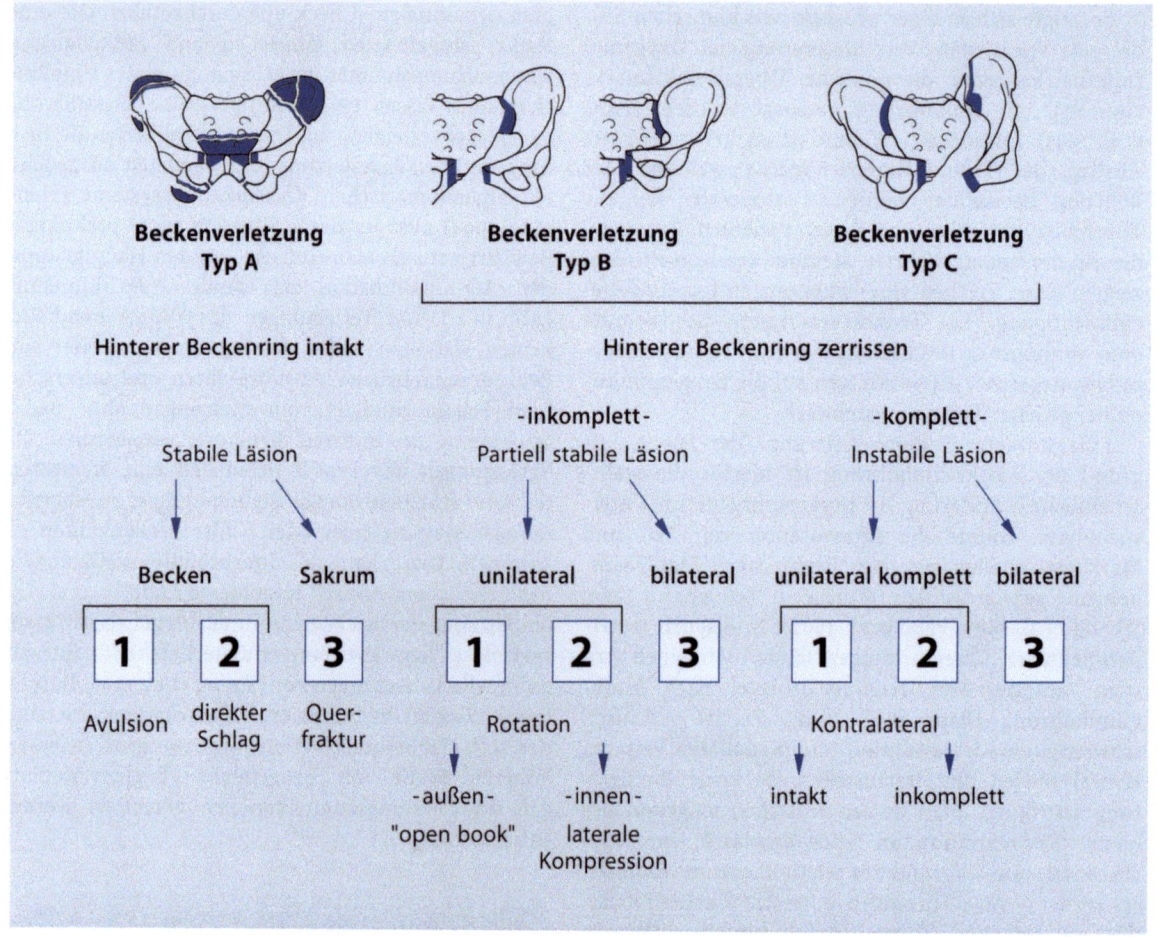

Abb. 12.21. Einteilung der Beckenringfrakturen in A-, B- und C-Verletzungen entsprechend der Klassifikation der AO

Eine Unterteilung in Verletzungsregionen oder Sektoren hat sich bewährt, wobei hier die Gruppe der transsymphysären, der transpubischen, der transazetabulären und der transiliakalen Verletzungen von der Gruppe der transiliosakralen sowie die transsakralen Verletzungen unterschieden werden (Abb. 12.24). Dieses Vorgehen ist einprägsam und auch für den Unerfahrenen nachvollziehbar. Es zwingt außerdem zu einer systematischen Analyse der Röntgenaufnahmen. Innerhalb dieser einzelnen Verletzungsregionen werden standardisierte Osteosynthesetechniken empfohlen, um bei der insgesamt ja großen Seltenheit der Verletzung jederzeit ein adäquates Therapieverfahren verfügbar zu haben.

! Da instabile Beckenverletzungen in über 80 % der Fälle mit einer Mehrfachverletzung einhergehen, werden in der Primärversorgung Stabilisierungen in Rückenlage bevorzugt. An Verfahren hat sich für transsymphysäre Verletzungen die Plattenosteosynthese (bevorzugt 4-Loch, 4,5-mm-DC-Platte) bewährt (Abb. 12.25 a), transpubische Instabilitäten werden mit einem einfachen, supraazetabulär eingebrachten Fixateur externe für die Dauer von 3 Wochen behandelt (Abb. 12.25 b), transiliakale Instabilitäten durch Platten- und Schraubenosteosynthesen über einen anterolateralen Zugang am Beckenkamm, und Sprengungen des SI-Gelenkes und ein Großteil der sakroiliakalen Luxationsfrakturen werden ebenfalls über einen anterolateralen Zugang durch eine ventrale Plattenosteosynthese stabilisiert (2 × 3-Loch, 4,5-m-DC-Platte) (Abb. 12.25 c). Die Rückenlage hat insbesondere Vorteile bei der Versorgung der häufigen Kombination von Symphysenverletzungen und SI-Sprengungen. Es können beide Regionen gleichzeitig exponiert werden. Die Reposition wird damit deutlich erleichtert.

Lediglich die Sakrumfrakturen und ein Teil der transsakralen SI-Luxationen werden in der Bauchlage versorgt. Dieser Eingriff wird allerdings nahezu regelhaft elektiv in einer späteren Versorgungsperiode durchgeführt. Besteht hier Handlungsbedarf zur Notfallstabilisierung im Rahmen einer Blutung, steht mit der Beckenzwinge nach Ganz eine effektive, sofort einsetzbare passagere Maßnahme zur Verfügung.

Abb. 12.22. a Innenrotationsverletzung, b Außenrotationsverletzung, sog. Open-book-Verletzung

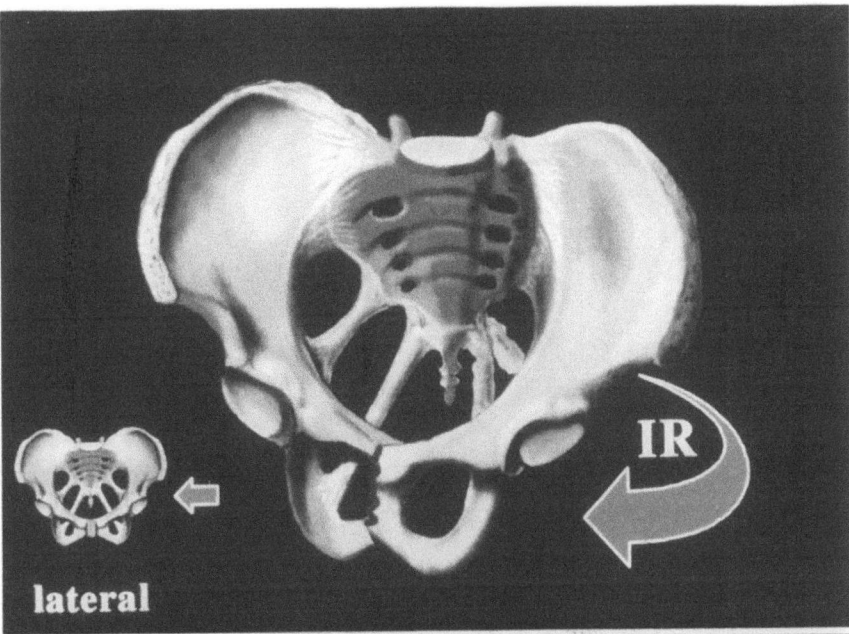
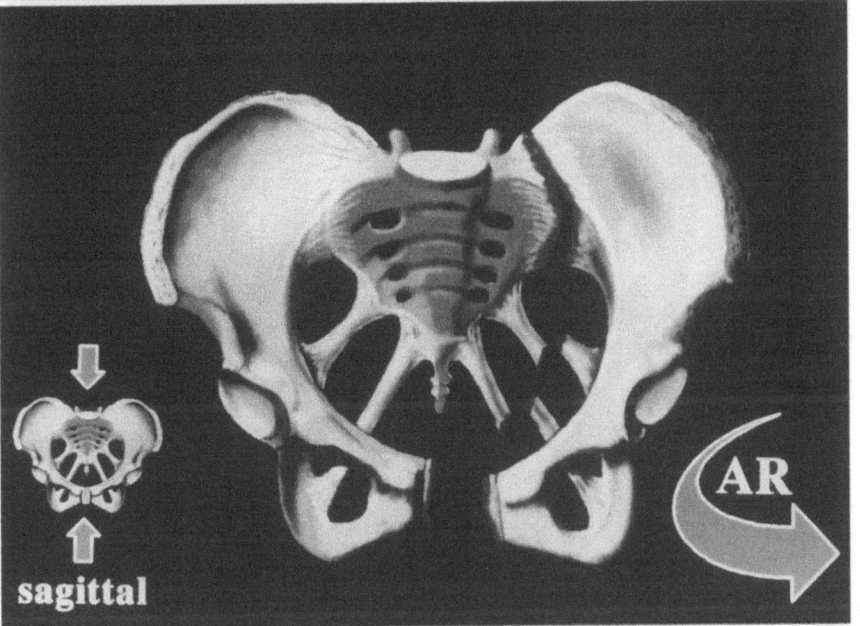

Insgesamt sollte jedoch die chirurgische Stabilisierung des Beckenringes so früh wie möglich erfolgen, um weitergehende Blutungen zu minimieren, die Pflege auf der Intensivstation zu erleichtern und den Patienten einer frühen Mobilisation zuführen zu können (Pohlemann et al. 1994).

Das komplexe Beckentrauma

Komplexe Beckenfrakturen sind als Beckenfrakturen, die durch lokale pelvine Begleitverletzungen kompliziert sind, definiert (Bosch et al. 1992). Sie machen zwar nur etwa 10 % des Gesamtkollektivs der Patienten nach Beckenfrakturen aus, haben aber im Vergleich zu den Patienten ohne signifikante Weichteilschäden eine signifikant erhöhte Letalität von 30 bis zu 60 %. In der Frühphase steht der Verblutungstod an erster Stelle, in der Spätphase bestimmen im wesentlichen die Folgen des frühen Blutverlustes als – Schockfolgeerkrankung ARDS und MOV den Verlauf.

In der Akutphase kann nur ein sofortiges prioritätenorientiertes Behandlungsschema die Prognose dieser schwersten Verletzungen verbessern. In der Literatur steht eine Vielzahl von einzelnen Methoden, die zur Blutstillung bei Beckenblutungen angegeben wer-

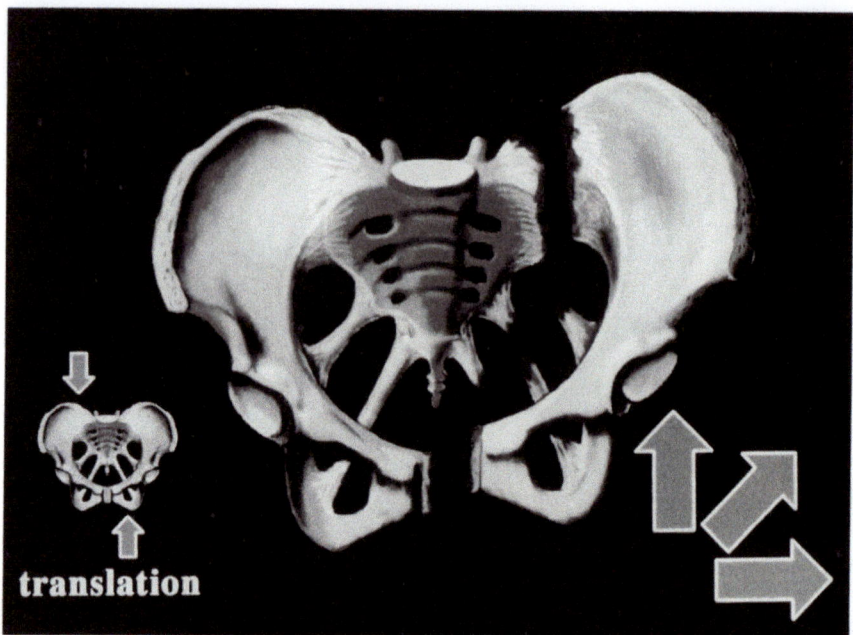

Abb. 12.23. Translationsverletzung

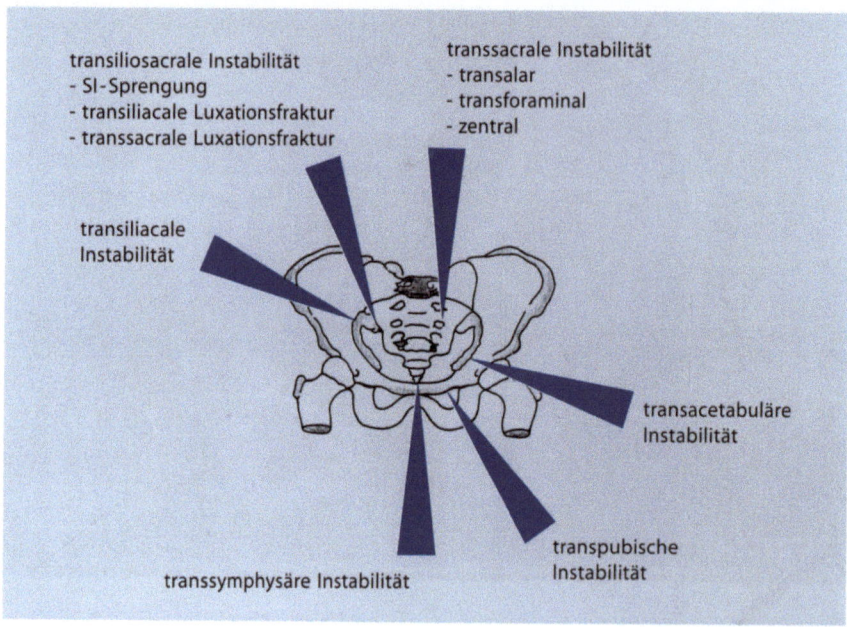

Abb. 12.24. Verschiedene Arten von Instabilitäten am Beckenring

den, in der Diskussion. Diesen einzelnen Maßnahmen steht eine große Anzahl von teilweise recht komplexen Behandlungsalgorithmen gegenüber. Im eigenen Vorgehen hat sich ein einfaches Behandlungsschema, basierend auf 3 Entscheidungen innerhalb der ersten 30 min nach Einlieferung bewährt. Das Behandlungsziel basiert nicht auf einer einzelnen Maßnahme, Ziel ist es vielmehr, durch ein kombiniertes Vorgehen, eine erweiterte Schocktherapie, Frühstabilisierung des Beckenrings und ggf. direkte chirurgische Blutstillung, auch mit Tamponaden den Blutverlust zu vermindern.

Nach Beherrschung der Blutung sollten begleitende Urogenital- und Darmverletzungen zur Verminderung von septischen Komplikationen möglichst frühzeitig, wenn ohne Zeitverlust möglich, auch definitiv behandelt werden.

Bei Verletzungen des Urogenitalsystems ist eine gut funktionierende Harnableitung das primäre Ziel, im Rahmen der primären Laparotomie werden intraperitoneale Blasenrupturen sofort versorgt. Die primäre Versorgung der Urethraverletzungen wird von urologischer Seite noch diskutiert. Eine sekundäre Versor-

Abb. 12.25 a–c. Unterschiedliche Versorgung bei
a transsymphysärer, **b** transpubischer und **c** transiliosakraler Instabilität

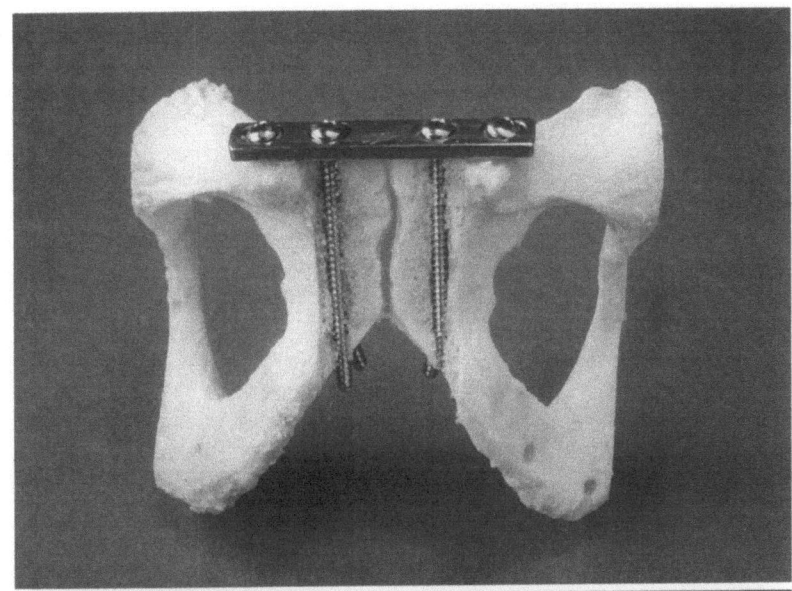

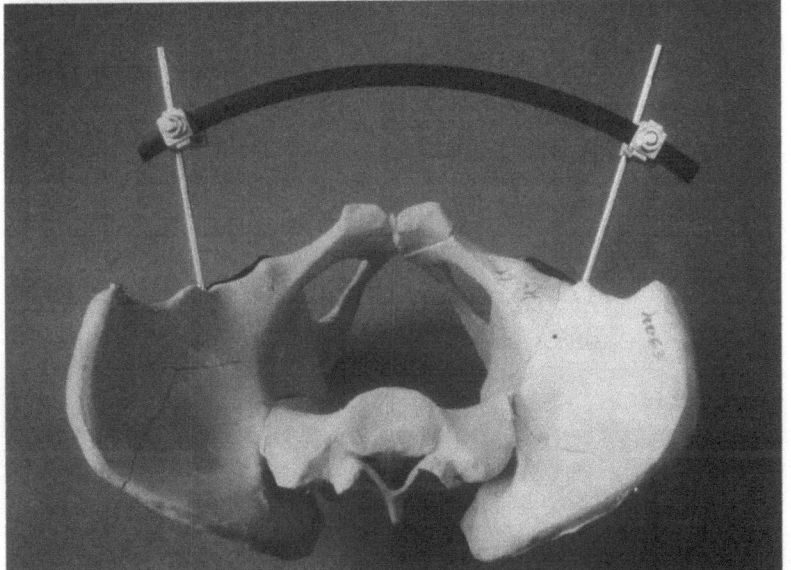

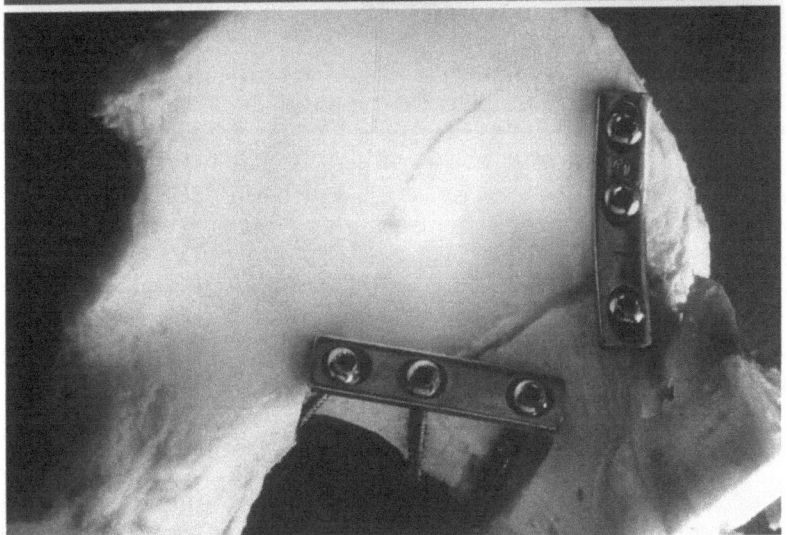

gung, evtl. nach Katheterschienung, scheint aber das Risiko von Spätstrikturen zu vermindern.

Liegen Rektum- und Anusverletzungen vor, so ist großzügig ein doppelläufiger Anus praeter anzulegen. Aufgrund des häufig vorliegenden ausgeprägten Weichteilschadens am Becken sollte dieser nicht in typischer Weise als Anus praeter sigmoidale, sondern möglichst als Anus praeter transversalis, fern vom Verletzungsgebiet angelegt werden. Nach Abschluß der Operation wird eine ausgedehnte Spülung des abführenden Schenkels durchgeführt, um im Sinne eines »prograden wash-out« eine Reduktion der Keimbelastung zu erreichen. Vorliegende Muskel- und Hautnekrosen werden schon primär radikal débridiert, um eine weitere Belastung des körpereigenen Immunsystems zu minimieren.

Im weiteren Verlauf hat sich bei diesen Verletzungen ein wesentlich aktiveres chirurgisches Vorgehen mit häufigen Revisionen, Nachdébridements und Spülungsbehandlung (Jetlavage) bewährt und konnte die Rate der Beckenphlegmonen minimieren.

12.2.7
Instabile Verletzungen der Wirbelsäule

Prinzipiell ist eine operative Behandlung bei den Verletzungen erforderlich, bei denen keine ausreichende Stabilität der Wirbelsäule gewährleistet ist und daher schon allein unter dem Gesichtspunkt der im Verlauf erforderlichen intensivmedizinischen Betreuung eine stabile Situation erreicht werden muß. Konservative Maßnahmen (Gipsschale, Gipsmieder, Halo-Fixateur) sind insbesondere beim Schwerverletzten nicht geeignet, da die Immobilisation des Patienten mit einem erheblichen Risiko verbunden wäre. Durch die operative Stabilisierung ist die Intensivpflege erleichtert und, insbesondere beim Mehrfachverletzten, die Dauer der Immobilisation und damit auch des Intensivaufenthaltes signifikant verkürzt.

Wirbelsäulenverletzungen mit neurologischer Beteiligung werden primär im Zuge der Dekompression des Rückenmarks stabilisiert (Kap. 12.1.2).

Aber auch instabile Wirbelsäulenverletzungen ohne neurologische Beteiligung werden aufgrund der oben genannten Kriterien in den letzten Jahren immer häufiger primär operativ versorgt.

Bestätigt sich bei der Notfalldiagnostik der Verdacht einer Wirbelsäulenverletzung ohne Neurologie, so wird eine geschlossene Reposition nur dann in der Notaufnahme vorgenommen, wenn

- eine Fraktur im Bereich der HWS,
- eine Rotationsverletzung (C-Verletzung nach der AO-Klassifikation) im Bereich der unteren BWS und der LWS vorliegt.

In allen anderen Fällen erfolgt die Reposition erst präoperativ. Liegt jedoch der Verdacht nahe, daß eine Einengung des Spinalkanals durch Fragmentinterposition oder Bandscheibenprotrusion bei der geschlossenen Reposition resultieren könnte, muß dieser Verdacht zunächst anhand einer weiterführenden Diagnostik ausgeschlossen werden (CT, NMR).

Insbesondere beim Mehrfachverletzten kann die geschlossene Reposition häufig aufgrund von Extremitätenverletzungen erschwert sein. In diesen Fällen ist dann häufig nur die intraoperative Achsen- und Rotationskorrektur möglich.

Liegt eine Fragmentinterposition oder Bandscheibenprotrusion vor, so ist ebenfalls die offene Reposition nach Ausräumung des vorliegenden Hindernisses zur Vermeidung der Rückenmarkkompression angezeigt.

Die operative Stabilisierung erfolgt sowohl im Bereich der oberen (C_1 bis C_3) als auch im Bereich der unteren HWS (C_4 bis C_7) von ventral und kann entsprechend unter Auslagerung des Kopfes nach Montage eines Halofixateurringes vorgenommen werden.

Im Bereich der BWS und LWS ist immer die Gesamtheit der begleitenden Stammverletzungen (Thorax, Abdomen) zu berücksichtigen. Trotzdem ist auch bei den Verletzungstypen der Wirbelsäule, wo ein kombiniertes ventrales und dorsales Vorgehen erforderlich ist, zumindest in der Anfangsphase die dorsale Stabilisierung nach unserer Erfahrung möglich. In Abhängigkeit vom Allgemeinzustand kann hier ein zweizeitiges Vorgehen mit verzögerter ventraler Versorgung erfolgen. Liegen intrathorakale oder intraabdominelle Verletzungen vor, so stellt die für die dorsale Instrumentierung erforderliche Bauchlagerung kein Hindernis dar. Insbesondere beim Thoraxtrauma mit begleitender Lungenkontusion hat sich sogar die Bauchlagerung als therapeutische Lagerung bewährt. Auch andere Autoren sehen bei der für die Instrumentierung erforderlichen Bauchlagerung oder Thorakotomie bei Mehrfachverletzten bisher keine wesentlichen Nachteile (Trentz 1993).

12.3
Sekundärperiode

12.3.1
Sekundärer Wundverschluß

Gerade beim Schwerverletzten ist ein primärer Weichteilverschluß nicht anzuraten. Die relative Hypoxie führt häufig zu einer verzögerten Wundheilung und einer gesteigerten Infektionsgefahr.

Bei *kleineren Weichteilwunden* empfiehlt sich daher ein sekundärer Weichteilverschluß. Grundbedingung ist, daß eine ausreichende Deckung des osteosynthetischen Materials mit vitalem Weichteilgewebe garantiert ist. Bei diesen Defekten wird in der Primärphase eine Kunsthaut verwendet und ein definitiver Wundverschluß erfolgt erst nach 5–10 Tagen unter sukzessiver Wundverkleinerung. Hier eignet sich in manchen Fällen auch der kontinuierliche Verschluß.

Bei *mittleren Weichteildefekten* kann häufig eine Deckung durch eine lokale Transposition erfolgen.

Bei *ausgedehnten Defekten* mit exzessiver Freilegung des Knochens, der teilweise deperiostiert ist, ist eine gutvaskularisierte Weichteildeckung erforderlich. Dies muß innerhalb der ersten 72 h nach Trauma erfolgen. Ansonsten ist eine Gefährdung des gesamten Extremitätenabschnittes vorprogrammiert.

Große, durch ein Trauma entstandene Weichteildefekte stellen hohe Ansprüche an das Können des Chirurgen und verlangen ein gut definiertes therapeutisches Konzept. Die Strategie der Weichteildeckung wird beeinflußt durch die Ausdehnung der freiliegenden Knochen, Sehnen und Nerven. Knochen ohne Periostummantelung, neurovaskuläre Strukturen, Verletzungen mit offenem Gelenk erfordern eine Weichteildeckung mit guter Blutversorgung. Hier ist eine gut funktionierende Zusammenarbeit zwischen Unfallchirurgen und plastischen Chirurgen eine Grundvoraussetzung.

12.3.2
Weichteilrekonstruktion

Zur Defektdeckung stehen unterschiedliche lokale Lappen und Fernlappen zur Verfügung. Diese werden zur Weichteildeckung im Rahmen des letzten Débridements eingesetzt.

Lokale Lappen

Verschiebe-, Schwenk- und Rotationslappen stellen klassische Techniken zur Deckung von kleineren und mittleren Weichteildefekten dar. Sie bestehen aus einer unterschiedlichen Kombination aus Muskel, Faszie und Haut und stellen gut durchblutete Strukturen dar. Sie ermöglichen den Verschluß eines Weichteildefektes und sollten spannungsfrei in den Defekt eingepaßt werden.

Nachteil ist einerseits der immer entstehende Hebedefekt der angrenzenden Strukturen, die häufig gerade beim Mehrfachverletzten ebenfalls vom Trauma betroffen sind (Serienverletzungen). Andererseits sind diese Techniken aufgrund der bereits vorliegenden Weichteilzerstörung meist nicht praktikabel. Insbesondere bei den Muskel- und Myokutanlappen ist die Art ihrer Blutversorgung besonders zu berücksichtigen. Häufig wird das wirkliche Ausmaß der erforderlichen Transposition und das zulässige Ausmaß unterschätzt. Hier ist eine sorgfältige präoperative Planung erforderlich.

Die häufigsten Defekte finden sich an der Tibiavorderkante, hier eignen sich speziell der Gastrocnemius- und der Soleuslappen zur Deckung.

Unter Berücksichtigung der oben genannten Gesichtspunkte stellt sich häufig gerade beim Schwerverletzten die Indikation zum Einsatz eines Fernlappens. Hier eignen sich zunehmend mikrovaskulär gestielte, freie Lappen. Am häufigsten kommt hier der Radialislappen und der Latissimus-dorsi-Lappen zum Einsatz.

Die Indikation zu dieser Art der Lappendeckung muß sorgfältig abgewogen werden. Einerseits erfordert der Lokalbefund ein rasches Handeln, andererseits stellt aber diese mehrstündige Operation eine erhebliche Belastung für den Schwerverletzten dar. Der Operationszeitpunkt muß daher sorgfältigst ausgesucht werden. Sowohl lokale als auch generalisierte Komplikationen sind in diesem Patientenkollektiv nicht selten.

Literatur

Aebi M, Mohler J, Zach GA, Morscher E (1986) Indication, surgical technique, and results of 100 surgically-treated fractures and fracture-dislocations of the cervical spine. Clin Orthop 244–257

Anderson LD (1971) Fractures. In: Campbells operative orthopaedics. Mosley, St. Louis

Bastian L, Blauth M, Thermann H, Tscherne H (1995) Verschiedene Therapiekonzepte bei schweren Frakturen des Pilon tibiale (Typ-C-Verletzungen). Eine Vergleichsstudie. Unfallchirurg 98: 551–558

Berger A, Kolacny M, Passl R, Piza H (1980) Die Replantation ganzer Extremitäten – Pro und Contra. In: Deutsch-Österreichisch-Schweizerische Unfalltagung in Wien. Springer, Berlin Heidelberg New York (Hefte zur Unfallheilkunde, Bd 148, S 560)

Biemer E, Duspiva W (1981) Rekonstruktive Gefäßchirurgie. Springer, Berlin Heidelberg New York

Blauth M, Tscherne H, Haas N (1987) Therpeutic concept and results of operative treatment in acute trauma of the thoracic and lumbar spine: the Hannover experience. J Orthop Trauma 1: 240–252

Bondurant FJ, Cotler HB, Buckle R, Miller Crotchett P, Browner BD (1988) The medical and economic impact of severely injured lower extremities. J Trauma 28: 1270–1273

Bone L, Bucholz R (1986) The management of fractures in the patient with multiple trauma. J Bone Joint Surg Am 68: 945–949

Bone LB, Johnson KD, Weigelt J, Scheinberg R (1989) Early versus delayed stabilization of femoral fractures. A prospective randomized study. J Bone Joint Surg Am 71: 336–340

Bosch U, Pohlemann T, Haas N, Tscherne H (1992) Klassifikation und Management des komplexen Beckentraumas. Unfallchirurg 95: 189–196

Burgess AR (1990) External fixation in the multiply injured patient. Instr Course Lect 39: 229–232

Bynoe RP, Miles WS, Bell RM, Greenwold DR, Sessions G, Haynes JL, Rush DS (1991) Noninvasive diagnosis of vascular trauma by duplex ultrasonography. J Vasc Surg 14: 346–352

Donohue JH, Federle MP, Griffiths BG, Trunkey DD (1987) Computed tomography in the diagnosis of blunt intestinal and mesenteric injuries. J Trauma 27: 11–17

Echtermeyer V, Muhr G, Oestern HJ, Tscherne H (1982) Chirurgische Behandlung des Kompartment-Syndroms. Unfallheilkunde 85: 144–152

Edmonson AS, Crenshaw AH (1980) Campbell's operative orthopaedics. Mosby, St. Louis, pp 1696–1699

Ertel W, Trentz O (1996) Das stumpfe und penetrierende Abdominaltrauma. Unfallchirurg 99: 288-303
Feliciano DV, Herskowitz K, O'Gorman RB, Cruse PA, Brandt ML, Burch JM, Mattox KL (1988) Management of vascular injuries in the lower extremities. J Trauma 28: 319-329
Gallagher JP, Browder EJ (1968) Extradural hematoma: Experience with 167 patients. J Neurosurg 29: 1-12
Ganz R, Krushell RJ, Jakob RP, Kuffer J (1991) The antishock pelvic clamp. Clin Orthop: 71-78
Georgiadis GM, Behrens FF, Joyce MJ, Earle AS, Simmons AL (1993) Open tibial fractures with severe soft-tissue loss. Limb salvage compared with below-the-knee amputation. J Bone Joint Surg Am 75: 1431-1441
Gregory RT, Gould RJ, Peclet M et al. (1985) The mangled extremity syndrome (M.E.S.): a severity grading system for multisystem injury of the extremity. J Trauma 25: 1147-1150
Gustilo RB, Mendoza RM, Williams DN (1984) Problems in the management of type III (severe) open fractures: a new classification of type III open fractures. J Trauma 24: 742-746
Hansen ST Jr (1987) The type-IIIC tibial fracture. Salvage or amputation [editorial]. J Bone Joint Surg Am 69: 799-800
Helfet DL, Howey T, Sanders R, Johansen K (1990) Limb salvage versus amputation. Preliminary results of the Mangled Extremity Severity Score. Clin Orthop 80-86
Helfet DL, Schmeling GJ (1994) Management of complex acetabular fractures through single nonextensile exposures. Clin Orthop 58-68
Hofman PA, Goris RJ (1991) Timing of osteosynthesis of major fractures in patients with severe brain injury. J Trauma 31: 261-263
Howe HR Jr, Poole GV Jr, Hansen KJ, Clark T, Plonk GW, Koman LA, Pennell TC (1987) Salvage of lower extremities following combined orthopedic and vascular trauma. A predictive salvage index. Am Surg 53: 205-208
Jamieson KG, Yelland JDN (1968) Extradural hematoma: Report of 167 cases. J Neurosurg 29: 13-23
Jeffrey RB Jr, Federle MP, Crass RA (1983) Computed tomography of pancreatic trauma. Radiology 147: 491-494
Johansen K, Bandyk D, Thiele B, Hansen ST Jr (1982) Temporary intraluminal shunts: resolution of a management dilemma in complex vascular injuries. J Trauma 22: 395-402
Johansen K, Daines M, Howey T, Helfet D, Hansen ST Jr (1990) Objective criteria accurately predict amputation following lower extremity trauma. J Trauma 30: 568-572
Krettek C, Schandelmaier P, Rudolf J, Tscherne H (1994) Unreamed nailing of the tibial shaft fractures: update of techniques and results based on the analysis of 75 reviewed cases. Unfallchirurg 11: 575-599
Krettek C, Schandelmaier P, Guy P, Tscherne H (1996) Transartikuläre Rekonstruktion, perkutane Plattenosteosynthese und retrograde Nagelung. Unfallchirurg 99: 2-10
Lange RH, Bach AW, Hansen ST, Johansen KH (1985) Opentibial fractures with associated vascular injuries: prognosis for limbsalvage. j Trauma 25: 203-205
Lynch K, Johansen K (1991) Can Doppler pressure measurement replace »exclusion« arteriography in the diagnosis of occult extremity arterial trauma? Ann Surg 214: 737-741
McNamara MG, Heckman JD, Corley FG (1994) Severe open fractures of the lower extremity: a retrospective evaluation of the Mangled Extremity Severity Score (MESS). J Orthop Trauma 8: 81-87
Meyer J, Walsh J, Schuler J et al. (1987) The early fate of venous repair after civilian vascular trauma. A clinical, hemodynamic, and venographic assessment. Ann Surg 206: 458-464
Modrall JG, Weaver FA, Yellin AE (1993) Vascular considerations in extremity trauma. Orthop Clin North Am 24: 557-563
Nast-Kolb D, Waydhas C, Pfeifer K, Schweiberer L (1994) Langenbecks. Arch Chir Suppl 516-519
Nerlich ML (1991) Kompartment am Unterschenkel. Unfallchirurg 94: 257-261
Pape HC, Dwenger A, Regel G et al. (1992) Pulmonary damage after intramedullary femoral nailing in traumatized sheep - is there an effect from different nailing methods? J Trauma 33: 574-581
Pape HC, Regel G, Dwenger A et al. (1993) Influences of different methods of intramedullary femoral nailing on lung function in patients with multiple trauma. J Trauma 35: 709-716
Pape HC, Dwenger A, Regel G, Remmers D, Tscherne H (1995a) Intramedullary femoral nailing in sheep: does severe injury predispose to pulmonary dysfunction? Eur J Surg 161: 163-171
Pape HC, Remmers D, Regel G, Tscherne H (1995b) Pulmonale Komplikationen nach intremedullärer Stabilisierung langer Röhrenknochen. Einfluß von Operationsverfahren, - Zeitpunkt und Verletzungsmuster. Orthopäde 24: 164-172
Pohlemann T, Bosch U, Gansslen A, Tscherne H (1994) The Hannover experience in management of pelvic fractures. Clin Orthop 69-80
Regel G, Lobenhoffer P, Lehmann U, Pape HC, Pohlemann T, Tscherne H (1993) Ergebnisse in der Behandlung Polytraumatisierter. Eine vergleichende Analyse von 3406 Fällen zwischen 1972 und 1991. Unfallchirurg 96: 350-362
Regel G, Seekamp A, Takacs J, Bauch S, Sturm JA, Tscherne H (1993) Rehabilitation und Reintegration polytraumatisierter Patienten. Unfallchirurg 96: 341-349
Regel G, Pape HC, Pohlemann T, Seekamp A, Bosch U, Tscherne H (1994) Scores als Entscheidungshilfe. Unfallchirurg 97: 211-216
Regel G, Lobenhoffer P, Grotz M, Pape HC, Lehmann U, Tscherne H (1995a) Treatment results of patients with multiple trauma: an analysis of 3406 cases treated between 1972 and 1991 at a German Level I Trauma Center. J Trauma 38: 70-78
Regel G, Weltner T, Pape HC, Grotz M, Tscherne H (1995b) Einfluß verzögert durchgeführter Sekundär-Operation beim Polytraumatisierten auf die Entstehung eines Multi-Organ-Versagens. Langenbecks Arch Chir (Suppl) II: 119-121
Schwartz MR, Weaver FA, Bauer M, Siegel A, Yellin AE (1993) Refining the indications for arteriography in penetrating extremity trauma: a prospective analysis. J Vasc Surg 17: 116-122
Scola E (1991) Pathophysiologie und Druckmessung beim Kompartmentsyndrom. Unfallchirurg 94: 220-224
Seekamp A, Till GO, Mulligan MS, Paulson JC, Anderson DC, Miyasaka M, Ward PA (1994) Role of selectins in local and remote tissue injury following ischemia and reperfusion. Am J Pathol 144: 592-598
Seibel R, LaDuca J, Hassett JM, Babikian G, Mills B, Border DO, Border JR (1985) Blunt multiple trauma (ISS 36), femur traction, and the pulmonary failure-septic state. Ann Surg 202: 283-295
Stürmer KM, Schuchardt W (1980) Neue Aspekte der gedeckten Marknagelung und des Aufbohrens der Markhöhle im Tierexperiment. II. Der intramedulläre Druck beim Aufbohren der Markhöhle. Unfallheilkunde 83: 346-352
Südkamp N, Haas N, Flory PJ, Tscherne H, Berger A (1989) Kriterien der Amputation, Rekonstruktion und Replantation von Extremitäten bei Mehrfachverletzten. Chirurg 60: 774-781
Timberlake GA, O'Connell RC, Kerstein MD (1986) Venous injury: to repair or ligate, the dilemma. J Vasc Surg 4: 553-558
Trentz O (1993) Management des Mehrfachverletzten. Ther Umsch 50: 491-499
Trentz O, Buhren V, Friedl HP (1989) Beckenverletzungen. Chirurg 60: 639-648
Trunkey D (1991) Initial treatment of patients with extensive trauma. N Engl J Med 324: 1259-1263
Tscherne H, Oestern HJ (1982) Die Klassifizierung des Weichteilschadens bei offenen und geschlossenen Frakturen. Unfallheilkunde 85: 111-115
Tscherne H, Oestern HJ, Sturm J (1983) Osteosynthesis of major fractures in polytrauma. World J Surg 7: 80-87
Tscherne H, Regel G, Sturm JA, Friedl HP (1987) Schweregrad und Prioritäten bei Mehrfachverletzungen. Chirurg 58: 631-640
van Os JP, Roumen RM, Schoots FJ, Heystraten FM, Goris RJ (1994) Is early osteosynthesis safe in multiple trauma patients with severe thoracic trauma and pulmonary contusion? J Trauma 36: 495-498
Wagner WH, Calkins ER, Weaver FA, Goodwin JA, Myles RA, Yellin AE (1988) Blunt popliteal artery trauma: one hundred consecutive injuries. J Vasc Surg 7: 736-743

Wenda K, Ritter G, Ahlers J, von Issendorff WD (1990) Nachweis und Effekte von Knochenmarkeinschwemmungen bei Operationen im Bereich der Femurmarkhöhle. Unfallchirurg 93: 56–61

Wenda K, Ritter G, Degreif J, Rudigier J (1988) Zur Genese pulmonaler Komplikationen nach Marknagelosteosynthesen. Unfallchirurg 91: 432–435

Whitesides TE, Heckman MM (1996) Acute Compartment Syndrome: Update on Diagnosis and Treatment. J Amer Aca Orthop Surg, 4: 209–218

Young JW, Burgess AR, Brumback RJ, Poka A (1986) Pelvic fractures: value of plain radiography in early assessment and management. Radiology 160: 445–451

Zhong Wei C, Meyer VE, Kleinert HE, Beasley RW (1981) Present indications and contraindications for replantation as reflected by long-term functional results. Orthop Clin North Am 12: 849–870

Zink PM, Samii M (1991) Die Diagnostik und operative Behandlung des Schädel-Hirn-Traumas im Rahmen der Polytraumaversorgung. Unfallchirurg 94: 122–128

Intensivmedizinische Versorgung

G. REGEL und TH. BECKER

13.1	Aufnahme (TH. BECKER und M. BREHMER)	335
13.1.1	Ärztliche Aufnahme	335
13.1.2	Pflegerische Aufnahme	340
13.2	Standardisierte Maßnahmen (TH. BECKER und G. REGEL)	341
13.2.1	Grundlagen zum Sauerstofftransport	341
13.2.2	Katecholamine	343
13.2.3	Volumentherapie	345
13.3	Respiratorische Aspekte (G. REGEL und TH. BECKER)	347
13.3.1	Beatmungsformen	347
13.3.2	Beatmungsstrategien	350
13.3.3	Weaning	354
13.3.4	Intubation oder Tracheotomie	356
13.3.5	Bronchoskopie und bronchoalveoläre Lavage	359
13.3.6	Lagerung	361
13.4	Gastrointestinale Aspekte (L. BASTIAN und A. WEIMANN)	364
13.4.1	Ernährung	364
13.4.2	Selektive Darmdekontamination (SDD)	367
13.4.3	Abdominelle Komplikationen bei schwerem Trauma	368
13.5	Erweitertes Monitoring und Therapie beim SHT (E. RICKELS und U. LEHMANN)	369
13.5.1	Primäre und sekundäre Läsionen	369
13.5.2	Monitoring des schweren SHT	370
13.5.3	Monitoringgesteuerte Therapie beim SHT	374
13.6	Infektionsprophylaxe und -therapie (W. BISCHOFF)	375
13.6.1	Antibiotikaprophylaxe	375
13.6.2	Antibiotikatherapie vor Erregernachweis	375
13.7	Pflegerische Maßnahmen (E. WIETHAKE)	381
	Literatur	383

Die Behandlung eines Mehrfachverletzten (Polytrauma) stellt eine besondere Herausforderung für die behandelnden Ärzte und das Intensivpflegepersonal dar. Erfahrung, rasche Diagnosestellung und effizientes Handeln entscheiden über das Schicksal dieser Patienten. Die Versorgung Schwer- und Mehrfachverletzter erfordert ein Höchstmaß an Organisation, eine gut ausgebaute Logistik und einen hohen Ausbildungsstand der behandelnden Ärzte und Pflegepersonen. Gerade im Bereich der Intensivmedizin ist eine enge Zusammenarbeit zwischen Arzt und Pflegepersonal erforderlich. Die Anwendung von standardisierten Konzepten in der Behandlung und Pflege des Schwerverletzten hat sich in den letzten Jahren durchgesetzt. Es gibt Maßnahmen, die grundsätzlich bei allen Patienten durchzuführen sind, sowie spezielle Pflege- und Behandlungsmodule, die bei der Behandlung von einzelnen kritischen Verletzungen ihre Berücksichtigung finden.

13.1
Aufnahme (TH. BECKER und M. BREHMER)

Die Aufnahme eines polytraumatisierten Patienten beginnt für das Pflegepersonal bei Ankündigung des Verletzten durch die Notaufnahme. In diesem Gespräch wird das Verletzungsmuster und der derzeitige Zustand des Patienten erfragt.

Hiernach richtet sich der Aufbau des Intensivplatzes und die Vorbereitung des Intensivbettes. Das Intensivbett wird immer mit einer Antidekubitusmatratze, einem tragbaren Beatmungsgerät und einem Ambubeutel ausgerüstet (Tabelle 13.1).

Optimal ist eine an jedem Bettplatz installierte Überwachungseinheit mit einer Medienleiste für die notwendigen Zentralanschlüsse von Sauerstoff, Druckluft und Vakuum sowie mehreren Steckdosen und Erdungsanschlüssen. Eine solche Einheit ermöglicht die komplette Zentralisierung aller notwendigen Geräte (Abb. 13.1).

In vielen Fällen ist die Bereitstellung eines Wärmetherapiegerätes erforderlich, da die Patienten meist in einem unterkühlten Zustand vom Unfallort bzw. aus dem Operationssaal auf die Station kommen. Gleichzeitig sind warme Infusionen und Medikamente, wie z. B. Katecholamine und Notfallmedikamente, in Absprache mit der Anästhesie vorzubereiten.

13.1.1
Ärztliche Aufnahme

Nach der ersten Operationsphase wird der polytraumatisierte Patient von den bis dahin behandelnden Chirurgen und Anästhesisten gemeinsam auf die Intensivstation begleitet. Die Übergabe an das Team der

Tabelle 13.1. Ausrüstung des Intensivpflegeplatzes und der Überwachungseinheit

Intensivbett	Intensivbett	Antidekubitusmatratze mit hydraulischer Höhenverstellung und Möglichkeit für spezielle Lagerungen, Schienensysteme für Infusionen, Drainagen, Extensionen, Transportbeatmungsgerät, Eignung für den Einsatz eines mobilen Röntgengerätes
	Spezialbett	Rotationsbett (Rotorestbett), Schwenkbett für Bauchlagerung, Betten mit anpassungsfähiger Oberfläche durch Wechseldruckbelüftung oder kontinuierlichem Luftstrom
Überwachungseinheit	Medienleiste	Zentralanschlüsse für Sauerstoff, Druckluft, Vakuum, jeweils 4, 24 Steckdosen, 24 Erdungsanschlüsse
	Halte- und Tragesysteme	Stangenhalterungen oder Wandschienensysteme für Infusionsapparate, Infusionsflaschenhalterungen, Monitore, Beatmungsgerät, Absaugeinheit etc.
	Infusionsapparate	≥2 Infusionspumpen, ≥4 Spritzenpumpen
Hämodynamik	Monitor	Standard: RR-invasiv, EKG, ZVD, SpO$_2$, doppelte Temperaturmessung Erweitert: HZV, PAP, PCWP[a], EVLW[b], ETBV[c], ICP, EEG
Respiration	Beatmungsgerät mit Atemwegsbefeuchter, Atemlufterwärmer, Filter, Vernebler	Beatmungsdrücke, -volumina, -flow, I:E-Verhältnis, Compliance, Resistance, Intrinsic-PEEP
	Sauerstoffinsufflationsgerät	Sauerstoffleitung, Sauerstoffsonde, 100% O$_2$-Leitung mit Beatmungsbeutel
	Absaugeinheit	Absaugkatheter in verschiedenen Größen, sterile Einmalhandschuhe
Erwärmungsgeräte	Konvektives Wärmetherapiegerät	Wärmedecken
	Infusionswärmer	Für Blutkonserven, FFP, Thrombozytenkonzentrate
Pflege	Pflegekorb	Diverse Pflegemittel
	Drainageableitungen	Geschlossene Urinableitungssysteme mit Stundenurimeter, Pleuradrainagesysteme mit Sogleitungen und -anschlüssen, Wunddrainagesysteme, z. B. Redonflaschen
	Wäscheabwurfsäcke	
	Abfallkörbe	

Tabelle 13.2. Übergabekriterien bei der ärztlichen Aufnahme

Übergabe	Durch Anästhesie und Chirurgie, gemeinsame Begleitung des Patienten auf die Intensivstation
Anamnese	Kurze Beschreibung mit Initialstatus PTS, GCS, Rettungszeit
Diagnosen	Einschätzung der Verletzungsschwere
Therapie	Primär durchgeführte Operationen
Perioperativer Verlauf	Neurologie mit Pupillenfunktion, CCT-Befund
Hämodynamik mit Blutverluste/Volumentherapie mit Kristalloide, Kolloide, Blutprodukte
Beatmung mit Gasaustausch, Beatmungseinstellung
Diurese/Metabolismus
Körpertemperatur
Labor
Komplikationen
Prozedere	Erweiterte Diagnostik
Second-look-Operationen

Intensivstation beinhaltet eine kurze Anamnese, die Beschreibung des Verletzungsmusters unter Berücksichtigung des hämodynamischen, respiratorischen und neurologischen Initialstatus sowie die bislang erfolgte Diagnostik und Therapie (Tabelle 13.2). Darüber hinaus werden Verlauf, Komplikationen, noch ausstehende Versorgungen und das weitere Prozedere besprochen. Der aktuelle Zustand des Patienten wird rasch unter Überprüfung der Vitalfunktionen, des Blutverlustes über Drainagen und des Standardmoni-

Abb. 13.1. Vorbereiteter Intensivplatz vor Ankunft des Schwerverletzten mit Überwachungseinheit, Medienleiste, Beatmungsgerät sowie Infusions- und Spritzenpumpen

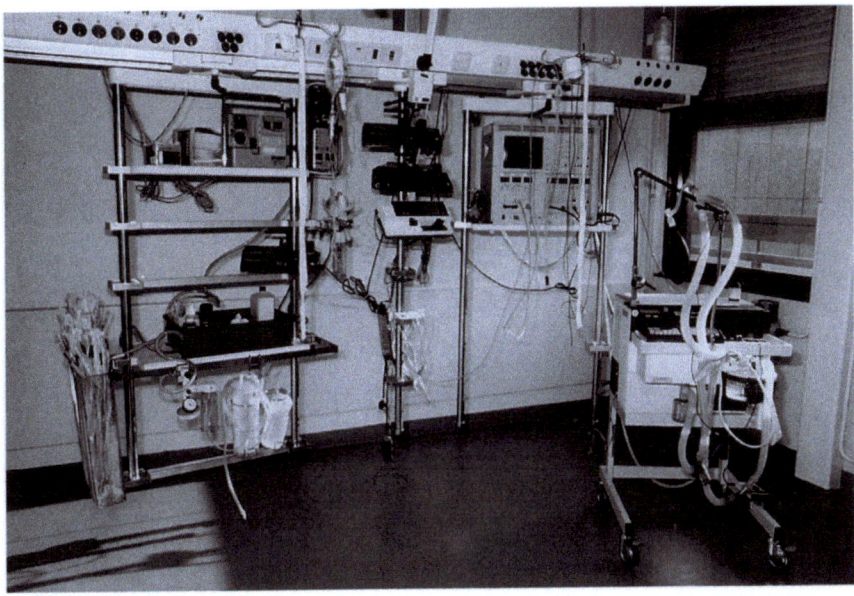

Tabelle 13.3. Kontrolle der Vitalfunktion

		Schnelle Einschätzung	Stabil? Instabil? Dekompensiert?	Spezifische Kriterien
Vitalfunktion	Ventilation		Seitengleiche Belüftung? Suffiziente Beatmung?	Kontrolle der Beatmungsdrücke/-volumina, PEEP, Resistance, Compliance
	Hämodynamik		HF, RR, MAP, ZVD, Diurese	Rhythmus, Druckkurve Oligurie, Anurie Mikro-/Makrohämaturie
	Neurologie		Pupillenkontrolle, Reaktion auf Ansprache, Abwehrreaktionen, Reflexstatus, Kloni	Status der Analgosedierung
	Blutverluste		Drainagenkontrolle, Kontrolle der arteriellen, venösen Zugänge, Verbände	Soganschluß, Schwerkraft, Markierung der Aufnahmemenge, Zugänge fixiert, intraluminal, trocken, durchgeblutet

torings eingeschätzt (Tabelle 13.3). Es folgt eine sorgfältige klinische kraniokaudale Untersuchung des Patienten, die neben den chirurgischen auch die intensivmedizinischen Aspekte, wie Beatmungssituation und bereits vorhandene Zugänge, berücksichtigen soll (Tabelle 13.4). Die wiederholte gründliche klinische Untersuchung ist für den behandelnden Intensivarzt eine äußerst wichtige Aufgabe, um gerade schleichende Zustandsänderungen des Patienten frühzeitig zu erkennen.

■ **Kopf.** Zunächst ist der Tubus und seine Fixation zu kontrollieren. Handelt es sich um einen sogenannten Notfalltubus, (z. B. Oxford-non-kinking oder Magill-Tubus mit Hochdruckcuff) so ist die Umintubation frühzeitig zu planen. Es folgt die erneute Kontrolle der Pupillenfunktion sowie der Bulbusstellung zum Ausschluß einer evtl. neu aufgetretenen Pupillendifferenz oder Blickdeviation.

Bei Vorhandensein eines Schädelhirntraumas ist es essentiell, den initialen computertomographischen Befund genau zu kennen, um Veränderungen im klinischen Verlauf besser einschätzen zu können. Bei diesen Patienten sind regelmäßige (stündliche) Pupillenkontrollen absolut notwendig. Auf eine 30°-Oberkörperhochlage und eine mäßige, kontrollierte Hyperventilation ist zu achten. Die Indikation zur kontinuierlichen Hirndruckmessung ist abzuklären (Kap. 13.5.2).

Bei bestehendem Hirndruck sollten keine intravenösen Zugänge in die Vena jugularis interna eingebracht werden, da diese den venösen Abstrom behindern und zu einer weiteren Hirndrucksteigerung beitragen können. Die zusätzliche Reduktion des PEEP auf maximal 4 cm H_2O ist unter Berücksichtigung der gesamten Beatmungssituation ratsam.

Danach erfolgt die Überprüfung sämtlicher Orifizien. Bei Blutungen aus der Nase oder den Ohren sollte eine Gluko-Sticks-Untersuchung durchgeführt werden,

Tabelle 13.4. Wesentliche Aspekte der kraniokaudalen Untersuchung

Kopf	Pupillenkontrolle, Blutungen aus Ohren, Nasen-Rachen-Raum, ggf. Tamponaden, nicht versorgte chirurgische Wunden, knöcherne Stufenbildung
Thorax	Tubuslage, seitengleiche Belüftung, Stabilitätsprüfung, Hautemphysem, Thoraxdrainagenkontrolle, Fördermenge, Luftleck
Abdomen	Palpationsbefund, Drainagenkontrolle, Abdomen apertum, Sog
Becken	Stabilitätsprüfung, Hämatome insbesondere im Schambereich, Hämaturie
WS[a]	Palpation, tastbare Stufen der Dornfortsätze
Extremitäten	Periphere Durchblutung, Kapillarpuls, Kompartmentgefährdung, Verbandkontrolle, Gipskontrolle, Spaltgips öffnen, Extremitätenlagerung

um möglichem Liquoraustritt aus einer eventuell bisher nicht nachweisbaren frontobasalen Fraktur auszuschließen. Menge und Konsistenz des Blutes sind zu registrieren. Eine Epistaxis ist durch eine vordere Nasentamponade zu stillen und ggf. bei anhaltender arterieller Blutung aus dem Rachenraum durch eine hintere Tamponade mit einer sogenannten BELLOCQ-Tamponade zu versorgen. Danach werden Mundhöhle und Nasen-Rachen-Raum nochmals inspiziert. Es ist dabei auf abgebrochene Zähne, Zungenbisse zu achten und entsprechend zu dokumentieren. Es erfolgt die erneute klinische Prüfung der Stabilität des Ober- und Unterkiefers zum Ausschluß von Mittelgesichtsfrakturen.

Danach wird die Schädelkalotte manuell palpiert zum Ausschluß von evtl. übersehenen Riß-Quetsch-Wunden oder Stufenbildung. Sind Frakturen im Bereich des Mittelgesichtes oder Schädels bereits bekannt, so müssen vorhandene äußere Verletzungszeichen diesen zugeordnet werden und bei Abweichungen neue oder ergänzende Röntgenbilder oder andere Untersuchungen durchgeführt werden.

■ **Hals.** Es ist auf mögliche Gurtmarken im Bereich des Halses zu achten; dabei muß auch an eine mögliche Karotisdissektion gedacht werden. Zusätzlich Überprüfung der Larynxstellung (Gurtverletzung!). Im Bereich des Jugulum erfolgt die manuelle Palpation zum Ausschluß eines Hautemphysems (Mediastinalemphysem), welches meist erst in dieser Phase sekundär auftritt.

■ **Thorax.** Der knöcherne Thorax ist erneut manuell zu untersuchen. Bei Zweifel bzgl. einer Fraktur sollte hier ebenfalls eine Sonographie erfolgen. Die evtl. schon gelegten Thoraxdrainagen sollten sorgfältig auf ein mögliches Abknicken oder eine Blutokklusion kontrolliert werden. Bei Bestehen eines Luftlecks wird unverzüglich eine Saugung angelegt und die Größe des Hubvolumenverlustes dokumentiert (Tabelle 13.5).

Röntgenthorax. Eine Röntgenthoraxaufnahme wird routinemäßig bei Aufnahme des Patienten durchgeführt. Hier sind zu kontrollieren sowohl die Lage des Endotrachealtubus, der zentralvenösen Katheter, des Pulmonaliskatheters und der Thoraxdrainagen. Die Lage der Magensonde kann einen indirekten Hinweis auf eine Zwerchfellruptur geben; bei Unsicherheit kann vor der Röntgenaufnahme Gastrografin über die Magensonde appliziert werden. Zusätzlich ist auf das Vorhandensein von Verschattungen zu achten und zu differenzieren. Häufig wird eine Lungenkontusion nicht im ersten Röntgenbild, wohl aber beim Eintreffen auf der Intensivstation röntgenologisch darstellbar. Ebenso können Zeichen eines Pneumothorax sowie eines Hautemphysems sekundär auftreten. Bei Zweifel sollte kurzfristig eine Kontrollaufnahme im Verlauf erfolgen oder eine erweiterte Diagnostik angeschlossen werden.

■ **Abdomen.** Bei Verdacht auf ein stumpfes Bauchtrauma (Gurtmarken etc.) sollte immer auch im Verlauf das Abdomen palpiert und eine Kontrollsonographie des Bauchraumes erfolgen. Ist bei der initialen

Tabelle 13.5. Schnelldiagnose Thoraxverletzung

Pneumothorax/ Spannungspneumothorax	Inspektion, Palpation, Perkussion, Auskultation	Einseitige Atemexkursion, obere Einflußstauung, Hautemphysem, hypersonorer Klopfschall, einseitig abgeschwächtes Atemgeräusch
	Beatmungssituation	Volumeninkonstante Beatmung bei druckkontrollierter Beatmung, steigende Beatmungsdrücke bei volumenkontrollierter Beatmung, SpO_2-Abfall
	Hämodynamik	Tachykardie, Hypotonie, ZVD-Anstieg, Blutdruckabfall, Volumenmangelkurve, Diureserückgang
Luftleck/Bronchialverletzung	Vor Thoraxdrainage	Wie Spannungspneumothorax
	Nach Thoraxdrainage	Fistelung über Thoraxdrainage
Perikardtamponade	Hämodynamik	Obere Einflußstauung, Hypotonie, ZVD-Anstieg, Herzrhythmusstörungen, Niederspannungs-EKG

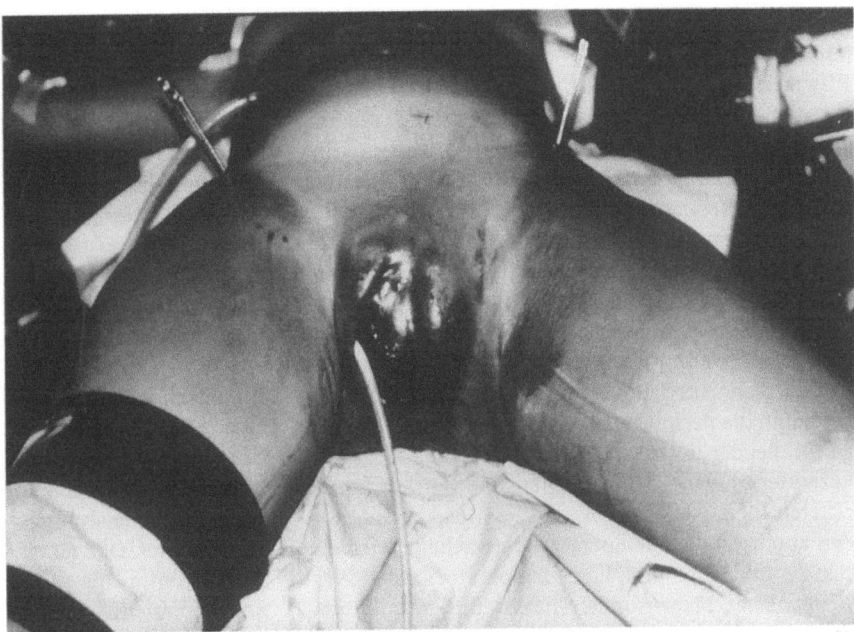

Abb. 13.2. Ausgeprägte Einblutung im Bereich des äußeren Genitales bei Beckenfraktur

Sonographie in der Notaufnahme schon freie Flüssigkeit im Abdomen vorhanden gewesen, so ist eine Kontrolluntersuchung um so zwingender. Die parenchymatösen Organe wie Leber, Milz und Nieren sind hinsichtlich ihrer Kontinuität zu untersuchen. Die Notwendigkeit ergibt sich aus der Gefahr einer zweizeitigen Ruptur (zweizeitige Milzruptur, intraparenchymale Einblutungen in Niere oder Leber) bei diesen Organen. Es ist anzumerken, daß die Möglichkeiten der Kontrollsonographie innerhalb der ersten 24 Stunden deutlich besser sind als im weiteren Verlauf, da sich durch die schock- und traumabedingten Volumenverschiebungen und das interstitielle Ödem die Bedingungen für die Sonographie zunehmend verschlechtern. Zuletzt ist sonographisch die adäquate Lage des Urinkatheters in der Blase zu dokumentieren.

■ **Becken.** Die Stabilität des Beckens ist erneut klinisch in der axialen wie auch in der horizontalen Richtung zu überprüfen. Eventuelle Prellmarken und Gurtmarken sind zu registrieren und mit dem Initialbefund zu korrelieren. Eine erneute Kontrolle der Orifizien hat zu erfolgen, um Lazeration und Blutungen im Schambereich auszuschließen. Weiterhin muß eine zunehmende Weichteilblutung in dieser Region kritisch kontrolliert werden, da teilweise dies als erstes Zeichen einer anhaltenden Beckenblutung zu werten ist (Abb. 13.2). Urinmenge und Farbe werden im Verlauf dokumentiert.

■ **Extremitäten.** Die Extremitätenuntersuchung wird nach dem Standardkonzept wiederholt. Bei Extremitätenfrakturen ist besonders auf die Lagerung zu achten. Bei bestehender Gipsbehandlung sind die Gipsverbände unbedingt hinsichtlich Druckstellen und der peripheren Durchblutung zu kontrollieren. Es hat sich in fast allen Fällen als notwendig erwiesen, postoperativ angelegte Gipsverbände etwas aufzudehnen, da aufgrund der traumatisch und volumentherapie bedingten Flüssigkeitsverschiebung eine weitere ödematöse Auftreibung der Extremitäten stattfindet.

Wichtig ist hierbei der Ausschluß eines *Kompartmentsyndroms*. Dies gilt vor allem für die unteren Extremitäten und insbesondere bei geschlossenen Tibiafrakturen mit II° Weichteilschaden. Bei Verdacht auf Kompartmentsyndrom kann die Anlage einer Dauerdruckmessung erforderlich sein.

Das drohende Kompartmentsyndrom ist rechtzeitig zu erkennen und entsprechend konsequent zu behandeln. Bei Verdacht auf ein Kompartmentsyndrom ist eine Extremitätenhochlagerung kontraindiziert. Bei Frakturen im Bereich des Unterarmes ohne drohendem Kompartmentsyndrom sollte unbedingt eine Hochlagerung und Kühlung durchgeführt werden. Dasselbe gilt für die Frakturen der unteren Extremität. Bei Lagerung in einer Doppelrechtwinkelschiene, z. B. nach stattgehabter Frakturversorgung des distalen Femurs, ist diese zu kontrollieren. Insbesondere ist eine zu hohe Lage der Schiene gefährlich, da sich hierdurch eine Beinvenenthrombose durch Kompression der Vena poplitea und ein nachfolgendes Kompartmentsyndrom der posterior befindlichen Muskellogen entwickeln kann. Alle Verbände sind zu kontrollieren, durchgeblutete Verbände sind mit ausreichend saugfähigen Kompressen zu überwickeln oder ggf. neu anzulegen.

13.1.2
Pflegerische Aufnahme

Als erste Maßnahme bei Aufnahme des Patienten hat die Sicherstellung der hämodynamischen und respiratorischen Überwachung zu erfolgen (Tabelle 13.6).

Der Patient wird an das Beatmungsgerät angeschlossen; die Einstellung des Respirators erfolgt nach Anordnung des Anästhesisten oder des Intensivarztes. Die Beatmungsparameter und Alarmgrenzen sind entsprechend zu kontrollieren.

Das Drei-Punkt-EKG, die invasive Blutdruckmessung und die periphere Sauerstoffsättigung werden angelegt. Bei der invasiven Blutdruckmessung ist auf den korrekten Nullabgleich zu achten. Die warmen, vorbereiteten Infusionslösungen und die Medikamente werden appliziert. Zur Temperaturüberwachung wird eine rektale und eine periphere Temperatursonde gelegt. Urinkatheter, Magensonde, Thorax- und Wunddrainagen werden entsprechend abgeleitet. Die Thoraxdrainagen zusätzlich unter Sog (15–20 cm H_2O) gesetzt. Die Flüssigkeitsverluste über die Drainagen sind bei der Aufnahme mit Uhrzeit zu markieren und zu dokumentieren, um im weiteren Verlauf die Drainagenverluste entsprechend nachzuvollziehen und richtig einzuschätzen.

Um weitere Wärmeverluste zu vermeiden und den Patienten langsam aufwärmen zu können, wird der Patient mit einer Wärmematte eines konvektiven Hyperthermiegerätes zugedeckt.

Die erste postoperative Blutentnahme erfolgt unmittelbar nach der Aufnahme. Routinemäßig wird eine Kontrolle des Blutbildes, arterielle Blutgase, kleines Enzymlabor, Elektrolyte mit Nierenwerten und eine sogenannte große Gerinnung durchgeführt. Die Routineabnahmen sind standardisiert und werden 30 min, 1 h, 2 h, alle 4–8 h postoperativ je nach Zustand des Patienten und Auffälligkeiten wiederholt. Spezielle Blutentnahmen richten sich nach der Anordnung des Intensivarztes und dem besonderen Verletzungsmuster. Obligat ist eine erweiterte Leberlabordiagnostik im 12- bis 24-Stunden-Abstand, so z.B. bei einem stumpfen Bauchtrauma die Leberenzyme mit Laktat und Ammoniak, bei einer Pankreasverletzung zusätzlich Amylase und Lipase. Bei einer Herzkontusion werden neben einem 12-Kanal-EKG und Echokardiographie die Herzenzyme kontrolliert (Tabelle 13.7).

Tabelle 13.6. Check-up Pflegerische Aufnahme

1. Sicherung der Atmung	Beatmungsparameter einstellen, Beatmungsgerät an Patienten anschließen, Kontrolle der Beatmungsparameter	
2. Sicherung der Hämodynamik	Drei-Punkt-EKG, invasive Blutdruckmessung, SpO_2	Korrekter Nullabgleich
3. Volumentherapie	Warme Infusionslösungen, Medikamentenapplikation über Perfusoren, ggf. Bluttransfusionen	Ggf. Infusionswärmer
4. Temperaturüberwachung	Rektale periphere Temperatursonde	
5. Sicherung der Drainagen	Urinkatheter, Magensonde, Thoraxdrainagen, Redon-/Wunddrainagen	Stundenurometer, Magenbeutel, Soganschluß, meist Schwerkraft, jeweils Menge und Uhrzeit markieren!

Tabelle 13.7. Laborkontrollen

	Postoperativ	Stabil?	Kontrolle	Instabil?	Kontrolle
Standard	Blutbild, arterielle Blutgase, Nierenwerte, Elektrolyte, Glukose, große Gerinnung, (Quick, PTT, Fibrinogen, Faktor II und V), AT III, Kleine Enzyme (GOT, GPT, GLDH, Bilirubin, Amylase, CK)	Ja	2 h BB[b], BGA, kleine Gerinnung (Quick, PTT), Elektrolyte, Glukose, weitere Kontrollen 4 h, 8 h	Ja	30 min bzw. 1 h BB[b], BGA, Gerinnung, Glukose, Elektrolyte, weitere Kontrollen nach Stabilität und Auffälligkeit
Optional	Progredienter Schock	Laktat			
	Stumpfes Bauchtrauma	Laktat, GOT, GPT, Bilirubin, S-Amylase, U-Amylase, Nierenwerte			
	Leberverletzung »großes Leberlabor«	GOT, GPT, GLDH, CHE, Bilirubin, AP, γ-GT, Laktat, Ammoniak			
	Pankreasverletzung	S-Amylase, U-Amylase (Lipase)			
	Herzkontusion	CK, CK-MB, Myoglobin			

Nach der ersten Blutabnahme wird das weitere Therapiemanagement festgelegt. Die Respiratoreinstellung wird nach der ersten BGA kontrolliert und ggf. korrigiert. Frühzeitig müssen gekreuzte Blutkonserven, gefrorenes Frischplasma und Gerinnungsfaktoren in der Blutbank bereitgestellt sein, um bei einem plötzlichem Handlungsbedarf keine kostbare Zeit zu verlieren.

Ist dieser Check-up abgeschlossen, kann nach entsprechender kardiopulmonaler Stabilisierung und Normalisierung der Körperkerntemperatur (> 36 °C) mit einem standardisierten Pflegeplan begonnen werden (s. Kap. 13.7).

13.2
Standardisierte Maßnahmen
(TH. BECKER und G. REGEL)

Zum Standardmonitoring des Schwerverletzten gehört die hämodynamische (invasiver Blutdruck, ZVD, EKG), respiratorische (periphere Pulsoxymetrie, endexspiratorische CO_2-Messung, Beatmungsparameter) und die zweifache Temperaturmessung.

Beim Vorliegen eines schweren SHT ist die intrazerebrale Hirndruckmessung ebenfalls angezeigt.

Das hämodynamische oder respiratorische Monitoring kann in speziellen Fällen durch eine kontinuierliche HZV/SvO2-Messung, sowie eine On-line-BGA-Messung erweitert werden (Tabelle 13.8).

13.2.1
Grundlagen zum Sauerstofftransport

Die Auseinandersetzung mit den Folgen des traumatisch-hämorrhagischen Schocks steht als ärztliche Maßnahme im Mittelpunkt bei der Behandlung des Schwerverletzten in der Intensivperiode.

Die adäquate Versorgung der Zellen mit Sauerstoff steht ganz im Vordergrund der intensivtherapeutischen Bemühungen, da Sauerstoff für den Organismus im Gegensatz zu anderen Substraten nicht speicherbar ist und von allen Substraten die höchste Ausschöpfungsrate hat. Eine Unterbrechung der Sauerstoffzufuhr führt nach kurzer Zeit zu einer anaeroben Stoffwechsellage bishin zum Zelluntergang (Rahn 1964). Eine Prolongation des Schocks mit ausgeprägter Hypoxämie kann in diesem Zusammenhang deletäre Folgen haben.

Diese Zusammenhänge zwischen den Substrataustauschvorgängen auf kapillärer und zellulärer Ebene

Tabelle 13.8. Monitoring

Hämodynamik	Standard	3-Punkt-EKG-Ableitung blutige arterielle Druckmessung (ggf. zusätzlich auch nichtinvasiv) zentralvenöser Druck pulmonal-arterieller Druck Herzzeitvolumen pulmonalkapillärer Verschlußdruck gemischtvenöse Sättigung	EKG $P_{sys, dia}$ MAP ZVD PAP HZV PCWP SvO_2
	Optional	Kontinuierlich HZV kontinuierlich SvO_2 extravaskuläres Lungenwasser Lungenblutvolumen intrathorakales Blutvolumen totales Blutvolumen	On-line HZV On-line SvO_2 EVLW PBV ITBV TBV
Ventilation	Standard	Periphere Pulsoximetrie endexspiratorisches CO_2 Blutgasanalyse Beatmungsdrücke Beatmungsvolumina Flow positiver endexspiratorischer Druck Atemzeitverhältnisse Compliance Resistance intrinsic-PEEP	SpO_2 eCO_2 pH, pO_2, pCO_2, BE, HCO_3, SaO_2 P_{max}, P_{Mittel} V_t l/min PEEP I:E C R Intrinsic-PEEP
	Optional	On-line-BGA-Messung	pO_2, pCO_2, pH
Andere	Standard	Doppelte Temperaturmessung intrakranielle Druckmessung	Temp ICP
	Optional	EEG Kalorimetrie Fremdgasanalyse (NO_x)	

Tabelle 13.9. Formeln zur O_2-Bilanz

	Abk.	Formel	Normwerte	Einheit
Herzzeitvolumen (HZV)	CO	$= HF \cdot SV$	>2,5	l/min
Sauerstoffangebot	DO_2	$= CO \cdot CaO_2$	600–1200	ml/min/m2
Arterieller Sauerstoffgehalt	CaO_2	$= 1{,}39 \cdot Hb \cdot SaO_2 + 0{,}0031\, PaO_2$	ca. 21	mlO_2/100 ml Blut
Sauerstoffverbrauch	VO_2	$= CO \cdot CaO_2 - CvO_2$	200–300	ml/min/m2
Gem. ven. Sauerstoffgehalt	CvO_2	$= 1{,}39 \cdot Hb \cdot SvO_2 + 0{,}0031\, PvO_2$	ca. 16	mlO_2/100 ml Blut

erkannte bereits der deutsche Physiologe Pflügler 1872 als die Hauptaufgabe des kardiorespiratorischen Systems, den Organismus mit Substraten zu versorgen und die Stoffwechselmetabolite zu beseitigen:

Hier liegt das wesentliche Geheimnis für die Regulation der durch den Gesamtorganismus verbrauchten Sauerstoffmenge, die nur die Zelle selbst bestimmt, nicht der Sauerstoffgehalt des Blutes, nicht die Spannung des Aortensystems, nicht die Geschwindigkeit des Blutstromes, nicht der Modus der Respiration. Alle diese Momente sind nebensächlich und untergeordnet. Sie kombinieren sich nur in ihrer Aktion zum Dienste der Zelle.

Der entscheidene Parameter für die Prognose und die entscheidenen therapeutischen Ziele sind somit nicht der Blutdruck oder die Herzfrequenz, sondern Schlagvolumen pro Zeiteinheit und die letztlich zur Verfügung stehende Sauerstoffmenge.

Für die Intensivmedizin wurde diese inzwischen mehr als 100 Jahre gültige Erkenntnis im letzten Jahrzehnt erneut aufgegriffen und die Optimierung des Sauerstofftransportes und der Sauerstoffverfügbarkeit als wichtigstes therapeutisches Ziel herausgestellt (Shoemaker 1984). Zahlreiche Studien (Bland et al. 1985; Bihari et al. 1987; Carlsson et al. 1984; Nuytinck u. Goris 1985) zeigten eine eindeutige Abhängigkeit zwischen dem Sauerstoffverbrauch (VO_2) und dem Sauerstoffangebot (DO_2) bei kritisch kranken Intensivpatienten. Es besteht eine lineare Korrelation von DO_2 und VO_2, auch die Prognose korreliert mit dem VO_2/DO_2-Quotienten, mit steigendem O_2-Angebot (DO_2) stieg auch die Prognose. Ein erhöhtes O_2-Angebot (DO_2) führt zu einem erhöhtem O_2-Verbrauch (VO_2), im Sinne einer verbesserten O_2-Ausschöpfung. Das O_2-Angebot (DO_2) ist also dem O_2-Verbrauch (VO_2) anzupassen, um insbesondere die Mikrozirkulation im Schock zu verbessern.

Das O_2-Angebot (DO_2) wird durch den arteriellen O_2-Gehalt und das HZV bestimmt. Die arterielle Oxygenierung wird in erster Linie von der pulmonalen O_2-Aufnahme bestimmt.

Während das Sauerstoffangebot über die Messung des HZV, des Hämoglobingehaltes und der arteriellen O_2-Sättigung berechnet werden kann, kann der O_2-Verbrauch (VO_2) mittels der umgewandelten Fick-Gleichung durch das HZV und die arteriovenöse O_2-Gehaltsdifferenz berechnet werden (Tabelle 13.9):

$$VO_2 = HZV \cdot (CaO_2 - CvO_2)$$
$$VO_2 = HZV \cdot Hb \cdot 1{,}34 \cdot (SaO_2 - SvO_2) + 0{,}0031 \cdot pO_2$$

Dieses Verfahren erfordert die Pulmonalkatheterisierung zur HZV-Bestimmung und zur Gewinnung von gemischtvenösen Blutproben. Demnach hängt die Größe des O_2-Verbrauchs von folgenden Faktoren ab: Konzentration des Hämoglobins, Grad der O_2-Sättigung, Transport des sauerstoffgesättigten Hämoglobins (HZV) und dem physikalisch gelösten Sauerstoff in vernachlässigbar kleiner Menge.

Inzwischen herrscht Einigkeit in der Literatur (Bihari et al. 1987; Blant et al. 1985; Carlsson et al. 1984; Vincent u. Preiser 1993) darüber, daß ein erhöhtes DO_2 die Gewebehypoxie vermindern kann und damit die Prognose des Patienten deutlich verbessert. Zur Senkung der Morbidität und Mortalität sollten möglichst folgende Größen angestrebt werden:

- Steigerung des Cardiac-Index > 4,5 l/min/m²,
- DO_2 > 550 ml/min/m²,
- VO_2 > 170 ml/min/m².

Diese Ziele werden durch eine Erhöhung der kardialen Auswurfleistung, eine Normalisierung des Hämoglobins und durch eine ausreichende O_2-Sättigung des Blutes erreicht. Somit kommt der Volumentherapie, Beatmungstherapie und der medikamentösen Therapie eine entscheidende Rolle zu.

- Volumentherapie: Verbesserung des HZV, Aufrechterhaltung des Hb;
- Beatmungstherapie: Erhöhung der pulmonalen O_2-Aufnahme, Erhöhung des arteriellen O_2-Gehaltes;
- Medikamente: Verbesserung der kardialen Auswurfleistung; Verbesserung der DO_2.

Vor diesem Hintergrund erscheinen diese Zielgrößen zur Steigerung des Sauerstoffangebotes durchaus sinnvoll, obwohl kritischerweise es nicht immer gelingen wird, eine Korrektur in der Mikrozirkulation auf zellulärer Ebene zu erreichen (Abb. 13.3 a). Die Steigerung des Sauerstoffangebotes zur Anpassung an den Sauerstoffverbrauch einerseits, aber auch die Senkung des Sauerstoffverbrauches durch eine gezielte Analogsedierung, kontrollierte Beatmung und den Einsatz von Muskelrelaxantien andererseits, sind wichtige therapeutische Schwerpunkte (Aubier et al. 1983; Boyd et al. 1992; Carlsson 1981, 1982; Cogeshall 1985; Field et al. 1982; Hussain u. Roussos 1985; Kuckelt et al. 1990).

Bei einer Steigerung des O_2-Verbrauches bzw. einer Verringerung des O_2-Angebotes verfügt der Organismus über zwei wesentliche Kompensationsmechanismen zur Aufrechterhaltung der Gewebeoxygenierung.

Dies sind die Steigerung des HZV und/oder eine Zunahme der O_2-Extraktion, die zu einer Vergrößerung der $avDO_2$ führt. Das Verhältnis von O_2-Angebot und O_2-Verbrauch (DO_2/VO_2) gibt eine Aussage darüber, inwieweit diese Mechanismen ausgenutzt sind. Die normale O_2-Ausschöpfung beträgt ungefähr 20% (SaO_2 97% – SvO_2 77%), die bei vermindertem Sauerstoffangebot weitergesteigert werden kann. Diese vermehrte Ausschöpfung wird insbesondere dann genutzt, wenn ein verbessertes O_2-Angebot durch eine Steigerung des HZV nicht mehr gewährleistet werden kann. Ab einer gemischtvenösen Sättigung von weniger als 40% kommt es zu einer zunehmenden Laktatazidose (Schweiss 1982).

Weniger aufwendig als die Berechnung des O_2-Angebotes und des O_2-Verbrauches ist die Bestimmung der gemischtvenösen Sättigung (SvO_2), die eine gute Aussage über das Verhältnis von DO_2 und VO_2 angibt (Baele et al. 1982; Schweiss 1982). Dabei verhält sich die gemischtvenöse Sättigung (SvO_2) in klinisch relevanten Bereichen parallel zum DO_2/VO_2-Quotienten. Sie eignet sich gut als früher klinischer Parameter zur Erkennung einer Sauerstoffschuld.

Mit Einschränkung kann als weniger invasiv auch die zentralvenöse Sättigung ($ScvO_2$) zur Beurteilung herangezogen werden, die zwar deutlich unterschiedlich von der gemischtvenösen Sättigung ist, aber stets ein paralleles Verhalten zur gemischtvenösen Sättigung aufweist (Reinhart et al. 1984).

13.2.2
Katecholamine

Positiv-inotrope Substanzen finden beim Schwerverletzten u. a. ihre Anwendung zur Steuerung des Herzindex und zur Verbesserung des O_2-Angebotes, wenn die Volumentherapie nicht ausreichend ist, um eine Stabilisierung der Hämodynamik zu erreichen (Abb. 13.3). Die Volumentherapie allein kann bei einem Schwerstverletzten das Auswurfvolumen des Herzens nur bedingt steigern. Trotz Masseninfusion kann dann das HZV gleich bleiben oder gar abfallen. Durch die Zunahme des endiastolischen Ventrikeldruckes kommt es auch zu einer Drucksteigerung in dem Lungenkapillarbett, die eine Zunahme der Lungenstauung bis zum Lungenödem bewirken kann. Weiterhin zeigt sich eine verbesserte Prognose bei chirurgischen Risikopatienten, die einen gesteigerten Herzindex, eine erhöhte Sauerstoffausschöpfung und Sauerstoffverbrauch aufwiesen (Shoemaker et al. 1991). Somit sollten positiv-inotrope Substanzen nicht nur zur Verbesserung der Makrohämodynamik Verwendung finden, sondern können auch gezielt zur Optimierung der Mikrozirkulation eingesetzt werden.

Die positiv-inotropen Substanzen verbessern die Ventrikelfunktionskurve durch eine Kontraktilitätssteigerung des Myokards. Durch die Kontraktilitätssteigerung und Herzfrequenzsteigerung wird jedoch der O_2-Verbrauch des Myokards erhöht. Als positiv-inotrope Substanzen werden im wesentlichen die Katecholamine Dopamin, Dobutamin, Adrenalin, Noradrenalin und seit kurzem auch Dopexamin eingesetzt. Die unterschiedliche Wirkung der Katecholamine variiert dosisabhängig in der Beeinflussung der Herzfrequenz, des pulmonalkapillären Verschlußdruckes und des peripheren Widerstandes (Tabelle 13.10).

■ **Dopamin** hat eine dosisabhängige α- und β-adrenerge Wirkung und eine agonistische dopaminerge Wirkung auf das Splanchnikusgebiet. In niedriger Dosis (2–4 µg/kgKG/min) (sog. Nierendosis) bewirkt Dopamin eine über die dopaminergen Rezeptoren vermittelte Vasodilatation im Splanchnikusgebiet. Dies führt zu einer verbesserten Durchblutung der Mesenterial- und Nierengefäße. An den Nieren kommt es zu einer Zunahme der glomerulären Filtration und zur erhöhten Natriumexkretion mit einer klinisch relevanten Diuresezunahme. Die in dieser Konzentration fast ausschließliche β-Rezeptorstimulation bewirkt einen Kontraktilitätsanstieg mit einer Steigerung des HZV und des arteriellen Blutdrucks. Der systemische Widerstand bleibt unverändert oder ist leicht abgefallen. In

Tabelle 13.10. Wirkungsspektrum der Katecholamine

	Rezeptoren	Herzzeit-volumen	Herz-frequenz	Füllungs-druck	Peripherer Widerstand	Arterieller Blutdruck	Nieren-funktion
Dopamin	dopaminerge, α, β	↑↑	↑↑	↑	↓↑	↑	↑
Dobutamin	β	↑↑	↑	↓	↓↓	↓↑	∅
Dopexamin	dopaminerge, β	↑↑	↓↑	↓	↓↓	↓↑	∅
Noradrenalin	α	↓↑	↓↑	↑	↑↑	↑↑	∅
Adrenalin	α, β	↑↑	↑↑	↑	↑	↑	∅

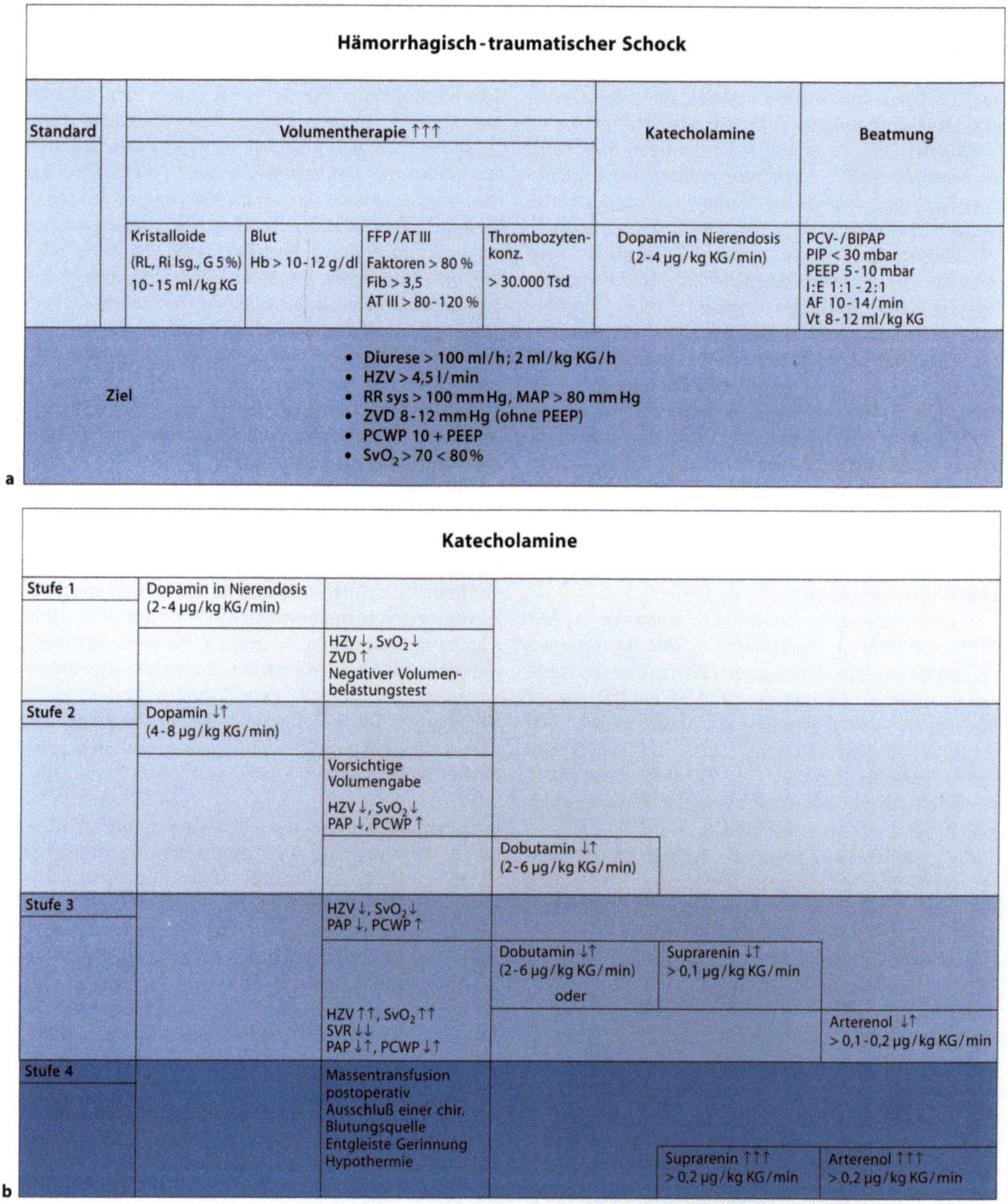

Hämorrhagisch-traumatischer Schock

Standard	Volumentherapie ↑↑↑				Katecholamine	Beatmung
	Kristalloide (RL, Ri lsg., G 5%) 10-15 ml/kg KG	Blut Hb > 10-12 g/dl	FFP/AT III Faktoren > 80 % Fib > 3,5 AT III > 80-120 %	Thrombozyten-konz. > 30.000 Tsd	Dopamin in Nierendosis (2-4 μg/kg KG/min)	PCV-/BIPAP PIP < 30 mbar PEEP 5-10 mbar I:E 1:1 - 2:1 AF 10-14/min Vt 8-12 ml/kg KG
Ziel	• Diurese > 100 ml/h; 2 ml/kg KG/h • HZV > 4,5 l/min • RR sys > 100 mmHg, MAP > 80 mmHg • ZVD 8-12 mmHg (ohne PEEP) • PCWP 10 + PEEP • SvO_2 > 70 < 80%					

a

Katecholamine

Stufe 1	Dopamin in Nierendosis (2-4 μg/kg KG/min)			
		HZV ↓, SvO_2 ↓ ZVD ↑ Negativer Volumen-belastungstest		
Stufe 2	Dopamin ↓↑ (4-8 μg/kg KG/min)			
		Vorsichtige Volumengabe HZV ↓, SvO_2 ↓ PAP ↓, PCWP ↑		
			Dobutamin ↓↑ (2-6 μg/kg KG/min)	
Stufe 3		HZV ↓, SvO_2 ↓ PAP ↓, PCWP ↑		
			Dobutamin ↓↑ (2-6 μg/kg KG/min) oder	Suprarenin ↓↑ > 0,1 μg/kg KG/min
		HZV ↑↑, SvO_2 ↑↑ SVR ↓↓ PAP ↓↑, PCWP ↓↑		Arterenol ↓↑ > 0,1-0,2 μg/kg KG/min
Stufe 4		Massentransfusion postoperativ Ausschluß einer chir. Blutungsquelle Entgleiste Gerinnung Hypothermie		
			Suprarenin ↑↑↑ > 0,2 μg/kg KG/min	Arterenol ↑↑↑ > 0,2 μg/kg KG/min

b

Abb. 13.3 a, b. Stufenschema **a** zur Volumen-, **b** zur Katecholamintherapie beim traumatisch-hämorrhagischen Schock (nähere Erläuterung s. Text)

höherer Dosis (6-8 μg/kgKG/min) überwiegt zunehmend die α-Rezeptorstimulation mit nachfolgendem Anstieg des systemischen Widerstandes, einem Anstieg des Pulmonalkapillardruckes und Steigerung der Herzfrequenz. Werden mit einer Dopaminmonotherapie in Höchstdosen (> 10 μm/kgKG/min) keine adäquaten Kreislaufverhältnisse erzielt, zeigt die klinische Erfahrung, daß eine weitere Dosissteigerung keinen zusätzlichen therapeutischen Effekt bewirkt. Dopamin wird in der Regel als Mittel der ersten Wahl auf der Intensivstation zur Unterstützung von Herz- und Nierenfunktion besonders unter PEEP-Beatmung

Tabelle 13.11. Perfusordosierung der Katecholamine

Substanz	Perfusor [mg/ml]	Dosis [mg/ml]	Niedrige Dosis [µg/kgKG/min]	Mittlere Dosis [µg/kgKG/min]	Hohe Dosis [µg/kgKG/min]
Dopamin	250/50	5	2–4	6–8	>10
Dobutamin	250/50	5	2–5	5–10	10–15
Dopexamin	50/50	1	0,5–1	1–3	> 4
Noradrenalin	5/50	0,1	0,05–0,1	0,1–0,15	> 0,2
Adrenalin	5/50	0,1	0,05–0,1	0,1–0,15	> 0,2

eingesetzt. Gerne wird es mit Nitraten zur Senkung der füllungsdrucksteigernden Wirkung kombiniert.

- **Dobutamin** zeigt in niedriger Dosierung (2–5 µg/kgKG/min) eine überwiegende β_1-Stimulation. Es ergibt sich eine Steigerung des HZV sowie eine Senkung des Pulmonalkapillardruckes. Der systemische Widerstand fällt auf Grund einer β_2-agonistischen Wirkung. In mittlerer Dosis (5–10 µg/kgKG/min) bleibt der Blutdruck im wesentlichen unverändert. Erst in hohen Dosen (10–15 µg/kgKG/min) bei einer zunehmenden α-Stimulation kommt es zu einem Blutdruck- und Herzfrequenzanstieg. Im Gegensatz zum Dopamin scheint Dobutamin eine verbesserte Myokarddurchblutung zu bewirken und scheint das Mittel der Wahl zur Optimierung der DO_2 zu sein (s. Abb. 13.3 b).

- **Dopexamin** besitzt neben seiner positiv-inotropen Wirkung eine ausgeprägte peripher vasodilatorische Wirkung. Dopexamin ist ein starker dopaminerger und β_2-Agonist, hingegen ein geringer β_1- und α_1-Agonist. Im Gegensatz zum Dopamin ist die positiv-inotrope Wirkung schwächer; die Durchblutung des Splanchnikusgebietes und der Nieren werden deutlich gesteigert. Dopexamin zeigt somit einen zusätzlichen therapeutischen Effekt zur Verbesserung der intestinalen Zirkulation. Im Vergleich zum Dobutamin ist die Wirkung auf Schlagindex und Herzfrequenz bei Dosisäquivalenz ähnlich, die Senkung des Blutdruckes sowie des peripheren und systemischen Widerstandes deutlich ausgeprägter. Durch die ausgeprägte periphere Vasodilatation wird der O_2-Verbrauch im Gegensatz zu den anderen Katecholaminen günstig beeinflußt.

- **Noradrenalin** führt über eine ausgeprägte α-Rezeptorwirkung zu einer peripheren Vasokonstriktion mit Anstieg des peripheren Widerstandes und einem Anstieg des systolischen, diastolischen Blutdrucks sowie des Pulmonalkapillardrucks. Das HZV, die Herzfrequenz bleibt gleich oder steigt nur geringfügig an. Zusätzlich führt Noradrenalin zu einer Verbesserung der Koronarperfusion. Zum Anheben des Blutdrucks und des peripheren Widerstandes sind niedrige bis mittlere Dosierungen (0,05–0,15 µg/kgKG/min) oft schon ausreichend. Je nach Krankheitsbild können aber erheblich höhere Dosen notwendig werden. Die Indikation für Noradrenalin besteht bei erniedrigtem peripheren Widerstand und einem mindestens normalen HZV. Als Monotherapeutikum wird es eher selten eingesetzt, häufig in Kombination mit anderen Katecholaminen zur differenzierten Therapie. Der Einsatz beim hypovolämischen Schock ist nur als Ultima ratio bei nicht beherrschbaren Blutungen zur Aufrechterhaltung eines Kreislaufes gerechtfertigt. Ein bestehender Volumenmangel darf auf keinen Fall durch den Einsatz von vasokonstringierenden Medikamenten kaschiert werden, da dieser den pathophysiologischen Mechanismus, vor allem die Konstriktion der venulären Kapazitätsgefäße, weiter fördert.

- **Adrenalin** bewirkt eine nicht selektive Stimulation der α- und β-Rezeptoren. In niedriger Dosierung (0,05–0,1 µg/kgKG/min) bewirkt Adrenalin eine starke Zunahme der Kontraktilität, Koronardilatation und Erregungsleitung über die β_1-Rezeptorstimulation und eine Bronchodilatation sowie periphere Vasodilatation über eine β_2-Rezeptorstimulation. Die periphere Vasodilatation ist klinisch jedoch durch die gleichzeitige α-Stimulation kaum nachweisbar. In höherer Dosis (> 0,2 µg/kgKG/min) kommt es zu einer zunehmenden α-Wirkung. Falls durch die Kombination der anderen Katecholamine kein adäquater therapeutischer Effekt erzielt werden kann oder ausgeprägte Tachykardien entstehen, wird Adrenalin zusätzlich kombiniert oder substituiert (Tabelle 13.10 und 13.11).

Bei einem kritisch kranken Intensivpatienten wird man je nach Pathologie auf die Kombination von zwei oder mehreren Katecholaminen zurückgreifen. Eine differenzierte Katecholamintherapie sollte möglichst unter Swan-Ganz-Monitoring erfolgen, um Volumentherapie und Katecholamine genau aufeinander abzustimmen.

13.2.3
Volumentherapie

Ziel einer suffizienten Volumentherapie muß es sein, die Wiederherstellung und Stabilisierung der intravasalen, interstitiellen und intrazellulären Flüssigkeitsverhältnisse zu erreichen, mit daraus resultierender Verbesserung der kapillären Perfusion, einer Optimierung der Sauerstofftransportkapazität, Prävention der Mediatoraktivierung und einer Senkung des Reperfusionsschadens. Die Volumentherapie beim schwerverletzten Patienten ist somit nicht nur die Therapie, sondern auch die beste Prophylaxe gegen schockinduzierte Komplikationen (Kreimeier et al. 1987; Messmer 1986).

In der Literatur findet sich bisher kein Beweis für die eindeutigen Vorteile der Volumentherapie mit körperfremden Kolloiden. Eine vergleichende Analyse von Kristalloiden und Kolloiden bezüglich Mortalität und Komplikationsraten fehlt in diesem Patientengut. Grundsätzlich muß man die Vergleichbarkeit der zahlreichen Publikationen vorsichtig bewerten, da häufig ein unterschiedlicher Versuchsaufbau mit unterschiedlichen Meßparametern und ein nicht vergleichbares Patientengut vorliegt (Rasmussen u. Kehlet 1989). Trotzdem scheint man in letzter Zeit den kolloiden Lösungen auf Grund ihrer längeren intravasalen Volumenwirksamkeit zumindest präklinisch den Vorzug zu geben (Falk et al. 1983; Kröll u. List 1994; Messmer 1986). Häufig ist bis zum Eintreffen in der Klinik bereits die tolerable Maximaldosis erreicht, so daß immer zur Volumentherapie eine ausreichende Gabe von Kristalloiden gehört. Die kristalloiden Lösungen müssen auf Grund der geringeren intravasalen Verweildauer bei Blutverlusten im Verhältnis von 4:1 infundiert werden, was die Anlage von mehreren großlumigen Zugängen sowie eine frühzeitige extensive Volumentherapie als Druckinfusion notwendig macht. Bei der initialen Volumenersatztherapie scheint ein Verhältnis von Kristalloiden zu Kolloiden von 2:1 bis 3:1 zur Auffüllung der extra- und intravasalen Kompartimente besonders günstig zu sein, zumal ein signifikanter Anstieg von DO_2 und VO_2 nach Infusion von Kolloiden gefunden wurde (Shoemaker et al. 1991). Eine mögliche Bereicherung der modernen Schocktherapie scheint die sogenannte »small volume resuscitation« mit hypertonen Lösungen zu sein (Kreimeier et al. 1987; Kröll et al. 1994). Durch eine rasche Mobilisierung der extravasalen Flüssigkeit und eine verbesserte arteriolare Vasomotion kommt es zu einer Optimierung der Gewebeperfusion und der Gewebesauerstoffversorgung. Insbesondere die Kombination aus hypertonen- hyperonkotischen Lösungen kann hier effektiv sein.

Trotz dieser neueren Therapieansätze können sie nur flankierende initiale Maßnahmen bei einem schweren Polytrauma sein. Unter Berücksichtigung der akzeptablen Höchstdosen für Kolloide (20 ml/kg/die; 1,5-2 l/die) und hypertonen- hyperonkotischen Lösungen (4 ml/kgKG) kann die Fortsetzung der Volumentherapie insbesondere bei einer Massentransfusion nur mit Kristalloiden und Blutersatzstoffen erfolgen. Bei der Volumentherapie hat es sich bewährt, sich an der Urinausscheidung als einen sensitiven klinischen Parameter bei der Volumensteuerung zu orientieren, wobei Verletzungen der ableitenden Harnwege insbesondere beim Beckentrauma ausgeschlossen sein müssen. Dabei sollte eine Stundendiurese (> 80 ml/h), ein erhöhter PaO_2 (> 150 mmHG), ein erhöhter Cardiacindex (> 4,5 l/min/m²) und ein ausreichender Hb (10 g/dl) angestrebt werden. Differentialdiagnostisch muß bei einer Oligo-/Anurie auch an ein schockbedingtes akutes Nierenversagen gedacht werden, welches aber extrem selten ist.

Intravasale Katheter

Der einfachste und effektivste venöse Zugang bei hypovolämischen Patienten ist die periphere, großlumige und kurze Venenverweilkanüle. Standardgemäß werden beim Polytrauma bereits präklinisch mehrere dieser großlumigen Zugänge (10-14 Gg.) angelegt und frühzeitig mit einer aggressiven Volumentherapie begonnen. In der Regel wird bei der Primärversorgung in der Notaufnahme zusätzlich ein mehrlumiger zentraler Venenverweilkatheter, eine großlumige Schleuse (7,5-8 French) und ein arterieller Katheter zur invasiven Blutdruckmessung und Blutgaskontrolle appliziert (Tabelle 13.12).

Tabelle 13.12. Intravasale Zugänge

	Standard			
Venös	Periphere Venenverweilkanülen	10-14 Ga		Standardinfusionssystem
	Zentraler Triplelumenkatheter	16-18 Ga	V. jugularis V. subclavia	Standardinfusionssystem
	Ggf. Schleuse	7,5-8 Fr	V. jugularis V. subclavia	
Arteriell			A. radialis A. femoralis	
	Massentransfusion			
Venös	Zentraler Large-/Bore-Triplelumenkatheter	12 Fr	V. jugularis V. subclavia	High-Flow-Infusionssystem
	Single-Lumen-Hämodialysekatheter	8,5 Fr	V. sectio V. femoralis	

Falls initial gelegte periphere Zugänge auf Grund von Verletzungen und Gipsverbänden entfernt werden müssen, werden zusätzliche, genügend großlumige Zugänge (vorzugsweise in Form von Schleusen) über zentrale Venen gelegt. Die Flußrate eines Zugangs hängt nicht nur von dem Durchmesser des Zugangs, sondern auch von dem Durchmesser und der Länge des Infusionssystems ab. Häufig ist die Flußrate durch zwischengeschaltete Dreiwegehähne behindert. Bei der Druckinfusion, sei es manuell oder durch eine Druckmanschette, eignen sich Kunststoffbeutel wesentlich besser als Kunststoffflaschen.

Im eigenen Vorgehen haben sich bei schwerst polytraumatisierten Patienten mit Massentransfusion neben den Schleusen, anstatt des konventionellen dreilumigen zentralen Venenkatheters, die Anlage eines sog. zentralen Large-Bore-Triplelumenkatheter (12 French) in Kombination mit einem weitlumigen High-Flow-Infusionssystem bewährt (s. Teil II).

Über eine Venae sectio können zusätzlich einlumige Hämodialysekatheter eingebracht werden.

Erwartet man eine Langzeittherapie, so wird frühzeitig ein Cystofixkatheter zur Urinableitung angelegt, wenn nicht ein transurethraler Dauerkatheter bei einem Harnröhrenabriß zur Schienung belassen werden muß.

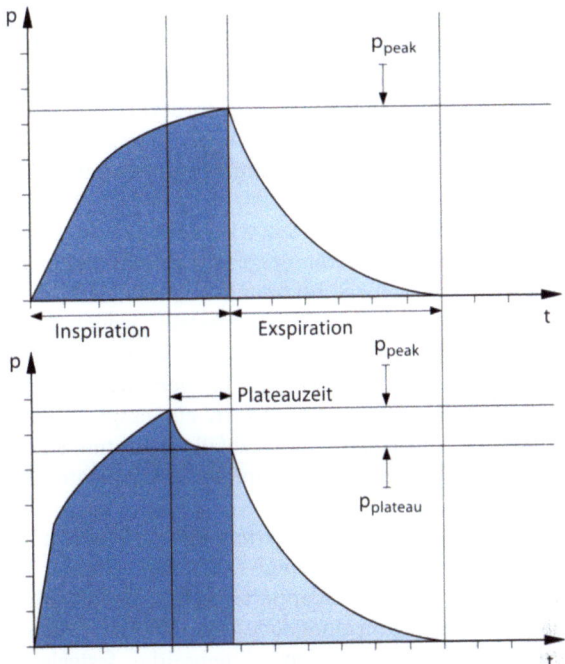

Abb. 13.4. Druckkurve bei volumenkonstanter *(oben)* und bei zeitgesteuerter Ventilation mit Festlegung der Inspirations- und Exspirationszeit *(unten)*. Bei Erreichen des vorgegebenen Volumens und noch verbleibender Restinspirationszeit Entstehung einer Plateauphase

13.3
Respiratorische Aspekte
(G. REGEL und TH. BECKER)

13.3.1
Beatmungsformen

Patienten mit unphysiologischer Atemleistung wie z. B. nach Trauma sind nicht in der Lage, die für die adäquate Versorgung der Zellen notwendige O_2-Versorgung und damit häufig resultierende Atemarbeit spontan zu erbringen. Diese Arbeit muß durch einen extrapulmonalen Druckgradienten substituiert werden. Bei der Überdruckbeatmung stellt das Beatmungsgerät letztendlich nichts anderes als einen Speicher für Atemarbeit dar. Dabei müssen die physikalischen Gesetzmäßigkeiten, die dazu führen, daß der beatmete Patient ein definiertes Volumen mit einer bestimmten Gasgeschwindigkeit in einer einstellbaren Zeit zyklisch erhält, beachtet werden. Sämtliche Formen der Überdruckbeatmung basieren auf den Grundgrößen Druck, Volumen und Zeit. Druck ist der Motor für die Applikation einer bestimmten Gasmenge. Um aus dem externen Reservoir einen Gasfluß in die Alveolen des Beatmeten zu realisieren, muß der Druck über dem Atemwegswiderstand und den elastischen Retraktionskräften der Lunge liegen. Die Äquilibrierung von externem und alveolarem Druck fördert ein bestimmtes Volumen, das pro Zeiteinheit transportiert wird. Die entsprechende Größe ist der Gasfluß, der als Flow üblicherweise in Litern pro Minute (l/min) ausgedrückt wird. Der in einem Zeitintervall vom Respirator erbrachte Gasfluß bestimmt schließlich das Volumen, welches als direkte Größe für die alveolare Ventilation und somit die CO_2-Eliminierung verantwortlich ist. Die Parameter Druck, Volumen und Zeit können in unterschiedlicher Konstellation zueinander stehen.

Wird die Applikation des Volumens als oberste Priorität der Beatmung definiert, sprechen wir von einem volumengesteuerten Respirator (Abb. 13.4). Alternativ kann die In- und Exspirationszeit festgelegt werden und so als zeitgesteuerte Beatmung klassifiziert werden. Zeitgesteuerte Respiratoren können volumeninkonstant arbeiten. In diesem Fall tritt der Beatmungsdruck als sekundärer Steuerparameter in Erscheinung. Neben einer Orientierung der Volumenförderung nach den Parametern Volumen und Zeit ist dem Prinzip der Flowförderung Beachtung zu schenken. Unter der Maßgabe, daß ungeachtet des elementaren Steuerungsprinzips den Auslösekriterien für die Flowförderung eine entscheidende Rolle beizumessen ist, unterscheidet man zwischen mandatorischer und demandatorischer Flowlieferung.

Unter *mandatorischer Flowlieferung* versteht man einen respiratorseitig definierten Algorithmus, der patientenseitige Aktivitäten weitgehend unbeachtet läßt und ein definiertes Volumen oder ein avisiertes Volumen in einer vorgegebenen Zeit freisetzt und entsprechend seinem Steuerungsprinzip fördert. Diese Form der Überdruckbeatmung wird in der klassischen Nomenklatur als kontrolliert definiert (Continuous Mandatory Ventilation, CMV).

Der Beginn der Inspiration wird auch bei einem volumengesteuerten Beatmungsgerät zyklisch definiert, wobei die vorgegebene Beatmungsfrequenz als Zykluszeit die entsprechende Größe darstellt. Jedoch kann und sollte ein Beatmungszyklus durch patientenseitige Aktivitäten vorgezogen werden können. Die entsprechende Stellgröße ist der Trigger, ein exspiratorisch wirksamer, einstellbarer Druckabfall im Beatmungssystem, der ein Inspirationsbemühen des Patienten signalisiert.

Demandatorische Flowlieferung läßt sich nur unter druckkontrollierter Beatmung realisieren. Hierbei ist das Signal für eine adaptierte Volumenapplikation nicht der Neubeginn eines definierten In-Exspirationszyklus, sondern eine maschinenseitig festgelegte Flowapplikationsvorschrift. Wenn ein einzuhaltender Druck im Beatmungssystem unterschritten wird, liefert der Respirator solange mit maximaler Flußrate ein Gasvolumen, bis der vorgegebene Druck wieder erreicht ist. Bei Überschreiten des Druckes hingegen wird das Exspirationsventil proportional zum Anstieg geöffnet. Dieses Steuerungsprinzip eignet sich naturgemäß für spontane Ventilationsformen, findet seit einigen Jahren jedoch auch in einem Modus mit definierten Zeiten und Drücken Beachtung (BIPAP).

Unter dem Aspekt der spezifischen Flowlieferung lassen sich sämtliche z.Zt. praktizierten Ventilationsformen kategorisieren und einem bestimmten therapeutischen Ziel zuordnen. Ungeachtet einiger Zwittermodi können sämtliche Begriffe der Beatmungsnomenklatur als mandatorisch, spontan und gemischt klassifiziert werden.

■ **Mandatorische Ventilation (MV).** Mandatorische Ventilation (MV) kann Atemarbeit vollständig ersetzen. Der postnarkotische oder ateminsuffiziente Patient erhält ein seinen Bedürfnissen entsprechendes Atemminutenvolumen mit einer vorzugebenen Frequenz und einem einstellbaren Flow. Dabei sind je nach Steuerungskriterium das Verstreichen der Inspirationszeit oder die Verabreichung des gewünschten Tidalvolumens, möglicherweise zuzüglich einer endinspiratorischen Plateauphase, die Umschaltkriterien für die Exspiration. Die Inspiration kann durch aktivierten Trigger vorgezogen werden, hierdurch erhöht sich die Atemfrequenz und das Atemminutenvolumen. Signifikant für mandatorische Ventilation ist der Umstand, daß der Patient keine Möglichkeit hat, das Tidalvolumen und den Flow sowie ggf. die Inspirationszeit zu beeinflussen. Hierdurch kommt der mandatorische Charakter dieser Ventilationsform zum Ausdruck. Je nach Steuerungstechnik findet mandatorische Ventilation ihren Ausdruck in einer Reihe von Synonymen:

CMV (Continuous Mandatory Ventilation). CMV ist die volumengesteuerte Spielart von MV. Einzustellende Parameter sind Tidalvolumen, Flow, Frequenz und endinspiratorisches Plateau. Das Atemzeitverhältnis resultiert aus den gewählten Werten. Triggerschwelle und PEEP können je nach medizinischer Notwendigkeit als akzessorische Parameter in Erscheinung treten.

IPPV (Intermittent Positive Pressure Ventilation). Gewohnheitsmäßig hat sich der Begriff IPPV für die zeitgesteuerte Variante von MV etabliert. Prinzipiell sind Atemzeitverhältnis, Frequenz, Tidalvolumen und Flow vorzugeben. Die Plateauzeit ist ein abhängiger Wert. Trigger und PEEP können ebenfalls angewählt werden. Bei Anwahl von PEEP spricht man von CPPV (Continuous Positive Pressure Ventilation). Aufgrund seines Steuerungsprinzips muß IPPV/CPPV nicht volumenkonstant sein. Bei Anwahl einer Drucklimitierung oder bei niedrigen Flowraten kann die vorgegebene Förderung des Volumens nicht mehr gewährleistet sein. Durch diesen Umstand ist die Nomenklatur des zeitgesteuerten MV um zwei Begriffe erweitert worden.

Bei drucklimitierter, jedoch volumenkonstanter IPPV/CPPV-Beatmung spricht man von PLV (Pressure Limited Ventilation). Das Charakteristikum dieser Untergruppe von MV unter Zeitsteuerung ist ein resultierender, dezelerierender Flow mit erhaltenem endinspiratorischen Plateau (Abb. 13.5).

■ **Mandatorisch-demandatorische Ventilationsformen.** Als eine Kombination von mandatorischen und demandatorischen Ventilationsformen lassen sich all jene Einstellungen definieren, die entweder unter dem Kriterium Zeit oder Volumen einen Wechsel von mandatorischer Ventilation (MV) zu spontaner maschineller Ventilation (SV) regeln. Der bekannteste Vertreter dieser Kategorie ist Intermittent Mandatory Ventilation (IMV).

Synchronized Intermittent Mandatory Ventilation (SIMV). In SIMV, als eine Kombination von mandatorisch definierten Beatmungszyklen im Wechsel zu einer spontanen Ventilationsform, wird die mandatorische Ventilationsfrequenz so gewählt, daß dem Patienten ausreichend Zeit für spontane Aktivitäten bleibt. Zur optimalen Synchronisation von spontanen und mandatorischen Aktivitäten arbeiten synchronisierende Respiratoren mit einem Erwartungszeitfenster, in dem nach maschinenseitiger Logik die Entscheidung zum Beginn des mandatorischen Zyklus gefällt wird.

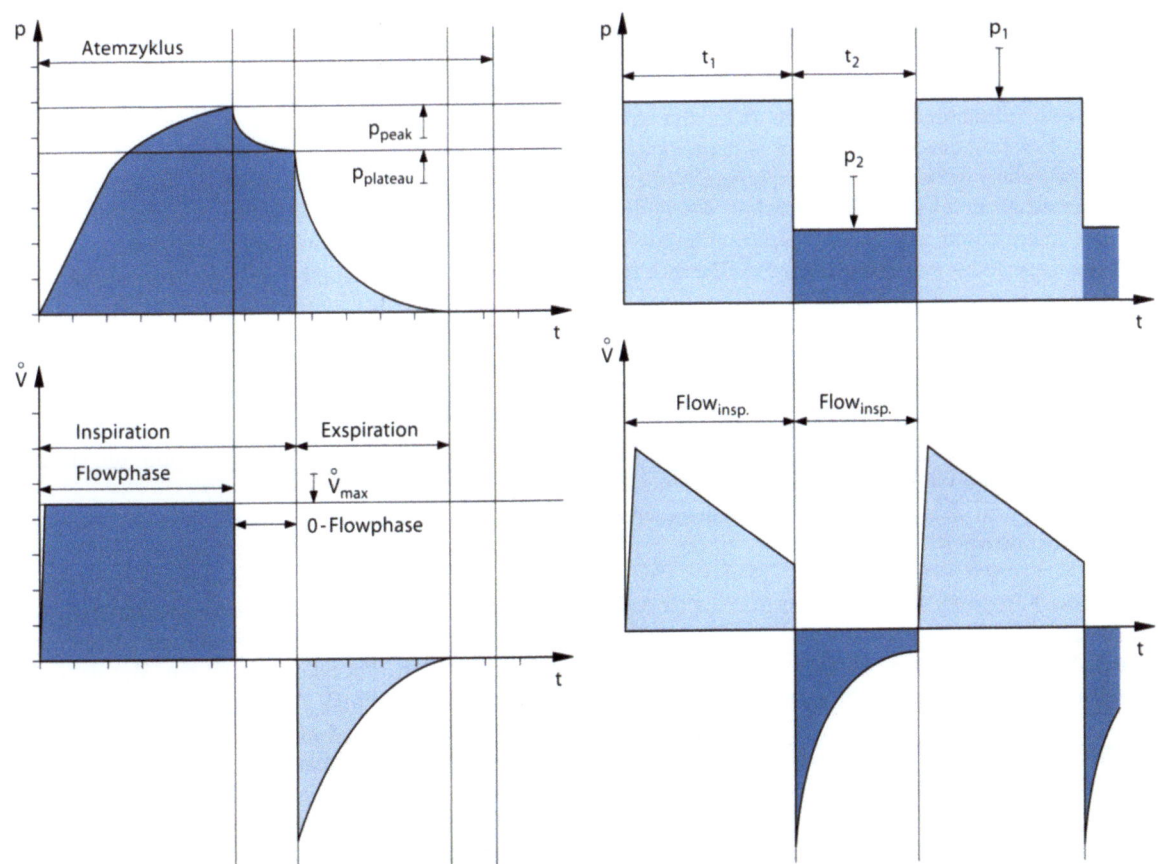

Abb. 13.5. Druck- *(oben)* und Flowkurve *(unten)* bei IPPV-Atemzyklus. In der Inspiration konstanter Flow bis zum Erreichen des vorgegebenen Spitzendruckes, bei verbleibender Restinspirationszeit Entstehung einer Plateauphase mit Volumenumverteilung und fehlendem Flow (0-Flow-Phase). Mit Beginn der Exspiration Strömungsumkehr und Druckabfall

Abb. 13.6. Druck- *(oben)* und Flowkurve *(unten)* bei BIPAP-Modus. Die Inspirationsphase kennzeichnet das obere Druckniveau, die Exspirationsphase das untere Druckniveau. Sowohl die Druckniveaus als auch die In- und Exspirationszeiten sind jeweils frei wählbar

■ **Demandatorische Steuerung zur mandatorischen Ventilation (BIPAP).** Demandatorische Flowlieferung ist nicht ausschließlich zur spontanen Ventilation geeignet. Theoretisch läßt sich eine zeitlich abgegrenzte Schachtelung von CPAP-Zyklen auf unterschiedlichem Druckniveau vorstellen. Zur intervallmäßigen Ansteuerung des höheren CPAP-Niveaus muß dem System solange Flow zugeführt werden, bis die entsprechende Druckgrenze erreicht ist. Über dieses Steuerungsprinzip läßt sich auch bei demandatorischer Flowlieferung eine Volumenförderung realisieren, ohne daß der Beatmete Atemarbeit erbringt. Diese Form der Volumenapplikation wird als Biphasic Positive Airway Pressure (BIPAP) bezeichnet. Formell entspricht BIPAP dem PCV(Pressure controlled ventilation)-Modus, jedoch ist aufgrund des besonderen Steuerungsprinzips die Flowlieferung schneller und erlaubt bei vergleichbaren Atemzeitverhältnissen höhere Volumendurchsätze. Die Eingangsparameter sind zwei Zeitintervalle, die sich der In- und Exspiration zuordnen lassen, sowie korrespondierende Druckniveaus (Abb. 13.5). Das gelieferte Volumen hängt von der Compliance der Patientenlunge, der Inspirationszeit in Zusammenhang mit der Resistance ab. Die Summe der beiden Zeitintervalle definiert die Länge eines Ventilationszyklus und ist somit determinierend für die Beatmungsfrequenz. Aufgrund der demandatorischen Flowlieferung ist Spontanatmung auf jedem der beiden Druckniveaus möglich. Selbstverständlich überlagert sich die jeweilige vorgegebene Druckphase mit dem spontanen Atemintervall des Patienten. Hieraus resultieren verhältnismäßig hohe Phasenwechselfrequenzen, die irrtümlicherweise als Spontanfrequenz interpretiert werden können, da die Maschine nicht zuverlässig zwischen zeitlich definiertem Intervall und Patientenaktion unterscheiden kann. Darüberhinaus ist auf dem hohen Druckniveau nur mit geringen Tidalvolumina zu rechnen. Der große Vorteil von Ventilationsformen wie BIPAP liegt einerseits in einer frei wählbaren In- und Exspirationszeit, die sich auf die atemmechanischen Gegebenheiten einstellen läßt. Zudem kann der Beatmete trotz ausreichender, auf die Druckdifferenz basierender Flowlieferung in gewünschtem Maße spontan atmen.

- **Spontane maschinelle Ventilation (SV).** Spontane maschinelle Ventilation setzt immer eine demandatorische Flowförderung voraus. Das inspirierte Volumen korreliert dabei direkt mit der Atemarbeit des Patienten. Die Abgrenzung von SV zu Spontanatmungsformen, bei denen dem Patienten ein definierbarer Anteil an Atemarbeit substituiert wird, er jedoch die volle Kontrolle über Frequenz und Inspirationsende behält, fällt oftmals schwer. Unter klinischen Gesichtspunkten kann man immer dann von SV sprechen, wenn spontane Aktivitäten seitens des Patienten vorhanden sind und keine mandatorische Volumenförderung stattfindet. Darüber hinaus ist unter SV das Verhältnis von inspiratorischem zu exspiratorischem Atemlagewechsel zeitlich nicht definiert.

Zero Airway Pressure Ventilation (ZAP). ZAP ist reine Spontanatmung am Beatmungsgerät ohne jegliche Assistenz. Die Atemmittellage ist bei 0 mbar angesiedelt. Dieser Modus hat eine reine Überwachungsfunktion.

Continuous Positive Airway Pressure (CPAP). Bei CPAP kann der Patient spontan auf einem erhöhten Atemmittellageniveau ventilieren. Der permanent positive Atemwegsdruck auf Werten von üblicherweise 3 bis 10 mbar erhöht das funktionelle Residualvolumen und sorgt somit für eine verbesserte Oxygenierung bei vorzüglicher Atelektasenprophylaxe.

Assisted Spontaneous Breathing (ASB). ASB stellt dem atmenden Patienten bei insuffizienter Atemarbeit einen einstellbaren Hilfsdruck zur Verfügung, der in Abhängigkeit von Compliance und Resistance der Patientenlunge und seinen eigenen inspiratorischen Aktivitäten zu einem gewünschten Volumen verhilft. Die Druckassistenz wird durch einen definierten Triggerimpuls ausgelöst. Je nach maschinenseitiger Implementierung wird der vorgewählte Druck sofort oder mit einer kontrollierbaren zeitlichen Verzögerung angefahren. Der Beginn der Inspiration wird entweder durch einen Rückgang der Flowlieferung unter einen Schwellenwert oder eine endinspiratorische Druckerhöhung ausgelöst.

13.3.2
Beatmungsstrategien

Die Notwendigkeit zur maschinellen Beatmung ergibt sich aus der Unfähigkeit des Patienten, die notwendige Atemarbeit spontan zu erbringen. Möglicherweise kann eine Beatmung auch dann unumgänglich sein, wenn Spontanatmung bei Dekompensation bestimmter Organsysteme (Sepsis, Leberversagen) unerwünscht ist. Um den Patienten an einen bestimmten Beatmungsablauf zu adaptieren, ist der Dekompensationsgrad des Organs Lunge zu eruieren und festzulegen. Die Pathophysiologie der Lunge zeigt uns, daß sich respiratorische Insuffizienzen in bestimmte Kategorien unterteilen lassen. Prinzipiell sprechen wir von einer *partiellen respiratorischen Insuffizienz*, wenn bei ausreichender Ventilation (und damit verbundener CO_2-Abatmung) die Oxygenierung gestört ist. Eine *globale respiratorische Insuffizienz* geht stets mit der pulmonalen Unfähigkeit einher, CO_2 in adäquater Weise zu eliminieren.

Zusätzlich können wir die respiratorische Insuffizienz in Störungen der Ventilation, Distribution, Diffusion und Perfusion gliedern (Abb. 13.7).

Respiratorische Insuffizienz: Störung der Ventilation, Distribution, Diffusion und Perfusion. Die alveolären O_2- und CO_2-Partialdrücke sind direkt abhängig von dem Verhältnis der alveolären Ventilation zur Lungenperfusion (V_A/Q). Physiologisch ist das Ventilations-/Perfusions-Verhältnis (V_A/Q) = 0,8. Der Gasaustausch einer Alveolareinheit ist nur dann optimal.

Bei einer Ventilationsstörung (z. B. Verlegung der Atemwege, Atelektase etc.) wird das Verhältnis kleiner, d.h. der Shuntanteil erhöht sich, im Extremfall pulmonaler Rechts-links-Shunt $V_A/Q = 0$ Arterielle Hypoxämie durch venöse Beimischung im Sinne einer Oxygenierungsstörung.

Bei einer Perfusionsstörung (z. B. Lungenembolie) wird das Verhältnis größer, d.h. der Totraum erhöht sich, im Extremfall Totraumventilation $V_A/Q = \infty$. Gasaustauschstörung für CO_2.

Bei einer Diffusionsstörung kommt es je nach Schwere einer Ventilations- oder Perfusionsstörung sowohl zu einem erhöhten Shuntanteil als auch zum erhöhten Totraum.

Beatmung bei Ventilationsstörungen

Ventilationsstörungen haben in den meisten Fällen ihre Ursache in einer ubiquitär oder regional erhöhten Resistance. Eine allgemeine signifikante Erhöhung der Resistance läßt auf ein obstruktives Geschehen schließen, das häufig medikamentös und physiotherapeutisch angegangen wird. Insbesondere im Zusammenhang mit dem Thoraxtrauma sind Veränderungen der Resistance oft mechanischer Genese (Einblutung, Schwellung des Bronchialtraktes, Okklusion des Larynx) und müssen durch eine Bronchoskopie angegangen werden.

Signifikant für obstruktive Störungen sind hohe Atemwegsdrücke als Ausdruck der behinderten Inspiration und ein stark verlängertes Exspirium. Von daher sollten mandatorische Einstellungen die zur Verfügung stehende Zykluszeit energisch zu einer maximalen Verlängerung der Exspirationszeit ausnutzen; ein Atem-

Abb. 13.7. Schematische Darstellung physiologischer und pathologischer (Ventilations- und Perfusionsstörung, interstitielles Ödem) Ventilations- und Perfusionsverhältnisse

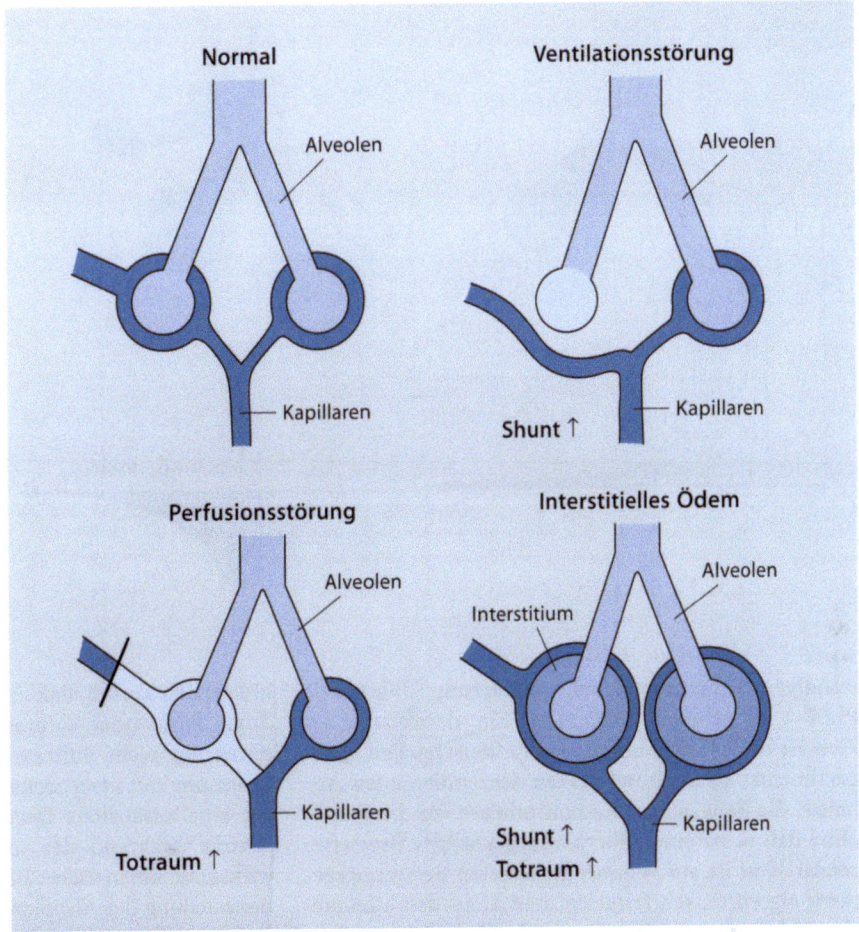

zeitverhältnis von höchstens 1:3 ist anzustreben. Darüberhinaus muß bei Patienten mit chronisch obstruktiver Lungenerkrankung (COLD) daran gedacht werden, daß der Punkt gleichen Druckes (Equal Pressure Point, EPP) durch eine Verschiebung in die Peripherie des bronchialen Systems zu einer Verschärfung der Obstruktion führt. Ein PEEP von 2 bis 5 mbar sorgt für eine Verlagerung des EPP in zentrale bronchiale Abschnitte. Ventilationsstörungen mit nur mäßig erhöhter Resistance und einer Compliance im oberen Normbereich bleiben oftmals unentdeckt. Trotz initial niedriger inspiratorischer Drücke baut sich durch die unvollständige Exspiration ein intrinsischer PEEP auf, der im weiteren Verlauf zu einer Überblähung langsamer Lungenanteile und einer Zunahme des Shuntvolumens führen kann. Zur Vermeidung einer unvollständigen Exspiration ist es unbedingt notwendig, die exspiratorische Flowkurve als ein qualitatives Kriterium zum Detektieren eines intrinsischen PEEP heranzuziehen.

Beatmung bei Distributionsstörungen

Extrem kompartimentierte Lungen weisen als Grenzwerte Anteile mit extrem kurzen Füllungs- und Entlee-

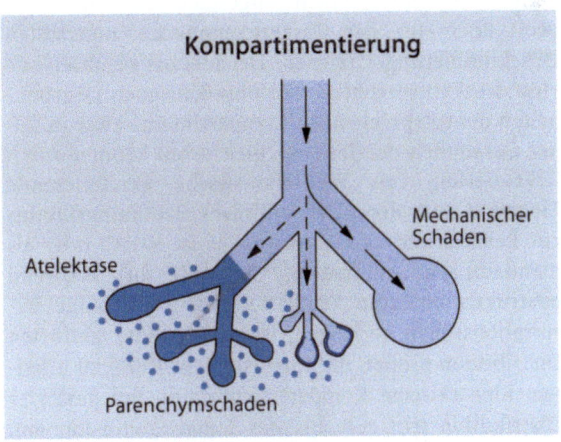

Abb. 13.8. Distributionsstörungen bei extrem kompartimentierter Lunge

rungszeiten auf, sowie Anteile, deren Ventilation extrem lange Zykluszeiten erfordern würden (Abb. 13.8). Um eine Überblähung der langsamen Lungenanteile zu vermeiden, ist es notwendig, mit unterschiedlichen Flowraten in der Inspiration und einer gewollt unvoll-

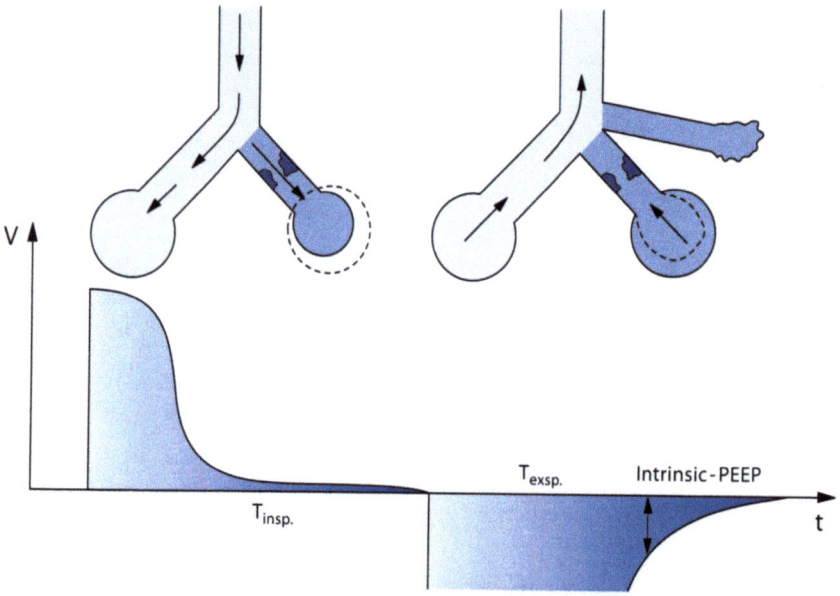

Abb. 13.9. Schematische Darstellung kompartimentierter Lungenareale *(oben)*, Flowkurve bei inverser I : E-Beatmung *(unten)* mit Entwicklung eines regionalen Intrinsic-PEEP bei verkürzter Exspirationszeit (siehe Text)

ständigen, exspiratorischen Entleerung (»intrinsic PEEP«) zu arbeiten (Abb. 13.9). Ein dezelerierender Flow ist in der Lage, initial sowohl die schnellen Kompartimente, als auch mit seinen deszendierenden Anteilen die langsamen Kompartimente zu bedienen, ohne daß es zu einer Überblähung kommt. Dezelerierender Flow ist auf volumengesteuerten Beatmungsgeräten algorithmisch festgelegt und kann den atemmechanischen Gegebenheiten nur bedingt folgen. Eine günstigere Füllung bei einer stark kompartimentierten Lunge läßt sich mit einem zeitgesteuerten Beatmungsgerät über eine der Gesamtcompliance angepaßten Drucklimitierung erreichen. Der hieraus resultierende Flow wird entsprechend den physikalischen Gegebenheiten der entsprechenden Kompartimente zwar in seiner Gesamtheit dezelerieren, gleichwohl können durch Rekrutierung von Ventilationsfläche akzelerierende Elemente auftreten. Der optimale Beatmungsmodus zur Realisierung diesen Anspruchs ist BIPAP oder als mandatorische Alternative PCV (Abb. 13.9). Während obstruktiv bedingte Ventilationsstörungen lange Exspirationszeiten verlangen, ist es bei einer gestörten Distribution probat, mit intrinsischem PEEP zu arbeiten. Eine extreme Kompartimentierung mit gestörter Distribution tritt z. B. bei der Lungenkontusion auf, da alveoläre Einblutungen, interstitielles Ödem und parenchymale Hämatome eine erhebliche Strukturveränderung vornehmen. Eine homogene Füllung und Entleerung der Lunge ist daher nicht möglich. Durch BIPAP-Beatmung können die schnellen Lungenanteile zur Ventilation, die langsamen zur selektiven Erhöhung der funktionellen Residualkapazität und damit zur verbesserten Oxygenierung genutzt werden. Diese beatmungsstrategische Vorgehensweise hat darüber hinaus den Vorteil, daß ein sekundärer Lungenschaden durch Baro- oder Volumentrauma durch die Drucklimitierung nicht auftreten sollte. Die drucklimitierte Beatmung mit invertiertem Atemzeitverhältnis vermeidet eine zusätzliche Destruktion der kontusionierten Bezirke, während der in diesem Bereich besonders wirksame intrinsische PEEP für eine mittlere Funktionsstellung der Alveolen sorgt (Abb. 13.10). Eine niedrige Compliance mit alveolaren Füllungsdrücken von maximal 30 mbar läßt keine großen Tidalvolumina zu. Die bei diesem Krankheitsbild extrem flache Compliancekurve erzwingt zur notwendigen CO_2-Eliminierung hohe Beatmungsfrequenzen, die ihrerseits wiederum dazu führen, daß die langsamsten Lungenanteile durch die resultierende absolut kurze Exspirationszeit praktisch vollständig von der Befüllung und Entleerung ausgenommen werden. Eine Verbesserung der Compliance läßt sich am ehesten aus einer Steigerung der Ventilation bei unveränderten Beatmungsparametern ersehen.

Beatmung bei Perfusionsstörungen
Jede Überdruckbeatmung hat eine Erhöhung des Druckes im pulmonalarteriellen System zur Folge. Kompensatorisch muß entweder eine Steigerung des HZV oder eine Zunahme der zirkulierenden Flüssigkeit erfolgen, um von der Perfusionsseite das alveolare O_2-Angebot auszunutzen. Der eine Mechanismus (HZV) ist determiniert durch eine unzureichende Kammerfüllung und einer damit verbundenen koronaren Minderperfusion bei hohen Pulsfrequenzen. Der zweite Mechanismus resultiert in ein hohes enddiastolisches Volumen am Umschlagpunkt der Frank-Starling-Kurve bei exzessiver Volumentherapie.

Die Perfusionsseite muß also über eine dezidiert abgestimmte Volumengabe und den Einsatz von positiv-inotropen Substanzen gesteuert werden. Um im traumatologisch-intensivmedizinischen Management eine exakte Balancierung von Ventilations- und Perfusionsgrößen zu erreichen, muß über invasive Maßnahmen der entsprechende Quotient bestimmt werden. Hierzu ist die Anlage eines Pulmonaliskatheters mit kontinuierlicher Messung der gemischt-venösen Sättigung unumgänglich. Das automatische Monitoring des Ventilations-Perfusionsquotienten läßt Rückschlüsse zur Adaptierung der jeweiligen Systeme zu. Ein V/Q größer 0,8 zeigt eine Minderperfusion der Lunge mit resultierender funktioneller Totraumventilation und einem Rückgang des arteriellen PO_2. Formell liegt eine Herzinsuffizienz vor, die durch eine Erhöhung der Inotropika therapiert werden kann (V/Q > 0,8). Parallel hierzu sollte der mittlere Beatmungsdruck reduziert werden, um den pulmonalen Widerstand zu senken. Eine Reduzierung des ex-/intrinsischen PEEP ist notwendig; dazu ist eine im Verhältnis zu den vorherigen Einstellungen verlängerte Exspirationszeit unumgänglich. Um der im Stadium der akuten pulmonalen Minderperfusion drohenden Hypoxie vorzubeugen, ist ein SO_2 von mindestens 95% anzustreben. Entsprechend ist der FiO_2 einzustellen.

Ein V/Q kleiner 0,8 läßt auf einen hyperdynamen Schock schließen, wie wir ihn beim septischen Syndrom finden. Liegt eine Dysregulation der Kreislaufperipherie vor, muß durch Einsatz von Noradrenalin der periphere Widerstand erhöht werden. Hierdurch kann das HZV gesenkt werden und bei gleichbleibender Ventilation nimmt das Shuntvolumen ab. Um im hyperdynamen Schock bei erniedrigtem SVR das O_2-Angebot an den Zellen aufrechtzuerhalten, muß die gemischt-venöse Sättigung deutlich über 70% liegen, andernfalls ist mit einer ausgeprägten anaeroben Glykolyse zu rechnen. Korrigierende therapeutische Maßnahmen müssen auf einen hohen FiO_2 oder eine Verbesserung des intravasalen Blutvolumens durch Anhebung des Hämoglobins zielen. Wenngleich die kausale Therapie in einer Verbesserung des intravasalen Fak-

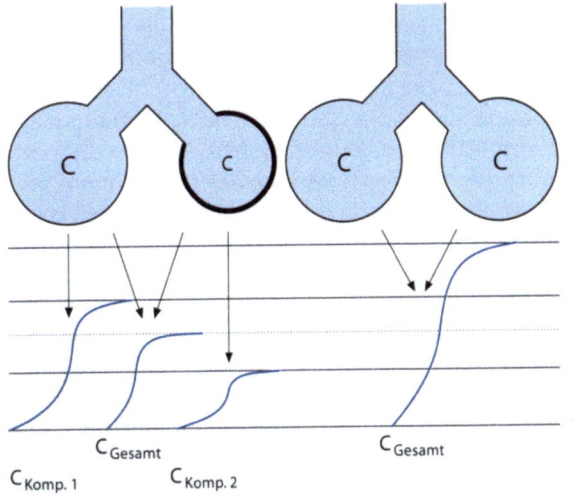

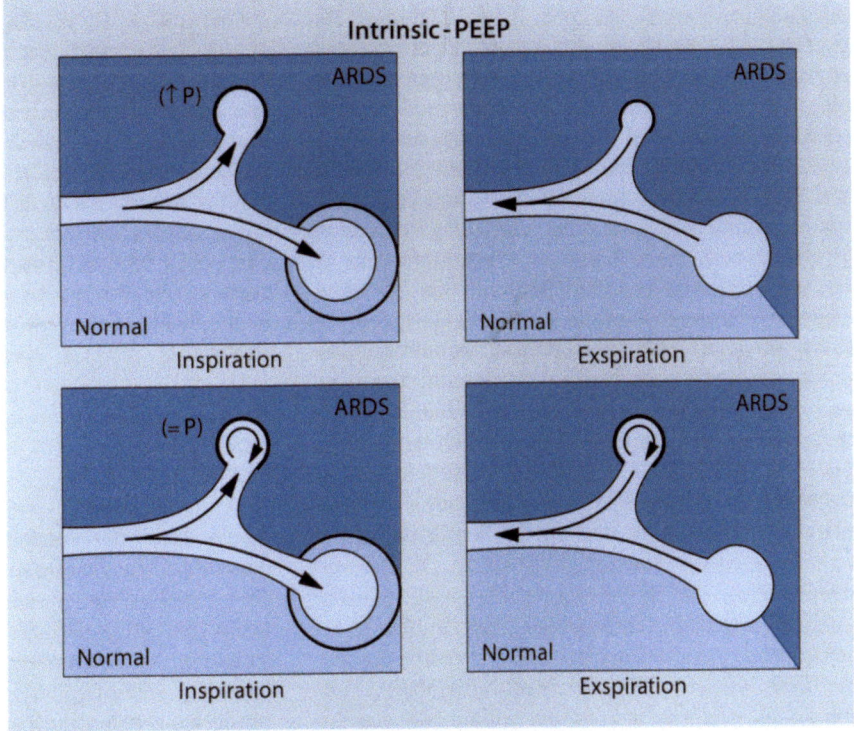

Abb. 13.10 a, b. Verbesserung des Gesamtcompliances durch Rekrutierung von Ventilationsfläche bei unterschiedlicher Kompartimentierung durch Intrinsic-PEEP-Beatmung

tors besteht, ist es in der akuten Phase unumgänglich, einen hohen arteriellen PO_2 anzustreben, um der Minderversorgung der Peripherie vorzubeugen. Gerade beim Volumenmangelschock zeigt sich das Dilemma in der Akutversorgung der Patienten, da häufig eine Kombination von Distributionsstörung (z. B. Kontusion) und Perfusionsstörung vorliegt. Die Beatmungstherapie der distributiven Insuffizienzen erzwingt hohe PEEP-Drücke und invertierte Atemzeitverhältnisse, während im Volumenmangelschock gerade der pulmonale Widerstand so niedrig wie möglich gehalten werden sollte. Der vollständige Verzicht auf PEEP würde zur Atelaktasenbildung führen, somit kann die Oxygenierung bei reduzierter Perfusion nur durch Beatmung mit einem hohen O_2-Anteil erbracht werden.

Beatmung beim Schwerverletzten

Ziel einer künstlichen Beatmung ist damit zusammenfassend die Aufrechterhaltung bzw. Verbesserung des pulmonalen Gasaustausches und die Rekrutierung atelektatischer Alveolarbezirke. Traditionell wurde bis vor wenigen Jahren die volumenkontrollierte, niederfrequente Beatmung mit hohen Tidalvolumen und PEEP bei diesen Patienten bevorzugt. Jedoch zeigte sich, daß die großen Tidalvolumina mit entsprechend hohen Beatmungsdrücken bei einer unterschiedlich kompartimentierten Lunge zu einer Überdehnung gesunder Lungenareale führen und daß es nachfolgend zu einer Hypoxämie mit Lungenverdichtung und abnehmender Lungencompliance kommt. Diese Beobachtung wurde in tierexperimentellen Untersuchungen eindeutig bestätigt (Dreyfuss et al. 1985; Kolobow et al. 1977; Lachmann et al. 1980, 1982; Tsuno et al. 1991). Daher zeigt sich jetzt der allgemeine Trend zu einer druckkontrollierten Beatmung mit niedrigeren Tidalvolumina (4–8 ml/kgKG). Die druckkontrollierte Beatmung (PCV) limitiert die inspiratorischen Spitzendrücke und kann dadurch eine übermäßige mechanische Beanspruchung der normalen Lungenkompartimente verhindern. Durch eine zusätzliche verlängerte Inspirationszeit gegenüber der Exspirationszeit als sog. »inversed ratio ventilation« kommt es zur Anhebung der Atemwegsmitteldrücke, die die Oxygenierung weiter verbessert. Bei stark kompartimentierten Lungenarealen können durch die Verlängerung der Inspirationszeit auch Bezirke mit großer Zeitkonstante erreicht werden und damit am Gasaustausch teilnehmen. Durch die verkürzte Exspirationszeit können sich die Areale nur unvollständig entleeren, es baut sich regional in den Kompartimenten mit großer Zeitkonstante dann der Intrinsic-PEEP auf (Abb. 13.10 a). Die IRV vergrößert somit die Gasaustauschfläche und reduziert den intrapulmonalen Shuntanteil. Zur Erhöhung der funktionellen Residualkapazität sollte die druckgesteuerte Beatmung weiterhin mit einem individuell titriertem PEEP erfolgen, um so die pulmonale Gasaustauschfläche weiter zu steigern. Über die Höhe des PEEP bestehen weiterhin Diskussionen. Unter Anhebung des PEEP verbessert sich die Compliance bis zu einem kritischen Punkt (»best PEEP best Compliance«) (Matamis et al. 1984), wobei die kardiozirkulatorischen Probleme mit berücksichtigt werden müssen. Bei diesen modernen Beatmungsformen mit niedrigeren Tidalvolumina (4–8 ml/kgKG), »best PEEP«, niedrigen Beatmungsspitzendrücke ($\leq$ 35 cm H_2O) und einem möglichst niedrigem FiO_2 (55–60 mmHg) wird man eine Normalisierung der CO_2-Elimination nicht erreichen können, was zur Hyperkapnie führt. Die sich allmählich entwickelnde Hyperkapnie unter diesen Beatmungsformen wird als »permissive Hyperkapnie« (PHC) bezeichnet (Tuxen 1994). Die gute Toleranz der permissiven Hyperkapnie bei Patienten mit ARDS bei einem $paCO_2$ von 60–120 mmHg und die begünstigten Überlebensraten (Hickling et al. 1990, 1994; Lewandowski et al. 1995; Morris et al. 1994) haben die möglichen pathophysiologischen Veränderungen wie hyperkapnische Azidose, Hyperkaliämie, verminderte Sauerstoffbindung, paO_2-Abfall, myokardiale Depression, Herzrhythmusstörungen, ICP-Anstieg sowie Hirnödembegünstigung zu einer differenzierten Betrachtungsweise und einer hohen Akzeptanz geführt. Obwohl keine kontrollierten randomisierten Studien existieren, inwieweit die modernen Beatmungsformen zu einer Senkung der Letalität bei Patienten mit ARDS führen, so ist die Verbesserung der Beatmungstherapie allgemein akzeptiert. Die klinische Erfahrung zeigt, daß mit der druckkontrollierten Beatmung mit inversem I:E (1:1 bis 4:1), niedrigen Tidalvolumina (Vt 4–8 ml/kgKG), AF 10–15/min, der permissiven Hyperkapnie (PHC) ($paCO_2$ ca. 70 mmHg) und einem individuellem PEEP-Niveau 5–12 cm H_2O, hohe inspiratorische Sauerstoffkonzentrationen (FiO_2 < 0,5) und hohe Atemwegsdrücke vermieden werden können und somit die Lunge vor weiteren beatmungsinduzierten Schäden bewahrt werden kann. Erste positive Erfahrungen mit diesen modernen Beatmungsformen, z. B. im BIPAP oder APRV-Modus, sprechen dafür, diese auch in Zukunft in der Frühphase des polytraumatisierten Patienten insbesondere mit schwerem Thoraxtrauma einzusetzen.

13.3.3
Weaning

An die Phase der kontrollierten und intermittierend spontanisierten Ventilation schließt sich der Entwöhnungsprozeß »weaning« an. Dieser beinhaltet eine sukzessive Reduktion der Atemhilfe unter kontinuierlicher Zunahme der Atemarbeit (Abb. 13.11). Die Art und Dauer der Weaningphase wird in ihrem Verlauf vom vorangegangenen Krankheitsverlauf und dem aktuel-

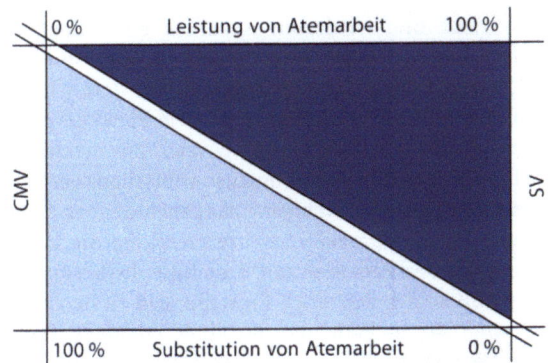

Abb. 13.11. Der Weaningprozeß als kontinuierliche Zunahme der Atemarbeit des Patienten *(oberes Dreieck)* und gleichzeitige Abnahme der maschinellen Atemarbeit *(unteres Dreieck)*

len Zustand des Patienten bestimmt. Dabei ist es sinnvoll, ein auf die jeweiligen Krankheitsbilder zugeschnittenes Weaningkonzept zu verfolgen, das obendrein durch das gesamtbetreuende Team festgelegt und arbeitstechnisch sicher ist. Dabei steht diese Anwendersicherheit und deren Kontinuität im Vordergrund – dann erst folgt die Prämisse der patientenseitigen Adaptierung. Spontanatmung ist einer Anstrengung unterworfen, die sich aus der Summe von Kräften ergibt, die zur Überwindung der Reibungs- und elastischen Widerstände der Atemwege und des Lungenparenchyms notwendig sind. Es ergibt sich damit der Begriff »Atemarbeit«. Obstruktive oder restriktive Veränderungen können die Lunge bei Spontanatmung an die Grenze ihrer Leistungsfähigkeit führen.

Therapeutisch können prinzipiell zwei Strategien unterschieden werden:

1. Der Patient wird intermittierend mandatorisch ventiliert und kann in den Intervallen seinen Atemapparat trainieren (z.B. SIMV). Diese Strategie muß sehr schnell zur vollständigen Spontanisierung führen.
2. Der Patient benötigt nur eine adaptierte Unterstützung seines spontanen Atemzugs, wobei die Unterstützung über einen längeren Zeitraum notwendig sein kann (z.B. ASB).

Weaning Strategie 1:
Intermittierend-mandatorisch → spontan
Die in diesem Sinne wohl am häufigsten angewendete Methode ist die des »subversiven« Weaning. Hierzu wird eine Ventilationsart gewählt, die prinzipiell Atemarbeit vollständig ersetzen kann. Dies könnte SIMV mit einer hohen Frequenz oder ein entsprechend mandatorisches BIPAP sein. Zur Spontanisierung wird mit einem traditionellen IMV der mandatorische Ventilationsanteil über die Stellgröße Frequenz reduziert. Unter SIMV würde man eine Frequenz von 5–8 mandatorischen Zyklen anstreben, unter BIPAP würde man diejenige Zeit, die der Exspiration zugeordnet werden kann, verlängern. Entsprechend seinen Möglichkeiten (Sedierung/Relaxierung) und Stoffwechselbedürfnissen muß der Patient den spontanen Ventilationsanteil stetig steigern, und zwar in dem Maße, wie der mandatorische Anteil reduziert wird. Erfahrungsgemäß dürfen wir feststellen, daß bei einem spontanen Ventilationsanteil von mehr als 50 % der Gesamtventilation der Patient einer reinen Demandventilation ohne nennenswerte Unterstützung zugeführt werden kann. Prinzipiell läuft dieser Umstand auf die Extubation oder CPAP-Atmung hinaus.

Diese Strategie eignet sich für Patienten, deren neuromuskulärer Apparat intakt ist und die entsprechende Atemarbeit auch tatsächlich erbringen können. Die Weaningzeit hängt dabei sehr stark von der Fähigkeit des Teams ab, klinisch gefährliche Zustände von tolerierbaren passageren Defiziten in der Demandventilation abzugrenzen.

Weaning Strategie 2:
Adaptiv-unterstützend → spontan
Eine weitere Methode ist dadurch charakterisiert, daß dem Patienten sehr schnell die volle Kontrolle über seine Atemfrequenz gewährt wird und die Engpässe in der Atemarbeit substituiert werden. Der wohl bekannteste Vertreter dieser Methode ist das ASB; der Modus fügt einen bestimmten Betrag an Atemarbeit über einen anliegenden inspiratorischen Druck hinzu. Der Hilfsdruck ist das Pendant für die fehlende Muskelkraft, die dafür sorgt, daß ein der thorakalen Compliance entsprechendes Volumen aktiv bereitgestellt werden kann. ASB ist ein sehr effektvolles Werkzeug. Bei entsprechender Einstellung kann eine frequenzgetriggerte Beatmung erfolgen, die dem Patienten nur minimale Eigenleistung abverlangt. Aus diesem Grund ist ein ASB-Niveau von mehr als 15 mbar kritisch zu beurteilen, jedoch nicht von vornherein zu verurteilen. ASB-Größen, die definitiv in den Bereich der mandatorischen Ventilation reichen, finden ihren Einsatz bei Patienten, deren muskuläres System medikamentös in seiner Leistung reduziert wird, deren mentale Akzeptanz und Ansprache jedoch gefordert ist. Abschließend soll die »residualkapazitive« Methode Erwähnung finden. Sie besagt nichts weiter, als daß der Patient zur verbesserten Oxygenierung einen permanent positiven Atemwegsdruck benötigt, welcher die funktionelle Residualkapazität erhöht. Das technische Korrelat dieser Forderung wäre CPAP oder ein BIPAP mit nur mäßig divergierenden Drücken.

Aufgrund extrem schneller Demandsysteme und der Möglichkeit des Flowtriggers ist CPAP tatsächlich zu einer echten Spontanatmung auf einem positiven Druckniveau geworden und kann in einem Bereich bis zu 7 mbar unproblematisch eingesetzt werden. Höhere CPAP/BIPAP-Drücke verbessern zwar die FRC, behindern den Patienten jedoch oft in der Spontanatmung. Bei notwendiger Unterstützung der Ventilation muß ein ASB mit gewähltem PEEP aktiviert oder eine adaptierte BIPAP-Einstellung gefunden werden. Die Effizienz der Weaningstrategie muß beurteilbar sein. Diese Forderung besagt, daß es objektivierbare Kriterien in diesem Sinne geben muß. Dabei kann das Ergebnis der Blutgasanalyse nur einen Teil der Gesamtsituation ausleuchten; weitere klinische Aspekte müssen Beachtung finden.

Primär sollte in jeder Weaningphase die *Atemmechanik* im Vordergrund stehen; hierzu muß definitiv festgestellt werden, welcher muskulärer Ressourcen sich der Patient bedient, welche Muskelgruppen augenscheinlich den größten Teil der Atemarbeit übernehmen, ob und in welchem Maße die Atemhilfsmuskulatur eingesetzt wird. Eine Asymmetrie in der Thoraxexkursion ist beispielsweise ein Hinweis auf einen lokalen Prozeß, der mit massiver Kompartimentierung einhergeht (Lungenkontusion). Für die Beurteilung des Weaningverlaufes und seiner Effizienz bietet sich, sofern gegeben, die Interpretation anhand von Flow- und Druckkurven an. Da die Druckkurven bei den meisten spontanen Ventilationsmodi von den maschinellen Parametern vorgegeben sind, können die individuellen Gegebenheiten der Atmung lediglich auf dem Flowschirm erkannt werden. So wird deutlich, ob sich der Patient an einen vorgegebenen Druckverlauf, wie wir ihn unter ASB aufzeichnen können, adaptieren kann, oder ob die Art der Flowlieferung zu langsam ist. Extremer Lufthunger drückt sich in einer initialen Flowspitze, die dann von einer Berg- und Tal-Flowlandschaft abgelöst wird, aus. Dergestaltete Verläufe müssen im Interesse des Patienten durch Änderung der Spontanatemform und einer Erhöhung des Substitutionsgrades der Atemarbeit korrigiert werden.

Die exspiratorische Flowkurve sollte nach innen gebaucht sein und einen ununterbrochenen Verlauf zeigen. Extreme Schwankungen im exspiratorischen Flowverlauf sind wiederum Ausdruck einer ungenügenden Substituierung von Atemarbeit oder spiegeln eine starke Unruhe des Patienten wider, deren Ursachen ebenfalls zu beleuchten sind. Die Flowkurve hat endexspiratorisch das 0-LpM-Niveau zu erreichen, darüber hinaus ist eine Atempause wünschenswert.

Für den Patienten weniger unangenehm, aber einen zügigen Weaningprozeß eher bremsend, ist die Überversorgung des Patienten mit Atemhilfe. Insbesondere unter ASB sind gelegentlich Einstellungen zu beobachten, unter denen Patienten mit einer Frequenz von 5 bis 8 Zyklen/min bereits vollständig ausreichende Volumina erreichen. Hier muß das ASB-Niveau rasch reduziert werden, damit der betreffende Patient eigene Atemarbeit leistet.

Eine extrem effektive und elegante Methode zur Steuerung der Weaningphase ist die direkte Messung der tatsächlich anfallenden Atemarbeit und der notwendigen Substitution. Diese Vorgehensweise läßt sich mit klinisch vertretbarem Aufwand jedoch nur über die Auswertung von Druck-/Volumen-Schleifen und Druck-/Flow-/Volumen-Kurven realisieren, wie sie in einigen Respiratorsystemen möglich sind. Die vielfältigen Möglichkeiten, die diese Methode offeriert, lassen sich für den praktischen Einsatz momentan kaum überblicken, fehlt doch vielerorts noch die klinische Routine zur Erfassung von Veränderungen in den Diagrammen. Beim konsequenten Einsatz jedoch wird sich im respiratorischen Team eine gewisse Akzeptanz und letztlich auch Effizienz einstellen.

13.3.4
Intubation oder Tracheotomie

Es wird weiterhin kontrovers diskutiert, ob bei einer Langzeitintubation (> 72 h) die orotracheale, die nasotracheale oder eine primäre Tracheotomie zu bevorzugen ist. Jedes dieser Verfahren hat berechtigte Vor- und Nachteile, die jeweils zu bedenken sind und abgewogen werden müssen (Tabelle 13.13).

Tabelle 13.13. Endotracheale Intubation versus Tracheotomie

	Vorteile	Nachteile
Orale Intubation	Technisch einfach, anscheinend geringere Sinusitis maxillaris, geringere nosokomiale Infektionen	Schlechte Fixierung, höhere Dislokationsgefahr, akzidentelle Extubation, schlechtere Mundhygiene, schlechte Toleranz, Verlegung durch Zubeißen
Nasale Intubation	Sichere Schienung und Fixierung im Nasen-Rachen-Raum, geringere Dislokationsrate, bessere Toleranz, leichteres Weaning, bessere Mundhygiene	Technisch schwieriger, Schleimhautverletzungen, Blutungen, retropharyngeales Hämatom, Abszeß, erhöhte Inzidenz für Sinusitis maxillaris, erhöhte nosokomiale Infektrate, Druckulzera des Naseneingangs und Nasenmuschel, Pansinusitiden, Meningitiden, intrazerebrale Abszesse, Osteomyelitiden
Tracheotomie	Lagerungssicherer, geringerer Larynxschaden, risikoärmerer Kanülenwechsel, einfacheres Weaning, einfache Rekanülierung	Aufwendigere Logistik, chirurgische Komplikationen, Stomastenosen, kosmetische Beeinträchtigung

Orale versus nasale Intubation

Im Gegensatz zur orotrachealen Intubation bietet die nasotracheale Intubation eine gute Schienung und Fixierung im Nasen-Rachen-Raum. Die Larynxschäden scheinen bei der nasotrachealen Intubation geringer zu sein. Die pflegerischen Maßnahmen zur Mundhygiene sind einfacher, dabei ist die Fixierung sicher. Dislokation oder gar akzidentelle Extubation treten seltener auf. Eine Verlegung des nasalen Tubus durch Zubeißen bei Manipulation im Mundraum kann nicht entstehen. Der nasale Tubus soll besser toleriert werden, was zu einer Reduzierung von Analgetika und Sedativa führt. Das Weaning erscheint erleichtert, die Selbstextubationsrate soll ebenfalls geringer sein (Dubick u. Wright 1978; Plummer u. Gracey 1989; Stauffer u. Silvestri 1982).

Das blinde Einführen des nasalen Tubus kann zu schweren Schleimhautverletzungen mit stellenweise nicht unerheblichen Blutungen führen. Retropharyngeale Dissektionen, Hämatome und spätere Abzesse können die Folge sein (Grover u. Bihari 1992). Die maximale Tubusgröße ist durch die enge Nasenöffnung begrenzt.

Die nasotracheale Intubation ist technisch anspruchsvoller. Schwierigkeiten können sich in der Passage durch den Nasopharynx und im subglottischen Bereich ergeben. Der Tubus sollte beim Erwachsenen falls möglich einen Mindestinnendurchmesser von 9,0 mm (Faustregel 1 mm kleiner als der orale Tubus) besitzen, um möglichst mit einem herkömmlichen Bronchoskop eine Bronchoskopie durchführen zu können (Stone u. Bogdonoff 1992). Eine Bronchoskopie mit einem Kinderbronchoskop ist häufig nicht effektiv genug, um Sekret oder Blut wirkungsvoll abzusaugen. Blutungen können durch eine entsprechende Applikation von Lokalanästhetika und Vasokonstringentien und eine saubere Technik minimiert werden.

Bei der nasotrachealen Langzeitintubation sind Druckschäden an der Nasenmuschel und der Nasenöffnung trotz optimaler Pflege nicht selten. Die Inzidenz der Sinusitis maxillaris scheint bei der nasotrachealen Intubation eher begünstigt zu sein. Rückschlüsse auf eine damit erhöhte pulmonale Infektrate (nosokomiale Pneumonien) sollten mit Zurückhaltung erfolgen. In der Literatur finden sich äußerst unterschiedliche Angaben (1,4% bis zu 54%) (Salord et al. 1990). Kritischerweise muß angemerkt werden, daß kaum kontrollierte prospektive Studien existieren, die eine klare Differenzierung zwischen einer radiomorphologischen und einer klinischen Sinusitis im Zusammenhang mit dem Intubationsmodus zeigen. In einer neueren Studie (Holzapfel et al. 1993) zeigte sich kein signifikanter Unterschied einer nosokomialen Pneumonie zwischen oral und nasal intubierten Patienten, obwohl die Gruppe der nasal Intubierten eine höhere Sinusitisrate aufwies. In einer weiteren prospektiven Studie (Michelson et al. 1991) war zwar die Sinusitisrate bei den nasal intubierten Patienten höher, jedoch wiesen immerhin 63% der oral intubierten Patienten eine Sinusitis auf. Als schwerwiegende Komplikationen sind Pansinusitiden, Meningitiden, intrazerebrale Abzesse, Osteomyelitiden zu nennen. Kontraindiziert ist die nasale Intubation bei offenen frontobasalen Schädelfrakturen, bei Verlegungen oder Stenosen im Nasopharynxbereich.

Tracheotomie

Diese genannten Nachteile entfallen bei einer Tracheotomie weitgehend. Ein Hauptargument für die Tracheotomie sind die deutlich geringeren Larynxschäden (Whited 1979, 1984), jedoch stehen diese den Stenosen im Stomabereich gegenüber. Unberücksichtigt bleibt aber häufig die Tatsache, daß eine Tracheotomie am häufigsten als sekundäre Tracheotomie durchgeführt wird und somit in dieser Region eine Vorschädigung durch die vorausgegangene Langzeitintubation vorliegt. Denn Trachealschäden sind nach sekundärer Tracheotomie (> 72 h) deutlich häufiger als nach primärer Tracheotomien (<72 h).

Laryngeale Verletzungen bei der endotrachealen Langzeitbeatmung sind schwerwiegender als tracheale Verletzungen nach Tracheotomie. Sekundäre Trachealstenosen sind abhängig von der Perfusion der Trachealwand. Von Laryngologen wird deshalb das sogenannte plastische, epithelisierte Tracheostoma bevorzugt (Masing u. Weidenbrecher 1983); hierbei wird durch sorgfältiges chirurgisches Vorgehen die Haut spannungsfrei an die Tracheavorderwand fixiert. Das plastische Tracheostoma muß jedoch später sekundär plastisch gedeckt werden.

Die Tracheotomie ist logistisch aufwendiger für den Klinikalltag, wird auf chirurgisch geführten Intensivstationen deutlich häufiger durchgeführt als auf internistischen Intensivstation (Rügheimer 1982). Einerseits ist die Organisation auf einer chirurgischen Intensivstation vereinfacht, die Hemmschwelle zur Indikation niedriger, andererseits bestehen bedingt durch das unterschiedliche Patientenkollektiv klare Indikationen zur frühzeitigen Tracheotomie (Polytrauma mit schweren Mittelgesichtsfrakturen, intermaxillärer Verdrahtung, Schädelbasisfrakturen). Insbesondere bei ARDS-Patienten mit kinetischer Lagerung oder wechselnder Bauchrückenlage bietet die Tracheotomie deutlich mehr Sicherheit. Weiterhin ist der Kanülenwechsel gerade bei einem plastischen Tracheostoma risikoärmer. Das Weaning über nichtgeblockte Kanülen (z.B. Montgomery-Kanülen) und Sprechkanülen ist einfacher. Nach Dekanülierung kann bei einer respiratorischen Erschöpfung des Patienten problemlos rekanüliert und für einige Stunden beatmet werden.

Bei beiden Verfahren sind trotz der Einführung von Tuben mit »high volume low pressure cuffs« cuffbe-

Tabelle 13.14. Empfehlungen zur Intubation und Tracheotomie. (Nach der »Consensus Conference on Artificial Airways in Patients Receiving Mechanical Ventilation« Plummer u. Gracey 1989)

Empfehlungen zur Intubation	Empfehlungen zur Tracheotomie
Auswahl und Ausbildung der Intubierenden wichtig	Künstliche Atemwege voraussichtlich ≤10 Tage nötig: translaryngealer Tubus
Beachtung aller Kontraindikationen	Künstliche Atemwege voraussichtlich >21 Tage nötig: Tracheotomie
Tubusgröße individuell bestimmen	Voraussichtliche Dauer unklar: tägliche Prüfung der Tracheotomieindikation
Vermeidung von Intubationstrauma, nosokomialen Infektionen, mechanischen Problemen, ungenügende Befeuchtung, Cuffüberblähung, Aspiration	Entschluß zur Tracheotomie so früh wie möglich und dann Durchführung so schnell wie möglich
Tubusliegedauer kann nur aufgrund von klinischen Kriterien, nicht aufgrund wissenschaftlicher Daten bestimmt werden	
Beim Material zur Zeit keine neuen Entwicklungen von Bedeutung	
Richtlinien über Indikation zur Intubation in prognostisch ungünstigen Fällen durch ethische Kommission erstellen lassen	

dingte Schäden der Trachea nicht geringer geworden (Benjamin 1993). Dieser von der Intubationsart unabhängige Schaden wird als Spätkomplikation häufig verkannt.

Eindeutige Richtlinien für das eine oder andere Verfahren gibt es nicht. Sowohl die Langzeitintubation als auch die Tracheotomie gelten als Routineverfahren. Die Entscheidung ist individuell an den Patienten und die örtlichen Gegebenheiten anzupassen. Es wird zunehmend eine längere Liegezeit für orale Tuben mit einer sich anschließenden sekundären Tracheotomie empfohlen (Pedersen et al. 1991). Als Grundlage sind die Empfehlungen der »Consensus Conference on Artificial Airways in Patients Receiving Mechanical Ventilation« hilfreich (Plummer u. Gracey 1989) (Tabelle 13.14).

Aus eigener Erfahrung beschränken sich die Indikationen auf spezielle Situationen. Bei Patienten mit ausgedehnten Mittelgesichtsfrakturen wird in den ersten 72 Stunden eine primäre Tracheotomie angestrebt. Weiterhin halten wir bei Patienten mit schwerer Lungenkontusion oder ARDS eine Tracheotomie aus lagerungstechnischer Sicherheit und aus pflegerischen Gründen für angebracht. Sie ist dann sicherer bei durchgeführter Beatmung in Bauchlage oder im Rotorestbett. Die nach unseren Erfahrungen erleichterte

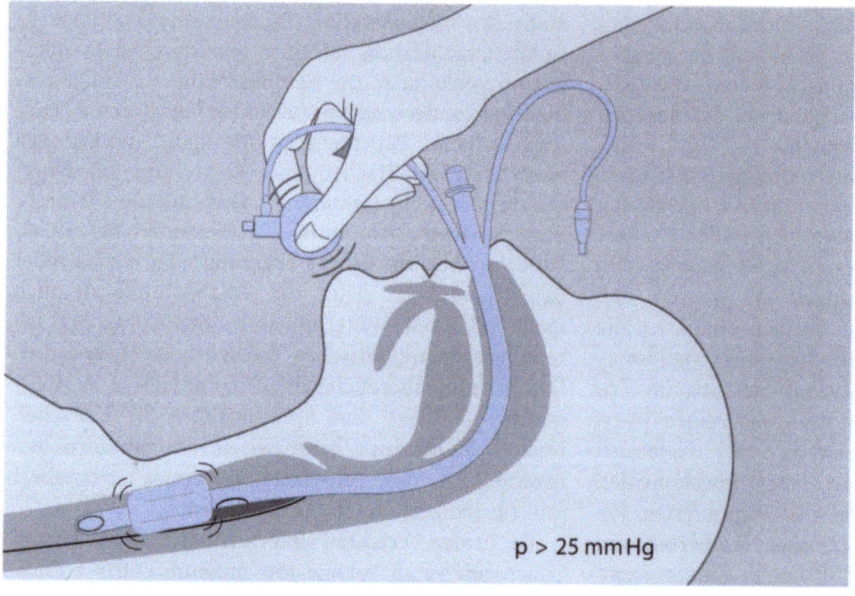

Abb. 13.12. »Low-pressure-cuff-Tubus« mit zusätzlicher Spül- und Absaugvorrichtung. Bei Spülung des subglottischen Raumes muß der Cuff zur Vermeidung einer Aspiration entsprechend höher geblockt werden

Weaningphase, der risikoärmere Kanülenwechsel und die einfache Rekanülierung bei respiratorischer Erschöpfung sprechen für eine frühzeitige Tracheotomie. Gegen eine Tracheotomie sprechen operationswürdige instabile HWS-Frakturen, die über einen ventralen Zugang stabilisiert werden müssen.

Falls keine Kontraindikation für eine nasale Intubation vorliegt und eine mehrtägige Beatmung wahrscheinlich ist, erfolgt in den ersten 48 h eine Umintubation von oral auf nasal, wegen der oben genannten Vorteile der nasalen Intubation. Dies gilt insbesondere dann, wenn Notfalltuben (Portex) oder High-Pressure-Cuff-Tuben verwenden worden sind. Sowohl bei den Trachealkanülen als auch den nasalen Tuben werden High-Volume-Low-Pressure-Cuff-Tuben mit einer zusätzlichen Spül- und Absaugvorrichtung für den subglottischen Raum verwendet, die die stille Aspirationsgefahr und damit die nosokomialen Pneumonien senken soll (Abb. 13.12).

13.3.5
Bronchoskopie und bronchoalveoläre Lavage

Die Indikation zur Bronchoskopie stellt sich auf der unfallchirurgischen Intensivstation bei Vorliegen 1. eines schweren Thoraxtraumas, 2. bei unklaren Beatmungsproblemen (zu hoher Beatmungsdruck bei adäquater Tubuslage, unklare Oxygenierungsstörung) wie auch 3. als diagnostische Unterstützung zum Ausschluß von Verletzungen des Trachealbaumes.

Folgende Richtlinien sollten hier beachtet werden: Da bei dem Polytraumatisierten immer eine latente Hypoxämie vorliegt, darf bei diesen Patienten der Bronchoskopiezyklus nur kurz andauern. Es ist somit ein gutes Zusammenspiel von Bronchoskopeur und assistierender Schwester als Voraussetzung zu fordern.

Weitere Voraussetzung ist eine tiefe Sedation des Patienten, evtl. mit temporärer Relaxation. Die besondere Gefahr bei der Durchführung einer Bronchoskopie besteht in der Entwicklung eines Bronchospasmus, welcher delitäre Folgen für die Oxygenierung haben kann. Dies gilt insbesondere für die Spätphase (> 4 Tage post Trauma).

Die Bronchoskopie sollte sinnvollerweise mit einer bronchoalveolären Spülung/Lavage im Anschluß verbunden sein. Hierdurch wird erreicht, das altes Blut und evtl. Aspirate aus dem Tracheobronchialbaum gespült und somit Sekundärfolgen vermieden werden (Pneumonie/Atelektase) (Abb. 13.13). Die Spülung wird mit isotoner Kochsalzlösung durchgeführt, Spülvolumen ca. 40–60 ml.

Die Bronchoskopie und Bronchialspülung sollte beide Lungenflügel und möglichst alle Kompartimentsegmente umfassen. Wird der Patient hierunter bradykard oder entwickelt sich eine kritische Hypoxämie (<75% SaO_2), so ist die Bronchoskopie abzubrechen. Diese Komplikation kann durch eine möglichst kurze Verweildauer innerhalb des Bronchialbaumes in den meisten Fällen sicher vermieden werden.

Eine Bronchoskopie ist unmittelbar bei Aufnahme auf der Intensivstation indiziert, wenn es gilt, eine Oxygenierungsstörung, z. B. durch Verlegung der tiefen Atemwege, oder eine Trachealruptur auszuschließen. Ebenso sollte bei Aspiration von Blut oder Magensaft die Diagnosestellung sowie die gezielte Absaugung des Tracheobronchialbaumes bronchoskopisch erfolgen. Neben diesen anerkannten Indikationen ist ebenfalls eine *Schweregradbeurteilung der Lungenkontusion* durch eine systematische Bronchoskopie möglich.

Hierbei dienen als morphologische Kriterien: Blutung (frisch/alt), Petechien, Rötung und Schwellung. Diese Kriterien werden in 3 Schweregrade unterteilt, welche wiederum den einzelnen Lungensegmenten zu-

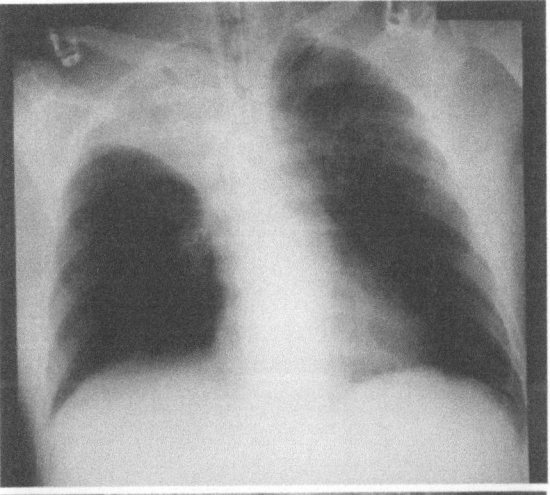
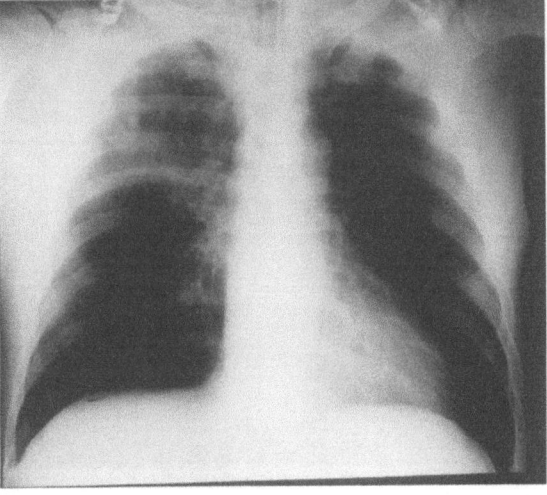

Abb. 13.13. a Oberlappenatelektase rechts, b nach bronchoskopischer Absaugung

geordnet werden können. Ein entsprechendes Dokumentationsschema für den Verlauf kann eingesetzt werden.

Bei schwerem Thoraxtrauma regelmäßig dokumentierte Befunde stellen petechiale Blutungen, submuköse Hämorrhagie, intrabronchiales Blut und eine diffuse Mukosaschwellung dar (Regel et al. 1990).

Zur Beurteilung der mikrovaskulären Permeabilität beim ARDS kann eine bronchoalveoläre Lavage angesetzt werden (Joka et al. 1988). Diese erfolgt durch Quantifizierung des Durchtritts großmolekularer Proteine, welche physiologischerweise nicht die Kapillarmembran und die alveoläre Barriere passieren. Hierzu dient die Berechnung des alveolokapillären Protein- bzw. Albuminquotienten. Von entscheidender Bedeutung für die Sensitivität der Methode ist die standardisierte Injektion und die vollständige Aspiration eines definierten Flüssigkeitsvolumens in einem einzelnen Segmentbronchus. Als weitere Indikation in der Unfallchirurgie ist der Verschluß von bronchopleuralen Fisteln angegeben worden. Hierzu wird zunächst das Bronchialleck lokalisiert und anschließend mit Fibrin, welches über einen Katheter injiziert wird, abgedichtet (Abb. 13.14) (Regel et al. 1989).

Prinzipiell ist beim Untersuchungsgang zwischen früh (Tag 1–5 post Trauma) erfolgender Bronchoskopie- und spät nach Trauma erfolgender Bronchoskopie zu differenzieren. Im frühen Verlauf ist zumeist noch eine erhebliche Reservekapazität der Lungenfunktion vorhanden. Nach erfolgter Untersuchung des Tracheobronchialbaumes – auch nach längerer Untersuchungsdauer – ist zumeist keine wesentliche Einschränkung der Oxygenierung zu erwarten. Das traumainduzierte (d.h. durch Hypoxie, Neutrophilenaktivierung und direkt kontusionsbedingt) Permeabilitätsödem ist noch nicht vollständig ausgebildet, desweiteren liegen noch keine Atelektasen der dorsalen Lungenabschnitte vor. Diese genannten Veränderungen entwickeln sich allerdings unausweichlich im weiteren Verlauf. Die ödematösen Veränderungen betreffen auch den Tracheobronchialbaum, so daß es im Rahmen einer bronchialen Absaugung zum Kollaps der Bronchioli und Alveolen kommen kann. Eine weitere Rolle in diesem Zusammenhang spielt die posttraumatische Einschränkung der Surfaktantproduktion und Veränderung der Surfaktantzusammensetzung. Diese trägt ebenfalls zum Alveolarkollaps und nachfolgender Atelektasenbildung bei. Desweiteren ist die Entwicklung einer Tendenz zum Bronchospasmus nach längerer Beatmung bekannt. Insbesondere entsteht eine akute Spastik nach Reizung der Trachealwand durch z.B. Absaugen oder Bronchoskopie. Diese Spasmen sind häufig besonders therapieresistent und nur durch hohe Dosen entsprechender Pharmazeutika zu lösen. Alle diese Faktoren bewirken, daß im späten postoperativen Verlauf eine besondere Vorsicht bei der Bronchoskopie zu erfolgen hat.

Folgende Faktoren sind deshalb bei einer Bronchoskopie im Spätverlauf zu beachten:

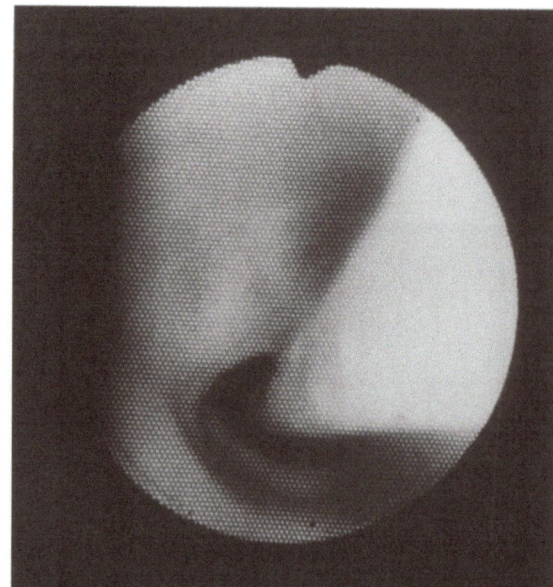

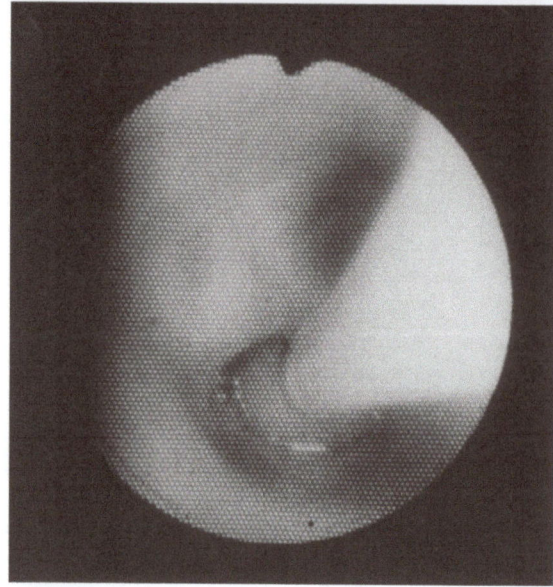

Abb. 13.14 a, b. Verschluß eines Bronchiallecks mit Fibrin (BPF) nach **a** vorheriger Lokalisation, **b** temporärer Okklusion des betroffenen Segmentbronchus

- Vorsichtiges Einführen des Bronchoskops, um die Induktion eines Bronchospasmus zu vermeiden.
- Absaugen erst nach sicherer Identifizierung der »wedge« Position, um einer insuffizienten Absaugung und der Entwicklung eines generalisierten Bronchokollapses entgegenzuwirken.
- Kurze Zeitdauer der Bronchoskopie. Durch Einführen des Bronchoskopes kommt es unweigerlich zur

Reduktion des Atemminutenvolumens. Dies kann bei Patienten mit einem erheblichen Kapillarpermeabilitätsschaden und im ARDS zu einer akuten Verschlechterung der Oxygenierung führen. Die Erholungsphase kann sich im Einzelfall über mehrere Tage hinziehen, ebenso haben erfahrungsgemäß einige Patienten nach Bronchoskopie einen deutlichen »Einbruch« der Lungenfunktion erlitten.

Unter Berücksichtigung dieser Prinzipien stellt die Bronchoskopie ein wichtiges diagnostisches und therapeutisches Medium dar. Ihre Bedeutung ist aufgrund der speziellen Problematik des Polytraumapatienten von höherem Stellenwert, als auf anderen Intensivstationen. Gerade bei diesen Patienten führt das häufig vergesellschaftete Thoraxtrauma mit seinen Komplikationen in besonderem Maße zu der Indikation einer Bronchoskopie. Dieses Verfahren stellt einen festen Bestandteil des diagnostischen und insbesondere des therapeutischen Spektrums dar.

13.3.6
Lagerung

Pathogenetische Aspekte

Die Effekte einer Lagerungstherapie sind in einer Reihe klinischer Studien untersucht worden. So wurden positive Auswirkungen einer alternierenden Bauch- und Rückenlage dokumentiert (Langer et al. 1988; Nelson u. Anderson 1989). Die Auswirkungen einer kontinuierlichen Lagerungstherapie durch Rotation um die Körperlängsachse sind noch nicht vollständig geklärt. Zu differenzieren sind akute von subakut auftretenden Mechanismen. Die akute Auswirkung besteht wahrscheinlich in einer Öffnung atelektatischer Bezirke durch Änderung der Schwerkraft, der subakute Effekt durch Reduktion des interstitiellen Ödems.

- Diskutiert wird, daß möglicherweise die Verlagerung der Thoraxorgane (Herz, Binnengewicht der Lunge) zur Öffnung unbelüfteter Lungenabschnitte beiträgt (Zack et al. 1974). Die Rotation soll eine Druckumverteilung zugunsten vorher komprimierter Lungenareale bewirken, die letztlich eine Wiedereröffnung bisher atelektatischer Alveolen ermöglicht.
- Die Lageänderung führt nachweislich zu einer Beeinflussung des Gleichgewichtes zwischen mikrovaskulärem Druck und interstitiellem Druck, wie in der Starling-Gleichung angegeben. Der mikrovaskuläre Druck in Lungenabschnitten des Abschnitts I (West 1977) ist niedriger als in Abschnitt III. Bei Rotation kommt es zur Umverteilung der Abschnitte insbesondere in den lateralen Lungenabschnitten, zur Umkehr der Abschnitte und zur Verminderung des mikrovaskulären Drucks in vorher basal liegenden Lungenarealen. Dies fördert den Einstrom von Flüssigkeit aus dem Interstitium in den intravasalen Raum und führt letztlich zur Reduktion des interstitiellen Ödems. Die Verminderung eines Ödems durch Reabsorption aus interstitiellem Gewebe – nicht nur Umverteilung in andere interstitielle Abschnitte – nimmt allerdings längere Zeit in Anspruch, d.h. entwickelt sich erst nach Tagen (subakuter Effekt).
- Es ist ferner bekannt, daß eine Verbesserung des alveolären PaO_2 eine Umkehr der hypoxisch bedingten, reflektorischen pulmonalen Vasokonstriktion bewirkt. Die Folge ist eine Senkung des pulmonalen Shuntvolumens und somit eine Verbesserung des Ventilations-Perfusions-Verhältnisses.
- Gattinoni untersuchte die Auswirkungen alternierender Bauch- und Rückenlage im ARDS. Er führte ebenfalls eine Verbesserung der Oxygenierung eher auf Veränderung der pulmonalen Durchblutung zurück, als auf Beeinflussung des interstitiellen Ödems. In dieser Studie wurden auch quantitative Berechnungen hinsichtlich der Auswirkung der Blutverteilung auf die Oxygenierung angestellt. Die Besserung der Lungenfunktion wurde als zu eindeutig angesehen, als daß sie durch Blutumverteilung allein erklärbar wäre. Es wurde deshalb eine Kombinationswirkung von pulmonalen Durchblutungsänderungen sowie Änderungen des interstitiellen Ödems als wirksame Faktoren diskutiert (Gattinoni et al. 1991).

Therapie des Patienten im Rotationsbett

Bei jedem polytraumatisierten Patienten mit einem schweren Thoraxtrauma, der eine zunehmende pulmonale Verschlechterung aufweist (Horowitz-Quotient $PaO_2/FiO_2/FiO_2 <150$) oder schon instabil aufgenommen wird, ist die Indikation für die kinetische Lagerung angezeigt.

Die Erfahrungen der letzten Jahre haben gezeigt, daß durch den frühzeitigen Einsatz dieses Bettes signifikante Therapieverbesserungen erzielt werden können. Herkömmliche Betten ermöglichen eine kontinuierliche axiale Rotation von beidseits ca. 60° innerhalb von 4,5 min. Dies führt zu einer Verbesserung des Ventilations-Perfusions-Verhältnisses, sowie zu einer Sekretmobilisierung.

Praktisch wird so vorgegangen, daß innerhalb der ersten Stunden nach Eintreffen des Risikopatienten *primär* im Rotationsbett gelagert wird, auch wenn noch eine gute Lungenfunktion besteht (prophylaktische Lagerungstherapie). Bei Lagerungsbeginn sollte dann die Rotation einschleichend vorgenommen werden, d.h. in Stufen von 10° sollte das Rotationsausmaß gesteigert werden. Die maximale Rotationskapazität beträgt bis zu 62° beidseits (Schimmel et al. 1977).

Hierzu ist ein kontinuierliches Monitoring der Oxygenierung erforderlich, wenn möglich durch einen zentralvenösen Sättigungskatheter.

Es hat sich in vielen Fällen gezeigt, daß bei einseitig bestehender Lungenkontusion die Rotation auf die betroffene Seite zu einer Verschlechterung der Oxygenierung führt. Es kann dementsprechend ein seitendifferentes Ausmaß der Rotation gewählt werden, z. B. 30° zur nichtbetroffenen und 62° zur betroffenen Seite. Es sollte unbedingt eine *ausschließlich einseitige Rotation vermieden* werden, da es dadurch zu Verlegungen der kontralateralen Bronchialäste/Bronchialbäume kommen kann. Dies kann dann zu einer vollständigen Atelektase der kontralateralen Lunge führen, mit entsprechender Oxygenierungsstörung.

Bezüglich des Ausmaßes der Rotation sollte immer die von seiten der Oxygenierung größte Seitenlage angestrebt werden. Die Dauer der Rotation richtet sich nach verschiedenen Faktoren. Zu nennen sind insbesondere das Ausmaß der Oxygenierungsstörung, der allgemeine Flüssigkeitshaushalt (erforderlich ist eine mehrtägige negative Flüssigkeitsbilanz) sowie weitere Parameter des klinischen Verlaufes, wie z. B. steigende Thrombozytenwerte im Serum.

Für den längerfristig beatmeten und im Rotationsbett gelagerten Patienten gilt, daß bei akutem Absetzen der Therapie ein gewisses »Reboundphänomen« zu beobachten ist. Wird bei diesen Patienten abrupt die Rotation für mehrere Stunden gestoppt, so kann sich die Beatmungssituation und Oxygenierung deutlich verschlechtern. Es hat sich hier deshalb als sinnvoll erwiesen, die Rotation ebenfalls in kleinen Schritten (z. B. 10°) zu reduzieren und über einen Zeitraum von 3 bis 5 Tagen auszuschleichen. Wird dieses problemlos toleriert, so kann dann zum Ende der Ausschleichperiode nach einem Sicherheitsabstand von 24 Stunden die Umlagerung in ein »normales Intensivbett« erfolgen. Gestaltet sich das Rücknehmen der Rotation als schwierig und mit Rückschlägen behaftet, so hat sich die prophylaktische Lagerung in dem Bett auch für längere Zeit bewährt.

Therapie durch alternierende Bauchlage

Alternativ zur Anwendung des *Rotationsbettes* kann natürlich eine *alternierende Bauch- und Rückenlage* erfolgen. Hierbei ist ebenfalls eine rasche Handlungsweise zu wählen. Zeichnet sich innerhalb von 2 bis 3 Tagen eine Verschlechterung der Oxygenierungssituation ab, so sollte ebenfalls die Lagerung prophylaktisch erfolgen. Aus praktischen Erwägungen ist natürlich die Durchführbarkeit einer intermittierenden Bauch- und Rückenlage schwieriger durchzusetzen, insbesondere da dies einen erheblichen Personalaufwand bedeutet. Einige Kliniken sind deshalb dazu übergegangen, ein dementsprechendes Spezialbett zu verwenden (Abb. 13.15).

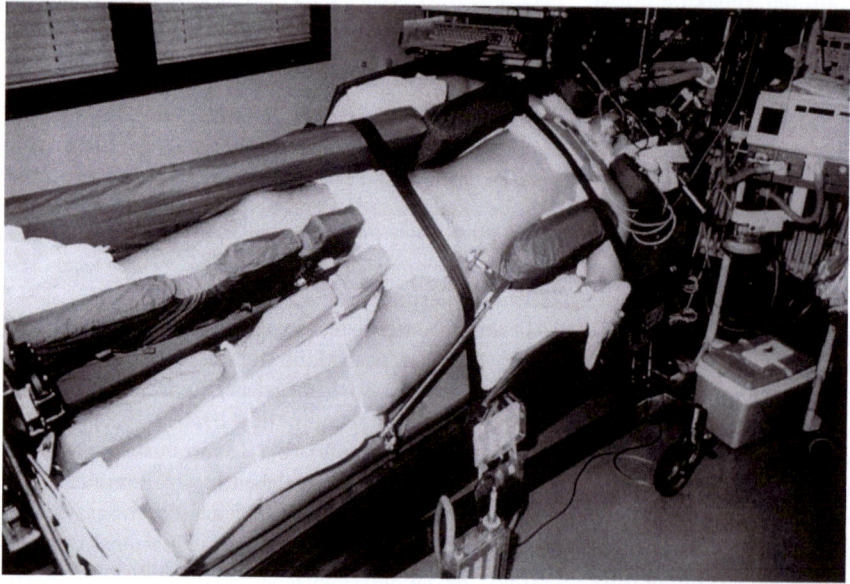

Abb. 13.15. a Verbesserung der systemischen Oxygenierung (PaO_2/FiO_2) durch b kinetische Lagerung

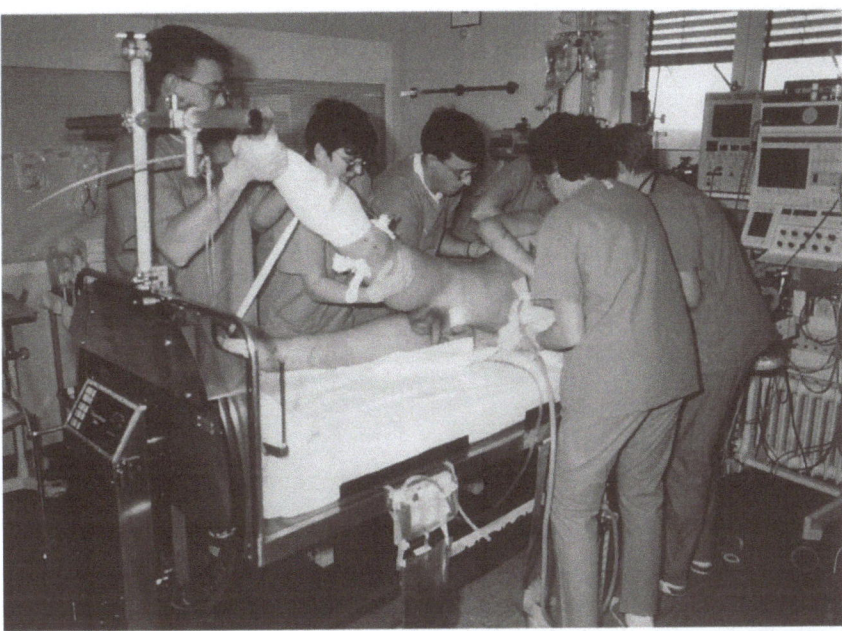

Abb. 13.16. Personeller Aufwand bei der Umlagerung von Rücken- in Bauchlage

Unabhängig davon sollte auch die alternierende Bauch- und Rückenlage frühzeitig erfolgen. Bezüglich der Umlagerungsrhythmen sind verschiedene Methoden bekannt. Im eigenen Vorgehen wird eine Umlagerung mindestens 2 x pro 24 Stunden als notwendig erachtet. Wir sehen die Notwendigkeit insbesondere dann, wenn sich nach erfolgter Besserung in der jeweiligen Lage und nach Erreichen einer Plateauphase wieder eine beginnende Verschlechterung der Oxygenierung einzustellen scheint. In einigen Kliniken wird auch eine routinemäßige Umlagerung durchgeführt (z. B. 8stündlich). Diese erfolgt dann adaptiert an den täglichen Ablauf auf der Intensivstation und unabhängig von der jeweiligen Oxygenierungssituation. Die Umlagerung, wofür 5 Personen notwendig sind, sollte immer mit Hilfe des Arztes geschehen. Besonderes Augenmerk ist dabei auf die Sicherung von Tubus bzw. Trachealkanüle sowie aller vorhandenen Katheter und Drainagen zu richten (Abb. 13.16).

Das Ausschleichen nach alternierender Bauch- und Wechsellage sollte ebenfalls adaptiert an die jeweilige »Stabilität« der Lungenfunktion erfolgen.

Es sind zur Zeit keine klinischen Studien bekannt, die eine der vorgestellten Methoden als vorteilhafter erscheinen läßt. Es ist jedoch als bewiesen anzusehen, daß eine aggressive und konsequente Umlagerung des Patienten zu einer deutlichen Besserung der Lungenfunktion beiträgt (Gattinoni et al. 1991; Langer et al. 1988).

Pflegerische Aspekte der Bauch- und Rotationslage

Um eine Rotationslagerung zu ermöglichen, bedarf es einiger vorbereitender Maßnahmen für den Patienten. Um eine Diskonnektion von Zuleitungen zu verhindern, werden Perfusor- und Infusionsleitungen verlängert und Druckabnehmerelemente direkt am Kopfende des Bettes angebracht. Ebenfalls wird das Beatmungsgerät an das Kopfende gestellt, so daß die Länge der Schläuche während der Rotation ausreichend ist.

Da sich der Patient im Rotorestbett meist in einer sehr kritischen Phase befindet, sollte individuell entschieden werden, ob die Rotation für pflegerische Maßnahmen unterbrochen werden kann. Dadurch wird am Anfang die Körperpflege und die notwendigen Prophylaxen mit einem erheblichen Zeitaufwand während der Rotation durchgeführt. Um Lagerungsschäden zu vermeiden, werden alle Seitenteile 1 mal pro Schicht neu angepaßt und die harten Auflagekissen durch Schaumstoffkissen ersetzt.

Ein großes pflegerisches Problem stellen die oft nicht vermeidbaren Decubiti an den Ohren (Abb. 13.17), am Steiß und an den Fußballen dar. Diesem wird durch gezieltes Abpolstern entgegengewirkt. Außerdem kommt es durch die enge Anpassung der Seitenteile unvermeidbar zu einem Wärmestau, der aber mit einem Wärmetherapiegerät behandelt werden kann.

Als Voraussetzung für die Bauchlagerung ist es empfehlenswert, den Patienten erst zu tracheotomieren, weil

- aus pflegerischer Sicht ein steriles endotracheales Absaugen wesentlich erleichtert wird,
- bei defektem Cuff ein schneller Kanülenwechsel durchgeführt werden kann und
- die Gefahr der Abknickung bei einer Trachealkanüle im Gegensatz zum nasalen Tubus nicht gegeben ist.

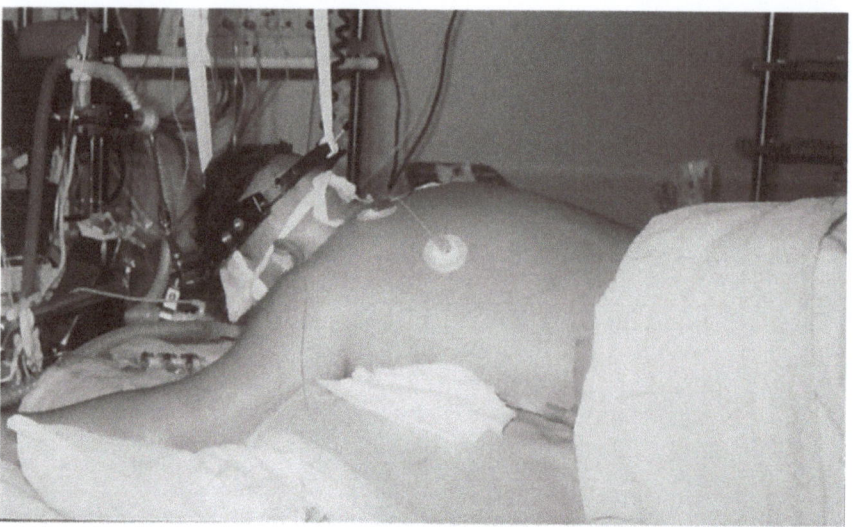

Abb. 13.17. Bauchlagerung mit Halofixateurring

Für diese Lagerung hat sich die Anlage eines Halo-Kopfrings bewährt. Durch das »Aufhängen des Kopfes« wird ein freier Zugriff zur Trachealkanüle gewährleistet, was eine deutliche Verbesserung für die Patientensicherheit darstellt. Weiterhin ist somit eine leichtere Katheter- bzw. Mundpflege möglich. Entstellende Decubiti am Viskeralschädel sind damit zu vermeiden.

Um eine verstärkte Hyperextension der HWS zu vermeiden, wird der Oberkörper auf ein spezielles Schaumstoffkissen (treppenförmig aufgebaut) gelagert, womit eine nahezu axiale Lagerung erzielt wird. Das Schaumstoffkissen ist im Abdomenbereich ausgeschnitten, um so dem Abdomen eine möglichst freie Beweglichkeit zu ermöglichen. Um Druckschäden der Haut zu vermeiden wird das Kissen mit einem Metallinetuch abgedeckt.

13.4
Gastrointestinale Aspekte
(L. BASTIAN und A. WEIMANN)

13.4.1
Ernährung

Die frühzeitige enterale Ernährung hat in der Intensivmedizin in den letzten Jahren an Bedeutung gewonnen. Zunehmend wurden die endokrinen, meabolischen und immunologischen Funktionen des Darmes erkannt. Nach der »gut injury hypothesis« wird der Darm als ein wesentlicher Faktor bei der Entstehung von septischen Komplikationen mit nachfolgendem Multiorganversagen angesehen (Border et al. 1987; Wilmore et al. 1991). Die posttraumatische Ischämie des Darmes durch Hypotension oder verminderter Sauerstoffzufuhr, die Atonie des Gastrointestinaltraktes und die fehlende enterale Substratzufuhr führen neben der physikalischen Schädigung und der Abwehrschwäche zu einer Schädigung der Mukosa und deren protektiver Barriere (Deitch 1990 a, b). So wird potentiell pathogenen Keimen und Endotoxinen der normalen intestinalen Flora eine Penetration in das lymphatische System und den Kreislauf ermöglicht (»Bakterientranslokation«), was nachfolgend zu einer Stimulation von Mediatoren des Immunsystems (z. B. TNF, IL-1) und zu einer generalisierten Entzündungsreaktion (»systemic inflammatory response syndrome«: SIRS) führt. Es können so septische Komplikationen, Pneumonie und MOV entstehen (»Triggerfunktion des Darmes«) (Ertel u. Trentz 1994; Deitch 1992).

Die frühzeitige enterale Ernährung über eine Duodenalsonde oder Feinnadelkatheterjejunostomie ist heute ein allgemein akzeptiertes Konzept und auch im Rahmen der intensivmedizinischen Therapie eines Schwerstverletzten durchführbar. Sie ermöglicht eine bedarfsgerechte Kalorien- und Substratzufuhr und verhindert durch den physiologischen Nahrungsweg die Mukosazottenatrophie und erhält damit die protektive Barriere der Darmwand, so daß Bakterien und Endotoxine diese nicht durchwandern können (Moore et al. 1989; Deitch 1990a). Auf diese Weise kann die Triggerung für das Auftreten von septischen Komplikationen und MOV verhindert werden (Mochiuzuki et al. 1984; Moore et al. 1992). Die Indikation für eine frühzeitige enterale Ernährung ist somit gerade beim polytraumatisierten Patienten mit hohem Risiko für die Entwicklung von septischen Komplikationen und Multiorganversagen gegeben.

Applikationsform und -technik
Schwierigkeiten und Unsicherheiten bestehen häufig bei der Wahl des Zufuhrweges und bei der praktischen Durchführung in Abhängigkeit vom Verletzungsmuster. So kann eine enterale Ernährung über die ohne-

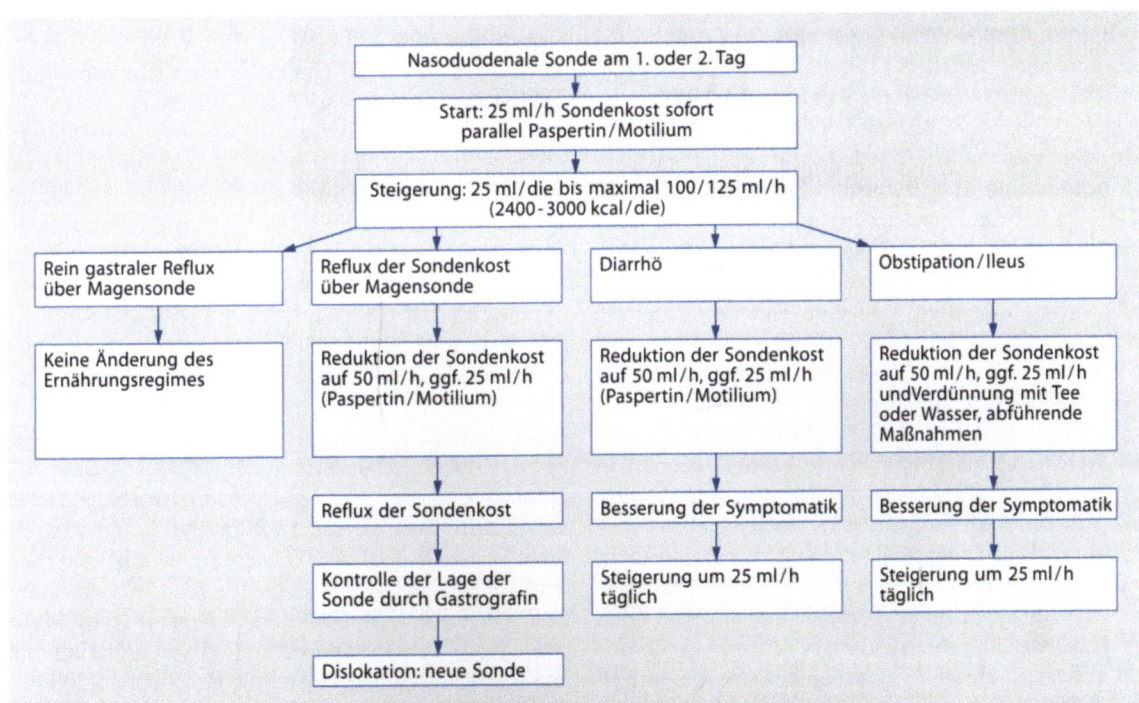

Abb. 13.18. Enterales Ernährungsschema

hin notwendige Magensonde aufgrund der posttraumatisch bestehenden Magenatonie problematisch sein, da die applizierte Sondenkost nicht transportiert werden kann und so durch Reflux das Risiko einer Aspirationspneumonie besteht. Aus diesem Grund ist eine duodenale oder jejunale Lage der Sonde erforderlich, was eine endoskopische Plazierung oder sogar eine operative Maßnahme notwendig macht (Feinnadelkatheterjejunostomie).

Mittelgesichtsverletzungen mit erforderlicher Tamponade erschweren oder verbieten sogar den nasoduodenalen Zugang. In diesen Fällen kann vorübergehend eine oroduodenale Plazierung der Sonde erfolgen. Bei intraabdominellen Verletzungen muß der Beginn der enteralen Ernährung nur bei Darmübernähungen (insbesondere im Bereich des Colons) um wenige Tage verzögert werden, bei allen anderen Verletzungen, z. B. bei »Packing« nach Leberruptur oder auch bei Abdomen apertum, besteht keine Kontraindikation für eine frühzeitige enterale Ernährung. Auch bei Patienten, die zur Verbesserung der respiratorischen Situation auf dem Bauch oder in einem Rotorestbett liegen, ist eine enterale Ernährung über eine Sonde ohne zusätzliche Komplikationen durchführbar (Bastian et al. 1996).

Die Anlage der Ernährungssonde sollte am Tage des Traumas oder am folgenden Tag erfolgen, um dann sofort mit der enteralen Ernährung mit 25 ml/Stunde über ein Pumpensystem zu beginnen (Abb. 13.18). Bei duodenaler oder jejunaler Lage der Sonde sollte die Ernährung kontinuierlich erfolgen. Erreichbar ist hierbei zunächst nur eine Substratzufuhr auf dem physiologischen Weg zur Verhinderung der Triggerfunktion des Darmes mit Bakterien- und Endotoxintranslokation und nicht die sofortige Deckung des Kalorienbedarfes. Die parallel liegende Magensonde zeigt an, ob ein Sondenkostreflux vorliegt und verhindert in diesem Fall die Gefahr einer Aspiration. Gerade zu Beginn der Ernährung sollte die Peristaltik zusätzlich medikamentös unterstützt werden (z. B. durch Metoclopramid, Cisaprid oder Erythromycin).

Liegen keine Anzeichen für einen Sondenkostreflux vor, so kann die Zufuhrrate täglich um 25 ml/Stunde gesteigert werden, bis eine volle enterale Ernährung erreicht ist (z. B. 100–125 ml/Stunde über 18 Stunden). Dieser Vorgang benötigt in der Regel einige Tage, so daß parallel zur enteralen eine unterstützende parenterale Ernährung (ein zentralvenöser Katheter ist bei diesen Patienten für das Kreislaufmonitoring und für die medikamentöse Therapie erforderlich) durchgeführt wird. Diese wird sukzessive mit der Steigerung der enteralen Zufuhr reduziert. Fehlende Darmgeräusche oder ein hoher Magensaftreflux stellen keine Kontraindikation für den Beginn der enteralen Ernährung dar.

Komplikationen

Sollten jedoch erhebliche Mengen der Sondenkost über die Magensonde zurückfließen, so muß die Zufuhrrate reduziert (25 bis 50 ml/Stunde) und erneut die Darmperistaltik unterstützende Medikamente verabreicht werden. Das Ziel in dieser Situation ist, die enterale Ernährung nicht vollständig zu unterbrechen. Gegebenenfalls muß erneut mit einer unterstützenden parenteralen Zufuhr begonnen werden. Besteht kein Sondenkostreflux mehr, so kann nach dem angegebenen Schema wieder eine Steigerung der Zufuhrrate erfolgen. Läßt sich der Sondenkostreflux auf diese Weise nicht beherrschen, so sollte mit einer Kontrastdarstellung die regelrechte Lage der Sonde überprüft werden. Im Falle einer Dislokation muß eine erneute Plazierung erfolgen.

Als weitere Komplikationen können Phasen mit Diarrhö oder Obstipation auftreten. Durch das oben beschriebene Schema der Reduktion der Zufuhrrate und des Wiederaufbaus können diese Komplikationen in der Regel innerhalb von 1 oder 2 Tagen beherrscht werden. Auch in diesen Fällen ist es meist nicht notwendig, die enterale Ernährung komplett zu unterbrechen. Bei Feinnadelkatheterjejunostomien können in seltenen Fällen als spezifische Komplikationen Infektionen der Eintrittsstelle, Abszedierung oder sogar Peritonitiden auftreten. Es sollte eine regelmäßige Inspektion der Eintrittsstelle erfolgen, um gegebenenfalls frühzeitig chirurgisch zu intervenieren.

Nährlösungen

Bei polytraumatisierten Patienten können zumeist nährstoffdefinierte Lösungen zur Applikation kommen. Es sollte beim Monitoring vor allem auf die Vermeidung von Hyperglykämie und Hypertriglyzeridämie geachtet werden. Aus diesem Grund ist gerade in septischen Phasen mit erhöhtem Ruheenergiebedarf eine adäquate Kalorienzufuhr nicht möglich.

Mit dem Ziel, gerade beim »kritisch Kranken« die Immunitätslage zu verbessern und in die Entzündungskaskade einzugreifen, wird in der letzten Zeit der Einsatz neuer Substrate in der Ernährung (»Immunonutrition«) diskutiert. Einige Ergebnisse zeigten bei Polytraumatisierten eine Verminderung der Ausprägung von SIRS und MOV. Nach Ergebnissen anderer Autoren kann mit solchen speziellen Nährlösungen möglicherweise eine Verringerung der Infektionsraten und eine Verkürzung des stationären Aufenthaltes im Krankenhaus erreicht werden (Bower et al. 1995; Kemen et al. 1995).

■ **Glutamin.** Glutamin zählt zu den eigentlich nicht essentiellen Aminosäuren und kann in nahezu allen Geweben des Organismus gebildet werden. Bedeutung besitzt Glutamin nicht nur in der Proteinsynthese, sondern auch als Zwischenprodukt in verschiedenen Stoffwechselwegen sowie als Stickstofflieferant. Ferner dient Glutamin als Energiesubstrat von Zellen mit hoher mitotischer Aktivität, wie z.B. Mucosazellen im Gastrointestinaltrakt und Lymphozyten. In vielen Studien konnte gezeigt werden, daß es in katabolen Situationen zu einer Glutamindepletion im Organismus kommt. Hierbei wird Glutamin vor allem von Dünndarm, Immunzellen und Nieren verbraucht, wobei die Homeostase des Plasmaspiegels durch Glutaminfreisetzung überwiegend aus der Muskulatur aber auch aus der Lunge aufrechterhalten wird (Fürst u. Stehle 1995; Lacey u. Wilmore 1990; Hartl u. Jauch 1993). In diesen Phasen besteht ein erhöhter Bedarf der exogenen Zufuhr von Glutamin als »bedingt unentbehrlichem« Substrat (Lacey u. Wilmore 1990). So führt die Supplementierung mit Glutamin zur Verbesserung der Stickstoffbilanz, Erhöhung der Proteinsyntheserate und Steigerung der lymphozytären Aktivität (Hammarqvist et al. 1989; Stehle et al. 1989; Fürst u. Stehle 1995). Durch Stabilisierung der Mucosabarriere des Dünndarms, aber auch des proximalen und distalen Colon, wird über die Vermeidung einer Zottenatrophie eine Verhinderung der Translokation von Bakterien und Toxinen aus dem Darm in die Blutbahn angenommen (Burke et al. 1989; Scheppach et al. 1994; Souba et al. 1990). Der besondere Einfluß von Glutamin auf das Immunsystem weist nach Ergebnissen von in vitro Studien auf eine glutaminabhängige Produktion von IL-2 durch aktivierte T-Lymphozyten, welche dann eine weitere Stimulation der Lymphozytenproliferation nach sich zieht, hin. Auch die Sekretion von IL-1 der Makrophagen als Teil der Regulation der Immunantwort, sowie dessen RNA-Synthese und phagozytäre Kapazität sind von der Glutaminkonzentration abhängig (Calder 1994). Ferner dürfte Glutamin durch vermehrte Aufnahme in Muskel- und Leberzellen den Hydratationszustand der Zelle erhöhen, welcher als ein Zeichen der Anabolie und proliferativen Aktivität angesehen wird (Häussinger et al. 1993). Erst durch die Entwicklung synthetischer Dipeptide als Glyzylglutamin und Alanylglutamin konnte eine ausreichende Stabilität für den Einsatz in der parenteralen Ernährungstherapie erreicht werden (Stehle 1991).

■ **Arginin.** Die eigentlich nichtessentielle Aminosäure Arginin kann in katabolen Phasen essentielle Bedeutung über hormonelle, immunologische und cytotoxische Wirkungen erhalten. So konnte die Gabe von Arginin im Tierexperiment eine Vergrößerung der Thymusgröße und des -zellgehalts hervorrufen, sowie ferner eine vermehrte zytolytische Aktivität der natürlichen Killerzellen, eine Zunahme der lymphozytären Mitogenese, der Makrophagenzytotoxizität bei Tumoren, der lymphozytären Interleukin-2-Produktion und der Rezeptoraktivität bedingen. Ferner besteht eine Stimulation der Proteinsynthese in der Leber und der Kollagenbildung. Als Sekretagon stimuliert Arginin die Freisetzung von Wachstumshormon, Prolaktin, Insulin, Glukagon und Somatomedin C (Daly et al. 1994, 1995; Barbul 1990; Reynolds et al. 1990). Arginin, welches zwei äquivalente Guanidin-Stickstoffe besitzt, liefert außerdem durch das Enzym NO-Synthetase das Substrat für die Bildung von Stickstoffmonooxid (NO) aus molekularem Sauerstoff, wobei NADPH als Elektronendonor fungiert und Citrullin entsteht. Die Bedeutung und Rolle von NO, insbesondere während Infektion, Entzündung und Sepsis, sind noch nicht völlig geklärt, teils widersprüchlich und wahrscheinlich in Abhängigkeit von der Konzentration und Umgebung günstig oder schädlich. Solche Effekte sind Cytoprotektin und Erregerabwehr, ferner eine Vasodilatation, welche im Zustand der Sepsis bis zum Schock führen kann, sowie Gewebetoxizität bei chronisch entzündlichen Erkrankungen (Biliar 1995). So wird durch exogene Zufuhr von Arginin eine Stimulation der NO-Synthese mit den für den Organismus günstigen Auswirkungen angenommen.

■ **Omega-3-Fettsäuren.** Die langkettigen ungesättigten Omega-3-Fettsäuren kommen in der menschlichen Nahrung in Form von α-Linolensäure, Eikopentaensäure (EPA) und Docosahexaensäure (DHA) vor, die beiden letzteren ausschließlich in Fischöl. Hierbei werden die Omega-3-Fettsäuren in die Zellmembran eingebaut. In Konkurrenz mit der (Omega-6-)Arachidonsäure um die Enzyme Zyklooxygenase und Lipoxygenase können aus EPA Prostaglandin E3 und Leukotrien B5 gebildet werden, welche die Entzündungsreaktion durch geringere Thrombozytenaggregation, Absinken des Gefäßwandtonus, geringere Gefäßwandpermeabilität und geringere Produktion von Superoxiden beeinflussen (Kinsella et al. 1990; Wolfram 1995). Da es im Rahmen der generalisierten Entzündungsreaktion zur vermehrten Bildung von Prostaglandin E2 und Leukotrien B4 aus Arachidonsäure durch zirkulierende Monozyten und peritoneale Makrophagen kommt, kann die Supplementierung der Nahrung mit Omega-3-Fettsäuren kompetitiv zu einer Verschiebung der Syntheserate mit vermehrter Bildung von Prostaglandin E3 und Leukotrien B5 führen. Hieraus resultiert eine verbesserte T-Zell-Funktion, Aktivität der natürlichen Killerzellen und IL-1-Produktion durch Makrophagen (Alexander et al. 1986; Gottschlich 1990; Gottschlich et al. 1992).

■ **Nukleotide.** Die Gabe von RNA als Lieferant von Purin- und Pyrimidinbasen besitzt einen günstigen Einfluß auf Gewebe mit hoher Proliferationsrate wie den Gastrointestinaltrakt und die Immunzellen. Hierbei ist insbesondere die T-Zell-abhängige Immunantwort betroffen (Kulkarni et al. 1987; Rudolph et al. 1990; Uauy et al. 1994).

Überwachung der enteralen Ernährung
Das Monitoring der enteralen Ernährung beinhaltet die klinische Untersuchung des Patienten (Darmfunktion), die Beobachtung des Refluxes über die Magensonde (Sondenkost), Laborkontrollen der Substratverwertung (Glukose, Triglyzeride), das Wiegen des Patienten und ggf. die indirekte Kalorimetrie. Nach eigenen Erfahrungen ist die monofrequente Impedanzanalyse zur Bestimmung der Körperzusammensetzung gerade bei kritisch Kranken mit hoher Volumeneinlagerung nicht geeignet.

13.4.2
Selektive Darmdekontamination (SDD)

Klinisch wurde 1968 an einer Gruppe von Krebspatienten durch die Gabe von Breitspektrumantibiotika zum ersten Mal versucht, sterile Bedingungen im Gastrointestinaltrakt herbeizuführen (Bodey et al. 1968). Dieser Versuch mißlang, da sich resistente entrale Bakterienstämme bildeten. In der Folge wurde das Konzept der »selektiven Darmdekontamination (SDD)« entwickelt. So beschrieb Van der Waaij die protektive Rolle von Anaerobiern, indem sie die Besiedlung des Intestinaltraktes mit potentiell pathogenen enteralen Bakterienstämmen verhinderten. Dieser Vorgang wurde »colonisation resistance« genannt (van der Waaij 1971, 1972).

Frühe klinische Studien zur SDD zeigten bei neutropenischen Patienten eine signifikante Reduktion von Infektionen, führten jedoch nicht zu einer signifikanten Reduktion der Letalitätsrate (Gurwith et al. 1979; Sleijfer et al. 1980). Seither sind zahlreiche Studien zur Bedeutung der SDD bei intensivpflichtigen Patienten durchgeführt worden (Reidy u. Ramsay 1990); die untersuchten Patientenkollektive umfaßten Mischgruppen intensivpflichtiger Patienten (internistisch/chirurgisch) (Konrad et al. 1988; Cockerill et al. 1989; Cerra et al. 1992), jedoch auch isoliert schwerstverletzte Patienten (Stoutenbeck 1984, 1987). Eine signifikante Reduktion nosokomialer Infektionen wurde fast durchgehend beschrieben. Bis auf die Studie von Ulrich et al. zeigte jedoch keine der Untersuchungen die entscheidende Verbesserung der Spätüberlebensrate (Ulrich et al. 1989). In erst kürzlich veröffentlichten prospektiven, randomisierten Doppelblindstudien an schwerstverletzten Patienten konnte jedoch weder eine signifikante Reduktion der Inzidenz von Infektionen (z.B. Pneumonien) bzw. des MOV, noch der Letalität gezeigt werden (Lingnau et al. 1995; Hammond et al. 1994). Ebenfalls kam es nicht zu einer Verkürzung der Intensivliegedauer bzw. der Gesamtkrankenhausaufenthaltsdauer der Patienten (Hammond et al. 1994).

Die zuvor beschriebenen klinischen Studien zur SDD bestätigten zwar die Rolle des Gastrointestinaltraktes als Reservoir für Bakterien, welche zu einer systemischen Infektion leiten können, geben jedoch keinen weiteren Aufschluß über zugrundeliegende pathophysiologische Mechanismen. Zusammenfassend scheint die SDD die in sie gesteckten Erwartungen in der Behandlung polytraumatisierter Patienten nicht zu erfüllen.

Experimentell wurde die SDD nicht so extensiv untersucht. Goris zeigte ähnlich wie in den zuvor aufgeführten klinischen Studien in seinem Kleintiermodell zu MOV, daß SDD die Inzidenz der bakteriellen Translokation und Frühletalität senkt, jedoch keinen Einfluß auf den Spätausgang hat (Goris et al. 1991). In einer anderen Studie verhinderte die orale Gabe von Kanamycin das Auftreten von Endotoxinen im Blut von Primaten, die einer einstündigen isolierten intestinalen Ischämie ausgesetzt waren. Erst kürzlich zeigten Untersuchungen von Guo et al., daß die intestinale Flora entscheidende Einflüsse auf die systemische Zytokinantwort nach hämorrhagischem Schock in der Ratte hat (Guo et al. 1995).

Zusammenfassend hat die SDD sicher einen modulativen Effekt auf die allgemeine Immunantwort des Darmes. So zeigten Martinez-Pellus et al., daß die SDD im herzchirurgischen Patientengut zu einer Reduktion der systemischen Endotoxin- und Zytokin-Konzentrationen führt (Martinez-Pellus et al. 1993). Inwieweit jedoch die SDD gerade die spezifisch intestinal generierte immun-inflammatorische Reaktion beeinflußt, ist zur Zeit noch nicht bekannt. Aus diesem Grund wird so die SDD in unserer Abteilung bei Traumapatienten nicht routinemäßig durchgeführt.

13.4.3
Abdominelle Komplikationen bei schwerem Trauma

Nach der Erstversorgung des schwerverletzten Patienten kann es im weiteren Verlauf auf der Intensivstation trotz prophylaktischer Maßnahmen zu typischen abdominellen Komplikationen kommen, die eine schnelle Diagnostik und Therapie erfordern.

Sekundäre Milzruptur
Die Sonographie hat sich bei der primären Diagnostik von abdominellen Verletzungen aufgrund einer hohen Spezifität und Sensitivität in den letzten Jahren durchgesetzt (Hoffmann et al. 1992; McKenney et al. 1994; Bode et al. 1993). Diese sollte bei Eintreffen des Patienten und als Kontrolle etwa eine halbe Stunde später nochmals erfolgen. Bei initial diagnostizierten geringeren Mengen freier Flüssigkeit und Kreislaufstabilität kann zunächst ein konservatives Vorgehen eingeschlagen werden. In diesem Fall ist aber eine weitere Verlaufsbeobachtung von entscheidender Bedeutung (Rossi et al. 1993; Schnarkowski et al. 1992; Ruf et al. 1990). Dieses tritt gehäuft bei Patienten mit abdominellem Trauma oder linksseitigem Thoraxtrauma auf, bei denen die initiale Diagnostik keinen Hinweis auf eine intraabdominelle Verletzung ergeben hat. Deshalb ist es obligat, bei Aufnahme auf der Intensivstation und im weiteren Verlauf regelmäßig klinische und sonographische Kontrollen durchzuführen, um bei plötzlich auftretender hämodynamischer Instabilität und Abfall des Hämoglobinspiegels unter Kenntnis eines Ausgangsbefundes den Verlauf beurteilen zu können. Weitere wichtige Parameter sind die Bilanz des Patienten und die Funktion des Gerinnungssystems. Hierbei ist zu beachten, daß sekundäre Milzrupturen auch noch drei Wochen nach dem Trauma auftreten können. Im Falle einer zunehmenden Kreislaufinstabilität, Abfall des Hämoglobinspiegels und sind andere Ursachen auszuschließen, muß der Patient unverzüglich laparotomiert werden.

Perforation von Hohlorganen
Nicht immer ist die Diagnose einer Organverletzung nach stumpfem Abdominaltrauma so einfach wie bei der Massenblutung aus Milz oder Leber. Manche können häufig erst im späteren Verlauf symptomatisch werden und dann zu einer raschen Verschlechterung des Allgemeinzustandes führen. Hier ist an erster Stelle die Dünndarmruptur zu nennen. Die normale sonographische Diagnostik und auch die Peritoneallavage sind nicht geeignet, die Diagnose einer Dünndarmverletzung zu stellen (Nagel et al. 1991). Geringere Mengen freier Flüssigkeit können als lediglich zu beobachtende Blutung fehlinterpretiert werden. Die Diagnose wird zusätzlich beim schwerverletzten, intubierten und sedierten Patienten erst sehr verzögert gestellt, da auch die klinische Untersuchung nicht aussagekräftig ist. Über die Wertigkeit einer diagnostischen und evtl. therapeutischen Laparoskopie bei diesen ungeklärten abdominellen Befunden wird derzeit diskutiert. Bei sehr frühem Anstieg der Infektionsparameter muß in Kombination mit dem klinischen Befund und dem auslösenden Trauma frühzeitig an eine Ruptur eines Hohlorgans gedacht werden.

Zu den weiteren oft übersehenen Verletzungen zählt auch die Blasenruptur. Bei einer vorliegenden Hämaturie muß auf jeden Fall eine weitere gezielte Diagnostik mit Kontrastdarstellung der Blase erfolgen.

Streßblutung
Die häufig mit schwerem Trauma verbundene Streßsituation kann zu Blutungen im Bereich der Magen- und Duodenalschleimhaut führen. Risikofaktoren sind im besonderen die respiratorische Insuffizienz und Gerinnungsstörungen. Liegt einer dieser beiden Risikofaktoren vor, so ist das Risiko einer Streßblutung deutlich erhöht und eine Streßulkusprophylaxe wird dringend empfohlen (Cook et al. 1994). Dieses erhöhte Risiko besteht auch aufgrund der Streßreaktionen nach einem schweren Trauma. Wegweisende Symptome zur Erkennung von Streßblutungen sind der blutige Reflux über die Magensonde und bei erheblicher

Blutung das Absinken des Hämoglobinspiegels ohne andere erkennbare Ursache. Die weitere Diagnostik schließt die sofortige Gastroskopie ein, die problemlos auf der Intensivstation durchgeführt werden kann und auch in vielen Fällen der therapeutischen Intervention dient. Die derzeitig empfohlene Streßulkusprophylaxe besteht entweder in Pirenzepin oder in Sucralfat (Tryba u. Kulka 1993); bei zusätzlichen Risikofaktoren kommen Präparate wie Ranitidin oder Cimetidin und nur bei anamnestisch bekannten Ulkusleiden oder bei nachgewiesenen Ulzerationen kommt Omeprazol zum Einsatz. Eine physiologische Ulkusprophylaxe wird außerdem einer frühzeitigen enteralen Ernährung zugeschrieben (Cerra 1987).

Ileus
Nach Abdominalverletzungen, nach Laparotomie oder auch durch Opiate alleine kann sich in seltenen Fällen durch Adhäsionen oder durch Darmparalyse ein Subileus oder sogar ein Ileus entwickeln. In der Regel lassen sich diese Motilitätsstörungen durch Abführmaßnahmen, peristaltikfördernde Medikamente (Metoclopramid, Cisaprid) oder mit Hilfe einer enteralen Ernährung erfolgreich therapieren. Bei der enteralen Ernährung ist gerade in diesen Fällen auf eine ausreichende Flüssigkeitszufuhr zu achten.

Intensivgallenblase
Im Rahmen der intensivmedizinischen Behandlung, und vor allem als Folge einer parenteralen Ernährung, entsteht meist eine Gallenblasenwandverdickung und die Bildung von Gallenblasensludge. Hinweisend sind Anstiege der Gamma-GT und der alkalischen Phosphatase. Meist sind diese Erscheinungen aber Nebenbefunde bei der abdominellen Sonographie und ohne weitere therapeutische Konsequenzen. Die Cholestase und die Sludgeformation werden aber von einigen Autoren als wichtige Faktoren bei der Pathogenese der Cholezystitis angesehen, die die Ursache für die Entwicklung eines septischen Krankheitsbildes darstellen kann (Boland et al. 1994). Der enteralen Ernährung wird ein protektiver Effekt bei der Verhinderung dieser Gallenblasenveränderungen zugeschrieben (Cerra 1987).

Abdomen apertum
Kann nach einer Laparotomie aufgrund der traumatisch bedingten Darmschwellung ein primärer Bauchdeckenverschluß nicht erfolgen, so wird in der Regel ein Vicrylnetz eingenäht. Ein Vorteil dieses Vorgehens ist eine Senkung des intraabdominellen Druckes und damit auch der benötigten Beatmungsdrücke. Im Rahmen einer »second-look-Operation« kann dann ein sekundärer Verschluß angestrebt oder das Vicrylnetz gerafft werden, falls der Darm bis zu diesem Zeitpunkt abgeschwollen ist. Diese Netzraffung kann auch auf der Intensivstation während des täglich mehrfach mit Kochsalz durchzuführenden Verbandswechsels erfolgen.

13.5 Erweitertes Monitoring und Therapie beim SHT
(E. RICKELS und U. LEHMANN)

Hinweise über den Unfallhergang und den damit einhergehenden Verletzungstyp nach einer Gewalteinwirkung auf den Schädel und Kenntnisse über die damit verbundenen pathophysiologischen Veränderungen stellen die Grundlage für die Wahl des optimalen Verlaufsmonitorings und einer daraus abgeleiteten Therapie dar. Dabei sind primäre, unmittelbar nach dem Unfall auftretende Schädigungen sowie sekundäre Läsionen zu unterscheiden.

13.5.1 Primäre und sekundäre Läsionen

Primäre Läsion
Die infolge einer Akzeleration oder Dezeleration auftretenden Scherkräfte rufen eine diffuse Axonschädigung (DAI = »diffuse axonal injury«) hervor mit initialem posttraumatischem Koma (Gennarelli et al. 1989), das durch dilatierte lichtstarre Pupillen gekennzeichnet ist, mit erloschenem Kornealreflex, von einer Dauer bis zu 30 min. Zusätzlich besteht ein flaccider Muskeltonus und eine Areflexie von 5–10 min Dauer und einem anschließenden Hypertonus der Extensorenmuskulatur. Klinisch besteht das Bild einer Dekortikation oder Dezerebration mit Einschränkung der Bewußtseinslage, entsprechend einem GCS von 3–6 Punkten. Je nach Länge der Komadauer besteht eine sich zunehmend verschlechternde Spätprognose (Fenstermacher et al. 1981). Im kraniellen CT (CCT) besteht eine diffuse Hirnschwellung, vor allem in der weißen Substanz, sowie dem Pedunculus cerebri, am Temporallappen, im Corpus callosum und dem rostralen Hirnstamm. Dabei bestehen keine raumfordernden Hämatome. Eine DAI tritt zu 50% nach schwerem SHT auf und führt in 35% als Hirnverletzung zum Tode (Gennarelli 1985). Durch direkte Gewalteinwirkung treten Schädelfrakturen, Epidural- und Subduralhämatome auf, oder es entstehen durch Zerreißen von Brückenvenen und Arterien Kontusionsherde. Es besteht oft initial kein Koma, gelegentlich tritt ein freies Intervall auf. Dementsprechend besteht ein unterschiedliches klinisches Bild ohne besondere Prädilektionsstellen; es liegen jedoch entsprechend der Läsion fokale Symptome vor. Der intrakranielle Druck (ICP) ist oft erhöht; im CCT bestehen meist ausgedehnte Läsionen.

Sekundäre Läsion

Das komplexe Zusammenspiel von Hirndurchblutung und -stoffwechsel sowie ICP wird insbesondere nach Mehrfachverletzungen mit hämorrhagiebedingter Hypotonie und der daraus resultierenden Hypoxie nachhaltig beeinflußt.

Die Hirndurchblutung (CBF = »cerebral blood flow«) wird im wesentlichen von den Größen des zerebralen Perfusionsdruckes (CPP = »cerebral perfusion pressure«) mit dem zerebralen Gefäßwiderstand und dem mittleren arteriellen Druck (MAP) bestimmt. Der CPP berechnet sich aus der Differenz zwischen MAP und ICP: CPP = MAP – ICP (mmHg).

Die Autoregulation sorgt bei intakten Hirngefäßen nach Veränderungen des MAP (60–160 mmHg) dafür, daß über einen weiten Bereich der CBF konstant gehalten wird, da die Hirngefäße ihren Durchmesser durch Dilatation oder Kontraktion sich diesem Bereich entsprechend anpassen können. Infolge Hypoxie entsteht durch einen Abfall des Sauerstoffpartialdrucks eine Zunahme des CBF mit Anstieg des zerebralen Blutvolumens, der wiederum einen Anstieg des ICP nach sich zieht. Eine Hyperkapnie führt über eine Gefäßdiliatation ebenfalls zu einem Anstieg von intrazerebralem Blutvolumen und ICP. Eine Hypokapnie hingegen bewirkt durch eine Verminderung des zerebralen Blutvolumens einen Abfall des ICP. Dieser Effekt ist beispielsweise durch eine fortgesetzte Hyperventilation jedoch nur über einen Zeitraum von 8–10 Stunden aufrechtzuerhalten. Kommt es zu einer Aufhebung der Autoregulation, folgt die Hirndurchblutung passiv dem CPP mit einer drohenden Ischämie oder Hyperämie des Gehirns mit nachfolgender Schädigung des Hirngewebes.

Der CBF korreliert linear mit dem zerebralen Verbrauch von Sauerstoff und Glukose und stellt somit einen Index des zerebralen Stoffwechsels dar. Als physiologischer Kompensationsmechanismus steigt der CBF bei einem Abfall des Glukosespiegels und des Sauerstoffpartialdrucks direkt proportional an. Durch eine Hypoxie fällt über eine notwendigerweise gesteigerte anaerobe Glukosebereitstellung eine vermehrte Laktatbildung an.

Hirnödem und Hirndruck

Der knöcherne Schädel stellt einen in seiner Größe praktisch nicht veränderlichen Hohlraum dar, in dem Liquor, Blut und Hirngewebe in einem bestimmten Volumenverhältnis zueinanderstehen. Ändert sich das Volumen eines Bestandteils, so geschieht dies auf Kosten der anderen Kompartimente. Eine Zunahme des intrakraniellen Volumens kann nach einem schweren SHT primär durch eine intra- oder extrazerebrale Blutung entstehen oder es kann sekundär durch ein Hirnödem hervorgerufen werden. Zu Beginn dieser intrakraniellen Volumenzunahme kann der Druck zunächst kompensiert werden, da etwa 10% des Schädelvolumens durch Verlagerung von Liquor in den spinalen Durasack und durch eine Steigerung der Liquorresorption (Ekstedt 1978) um bis zu 0,5 ml/mmHg ausgeglichen werden können. Wenn die Kompensationsmöglichkeiten erschöpft sind, steigt der intrakranielle Druck rasch an.

Einen entscheidenden Einfluß auf die Ausbildung des posttraumatischen Hirnödems nehmen die durch den hämorrhagischen Schock hervorgerufene Hypotension sowie die durch verschlechterte Oxygenierung bedingte Hypoxie, die nachgewiesenermaßen ein Hirnödem verstärken (Klatzo 1985; Schmoker et al. 1992; Chesnut et al. 1993). Insbesondere Schwerverletzte mit einem SHT erleiden nach längerer Hypoxiedauer einen zusätzlichen sekundären Hirnschaden. Ein besonderes Problem stellen auch die thorakalen Verletzungen dar, die nachfolgend durch Hypoxie eine verminderte Sauerstoffbereitstellung des Gehirns verursachen mit daraus resultierenden Sekundärschäden (Simon et al. 1992; Ittner et al. 1992). Der Einfluß der Minderversorgung des Gehirns durch Sauerstoff wurde in Untersuchungen sowohl beim Menschen (Pfenninger u. Kaskulka 1987) als auch tierexperimentell (Ekström-Jodal et al. 1979) belegt.

Erheblich beeinflußt wird die Pathogenese des Hirnödems vermutlich durch die polymorphkernigen neutrophilen Leukozyten (PMN), die nach einem SHT im Bereich der verletzten Hemisphäre akkumulieren und das Kapillarendothel schädigen (Schoettle et al. 1989). Arachidonsäuremetabolite (Mc Carron et al. 1990) und Sauerstoffradikale (Chan et al. 1982; Hayashi et al. 1988) werden für einen Permeabilitätsschaden der Gefäße verantwortlich gemacht.

13.5.2
Monitoring des schweren SHT

Apparative Möglichkeiten des Monitorings

Die Überlebensfähigkeit des Hirngewebes ist von der Sicherung der Versorgung mit Sauerstoff und Glukose wie kein anderes Organ abhängig. Diese Sicherung geschieht über die zerebrale Perfusion. Das zunehmende Verständnis der komplexen Zusammenhänge zwischen zerebraler Perfusion, Oxygenierung und Hirndruck führt zu immer differenzierteren Anforderungen an das *spezielle Monitoring beim SHT* (Abb. 13.19).

Der Gewebe- und Flüssigkeitsdruck innerhalb des Schädels (ICP) wirkt dem durch den Kreislauf aufgebauten Blutdruck (MAP) entgegen. Aus der Differenz beider Drücke resultiert der verbleibende zerebrale Perfusionsdruck (CPP = MAP – ICP). Da kontinuierliche Verfahren zur direkten Bestimmung des zerebralen Blutflusses (CBF) nicht zur Verfügung stehen, orientiert sich das derzeitige Monitoring an der Messung

Abb. 13.19. Originalaufzeichnung von MAP, ICP, errechnetem CCP, pbrtO$_2$ und SvjO$_2$ (SvjO$_2$ in %, alle anderen Angaben in mmHg). Bei 1 und 2 kommt es zu einem langsamen ICP-Anstieg, der durch Mannitol behandelt wird. Obwohl der ICP steigt, zeigen SvjO$_2$ und pbrtO$_2$ einen langsamen Abfall. Während sich bei 2 nach Senkung des ICP eine schnelle Erholung des Gewebesauerstoffpartialdrucks zeigt, kommt es zum weiteren, aber nicht bedrohlichen Abfall des SvjO$_2$. 3 zeigt einen kurzzeitigen Abfall des Blutdruckes mit geringem Hirndruckanstieg und leichtem pbrtO$_2$-Abfall, obwohl der SvjO$_2$ einen Anstieg zeigt

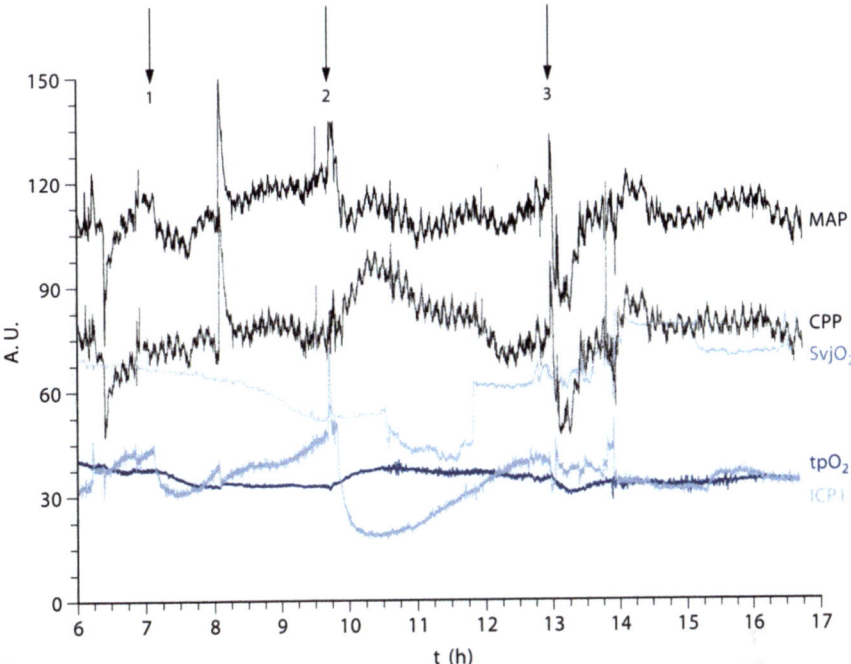

des ICP sowie an den Versuchen, mit unterschiedlichen Verfahren eine Aussage über die Oxygenierungssituation des Hirns zu machen (Abb. 13.19).

Die derzeitig mögliche apparative und kontinuierliche Überwachung besteht aus der blutigen Blutdruckmessung (Nullpunktabgleich in Höhe des Circulus Willisii, in der Praxis in Höhe des Meatus acusticus externus), der Überwachung des ICP mittels Drucksonde oder Ventrikeldrainage und Errechnung des CPP, sowie der Sättigungsmessung in Bulbus venae jugularis (SvjO), der direkten Sauerstoffpartialdruckmessung im Hirngewebe (pbrtO$_2$) und der transkalottalen Near-infrared-Spektroskopie (NIS).

■ **Der ICP.** 70–80 % aller SHT haben einen erhöhten ICP (Jones et al. 1994). Der ICP kann zum einen durch direkte Ventrikelpunktion über die nach außen geleitete Flüssigkeitssäule oder über einen epidural, subdural, intraparenchymatös oder im Ventrikel liegenden Drucksensor gemessen werden (Abb. 13.20).

Abb. 13.20. Lageskizze der verschiedenen Monitorsysteme

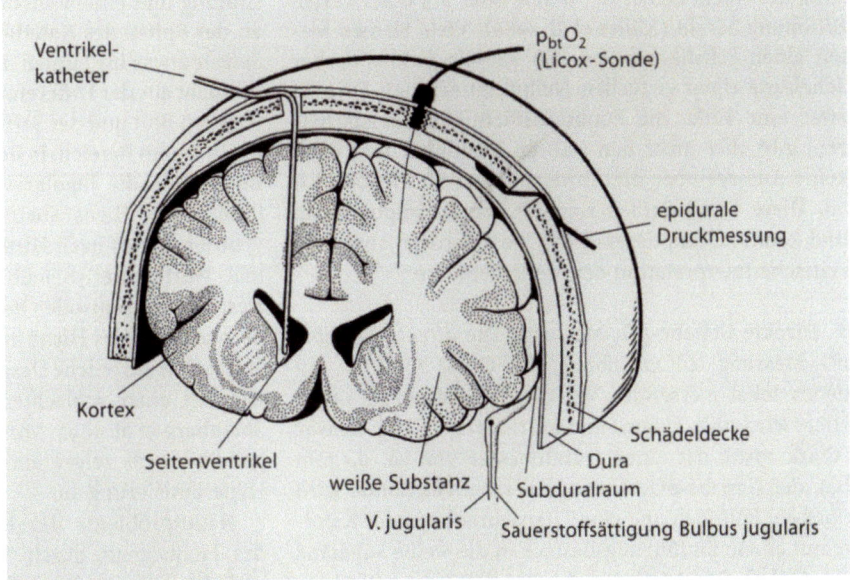

Die direkte Druckmessung über eine Ventrikulostomie und die Verbindung der Flüssigkeitssäule zu einem auf jeder Intensivstation gebräuchlichen Druckaufnehmer ist die einfachste und preiswerteste Meßmethode, die wegen ihrer Sicherheit wieder zum Standard wird (Piek u. Bock 1990). Zu beachten ist hierbei, daß die Entscheidung zu dieser Meßmethode rechtzeitig nach dem Trauma zu erfolgen hat, da mit der einsetzenden Hirnschwellung die Ventrikel zunehmend schmächtiger werden und die Punktion damit immer schwieriger wird. Über die Ventrikeldrainage kann Liquor entweichen. Diese Volumenverminderung gibt dem Hirn etwas Raum. Zu beachten ist dabei, daß aber bei drainierender Ventrikeldrainage das System offen ist, eine wirkliche Hirndurckmessung also nicht stattfindet. Ein zeitweiliges Schließen der Drainage zum Messen gibt auch keine Auskunft über den wahren Hirndruck, da mit Öffnen und Schließen ein virtueller Hirndruck eingestellt wird. Hier hilft nur eine zweite Ventrikeldrainage, so daß mit der einen drainiert und mit der anderen der ICP gemessen wird. Verschiedene Studien haben gezeigt, daß das Risiko einer katheterbedingten Meningitis bzw. Ventrikulitis in den ersten 8–12 Tagen sehr gering ist, dann aber schnell zunimmt, so daß hier der routinemäßige Katheterwechsel am 10. Tag anzustreben ist (Piek 1994).

Die von unterschiedlichen Firmen angebotenen Hirndruckmeßsysteme (GAELTEC, BRAUN, CODMAN, SPIEGELBERG etc.) unterscheiden sich hinsichtlich des technischen Meßprinzips, der Temperaturabhängigkeit, der Meßgenauigkeit und der Nullpunktabweichung. Alle derzeit verfügbaren Systeme haben hier Schwächen. Hauptproblem aller intrakraniellen Druckmeßsysteme ist aber, daß ein Nullabgleich bei implantierter Sonde nicht möglich ist, also eine Prüfung erforderlich ist, ob eine kontinuierliche Hirndrucksteigerung auf einem Fehler der Sonde oder auf einer realen Erhöhung beruht (Miller et al. 1986). Viele Firmen bieten einen Schaltkasten an, der mittels elektronischer Schaltung einen virtuellen Nullpunkt erzeugt. Dies ist zwar eine Hilfe, die Funktiontüchtigkeit abzuschätzen, gibt aber nicht den wahren Nullpunkt und auch keine Aussage über die Abweichungen im Meßbereich an. Diese Drucksonden sind einfach zu implantieren und kaum infektionsgefährdet, sie erfordern aber eine kritische Interpretation der Meßergebnisse.

■ **Direkte Gewebe-pO_2-Messung.** Die *direkte Gewebe-pO_2-Messung* (LICOX-Sonde, Fa. GMS, Kiel) ist ein neues lokal messendes Verfahren (Maas et al. 1993). Hier wird mit einem miniaturisierten Clark-Sensor (Clark 1956), der einen Durchmesser von ca. 0,5 mm hat, der Gewebe-pO_2 direkt gemessen. Die Sonde wird über ein Bohrloch und eine Titanschraube in der Kalotte mit einem Einführungsbesteck in die weiße Substanz eingeführt. Das Areal, für das der gemessene Wert repräsentativ ist, ist sehr klein. Ein Plazieren der Sonde geschieht zweckmäßigerweise im Gesunden, aber an der Randzone der Läsion, was sich oft als technisch schwierig herausstellt (Abb. 13.20).

Gewebesauerstoffpartialdrücke zwischen 25 und 30 mmHg werden als Normalwerte angesehen.

Ein pO_2 unter 10 mmHg für mehr als 15 min muß als bedrohliche zerebrale Minderperfusion (ischemic episode) angesehen werden (Unterberg et al. 1995b; Van Sautbrink et al. 1996). Eine Verläßlichkeitsprüfung der gemessenen Werte ist über eine Veränderung des FiO_2 möglich, ein direkter Nullpunktabgleich bei liegender Sonde nicht. Veränderungen des Gewebe-pO_2 zeigen sich innerhalb von 2 s. Obwohl das Verfahren noch recht neu ist, zeigt sich jedoch, daß dieses Meßverfahren extrem verläßlich ist (time of good data quality von 90–95%) und die Sonde auch über 1–2 Wochen ohne Infektionsrisiko belassen werden kann. Pflegerische Manipulationen oder eine Lagerung des Patienten im Schaukelbett beeinflussen die Meßsicherheit nicht.

■ **Messung der Sauerstoffsättigung.** Die Messung der *Sauerstoffsättigung im Bulbus venae jugularis* ($SvjO_2$) benutzt einen Pulmonaliskatheter mit fiberoptischem Sättigungsmesser, der die globale Sauerstoffsättigung spektroskopisch erfaßt (Chan et al. 1992; Dearden u. Midgley 1993). Der Katheter wird über Direktpunktion oder über eine Schleuse retrograd in die V. jugularis eingeführt und dann bis in den Bulbus jugularis vorgeschoben (Abb. 13.20). Die V. jugularis macht im Bulbus einen scharfen Bogen, so daß ein Vorschieben in das Gehirn nur sehr selten vorkommt. Die richtige Lage wird mit seitlichem Röntgenbild verifiziert. Da der Sättigungsmesser wandnah und entgegen der Flußrichtung liegt, kommt es leicht zu Thrombenbildungen um den Sensor. Man versucht dies mit einer kontinuierlichen Heparinspülung und einem vorsichtigen Aufblasen des Ballons an der Spitze des Katethers zu verhindern, so daß der Sensor etwas ins Lumen des Gefäßes zeigt. Die Messung versucht aus der Differenz zwischen der Sättigung im arteriellen Blut und der Sättigung im Bulbus der V. jugularis, in einem Bereich, in dem noch keine extrazerebralen Zuflüsse in die Jugularis auftreten, den Sauerstoffverbrauch des Hirns abzuschätzen. Eine Sättigung des venösen Blutes nach Hirnpassage um 70% gilt als normal. Werte unter 50% über mehr als 10 min werden als Desaturationsepisoden bezeichnet und zeigen eine Minderperfusion des Hirns mit Verstärkung der Sauerstoffextraktion an. Solche Desaturierungsphasen korrelieren eng mit einer schlechten Prognose (Robertson 1993; Sheinberg et al. 1992; Von Helden et al. 1993). Sättigungen über 95% zeigen eine gefährliche postischämische Hyperämisierung an.

Hauptprobleme der Methode sind die Störungen des Lichtsignals durch Thrombusbildung am Sensor und die extreme Störanfälligkeit durch Lagerungsveränderungen. Insgesamt ist dies System sehr störanfällig (time of good data quality max. 50%).

- **Near Infrared Spectroscopy (NIS).** *Near Infrared Spectroscopy* erlaubt eine nichtinvasive transossäre Messung der Sättigung sowie eine Abschätzung des zerebralen Blutflusses. Eine Sensorplatte wird frontal, paramedian fixiert, Nahinfrarotlicht durchstrahlt Kopfschwarte, Kalotte und Hirn, und mit 2 Sensoren wird die Reflexion gemessen und die Sauerstoffsättigung errechnet (Kirkpatrick et al. 1993; Kurth et al. 1993). Es ist hiermit jedoch nur eine Aussage über die Änderung der Oxygenierung ohne Absolutwerte in einem sehr kleinen frontalen Areal des Hirns möglich. Störungen ergeben sich aus dem Streulicht im Zimmer und Veränderungen an der Haut des Patienten (Unterberg et al. 1995a).

Andere Methoden zur Messung des zerebralen Blutflusses wie Thermodiffusion (Schröder u. Muizelaar 1993) oder nuklearmedizinische Methoden wie Xenon 133 oder die Positronen-Emissions-Tomographie (PET) sind sehr aufwendig und z. T. nur mittels patientengefährdender Transporte möglich.

Klinische Anwendung

Die Hirndruckmessung ist die am meisten verbreitete Meßmethode. Die automatische Berechnung des CPP ist eine wesentliche Erleichterung der Therapie der zerebralen Perfusion.

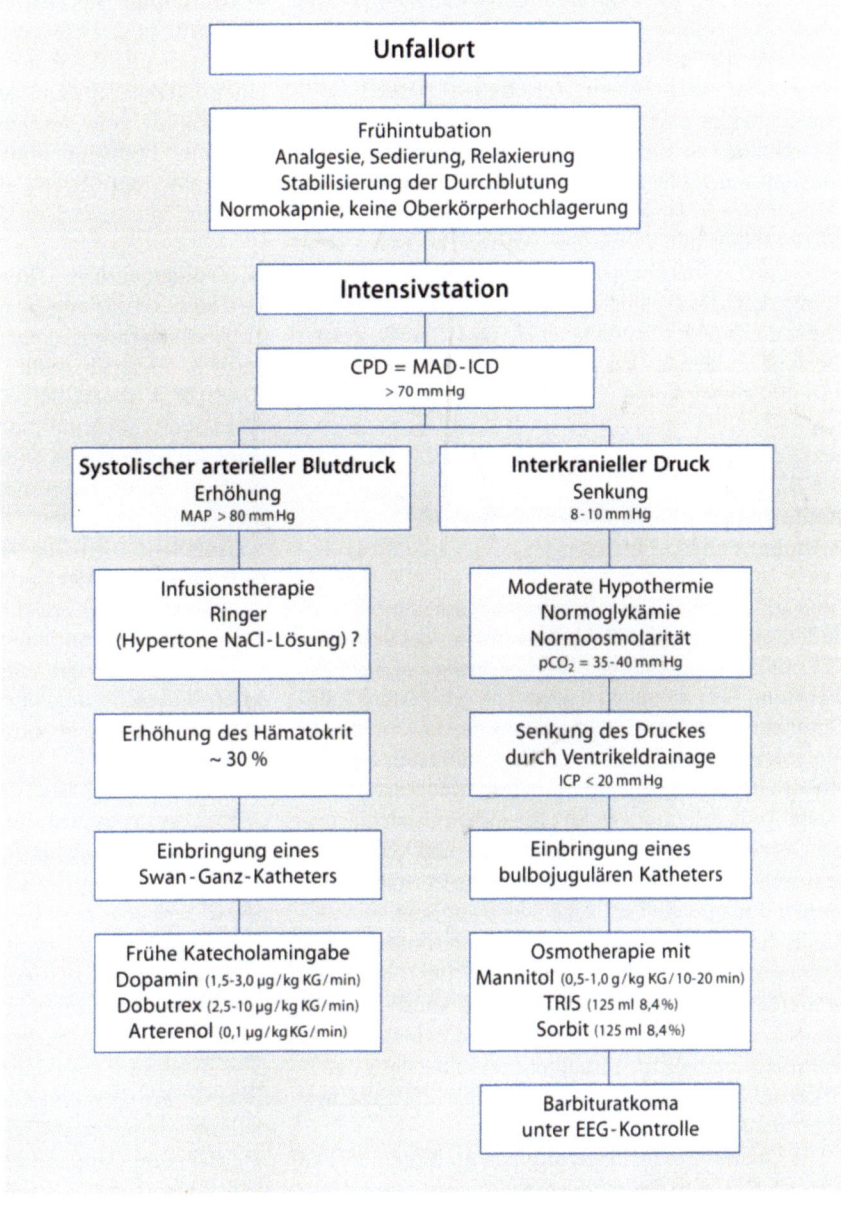

Abb. 13.21. Algorithmus zur Behandlung des kraniellen Perfusionsdruckes

Ob die anderen erwähnten Meßparameter eine bessere Therapie des Hirndrucks erbringen und insbesondere eine Verbesserung des Out-come zeigen, bleibt abzuwarten.

Weitere Fortschritte sind von der Einführung eines multimodalen Monitorings zu erwarten.

Hiermit ist eine parallele Aufzeichnung verschiedener Parameter wie $SvjO_2$, pO_2 zusätzlich zum CPP gemeint. Ein solches multimodales Monitoring (Abb. 13.21) wird wahrscheinlich zeigen, welcher der verschiedenen gemessenen Parameter am empfindlichsten auf Perfusionsänderungen reagiert und welcher Parameter eine prognostische Aussage erlaubt.

Der entscheidende Vorteil, mehrere Meßmethoden parallel zu ICP bzw. CPP aufzuzeichnen, liegt darin, daß sie den insgesamt recht störempfindlichen Messungen eine gegenseitige Plausibilitätskontrolle ermöglichen. Das heißt z. B. eine bedrohliche Veränderung eines Parameters, ohne Beeinflussung der anderen Meßgrößen, macht einen technischen Defekt wahrscheinlicher als eine Perfusionsstörung.

Zusätzlich zu den beschriebenen Methoden wäre eine kontinuierliche EEG-Überwachung mit zumindest 2 Kanälen pro Hemisphäre sowie die kontinuierliche Überwachung mit evozierten Potenialen (Facco et al. 1990, 1991) wünschenswert. Dies in das multimodale Monitoring einzuschließen, aber auch die prognostische Zuordnung (Goodwin et al. 1991), stößt derzeit noch auf Probleme. Dies gilt auch für die transkranielle Dopplersonographie (Goraj et al. 1994).

13.5.3
Monitoringgesteuerte Therapie beim SHT
(R. RICKELS und U. LEHMANN)

Diese z. T. aufwendige Überwachungsmethoden entbinden nicht davon, daß das Monitoring des schweren SHT mit der engmaschigen *klinisch-neurologischen Beobachtung* des Patienten beginnt. Die mindestens halbstündliche Kontrolle der Pupillenweite und Lichtreaktion sowie die Beobachtungen der Schwester, wie der Patient auf Absaugen, Lagern, Betten u. ä. reagiert und wieviel Sedierung notwendig ist, sind eine solch sensitive Überwachungsmaßnahme, daß sie nicht durch die technisch-apparativen Monitoringhilfen ersetzt werden können. Eine möglichst flache Sedierung, um alle neurologischen Veränderungen der Bewußtseinslage registrieren zu können, konkurriert mit der Forderung nach einer Sedierung, die den Hirndruckanstieg durch pflegerische Maßnahmen verhindert und eine effektive Beatmung ermöglicht. Es sollten deshalb relativ kurzwirksame Mittel der Analgosedierung (z. B. Fentanyl/Midazolam) verwendet werden.

Die Oberkörperhochlagerung sollte auf keinen Fall mehr als 30° betragen. Zum engmaschigen Monitoring gehört die 4stündliche Kontrolle von Blutbild, Elektrolyten, Blutgasen und Blutzucker. So können Elektrolytentgleisungen (z. B. durch das zerebrale Salzverlustsyndrom oder durch die Infusionstherapie) verhindert werden. Die Verschiebungen der Osmolarität durch die Therapie müssen ausgeglichen und eine *Normoosmolarität (280–295 mOsm/l)* erreicht werden. Eine *Normoglykämie* verbessert die Ischämietoleranz. Ebenso sollte ein maximaler ZVD von 4–8 mmHg plus endexspiratorischem Druck angestrebt werden.

Experimentelle Arbeiten zeigen, daß eine milde Hypothermie (Clifton et al. 1993; Jiang et al. 1992; Marion et al. 1993; Shiozaki et al. 1993) zwischen 34–36,5 °C eine Verbesserung der Ergebnisse bringen kann, auf jeden Fall ist aber eine Hyperthermie zu vermeiden.

■ **Beatmung.** Die *Beatmung* sollte möglichst normokapnisch (pCO_2 = 36–40 mmHg) sein. Eine Hyperventilation ist nicht indiziert, da hiermit zwar der ICP für einen kurzen Zeitraum gesenkt werden kann, aber die Hypokapnie eine Vasokonstriktion induziert und die zerebrale Perfusion abnimmt (Cold 1989; Muizelaar et al. 1988, 1991; Rickels et al. 1995). Azidose und Alkalose sind auszugleichen (Siesjö 1992).

■ **Medikamentöse Therapie.** Jede *medikamentöse Therapie* hat bislang in multizentrischen Studien den direkten Nachweis einer Verbesserung der Prognose verfehlt. Deshalb stellt die Gabe von Kortikoiden (Gaab et al. 1994), Barbituraten (Schwartz et al. 1984; Ward et al. 1985) und Calciumantagonisten (The European Study Group on Nimodipine in Severe Head Injury 1994) keine wissenschaftlich begründete Standardtherapie des SHT dar.

Trotzdem wird die Behandlung des verminderten CPP zur differenzierten Pharmakotherapie zwingen.

Zusätzlich zur erwähnten Analgosedierung ist in der Regel eine antikonvulsive Therapie (Phenytoin 3 × 125 mg) indiziert. Bei nachgewiesener traumatischer Subarachnoidalblutung ist ggf. Nimodipin zu erwägen (Kakarieka et al. 1994).

■ **Verminderung des CCP.** Eine *Verminderung des CPP* kann prinzipiell aufgrund der Abhängigkeit des CPP von Blutdruck und Hirndruck sowohl durch Erhöhung des MAP (Katecholamine/Volumen) als auch durch Senkung des ICP behandelt werden. Sind die Kreislaufparameter optimiert (Chesnut et al. 1993) wird der ICP mit der Osmotherapie gesenkt. Osmotherapeutika wie Mannitol 20 % (125 ml) müssen als Kurzinfusion gegeben werden, um den osmotischen Gradienten auszunützen. Zusätzlich sollte eine Furosemidtherapie mit 0,5 mg/kgKG begonnen werden. Eine wiederholte Mannitolgabe wird zur Hyperosmolarität führen. Bei einer Osmolarität von mehr als 335 mOsm/l ist keine osmotische Therapie wirksam (Abb. 13.21).

Sollte nach der Mannitolgabe keine Verbesserung des CPP eintreten, empfehlen wir die Gabe von THAM (TRIS-Puffer) (400 ml THAM 36,34% in 1000 ml G5 und hiervon 125 ml als Kurzinfusion). Bei gehäufter Notwendigkeit zur ICP-Senkung empfiehlt sich ein Wechsel zwischen Mannitol und THAM, da somit auch die pH-Veränderungen therapiert werden können. Ein Versuch mit Glycerol, 50%, 100 ml, in die Magensonde ist ebenfalls indiziert. Sollten diese Maßnahmen nicht greifen, ist die kurzzeitige Hyperventilation (Minimalwert pCO$_2$ = 28 mmHg) und die Barbituratgabe indiziert. Sollte eine medikamentöse Therapie nicht mehr greifen, so ist *im Einzelfall* auch die dekompressive Kraniotomie zu diskutieren.

Prinzipiell muß jede ICP-Erhöhung die Frage aufwerfen, ob eine chirurgisch therapierbare Raumforderung sicher ausgeschlossen werden kann. Da die Demarkierung von Kontusionen und die Ausbildung von Hämatomen einige Zeit beansprucht, die Patienten bei den deutlich verkürzten Rettungszeiten aber jetzt sehr schnell auf eine Intensivstation gelangen, sollten routinemäßig 24 h nach der Aufnahme ein Kontroll-CT angefertigt werden. Insbesondere bei epiduralen Blutungen, die primär nicht operationswürdig sind, sollte ein kürzeres Zeitintervall gewählt werden. Ein CT nach 6 h hat sich hier als sinnvoll erwiesen.

13.6
Infektionsprophylaxe und -therapie
(W. BISCHOFF)

Die Antibiotikatherapie spielt eine wichtige Rolle bei der Behandlung schwerverletzter Patienten. Das Verletzungsmuster, der reduzierte Allgemeinzustand sowie die invasiven intensivmedizinischen Maßnahmen setzen den Kranken der Gefahr verschiedenster Infektionen aus: Mit dem Schweregrad der Knochen- und Weichteilverletzungen steigt die Wundinfektionsquote an, verlängerte Beatmungszeiten gehen mit gesteigerten Pneumonieraten einher, invasive Kathetertechniken erhöhen die Anzahl von Gefäßkatheter- und Harnwegsinfektionen.

Vermeidung und Therapie dieser häufig vital bedrohlichen Situationen sind die Einsatzziele antibakterieller Substanzen. Dabei darf die Antibiotikagabe aber nur als ein Weg neben z.B. der chirurgischen Sanierung oder auch allgemeinhygienischen Maßnahmen gesehen werden.

Im folgenden wird näher auf die Prophylaxe sowie die im intensivmedizinischen Bereich häufig notwendige Antibiotikatherapie vor dem eigentlichen Erregernachweis eingegangen. Ist der Keim mit seinem Resistenzspektrum gefunden, muß eine schon begonnene antibakterielle Therapie umgehend darauf abgestimmt werden.

13.6.1
Antibiotikaprophylaxe

Für die Behandlung von intensivpflichtigen chirurgischen Patienten hat die Komplikationsvermeidung bei primär kontaminierten Wunden sowie in der perioperativen Phase eine wesentliche Bedeutung. Die prophylaktische Gabe antibakterieller Substanzen bei Traumata und chirurgischen Eingriffen ist dann sinnvoll, wenn diese mit einer Infektionsgefährdung des Wundgebietes oder des Gesamtorganismus einhergehen. Durch die Gabe eines Antibiotikums soll ein zeitlich begrenzter suffizienter Gewebespiegel am Ort der Verletzung erreicht werden. Dies bedeutet, daß die Erstapplikation möglichst frühzeitig und/oder in ausreichendem Abstand vor Operationsbeginn zu erfolgen hat. Ein Antibiotikum mit einer Halbwertszeit von 30–90 min muß demnach frühestens 2 h bis spätestens 30 min präoperativ gegeben werden (Classen et al. 1992). Je nach Verletzungsart und eingesetzter Substanz können Zweit- oder Drittgaben erforderlich sein, die meist innerhalb der ersten 24 h postoperativ abzuschließen sind. Bis auf wenige Ausnahmen, wie bei Darmperforation oder Gasbrandverdacht, gilt eine weitergeführte Antibiotikatherapie nicht mehr als Prophylaxe und ist im allgemeinen für den Patienten unnötig oder sogar ungünstig.

In der Literatur findet sich eine Vielzahl von Empfehlungen zur Antibiotikaprophylaxe (Trilla u. Mensa 1993). Tabelle 13.15 stellt ein mögliches Vorgehen dar.

Bei allen Verletzungen ist auf einen ausreichenden Tetanusschutz des Patienten zu achten!

13.6.2
Antibiotikatherapie vor Erregernachweis

Während die prophylaktische Gabe von Antibiotika eine Infektion in ihrer Entstehung verhindert, soll die Therapie mit antibakteriellen Substanzen möglichst gezielt die Keime bekämpfen, die den Organismus schon »krank« gemacht haben.

Problematisch ist dabei zum einen die Stellung einer Arbeitsdiagnose. Der intensivpflichtige Patient bietet eine Vielzahl von Infektionsmöglichkeiten, die durch sein meist komplexes Erkrankungsbild schwer zu differenzieren sind. Zum anderen liegt zwischen Materialgewinnung und Erregernachweis gewöhnlich eine Zeitspanne von 24–48 h. Häufig aber zwingt der bedrohliche Zustand des Erkrankten dazu, eine antibakterielle Therapie bereits vorher zu beginnen. Beides setzt bei den betreuenden Ärzten fundiertes infektiologisches Wissen und intensivmedizinische Erfahrung voraus, damit die »blind« gewählte Therapie sich für den Kranken letztendlich als erfolgreich erweist.

Tabelle 13.15. Empfehlungen zur Antibiotikaprophylaxe (alle Angaben für die Therapie Erwachsener ohne Berücksichtigung von Überempfindlichkeiten, Grunderkrankungen, Stoffwechsel- oder Ausscheidungsstörungen ggf. Dosierungen anpassen bzw. Therapieregime umstellen!)

Antibiotikaprophylaxe	Keimspektrum	Antibiotika (i.v.-Dosierung für Erwachsene)
Knochenchirurgische Eingriffe (offene Frakturen, traumatisch bedingte Gelenkeröffnungen etc.), Beinamputationen	Aerobe/anaerobe Mischinfektion	Cefazolin/Cefazedon (3 mal 1 gr. i.v./24 h präoperativ, 6 h sowie 12 h postoperativ) Ampizillin/Sulbactam (4 mal 3 gr./24 h i.v. präoperativ, 6 h, 12 h und 18 h postoperativ)
Abdominalchirurgische Eingriffe (abdominelle Traumen)	Aerobe/anaerobe Mischinfektion (Darmkeime!)	Cefriaxon (1 mal 2 gr./24 h i.v. präoperativ) + Metronidazol (3 mal 500 mg/24 h i.v. präoperativ und 8 h sowie 16 h postoperativ) oder Ampizillin/Sulbactam (4 mal 3 gr./24 h i.v. präoperativ, 6 h, 12 h und 18 h postoperativ), bei Darmperforation Gabe auf 3–5 Tage verlängern
Stark verunreinigte oder verzögert versorgte Wunden	Mischinfektionen mit Staphylococcus aureus, anaeroben und Gruppe-A-Streptokokken, Enterobacteriacaeen, Clostridium perfringens und tetani	Amoxizillin/Clavulansäure (3 mal 0,625–1,25 gr./24 h p.o. oder 4 mal 1,2–2,2 gr./24 h i.v.) oder Cefazolin/Cefazedon (3 mal 1 gr. i.v./24 h präoperativ, 6 h sowie 12 h postoperativ)
Größere Verbrennungen	Mischinfektionen mit grampos./-neg. Keimen (Staphylococcus aureus, Streptokokken, Pseudomonas sp., Enterobacteriacaeen, Providencia sp., Serratia sp.), Cave!: Pilze (Aspergillen), Viren (Herpes, Cytomegalie)	Penizillin G (1. Woche tgl. 20–30 Mio. E.)
Bißverletzungen (Tier Menschen)	Strepto-, Staphylokokken, Pasteurella sp., Anaerobier	Amoxizillin/Clavulansäure (3 mal 0,625–1,25 gr./24 h p.o.; 4 mal 1,2–2,2 gr./24 h i.v.) oder Penizillin G oder V (Dosierung s. Herstellerangaben)

Im folgenden wird auf die vier am häufigsten auftretenden akuten Infektionen in der chirurgischen Intensivmedizin eingegangen.

Pneumonie
Für Pneumonien liegt der Gesamtanteil der im Krankenhaus auftretenden Infektionen in den USA bei etwa 13–18% (Craven et al. 1991). Die Pneumonieraten steigen um ein Mehrfaches an, wenn der Patient einer Operation unterzogen wurde, auf einer Intensivstation liegt und künstlich beatmet wird (Craven et al. 1993). Eine um durchschnittlich 8–9 Tage verlängerte Liegedauer sowie verdreifachte Intensivpflege- und Beatmungstage sind die Folge (Leu et al. 1989; Craig u. Connelly 1984; Freeman 1979). Die Mortalität erhöht sich bei den erkrankten Patienten um das 2–10 fache (Torres et al. 1990; Craven et al. 1986; Stevens et al. 1974). Damit ist die Pneumonie für den Intensivpflichtigen eine der vital bedrohlichsten Infektionen.

Bakterien bilden die Hauptgruppe der Pneumonieerreger (Horan et al. 1988). Pilze, Protozoen oder Viren sind dagegen selten und treten eher bei bestimmten Patientengruppen (z.B. Immungeschwächte mit Pneumocystis-carinii-Erkrankungen) oder als Folge von Umgebungsstreuungen (z.B. Aspergillenfreisetzung durch Bauarbeiten) auf. Ätiologisch kann die extern von der im Krankenhaus erworbenen Pneumonie unterschieden werden.

Die extern erworbene Pneumonie tritt meist in den ersten 3 Tagen nach Krankenhausaufnahme auf und wird überwiegend durch Streptococcus pneumoniae und Hämophilus influenzae verursacht (Berk u. Verghese 1989). Man geht davon aus, daß die Erkrankten schon vor der Einweisung mit diesen Organismen besiedelt sind.

Die im Krankenhaus erworbene Lungenentzündung wird dagegen überwiegend durch gramnegative Bakterien verursacht ($\geq 60\%$) (Craven et al. 1991; Emori u. Gaynes 1993). Hier finden sich z.B. Pseudomonas aeruginosa, Enterobacter spp., Klebsiella pneumoniae, Acinetobacter sp., Serrartia marcescens oder E. coli. Grampositive Kokken treten mit einer Häufigkeit von 15–20% besonders bei Verbrennungspatienten sowie in chirurgischen Intensiveinheiten auf. Überwiegend kann dabei Staphylococcus aureus isoliert werden.

Anaerobier finden sich bei Langzeitbeatmungen sowie nach Aspiration, wobei die pathogene Bedeutung zumindest bei mechanisch ventilierten Patienten fraglich ist (Bartlett et al. 1986).

Chlamydien, Mykoplasmen und Legionellen stellen eher seltene Pneumonieerreger dar. Letztere können in etwa 1–4 % der hospitalisierungspflichtigen Lungenentzündungen nachgewiesen werden (Breiman 1993). Dabei konnten insbesondere Wasserreservoire als Infektionsquellen gefunden werden.

Die Diagnose einer Pneumonie bereitet auch dem erfahrenen Intensivmediziner große Probleme. Der direkte Keimnachweis wird durch die Technik (Sputum, Trachealsekret, Bronchiallavage, bronchoalveoläre Lavagen, Bürstenabstrich etc.) und die Randbedingungen (laufende Antibiose) der Materialgewinnung stark beeinflußt (Chauncey et al. 1990; Torres et al. 1989). Die lange Bearbeitungszeit macht ihn für eine schnelle Ursachenabklärung unbrauchbar. Ebenso sind die klinischen Infektparameter mit großen Unsicherheiten verbunden (Bryant et al. 1973; Joshi et al. 1988). Ein neues oder veränderliches Infiltrat im Röntgenthorax, Leukozytose oder -penie, FiO_2-Steigerung (> 15 %), Fieber > 38 °C, eitriges Trachealsekret oder eine positive Auskultation können den Verdacht auf eine Pneumonie erhärten, sind allerdings nicht beweisend. Weitere Schwierigkeiten bereitet vor allem bei beatmeten, polytraumatisierten Patienten die Abgrenzung zu einem ARDS (Andrews et al. 1981; Bell et al. 1983).

Lautet die Arbeitsdiagnose »Pneumonie«, sollten vor einer Antibiose möglichst hochwertige Materialien, wie z. B. bronchoalveoläre Lavagen, in ausreichenden Mengen gewonnen und umgehend zum Labor transportiert werden. Ist der Patient so gefährdet, daß auf einen Keimnachweis nicht gewartet werden kann, sind folgende Punkte bei der Auswahl einer antibiotischen Therapie zu berücksichtigen: Die Länge des stationären Aufenthalts (Früh = extern, spät = im Krankenhaus erworben) gibt Hinweise auf das zu erwartende Keimspektrum; auf der Intensivstation häufig nachgewiesene Pneumonieerreger ermöglichen eine empirisch angepaßte Antibiose; schon vorliegende Befunde einer trachealen Besiedelung des Patienten lassen eventuell auf den Erreger rückschließen; bereits gegebene Antibiotika können zu einer Selektion von Keimen oder auch Pilzen (Candida) geführt haben. In Tabelle 13.16 finden sich die Vorschläge für eine Antibiotikatherapie vor dem Erregernachweis. Erfolgt in den nächsten Tagen ein Keimnachweis mit Antibiogramm, so ist das Therapieregime auf jeden Fall auf evtl. wirkungsvollere und/oder gleichwertige, kostengünstigere Substanzen umzustellen.

Infektionen der Blutbahn

Infektionen der Blutbahn, zu denen gefäßkatheterassoziierte Infektionen und Septitiden gerechnet werden, teilen sich in zwei Formen auf. Bei der primären Infektion der Blutbahn findet sich bei dem Patienten zur Zeit der Blutentnahme kein Infektionsfokus, der mit dem über Blutkultur nachgewiesenen Organismus besiedelt ist. Hierzu zählen die primären Bakteriämien bei intravasalen Zugängen. Sekundäre Infektionen der Blutbahn sind dagegen Folge eines dokumentierten Infektionherdes mit demselben Erreger. Als Beispiele sind Wundinfektionen oder eitrige Thrombophlebitiden zu nennen, die zu einer Streuung von Krankheitserregern in die Blutbahn führen. In den letzten Jahren konnte eine Zunahme von Infektionen der Blutbahn in US-amerikanischen Krankenhäusern beobachtet werden (Banerjee et al. 1991). Von allen nosokomialen Infektionen entfallen etwa 10 % auf diese Gruppe (Pittet 1993). Davon treten allein 30–45 % in Intensiveinheiten auf (Pittet et al. 1992; Duggan et al. 1985; Wenzel et al. 1983; Daschner et al. 1982; Donowitz et al. 1982). Als patienteneigene Risikofaktoren sind das Lebensalter (1< oder >60), Mangelernährung, Immunsuppression, Verlust des Hautintegrität sowie schwere Grunderkrankungen zu nennen. Hinzu kommen externe Einflüsse, wie invasive Kathetertechniken, Behandlung auf der Intensivstation und der prolongierte Krankenhausaufenthalt (Jarvis et al. 1991). Die von den Grunderkrankungen bereinigte Mortalität beträgt für gramnegative Bakterien ca. 25 %, für koagulasenegative Staphylokokken 14 % und für Candida spp. annähernd 38 % (Landry et al. 1989; Martin et al. 1989; Wenzel 1988).

Das Keimspektrum hat sich in den vergangenen Jahren verändert (Schaberg 1991; CDC 1984, 1975). 1975 stellten E. coli (14,9 %), Klebsiella pneumoniae (9,1 %) und Staphylococcus aureus (14,3 %) die führenden Erreger von Infektionen der Blutbahn dar. In den folgenden Jahren kam es zu einer Verschiebung des Keimspektrums aus dem gramnegativen Bereich zu den grampositiven Kokken. Zwischen 1986–1989 konnten koagulasenegative Staphylokokken mit einem Anteil von 27,7 % und Staphylococcus aureus mit 16,3 % isoliert werden. Ebenso traten als Ursache Enterokokken (8,5 %) und Candida sp. (7,8 %) deutlich vermehrt auf.

Das Diagnoseverfahren der Wahl bei Verdacht auf eine Infektion der Blutbahn ist die Blutkultur. Dabei sollte die Entnahme möglichst während eines Fieberanstieges und vor Beginn einer Antibiotikatherapie erfolgen. Je nach Verdachtsdiagnose sind dabei 2–3 vorgewärmte Blutkulturflaschenpaare zu beimpfen. Die Entnahme aus intravasalen Zugängen ist wegen der hohen Gefahr einer Kontamination zu vermeiden (Vaisanen et al. 1985). Der direkte Transport in ein Labor sollte gegen Abkühlung geschützt erfolgen. Bei längeren Standzeiten sind die Blutkulturflaschen in einem Brutschrank bei 37 °C zu inkubieren.

Falls als Ursache eine gefäßkatheterassoziierte Infektion angenommen wird, bietet sich diagnostisch die Einsendung der Katheterspitze an (Maki et al. 1977). Hierbei ist auf ein möglichst kontaminationsfreies Entfernen sowie auf eine ausreichende Länge des Probenstückes mit 4–6 cm zu achten.

Tabelle 13.16. Empfehlungen zur initialen Antibiotikatherapie bei Verdacht auf Pneumonie (alle Angaben für die Therapie Erwachsener ohne Berücksichtigung von Überempfindlichkeiten, Grunderkrankungen, Stoffwechsel- oder Ausscheidungsstörungen, ggf. Dosierungen anpassen bzw. Therapieregime umstellen!)

Pneumonie	Einteilung	Antibiotika (i.v.-Dosierung/24 h für Erwachsene)
Extern erworbene Pneumonie (bis ca. 3 Tage nach Aufnahme)	Leichte Form	Erythromycin (4 mal 0,25–1 gr.) oder II./III. Generationscephalosporin (z.B. Cefuroxim 3–4 mal 0,75–1,5 gr.)
	Schwere Form (ein oder mehrere Symptome: Atemfrequenz > 30 min, PaO$_2$ < 60 mm Hg (O$_2$ Sättigung < 90%), Beatmungspflicht, Lunge: beidseits multiple Verschattungen, Schock, Katecholaminpflicht (> 4 h), Urinausscheidung < 20 ml/h	Ceftriaxon (1 mal 2 gr.) ggf. + Aminoglykosid (z.B. Tobramycin 1 mal 3–5 mg/kg/KG)
Im Krankenhaus erworbene Pneumonie (nosokomial, Respiratortherapie)	Nicht abwehrgeschwächt	III. Generationscephalosporin (z.B.: Ceftriaxon 1 mal 2 gr.) ggf. + Aminoglykosid (z.B. Tobramycin 1 mal 3–5 mg/kg/KG) oder Piperacillin (3–4 mal 2–4 gr.) ggf. + Aminoglykosid (z.B. Tobramycin 1 mal 3–5 mg/kg/KG)
	Abwehrgeschwächt	Piperacillin (3–4 mal 2–4 gr.) bzw. Ceftriaxon (1 mal 2 gr.) + Aminoglykosid (z.B. Tobramycin 1 mal 3–5 mg/kg/KG) oder Imipenem (3–4 mal 0,5–1 gr.) ggf. + Aminoglykosid (z.B. Tobramycin 1 mal 3–5 mg/kg/KG)
Bei Verdacht auf:		
• Anaerobier (Aspiration, abdominale Beteiligung)		Zusätzlich: Metronidazol (3 mal 500 mg)
• Chlamydien		Tetracycline (Rolitetracyclin 2–3 mal 0,275 gr.)
• Legionellen oder Mykoplasmen		Erythromycin (4 mal 0,25–1 gr.)
• Pilze		Zusätzlich: Fluconazol (Candida albicans; initial 1 mal 400 mg, dann je 1 mal 200–400 mg) oder Amphotericin B (Cave Nierenfunktion!; Dosierung s. Herstellerangabe)
• Pneumocystis carinii		Cotrimoxazol (hoch dosieren!; Dosierung s. Beipackzettel), bei Unverträglichkeit Pentamidin (Dosierung s. Herstellerangabe)
• Pseudomonas aeruginosa (Respiratortherapie!)		Piperacillin (3–4 mal 2–4 gr.) + Aminoglykosid (Tobramycin 1 mal 3–5 mg/kg/KG) oder antipseudomonales III. Generationscephalosporin (z.B. Ceftazidim 2–3 mal 1–2 gr.) + Aminoglykosid (Tobramycin 1 mal 3–5 mg/kg/KG)

Ein mögliches Therapieregime von Infektionen der Blutbahn vor dem eigentlichen Erregernachweis ist in Tabelle 13.17 aufgeführt. Dabei sind die stationseigenen Keim- und Resistenzspektren miteinzubeziehen. Mögliche Infektionsherde sollten als sekundäre Ursache gewissenhaft abgeklärt und, falls vorhanden, saniert werden. Bei erfolgtem Keimnachweis mit Antibiogramm ist die primär angesetzte Therapie gegebenenfalls zu modifizieren.

Postoperative Wundinfektionen

Etwa 15% aller nosokomialen Infektionen entfallen auf die Wundinfektionen. Wird die chirurgische Disziplin allein betrachtet, bilden diese hier mit etwa 25% den Hauptanteil (Emori u. Gaynes 1993).

Um das Risiko einer Wundinfektion einschätzen zu können, wurden Wundklassifizierungen (Garner et al. 1988), Kriterien für die Exposition des betroffenen Gewebes sowie für die Abwehrlage des Patienten eingeführt. So findet sich ein Anstieg der Infektionsraten von sauberen Wundverhältnissen mit 2,1% (clean) zu hochgradig verschmutzten mit 7,1% (dirty) (Anonymous 1991). Der präoperative Krankenhausaufenthalt, die prophylaktische Antibiotikagabe, die Rasur und die Eingriffsdauer beeinflussen ebenfalls das Infektrisiko (Mayhall 1993; Nichols 1991). Bei den patientenge-

Tabelle 13.17. Empfehlungen zur initialen Antibiotikatherapie bei Verdacht auf Infektionen der Blutbahn (alle Angaben für die Therapie Erwachsener ohne Berücksichtigung von Überempfindlichkeiten, Grunderkrankungen, Stoffwechsel- oder Ausscheidungsstörungen, ggf. Dosierungen anpassen bzw. Therapieregime umstellen!)

Infektionen der Blutbahn	Einteilung	Antibiotika (i.v.-Dosierung/24 h für Erwachsene)
Sepsis	Nicht abwehrgeschwächt	III. Generationscephalosporin (z.B. Ceftriaxon 1 mal 2 gr.) + Aminoglykosid (z.B. Gentamicin 1 mal 3–5 mg/kg/KG) oder Imipenem (3–4 mal 0,5–1 gr.) ggf. + Aminoglykosid (z.B. Gentamicin 1 mal 3–5 mg/kg/KG)
	Abwehrgeschwächt (Neutropenie < 500/mm^3)	Antipseudomonales III. Generationscephalosporin (z.B. Ceftazidim 2–3 mal 1–2 gr.) + Aminoglykosid (Tobramycin 1 mal 3–5 mg/kg/KG) ggf. + Vancomycin (2 mal 1 gr.) (katheterassoziierte Infektion?) oder Imipenem (3–4 mal 0,5–1 gr.) ggf. + Aminoglykosid (Tobramycin 1 mal 3–5 mg/kg/KG) ggf. + Vancomycin (2 mal 1 gr.) (katheterassoziierte Infektion?) (ggf. G-CSF/GM-CSF-Gabe!)
	Splenektomiert	III. Generationscephalosporin (z.B. Ceftriaxon 1 mal 2 gr.)
Bei Verdacht auf:		
• Anaerobier (z.B. Bacteroides)		Zusätzlich: Metronidazol (3 mal 500 mg)
• Pilze		Zusätzlich: Amphotericin B (Cave Nierenfunktion!, Dosierung s. Herstellerangabe)
• Pseudomonas aeruginosa		Piperacillin (3–4 mal 2–4 gr.) + Aminoglykosid (Tobramycin 1 mal 3–5 mg/kg/KG) oder antipseudomonales III. Generationscephalosporin (z.B. Ceftazidim 2–3 mal 1–2 gr.) + Aminoglykosid (Tobramycin 1 mal 3–5 mg/kg/KG)
Gefäßkatheterassoziierte Infektionen	Nicht abwehrgeschwächt (Kurzzeitgefäßkatheter, keine parenterale Langzeiternährung)	Vancomycin (2 mal 1 gr.)
	Nicht abwehrgeschwächt (Langzeitgefäßkatheter, evtl. getunnelt z.B. Hickman, Broviac), parenterale Ernährung	Vancomycin (2 mal 1 gr.), Cave! Pilzverdacht (Augenhintergrund spiegeln!); Fluconazol (Candida albicans; initial 1 mal 400 mg, dann je 1 mal 200–400 mg) oder Amphotericin B (Cave Nierenfunktion!; Dosierung s. Beipackzettel)
	Abwehrgeschwächt (große Wundflächen, neutropenisch)	Vancomycin (2 mal 1 gr.) + antipseudomonales III. Generationscephalosporin (z.B. Ceftazidim 2–3 mal 1–2 gr.) oder Imipenem (3–4 mal 0,5–1 gr.) ggf. + Aminoglykosid (Tobramycin 1 mal 3–5 mg/kg/KG)

bundenen Faktoren sind hohes Alter, Adipositas sowie vorbestehende Infektionen zu erwähnen (Mayhall 1993; Nichols 1991).

Aus Wundinfektionen können überwiegend Bakterien und hier mit 56% grampositive Kokken isoliert werden (Schaberg et al. 1991). Führend ist Staphylococcus aureus, der in 19% der Fälle Ursache für eine Wundinfektion ist. Es folgen koagulasenegative Staphylokokken mit 14%, Enterokokken mit 12% und weitere Kokken mit 11%. Bei den gramnegativen Keimen, auf die 35% entfallen, finden sich z.B. E. coli, Pseudomonas aeruginosa sowie Enterobacter sp. Der auf Pilzinfektionen zurückzuführende Anteil liegt bei 4%, wobei überwiegend Candida albicans nachgewiesen werden konnte. Bei Beteiligung des Gastrointestinaltraktes, des Oropharynx-, des Ösophagus- sowie des weiblichen Genitalbereiches ist zusätzlich mit Anaerobiern, wie z.B. Bacteroides sp. zu rechnen.

Jede auffällige äußere Veränderung von Wundbereichen ist einer Infektion verdächtigt. Rötung, Schwellung, Fluktuation oder das Auftreten von schmierigen Belägen bis zu Eiter bedürfen einer Abklärung. Dies kann z.B. durch chirurgische Intervention mit der Eröffnung von Wundbereichen und durch Gewinnung von Untersuchungsmaterial erfolgen. Diagnostisch sind dabei Flüssigkeiten und Gewebeproben Abstrichen vorzuziehen.

Tabelle 13.18. Empfehlungen zur initialen Antibiotikatherapie bei Verdacht auf Wundinfektionen (alle Angaben für die Therapie Erwachsener ohne Berücksichtigung von Überempfindlichkeiten, Grunderkrankungen, Stoffwechsel- oder Ausscheidungsstörungen, ggf. Dosierungen anpassen bzw. Therapieregime umstellen!)

Postoperative Wundinfektionen	Einteilung	Antibiotika (i.v.-Dosierung/24 h für Erwachsene)
Wundinfektionen an den Extremitäten	Afebril	Cefazolin (2–3 mal 0,5–2 gr.)
	Septisch	Ampizillin/Sulbactam (4 mal 3 gr.) oder Imipenem (3–4 mal 0,5–1 gr.) (s. auch Sepsis Tabelle 12.17)
Postoperative Wundinfektionen • ohne Beteiligung des Gastrointestinaltraktes, Oropharynx-, Ösophagus-, weibl. Genitalbereiches	Nicht septisch	Cefazolin (2–3 mal 0,5–2 gr.)
	Septisch	Imipenem (3–4 mal 0,5–1 gr.) (s. auch Sepsis Tabelle 12.17)
• mit Beteiligung des Gastrointestinaltraktes, Oropharynx-, Ösophagus-, weibl. Genitalbereiches		Ampizillin/Sulbactam (4 mal 3 gr.) oder II./III. Generationscephalosporin (z.B. Ceftriaxon 1 mal 2 gr.) + Metronidazol (3 mal 500 mg)
Verdacht auf Gasbrand (Clostridium perfringens sowie weitere Clostridienspezies)		Penizillin G 5–20 Mio. E/24 h mind. 1 Woche (Cave Mischinfektion!)

Die Therapie der postoperativen Wundinfektion richtet sich nach der Lokalisation und der Klinik. Ist der Gastrointestinal- oder der weibliche Genitaltrakt betroffen, bestimmt der Verdacht auf eine Mischinfektion mit Anaerobiern die Antibiotikaauswahl. Bei einem septischen Krankheitsbild sind breitwirkende Antibiotika oder Antibiotikakombinationen indiziert (s. Infektionen der Blutbahn). Eine mögliche Substanzauswahl ist in Tabelle 13.18 dargestellt, wobei die krankenhauseigenen Eingriffsarten sowie das spezielle Keim- und Resistenzspektrum beachtet werden müssen. Bei der Therapie von Wundinfektionen ist allerdings immer zu berücksichtigen, daß ein antibiotisches Vorgehen häufig nur in Kombination mit der chirurgischen Sanierung des Infektherdes und lokalen Maßnahmen, wie z.B. Wundspülungen, erfolgreich sein kann.

Harnwegsinfektionen
Auf Harnwegsinfektionen entfällt mit rund 33% der größte Anteil aller nosokomialen Infektionen (Emori u. Gaynes 1993; Stamm 1991). Zu unterscheiden sind dabei die Bakteriurie, bei der allein eine asymptomatische Besiedelung ohne Gewebeinvasion vorliegt, von der Harnwegsinfektion. Diese setzt sich aus dem klinischen Bild, dem Vorbefund und den Laborparametern zusammen und ist bei einem Polytraumatisierten häufig nur schwer zu diagnostizieren. So akquirieren 10–20% aller katheterisierten Patienten eine Bakteriurie, aber nur 20–30% von diesen haben auch die Symptome eines Harnwegsinfektes (Garibaldi et al. 1982; Stamm 1991). Die alleinige Heranziehung des Laborbefundes zur Diagnosestellung erscheint damit fraglich.

Vor allen anderen Faktoren wirkt die Blasenkatheterisierung prädisponierend. Mit jedem Liegetag eines Blasenkatheters steigt das Risiko einer Bakteriurie um etwa 5% an (Garbaldi et al. 1974). Da der schwerverletzte Patient fast immer mit einem künstlichen Urinabfluß ausgestattet werden muß, spielt die Harnwegsinfektion in der Intensivmedizin eine nicht zu unterschätzende Rolle. Patienteneigene Risikofaktoren sind fortgeschrittenes Alter, das weibliche Geschlecht und schwere Grunderkrankungen (Emori u. Gaynes 1993; Stamm 1991).

Das Keimspektrum findet sich überwiegend im gramnegativen Bereich (59%) (Emori u. Gaynes 1993). Hier können E. coli und Proteus mirabilis isoliert werden. Unter Antibiotikatherapie treten häufig hochresistente Erreger, wie Pseudomonas aeruginosa, Serratia marcescens und andere Enterobacter sp. auf. Grampositive Organismen, darunter Enterokokken und Staphylococcus aureus, verursachen rund 26% der Fälle. Der Anteil nachgewiesener Pilze (z.B. Candida sp.) beläuft sich auf etwa 13%, wobei eine asymptomatische Fungiurie nicht behandlungsbedürftig ist.

Bei der Gewinnung von Urin zur mikrobiologischen Untersuchung ist auf eine kontaminationsfreie Entnahme zu achten. Nativurin muß möglichst sofort ins Labor transportiert werden, um eine Überwucherung durch schnellwachsende Bakterien zu vermeiden. Alle länger aufbewahrten Proben sind z.B. mit Eintauchmedien vorzubehandeln.

Gerade bei Verdacht auf eine Harnwegsinfektion ist gewissenhaft abzuwägen, ob eine Therapie vor dem Erregernachweis mit Antibiogramm erforderlich ist oder noch zugewartet werden kann. Erlaubt dies das klinische Bild nicht, so finden sich in Tabelle 13.19 Vor-

Tabelle 13.19. Empfehlungen zur initialen Antibiotikatherapie bei Verdacht auf Harnwegsinfektionen (alle Angaben für die Therapie Erwachsener ohne Berücksichtigung von Überempfindlichkeiten, Grunderkrankungen, Stoffwechsel- oder Ausscheidungsstörungen, ggf. Dosierungen anpassen bzw. Therapieregime umstellen!)

Harnwegsinfektionen	Einteilung	Antibiotika (i. v.-Dosierung/24 h für Erwachsene)
Harnwegsinfektionen unterer Trakt	Zystitis	Cotrimoxazol (empfohlene Therapiedauer 3 Tage (Dosierung s. Herstellerangabe))
	Urethritis (Chlamydia trachomatis, Ureaplasma urealyticun, Gonokken)	Ceftriaxon (Einmaldosis 250 mg i. m.), dann Doxycyclin oder Erythromycin für 7 Tage (Dosierung s. Herstellerangabe)
	Asymptomatische Bakteriurie (katheterassoziiert)	Antibiotikatherapie, wenn überhaupt, erst gezielt nach Erregernachweis. Bestes Vorgehen: Katheter so schnell wie möglich entfernen!
Harnwegsinfektionen oberer Trakt	Akute unkomplizierte Pyelonephritis (Fieber > 38 °C, kostovertebrale Druckempfindlichkeit)	Chinolon (z. B. Ciprofloxacin 2–3mal 200–400 mg) oder III. Generationscephalosporin (z. B. Ceftriaxon 1mal 2 gr.)
	Akute komplizierte Pyelonephritis (Obstruktion, Reflux, Azotämie, Z. n. Transplantation)	Antipseudomonales III. Generationscephalosporin (z. B. Ceftazidim 2–3mal 1–2 gr.) oder Imipenem (3–4mal 0,5–1 gr) (s. auch Sepsis Tabelle 12.17)
Verdacht auf symptomatische Candida-Infektion		Ggf. Spülung mit Amphotericin B (Dosierung s. Herstellerangabe)

schläge für eine initiale Antibiotikatherapie. Auch hier gilt, wie bei allen anderen Infektionen, daß mit dem Keim- und Resistenznachweis eine Neuabstimmung der Antibiose zu erfolgen hat.

13.7 Pflegerische Maßnahmen
(E. WIETHAKE)

Nach Abschluß des Check-up kann gezielt auf pflegerische Aspekte eingegangen werden.

Neben den therapeutischen Maßnahmen, die in Zusammenarbeit mit dem Intensivarzt erfolgen, sind eine Reihe von wichtigen körperpflegerischen Maßnahmen im Zusammenhang mit der Behandlung der Schwerverletzten zu nennen:

Ganzkörperwaschung und Hautpflege
Die erste Ganzkörperwaschung eines polytraumatisierten Patienten, für die man viel Zeit und Ruhe benötigt, erfolgt in der Regel erst nach kardiopulmonaler Stabilisierung und Aufwärmung des Patienten.

Für eine Ganzkörperwaschung ist eine optimale Vorbereitung von Materialien und Hilfsmitteln notwendig, um einen reibungslosen Ablauf zu gewährleisten.

Danach beginnt die Vorbereitung des Patienten auf die Ganzkörperwaschung. Als erstes werden sämtliche Lagerungskissen sowie nicht benötigte Decken aus dem Bett entfernt. Der Patient wird jedoch nicht komplett aufgedeckt um eine Auskühlung zu vermeiden.

Die Ganzkörperwaschung gehört zur Grundpflege und muß von jeder Pflegekraft beherrscht werden. Spezielle Besonderheiten, die bei einem Intensivpatienten beachtet werden müssen, sind folgende:

- ausreichende Analgosedierung,
- ständige Kommunikation (verbal und nonverbal),
- Sicherung des Tubus, aller Katheter und Drainagen,
- bei erhöhter Körpertemperatur evtl. mit kühlerem Wasser reinigen,
- besonders auf Hautfalten und Problemzonen achten,
- Wechsel aller Pflaster, Kompressen und Fixierungen,
- patientenbezogener Rasierapparat bzw. Naßrasierer verwenden,
- EKG-Elektroden erneuern,
- Hautpflege des Patienten nach Beendigung des Waschens,
- bei erhöhter Temperatur keine fetthaltige Creme verwenden (Alkohol = Hautaustrocknung!).

Anschließend erfolgt der Wechsel der kompletten Bettwäsche unter Beachtung des Verletzungsmusters. Zum Schluß muß eine optimale Lagerung des Patienten wiederhergestellt und auf die Achsenausrichtung der Extremitäten geachtet werden.

Eine Ganzkörperwaschung stellt für einen polytraumatisierten Patienten eine hohe Belastung dar, bei eintretender Verschlechterung sollte die Maßnahme abgebrochen und erst nach erneuter Stabilisierung fortgesetzt werden.

Mundpflege

Aufgrund der Infektionsgefährdung und des verminderten Speichelflusses muß bei einem intubierten, analgosedierten Patienten die Pflegekraft die Reinigung und Pflege des Mund- und Rachenbereiches übernehmen.

Die Mundpflege und das Absaugen des angesammelten Sekrets im Nasen-Rachen-Raum wird mehrmals pro Schicht durchgeführt, ebenfalls einmal pro Schicht eine Rachendesinfektion.

Vor jeder Mundpflege wird der Mund- und Rachen-Bereich unter sterilen Bedingungen und atraumatisch abgesaugt, um den Patienten nicht zusätzlich zu gefährden.

Bei der Pflege des Mundbereiches ist darauf zu achten, das der Mundpflegetupfer die Peanklemme komplett umschließt und bei Einsatz des Mundsperrers lockere Zähne ausgeschlossen werden. Die Sicherung des Tubus ist zu kontrollieren.

Die Reinigung wird mit großer Vorsicht mit einem getränkten Tupfer durchgeführt, wobei auf die Problemzonen im Mundbereich besonders geachtet werden muß. Zum Schluß muß die Lippenpflege ausgeführt werden.

Zur Anfeuchtung und Reinigung des Mundbereiches kann bei intubierten Patienten eine mit Kochsalzlösung 0,9 % oder mit Panthenollösung getränkte Kompresse eingelegt werden; diese kann gleichzeitig als Beißschutz verwendet werden.

Rachendesinfektion

Neben der standardisierten Mundpflege findet zusätzlich, besonders in Zusammenhang mit einer Umintubation, eine Rachendesinfektion statt. Um 1mal pro Schicht eine Rachendesinfektion durchführen zu können, muß bei jedem Patienten eine gewisse Vorbereitung getroffen werden.

Nur bei tief sedierten und analgosierten Patienten wird diese Maßnahme durchgeführt. Die Cuffblockung des liegenden Tubus wird nachgeblockt (ca. 5 ml). Der Patient wird in Rückenlage gebracht. Nasen-Rachen-Raum wird immer vorher abgesaugt. Die Spülung erfolgt durch Applizieren der Spüllösungen in einer bestimmten Reihenfolge:

- 30–50 ml H_2O_2 1% zur Reinigung,
- 30–50 ml Chlorhexidinlösung, 0,2 %, zur Desinfektion,
- 30–50 ml Panthenollösung zur Neutralisation und Pflege.

Die Spüllösungen werden mit einer Spritze und Absaugkatheter über die Nase in den Rachenraum appliziert. Dabei ist zu beachten, ob der Patient Mittelgesichtsfrakturen hat und dort sollte sie nur über den Mundbereich appliziert werden. Die Spüllösung wird nach jeder Gabe ca. 2 min im Rachenbereich belassen und danach wieder abgesaugt, um eine adäquate Wirkung zu erzielen.

Augen- und Nasenpflege

Da die Reinigung der Augen durch die Tränenflüssigkeit beim Intensivpatienten nicht mehr gewährleistet ist, und der Lidschlag bei einem sedierten Patienten fehlt, muß eine spezielle Pflege vor Austrocknung und Infektionen schützen.

Zur Reinigung und Spülung der Augen wird angewärmte Kochsalzlösung 0,9 % verwendet; dabei ist zu beachten, daß diese Maßnahme immer von außen nach innen durchzuführen ist. Evtl. kann nach der Reinigung eine antibiotikafreie Augensalbe (z. B. Panthenol) in den Bindehautsack appliziert werden.

Die Nasenpflege ist ein sehr wichtiger Faktor bei der Pflege eines Intensivpatienten, denn vor allem bei nasal intubierten Patienten ist eine Selbstreinigung nicht mehr gewährleistet. Aber auch um Druckstellen von Tubus und evtl. liegender Magensonde zu verhindern, sollte die Nasenpflege 1mal pro Schicht durchgeführt werden.

Durchführung:

- angesammeltes Sekret vorsichtig mit einem dünnen Absaugkatheter entfernen, um eine Infektion in den Nasennebenhöhlen zu vermeiden,
- feuchte Watteträger zur Reinigung der Nasengänge verwenden,
- evtl. eine Nasensalbe applizieren, z. B. Panthenolcreme, weiche Nasensalbe,
- Lage- und Fixierungswechsel des Tubus beachten, um Drucknekrosen zu vermeiden,
- auf Hautschädigungen an den Pflasterbefestigungsstellen achten,
- Vorsicht bei Blutungsneigung.

Tubus- und Bronchialtoilette

Da ein intubierter Patient nicht in der Lage ist, sein Bronchialsekret von selbst abzuhusten, muß dieser Vorgang durch eine endotracheale Absaugung ausgeführt werden, um die Atemwege freizuhalten und eine Infektion zu vermeiden.

Der Vorgang muß unter sterilen Bedingungen und atraumatisch durchgeführt werden. Der Absaugvorgang sollte nicht länger als 15–20 s dauern, bei instabilen Patienten sollte vorher eine 2-min-Präoxygenierung mit 100 % O_2 durchgeführt werden, damit eine Sauerstoffreserve zur Verfügung steht und der Sättigungsabfall nicht zu hoch ist.

Während der Durchführung muß darauf geachtet werden, daß der Katheter ohne Sog eingeführt und mit Sog und unter Drehbewegungen wieder entfernt wird.

Ebenfalls sollte während des gesamten Vorganges der Patient unter Beobachtung stehen, damit evtl. hämodynamische Störungen sofort erkannt und behandelt werden können, z. B. Tachykardie, Bradykardie, Asystolie durch Vagusreiz sowie andere Herzrhythmusstörungen.

Da eine endotracheale Absaugung sehr belastend für den Patienten ist, wird sie nur so selten wie möglich, aber so oft wie nötig durchgeführt. Von einer routinemäßigen Absaugung 1mal pro Schicht ist Abstand zu nehmen. Eine Materialgewinnung für die Bakteriologie ist im 2tägigen Abstand angezeigt.

Tracheostomapflege

Ein Tracheostoma benötigt wie ein Tubus ebenfalls eine besondere Pflege. Bei jedem tracheotomierten Patienten sollten aus Sicherheitsgründen folgende Materialien am Bettplatz bereit liegen:

- Ersatzkanülen in verschiedenen Größen,
- Trachealkanülenwechselset,
- Einführungshilfen.

Die Pflege beinhaltet den routinemäßigen Verbandswechsel, evtl. Spülung und die Inspektion des Tracheostomas. Der Verbandswechsel und die Inspektion sollte mindestens 1mal pro Schicht durchgeführt werden. Dabei ist auf Hautläsionen, Rötungen und beginnende Infektionen zu achten, um daraufhin die Folgemaßnahmen einzuleiten. Der Verband des Tracheostomas kann mit verschiedenen Materialien durchgeführt werden.

Stark sezernierende Wunden werden mit einer Kochsalzlösung 0,9 % gespült und anschließend mit sterilen Kompressen verbunden, evtl. häufiger wiederholen, um eine Infektion zu vermeiden. Dort ist ebenfalls auf eine ausreichende Cuffblockung während des Spülvorganges zu achten, damit die Lösung nicht in die Lunge gelangt.

Verbandwechsel

Jeder Wundverband bei einem polytraumatisierten Patienten dient zur Vermeidung einer Infektion, zum Schutz vor Kontamination und mechanischen Reizen sowie zur Sekretableitung.

Der Verbandwechsel selbst muß unter sterilen Bedingungen ausgeführt werden; dieses beinhaltet sterile Handschuhe, Kompressen und Instrumente zu verwenden.

Die Wunde wird täglich auf Rötungen, Schwellungen, Nekrosen, Geruch und Verschluß der Wundränder inspiziert. Routinemäßig sollten die Verbandswechsel 1mal pro Schicht durchgeführt werden; stark sezernierende Wunden sollten häufiger neu verbunden werden, um die Wunde trocken zu halten.

Pflegeprobleme und deren Vermeidung

Zur Vermeidung von Pflegeproblemen dienen die Prophylaxen und deren routinemäßige Durchführung. Besonders bei einem polytraumatisierten Patienten können Probleme auftreten, die durch die Komplexität der Verletzungen oft nicht vermeidbar sind.

Folgende Prophylaxen sind von großer Wichtigkeit und müssen besonders beachtet werden.

■ **Dekubitusprophylaxe:**

- schon frühzeitige, möglichst 2stündige Lagerung (rechts, links, Rücken) und/oder Lagerung auf einer Antidekubitusmatratze,
- regelmäßige Hautpflege,
- Problemzonen wie Hinterkopf, Schulterblätter, Ellenbogen, Steißregion und Fersen besonders beobachten und lagern,
- Hautdurchblutung fördern (bei Zentralisation vasokonstriktive Medikamente vermeiden).

■ **Kontrakturprophylaxe:**

- korrekte Lagerung der Extremitäten beachten (z. B. Arme bei Verwendung des Rotationsbettes),
- frühzeitige Mobilisation der Extremitäten durch die Krankengymnastik oder durch das Pflegepersonal, wenn möglich mehrmals täglich,
- Spitzfußprophylaxe durch besondere Lagerungstechniken oder Hilfsmittel wie (Airschuhe oder Fußschienen).

Neben anderen Prophylaxen sind hier nur die zwei wichtigsten für den polytraumatisierten Patienten aufgeführt worden. Selbstverständlich werden auch Pneumonie-, Soor- und Parotitisprophylaxen durchgeführt, die hier jedoch nicht gezielt angesprochen werden sollen.

Literatur

Anonymous (1991) Nosocomial infection rates for interhospital comparison: limitations and possible solutions. A Report from the National Nosocomial Infections Surveillance (NNIS) System [see comments]. Infect Control Hosp Epidemiol 12: 609–621

Anonymous (1994) A multicenter trial of the efficacy of nimodipine on outcome after severe head injury. The European Study Group on Nimodipine in Severe Head Injury. J Neurosurg 80: 797–804

Alexander JW, Saito H, Trocki O, Ogle CK (1986) The importance of lipid type in the diet after burn injury. Ann Surg 204: 1–8

Andrews CP, Coalson JJ, Smith JD, Johanson WG Jr (1981) Diagnosis of nosocomial bacterial pneumonia in acute, diffuse lung injury. Chest 80: 254–258

Aubier M, Trippenbach T, Roussos C (1981) Respiratory muscle fatigue during cardiogenic shock. J Appl Physiol 51: 499–508

Baele PL, McMichan JC, Marsh HM, Sill JC, Southorn PA (1982) Continuous monitoring of mixed venous oxygen saturation in critically ill patients. Anesth Analg 61: 513–517

Banerjee SN, Emori TG, Culver DH et al. (1991) Secular trends in nosocomial primary bloodstream infections in the United States, 1980–1989. National Nosocomial Infections Surveillance System. Am J Med 91: 86S–89S

Barbul A (1990) Arginine and immune function. Nutrition 6: 53–58

Bartlett JG, O'Keefe P, Tally FP, Louie TJ, Gorbach SL (1986) Bacteriology of hospital-acquired pneumonia. Arch Intern Med 146: 868–871

Bastian L, Weimann A, Regel G, Trautwein C, Tscherne H (1996) Praktikabilität und Komplikationen bei der frühzeitigen Ernährung von schwerstpolytraumatisierten Patienten über Duodenalsonden. Unfallchirurg 99: 642–649

Bell RC, Coalson JJ, Smith JD, Johanson WG Jr (1983) Multiple organ system failure and infection in adult respiratory distress syndrome. Ann Intern Med 99: 293–298

Benjamin B (1993) Prolonged intubation injuries of the larynx: endoscopic diagnosis, classification, and treatment. Ann Otol Rhinol Laryngol (Suppl) 160: 1–15

Berk SL, Verghese A (1989) Emerging pathogens in nosocomial pneumonia. Eur J Clin Microbiol Infect Dis 8: 11–14

Bihari D, Smithies M, Gimson A, Tinker J (1987) The effects of vasodilation with prostacyclin on oxygen delivery and uptake in critically ill patients. N Engl J Med 317: 397–403

Biliar TR (1995) Nitric oxide. Novel biology with clinical relevance. Ann Surg 221: 339–349

Bland RD, Shoemaker WC, Abraham E, Cobo JC (1985) Hemodynamic and oxygen transport patterns in surviving and nonsurviving postoperative patients. Crit Care Med 13: 85–90

Bode PJ, Niezen RA, van Vugt AB, Schipper J (1993) Abdominal ultrasound as a reliable indicator for conclusive laparotomy in blunt abdominal trauma [see comments]. J Trauma 34: 27–31

Bodey GP, Loftis J, Bowen E (1968) Protected environment for cancer patients. Effect of a prophylactic antibiotic regimen on the microbial flora of patients undergoing cancer chemotherapy. Arch Intern Med 122: 23–30

Boland GW, Lee MJ, Leung J, Mueller PR (1994) Percutaneous cholecystostomy in critically ill patients: early response and final outcome in 82 patients. Am J Roentgenol 163: 339–342

Border JR, Hassett J, LaDuca J et al. (1987) The gut origin septic states in blunt multiple trauma (ISS = 40) in the ICU. Ann Surg 206: 427–448

Bower RH, Cerra FB, Bershadsky B et al. (1995) Early enteral administration of a formula (Impact) supplemented with arginine, nucleotides, and fish oil in intensive care unit patients: results of a multicenter, prospective, randomized, clinical trial. Crit Care Med 23: 436–449

Boyd O, Grounds M, Bennett D (1992) The dependency of oxygen consumption on oxygen delivery in critically ill postoperative patients is mimicked by variations in sedation. Chest 101: 1619–1624

Breiman RF (1993) Modes of transmission in epidemic and nonepidemic Legionella infection: direction for further study. In: Barbaree JM, Breiman RF, Dufour AP (eds) Current Status and Emerging Prospectives. American Society for Microbiology, Washington, D.C.

Bryant LR, Mobin Uddin K, Dillon ML, Griffen WO Jr (1973) Misdiagnosis of pneumonia in patients needing mechanical respiration. Arch Surg 106: 286–288

Burger R, Hassler W (1993) Transkranielle Dopplersonographie beim Schädel-Hirn-Trauma: Wertvolle Methode in der traumatologischen Notfallsituation? Aktuelle Traumatol 23: 14–19

Burke DJ, Alverdy JC, Aoys E, Moss GS (1989) Glutamine-supplemented total parenteral nutrition improves gut immune function. Arch Surg 124: 1396–1399

Calder PC (1994) Glutamine and the immune system. Clin Nutr 13: 2–8

Carlsson C, Chapman AG (1981) The effect of diazepam on the cerebral metabolic state in rats and its interaction with nitrous oxide. Anesthesiology 54: 488–495

Carlsson C, Smith DS, Keykhah MM, Englebach I, Harp JR (1982) The effects of high-dose fentanyl on cerebral circulation and metabolism in rats. Anesthesiology 57: 375–380

Carlsson M, Nordström J, Hedenstierna G (1984) Clinical implication of continuous measurement of energy expenditure in mechanically ventilated patients. Clin Nutr 3: 103

Centers for Disease Control (1975) National nosocomial infections study report. Annual Summary, October 1975 (Abstract)

Centers for Disease Control (1984) National nosocomial infection surveillance, 1983. 955 (Abstract)

Cerra FB (1987) Hypermetabolism, organ failure, and metabolic support. Surgery 101: 1–14

Cerra FB, Maddaus MA, Dunn DL, Wells CL, Konstantinides NN, Lehmann SL, Mann HJ (1992) Selective gut decontamination reduces nosocomial infections and length of stay but not mortality or organ failure in surgical intensive care unit patients. Arch Surg 127: 163–167

Chan KH, Miller JD, Dearden NM, Andrews PJ, Midgley S (1992) The effect of changes in cerebral perfusion pressure upon middle cerebral artery blood flow velocity and jugular bulb venous oxygen saturation after severe brain injury [see comments]. J Neurosurg 77: 55–61

Chan PH, Yurko M, Fishman RA (1982) Phospholipid degradation and cellular edema induced by free radicals in brain cortical slices. J Neurochem 38: 525–531

Chauncey JB, Lynch JP, Hyzy RC, Toews GB (1990) Invasive techniques in the diagnosis of bacterial pneumonia in the intensive care unit. Semin Respir Infect 5: 215–225

Chesnut RM, Marshall LF, Klauber MR et al. (1993) The role of secondary brain injury in determining outcome from severe head injury. J Trauma 34: 216–222

Chesnut RM, Marshall SB, Piek J, Blunt BA, Klauber MR, Marshall LF (1993) Early and late systemic hypotension as a frequent and fundamental source of cerebral ischemia following severe brain injury in the Traumatic Coma Data Bank. Acta Neurochir Suppl Wien 59: 121–125

Clark LC (1956) Monitor and control of blood and tissue oxygen tension. Trans Am Soc Artif Int Organs 2: 41–45

Classen DC, Evans RS, Pestotnik SL, Horn SD, Menlove RL, Burke JP (1992) The timing of prophylactic administration of antibiotics and the risk of surgical-wound infection [see comments]. N Engl J Med 326: 281–286

Clifton GL, Allen S, Barrodale P et al. (1993) A phase II study of moderate hypothermia in severe brain injury. J Neurotrauma 10: 263–271

Cockerill FR, Muller SM, Anhalt JP (1989) Reduction of nosocomial infections by selective contamination of the digestive tract in the ICU. (Abstract)

Coggeshall JW, Marini JJ, Newman JH (1985) Improved oxygenation after muscle relaxation in adult respiratory distress syndrome. Arch Intern Med 145: 1718–1720

Cold GE (1989) Does acute hyperventilation provoke cerebral oligaemia in comatose patients after acute head injury? Acta Neurochir Wien 96: 100–106

Cook DJ, Fuller HD, Guyatt GH et al. (1994) Risk factors for gastrointestinal bleeding in critically ill patients. Canadian Critical Care Trials Group [see comments]. N Engl J Med 330: 377–381

Craig CP, Connelly S (1984) Effect of intensive care unit nosocomial pneumonia on duration of stay and mortality. Am J Infect Control 12: 233–238

Craven DE, Kunches LM, Kilinsky V, Lichtenberg DA, Make BJ, McCabe WR (1986) Risk factors for pneumonia and fatality in patients receiving continuous mechanical ventilation. Am Rev Respir Dis 133: 792–796

Craven DE, Steger KA, Barber TW (1991) Preventing nosocomial pneumonia: state of the art and perspectives for the 1990s. Am J Med 91: 44S–53S

Craven DE, Steger KA, Duncan RA (1993) Prevention and control of nosocomial pneumonia. In: Wenzel RP (ed) Prevention and control of nosocomial infections. Williams & Wilkins, Baltimore, pp 580–599

Cruz J, Jaggi JL, Hoffstad OJ (1995) Cerebral blood flow, vascular resistance, and oxygen metabolism in acute brain trauma: redefining the role of cerebral perfusion pressure? Crit Care Med 23: 1412–1417

Daly JM (1994) Specific nutrients and the immunresponse: From research to clinical practice. J Crit Care Nutr 2: 24–29

Daly JM, Weintraub FN, Shou J, Rosato EF, Lucia M (1995) Enteral nutrition during multimodality therapy in upper gastrointestinal cancer patients. Ann Surg 221: 327–338

Daschner FD, Frey P, Wolff G, Baumann PC, Suter P (1982) Nosocomial infections in intensive care wards: a multicenter prospective study. Intensive Care Med 8: 5–9

Dearden NM, Midgley S (1993) Technical considerations in continuous jugular venous oxygen saturation measurement. Acta Neurochir Suppl Wien 59: 91–97

Deitch EA (1990) Bacterial translocation of the gut flora. J Trauma 30: S184–S189

Deitch EA (1990) The role of intestinal barrier failure and bacterial translocation in the development of systemic infection and multiple organ failure. Arch Surg 125: 403–404

Deitch EA (1992) Multiple organ failure. Pathophysiology and potential future therapy [see comments]. Ann Surg 216: 117–134

Donowitz LG, Wenzel RP, Hoyt JW (1982) High risk of hospital-acquired infection in the ICU patient. Crit Care Med 10: 355–357

Dreyfuss D, Basset G, Soler P, Saumon G (1985) Intermittent positive-pressure hyperventilation with high inflation pressures produces pulmonary microvascular injury in rats. Am Rev Respir Dis 132: 880–884

Dubick MN, Wright BD (1978) Comparison of laryngeal pathology following long-term oral and nasal endotracheal intubations. Anesth Analg 57: 663–668

Duggan JM, Oldfield GS, Ghosh HK (1985) Septicaemia as a hospital hazard. J Hosp Infect 6: 406–412

Ekstedt J (1978) CSF hydrodynamic studies in man. 2. Normal hydrodynamic variables related to CSF pressure and flow. J Neurol Neurosurg Psychiatry 41: 345–353

Ekstrom Jodal B, Elfverson J, von Essen C (1979) Cerebral blood flow, cerebrovascular resistance, cerebral metabolic rate of oxygen and intracranial pressure during and after severe prolonged arterial hypoxia in dogs. The role of dopamine in the deep hypoxic state. Acta Neurol Scand 60: 36–49

Emori TG, Gaynes RP (1993) An overview of nosocomial infections, including the role of the microbiology laboratory. Clin Microbiol Rev 6: 428–442

Ertel W, Trentz O (1994) Polytrauma und Multiorgan-Dysfunktionssyndrom (MODS). Definition – Pathophysiologie – Therapie. Zentralbl Chir 119: 159–167

Facco E, Munari M, Baratto F, Dona B, Giron GP (1990) Somatosensory evoked potentials in severe head trauma. Electroencephalogr Clin Neurophysiol (Suppl) 41: 330–341

Facco E, Munari M, Dona B, Baratto F, Fiore D, Behr AU, Giron G (1991) Spatial mapping of SEP in comatose patients: improved outcome prediction by combined parietal N20 and frontal N30 analysis. Brain Topogr 3: 447–455

Falk JL, Rackow EC, Weil MH (1983) Colloid and crystalloid fluid resuscitation. Acute Care 10: 59–94

Fenstermacher JD, Blasberg RG, Patlak CS (1981) Methods for quantifying the transport of drugs across brain barrier systems. Pharmacol Ther 14: 217–248

Field S, Kelly SM, Macklem PT (1982) The oxygen cost of breathing in patients with cardiorespiratory disease. Am Rev Respir Dis 126: 9–13

Freeman J, Rosner BA, McGowan JE Jr (1979) Adverse effects of nosocomial infection. J Infect Dis 140: 732–740

Fürst P, Stehle P (1995) Glutaminzufuhr in der parenteralen Ernährungstherapie. Akt Ernähr Med 20: 89–97

Gaab MR, Seegers K, Smedema RJ, Heissler HE, Goetz C (1990) A comparative analysis of THAM (Tris-buffer) in traumatic brain oedema. Acta Neurochir Suppl Wien 51: 320–323

Gaab MR, Trost HA, Alcantara A et al. (1994) »Ultrahigh« dexamethasone in acute brain injury. Results from a prospective randomized double-blind multicenter trial (GUDHIS). German Ultrahigh Dexamethasone Head Injury Study Group. Zentralbl Neurochir 55: 135–143

Garibaldi RA, Burke JP, Dickman ML, Smith CB (1974) Factors predisposing to bacteriuria during indwelling urethral catheterization. N Engl J Med 291: 215–219

Garibaldi RA, Mooney BR, Epstein BJ, Britt MR (1982) An evaluation of daily bacteriologic monitoring to identify preventable episodes of catheter-associated urinary tract infection. Infect Control 3: 466–470

Garner JS, Jarvis WR, Emori TG, Horan TC, Hughes JM (1988) CDC definitions for nosocomial infections, 1988 [published erratum appears in Am J Infect Control 1988 Aug; 16(4): 177]. Am J Infect Control 16: 128–140

Gattinoni L, Pelosi P, Vitale G, Pesenti A, D'Andrea L, Mascheroni D (1991) Body position changes redistribute lung computed-tomographic density in patients with acute respiratory failure. Anesthesiology 74: 15–23

Gattinoni L, Pesenti A, Pelizzola A et al. (1981) Reversal of terminal acute respiratory failure by low frequency positive pressure ventilation with extracorporeal removal of CO2 (LFPPV-ECCO2R). Trans Am Soc Artif Intern Organs 27: 289–293

Gennarelli TA, Champion HR, Sacco WJ, Copes WS, Alves WM (1989) Mortality of patients with head injury and extracranial injury treated in trauma centers. J Trauma 29: 1193–1201

Goodwin SR, Friedman WA, Bellefleur M (1991) Is it time to use evoked potentials to predict outcome in comatose children and adults? Crit Care Med 19: 518–524

Goraj B, Rifkinson Mann S, Leslie DR, Lansen TA, Kasoff SS, Tenner MS (1994) Correlation of intracranial pressure and transcranial Doppler resistive index after head trauma. AJNR Am J Neuroradiol 15: 1333–1339

Goris RJ, van Bebber IP, Mollen RM, Koopman JP (1991) Does selective decontamination of the gastrointestinal tract prevent multiple organ failure? An experimental study. Arch Surg 126: 561–565

Gottschlich MM (1992) Selection of optimal lipid sources in enteral and parenteral nutrition [published erratum appears in Nutr Clin Pract 1992 Oct; 7(5): 245] [see comments]. Nutr Clin Pract 7: 152–165

Gottschlich MM, Jenkins M, Warden GD, Baumer T, Havens P, Snook JT, Alexander JW (1990) Differential effects of three enteral dietary regimens on selected outcome variables in burn patients [see comments]. J Parenter Enteral Nutr 14: 225–236

Grant JP, Snyder PJ (1988) Use of L-glutamine in total parenteral nutrition. J Surg Res 44: 506–513

Grover ER, Bihari DJ (1992) The role of tracheostomy in the adult intensive care unit [see comments]. Postgrad Med J 68: 313–317

Guo W, Ding J, Huang Q, Jerrels T, Deitch EA (1995) Alterations in the intestinal bacterial flora modulate systemic cytokine response to hemorrhagic shock. Am J Physiol 269: G 827–832

Gurwith MJ, Brunton JL, Lank BA, Harding GK, Ronald AR (1979) A prospective controlled investigation of prophylactic trimethoprim/sulfamethoxazole in hospitalized granulocytopenic patients. Am J Med 66: 248–256

Hammarqvist F, Wernerman J, Ali R, von der Decken A, Vinnars E (1989) Addition of glutamine to total parenteral nutrition after elective abdominal surgery spares free glutamine in muscle, counteracts the fall in muscle protein synthesis, and improves nitrogen balance. Ann Surg 209: 455–461

Hammond JM, Potgieter PD, Saunders GL (1994) Selective decontamination of the digestive tract in multiple trauma patients – is there a role? Results of a prospective, double-blind, randomized trial [published erratum appears in Crit Care Med 1994 Jul; 22(7): 1204]. Crit Care Med 22: 33–39

Harbaugh RD, James HE, Marshall LF, Shapiro HM, Laurin R (1979) Acute therapeutic modalities for experimental vasogenic edema. Neurosurgery 5: 656–665

Hartl WH, Jauch KW (1994) Postaggressionsstoffwechsel: Versuch einer Standortbestimmung. Infusionsther Transfusionsmed 21: 30–40

Hassler W, Steinmetz H, Gawlowski J (1988) Transcranial Doppler ultrasonography in raised intracranial pressure and in intracranial circulatory arrest. J Neurosurg 68: 745–751

Haussinger D, Roth E, Lang F, Gerok W (1993) Cellular hydration state: an important determinant of protein catabolism in health and disease. Lancet 341: 1330–1332

Hayashi M, Kobayashi H, Kawano H, Handa Y, Hirose S (1988) Treatment of systemic hypertension and intracranial hypertension in cases of brain hemorrhage. Stroke 19: 314–321

Hickling KG, Henderson SJ, Jackson R (1990) Low mortality associated with low volume pressure limited ventilation with per-

missive hypercapnia in severe adult respiratory distress syndrome. Intensive Care Med 16: 372-377
Hickling KG, Walsh J, Henderson S, Jackson R (1994) Low mortality rate in adult respiratory distress syndrome using low-volume, pressure-limited ventilation with permissive hypercapnia: a prospective study. Crit Care Med 22: 1568-1578
Hoffmann R, Nerlich M, Muggia Sullam M, Pohlemann T, Wippermann B, Regel G, Tscherne H (1992) Blunt abdominal trauma in cases of multiple trauma evaluated by ultrasonography: a prospective analysis of 291 patients. J Trauma 32: 452-458
Holzapfel L, Chevret S, Madinier G, Ohen F, Demingeon G, Coupry A, Chaudet M (1993) Influence of long-term oro- or nasotracheal intubation on nosocomial maxillary sinusitis and pneumonia: results of a prospective, randomized, clinical trial [see comments]. Crit Care Med 21: 1132-1138
Horan T, Culver D, Jarvis W, Emori G, Banerjee S, Martone WJ, Thornberry C (1988) Pathogens causing nosocomial infections. CDC. Antimicrobic Newsletter 5: 65-67
Hussain SN, Roussos C (1985) Distribution of respiratory muscle and organ blood flow during endotoxic shock in dogs. J Appl Physiol 59: 1802-1808
Imhof HG, Gutling E, Ruttner B, Dolder E, Zollinger A, Walser H (1993) Prognostische Bedeutung der früh abgeleiteten somatosensorischen evozierten Potentiale bei neurologisch nicht beurteilbaren Patienten nach Schädel-Hirn-Traumen. Aktuelle Traumatol 23: 7-13
Ittner G, Jaskulka R (1992) Thoraxtrauma und Schädel-Hirn-Trauma beim Mehrfachverletzten - eine Analyse von 87 Fällen. Unfallheilkunde 223: 332
Jarvis WR, Edwards JR, Culver DH et al. (1991) Nosocomial infection rates in adult and pediatric intensive care units in the United States. National Nosocomial Infections Surveillance System. Am J Med 91: 185S-191S
Jiang JY, Lyeth BG, Kapasi MZ, Jenkins LW, Povlishock JT (1992) Moderate hypothermia reduces blood-brain barrier disruption following traumatic brain injury in the rat. Acta Neuropathol Berl 84: 495-500
Joka T, Nakhosteen JA, Obertacke U et al. (1988) Beeinflusst die bronchoalveolare Lavage das Milieu in der Alveole? Prax Klin Pneumol 42: 705-710
Jones PA, Andrews PJ, Midgley S et al. (1994) Measuring the burden of secondary insults in head-injured patients during intensive care. J Neurosurg Anesthesiol 6: 4-14
Jorg J, Hielscher H, Gerhard H (1982) Bedeutung der optisch und somatosensorisch evozierten Potentiale für die neurologische Diagnostik. Dtsch Med Wochenschr 107: 1403-1408
Joshi M, Ciesla N, Caplan E (1988) Diagnosis of pneumonia in critically ill patients. Chest 80: 94
Kakarieka A, Braakman R, Schakel EH (1994) Clinical significance of the finding of subarachnoid blood on CT scan after head injury. Acta Neurochir Wien 129: 1-5
Kemen M, Senkal M, Homann HH et al. (1995) Early postoperative enteral nutrition with arginine-omega-3 fatty acids and ribonucleic acid-supplemented diet versus placebo in cancer patients: an immunologic evaluation of Impact. Crit Care Med 23: 652-659
Kinsella JE, Lokesh B, Broughton S, Whelan J (1990) Dietary polyunsaturated fatty acids and eicosanoids: potential effects on the modulation of inflammatory and immune cells: an overview. Nutrition 6: 24-44
Kirkpatrick PJ, Smielewski P, Czosnyka M et al. (1995) Near-infrared spectroscopy use in patients with head injury. J Neurosurg 83: 963-970
Klatzo I (1985) Brain oedema following brain ischaemia and the influence of therapy. Br J Anaesth 57: 18-22
Knoblich OE, Gaab M, Weber W, Dietrich K, Meyendorf R (1980) Intracranial pressure and electrical activity of the brain in various forms of experimental and clinical seizures. Neurosurg Rev 3: 243-249
Kolobow T, Gattinoni L, Tomlinson TA, Pierce JE (1977) Control of breathing using an extracorporeal membrane lung. Anesthesiology 46: 138-141
Konrad F, Schwalbe B, Heiderich P (1988) Bacterial colonization and respiratory tract infections in long term ventilated patients under conventional and selective decontamination of the degestive tract. Intensive Care Med 14: 311
Kreimeier U, Messmer K (1987) New perspectives in resuscitation and prevention of multiple organ system failure. In: Baethmann H, Messmer K (eds) Surgical research: recent concepts and results. Springer, Berlin Heidelberg New York Tokyo, pp 39-50
Kröll W, Polz W, Schimetta W (1994) »Small volume resuscitation« -Eröffnen sich damit neue Möglichkeiten in der Behandlung des hypovolämischen Schocks? Wien Klin Wochenschr 106: 8-14
Kröll W, List WF (1990) Volumenersatz mit Kolloiden. Beitr Anaesth Intensivmed 31: 13-20
Kuckelt W, Bornscheuer HH, Linge C (1990) Klinische Untersuchungen zum Einfluß der Analgosedierung auf den Sauerstoffverbrauch und die Sauerstoffbereitstellung bei multiplen Organversagen. In: Eyrich LJ (Hrsg) Analgesie und Sedierung in der Intensivmedizin. Springer, Berlin Heidelberg New York Tokyo, pp 55
Kulkarni AD, Fanslow WC, Rudolph FB, Van Buren CT (1987) Modulation of delayed hypersensitivity in mice by dietary nucleotide restriction. Transplantation 44: 847-849
Kurth CD, Steven JM, Benaron D, Chance B (1993) Near-infrared monitoring of the cerebral circulation. J Clin Monit 9: 163-170
Lacey JM, Wilmore DW (1990) Is glutamine a conditionally essential amino acid? Nutr Rev 48: 297-309
Lachmann B, Jonson B, Lindroth M, Robertson B (1982) Modes of artificial ventilation in severe respiratory distress syndrome. Lung function and morphology in rabbits after wash-out of alveolar surfactant. Crit Care Med 10: 724-732
Lachmann B, Robertson B, Vogel J (1980) In vivo lung lavage as an experimental model of the respiratory distress syndrome. Acta Anaesthesiol Scand 24: 231-236
Landry SL, Kaiser DL, Wenzel RP (1989) Hospital stay and mortality attributed to nosocomial enterococcal bacteremia: a controlled study [see comments]. Am J Infect Control 17: 323-329
Langer M, Mascheroni D, Marcolin R, Gattinoni L (1988) The prone position in ARDS patients. A clinical study. Chest 94: 103-107
Leu HS, Kaiser DL, Mori M, Woolson RF, Wenzel RP (1989) Hospital-acquired pneumonia. Attributable mortality and morbidity. Am J Epidemiol 129: 1258-1267
Lewandowski K, Pappert D, Gerlach H, Rossaint R, Kuhlen R, Falke KJ (1995) Premissive hypercapnea in the treatment of ARDS. Am J Respir Crit Care Med 151 Suppl: A79
Lingnau W, Berger J, Javorsky F, Benzer H (1995) Selective gut decontamination in multiple trauma patients: a prospective randomized trial. Shock Suppl 3: 17
Long RR, Wirth FP (1987) Reversible somatosensory evoked potential changes with neodymium: yttrium-aluminum-garnet laser use. Neurosurgery 21: 465-467
Maas AI, Fleckenstein W, de Jong DA, van Santbrink H (1993) Monitoring cerebral oxygenation: experimental studies and preliminary clinical results of continuous monitoring of cerebrospinal fluid and brain tissue oxygen tension. Acta Neurochir Suppl Wien 59: 50-57
Maki DG, Weise CE, Sarafin HW (1977) A semiquantitative culture method for identifying intravenous-catheter-related infection. N Engl J Med 296: 1305-1309
Marion DW, Obrist WD, Carlier PM, Penrod LE, Darby JM (1993) The use of moderate therapeutic hypothermia for patients with severe head injuries: a preliminary report [see comments]. J Neurosurg 79: 354-362
Marshall LF, Marshall SB, Klauber MR (1991) A new classification of head injury based on computerized tomography. J Neurosurg 75: 14
Martin MA, Pfaller MA, Wenzel RP (1989) Coagulase-negative staphylococcal bacteremia. Mortality and hospital stay [see comments]. Ann Intern Med 110: 9-16
Martinez Pellus AE, Merino P, Bru M et al. (1993) Can selective digestive decontamination avoid the endotoxemia and cytokine activation promoted by cardiopulmonary bypass? [see comments]. Crit Care Med 21: 1684-1691

Masing H, Weidenbrecher M (1983) Zur Indikation und Technik des epithelisierten Tracheostomas. In: Rügheimer (Hrsg) Intubation, Tracheotomie und bronchopulmonale Infektion. Springer, Berlin Heidelberg New York

Matamis D, Lemaire F, Harf A, Brun Buisson C, Ansquer JC, Atlan G (1984) Total respiratory pressure-volume curves in the adult respiratory distress syndrome. Chest 86: 58-66

Mayhall CG (1993) Surgical infections including burns. In: Wenzel RP (ed) Prevention and control of nosocomial infection. Williams & Wilkins, Baltimore, pp 614-664

McCarron RM, Uematsu S, Merkel N, Long D, Bembry J, Spatz M (1990) The role of arachidonic acid and oxygen radicals on cerebromicrovascular endothelial permeability. Acta Neurochir Suppl Wien 51: 61-64

McKenney M, Lentz K, Nunez D et al. (1994) Can ultrasound replace diagnostic peritoneal lavage in the assessment of blunt trauma? J Trauma 37: 439-441

Messmer K (1986) Fluid replacement in shock. In: Little RA, Frayn KN (eds) The scientific basis for the care of the critically ill. University Press, Manchester, pp 245-257

Michelson A, Kamp HD, Schuster B (1991) Sinusitis bei langzeitintubierten Intensivpatienten: Nasale versus orale Intubation. Anaesthesist 40: 100-104

Miller JD (1985) Head injury and brain ischaemia-implications for therapy. Br J Anaesth 57: 120-130

Miller JD, Bobo H, Kapp JP (1986) Inaccurate pressure readings for subarachnoid bolts. Neurosurgery 19: 253-255

Mochizuki H, Trocki O, Dominioni L, Brackett KA, Joffe SN, Alexander JW (1984) Mechanism of prevention of postburn hypermetabolism and catabolism by early enteral feeding. Ann Surg 200: 297-310

Moore FA, Feliciano DV, Andrassy RJ et al. (1992) Early enteral feeding, compared with parenteral, reduces postoperative septic complications. The results of a meta-analysis. Ann Surg 216: 172-183

Moore FA, Moore EE, Jones TN, McCroskey BL, Peterson VM (1989) TEN versus TPN following major abdominal trauma - reduced septic morbidity. J Trauma 29: 916-922

Morris AH, Wallace CJ, Menlove RL et al. (1994) Randomized clinical trial of pressure-controlled inverse ratio ventilation and extracorporeal CO2 removal for adult respiratory distress syndrome [see comments] [published erratum appears in Am J Respir Crit Care Med 1994 Mar; 149 (3 Pt 1): 838]. Am J Respir Crit Care Med 149: 295-305

Muizelaar JP, van der Poel HG, Li ZC, Kontos HA, Levasseur JE (1988) Pial arteriolar vessel diameter and CO2 reactivity during prolonged hyperventilation in the rabbit. J Neurosurg 69: 923-927

Muizellar JP, Marmarou A, Ward JD et al. (1991) Adverse effects of prolonged hyperventilation in patients with severe head injury: a randomized clinical trial. J Neurosurg 75: 731-739

Nagel M, Saeger HD, Massoun H, Buschulte J (1991) Verletzungen von Dünn- und Dickdarm beim traumatisierten Abdomen. Unfallchirurg 94: 105-109

Nelson LD, Anderson HB (1989) Physiologic effects of steep positioning in the surgical intensive care unit. Arch Surg 124: 352-355

Nichols RL (1991) Surgical wound infection. Am J Med 91: 54S-64S

Nuytinck JK, Goris RJ (1985) Pathophysiology of the adult respiratory distress syndrome (ARDS) and multiple organ failure (MOF) - a hypothesis. Neth J Surg 37: 131-136

Obertacke U (1993) Lokale und systemische Reaktionen nach Lungenkontusion. (Abstract)

Pape HC, Dwenger A, Grotz M et al. (1994) Does the reamer type influence the degree of lung dysfunction after femoral nailing following severe trauma? An animal study. J Orthop Trauma 8: 300-309

Pedersen J, Schurizek BA, Melsen NC, Juhl B (1991) The effect of nasotracheal intubation on the paranasal sinuses. A prospective study of 434 intensive care patients. Acta Anaesthesiol Scand 35: 11-13

Pfenninger E, Ahnefeld FW, Kilian J, Dell U (1987) Das Verhalten der Blutgase bei Schädel-Hirn-traumatisierten Patienten am Unfallort und bei der Klinikaufnahme. Anaesthesist 36: 570-576

Pflügler E (1972) Über die Diffusion des Sauerstoffs, den Ort und die Gesetze der Oxydationsprozesse im tierischen Organismus. Pflügers Arch 6: 43-63

Piek J, Bock WJ (1990) Continuous monitoring of cerebral tissue pressure in neurosurgical practice - experiences with 100 patients. Intensive Care Med 16: 184-188

Piek J (1994) Komplikationen der Ventrikeldruckmessung bei Patienten mit Schädel-Hirn-Trauma und spontanen intrakraniellen Blutungen - eine prospektive Studie. Zentralbl Neurochir 55: 48-53

Pittet D (1993) Nosocomial bloodstream infection. In: Wenzel RP (ed) Prevention and control of nosocomial infections. Williams & Wilkins, Baltimore, pp 512-555

Pittet D, Herwaldt LA, Massanari RM (1992) The intensive care unit. In: Brachman PS, Bennett JV (eds) Hospital infections. Little Brown, Boston, pp 404-439

Plummer AL, Gracey DR (1989) Consensus conference on artificial airways in patients receiving mechanical ventilation. Chest 96: 178-180

Prior PF (1985) EEG monitoring and evoked potentials in brain ischaemia. Br J Anaesth 57: 63-81

Rahn H (1964) Oxygen stores of man. In: Neil DF (ed) Oxygen in animal organism. MacMillan, New York

Rasmussen HS, Kehlet H (1989) Kolloid versus krystalloid i behandlingen af hypovolaemi og septisk shock? Ugeskr Laeger 151: 2184-2186

Regel G, Sturm JA, Neumann C, Schueler S, Tscherne H (1989) Occlusion of bronchopleural fistula after lung injury - a new treatment by bronchoscopy. J Trauma 29: 223-226

Regel G, Seekamp A, Aebert H, Wegener G, Sturm JA (1990) Bronchoscopy in severe blunt chest trauma. Surg Endosc 4: 31-35

Reidy JJ, Ramsay G (1990) Clinical trials of selective decontamination of the digestive tract: review. Crit Care Med 18: 1449-1456

Reinhart K, Wiegand C, Kersting T (1984) Zur Veränderung der Sauerstoffaffinität durch maschinelle Autotransfusion. Intensivmedizin Notfallmedizin Anästhesiologie 49: 115-122

Reynolds JV, Daly JM, Shou J, Sigal R, Ziegler MM, Naji A (1990) Immunologic effects of arginine supplementation in tumor-bearing and non-tumor-bearing hosts. Am Surg 211: 202-210

Rickels E, Rückholdt H, Burchert W, Möller M, Piepenbrock S, Haubitz B (1995) Hypoperfusion caused by hyperventilation and sedation. J Neurotrauma 12: 398

Robertson C (1993) Desaturation episodes after severe head injury: influence on outcome. Acta Neurochir Suppl Wien 59: 98-101

Rossi D, de Ville de Goyet J, Clement de Clety S, Wese F, Veyckemans F, Clapuyt P, Moulin D (1993) Management of intra-abdominal organ injury following blunt abdominal trauma in children. Intensive Care Med 19: 415-419

Rudolph FB, Kulkarni AD, Fanslow WC, Pizzini RP, Kumar S, Van Buren CT (1990) Role of RNA as a dietary source of pyrimidines and purines in immune function. Nutrition 6: 45-52

Ruf W, Friedl W, Weber G, Teller K (1990) Stellt der sonographische Nachweis von Blut im Abdomen nach stumpfem Bauchtrauma in jedem Fall eine Operationsindikation dar? Unfallchirurg 93: 132-136

Rügheimer E (1982) Die Tracheotomie. In: Benzer H, Frey R, Hügin W et al. (Hrsg) Anaesthesiologie Intensivmedizin und Reanimatologie. Springer, Berlin Heidelberg New York, pp 814-828

Salord F, Gaussorgues P, Marti Flich J, Sirodot M, Allimant C, Lyonnet D, Robert D (1990) Nosocomial maxillary sinusitis during mechanical ventilation: a prospective comparison of orotracheal versus the nasotracheal route for intubation [see comments]. Intensive Care Med 16: 390-393

Schaberg DR, Culver DH, Gaynes RP (1991) Major trends in the microbial etiology of nosocomial infection. Am J Med 91: 72S-75S

Scheppach W, Loges C, Bartram P et al. (1994) Effect of free glutamine and alanyl-glutamine dipeptide on mucosal proliferation of the human ileum and colon. Gastroenterology 107: 429-434

Schimmel L, Civetta JM, Kirby RR (1977) A new mechanical method to influence pulmonary perfusion in critically ill patients. Crit Care Med 5: 277-279

Schmoker JD, Zhuang J, Shackford SR (1992) Hemorrhagic hypotension after brain injury causes an early and sustained reduction in cerebral oxygen delivery despite normalization of systemic oxygen delivery. J Trauma 32: 714-720

Schnarkowski P, Brecht Krauss D, Goldmann A, Friedrich JM, Limmer J (1992) Die Abdomensonographie in der Primardiagnostik des stumpfen Bauchtraumas. Ultraschall Med 13: 102-105

Schoettle RJ, Kochanek PM, Nemoto EM, Barmada MA, Magargee MJ, Melick JA (1989) Granulocyte accumulation and edema after cerebral trauma. Crit Care Med 17: 71

Schroder ML, Muizelaar JP (1993) Monitoring of regional cerebral blood flow (CBF) in acute head injury by thermal diffusion. Acta Neurochir Suppl Wien 59: 47-49

Schwartz ML, Tator CH, Rowed DW, Reid SR, Meguro K, Andrews DF (1984) The University of Toronto head injury treatment study: a prospective, randomized comparison of pentabarbital and mannitol. Can J Neurol Sci 11: 434-440

Schweiss J (1982) Is continous monitoring of blood oxygen saturation a significant advance in hemodynamic monitoring and management of high risk patient? (Abstract)

Sheinberg M, Kanter MJ, Robertson CS, Contant CF, Narayan RK, Grossman RG (1992) Continuous monitoring of jugular venous oxygen saturation in head-injured patients [see comments]. J Neurosurg 76: 212-217

Shiozaki T, Sugimoto H, Taneda M, Yoshida H, Iwai A, Yoshioka T, Sugimoto T (1993) Effect of mild hypothermia on uncontrollable intracranial hypertension after severe head injury [see comments]. J Neurosurg 79: 363-368

Shoemaker WC (1984) Pathophysiology and therapy of shock syndromes. In: Shoemaker WC, Thompson WL, Holbrook PR (eds) Textbook of critical care. Saunders, Philadelphia

Shoemaker WC, Appel PL, Kram HB (1991) Oxygen transport measurements to evaluate tissue perfusion and titrate therapy: dobutamine and dopamine effects. Crit Care Med 19: 672-688

Siesjö BK (1992) Pathophysiology and treatment of focal cerebral ischemia. Part I: Pathophysiology. J Neurosurg 77: 169-184

Simon R, Scherzer E, Funk G (1992) Das Thoraxtrauma im Rahmen des Polytraumas-, Thorax- und Schädel-Hirn-Trauma. Unfallheilkunde 223: 317

Sleijfer DT, Mulder NH, de Vries Hospers HG, Fidler V, Nieweg HO, van der Waaij D, van Saene HK (1980) Infection prevention in granulocytopenic patients by selective decontamination of the digestive tract. Eur J Cancer 16: 859-869

Souba WW, Klimberg VS, Plumley DA, Salloum RM, Flynn TC, Bland KI, Copeland EM, 3d (1990) The role of glutamine in maintaining a healthy gut and supporting the metabolic response to injury and infection. J Surg Res 48: 383-391

Stamm WE (1991) Catheter-associated urinary tract infections: epidemiology, pathogenesis, and prevention. Am J Med 91: 65S-71S

Stauffer JF, Silvestri RC (1982) Complications of endotracheal intubation, tracheotomy and artificial airways. Respir Care 27: 417-434

Stehle P (1991) Das synthetische Dipeptid L-Alanyl-L-Glutamin - Ein neues Substrat für die klinische Ernährungstherapie. Zuckschwerdt, München Bern San Francisco

Stehle P, Zander J, Mertes N, Albers S, Puchstein C, Lawin P, Furst P (1989) Effect of parenteral glutamine peptide supplements on muscle glutamine loss and nitrogen balance after major surgery [see comments]. Lancet 1: 231-233

Stevens RM, Teres D, Skillman JJ, Feingold DS (1974) Pneumonia in an intensive care unit. A 30-month experience. Arch Intern Med 134: 106-111

Stone DJ, Bogdonoff DL (1992) Airway considerations in the management of patients requiring long-term endotracheal intubation. Anesth Analg 74: 276-287

Stoutenbeek CP, von Saene HK, Miranda DR, Zandstra DF (1984) The effect of selective decontamination of the digestive tract on colonisation and infection rate in multiple trauma patients. Intensive Care Med 10: 185-192

Stoutenbeek CP, van Saene HK, Miranda DR, Zandstra DF, Langrehr D (1987) The effect of oropharyngeal decontamination using topical nonabsorbable antibiotics on the incidence of nosocomial respiratory tract infections in multiple trauma patients. J Trauma 27: 357-364

Torres A, Aznar R, Gatell JM et al. (1990) Incidence, risk, and prognosis factors of nosocomial pneumonia in mechanically ventilated patients. Am Rev Respir Dis 142: 523-528

Torres A, Pug de la Bellacasa J, Xaubet A, Gonzalez J, Rodriguez Roisin R, Jimenez de Anta MT, Agusti Vidal A (1989) Diagnostic value of quantitative cultures of bronchoalveolar lavage and telescoping plugged catheters in mechanically ventilated patients with bacterial pneumonia. Am Rev Respir Dis 140: 306-310

Trilla A, Mensa J (1993) Perioperative antibiotic prophylaxis. In: Wenzel RP (ed) Prevention and control of nosocomial infections. Williams & Wilkins, Baltimore, pp 665-682

Tryba M, Kulka PJ (1993) Critical care pharmacotherapy. A review. Drugs 45: 338-352

Tsuno K, Miura K, Takeya M, Kolobow T, Morioka T (1991) Histopathologic pulmonary changes from mechanical ventilation at high peak airway pressures. Am Rev Respir Dis 143: 1115-1120

Tuxen DV (1994) Permissive hypercapnia. In: Tobin MJ (ed) Principles and practice of mechanical ventilation. McGraw-Hill, New York, pp 371-392

Uauy R, Quan R, Gil A (1994) Role of nucleotides in intestinal development and repair: implications for infant nutrition. J Nutr 124: 1436S-1441S

Ulrich C, Harinck de Weerd JE, Bakker NC, Jacz K, Doornbos L, de Ridder VA (1989) Selective decontamination of the digestive tract with norfloxacin in the prevention of ICU-acquired infections: a prospective randomized study. Intensive Care Med 15: 424-431

Unterberg A, Rosenthal A, Schneider G-H et al. (1995a) Validation of monitoring of cerebral oxygenation by near infrared spectroscopy (NIRS) in comatose patients. In: Tsubokawa T, Marmarou A, Robertson C et al. (eds) Neurochemical monitoring in the intensive care unit. Springer. Berlin Heidelberg New York Tokyo, pp 204-210

Unterberg A, Kiening K, Schneider G-H, Bardt T, Lanksch W (1995b) Monitoring of cerebral oxygenation in severe head injury-jugular venous oxygen saturation vs. brain tissue pO2 and near infrared spectroscopy. J Neurotrauma 12: 405

Vaisanen IT, Michelsen T, Valtonen V, Makelainen A (1985) Comparison of arterial and venous blood samples for the diagnosis of bacteremia in critically ill patients. Crit Care Med 13: 664-667

van Santbrink H, Maas AIR, Avezaat CJJ (1996) Continuous monitoring of partial pressure of brain tissue oxygen in patients with severe head injury. Neurosurgery 38: 21-32

Vincent JL, Preiser JC (1993) Inotropic agents. New Horiz 1: 137-144

von Helden A, Schneider GH, Unterberg A, Lanksch WR (1993) Monitoring of jugular venous oxygen saturation in comatose patients with subarachnoid haemorrhage and intracerebral haematomas. Acta Neurochir Suppl Wien 59: 102-106

Waaij D, Berghuis de Vries JM, Lekkerkerk v (1971) Colonization resistance of the digestive tract in conventional and antibiotic-treated mice. J Hyg Lond 69: 405-411

Waaij D, Berghuis de Vries JM, Lekkerkerk van der Wees (1972) Colonization resistance of the digestive tract and the spread of bacteria to the lymphatic organs in mice. J Hyg Lond 70: 335-342

Ward JD, Becker DP, Miller JD et al. (1985) Failure of prophylactic barbiturate coma in the treatment of severe head injury. J Neurosurg 62: 383-388

Wenzel RP (1988) The mortality of hospital-acquired bloodstream infections: need for a new vital statistic? Int J Epidemiol 17: 225-227

Wenzel RP, Thompson RL, Landry SM, Russell BS, Miller PJ, Ponce de Leon S, Miller GB Jr (1983) Hospital-acquired infections in intensive care unit patients: an overview with emphasis on epidemics. Infect Control 4: 371–375

West JB (1977) Pulmonary blood flow. In: West JB (ed) Regional differences in the lung. Academic Press, New York San Francisco London, pp 86

Whited RE (1979) Laryngeal dysfunction following prolonged intubation. Ann Otol Rhinol Laryngol 88: 474–478

Whited RE (1984) A prospective study of laryngotracheal sequelae in long-term intubation. Laryngoscope 94: 367–377

Wilmore DW, Smith RJ, O'Dwyer ST, Jacobs DO, Ziegler TR, Wang XD (1988) The gut: a central organ after surgical stress. Surgery 104: 917–923

Wolfram G (1995) Omega-3-Fettsäuren – ihr Stoffwechsel und ihre Wirkungen auf vaskuläres System, Fettstoffwechsel und Immunsystem. Akt Ernähr Med 20: 173–179

Zack MB, Pontoppidan H, Kazemi H (1974) The effect of lateral positions on gas exchange in pulmonary disease. A prospective evaluation. Am Rev Respir Dis 110: 49–55#

Posttraumatisches Management

H. C. Pape, U. Lehmann und M. Grotz

14.1	Risikostratifizierung	391
14.1.1	Der »Borderlinepatient«	392
14.1.2	Scoring	393
14.1.3	Perioperative Einflußgrößen	395
14.1.4	Sekundäroperationen	396
14.2	Posttraumatisches Organversagen	397
14.2.1	Kausale, präventive und supportive Maßnahmen bei MOV	397
	Literatur	402

In den meisten Fällen läßt sich frühestens ab dem 3. posttraumatischen Tag erkennen, ob der Patient sich zunehmend stabilisiert und damit eine Phase der »Regeneration« eintritt, oder ob sich mit zunehmender Instabilität eine »Entgleisung« anbahnt. Diese »kritische« oder »vulnerable« Phase zeigt ein eindeutiges pathophysiologisches Korrelat, welches sich auch in Störungen der humoralen und zellulären Abwehrsysteme widerspiegelt (s. Kap. 10.2.4). Diese Vorgänge können ein fortschreitendes Organversagen nach sich ziehen. Die Lunge gilt hierbei als Schrittmacher auch für die zunehmende Organfunktionsstörung anderer Organe (Leber, Niere, Herz).

Eine genaue Kenntnis der pathophysiologischen Vorgänge erscheint von Bedeutung zur Erkennung möglicher klinischer »Frühwarnzeichen«, um eine Entgleisung der Organfunktionen zu vermeiden oder zumindest nicht durch zusätzliche Maßnahmen zu verstärken (Second-hit-Theorie, s. Kap. 10.2.4).

Die weitere *operative* Behandlung muß in dieses Konzept eingebunden werden. Mögliche negative Auswirkungen eines operativen Eingriffs zum falschen Zeitpunkt sind in den letzten Jahren zunehmend beachtet und beschrieben worden. Sowohl die Art des operativen Eingriffs, als auch die Operationsdauer scheinen eine Rolle zu spielen. Tritt dann trotz Berücksichtigung dieser Einflüsse und Durchführung *präventiver Maßnahmen* eine Entgleisung, d.h. ein zunehmendes Organversagen ein, so können *supportive Maßnahmen* dennoch erfolgversprechend sein; die Indikation sollte orientierend am Einzelverlauf überprüft werden.

14.1 Risikostratifizierung

Bereits bei Beginn der intensivmedizinischen Behandlung ist es erklärtes Ziel, eine möglichst rasche Stabilisierung des Allgemeinzustandes dieser Schwerverletzten zu erreichen, um so zeitgerecht die definitive operative Versorgung anzustreben. Trotzdem gibt es eindeutige Kriterien, die eine baldige Fortführung dieser Primärversorgung verbieten (Abb. 14.1).

Unter den allgemeinen klinischen Parametern, welche im frühen posttraumatischen Verlauf als Indikatoren bekannt sind, ist die Hypothermie zu nennen. Eine überlange operative Primärversorgung und verzögerte Verlegung auf die Intensivstation kann mit einer Beeinträchtigung der Prognose einhergehen. Einen weiteren wichtigen Indikator stellen die im Zusammenhang mit Hypothermie und prolongierten Blutungsphasen sowie hämorrhagischem Schock auftretenden Gerinnungsstörungen dar (Sturm 1991). Weiterhin kann in diesem Zusammenhang eine Elektrolytentgleisung zu unmittelbar lebensbedrohlichen Komplikationen (kardiale Arrhythmie oder Dekompensation) führen. In diesen Fällen verbietet sich eine prolongierte primäre Operationsphase, und nur eine begrenzte Versorgung ist in diesen Fällen möglich (z. B. Fixateur externe).

Einschränkung der Operationsindikation bei spezifischen Verletzungen

Gerade im Zusammenhang mit schwerem SHT, aber auch mit dem Thoraxtrauma mit akuter respiratorischer Verschlechterung, kann bei prolongierter operativer Versorgung in der Primärphase ebenfalls eine rasche Dekompensation auftreten. Beim schweren SHT verbietet sich die längere Primärversorgung bei ausgeprägtem Hirnödem sowie nach Versorgung einer intrakraniellen Blutung. Bei begleitendem Thoraxtrauma stellen die ausgedehnte Lungenkontusion mit intrabronchialer Blutung sowie das »traumatische Hochdrucködem« mit akuter respiratorischer Dekompensation ebenfalls eine Kontraindikation für eine weitere operative Versorgung dar. Neben diesen Aspekten, die im wesentlichen den Allgemeinzustand des Schwerver-

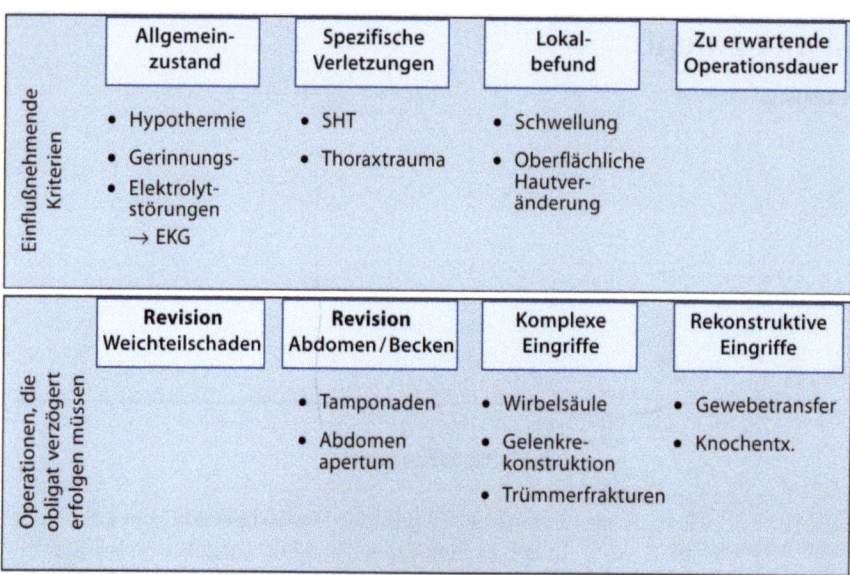

Abb. 14.1. Indikation zur verzögerten operativen Versorgung

letzten betreffen, sind auch verletzungsspezifische Kriterien zu berücksichtigen.

Ähnlich sind Eingriffe zu werten, die sich aufgrund vorhersehbarer, längerer Operationszeit in der Primärphase verbieten. Hierzu gehören manche Eingriffe im Bereich der Wirbelsäule sowie z. B. komplexe Gelenkfrakturen, die nicht selten eine langwierige Rekonstruktion erfordern.

Anders zu werten sind solche Verletzungen, die aufgrund ihrer Lokalisation oder Ausprägung eine geplante operative Revision erfordern (z. B. der »second look« bei Extremitätenverletzungen mit ausgedehntem Weichteilschaden; intraabdominelle oder intrapelvine Tamponaden bei schweren Blutungen in der Akutphase). Diese müssen im Intervall revidiert werden und verlangen daher einen erneuten operativen Eingriff in der Sekundärphase. Diese »geplanten Revisionen« wird man zur Minimierung von Patiententransporten möglichst auf der Intensivstation durchführen.

14.1.1
Der »Borderlinepatient«

Besonders abzugrenzen sind Patienten, die nach Aufnahme auf der Intensivstation kardiopulmonal stabil erscheinen und bei der Durchsicht der routinemäßig erfaßten Laborparameter keine offensichtliche Störung der Homöostase aufweisen.

Im Normalfall wäre bei diesen Patienten nach Ausschluß weiterer Störfaktoren im Rahmen der Behandlung auf der Intensivstation meist eine rasche Genesung zu erwarten. Kommen jedoch weitere Störgrößen hinzu, so kann sich die Kompensationsfähigkeit des Organismus erschöpfen und eine »Entgleisung« eintreten (Abb. 14.2). Zur Differenzierung dieser Patientengruppe haben wir den Begriff »Borderline Patient« geprägt (Pape 1993b).

Diese negativen Faktoren können unterschiedlicher Natur sein und lassen sich in verschiedene Kategorien einteilen:

- Einflußgrößen, die mit einer infektiösen Gefährdung der Patienten einhergehen, wie z. B. eine Pneumonie, die häufig akut zu pulmonaler Dekompensation mit nachfolgendem Lungenversagen führen kann.
- Faktoren, die im Rahmen der intensivmedizinischen Behandlung (z. B. Umintubation, verzögert behandelter Pneumothorax) oder bei einer zu einem ungünstigen Zeitpunkt durchgeführten Operation zu einer Dekompensation führen. Das Resultat kann dann ein zunehmend auftretendes Organversagen sein, welches ohne diese Maßnahmen vermutlich nicht aufgetreten wäre und somit als iatrogen zu beurteilen ist. Diese kritische Periode stellt insbesondere der 3. bis 5. Tag nach Trauma dar, bei welchem eine postoperative Verschlechterung in eigenen Beobachtungen besonders häufig auftrat (Pape 1993a).

Erschwerend für die Beurteilung kommt hinzu, daß in manchen Fällen ein einzelner Störfaktor nicht abgrenzbar ist, sondern mehrere Faktoren erst in Summation zu dieser »Entgleisung« führen.

Es stellt sich somit die Frage, welche Kriterien zur Beurteilung dieser nicht augenscheinlichen »Instabilität« herangezogen und welche Interventionen im Rahmen der Intensivmedizin und der operativen Behandlung des Schwerverletzten als prognostisch ungünstig

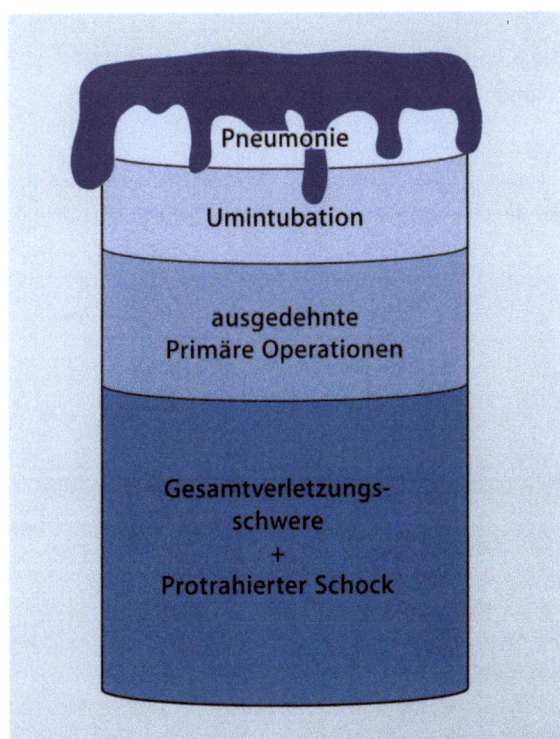

Abb. 14.2. Borderlinesituation – Schwelle zur Dekompensation. Der Zustand eines »quasistabilen« Patienten dekompensiert nach zusätzlicher Sekundärbelastung (»das Faß der Homöostase läuft über«)

Tabelle 14.1. Zeichen für Labilität der Homöostase

- Basendefizit (BE) > 5 mEq/l
- Blutlaktatspiegel
- Gemischt-venöse Sättigung < 70%
- paO_2/FiO_2 < 280 (Horovitz)
- Körpertemperaturdifferenz > 2 °C
- Urinausscheidung < 50 ml/h
- Gerinnungsstörung
- pulmonalarterieller Mitteldruck > 24 mmHg

angesehen werden können. Als klinische Parameter haben sich verschiedene Meßgrößen als Beurteilungskriterien (Tabelle 14.1) herausgestellt. Zusätzlich haben sich die arteriellen Blutgase, die gemischtvenöse Sauerstoffsättigung, die Körpertemperaturdifferenz und Parameter der Blutgerinnung als verwertbare Kriterien erwiesen. Einen weiteren klinischen Parameter stellt der pulmonalarterielle Mitteldruck dar, welcher bei pathologischen Werten von >24 *mmHg* schon innerhalb der ersten 24 h post Trauma als prädiktiver Parameter speziell für das Lungenversagen nachgewiesen werden konnte (Sturm 1991).

Im Rahmen der Auswertung der arteriellen Blutgasanalyse spielt der Quotient aus Sauerstoffpartialdruck und inspiratorischer O_2-Konzentration (Horovitz-Quotient) (Normwert: 400) eine wesentliche Rolle. Des weiteren wurde in einigen Studien die Wertigkeit des Basenüberschusses (»base excess«) und der Laktatspiegel im Vollblut als Indikator einer anaeroben Stoffwechsellage und als prädiktiver Parameter späterer Komplikationen diskutiert. Die gemischtvenöse Sättigung ist ein Zeichen des inadäquaten Sauerstoffangebotes in Relation zum O_2-Verbrauch (Kandel u. Aberman 1983; Nelson 1986; Vaughn u. Puri 1988). Für die exakte Messung der gemischtvenösen Sättigung ist ein pulmonalarterieller Katheter erforderlich. Zur Erhebung approximativer Werte können allerdings auch die zentralvenös entnommenen Blutgase verwendet werden (Vaughn u. Puri 1988).

Die Körperkerntemperatur und die Temperaturdifferenz zentral/peripher werden als weitere wichtige Kriterien angesehen, die eine Störung der Homöostase anzeigen können. Sie werden als verantwortliche Faktoren für die Entwicklung von Herzrhythmus- und Gerinnungsstörungen diskutiert (Valeri et al. 1987).

Es ist entscheidend, daß der verantwortliche Arzt auf der Intensivstation in Absprache mit dem Operateur die oben genannten objektiven Parameter zumindest in den Entscheidungsprozeß miteinbezieht. Selbst der erfahrene Unfallchirurg kann sich bei Berücksichtigung ausschließlich des »klinischen Blicks«, d. h. subjektiver Kriterien, täuschen. Aufgrund dieser Schwierigkeiten in der Einschätzung des Zustandes von Patienten ist in den letzten Jahren eine Reihe klinischer Klassifikationssysteme (»Scores«) entstanden, die diese Objektivität erhöhen sollen und mit großer Sensitivität und Spezifität z. B. um den geeignetsten Operationszeitpunkt vorher bestimmen zu lassen.

14.1.2
Scoring

Zur Risikoabschätzung und zur Beurteilung des intensivmedizinischen Verlaufes sind verschiedene, zum Teil krankheitsübergreifend verwendbare Scoringsysteme eingeführt worden (Tab. 14.2). Am weitesten verbreitet und auch am genauesten evaluiert ist der

Tabelle 14.2. Klinische Scoresysteme zur Beurteilung der Intensivpatienten

Allgemeine	APACHE II SAPS (Simplified Acute Physiology Score) Clinical Sickness Score Mortality Prediction Model
Multiorganversagen	Multiple Organ Failure Score Acute Organ System Failure Score Hannover Intensiv Score
Therapieaufwand	TISS (Therapeutic Intervention Scoring System)

APACHE II (Acute physiology and chronic health evaluation) (Knaus et al. 1985). Dieses System stützt sich auf die am Aufnahmetag auf der Intensivstation ermittelten Daten sowie auf die Anamnese des Patienten. Hierbei werden Faktoren des kardiovaskulären Systems, des Metabolismus und des neurologischen Status sowie Kriterien der Infektionslage einbezogen und 4 Schweregrade charakterisiert.

Beim SAPS werden ebenfalls physiologische und biochemische Parameter sowie das Alter für die Bewertung herangezogen (Le Gall et al. 1984). Der sog. Clinical Sickness Score stützt sich bei der Berechnung auf Alter, GCS, Puls, Blutdruck, Urinausscheidung und Temperatur. Bei diesem Score wurde auf einige (abhängig von der Leistungsfähigkeit des jeweiligen Labors) schwierig zu erhebende Laborwerte, die beim APACHE II und SAPS obligat sind, verzichtet (Watters 1989). Weiterhin sind solche Scores zu unterscheiden, welche das Organversagen quantifizieren. Hier ist der MOV-Score nach Goris zu nennen: Dieser legt die Schwere des Versagens des ZNS, der Lunge, des Herzens, der Leber, der Niere, des Blutes und des Gastrointestinaltraktes anhand eines Punktwertes (zwischen 0 = normal und 2 = schwerwiegende Veränderung) fest, so daß die Summe der einzelnen Punkte den Scorewert ergeben. Hiermit läßt sich zu jedem Zeitpunkt die Schwere der Organdysfunktion bestimmen (Goris 1985). Einen aus physiologischen und therapeutischen Parametern zusammengesetzten Score repräsentiert der „Hannover Intensive Score" (HIS) (Lehmkuhl et al. 1989).

Neben diesen Scores zur Prognoseabschätzung stellt auch das biochemische Monitoring einen wesentlichen Grundpfeiler in der Verlaufsbeobachtung schwerstverletzter Patienten auf der Intensivstation dar.

Diese biochemischen Parameter, welche die posttraumatische generalisierte Inflammation charakterisieren, können zur Abschätzung des geeigneten Operationszeitpunktes eingesetzt werden (Christou u. Meakins 1979; Nast-Kolb et al. 1990, 1992). Hierzu wurden unterschiedliche Einzelorganfunktionsparameter, sowie biochemische Parameter herangezogen und die Prädiktivität der präoperativen Werte für die Entstehung eines postoperativen Organversagens analysiert. Waydhas differenzierte dabei Operationen, die in einer frühsekundären Phase zwischen dem 2. und 3. Tag nach Trauma durchgeführt werden, und spätsekundären Operationen, die nach dem 4. Tag vorgenommen werden (Waydhas et al. 1994). Hierbei zeigte von den konventionellen Parametern lediglich der Horovitz-Quotient eine effiziente Vorhersage (83%) für ein postoperatives Versagen.

Bei den spätsekundären Operationen nach dem 4. Tag war hingegen bei der Diskriminanzanalyse ein signifikanter Vorhersagewert für die biochemischen Parameter (CRP und Elastase sowie die herkömmlichen Parameter Thrombozytenzahl und Horovitz erkennbar. Hier war eine Genauigkeit von über 70% gefunden worden (Waydhas et al. 1994).

Die Wertigkeit von CRP, PMN, Elastase und Thrombozytenzahl hinsichtlich der Abschätzung des Operationsrisikos muß an bereits etablierten Risikoindikatoren gemessen werden. Es sind uns jedoch nur wenige Untersuchungen bekannt, welche eine dezidierte präoperative klinische Beurteilung des postoperativen Risikos beim Intensivpatienten vornehmen (Waydhas 1993, 1994). Die Bewertung der potentiellen Belastbarkeit eines Patienten erscheint aus unserer Erfahrung gerade bei kritischen Kranken immer wieder schwierig und ist mit hoher Inzidenz von Fehleinschätzungen verbunden. Die Problematik der klinischen Beurteilung wird an den postoperativen Verläufen unserer schwerstverletzten Patienten deutlich: Obgleich lediglich solche Patienten operiert werden, die von Chirurgen, Anästhesisten und Intensivmedizinern gleichermaßen als operabel angesehen werden, trat in 36% der Fälle ein postoperatives Organversagen auf (Regel et al. 1995).

Für die präoperative Abschätzung des Risikos sekundärer Operationen nach Polytrauma sind möglicherweise physiologische und biochemische Meßgrößen geeignet, welche das Ausmaß der präoperativen Störung der Homöostase beschreiben. In einem entsprechenden Ansatz wurde gezeigt, daß der Apache-II-Score, welcher die Summe der präoperativen Abweichung von 12 physiologischen Parametern von Normalwerten anzeigt, mit der Häufigkeit postoperativer Morbidität und Letalität korreliert (Gagner 1991). Ein individuelles Risiko in Abhängigkeit von der Höhe des Scores wurde jedoch in dieser Studie nicht berechnet.

Die präoperative immunologische Reaktion auf Hauttestungen mit Antigenen korrelierte in mehreren Untersuchungen gut mit dem postoperativen Verlauf (Christou et al. 1989; Johnson et al. 1979). Dabei wiesen Intensivpatienten mit anerger Reaktionslage eine signifikant höhere (sepsisinduzierte) Letalitätsrate auf, als solche mit adäquater Immunreaktion. Patienten nach schwerem Trauma zeigten jedoch initial und während der 1. und 2. Woche in bis zu 90% der Fälle eine anerge Reaktion auf Hauttestungen, so daß auch hiermit eine individuelle präoperative Risikoeinschätzung beim Polytraumatisierten nicht möglich ist, sondern wiederum nur das allgemeine Risiko angezeigt wird.

Der Prognoseindex von Shoemaker et al., welcher 35 kardiorespiratorische Variablen, die zum Teil nur durch invasives Pulmonalarterienkathetermonitoring erhebbar sind, erfaßt die Prognose chirurgischer Hochrisikopatienten mit 94% Genauigkeit (Shoemaker et al. 1982). Diese Prädiktion ist allerdings erst in der postoperativen Phase möglich. Insbesondere einfache

Parameter wie Blutdruck, Herzfrequenz, zentralvenöser Druck und pH-Wert waren ohne ausreichende prognostische Relevanz (Savino et al. 1985; Shoemaker et al. 1982). Diese Beobachtung zum Stellenwert kardiozirkulatorischer Parameter in der präoperativen Risikobeurteilung konnten andere Autoren beim polytraumatisierten Patienten nicht bestätigen (Waydhas 1994).

14.1.3
Perioperative Einflußgrößen

Das Auftreten postoperativer Komplikationen wird jedoch nicht nur durch die Kompensations- und Belastungsfähigkeit des Patienten zum Zeitpunkt des Eingriffes determiniert, sondern auch durch das Ausmaß der Operation selbst und der mit ihr verbundenen Homöostase bestimmt (Chernow et al. 1987; Gagner 1991; Vodhin et al. 1989; Waydhas et al. 1993). In dieser Wechselwirkung von vorbestehender (Unfalltrauma) und neu hinzu kommender (Operationstrauma) Schädigung spielen verschiedene Kaskadensysteme eine entscheidende Rolle. Insbesondere ist hier die Aktivierung des zirkulierenden Immunsystems (polymorphkernige Granulozyten und Makrophagen) sowie das Gerinnungssystem zu nennen.

Zur Optimierung der Oxygenation kann präoperativ eine Aufblähung der Lunge und damit eine Reduktion der Mikroatelektasen durch die bereits beschriebenen Techniken (s. Kap. 13) erfolgen. Dieses stellt eine Vorbereitung für vorgesehene Operationen dar, da intraoperativ durch z. B. eine bestimmte Lagerung oder durch sonstige Störfaktoren eine respiratorische Dekompensation erneut auftreten kann. Bei Lungenvorschädigung (Lungenkontusion) ist evtl. abzuwägen, ob nicht im Operationssaal eine Fortführung differenzierter Beatmungseinstellung mit dem gleichen Beatmungsgerät wie auf der Intensivstation erfolgen soll, um eine Kontinuität in der Beatmungsqualität zu gewährleisten.

Zusätzlich ist in Vorbereitung auf die Operation die notwendige Blutsubstitution frühzeitig abzuklären. Bei einem Hb-Wert unter 10 ist in den meisten Fällen eine präoperative Substitution erforderlich. Insbesondere bei Eingriffen in der kritischen Phase zwischen 3. und 5. Tag post Trauma ist eine genaue Planung des wahrscheinlich auftretenden Blutverlustes erforderlich. Beispielsweise sind bei der operativen Behandlung von Beckenfrakturen wesentliche Unterschiede im vermutlich auftretenden Blutverlust zu erwarten: Während bei einer Symphysenverplattung beispielsweise ca. eine Blutkonserve notwendig ist, können bei der Rekonstruktion nach Azetabulumfraktur ohne weiteres 8–10 Konserven erforderlich werden. Hier sind auch andere Vorbereitungen, wie die Bereitstellung eines »cell savers« und Blutwärmers zu treffen, bei begleitendem schweren SHT in der Vorbereitung auf einen größen operativen Eingriff eine ICP-Drucksonde zu installieren, um ein adäquates intraoperatives Monitoring zu ermöglichen. Gleichzeitig ist abzuklären, ob z. B. kleinere Eingriffe nicht auch auf der Intensivstation bzw. in dem auf der Intensivstation vorhandenen Behandlungsraum erfolgen können, um eine transportbedingte Gefährdung des Patienten zu reduzieren (Tamponadenwechsel Becken, Débridement, Stumpfspülung, Spalthautplastik etc.) (s. Kap. 5).

Auch logistische Gesichtspunkte spielen im Hinblick auf die Minimierung des Operationsrisikos eine Rolle. Es sollte zum Zeitpunkt der vorgesehenen Operation der Transport in den Operationssaal exakt organisiert sein. Das Abrüsten des Patienten auf der Intensivstation, die Organisation des eigentlichen Transportes und die Inempfangnahme durch das Operationsteam müssen reibungslos verzahnt ablaufende Prozesse darstellen (Abb. 14.3). Hier ist, wie bei der Initialversorgung des Schwerverletzten, ein simultanes und integriertes

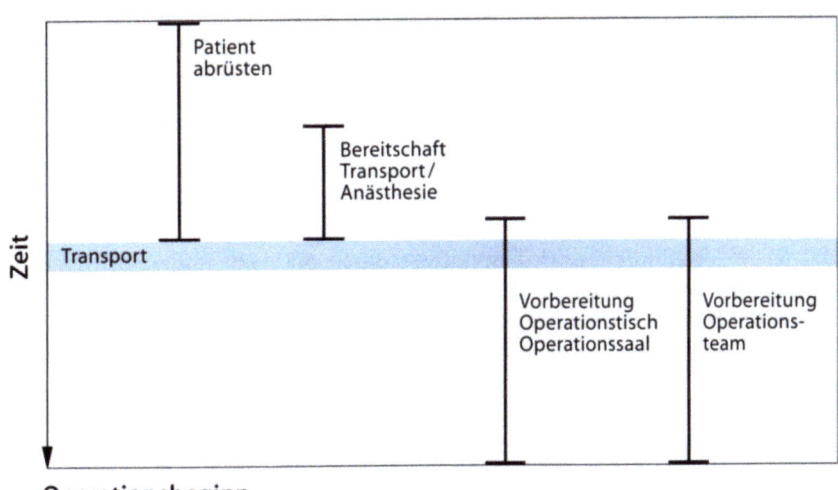

Abb. 14.3. Parallel durchzuführende Vorbereitungen zum Transport in den Operationssaal

Vorgehen erforderlich, da Wartezeiten oder Intervalle ohne adäquate Beatmungs- und kardiozirkulatorische Therapie eine erhebliche Gefährdung für den Patienten bedeuten können.

14.1.4
Sekundäroperationen

Die hämodynamische und respiratorische Stabilisierung stellen wesentliche Voraussetzungen für die weitere operative Versorgung dar. Um eine Organfunktionsverschlechterung zu vermeiden und eine weitere Stabilisierung des Allgemeinzustandes zu ermöglichen, müssen in dieser operativen Phase wichtige bekannte Störgrößen, wie insbesondere ausgedehnte Hämatome, Weichteilnekrosen und auch septische Herde radikal debridiert werden. Diese belasten bekanntermaßen nachhaltig die phagozytären Systeme (unspezifische Immunabwehr) und stellen damit potentielle Einflußgrößen für die Entwicklung des posttraumatischen Organversagens dar. Neben diesen Sanierungsmaßnahmen stehen im Vordergrund der operativen Behandlung alle Eingriffe, die in der 2. Operationsphase aufgrund eines noch kritischen Allgemeinzustandes nicht durchgeführt werden konnten, sowie insbesondere:

- sekundäre Wundverschlüsse und Weichteilrekonstruktionen,
- definitive Versorgung von initial nur notfallmäßig stabilisierten Frakturen (Verfahrenswechsel nach Fixateur externe),
- komplexe Rekonstruktionen bei Gelenkfrakturen,
- definitive Versorgung von Schaftfrakturen der oberen Extremität,
- definitive Versorgung von frontobasalen und Gesichtsschädelfrakturen.

Ausgedehnte Weichteildefekte
Diese müssen 72 bis max. 96 Stunden nach Trauma versorgt werden. Die Frage, welche Art von Weichteilrekonstruktion gebraucht wird, entscheidet sich zum Zeitpunkt der Wundrevision, der Second-Look-Operation, welche als geplante Revision nach 48 h durchzuführen ist. Große Weichteildefekte stellen hohe Ansprüche an das Können des Chirurgen und verlangen ein differenziertes therapeutisches Konzept. Die Strategie der Weichteildeckung wird beeinflußt durch die Ausdehnung der freiliegenden Knochen, Sehnen und Nervenstrukturen. Insbesondere der Knochen ohne Periostdeckung erfordert eine Weichteildeckung mit guter Blutversorgung.

Bevor eine Lappenplastik in Erwägung gezogen wird, sollte die Möglichkeit einer kontinuierlichen Weichteilextension berücksichtigt werden, welche häufig zumindest einen partiellen Weichteilverschluß ermöglicht.

Lokale Verschiebe- und Schwenklappen sind zur Deckung kleinerer Weichteildefekte indiziert. Muskellappen, myokutane und fasziokutane Lappen erscheinen zur Deckung mittlerer Defekte geeignet. Bei der Durchführung dieser Techniken ist es wichtig, nicht nur die Art der Blutversorgung zu berücksichtigen, sondern auch das zulässige Ausmaß der Transposition zu bedenken. Gerade beim Schwerverletzten ist dies letztlich u. a. abhängig von dem zu diesem Zeitpunkt bestehenden Weichteilödem. Die häufigsten Defekte finden sich an der Tibiavorderkante; hier eignet sich speziell der Gastroknemius- und der Soleuslappen zur raschen Weichteildeckung.

Um große Defekte zu decken, werden mikrovaskulär gestielte, myocutane Lappen verwendet, insbesondere der Latissimus-dorsi-Lappen.

Osteosynthese der oberen Extremität
Wenn der Zustand des Patienten in der primären Periode instabil ist, sollte initial die Fraktur nur ruhiggestellt werden (z. B. Gips/Transfixation) und die definitive operative Versorgung, z. B. des Unterarmes, in die 2. operative Periode verschoben werden. Heutzutage werden auch an der oberen Extremität vermehrt intramedulläre Systeme bei Schaftfrakturen verwendet.

Monteggia-Frakturen stellen jedoch im Hinblick auf die Dringlichkeit eine Ausnahme dar. Hier kann die begleitende Dislokation des Radiohumeralgelenkes, welche oft übersehen und dann nicht adäquat reponiert wird, in eine verbleibende Verkürzung der Ulna und Fehlstellung münden. Dies führt zu einer erheblichen Beeinträchtigung des funktionellen Spätergebnisses. Diese Verletzungen sollten daher in der primären Periode definitiv versorgt werden.

Komplexe Gelenkrekonstruktionen
Die anatomische Rekonstruktion der Gelenkoberfläche und eine achsengerechte Ausrichtung der Gelenkkomponenten zum Schaft gehören zu den Grundprinzipien der Versorgung von Gelenkfrakturen. Bei isolierten Verletzungen erfolgt die operative Rekonstruktion möglichst (nach entsprechender Diagnostik) rasch definitiv. Bei polytraumatisierten Patienten muß eine solche zeitintensive Operation hinten angestellt werden, bis die Gesamtsituation des Patienten sich stabilisiert hat und die Schwellung der Weichteile zurückgegangen ist. Initial wird eine transartikuläre externe Fixation durchgeführt. Eine exakte präoperative radiologische Diagnostik zur Planung der Rekonstruktion (konventionelle Tomographie, Computertomographie mit 3D-Rekonstruktion) ist in diesen Fällen obligatorisch. In den letzten Jahren sind Methoden entwickelt worden, mit denen über einen minimal invasiven Zugang eine möglichst geschlossene Reposition und Stabilisierung mit perkutan eingebrachten Implantaten durchgeführt

werden. Trotzdem muß die Osteosynthese Stabilität und damit alle Optionen für eine frühe Mobilisation garantieren.

14.2 Posttraumatisches Organversagen

In der Vergangenheit ist eine Vielzahl von Faktoren zur prognostischen Beurteilung des Multiorganversagens (MOV) herangezogen worden. Obgleich verschiedene Ansätze durchgeführt worden sind, ein einheitliches Scoresystem zu entwickeln, hat sich bisher kein international anerkanntes System durchgesetzt.

Da das MOV – ähnlich wie die Sepsis – einen inflammatorischen Prozeß darstellt (s. Kap. 10.4) (Goris 1985, Pape 1994c), kann die klinische Symptomatik zu Beginn ähnlich sein. Sowohl die Infektion, als auch der Beginn eines MOV ist durch einen hyperdynamen und hypermetabolen Status gekennzeichnet.

Obgleich insgesamt unterschiedliche Auffassungen in der Literatur existieren, lassen sich gewisse Risikofaktoren abgrenzen (Tabelle 14.3). Diese Faktoren werden international als Richtwerte anerkannt und sollten im intensivmedizinischen Verlauf dokumentiert werden. Die meisten dieser Faktoren sind auch in den unterschiedlichen Scoringsystemen für die Beurteilung des MOV berücksichtigt.

14.2.1 Kausale, präventive und supportive Maßnahmen beim MOV

Kausale Therapie

Die komplexen pathophysiologischen Veränderungen bei der Entstehung des MOV (Kap. 10.4) haben dazu geführt, daß unterschiedlichste kausaltherapeutische Ansätze propagiert und untersucht worden sind (Tabelle 14.3). Eine wesentliche Gruppe von Therapeutika ermöglicht die Antagonisierung bakterieller Lipopolysaccharide (Endotoxine), welche durch intestinale bakterielle Translokation in die portale und systemische Zirkulation gelangen. Eine zweite Gruppe von Medikamenten richtet sich gegen die Wirkung sekundär im Rahmen der immunologischen Abwehrmechanismen freigesetzter Mediatoren und Zytokine (TNF, Interleukine 1 und 6 etc.) (Tabelle 14.4). Eine dritte Gruppe von Maßnahmen dient zur Untersützung der Organfunktion, z. B. durch Verbesserung der pulmonalen Zirkulation und des Gasaustausches. Bisher sind jedoch keine sicher wirksamen therapeutischen Erfolge in der Behandlung des posttraumatischen MOV nachweisbar.

Präventive Maßnahmen gegen das MOV

Die bisher weitgehend fehlende Möglichkeit einer adäquaten kausaltherapeutischen Behandlung führte dazu, daß im wesentlichen präventive und supportive Maßnahmen in diesem Zusammenhang eine Rolle spielen. Hierzu zählen:

- verbesserte präklinische und klinische Primärversorgung (Infrastruktur),

Tabelle 14.3. Risikofaktoren für die posttraumatische Organschädigung

Patientenalter	> 55 Jahre,
ISS	> 25 Punkte,
Massentransfusion	> 10 Erythrozytenkonzentrate in den ersten 12 h nach Trauma,
Basendefizit	> 8 mmol/l/24 h > mg/dl$^+$,
Blutlaktatspiegel	> 2,5 mmol/l/24 h > 13 mg/dl$^+$,
Verlängerte Schockphase	(z. B. Rettungszeit > 2 h Körperkerntemperatur < 32 ° bei Ankunft).

Tabelle 14.4. Verschiedene medikamentös-therapeutische Ansätze. (Mod. nach Baue 1994)

Antigen	Nachweis	Status	Ergebnis
Endotoxin/Lipid A	IgM zu Lipid A	Klinische Versuche beendet	Negativ
Endotoxin/Lipid A	IgM zu Lipid A	Klinische Versuche beendet	Negativ
Endotoxin/Lipid A	IgM zu Lipid A	Klin. Versuche laufen	
Endotoxin/Lipid A	Prophylaktisch verändertes Lipid A	Begonnene klin. Versuche	
Endotoxin/Lipid A	Lipid A in Lysosomen	Tierversuch	
Endotoxin/Lipid A	Rekomb. Fragmente von BPI	Tierversuch	
Tumornekrosefaktor	Maus-IgM für TNF	Frühe klin. Versuche	
Tumornekrosefaktor	IgM für TNF	Frühe klin. Versuche	
Tumornekrosefaktor	Bindungsprotein für TNF	Frühe klin. Versuche	
Tumornekrosefaktor	IgM für TNF	Frühe klin. Versuche	
Tumornekrosefaktor	Rekomb. TNFr	Klin. Versuche beendet	Negativ
Interleukin 1	IL-1 a	Klin. Versuche beendet, neue begonnen	Negativ
Bradykinin	Bradykininantagonist	Tierversuch	
Stickoxid (NO)	NO-Synthetaseblocker	Tierversuch	
Thrombozytenaktivität	PAF-Antagonist	Tierversuch	
Granulozytenadhäsion	IgM für Selektin	Tierversuch	

Verletzungsart	−MOV [n]	[%]	+MOV [n]	[%]
Thoraxtrauma[a]	261	41,6	79	57,2[b]
Abdominales Trauma	175	27,9	57	41,3[b]
Becken (>9 Punkte PTS)	136	21,7	40	28,9
Extremitäten (geschlossen)	186	12,6	11	7,9
Extremitäten (offen)	79	29,6	41	29,7
Femurfraktur	296	47,1	61	44,2
Femurfraktur und Lungenkontusion	105	16,7	30	21,7

Tabelle 14.5. Inzidenz der Stammverletzungen bei Patienten mit und ohne MOV

[a] Thoraxtrauma in Verbindung mit einer Lungenkontusion = LK.
[b] Statistisch signifikanter Unterschied zwischen + MOV und − MOV.

Vergleich des Verletzungsmusters in beiden Kollektiven (+MOV: n = 138; −MOV: n = 628). Signifikante Unterschiede für Abdomen und Thoraxtrauma (p < 0,05)

Verletzungsschwere (PTS)	−MOV [x̄]	+MOV [x̄]
Gesamt (Punkte)	33,7 ± 11,0	39,2 ± 13,6
Schädel	8,8 ± 4,1	8,0 ± 4,1
Thorax	10,0 ± 6,7	11,5 ± 7,6
Abdomen	12,2 ± 4,5	15,9 ± 5,8
Becken	7,8 ± 4,7	7,8 ± 5,1
Extremitäten	14,7 ± 9,3	15,1 ± 11,7
Alter	6,2 ± 7,1	4,8 ± 5,5

- differenziertes Monitoring,
- verbesserte intensivmedizinische Behandlung,
- rechtzeitige Beseitigung von Komplikationen auf der Intensivstation,
- verbesserte Technologie zur Vermeidung des Einzelorganversagens,
- die rechtzeitige Erkennung und Behandlung posttraumatischer Infektionen.

Die Bedeutung einer raschen und effizienten präklinischen Versorgung ist bereits beschrieben worden (s. Teil II). Bei präklinischer Erstversorgung hängt das Schicksal des polytraumatisierten Patienten im wesentlichen von zwei Faktoren ab:

- von der Dauer der initialen Rettung (therapiefreies Intervall, Rettungszeit) und
- von der Qualität der Erstversorgung (Ausbildung und Erfahrung des Rettungspersonals).

Eine Reduktion der effektiven Rettungszeit ermöglicht eine früher einsetzende Volumentherapie, wodurch ein protrahierter Schock verhindert werden kann. Des weiteren ist die primäre Intubation und die maschinelle Beatmung beim Polytrauma sowie bei Thoraxtrauma und bei klinisch manifester respiratorischer Insuffizienz obligat.

Die präklinische Intubation polytraumatisierter Patienten trägt zu einer Reduktion der primären Hypoxie und damit der MOV-Inzidenz bei (Lehmann et al. 1995). Es konnte gezeigt werden, daß bereits 24 Std. nach Trauma ein hochsignifikanter Unterschied in den Oxygenierungswerten (PaO_2/FiO_2) zwischen Patienten mit und ohne spätere MOV-Entwicklung nachweisbar war. Eine maschinelle Beatmung mit positivem endexspiratorischem Druck (PEEP) sollte zum Standard der präklinischen Versorgung zählen.

Die Qualität der präklinischen Versorgung mißt sich daneben auch an der adäquaten Einschätzung der Verletzungsschwere, insbesondere der Stammverletzung noch am Unfallort. Daraus resultieren Entscheidungen, die die weitere Versorgung und den Transport des Patienten (Triageentscheidung) beeinflussen.

Der Einfluß der Verletzungsschwere auf die Entstehung des MOV steht außer Diskussion. Zusätzlich ist aber auch die Art der Verletzung ein entscheidender Faktor. Es zeigt sich, daß die Patienten mit vorwiegender Verletzungslokalisation am Körperstamm eine höhere Inzidenz des MOV entwickeln (Tabelle 14.5). Somit ist auch die sofortige Erkennung und auch rasche Behandlung der Massenblutung im Stammbereich ein wichtiger Gesichtspunkt. Gleichzeitig ließ sich in der Gruppe der Patienten mit MOV ein erhöhter Volumen- und Blutbedarf nachweisen, welches als Zeichen einer stattgehabten Massenblutung zu interpretieren ist (Regel 1995).

Supportive Maßnahmen bei Lungenversagen

Eine akute Dekompensation der Lungenfunktion erfordert eine Beatmungsumstellung mit Verlängerung des Inspirations-Exspirations-Verhältnisses und Adjustierung des positiv endexspiratorischen Drucks (s. Kap. 13). Dieses verschärfte Atemwegsmanagement über ein längeres Zeitintervall und die zunehmende inflammatorisch bedingte Endothelschädigung in der

Lunge durch ablaufende immunologische Vorgänge hat jedoch zur Folge, daß das pulmonale Parenchym schwer geschädigt werden kann. Zur symptomatischen Behandlung der Lungenfunktionsstörung eines ARDS auf der Intensivstation stehen heute verschiedene Therapieregimes zur Verfügung.

■ **Drucklimitierte Beatmung in Verbindung mit PEEP und permissiver Hyperkapnie.** Unter diesem Beatmungsmuster werden Beatmungsformen subsummiert, die eine Reduktion der inspiratorischen Spitzendrücke durch Verringerung der Atemzugvolumina bewirken. Diese geringen Atemzugvolumina (5–6 ml/kgKG) werden bei drucklimitierter und volumenkonstanter Beatmung angestrebt (s. Kap. 13). Erreichbar ist dies auch mittels druckkontrollierter Beatmung. Hierbei muß das Atemzugvolumen in Abhängigkeit von der Lungencompliance bei konstantem Druckniveau variiert werden. Dieses Verfahren senkt ebenfalls die Atemwegsspitzendrücke und führt bei einer Umkehrung des Inspirations-Exspirations-Verhältnisses zu einer besseren Oxygenierung als die volumenkontrollierte Beatmung mit PEEP. Nachteilig bei dieser Beatmungsform ist das Risiko des sog. »air-trapping«. Dieser Terminus kennzeichnet unvollständige Ausatmung des Inspirationsvolumens bei zu kurzer Ausatmungszeit und somit eine Inflation des Lungengewebes mit entsprechender akuter Reduktion der Oxygenierung sowie einer Druckschädigung der Alveolen. Im Extremfall kann ein Spannungspneumothorax erzeugt werden. Die drucklimitierte Beatmung muß jedoch auf jeden Fall mit einer PEEP-Beatmung durchgeführt werden, um über reexpandierende Alveolen eine bessere Oxygenierung zu erreichen. Eine weitere Form der Beatmung ist die sog. BIPAP-Beatmung (Bi-Phasic-Airway-Pressure). Dieses Verfahren ermöglicht trotz Sedation eine gewisse Spontanatmung. Hierdurch soll eine Atrophie der Atemhilfsmuskulatur, wie bei CMV-Langzeitbeatmung beobachtet, vermieden werden. Durch aktive Atmung des Patienten auf unterschiedlichen CPAP-Niveaus sollen Weaningprobleme reduziert und auch die Gesamtbeatmungsdauer minimiert werden (s. Kap. 13). Die Anwendung des BIPAP-Beatmungsmodus, insbesondere in der Entwöhnungsphase, hat zu einer deutlichen Reduktion von Komplikationen in diesem Zeitraum des kritischen pulmonalen Zustandes geführt.

■ **Seitendifferente Beatmung.** Ebenfalls besteht die Möglichkeit, eine selektive Intubation und Beatmung der Hauptbronchien durchzuführen. Dieses Verfahren ermöglicht eine seitendifferente Belüftung bei unilateraler oder seitenbetonter Lungenschädigung. Bei in diesem Fall vorliegender seitendifferenter Compliance der Lunge soll die konventionelle Beatmung zu einer Umverteilung des Atemzugvolumens zugunsten der weniger rigiden gesunden Lunge und damit zum mechanischen Schaden führen (Schwerkräfte, Stimulierung des Fibrosierungsprozesses). Dadurch ist außerdem eine Minderbelüftung des steiferen Lungenflügels die Folge. Die Effizienz der seitengetrennten Beatmung ist jedoch bisher nicht in prospektiven Studien nachgewiesen.

■ **Seit- und Bauchlagerung.** Sowohl bei unilateraler als auch bei bilateraler Lungentraumatisierung hat eine Seit- oder Bauchlagerung einen positiven Effekt. Es kommt hierbei zu einer Umverteilung der durch die Schwerkraft bedingten Flüssigkeitsansammlung in den dorsalen oder basalen Lungenabschnitten (Abb. 14.4). Mittels Spezialbetten ist eine wechselnde Rücken-Bauch-Lagerung oder auch eine Seitlagerung mit kontinuierlicher Rotation bis 60° beidseits in der Körperlängsachse erreichbar (Pape 1994) (s. Kap. 13).

■ **Extrakorporaler Gasaustausch.** Als Ultima ratio besteht bei Patienten mit einem ARDS die Möglichkeit der extrakorporalen Oxygenierung (Tabelle 14.6). Hier erfolgt der Sauerstoffaustausch über einen extrakorporalen Kreislauf mittels spezieller Oxygenierungsmembranen. Ein großes Risiko dieser Behandlung besteht

Abb. 14.4. Flüssigkeitsumverteilung bei Rücken- *(links)* und Bauchlage *(rechts)* in der computertomographischen Dokumentation (nach Gattinoni)

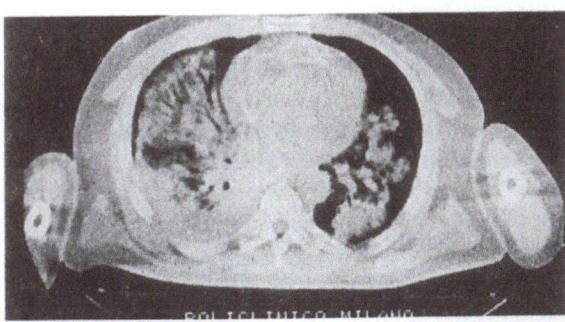
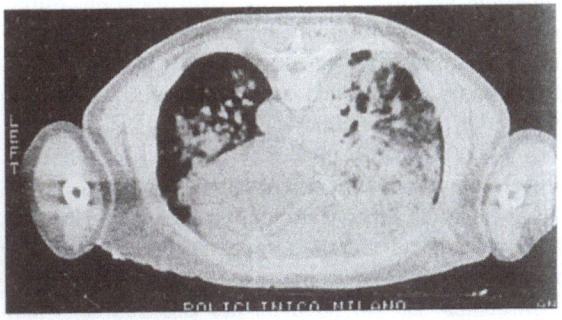

Tabelle 14.6 Einschlußkriterien zur möglichen Anwendung der ECMO. (Mod. nach Rossaint et al. 1994)

Kriterien für einen schnellen Anschluß an eine venovenöse ECMO
PaO_2 < 50 mmHg länger als 2 h bei FiO_2 = 1 und PEEP > 5 cm H_2O
Kriterien für einen langsamen Anschluß an eine venovenöse ECMO
PaO_2/FiO_2 < 150 mmHg bei PEEP ≥ 10 cm H_2O, Q_s/Q_T > 30% gemessen bei FiO_2 = 1, totale respiratorische Compliance < 30 ml/cm H_2O
Fakultativ
EVLW > 15 ml/kg $PaCO_2$ ≥ 60 mmHg bei V_E ≥ 200 ml/kg und PIP ≥ 40 cm H_2O

Erklärung der Abkürzungen:
PaO_2 Sauerstoffpartialdruck,
FiO_2 inspiratorische Sauerstoffkonzentration,
PEEP   positiv endexspiratorischer Druck,
Q_s/Q_T venöse Beimischung,
EVLW   extravaskuläres Lungenwasser,
$PaCO_2$ Kohlendioxidpartialdruck,
V_E Atemminutenvolumen,
PIP   inspiratorischer Spitzendruck

jedoch in einer erhöhten Blutungsgefahr, da zur Vermeidung einer Thrombosierung der Membransysteme eine Heparinisierung obligat ist. Dies kann bei schwerverletzten Patienten, welche insbesondere in der Frühphase Gerinnungsstörungen bis zur disseminierten Gerinnungsstörung (DIC) aufweisen, zu schweren Blutungskomplikationen führen. Operative Eingriffe auch in kleinem Umfang werden damit zur Bedrohung für den Patienten (Rossaint et al. 1994). In neueren Systemen finden heparinbeschichtete Membranen Verwendung, die eine höherdosierte Heparinisierung nicht mehr erfordern, jedoch ist auch hier der Einsatz innerhalb der 1. Woche nach Trauma im Einzelfall genau abzuwägen.

■ **Dehydratation.** Durch Endothelschäden der Lungenstrombahn kommt es zu einem verstärkten Übertritt von Flüssigkeit vom intravasalen in den interstitiellen Raum. Das vermehrte extravasale Lungenwasser und das dadurch entstehende Lungenödem ist neben anderen Einflüssen für die Einschränkung der Lungenfunktion verantwortlich. Eine Dehydratation durch den Einsatz von Diuretika oder über eine Hämofiltration wird diskutiert, ist jedoch schwer steuerbar und führt dann nachweislich zur Hypovolämie und verminderter Nierenperfusion (Rossaint et al. 1994).

Unterstützung der Nierenfunktion

Die Bedeutung einer Nierenfunktionsstörung im Zusammenhang mit Sepsis, Gewebetrauma und Inflammation ist hinreichend bekannt. Bei adäquater Volumentherapie ist die Inzidenz des posttraumatischen Nierenversagens gering und die Indikation zur Hämodialyse selten geworden (Regel et al. 1991). Heute läßt sich lediglich in der Spätphase des MOV ein klinisch relevantes Nierenversagen mit einer dann hohen Sterblichkeit nachweisen (Regel et al. 1996). Kommt es trotz adäquater Volumentherapie zum Nierenversagen, so stehen zwei unterschiedliche Verfahren zur Elimination von harnpflichtigen Substanzen zur Verfügung:

Hämodialyse und Hämofiltration. Im Rahmen der Hämodialyse mittels eines extrakorporellen Kreislaufs werden harnpflichtige Substanzen über eine Membran unter Zuhilfenahme einer Diffusionslösung geklärt. Das Problem besteht jedoch in der eingeschränkten Steuerbarkeit der Volumenmengen im Tagesverlauf, da eine Hämodialyse nur in bestimmten Abständen erfolgen kann. Weiterhin kommt es immer wieder zu einer Kumulation von Schadstoffen im Blut, was zu einer weitergehenden Schädigung der Organsysteme führen kann.

Eine andere Möglichkeit der kontinuierlichen Reinigung des Blutes ist die Hämofiltration. Dies ist ein Verfahren zur kontinuierlichen Extraktion von Schadstoffen. Hierzu wird entweder über eine Ausnutzung des arteriovenösen Druckgefälles oder unter Anwendung einer Pumpe Blut über eine Filtrationsmembran geleitet. Der unterschiedliche kolloidosmotische Druck zwischen den beiden Membranseiten läßt ein Ultrafiltrat entstehen. Die Selektion der auszuscheidenden Moleküle geschieht über die vorbestimmte Porengröße einer Membran. Der Vorteil dieses Verfahrens besteht in der kontinuierlichen Durchführbarkeit. Das Filtersystem wird in einen arteriovenösen Shunt eingefügt und dort kontinuierlich belassen. Über die Regelung des systemischen Blutdruckes kann eine Modifikation der Ultrafiltratmenge erreicht werden. Deshalb ist bei der Behandlung mit der Hämofiltration großes Augenmerk auf die Kontrolle des systemischen arteriellen Blutdrucks zu legen. Gelegentlich kommt es dann, wenn nicht schon vorbestehend, zur Katecholaminpflichtigkeit des Patienten. Nach Inthorn et al. (1991) ist dieses System in der Lage, Substanzen (Moleküle) aus dem Plasma zu entfernen, welche experimentell zu einem MOV führen können, diese Hypothese ist jedoch noch nicht allgemein anerkannt.

Unterstützung der Darmfunktion und des Metabolismus

Der Verdauungstrakt stellt ein wichtiges Organ im Zusammenhang mit der systemischen Toxizität, Inflammation und dem MOV dar (s. Kap. 11.2). Eine Zunahme der Permeabilität der Darmschleimhaut und die bakterielle Translokation führen zu einer systemischen Bakteriämie, Endotoxämie und der Aktivierung von inflammatorischen Mediatoren (Baue 1994; Pape et al. 1994a). In diesem Zusammenhang ist neben einer Vermeidung des prolongierten Schockes mit Störung der

Tabelle 14.7. Maßnahmen zur Unterstützung der Darmfunktion

1. Streßulkusprophylaxe	Sukralfat bedeckt die Schleimhaut ohne pH-Veränderungen
2. Frühe enterale Ernährung	Verringert septische Morbidität. Verringert nicht die metabolische Antwort, aber verbessert das Outcome
3. Zugaben: • Glutamin, • Faserstoffe, • Kombination von Arginin, RNA, 3kettigen Fettsäuren, • rekombinierter humaner Wachstumsfaktor • Glutamin und Faserstoffe, • andere Substanzen	Nahrung für die Mukosazellen Verbessert Metabolismus der Patienten Für leichte Fettsäuren für Dickdarmzellen Verbessert Outcome von Gastrointestinaltumorpatienten Erlaubt Entwöhnung von Patienten mit Kurzdarmsyndrom von der vollständigen parenteralen Ernährung Glenbuterol, Neurotensin, PGE_2 und Insulin-like Growth Factor
4. Darmdekontamination oder -rekonditionierung	

Tabelle 14.8. Therapieansätze zur Immunmodulation. (Nach Baue 1994)

Klinisch untersuchte interessante Therapien	Wertvolle experimentelle Therapien
Immunglobuline: • Gammagard, • Sandoglobin, • Pentaglobin, Antithrombin Hämodiafiltration Polymixin-B-immobilisierte Faserreihen Glucan (Immunmodulator), Beta-13-Polyglukose Ketoconazol, Thromboxansynthetaseinhibitor, Wachstumsfaktoren: • rHgH, rekombinanter menschlicher Wachstumsfaktor, • rekombinanter Thrombozytenwachstumsfaktor, • rekombinanter menschlicher Granulozytenkolonie-stimulierender Faktor • Granulozyten-Makrophagen-Kolonie-stimulierender Faktor γ-Interferon Enterale Ernährung mit Zusätzen Immunmodulation	TGF B1 und Fibroblastenwachstumsfaktor natürliche LPS-Antagonisten Induktion von Hitzeschockproteinen Kombination von Superoxiddismutase, n-Acetylcystein und α-Tocopherol Taurolidin, ein Antiadherenz, Anti-LPS, Bakterizid protektive Zytokine: • IL-4 • IL-10 • IL-13 Pentoxyphyllin Antamanid, ein Antiinflammationspeptid

Mikrozirkulation in der Primärphase auch die frühe enterale Ernährung als präventiver Faktor zu nennen. Diese führt nachweislich zu einer Unterstützung des Immunsystems und möglicherweise auch zur Verbesserung der Prognose. Maßnahmen, die eine Unterstützung der Darmfunktion bei Versagen ermöglichen, sind z. T. anerkannt oder Gegenstand aktueller Forschung (Tabelle 14.7).

Die Vermeidung von Infektionen

Die regelmäßig auftretende Immunschwäche im Zusammenhang mit Polytrauma oder Verbrennung prädisponiert zu der Entstehung posttraumatischer Infektionen. Treten klinische Zeichen einer akuten Inflammation auf, so hat an erster Stelle die Fokussuche zu erfolgen, auch wenn ähnliche Reaktionen im Rahmen der posttraumatischen Entzündungsreaktion erklärbar sind. Ist ein Fokus nachweisbar, so steht die chirurgische Sanierung im Vordergrund.

Häufig ist jedoch die Infektion Ausdruck der inflammatorischen Traumareaktion und somit ein Fokus nicht nachweisbar (Goris et al. 1985). Zur Begrenzung dieser generalisierten Infektion im Sinne einer septischen Reaktion sind unterschiedliche Maßnahmen diskutiert worden. Einige Autoren stützen auch bei Vorhandensein eines Keimnachweises ohne weitere Infektionszeichen die These, eine frühzeitige Antibiotikatherapie nach Antibiogramm durchzuführen. Des weiteren ist die Möglichkeit einer Pilzinfektion in Betracht zu ziehen, und entsprechende diagnostische Maßnahmen sind einzuleiten.

Die Frage der möglichen Immunmodulation zur Vermeidung von posttraumatischen Infektionen ist Gegenstand der aktuellen Forschung. Die therapeutische Wirkung immunmodulatorischer Substanzen ist allerdings bisher lediglich experimentell nachgewiesen (Tabelle 14.8). Diskutiert werden Effekte durch Anwendung von PGE_2 sowie Indometacin und Thymopentin. Inwieweit die Immunmodulation einen positiven Einfluß auf die Prognose des posttraumatischen Organversagens hat, bleibt weiteren Untersuchungen überlassen.

Literatur

Baue AE (1994) Multiple organ failure, multiple organ dysfunction syndrome, and the systemic inflammatory response syndrome – where do we stand? [editorial]. Shock 2: 385–397
Chernow B, Alexander HR, Smallridge RC et al. (1987) Hormonal responses to graded surgical stress. Arch Intern Med 147: 1273–1278
Christou NV, Meakins JL (1979) Neutrophil funktion in anergic surgical patients. Neutrophil adherence and chemotaxis. Ann Surg 190: 557–564
Christou NV, Tellado Rodriguez J, Chartrand L et al. (1989) Estimating mortality risk in preoperative patients using immunologic, nutritional, and acute-phase response variables. Ann Surg 210: 69–77
Gagner M (1991) Value of preoperative physiologic assessment in outcome of patients undergoing major surgical procedures. Surg Clin North Am 71: 1141–1150
Gattinoni L, Pelosi P, Vitale G, Pesenti A, Andrea A, Mascheroni D (1991) Body position changes redistribute lung computed tomography density in patients with acute respiratory failure. Anaesth. 74: 15–23
Goris RJ, te Boekhorst TP, Nuytinck JK, Gimbrere JS (1985) Multiple-organ failure. Generalized autodestructive inflammation? Arch Surg 120: 1109–1115
Inthorn D, Storck M, Hartl WH, Zimmerer E (1991) Verbesserung der Überlebensrate des postoperativen Nierenversagens durch hochvolumige Hämofiltration. Zentralbl Chir 116: 961–968
Johnson WC, Ulrich F, Mequid MM et al. (1979) Role of delayed hypersensitivity in predicting postoperative morbidity and mortality. Am J Surg 137: 536–542
Kandel G, Aberman A (1983) Mixed venous oxygen saturation. Its role in the assessment of the critically ill patient. Arch Intern Med 143: 1400–1402
Knaus WA, Draper EA, Wagner DP, Zimmerman JE (1985) APACHE II: a severity of disease classification system. Crit Care Med 13: 818–829
Le Gall JR, Loirat P, Alperovitch A et al. (1984) A simplified acute physiology score for ICU patients. Crit Care Med 12: 975–977
Lehmann U, Grotz M, Regel G, Rudolph S, Tscherne H (1995) Hat die Initialversorgung des polytraumatisierten Patienten Einfluß auf die Ausbildung eines multiplen Organversagens? Auswertung der präklinischen und klinischen Daten von 1112 polytraumatisierten Patienten. Unfallchirurg 98: 442–446
Lehmkuhl P, Jeck Thole S, Pichlmayr I (1989) A new scoring system for disease intensity in a surgical intensive care unit. World J Surg 13: 252–258
Nast Kolb D, Waydhas C, Jochum M, Spannagl M, Duswald KH, Schweiberer L (1990) Günstigster Operationszeitpunkt für die Versorgung von Femurschaftfrakturen beim Polytrauma? Chirurg 61: 259–265
Nast Kolb D, Waydhas C, Jochum M et al. (1992) Biochemische Faktoren als objektive Parameter zur Prognoseabschätzung beim Polytrauma. Unfallchirurg 95: 59–66
Nelson LD (1986) Continuous venous oximetry in surgical patients. Ann Surg 203: 329–333
Pape HC, Regel G, Dwenger A, Tscherne H (1993a) Beeinflußt der Zeitpunkt der Sekundäroperation die Prognose des polytraumatisierten Patienten? Hefte zu »der Unfallchirurg« 232, 86–87
Pape HC, Regel G, Tscherne H (1996) Controversies regarding early musculoskeletal management in the multiple trauma patient. Current opinion in Critical Care 2: 295–303
Pape HC, Dwenger A, Regel G et al. (1994a) Increased gut permeability after multiple trauma. Br. J Surg 81: 850–852
Pape HC, Regel G, Borgmann W, Sturm JA, Tscherne H (1994) The effect of kinetic positioning on lung function and pulmonary haemodynamics in posttraumatic ARDS: a clinical study. Injury 25: 51–57
Regel G, Sturm JA, Pape HC, Gratz KF, Tscherne H (1991) Das Multiorganversagen (MOV). Ausdruck eines generalisierten Zellschadens aller Organe nach schwerem Trauma. Unfallchirurg 94: 487–497
Regel G, Lobenhoffer P, Grotz M, Pape HC, Lehmann U, Tscherne H (1995a) Treatment results of patients with multiple trauma: an analysis of 3406 cases treated between 1972 and 1991 at a German Level I Trauma Center. J Trauma 38: 70–78
Regel G, Weltner T, Pape HC, Grotz M, Tscherne H (1995b) Einfluß verzögert durchgeführter Sekundär-Operation beim Polytraumatisierten auf die Entstehung eines Multi-Organ-Versagens. Langenbecks Arch Chir (Suppl) II: 119–121
Regel G, Grotz M, Weltner T, Sturm JA (1996) Pattern of organ failure following severe trauma. World J Surg 20: 422–429
Rossaint R, Lewandowski K, Pappert D, Slama K, Falke K (1994) Die Therapie des ARDS. Teil 1: Aktuelle Behandlungsstrategien einschließlich des extrakorporalen Gasaustauschs. Anaesthesist 43: 298–308
Savino JA, Del Guercio LR (1985) Preoperative assessment of high-risk surgical patients. Surg Clin North Am 65: 763–791
Shoemaker WC, Appel PL, Bland R, Hopkins JA, Chang P (1982a) Clinical trial of an algorithm for outcome prediction in acute circulatory failure. Crit Care Med 10: 390–397
Shoemaker WC, Appel PL, Waxman K, Schwartz S, Chang P (1982b) Clinical trial of survivors' cardiorespiratory patterns as therapeutic goals in critically ill postoperative patients. Crit Care Med 10: 398–403
Sturm JA, Regel G, Tscherne H (1991) Der traumatisch-hämorrhagische Schock. Chirurg 62: 775–782
Valeri CR, Feingold H, Cassidy G, Ragno G, Khuri S, Altschule MD (1987) Hypothermia-induced reversible platelet dysfunktion. Ann Surg 205: 175–181
Vaughn S, Puri VK (1988) Cardiac output changes and continuous mixed venous oxygen saturation measurement in the critically ill. Crit Care Med 16: 495–498
Vodinh J, Bonnet F, Touboul C, Lefloch JP, Becquemin JP, Harf A (1989) Risk factors of postoperative pulmonary complications after vascular surgery. Surgery 105: 360–365
Watters DA, Wilson IH, Sinclair JR, Ngandu N (1989) A clinical sickness score for the critically ill in Central Africa. Intensive Care Med 15: 467–470
Waydhas C, Nast-Kolb D, Kick M et al. (1993) Operationstrauma Wirbelsäule in der Versorgung polytraumatisierter Patienten. Unfallchirurg 96: 62–65
Waydhas C, Nast-Kolb D, Kick M et al. (1994) Operationsplanung von sekundären Eingriffen nach Polytrauma. Unfallchirurg 97: 244–249

Sachverzeichnis

A

Abdeckmaterialien 146
abdominelle Verletzungen 289
Adhäsionsmoleküle 242, 248
»Advanced Trauma Life Support« (ATLS) 18
Akutdiagnostik 269
- Abdomen 275
- - Abdomensonographie 275
- Algorithmus 297
- Becken 276
- »check up« 270
- diagnostische Fehler 281
- erweiterte Diagnostik 280
- HWS 272
- obere Extremitäten 278
- Reevaluierung 295
- Schädel 271
- Thorax 274
- untere Extremitäten 280
Akuteingriffe/Akutversorgung 64
- Blutung 266, 282
- - intraabdominelle 266
- - intrathorakale 282
- Polytrauma 257
Alarmierung 15
allgemeine Heilbehandlung 48
ambulante Operation 59
- Instrumente 64
Amputation 212
Anästhesie/Narkose 31, 105, 200
- Ausleitung 105
- Einleitung 105
Angiographie
- digitale Subtraktionsangiographie 70
- konventionell 76
Angiosonographie 89
Antibiotika, Intensivmedizin 376–379
- Prophylaxe 376
- Therapie 378, 379
- - postoperative 379
APACHE II 393
Apotheke 82
APRV-Beatmungs-Modus 354
Arachidonsäuremetabolite 249
Arbeitsunfall 48
Arbeitsweise, horizontale 7
ARDS 252, 399
Arthroskopie 130
ärztliches Personal (siehe auch Personal) 80, 117, 150
Atelektasenbehandlung 359
Atemwegsverletzungen 196
ATLS (Advanced Trauma Life Support) 18
Aufklärung des Patienten 68
Aufnahme, Notfallaufnahme 82

Ausbildung und Weiterbildung
- Operationsschwester 102
- Pflegekräfte 120
- - Intensivpflegekraft 80, 81

B

bakterielle Translokation 243, 400
Basendefizit 397
»Basic Life Support« (BLS) 18
Bauchlagerung 362, 399
- alternierende Bauchlage 362
Bauchtrauma
- Eingeweideprolaps 209
- Pfählungsverletzungen 209
- stumpfes 206
Beatmung 92
- Beatmungsstrategien 350
- bei Distributionsstörungen 351
- druckgesteuert 93, 94
- drucklimitiert 399
- Entwöhnung 354
- flowgesteuert 93, 94
- Formen 348
- Intensivstation 199
- IPPV-Beatmung 348
- Langzeitbeatmung 79
- Monitoring, respiratorisches 91
- Nachbeatmung 79
- PEEP, Intrinsic- 353
- bei Perfusionsstörungen 352
- des Schwerverletzten 354
- seitendifferent 399
- bei Ventilationsstörungen 350
- volumengesteuert 93, 94
- zeitgesteuert 93, 94
Becken
- Beckenzwinge 72
- Frakturen 325 ff.
- - instabile 325
- - Klassifikation 326
- - komplexe 327
- - Osteosynthese 329
- - Polytrauma 328
- Verletzungen
- - Lagerung 209
- - Notfalldiagnostik 209
- - Polytrauma 329
Behandlung, Polytrauma 7
- Behandlungsfehler 7
- Behandlungsprioritäten 234
Behinderung, dauerhafte 12
Berentung 12
berufliche Rehabilitation 12
besondere Heilbehandlung 45
Betriebskosten, Rettungsmittel 9
Bett/Krankenbett
- Intensivbett (siehe dort) 94, 96

- Rotationsbett 361
- Sandwichbett 98
Bewegungsapparat, Verletzungen 305
Bewußtseinslage, Diagnostik 99
Bildverstärkersysteme 137 ff.
BIPAP 349
Blutbank 82
Blutgerinnungssystem 246
Blutsperre 116 ff.
Bluttransfusionen, Schockbehandlung 266
Blutungen
- Akutoperationen (siehe dort) 266, 282
- epidurale
- intraabdominelle 287
- intrakranielle 294
- intrathorakale 284
- intrapelvine (siehe dort) 290 ff.
- Massenblutung (siehe dort) 266
- Mediastinalblutungen (siehe dort) 282–284
- Quantifizierung, Blutverlust 239
- Streßblutungen 368
- subdurale Blutung 295
Borderline Patient 392, 395
Brace 51
Brandverletzung
- Infusionstherapie 216
- Kryotherapie 216
- Verletzungsschwere 216
bronchoalveoläre Lavage 359
Broncho-Pleural-Fistel (BPF) 360
Bronchoskopie 359
Buckystativ (Röntgen) 74

C

C-Bogen (Röntgen) 141 ff.
»cell-saver« 118
Chirurgiesauger 118
Chirurgieset, HF- 118
computergestützte Dokumentation 35
Computertomographie 75, 88, 396

D

Darmimmunsystem 243
Darmischämie 243
Débridement 313
Dermatofasziotomie 307
Desinfketion
- Hände 144
- Haut 145 ff.
DGU-Erhebungsbogen 39
Diagnose/Diagnostik
- Diagnoseverschlüsselung 38
- präoperative 67
- Primärdiagnostik 7

Dienstbereitschaft 29
digitale Subtraktionsangiographie 70
digitales Röntgen 76
Dokumentation
- computergestützte 35
- D-Arzt-Bericht 44
- elektronische Datenverarbeitung 91
- Knochenbank 109
- manuelle 92
- Mehrfachverletzer 38
- Notarzt-Einsatzprotokoll 36
- Polytrauma 38
- Röntgen 76
- Todesfallstatistik 3
- Verletzungsmuste 35
Doppler-Sonographie 70
Drainagen 91, 96
dringliche Eingriffe 68
Dunkelkammer 77
Durchgangsarzt (D-Arzt) 44
- D-Arzt-Bericht 44

E
ECMO 84, 400
Eingeweideprolaps 209
Eingriffe
- akute 64
- selektive 68
Eingriffe, dringliche 68
Elastase 394
elektronische Datenverarbeitung 91
Endoskopie 89
Endothelzellen 248
Endotoxin 397, 400
enterale Ernährung 250, 364, 366, 401
Entgleisung, Stoffwechsel 249
Ergänzungsberichte 50
Ernährung
- enterale 250, 364, 366, 401
- Ernährungsschema 365
- Ernährungssonden 366
- parenterale 367
Erwerbsfähigkeit, Minderung 11
Extension 56
- Heftpflasterextension 56
externe Fixation 123
extrakorporaler Gasaustausch 399
extravaskuläres Lungenwasser
 (EVLW) 252, 400

F
Fibrinolysesystem 246
Fixation, externe 123
Folgekosten, Polytrauma 3
Frakturen
- Becken (siehe dort) 325 ff.
- Femurschaft, Polytrauma, Frakturversorgung 323
- Frakturkombinationen 319
- - bilateral 319
- - Ipsilateral 319
- Frakturversorgung 320, 324
- - Algorithmus 322
- - kritischer Patient 321
- - Polytrauma 320
- - untere Extremitäten 320
- geschlossene 315, 318
- mit Gefäßverletzungen 305
- mit Kompartmentsyndrom 307
- mit Polytrauma 315
- Schweregradbeurteilung 312
- Gesichtsschädel 396

- Lagerung 210
- offene Frakturen (siehe Frakturen) 310-315
- - klinische Erstversorgung 312
- - Polytrauma 308
- - präklinische Behandlung 126
- - Transfixation (TEF) 315
- Notfall-Reposition 210
- Notfall-Verband 210
- Primäroperationen 308, 315
- Wirbelfrakturen, Polytrauma 330

G
Gasaustausch, extrakorporaler 399
Gefäßverletzung 214
- arterielle Blutung 214
- venöse Blutung 214
Gerätesterilisation 107
Gerinnung/Blutgerinnung 246
Gesamtverletzungsschwere 393
Gesichtsschädelfrakturen 396
Gesichtsverletzungen, Mittelgesicht 203
Gesundheitsstrukturgesetz 60
Gipsbehandlung 52
Gipsraum 52
Granulozyten, neutrophile 247
Grundprinzipien, perioperative 128

H
Haftpflicht 60
Haftungsfragen 218
Hämodialyse 400
hämodynamisches Monitoring 91
hämorrhagischer Schock 195, 239
Händedesinfektion 144
Händereinigung 144
Hannover-Intensivscore 393
Harninkontinenz 99
Harnwegsinfektion 380
Hautdesinfektion 145 ff.
Hautperfusion 98
Heftpflasterextension 56
Heilbehandlung 45 ff.
- allgemeine 48
- besondere 45
Hemipelvektomie, traumatisch 293
Herzbeuteltamponade 208
Herzkontusion 265
Herz-Kreislaufversagen 253
Herztamponade 265
- Punktion 265
HF-Chirurgieset 118
HIV-Risiko 32
Hochdrucködem, traumatisches 391
horizontale Arbeitsweise 7
Hubschrauberlandeplatz 34
Hygiene 62
- Richtlinien 143
Hypovolämie 239
Hypoxämie 241

I
Immunabwehr, unspezifische 396
Immunglobuline 401
Immunzellprägung 244
Implantate 122
Infektionen
- Harnwege 380
- Pathophysiologie 250
- Wunden 379

Infrastruktur, räumliche und technische 122
Infusionstherapie 195
- Brandverletzung 215
instabile Beckenfrakturen (siehe auch Frakturen) 325, 326
Instrumentarium 119 ff.
- Ambulanzoperation 64
- Instrumentenaufbereitung 120
Intensivbett 94, 96
- Auflage 96
- Autokontur 96
Intensivstation 79
- Antibiotika 376-378
- - Prophylaxe 376
- - Therapie 378
- Beatmung (siehe auch dort) 199, 347
- Behandlungseinheit 83
- Bronchoskopie 89
- chirurgischer Behandlungsraum 86
- Gastroskopie 90
- Großraumeinheit 82-85
- Hannover-Intensivscore 393
- Intensivbett 94
- intravasale Katheter 346
- Monitoring 341
- Patientenaufnahme 340
- Personal/Intensivpflegekraft 80, 81
- - ärztliches 80
- - Ausbildung 81
- - Pflegepersonal 80, 81
- - Stationsleitung 81
- Physiotherapie 81
- Sonographie 88
- Raumbedarf 85
- Raumkonzept 82
- Röntgendiagnostik 88
- zentraler Überwachungsplatz 85
intraabdominelle Blutung 287
intrapelvine Blutungen 290
- Beckenklemme 292
- Beckentamponade 293
intravasale Katheter 346
Intrinsic-PEEP 353
Intubation 196, 356
- Umintubation 392, 393
IPPV-Beatmung 348
Ischämie 241
- Ischämie/Reperfusionsschaden 240, 241, 243

K
Kallikrein-Kinin-System 247
kardiogener Schock 264
kardiopulmonale Reanimation 97
Kaskadensysteme 246
Katheter, intravasale 346
Knochenbank 108
- Dokumentation 109
Knochenkonservierung 108 ff.
Knochensiebsysteme 120 ff.
Knochenspender 109 ff.
Kompartimentierung der Lunge 353
Kompartmentdruckmessung 308
Kompartmentspaltung 307
Kompartmentsyndrom 70, 242
Komplementsystem 247
Koniotomie 72, 200
Konsiliarien 31
Konsiliaruntersuchung 67
Körperkerntemperatur 393
Kosten-Nutzen-Analyse, Traumaversorgung 9

Sachverzeichnis 405

Kramer Filtration 91
Kraniotomie, notfallmäßige 295
Krankenbett (siehe Bett)
Kreislaufstörung, Pathophysiologie 263
Kreislaufversagen 253
Kryotherapie, Brandverletzung 215

L
Labor 30, 87
- apparative Ausstattung 87
- Elektrolyte 87
- Lebensgefahrparameter 88
- Untersuchungen 67
Lagerung 194, 361, 94
- Bauchlagerung 97, 362, 399
- Beckenverletzungen 209
- Hilfsmittel 57, 115
- kinetische 98, 361
- Matratzen (siehe auch dort) 98
- Oberkörperhochlage 96
- Schädel-Hirn-Trauma 202
- Schienen 57
Laktatspiegel 397
Langzeitbeatmung 79
lebensrettende Sofortoperation 282
Leberversagen 252
Letalitätsrate, Polytrauma 5
Leukotriene 249
Level-I-Trauma-Zentrum 6
Luftrettungssystem 9
Lunge, Kompartimentierung 353
Lungenkontusion 245, 252
Lungenödem, interstitiell 252
Lungenversagen 252
- posttraumatisches 85, 97, 98
Lungenwasser, extravaskuläres (EVLW) 252, 400

M
Makrophagen 248
Massenblutung 266
- abdominelle 266
- Differentialdiagnose 266
- pelvine 266
- thorakale 266
Massentransfusion 250
Matratzen 95-99
- »low air loss« (LAL) 95, 99
Mediastinalblutungen (siehe auch Blutungen) 282-286
- Aortenruptur 284
- Hämatothorax 283
- Herzverletzung 286
Mediatorfreisetzung 244
»Medical Information Bus« 91
medizinische Rehabilitation 5, 12
Mikrobiologie 82
Milz
- Ruptur, sekundäre 368
- Verletzung 288
Minderung der Erwerbsfähigkeit 11
Mittelgesichtsverletzungen 203
Monitoring 69, 91, 92
- Alarme 92
- hämodynamisches 91
- Intensivstation 341
- respiratorisches 91
Monotrauma 213
Monozyten 248
Multiorganversagen 81, 239, 242, 250, 397
myokutaner Lappen 396

N
Nachbeatmung 79
Nährlösungen 366
Nahtmaterial 123 ff.
Narkose (siehe Anästhesie) 31, 105, 200
neurogener Schock 265
Nieren, Verletzungen 289
Nierenversagen 253
Normalstation 149
- ärztliches Personal 150
- Pflegepersonal 151
Notarzt 14
- Einsatzfahrzeug (NEF) 14
- Einsatzprotokoll 36
- leitender 14
- Notarztwagen (NAW) 14
Notarztsysteme
- Rendevous-Prinzip 14
- stationär 14
Notfall 68
- Aufnahme 82
- Kraniotomie 295
- Trepanation 294
Notfallwagen 89, 90
Notruftelefon 34

O
Oberarzt 29
Oberkörperhochlage 96
offene Frakturen (siehe Frakturen) 310-315
Operation(s)
- ambulante 59
- Bekleidung 143 ff.
- Bereich 104 ff.
- Möglichkeiten 127 ff.
- Operationssäle 106 ff.
- Operationsschwester 101 ff.
- - Weiterbildung 102 ff.
- Operationstisch 62, 111 ff.
- Operationstrauma 250, 395
- Verlauf 63
- Zeitpunkt 250
Organisation 125
- Organisationsverschulden 218
- Schema 30
Organtrauma 245
Organversagen, posttraumatisches 397
Osteosynthese, Beckenfrakturen 329

P
parenterale Ernährung 367
Pathologie 85
Patienten
- Aufklärung 68
- Aufnahme, Intensivstation 340
- Mobilisierung 120
- Patientendaten 34
- - Patientendatenmanagement (PDM) 90-92
- Patientenschutz 138 ff.
- stationäre 66
- Transport 217
- Überwachung 119
- Vorbereitung 125 ff., 145
PEEP, Intrinsic- 353
perkutane enterale Gastrostomie (PEG) 290
Perikardpunktion 265
perioperative Grundprinzipien 128
Permeabilitätsschaden 248, 252

Personal 29
- ärztliches
- - Intensivstation 80
- - Normalstation 150
- - Personal-Infrastruktur 117
- Notarzt 14
- Oberarzt 29
- Operationsschwester 101 ff.
- Personalbedarf 121
- Personendosimetrie 133 ff.
- Pflegepersonal 32
- - Intensivstation (siehe auch Intensivpflegekraft) 80, 81
- - Normalstation 151
- Physiotherapie 81
Personendosimetrie 133 ff.
Pfählungsverletzungen 209
Pflege
- Formen 120
- von immobilisierten Patienten 119
- Personal (siehe Personal) 80, 81, 151
Physiotherapie, Intensivstation 81
»pinless fixateur« 86
plastische Deckung
- freier Gewebstransfer 331
- lokale Lappen 331
Pneumonie 376
Pneumothorax 206, 265
- Spannungspneumothorax 265
Polytrauma
- Akutversorgung 257
- Behandlungsfehler 7
- Behandlungsprioritäten 234
- Dokumentation 38
- Epidemiologie 225
- Folgekosten 3
- Frakturen
- - Becken 328
- - Femurschaft 323
- - geschlossene 315
- - offene 308
- - Versorgung 320
- Letalitätsrate 5
- Periodeneinteilung 259
- Phaseneinteilung 236
- Polytraumaschlüssel (PTS) 79
- präklinische Versorgung 200
- Reanimationsperiode 261
- Scores 228
- Todesursachen 237
- Verletzung
- - Becken 329
- - Verletzungskombinationen 226
- volkswirtschaftliche Verluste 3
- Wirbelfrakturen 330
Primärbehandlung, operative 79
Primärdiagnostik 7
Primäroperationen 299 ff.
- Augenverletzungen 300
- Frakturen (siehe auch dort) 308, 315
- - geschlossene 315
- - offene 308
- Hirnverletzungen 299
- Rückenmarksdekompression 300
- Wirbelsäulenverletzung instabil 300
Prostaglandine 249
Proteasen 249
pulmonalarterieller Druck 393

Q
Querschnittslähmung, Zentren 11

R

Reanimation 192
- kardiopulmonale 97
- Reanimationsperiode, Polytrauma 261

Rechtsgrundlagen 218
Rehabilitation 3, 12
- berufliche 12
- medizinische 5, 12
- soziale 12

Reinigung (siehe auch Desinfektion) 34, 144 ff.
Rekonstruktion, schwere Extremitätsverletzungen 310
Rente/Berentung 12
Reperfusion 242
Replantationsfähigkeit 314
Reposition, Fraktur, notfallmäßige Versorgung 210
RES (Reticulo-Endotheliales System) 252
respiratorisches Monitoring 91
Rettungsdienst 15
Rettungshubschrauber (RHS) 14
Rettungsleitstelle 14
Rettungsmittel, Betriebskosten 9
Rettungswagen (RTW) 14
Rettungszeit 79
Röntgen 72
- Anwendung 131 ff.
- Buckystativ 74
- C-Bogen 141 ff.
- Diagnostik 67
- digitales 76
- Dokumentation 76
- Intensivstation 88
- Personendosimetrie 133 ff.

Rotationsbett 361
Routineblutabnahme 88
Rückenmarksdekompression, Primäroperationen 300

S

Sandwichbett 98
Sauerstoffmetabolite 249
Schädel-Hirn-Trauma 32, 88
- Hyperventilation 202
- Hirndruck 202
- Lagerung 202

Schock
- Differentialdiagnose 263
- hämorrhagischer 195
- kardiogener Schock 264
- neurogener Schock 265
- Pathophysiologie 239
- traumatisch-hämorrhagisch (siehe auch dort) 239 ff.

Schockbehandlung 266
- Bluttransfusionen 267
- hypertone Lösungen 267
- kolloidale Lösungen 267
- kristalloide Lösungen 266

Schockraum 68
- Thorakotomie 265

Schulterreposition 55
Schußverletzung 215
Schwerpunktzentren 9
Scores/Scoring
- »abbreviated injury score« (AIS), anatomische 228
- APACHE II 393, 394
- biochemische 231
- Hannover Intensivscore 393, 394
- »injury severity score« (ISS), anatomische 228, 397
- kombinierte 231
- - ASCOT 231
- - TISS-Methode 231
- »multiple organ failure score« 393, 394
- physiologische Scores 229, 230
- - Crams Scale 230
- - Traumascore 230
- Polytrauma 228
- TISS 393, 394

»second look« 86
Sekundäroperationen 330
- Lappenplastiken 331
- sekundärer Wundverschluß 330
- Weichteilrekonstruktionen 331

Sekundärperiode 330
- Abdomen apertum 392
- Gelenkrekonstruktion 392
- operative Behandlung 392, 395, 396
- rekonstruktive Eingriffe 392
- supportive Maßnahmen 391
- Tamponade 392

Sofortoperation, lebensrettende 282
Sonographie 66
- Doppler-Sonographie 70
soziale Rehabilitation 12
Spannungspneumothorax (siehe auch Pneumothorax) 265
Starkstromverletzung 217
stationäre Patienten 66
Stationsleitung, Intensivpflegekraft 81
Sterilisation
- Geräte 107
- Zentralsterilisation 82
Stichverletzung 215
Stickoxid 397
Stoffwechselstörung 241
Strahlen, Personendosimetrie 133 ff.
Strahlenschutz 130 ff.
Strahlenschutzbeauftragter 132
Strahlenschutzbereich 133
Strahlenunfall 134 ff.
Streßblutungen 368
Stretchertrage 33
stumpfes Bauchtrauma 206

T

Thorakotomie, Schockraum 265
Thorax
- instabiler 206
- Pneumothorax 206, 265
Thoraxdrainage 72, 205
Thoraxtrauma 79, 397
Thromboseprophylaxe, Behandlung 119
TISS 231, 393, 394
Todesfälle
- Polytrauma, Todesursachen 237
- Todesfallstatistik 3
- vermeidbare 5, 6
Tracheotomie 200, 356
Transfusion 32
- Massentransfusion 250
Transplantatlagerung 108
Trauma
- Bauchtrauma (siehe dort) 206, 209
- Hochdrucködem, traumatisches 391
- internationale Traumaversorgung 5
- Traumazentrum 5
traumatisch-hämorrhagischer Schock 239, 265
- erweitertes Monitoring 265
- Herzzeitvolumen 266
- Katecholamine 343
- - Algorithmus 344
- - Dobutamin 343
- - Dopamin 343
- - Dopexamin 343
- klinische Parameter 265
- Mikrozirkulation 342
- Sauerstofftransport 341
- Schockindex 265
- zentralvenöse Sättigung 343
Trepanation, notfallmäßige 294
Triage 15
- Feldtriage 17
- Interhospitaltriage 17
- Massenunfalltriage 17
- Triagezone 35
Triplelumenkatheter 346
Tumornekrosefaktor 397
»two-hit«-Phänomen 249

U

Überlebenswahrscheinlichkeit 7
Übernahmeverschulden 218
Unfallort 189
unspezifische Immunabwehr 396

V

Venae sectio 71, 195
Venenverweilkanülen 346
Verbände 50
- Verbandswechsel 119, 151
Verbrennung, Zentren für Schwerbrandverletzte 11
Verlaufsbeobachtung 394
Verletzungen 288 ff.
- abdominelle 289
- ableitende Harnwege 304
- Atemwege 196
- Becken 209
- Bewegungsapparat 305
- Brandverletzung (siehe dort) 216
- Folgekosten 11
- Gesamtverletzungsschwere 393
- Hirnverletzungen, Primäroperationen 299
- Milz 288
- Nieren 289
- Schußverletzung 215
- Starkstromverletzung 217
- Stichverletzung 215
- Verletzungsartenverfahren 46
- Verletzungskombinationen, Polytrauma 226
- Verletzungsmuster 18
- Verletzungsschwere 17
- Weichteilverletzung 50
Verlust an Lebensjahren 3, 4
vermeidbare Todesfälle 5, 6
Versorgungskette 7, 9
Vitalfunktion 16
volkswirtschaftliche Verluste, Polytrauma 3
Volumenersatz 195
Vorgehen, multidisziplinäres 68
vulnerable Phase 391

W

»weaning«, strategisches Vorgehen 355
Weichteilextension 58
Weichteilklassifikation 308
Weichteilschaden 244
Weichteilverletzung 50
Wirbelsäule
– Frakturen 330
– – instabile 330
– – Polytrauma 330
– Notfalldiagnostik 204
– Lagerung 204
– Verletzung, instabile 300
Wundinfektionen 379, 380
Wundversorgung 64

Z

Zentralisation 239
Zentralsterilisation 82
Zentren
– für Querschnittslähmungen 11
– für Schwerbrandverletzte 11
Zervikalstütze 51
Zirkulationsstörung 239, 241
Zytokine 243, 248

 MIX
Papier aus verantwortungsvollen Quellen
Paper from responsible sources
FSC® C105338

If you have any concerns about our products,
you can contact us on
ProductSafety@springernature.com

In case Publisher is established outside the EU,
the EU authorized representative is:
Springer Nature Customer Service Center GmbH
Europaplatz 3, 69115 Heidelberg, Germany

Printed by Libri Plureos GmbH
in Hamburg, Germany